U0414793

危亦林医学全书

主编◎许敬生

『十五』国家古籍整理重点图书

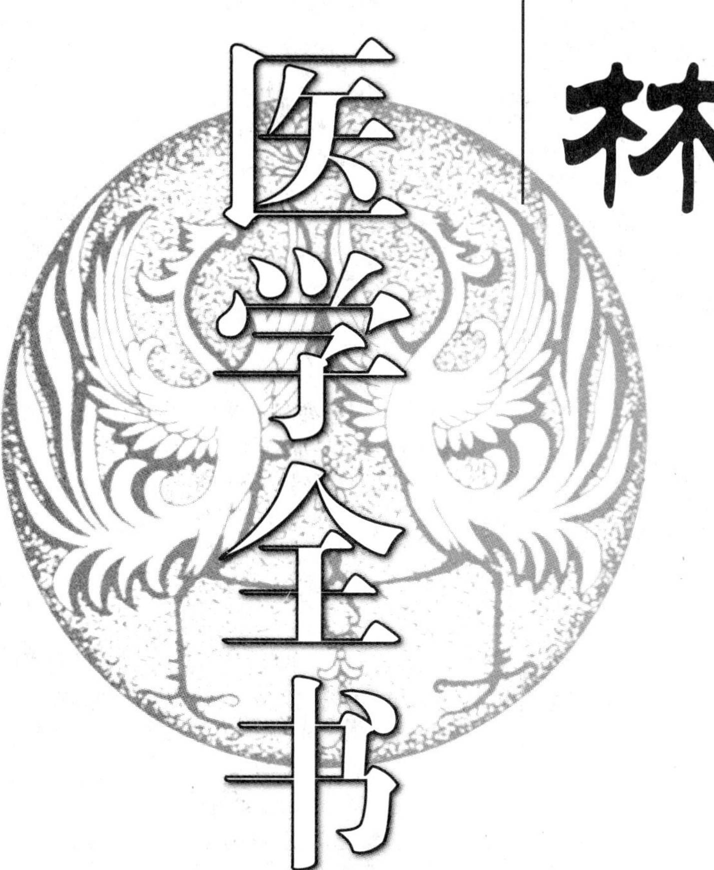

唐宋金元名医全书大成

总主编◎胡国臣

中国中医药出版社

图书在版编目（CIP）数据

危亦林医学全书/许敬生主编．—2版．—北京：中国中医药出版社，2015.2
（唐宋金元名医全书大成）
ISBN 978－7－5132－2307－2

Ⅰ.①危… Ⅱ.①许… Ⅲ.①中国医药学－古籍－中国－元代
Ⅳ.①R2－52

中国版本图书馆CIP数据核字（2015）第019668号

中国中医药出版社出版
北京市朝阳区北三环东路28号易亨大厦16层
邮政编码 100013
传真 010 64405750
山东临沂新华印刷物流集团有限责任公司印刷
各地新华书店经销

*

开本 787×1092 1/16 印张 35.125 字数 743 千字
2015年2月第2版 2015年2月第1次印刷
书 号 ISBN 978－7－5132－2307－2

*

定价 108.00 元
网址 www.cptcm.com

社长热线 010 64405720
购书热线 010 64065415 010 64065413
微信服务号 zgzyycbs
书店网址 csln.net/qksd/
官方微博 http://e.weibo.com/cptcm
淘宝天猫网址 http://zgzyycbs.tmall.com

危亦林医学全书编委会

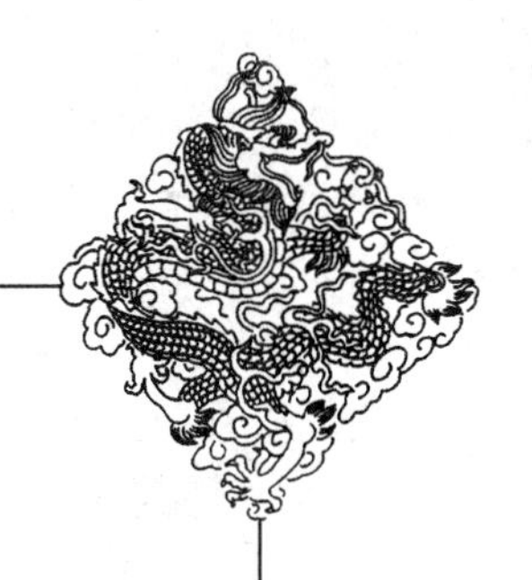

主　编　许敬生

副主编　周　利　付笑萍　梁润英

编　委　（以姓氏笔画为序）

吕　静　许成刚　孙曙明

李　丹　陈　瑜

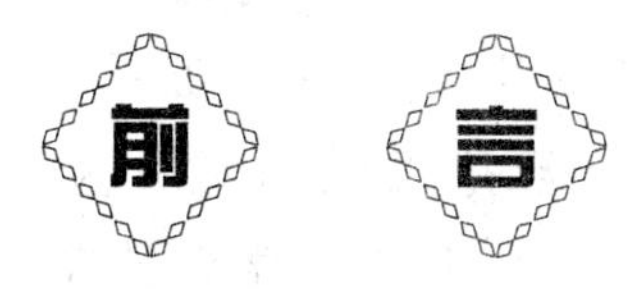

《唐宋金元名医全书大成》是集唐宋金元4个朝代22位著名医学家医学著作而成的丛书。唐宋金元时期是中国封建社会发展中的鼎盛时期，国家统一，经济繁荣，科学文化发展迅猛，中医药学也同时得到巨大的发展。在继承古代医学成就的基础上，学术争鸣，新的学派不断涌现，使中医药学特别是在方剂学及临床各科都有长足的发展，为后世中医药学的发展奠定了坚实的基础，并做出了巨大贡献。

唐宋金元时期是继承与发扬中医药学的最佳时期，呈现出一派继承不泥古、发扬不离宗的空前学术繁荣景象。学术的争鸣，学派的创立，有力地推动了中医药学的迅猛发展。一是伤寒学派：以研究张仲景的《伤寒论》为指归，各自从不同角度用不同方法进行研究和发挥。如唐代医家孙思邈创制了"方证同条，比类相附"的研究方法，以揭示六经辨证的规律，更重视太阳病桂枝、麻黄、青龙三法的运用；朱肱重视经络的作用，著《南阳活人书》，称曰："治伤寒须先识经络，不识经络，触途冥行，不知邪气之所在。"其又重视病与证的鉴别诊断，同时强调脉与证合参以辨阴阳表里；庞安时曾著《伤寒总病论》，强调冬伤于寒杀厉之气，即发病为伤寒，春发为温病，夏发为暑病，长夏发为湿病，于八节可为中风，又强调人的体质强弱、宿病之寒热、地域之高低南北、气候季节等对伤寒发病与转归的影响；许叔微对《伤寒论》的八纲辨证最有研究，著有《伤寒百证歌》《伤寒发微论》《伤寒九十论》等；成无己是注解《伤寒论》的第一家，著有《注解伤寒论》《伤寒明理论》，其注释以经释论，重视对伤寒症状的鉴别，其于定体、分形、析证、明理，颇有独到见解。综上诸家对伤寒学的研究，对外感热病的辨证论治体系的发展，具有深远的影响。二是寒凉学派：以刘完素为代表强调"六气皆能化火"，治病善用寒凉，促进了病机学说的发展，著有《素问玄机原病式》《医方精要宣明论》《三消论》等，为攻邪派及养阴派学说的形成奠定了基础。三是补土学派：是以李东垣为代表，师承了张元素的脏腑辨证学说，专注脾胃的研究，创立了著名的"脾胃内伤，百病由生"的理论，提出了升阳泻火、甘温除热之法，创立了补中益气汤、升阳益胃汤等名方；其弟子王好古在其学术思想的基础上又提出了阴证学说，罗天益又揭示了脾胃与其他四脏以及营卫津液的关系，并重视三焦分治。这都丰富了中医学的脏腑学说，推动了脏腑病机、辨证治疗的发展。四是攻邪学派：以张子和为代表，强调邪留则正伤，邪去则正安之理，治病以攻击病邪为首任，提出了汗、吐、下三法，充实和发展了中医辨证论治体系。五是滋阴学派：以朱丹溪为代表，强调"阳常有余，阴常不足"论，治疗以滋阴降火为主，强调保存阴气对人体健康的重要意义，其"相火论"成为后来温补学派诸家论命门之火的理论依据。

方剂学在唐宋金元时期得到了空前的发展，官修民著纷纷面世，是方剂学发展史上内容最为丰富，观点最为新颖，理论最为系统的时期。尤其是唐代著名医学家孙思邈的巨著——《备急千金要方》凡三十卷，计233门，收载方剂约5300首，广泛搜集和保存了前代医家的大量方剂及当时流传于民间的许多有效良方；而其后的《千金翼方》中又有不少补充，使许多名方得以流传后世。宋代林亿赞之为："上极文字之初，下迄有隋之世，或经或方，无不采摭，集诸家之秘要，去众说之所未至……厚德过于千金，遗法传于百代。"还有唐代王焘所著的《外台秘要》，凡四十卷，计1104门，其资料丰富，条理分明，方法严谨，体例统一，对所引用理论，以及6000余首医方等都一一注明原始出处和来源等，并注明校勘正误，唐以前医方赖《外台秘要》得以保存者甚多。宋代则出现了国家官修的大型方书，有《太平圣惠方》，全书为一百卷，1670门，收方16834首，为现存的第一部国家官修的方书。还有《圣济总录》《太平惠民和剂局方》。同时这一时期医家方书辈出，有陈无择的《三因极一病证方论》，载方1500余首，按"三因"和病证归类，强调了审证求因而施治。钱乙在《小儿药证直诀》一书中化裁和创制了许多治疗小儿疾病的新方。严用和强调不能概以古方治今病，结合自己30余年的临床经验将古人有效方剂总结而著成《济生方》《济生续方》，载方450首。许叔微的《普济本事方》选方300余首。金元四大家的学术思想更丰富了方剂学的内容，如刘完素创制具寒凉派特色的代表方剂桂苓甘露饮、益元散等；张子和创制的具有攻下特点的代表方剂三圣散、禹功散等；李东垣创制的具有补土派特点的代表方剂补中益气汤、升阳益胃汤等；朱丹溪创制的具有滋阴派特色的代表方剂大补阴丸、虎潜丸等，至今仍是临床医生常用的治疗方剂。总之，这一时期的方书为后世方剂学的发展作出了巨大的贡献。

妇科学在唐代得到了长足的发展，特别是孙思邈所著《备急千金要方》，把妇产一门列入卷首，并强调妇科必须另立一科的必要性，其曰："妇人之别有方者，以其胎妊、生产、崩伤之异故也，是以妇人之病，比之男子十倍难疗……所以别立方也。"并以540余首方药对求子、妊娠、产难、胞衣不出、月经、带下、杂病等证候予以治疗。同时对难产、产后护理也作了精辟论述。宋代产科已发展为在太医局设置的九科中的独立专科，同时妇产科专著不断面世，尤其是陈自明的《妇人大全良方》，为当时妇产科的代表作。全书分8门，总260余论，系统论述了调经、众疾、求嗣、胎教、妊娠、坐月、难产、产后等病证的病因与治疗。对妇产科的发展影响颇大。金元四大家对妇产科各有独到之处，如刘河间对女子“不月”之治疗，提出“先泻心火，血自下也”。其还十分重视女性不同年龄阶段的生理特点，并强调肾、肝、脾三脏的作用，对当今研究女性青春、育龄、更年期都具有十分重要的意义。张子和对妇人精血不足，认为“当补之以食，大忌有毒之药，偏盛而成夭阏”。李东垣治妇科经、带疾病，以补脾益气、升阳摄血、升阳除湿等法，收效卓著。朱丹溪对妇科病强调“滋阴降火”，反对滥用辛热，对胎前病提出“清热养血”法，以黄芩、白术为安胎圣药，至今对临床仍具有指导意义。

儿科学的独立发展，始于晋唐而盛于宋。唐宋时期儿科已为独立之科，称为少小科或小方脉科。唐·孙思邈在《备急千金要方》中载有儿科用方320首，并强调胎教、胎养。王焘的《外台秘要》中，“小儿诸疾”专卷，分86门，着重论述了小儿初生调护、喂养、保育以及惊悸、夜啼、中风、咳嗽、天行、伤寒等，载方400首。宋时专著日益增多，特别是北宋儿科专家钱乙，在《小儿药证直诀》中，明析儿科生理病理特点，发展了儿科诊断方法，确立儿科五脏辨证纲领。南宋刘昉的《幼幼新书》是现存的宋代儿科巨著，全书40卷，包括病源形色、禀受诸病、惊风急慢、斑疹麻痘以及眼目耳鼻、口唇、齿诸条，对痈疽、外伤尤为重视。金元四大家对儿科亦有不同创见，丰富了儿科内容。

外科学在唐宋金元时期有了很大发展，有多家专著或方论，但主要是陈自明的《外科精要》，强调外疡的整体疗法，创托里排脓诸方至今仍为医家所宗。及朱丹溪的《外科精要发挥》，特别是危亦林的《世医得效方》中，有关外科方面的内容非常丰富，其中有关正骨的篇章，可谓当代比较成熟的创伤外科学。

骨伤科学在唐宋金元时期的发展，集中反映在唐·蔺道人的《理伤续断方》中，特别是元代危亦林的《世医得效方》，其在《正骨兼金镞》里，充分反映了元代骨伤科的治疗水平，其对治疗损伤骨关节，要用草乌散使之“麻倒不识痛，或用刀割开，或用剪剪去骨锋者，以手整顿骨节归原……或用凿凿开取出，后用盐汤或盐水与服立醒。”并强调“服后麻不倒，可加曼陀罗花……若其人如酒醉，即不可加药。”在骨折的诊断技术和闭合复位手法上，其对关节脱臼的复位方面，除一般关节复位外，特别对髋关节脱臼创造性地提出了悬吊复位法。其最为突出的贡献为脊柱骨折悬吊复位法，这一创见在世界骨伤科学史上也是罕见的。

在这一时期，其他临床各科也都有所发展，特别是在养生学方面，有很多论述，尤其是孙思邈，不但在其著作中有很多有关养生的论述及养生方法，而且自己就活到了百岁以上。

唐宋金元时期是中医药学发展的昌盛时期，是中医药学派创立的关键时期，为后世中医药学发展奠定了坚实基础。为了让后人了解唐宋金元名医的成长过程，以及各位医家的学术思想，特编撰了《唐宋金元名医全书大成》。

全书共收录了22位医家，集成20册医学全书（钱乙、刘昉两位医家为一册，庞安时、朱肱两位医家为一册），其中唐代3位医家，两宋时期9位医家，金元时期10位医家。收录原则：收入医家的全部存世著作；对该医家有争议的著作，当考镜源流，分辨正伪，尽量做到正本清源；在正本清源的基础上，对其弟子收集其遗论整理而成又确能反映其学术思想的亦可收入。

本书为国家新闻出版总署“十五”重点规划图书之一，在编写和论证过程中得到了国家中医药管理局李振吉副局长、洪净副司长，中国中医研究院医史文献研究所马继兴教授、余瀛鳌教授、李经纬教授，上海中医药大学严世芸教授，北京中医药大学鲁兆麟教授的指导帮助，在此表示衷心感谢。

本书由于作者较多，工程量较大，不足之处在所难免，望各位专家及读者多多指教。

《唐宋金元名医全书大成》编委会

校注说明

危亦林传世的唯一著作，是《世医得效方》。《世医得效方》为一部著名的方书，初刊于元至正五年（公元1345年），是积其高祖以下五世所集医方，历时十年编撰而成。该书包括了中医内、外、妇、儿、骨伤、五官等各科疾病。内容极其丰富。全书载方3300余首，保存了许多濒于失传的古代验方。编次有法、论治精详，在骨伤、疮肿等科方面更具特色。《四库全书总目提要》称该书“所载古方至多，皆可以资考据”。这是上承唐宋，下启明清的一部重要方书，有很高的学术价值。为了使这部佳作广泛流传，更好地发挥作用，进一步对它进行校注整理，是一件非常必要的工作。现将有关校注事宜说明如下：

一、本次校注以元至正五年初刻本（简称“原本”）为底本，以明初书林魏家翻刻本（简称“魏本”）和四库全书文渊阁本（简称“文渊本”）为主校本；所用的参校本有1964年9月上海科技出版社出版竖排繁体校注本（简称“上科本”）、1996年8月中国中医药出版社出版的王育学等人校注的简体横排本（简称“王氏本”）及《千金方》、《三因方》、《普济方》等多部医籍。

二、在校勘整理中，根据陈垣先生首倡的四校法，以对校为主，本校、他校、理校并用。兼顾了四校合参之法。

1. 以底本为主，对校本择善而从。若底本有明显的脱、讹、衍、倒等错误，则加以改正，一律出校记说明。

2. 底本与校本文字不同，据文义若疑底本有误，则原文不动，出校记存疑。

3. 底本与校本文字不同，但二者义皆可通，校本有参考价值者，则原文不动，在校记中说明互异之处，提出可参或提示何说义胜。

4. 底本与校本文字不同，若底本正确，校本有误者，一般不出校记；必要时则加注说明，以便读者阅读时进行比较，辨明是非。

5. 方剂中有部分药缺剂量，为便于读者使用，尽量以校本配补，补后出校记说明。实在无以配补者，则在注文中以“原本缺剂量”说明。

三、本校注只对文中个别疑难字词简略注释，一般不出书证，更不作详细考证。

校注说明

四、本书用简体字横排，以便阅读。对有关字做以下处理：

1. 原书频繁出现的方名“××圆”中的“圆”字一律改为“丸”；原书处方中的方位词“右”、“左”，分别改为“上”和“下”，但行文中的“右”、“左”仍予保留。

2. 对通假字作注，一般用“通某”字样；对古今字作注，一般用“同某”字样；异体字改成正规简化字，一般不再出校记，必要时也用“同某”字样作注。

3. 对中医特殊用字或使用简化字会令人误解者，仍用繁体字。如癥瘕不写成“症瘕”，瘀血不写成“淤血”，头髮不写成“头发”等。

本次校注，由于时间紧迫，加之学识所限，有不当之处，敬请读者批评指正。

校注者

二〇〇五年六月

总　目　录

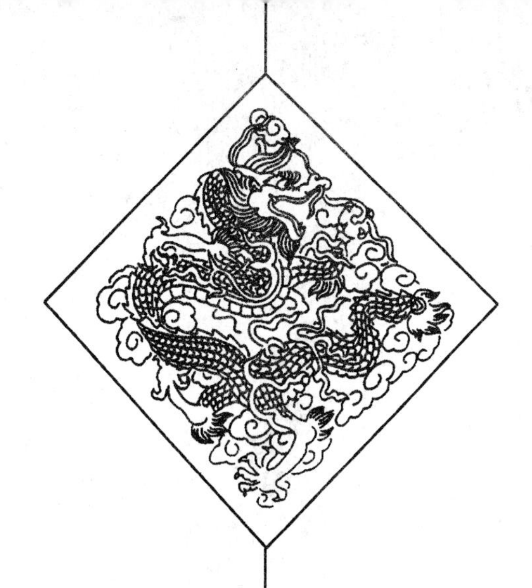

世医得效方

建宁路官医提领陈志 刊行
南丰州医学教授危亦林 编集
江西等处官医副提举余赐山 校正

太医院题识[①]

南丰危亦林《世医得效方》，编次有法，科目无遗。江西提举司校正之，牒[②]上于院，下诸路提举司重校之。复白[③]于院，院之长贰僚属皆曰：善。付其属俾绣梓[④]焉。噫！是方之效，岂以此一言而遂传欤。

至元五年太医院识

掾　　史蒙智
奉直大夫太医院都事郭毅
承直郎太医院都事阿老了
奉直大夫太医院经历田守信
奉直大夫太医院经历卜颜帖木儿
成和郎太医院判官郎师颜
承直郎太医院判官齐显
成和郎同佥太医院事胡得勤[⑤]
成安郎同佥太医院事弓叔正
承直郎太医院事贾文炳
承务郎佥太医院事马文瑾
奉训大夫同知太医院事许文美
奉议大夫同知太医院事赵良
嘉议大夫太医院使赵惟寅
嘉议大夫太医院使赵权
嘉议大夫太医院使冯适
院　　使蒋溉济[⑥]
中奉大夫太医院使张元珪
资善大夫太医院使张元泽

---

① 此题原文在序文总目，特移于此。识（zhì 智）：记。
② 牒：文书，表册。此为呈文书。
③ 白：禀报，陈述。
④ 绣梓：精美的刻版印刷。古代书版以梓木为上，故称。
⑤ 得勤：原脱，据魏本补。
⑥ 蒋溉济：原脱，据魏本补。

太医院题识

资善大夫太医院使张翼
资善大夫太医院使伴哥
资善大夫太医院使五十四
资善大夫太医院使石卜尼
资政大夫太医院使哈剌歹

危氏世医得效方序

语云：医不三世，不服其药。医何以贵世业也？谓其更尝多，而险危剧易皆得之耳闻目见，较之臆决尝试者，得失何啻[①]倍蓰[②]？且药进医手，而方传古人，古方之行于世者何算，一证而百方具，将为所适从哉！夫病者悬命医师，方必对脉，药必疗病，譬之抽关启钥[③]，应手而决，斯善之善有矣。若中无定见，姑徐徐焉取古方历试之，以庶几[④]一遇焉。虽非有心杀人，而人之死于其手者多矣。医所以贵专门，方所以贵经验也。南丰危亦林，先世遇古名医董奉远孙京，受医术，其后世业之。且遍参诸科，至亦林五业，而学益备技益工，所全活者益众。乃取平昔所用古方，验而无失者，并与其祖、父以来得之师授者，类萃[⑤]成书，仿《圣济总录》以十三科编次，名曰《世医得效方》，将锓梓[⑥]以广其传。余观世之人，得一方辄靳靳焉[⑦]莫肯示人，往往以《肘后》、《千金》为解。今危氏以五世所得之秘，一旦尽以公诸人，其过人远矣。昔许叔微未达时，人劝以树阴德，许念贫而树德惟医为可，乃攻医以活人，其后讫[⑧]致显宦，造物之报施如此。然余以为以身种[⑨]者有限，以书种者无穷。今危氏能公其术于人，使家有其书，即人无夭死，其所种者不亦多乎！阴德之报，在其身，在其子孙，余知其必有过于许氏者矣。

---

① 啻：只，仅。

② 倍蓰：数倍。蓰：五倍。

③ 抽关启钥：拔掉门闩，打开门锁。此喻用药对症，效果明显。关，门闩。钥，门锁。

④ 庶几：希望。

⑤ 类萃：分类聚集。

⑥ 锓梓：刻板印刷。

⑦ 靳靳焉：吝惜的样子。

⑧ 讫：终于。

⑨ 种：树立。下文两个“种”义同。

世医得效方序

工欲善其事，必先利其器，器利而后工乃精。医者，舍方书何以为疗病之本？自《难经》、《汤液》、《灵枢》、《伤寒论》等篇出，而后之医师著述者，殆数百家。盖发纵指示[①]，俾[②]对病而知证，因证而得药，其用心亦仁矣哉！仆幼而好学，弱冠[③]而业医，重念先世授受之难。由鼻祖自抚而迁于南丰[④]。高祖云仙，游学东京[⑤]，遇董奉[⑥]廿五世孙京[⑦]，授以大方脉，还家而医道日行。伯祖子美，复传妇人、正骨、金镞等科。大父[⑧]碧崖，得小方科于周氏[⑨]。伯熙载[⑩]进学眼科及疗瘵疾。至仆，再参究疮肿、咽喉口齿等科，及储积古方[⑪]，并近代名医诸方。由高祖至仆，凡五世矣。随试随效。然而方书浩若沧海，卒有所索，目不能周。乃于天历初元[⑫]，以十三科名目，依按古方，参之家传，昕[⑬]夕弗怠，刻苦凡十稔，编次甫[⑭]成，为十有九卷，名曰《世医得效方》。首论脉病证治，次由大方脉杂医科以发端，至于疮肿科而终编。分门析类，一开卷间，纲举而目张，由博以见约。固非敢求异于昔人，直[⑮]不过欲便于观览云耳。钦惟[⑯]国朝念群黎之疾苦，惠民有局，设教有学，于医尤切。然自愧山林鄙陋，见闻不博，妄意纂集，舛

① 发纵指示：本谓放狗逐兽，比喻指挥作战之人。此谓历代医家阐发经典著作的含义。

② 俾：使。

③ 弱冠：二十岁左右。

④ 抚：即抚州。地名，今江西抚州市。南丰：地名，今属江西省。

⑤ 东京：汴梁，今河南开封市。

⑥ 董奉：三国时吴人，字君异。善医道，相传居庐山，不种田，日为人治病。“杏林”一词即源此。参见《葛洪·神仙传》。

⑦ 孙京：魏家本、文津本作“医方”。

⑧ 大父：祖父。

⑨ 周氏：原作“周民”，据文义改。

⑩ 载：通“再”。

⑪ 储积古方：原作“储积左方”，据后文太医院书改。

⑫ 天历初元：即天历元年，公元1328年。

⑬ 昕（xīn欣）：拂晓。

⑭ 甫：刚刚，才。

⑮ 直：只。

⑯ 钦惟：慎重思考。惟，思。

谬惟多。尤欲当道缙绅医师[1]，进而教之，订其讹，补其偏，俾绣诸梓，则庶几广圣皇好生之仁于无穷，岂不韪[2]欤！

仍至元三年丁丑七月既望嘉禾[3]后学达斋危亦林拜手谨书

① 缙绅医师：指身居高位的医生，即国医。缙绅，古之仕者插笏垂绅。缙，插。绅，束在官服外的大带子。

② 韪：对，好。

③ 仍：因而。至元三年：公元1337年。嘉禾：地名。江西南丰县别称。

建宁路官医提领陈志序[1]

达斋危先生《世医得效方》，盖以先世秘传及至于今，凡治疗所经验者，仿《圣济总录》十三科之目，类而编之，计十二帙[2]，进之本道官医提举司。先生家世江西之南丰，授本州医学教授，故用心亦勤矣。岁在壬午[3]，先生过予书林，因得北面师之，且以全帙见授。嗟乎！千方易得，一效难求。观乎此方，则知先生家得其传，世守其学，用无不验，疾无不愈，以得效名方，迨犹影响之于形声也[4]。活人阴德，其有涯哉！予又安敢私有，故命工绣梓，以广其传。庶[5]乎先生惠济之心，得以见于当世，嘉与民生，同跻[6]寿域，不亦宜乎？

至正三年[7]岁在癸未仲夏建宁路官医提领陈志顿首谨书

---

① 此题原本在序文总目，特移于此。

② 帙（zhì 智）：本指包书的套子，后谓书一套为一帙。

③ 壬午：指公元 1342 年。

④ 迨：达到。影响之于形声：即影随形，响应声。比喻药对病证，迅速显效。

⑤ 庶：希望。

⑥ 跻：登上，达到。

⑦ 至正三年：公元 1343 年。

江西官医提举司牒[1] 太医院书

皇帝圣旨里江西等处官医提举司至元三年[2]十月初二日，据南丰州医学教授司状申准本学学正[3]甘宗罗关该[4]，切见本州前官医副提领危亦林，儒学渊源，医书博览，家居丰郡，世称良医。自天历元年[5]充本州医学学录，转充官医副提领。以昕夕之余，考之古方，参以家传，集成一书，名曰《世医得效方》。以太医院官降一十三科名目，编排有序，方药至明，实为希有。似此可见其活人之心甚至，理宜言举，今其绣梓广行，庶传永久，以济生民。为此关请[6]备申上司参订，可否施行。准此。施行间，又准南丰州前官医副提领危亦林关该，幼读儒书，长习医业。由鼻祖自抚州迁于南丰。高祖云仙，游学东京，遇董奉二十五世孙京名威辈，授以大方脉科，还家医道日行。伯祖子美，进传临江[7]刘三点建昌路新城县五路陈姓妇人科，杭州田马骑正骨金镞科。大父[8]碧崖，复传黎川大磜[9]周氏小方科。伯熙再传福建汀州路程光明眼科，南城县周后游治瘵[10]疾，至亦林复进传本州斤竹江东山疮肿科，临川[11]范叔清咽喉齿科。及储积古方，并近代名医诸方，由高祖至亦林，凡五世矣，随试随效。兹不敢负先代传授之难，亦不敢自秘所学，遂于天历元年为首以奉到太医院所颁一十三科名目，除祝由科不曾习学外，依按古方，参之家传，十年刻苦，编次成书，名曰《世医得效方》。始自大方脉杂医科、小方脉科、风科、产科兼妇人杂病科、眼科、口齿兼咽喉科、正骨兼金镞科、疮肿科，针灸略附各科，外附编孙真人养生书，通一十二帙。自愧山林鄙陋，见闻不博，舛谬惟多，敢求校正间，又蒙本州医学甘学正关保举行令绣梓，以广

---

① 牒：向上呈递文书。

② 至元三年：公元 1337 年。

③ 学正：官名，掌学规、考教训导等。

④ 关该：犹“关白”。禀报。下同。

⑤ 天历元年：公元 1328 年。

⑥ 关请：关说请讬。

⑦ 临江：地名，今属江西省清江县。

⑧ 大父：原作“大夫”，据危亦林序改。

⑨ 黎川大磜（qì 气）：地名，今属山西省。

⑩ 瘵：原作“疗”，据危亦林序改。

⑪ 临川：地名，今属江西省。

其传。为此，今将编到《世医得效方》分列各科诸方纲目，治证详细，方药明白，装成一十二帙完备，见在烦为申解上司，委官参考。如可观采，乞赐行下与亦林刊行，少[1]尽活人济世之心，允符国朝一视同仁之美。关请以上施行。准此。照得官医副提领危亦林，性行纯谨，医儒兼通。所编《世医得效方》，委依太医院官降一编到《世医得效方》一十二帙，随此申解前去，保结[2]申乞照详施行。得此。照得南丰州医学教授司申解本州前官医副提领危亦林编到《世医得效方》一十二帙，未经校正，关委本司官余提举不妨司事以上校正明白，保结关报，以凭施行出后。今准余提举关该前事，除将发到南丰州官医副提领危亦林所编《世医得效方》一十二帙，各科治证方药，再三披阅，详复考校。的见危亦林广览医经，深明脉理，药君臣佐使之辨，方按今古南北之宜，议论详明，证治精审，委有活人之念，宜为当世之需。仍虑当职见或差谬，未明至理，如蒙申解太医院，重行委官参考订正，发付刊行，庶传永久。上可俾于圣化，下有济于斯民。然此，今将校正过危亦林所编《世医得效方》一十二帙，随此发回，保结关请照验施行。准此。卑司看详南丰州官医副提领危亦林，学有渊源，出自家庭之训，术精药石，见诸方册之明。志已愿于活人，书宜刊以济世。伏虑本司官余提举参考未详，校对罔备。或以已见，恐多差殊，宜依本官所言，申解上司，再行委官三复校正。如可观采，锓梓以传，上明国朝好生之德，下优医士编集之劳。为此，今将本司官余提举，已校正南丰州前官医副提领危亦林《世医得效方》一十二帙，随此申解前去，合行保结申覆，伏乞照详乞赐明降伏下，以凭遵奉施行，须至申者。

右申太医院至元三年十一月□日抄白申行

① 少：稍微。

② 保结：旧时对官府所具担保证书的称谓。下同。

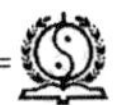

目　录

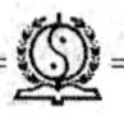

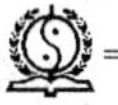

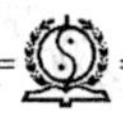

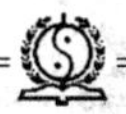

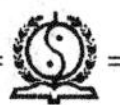

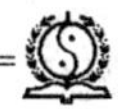

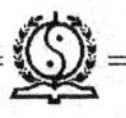

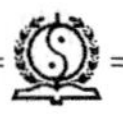

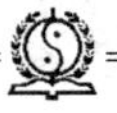

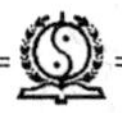

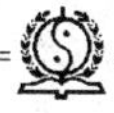

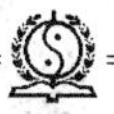

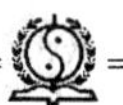

世医得效方　卷第一

大方脉杂医科

集　脉　说

人之有生，血气顺则周流一身，脉息和而诸疾不作；气血逆则运动滞涩，脉息乱而百病生。然脉之精微，心中了了，指下难明，故西晋王叔和犹为切虑。凡诊之际，须澄神静虑，以呼吸息数，定病人之脉候。两手各三部，分为寸、关、尺。左三部正脏心、肝、肾，小肠、胆与膀胱为腑；右三部正脏肺、脾、命，大肠、胃与三焦为腑。每部浮按消息[①]之，次中按消息之，又沉按消息之。浮以诊其腑，见六腑之盛衰；沉以诊其脏，见五脏死生盈虚；中则诊其胃气。盖胃为水谷之海，人以食为命，有胃气则生，无胃气则死。每三部三三如九，乃为九候。复有七表、八里、九道脉，风、寒、暑、湿中伤之脉。七情、虚损、寒热之脉，当析而论之。七表属阳，浮、芤、滑、实、弦、紧、洪。浮如指按葱叶，芤则中空有两头，滑似流珠，实则健而有力，弦如琴弦，紧如弓弦，洪则举指极大。八里属阴，微、沉、缓、涩、迟、伏、濡、弱。微于指下如细丝，沉若烂绵寻之至骨，缓则来往不急不慢，涩如刀刮竹状，迟者寻之隐隐，伏潜于骨重指乃得，濡凑指边似怯，弱而去来无力。九道之脉，长、短、虚、促、结、代、牢、动、细。长、促属阳，短、虚、结、代、牢、动、细为阴。长脉三关通度。促脉寻之极数。短脉按之不及。虚脉寻之不足，举之有余。结脉指下聚而却还。代脉动中一止，停久乃还，有疾见之难治，若气逆得之则无忧。牢脉固结不移之状，三部若见，皆死候也。动脉再再[②]寻之，不离其处。细脉细细如丝，来往极微。凡此二十四脉，分别锱铢[③]，总而括之，浮沉迟数也。至于伤寒，寒泣血，其脉紧。伤寒复见风，则浮而缓。两感之脉，沉大者太阳、少阴，沉长者阳明、太阴，沉弦者少阳、厥阴。阳病见沉、涩、弱、弦、微者死，阴病见浮、大、数、动、滑者生。阳毒之脉，极浮洪；阴毒之脉，附骨取之方有，按之即无。阴阳二厥，脉皆沉，所以使人疑之。阴厥脉沉迟而弱，阳厥脉沉伏而滑。发热下利，脉沉弦者下重也，脉大者为未止，脉微弱者自愈，虽发热，不死。中寒之脉亦紧，但肝中加弦，心中加洪，脾中加沉，肺中加迟涩，肾中加沉滑。伤风则风散气，其脉

---

① 消息：斟酌。下同。

② 再再：犹再三，屡次。

③ 锱铢：喻细微、细小。锱、铢均为古代很小的重量单位。

浮，复见寒则浮而紧。中风之脉亦浮。五脏所中，脉与中寒类也，大抵迟浮则吉，实大弦数则难治。伤暑气血消散，脉虚弱无力，中则阳弱阴虚，微迟似芤。伤湿之脉濡而弱，若沉而细微，中之明矣。七情，喜、怒、忧、思、悲、恐、惊。喜则脉散，怒则脉促，悲则脉结，恐、思则脉俱沉，忧则脉涩，惊则脉颤，皆生于气也。虚损者，脉来或浮大而无力，或沉细而微弱。实热者，见于指下弦数殊甚，或细数异常。总而说之，春弦，夏钩，秋毛，冬石。濡弱而长曰弦，来疾去迟曰钩，轻虚以浮曰毛，沉涩而弱曰石，此四时之常脉也。其有太过不及，有覆有溢，有关有格。太过者，气有余。寸脉本浮，又加实大，是为阳太过也；尺脉本沉，又加实大，是为阴太过也。不及者，气不足。浮之损小者，是阳不及也。沉之损小者，是阴不及也。覆溢二脉者，溢自关前进上于鱼际，为外关内格，阴乘之脉也。覆脉自关后退下入于尺泽，为内关外格，此阳乘之脉也。见如此者，乃诸脏相乘，四时相克，虽未病，病即死，不可治也。又曰三关通度，过于洪大，则或风或痰，设若沉细，则为之不疗。六部相贯，按之不及，极浮微者殂[①]。再再寻之，至骨不绝者，天年有永矣。至于众病生死之脉，若诸气胀满，浮大可疗，虚小难保。下痢宜微小，不宜洪大。恍惚颠狂者，实大为顺，沉细为逆。消渴，数大者生，虚小难愈。水气，浮大则宜，沉细则愈而复作。霍乱，浮洪可救，微迟不语，气少难瘥。鼻衄、吐血，利于沉细，不利于浮大。心腹痛，宜见沉细，不宜见浮大。头痛，浮滑易除，短涩不愈。上气浮肿，浮滑可安，微细难疗。中恶，紧细易治，浮大难痊。金疮出血。虚细则宜，实大则倾[②]。中毒，洪大则存，细微则亡。十怪脉者，釜沸、鱼翔、弹石、解索、屋漏、虾游、雀啄、偃刀、转豆、麻促。釜沸，如汤涌沸，息数俱无，乃三阳数极无阴之候，旦见夕死，夕见旦死。鱼翔，脉浮肤泛泛，三阴数极，又曰亡阳，当以死断。弹石，脉来辟辟[③]凑指，急促而坚，乃肾经真脏脉现，遇戊己日则不治。解索，脉散散无序，肾与命门之气皆亡，戊己日笃，辰巳日不治。屋漏之脉，如水下滴溅地貌，胃气营卫俱绝，七八日间危矣。虾游，状如虾游水面，杳然不见，须臾又来，隐隐然不动，依前又去，醒者七日死，沉困者三日不治。雀啄之脉，指下来三去一，如雀啄食之状；脾元谷气已绝于内，醒者十二日死，困者六七日亡。偃刀之脉，寻之如手循刀刃，无进无退，其数无准，由心元血枯，卫气独居，无所归宿，见之四日难疗。转豆，形如豆周旋展转，并无息数，脏腑空虚，正气飘散，象曰行尸，其死可立待也。麻促之脉，应指如麻子之纷乱，细微至甚，盖卫枯荣血独涩，轻者三日，重者一日殂矣。又论四十五动止脉，以二十四气，七十二候，应死期之准的。孟春立春日，十五动一止。明年东风解冻，蛰虫始振，鱼陟[④]负冰时，二十动一止。二年雨水，獭祭鱼[⑤]，候雁北时，三十动一止。三年草木萌动，惊蛰，桃始

---

① 殂：死亡。

② 倾：倒塌，覆灭。此处引申为死亡，危险。

③ 辟辟：谓脉促而坚。《素问·平人气象论》："死肾脉来，发如夺索，辟辟如弹石，曰肾死。"

④ 鱼陟：鱼游上水面。陟，升，登。

⑤ 獭（tǎ）祭鱼：獭贪食，常捕鱼陈列水边，如陈物而祭，故称。《礼记·月令》："（孟春之月）鱼上冰，獭祭鱼。"獭，即水獭，兽名。生活在水边。

华时，四十动一止。四年仓庚[①] 鸣，鹰化为鸠时，且如仲春惊蛰桃始华日，脉二十动一止。明年春分，玄鸟[②] 至，雷乃发声时，三十动一止。三年春分，始电，桐始华时，四十动一止。四年季春清明，田鼠化为鴽[③]，虹始见；谷雨，萍始生，鸣鸠拂其羽，戴胜降于桑时。（以下仿此。孟夏立夏蝼蝈鸣，蚯蚓出，王瓜生。小满苦菜秀，靡草死，麦秋至。仲夏芒种螳螂生，鵙始鸣，反舌无声。夏至鹿角解，半夏生，蜩始鸣。季夏小暑温风至，蟋蟀居壁，鹰始挚。大暑腐草化萤，土润溽暑，大雨时行。孟秋立秋凉风至，白露降，寒蝉鸣。处暑鹰乃祭鸟，天地始肃，禾乃登。仲秋白露鸿雁来，玄鸟归，群鸟养羞。秋分雷乃收声，蛰虫坏户，水始涸。季秋寒露鸿雁来宾，雀入大水化为蛤，菊有黄华。霜降豺乃祭兽，草木黄落，蛰虫咸俯。孟冬立冬水始冰，地始冻，雉入大水化为蜃。小雪虹藏不见，天气上升，地气下降，闭塞成冬。仲冬大雪鶡旦不鸣，荔挺出，虎始交。冬至蚯蚓结，麋角解，水泉动。季冬小寒雁北乡，鹊始巢。雉雊。大寒鸡乳，征鸟厉疾。水泽腹坚）若时疫之脉，则无定据，随时审思乃得，未可轻议。欲知祟害，心脉虚散，肝脉洪盛，或浮沉长短大小无定，或错杂不伦，尤宜加意。凡此诸脉，固鄙见莫之敢遗，然其或逆或顺，犹在详审而消息之，毋固执而有变通，则可得之矣。然其或逆或顺，犹在详审而消息之，毋固执而有变通，则可得之矣。

集　病　说

《传》[④] 曰："名不正则言不顺。"病之名状，其类至多，原[⑤] 其所由，似是而非者尤多。若体认之，明辨其所因之的，则何患其多也。夫伤寒六经之病，足太阳膀胱经，头项强，腰脊痛，无汗。足阳明胃经，身热，目疼，鼻干。足少阳胆经，胸肋[⑥] 痛，耳聋。足太阴脾经，自利不渴，腹痛。足少阴肾经，口燥舌干，背恶寒。足厥阴肝经，烦满寒热，甚则囊缩，传变不一，或愈或死，愈者多出旬日之外，死则在六七日之间，独寒独热亦难治，世号为大病。阳毒之为病，乃阳气独盛，阴气暴绝。阴毒之为病，本因肾气虚寒，或因冷物伤脾胃，内既伏阴，外又感寒所致。阳厥初病，身热头痛，至二三日、四五日方发厥，半日却身热，盖热深方能发厥。阴厥初得病，便四肢厥冷，乃阴胜于阳也。厥者，阴阳不相顺接。厥少热多者，其病当愈；厥多热少者，其病为进。或加以上气脚缩，则为六腑气先绝于外也。至于下利清谷，不可攻表，汗出必胀满，下利有微热而渴自愈；中之者，皆因下虚气弱，凌犯霜露，及冒风雪中行所致。伤风之病在表，在经络中循经流注，以日传变；中之者，非正顺长养万物之风，乃八方偏邪之风，肥伟人多得之。盖风性紧暴，善行数变，其中人也卒[⑦]，其眩人也晕，激人涎浮，昏人神乱，所以推为百病长。伤暑乃三伏时月，炎热大行，草萎河涸，血消气沮之人，偶或伤之，病

---

① 仓庚：亦作"仓鹒"，鸟名，即黄莺、黄鹂。

② 玄鸟：即燕子。

③ 鴽：鸟名，即鹌。《礼·月令·季春之月》："桐始华，田鼠化为鴽。"

④ 《传》曰：作者记述有误。此语出自《论语·子路》："名不正则言不顺，言不顺则事不成。"

⑤ 原：探究。

⑥ 肋：文渊本、上科本均作"胁"，当是。

⑦ 卒：通"猝"。

在顷刻，中之则名中暍[①]。轻则为伤，重则为中。伤湿乃坐卧卑湿，或为雨露所袭，或汗出衣里，渐渍染之。其有中者，乃脾元久虚，或为泄疾，土不制水，因兹而得。复有四气伏于人身，隐微而不知觉，作为百端之病，绵延岁月不已，必须深思，求其所以为病之因。然人之平居，神静则宁，情动则乱，故喜则气缓，怒则气上，悲则气下，忧则气沉，思则气结，恐则气怯，惊则气乱，故有所谓七情之病也。若真气既微，胃气不实，复啖生冷冰雪之属，致肠胃虚寒，或大病未复，便合阴阳，或疲极筋力，饥饱失节，或刻意苦思，尽神度量，叫呼走气，而虚损病所由生也。精血既衰，脏腑多燥，三焦烦壅，复饵丹石酒醢炙煿[②]，致肠胃蕴毒，而实热病所由生也。以诸病总而论之，中气有类中风，中风而以中气治之，亦无所伤，中气而以中风药投之，莫不旋踵[③]告毙。先代医师许学士、张子和，以亲故，痛念医之不明，所以惩其弊而见于著述也。若痎疟之病，未有不由隔季所感风寒暑湿，及饮食、劳役、瘴疠之气为之。赤白痢疾，古人所谓滞下者是也，究疾之原，无非外感五邪之气，内伤生硬冷热之食，不能克化，致令积滞而成。亦有久虚传变而成，下之不禁，甚者手足不仁，则五脏气将绝于内也。失血之病十种，走失莫重于此。皆因四气所伤，或调养失宜所致。时疫流行，则当审其春合暖而寒，夏合热而冷，秋当凉而热，冬当寒而暖，是皆六气愆[④]和，而生斯疾。大则流毒天下，小则蔓延一乡一家，必辨其各季所因，不可以寻常微病目之。故重则祸至灭门，轻则病至危笃。外此，观形候听声，而知病之可治不可治。经中所谓视精明者，盖五脏精明聚于目，目精全则目明，神定则视审，审视不了，精明败矣。又云，目赤色者病在心，白在肺，黑在肾，黄在脾，青在肝。黄色不可明，病在胸中。所谓五色者，乃气之华也。赤欲如帛裹朱，不欲如赭。白欲如白璧之泽，不欲如垩[⑤]。青欲如苍玉之泽，不欲如蓝。黄欲如罗裹雄黄，不欲如黄土。黑欲如漆重泽，不欲如炭。五脏精败，寿不久矣！五声者，脏之音，中之守也，中盛则气盛，中衰则气衰。声如从室中言者，气涩也。言微，终日乃复言，是气之夺也。谵妄不避善恶，神明之乱也。郑声，言意不相续，阴阳失守也，得守者生，失守者死。六腑强弱，以候形之盛衰。头者，精明之府，头倾视深，精神夺[⑥]矣。背者，胸之府，背曲肩随[⑦]，胸将坏矣。腰者，肾之府，转摇不能，肾将惫矣。膝者，筋之府，屈伸不能，筋将惫矣。骨者，髓之府，行则振掉，骨将惫矣。仓廪不藏者，肠胃不固也。水泉不止者，膀胱不藏也。得强者生，失强者死，必兼而明之。又如五脏已夺，神明不守，声嘶身冷，循衣谵语撮空；面赤如衃血[⑧]，白如枯骨，黑如烟煤，面青目白，面黑目白，面黄目青，面赤目白；耳鼻有黑色起[⑨]入口，耳目颧颊赤者；黑色出于额上发际，直鼻脊两颧上；黑色出天中，下至鼻上颧上；面忽如马肝色，望之如青，近之如黑，目直视，

---

① 中暍：中暑。

② 酒醢炙煿：指酒肉及煎烤食物。醢（hǎi 海）：肉酱。煿（bó 伯）：俗称煎炒食品。

③ 不旋踵：立刻，马上。

④ 愆：丧失。

⑤ 垩（è 饿）：白土。

⑥ 夺：失。

⑦ 随：通“堕”，下垂。

⑧ 衃（fōu）：凝聚之血。《素问》：“赤如衃血者，死。”注：“衃血，谓败恶凝聚之血。”

⑨ 起：文渊本作“趋”，可参。

恶风；面黑唇青，面青唇黑；面黑，两胁下满，不能自反转；头目久痛，卒视无所见，阴结阳绝。目精光脱，恍惚，阴阳竭绝。目眶陷，口如鱼口，不能复闭，气出不返。唇反，齿龈干枯，天柱骨倒，指拳挛缩，汗出不流，舌卷黑，发直，发如干麻，善怒，发与眉冲起，爪甲青，大腑自遗不觉，身热喘息，脐下硬如铁，唇裂鼻黑，舌根焦，四肢逆冷，汗出如油不流，尸臭不可近，目睛直视不回，一日。病人健人，黑色或白色起入目及口鼻，二日。阴阳俱绝，失音不能言，三日半[①]。口张唇青，人中满，三日。目无精光，面一若土色，不饮食，四日。面赤目青，六日。面黑目白，爪甲下黑，八日。齿忽变黑，十三日。肝病皮黑，庚辛日。心病目黑，壬癸日。脾病唇青，甲乙日。肺病颊赤目肿，丙丁日。肾病面肿唇黄，戊己日。以上俱不可治也。面目黄色起，其病方愈。面黄目青，面黄目赤，面黄目白，面黄目黑，面黑目青，面目俱黄，面黑目白，均可治也。大抵言病，动以百计，虽积万言，莫能尽述，但当留心殷勤学之，博通乃得，不可以粗解一二为是。果某疾而正某名，庶不误投汤剂，则何患病之不瘳[②]矣。

集　证　说

古之医者有云，外病自经络入，内病自五脏郁发。然当求所以证验，庶无差失。如伤寒有阴阳表里，阳证多语，阴证无声；阳证则昼剧，阴证则夜争；阳证似阴，粪黑而脉滑；阴证似阳，面赤而脉微矣。身重背疼烦闷，狂言奔走，咽痛，身斑斑若锦文，或下痢赤黄，多因妄服燥药热味，阳毒是也。背强腹中绞痛，身如被杖，燥渴呕泄，冷汗郑声，多因脾胃虚寒，重感于寒，阴毒明矣。阴阳二厥，若阳厥，则指爪时温，或畏热，或饮水，或扬手掷足，躁烦不得眠，大便秘，小便赤，外证多昏愦；阴厥则指爪常冷，足多挛卧，恶寒，自引衣盖覆，不饮水，或下利或清便如常，小便数，外证惺惺[③]而静。表证，多恶寒不渴，发热而身体痛。里证，多渴，只恶热而喘满，口燥咽干，手心、腋下濈濈[④]汗出，大便硬，涎赤谵语。复有伤寒初证，发热恶寒，无汗，其色凄惨，复见风则多寒，手足微厥，发热下利，手足温暖者生，手足厥逆，灸不温，证之极矣。中寒则口噤，四肢强直，失音不语，或卒然晕倒，吐逆涎沫，手足挛搐，状如暗风。或复燥热伤风，有汗恶风，面色光而不惨，复见寒，手足微温，发热多烦。其或中者，半身不遂，手足瘫痪，涎潮昏塞，口眼㖞斜，肌肤麻痹。归于六腑者，物为偏缓，犹可苟延岁月。归于五脏者，眼闭口开，手散，声如鼾睡，遗尿，恶证迭出，朝不及夕。伤暑，身热，恶寒，头痛，或烦而渴，眩晕，背寒面垢，或呕或泄。其中入心，使人噎闷，昏不知人；入肝则眩晕顽痹；入脾则昏睡不觉；入肺则喘满痿躄；入肾则消渴利小便。至于伤湿身重，关节重疼，发热恶寒，大便泄而小便涩，腰脚冷而腿膝浮，或自利不渴。若气不平，中之亦使人半身不遂，口眼㖞斜，涎潮昏塞。又如七情，喜伤心者，不可疾行，不可久立；怒伤肝者，上气不可忍，热来荡心，短气欲绝不得息；忧伤肺者，心系急，上焦闭，荣卫不通，夜卧不安；思伤脾者，气留不行，积聚中脘，不得饮食，腹胀满，四肢怠

---

① 三日半：据上下文，当为“二日半”。

② 瘳：病愈。

③ 惺惺：清醒。

④ 濈濈（jí 极）：汗出貌。下同。

惰；悲伤心胞者，善忘，不识人，置物在处，还取不得，筋挛，四肢浮肿；恐伤肾者，上焦气闭不行，下焦回还不散，犹豫不决，呕逆恶心；惊伤胆者，神无所归，虑无所定，说物不意而道。凡此七者，证虽不同，本乎一气。脏气不行，郁而不舒，结成痰涎，随气积聚，坚大如块，在心腹间，或塞咽喉，如粉絮梅核样，咯不出，咽不下，每发欲绝，逆害饮食。若诸虚损证，则眩晕眼花，鼻多清涕，漩浊遗精，冷滑洞泄，水谷不化，洒淅[1]自汗，呕吐清痰，皆阳虚阴盛也。诸实热则五脏积热，口若咽干苦唇裂生疮，肠胃干涩，烦躁喜冷，涎唾稠实，眵[2]泪眼赤，或遍体痈疡。至于总说，则痎[3]疟证惟多，先寒后热名寒疟，先热后寒名温疟，但热不寒名暑疟，寒热身重烦疼胀满名湿疟，寒多不热名牝疟[4]。若一日一发则易愈，二日一发犹可，三日一发则难痊。且斯疾俗在忌医之列，然得其所因，何忌其难？时疫证杂，发热，腰痛强急，脚缩不伸，胻[5]中欲折，目中生花，或涩涩增寒复热，名曰温疫。身体颤掉[6]，不能自禁，或内[7]热口干舌破，咽塞声嘶，名曰燥疫。头重颈直，皮肉强痹，或蕴而结核起于咽喉颈项之侧，布热毒于皮肤分肉之中，名曰寒疫。乍寒乍热，损肺伤气，暴嗽呕逆，或体热发斑，喘咳引气，名曰湿疫。四时之感，其证百端，皆常因其时而详辨则得之。喘急为患，吐痰续续则生。自汗谵语，目直视则亡。失血诸证，有暴吐鼻衄，泄出或一二升至斗余者。因感四气，流传经络，阴阳相胜，或怒气伤肝，风入肠胃，故血得寒则凝泣[8]，得热则淖溢[9]，各随脏腑经络涌溢，凝停胸胃，因即满闷，或吐或衄或泄下。复有咳嗽中见红丝者，为难愈。无故忽然泻下黑血，名心绝。痨瘵之证，得之者多讳而未肯求医，殊不知其根有虫啮其心肺，可不深忧！中蛊毒之候，令人心腹绞痛，如物啮状，吐、下血如烂肉。若欲验其证状，先令病人唾于水中，若沉即其实矣。消渴与漩浊为邻，慎莫作疽疮等证，鲜有安之日矣。至于下痢，身凉能食，小便通易安；体热多汗，渴甚，小便不利，或手足厥冷，灸不温，兼微喘不食者死。二便秘涩之证，暂秘，小漩还有点滴利者，易愈。若秘日久，膨上心胸切痛，气促身冷，面色黑，前后俱无，名曰气实，转盼而殂。胀满得之未久，或胀或消，腹皮稍软，不泄不喘，随治随瘥。若脐心突起，利后复胀急，久病羸之，喘息不得安，名曰脾肾俱败，无有愈期。肿满善证，男从上肿下，女从下肿上，所患未久，利漩退肿定喘则愈矣。若证不善，则手足盘骨肿，脐与掌心俱凸，咳嗽失声，青筋纹横肚上，及爪甲青[10]卒肿，头面苍黑，呕吐头重，岂复能救。霍乱一证，犹为卒暴之最，盖人之起居无常，摄调不善，挥霍之至，便至变乱，闷绝不救，甚为可畏。临深履薄，纵蹈虎尾，不足以谕其危。其如疠风，名大风恶疾，故其色败皲裂，疡溃眉面，白皮如蛇蜕，久则鼻梁塌坏，又名风

---

① 洒（xiǎn）淅：寒栗貌。

② 眵（chī 痴）：眼屎。

③ 痎（jiē 阶）：疟疾。指二日一发之疟疾。《素问·生气通天论》："夏伤于暑，秋为痎疟。"

④ 牝（pìn 聘）：属阴。

⑤ 胻（héng 衡）：脚胫。

⑥ 掉：摇。

⑦ 内：原作"肉"，据文渊本改。

⑧ 凝泣：血液运行迟涩。泣，通"涩"，滞涩，血行凝于脉者为泣。

⑨ 淖（nào 闹）溢：柔和地流出。

⑩ 青：原脱，据文渊本补。

癫，十无一生。若癥瘕之为病，癥者坚也，坚则难破，瘕者假也，假物成形能动者是。至于蛟龙蛇鳖肉发虱米之证，初非定名，偶因食物相感，而致斯患。梦寐不详，多生恐怖，为祟惑证矣。吁！内外之证，其发万端，皆须细辨，且顷刻之变无定，一有所作，其可忽诸①！

集治说

尝谓用药如用刑，一有所误，人命系焉。故《书》曰：言之非艰，行之维艰。如张仲景伤寒一百一十三方，犹缺其一，三百九十七法，偻指② 未即周知，盖谓此也。夫处方大法，则有七方十剂。七方者，奇方、偶方、大方、小方、缓方、急方、复方。十剂者，宣、通、补、泻、轻、重、涩、滑、燥、湿。然积学而用之则可矣。伤寒之病，太阳属膀胱，非发汗则不愈，必用麻黄之类，盖其性能通阳气却外寒也。阳明属胃，非通泄不能愈，须用大黄、芒硝以利之。少阳属胆，无出入道，柴胡、半夏能利能汗，佐以黄芩则解矣。太阴属脾，性恶寒湿，非干姜、白术不能燥。少阴属肾，性畏寒燥，非附子不能温。厥阴属肝，藏血养筋，非温中之药不能润。此外，有汗下吐三法，毫厘不可差误。经云，桂枝下咽，阳盛则毙，承气入胃，阴盛以亡。

故在表宜汗，在里宜下，在胸宜吐，半表半里宜和解。表里俱见③，随证渗泄；无表里证，则宜下之。下利清谷，身体痛，急当救里；身体疼痛，清便自调，急当救表。身热不渴为表有热，渴而烦闷为里有热。伤寒见风，大青龙汤为治之最。阳毒内外结热，轻者白虎汤，重则承气汤之属。阳厥亦用，舌卷焦黑，鼻中如烟煤，非水渍法不可。阴毒，疾势困重，面黑，四肢厥冷，则理中汤、四逆汤投之。未效，则灼艾法惟良，复以葱熨法佐之。阴厥，同此法治之。发热下利，白头翁汤、黄连阿胶丸最为的切④。中寒则急摒⑤ 置暖室，燃以薪火向之，令通身暖透。或置于热炕上，令有力人扶策，仍以手附火或人怀令热，亟摩病人手足胸腹间，续用姜附汤并服。若犹未省，则依上法灸。伤风主治之法，汗出恶风者，当解其肌。里证虽具，恶风未罢，亦须先解其外也。伤风见寒，大青龙汤均为调理。中风昏闷，先须通关散，探鼻令喷嚏，次以苏合香丸行其气，仍须分辨冷热为治，不可混滥。五脏正中者，迅雷不及掩耳。手足偏中者，但徐服顺气疏风豁痰等药，不宜用大风药，急治则不得尽其天年。其有牙关紧闭，亦用通关散搐鼻，喷嚏即开矣。伤暑者，暑气耗血消气生痰，速用解暑之剂，仍辍热汤，得汗即苏。若中之者，急扶在阴凉处，不可与冷。当以布巾衣物蘸热汤熨脐中及气海，以汤淋布上令透彻，脐腹暖即渐醒矣。如仓卒⑥ 无汤处，则掬⑦ 道上热土置脐上，以多为佳，冷即易之。古法，道途无汤，即掬热土于脐中，仍拨开作窝，令人溺⑧ 其中，以代汤淋，续与解暑毒药，并急嚼生姜一大块，冷水送下。如已迷闷，则嚼大蒜一二瓣，冷水送下，如不能嚼，即用水研，灌之立苏。但遇无汤处，则嚼生葱二寸许，津咽下，可抵饮水二升。伤湿、中湿只宜利小便，忌不得以火攻，并转利之。若湿

① 其：难道，怎么。诸：之乎。
② 偻指：屈指而数。
③ 见："现"的古字。
④ 的切：恰当。
⑤ 摒（bì）：予以。
⑥ 卒：通"猝"。
⑦ 掬（jū）：双手捧取。
⑧ 溺：古"尿"字。

家下之，额上汗出微喘，小便不利者死，下利不止者亦死。治湿不利小便，非其治也。七情之患，惟当利气豁痰，宽中进食，仍须怡养，以温平之药调之。如宿血滞气停凝，结为癥瘕，腹中坯块，坚硬作楚①，当以破气药伐之。或以类相从，如败梳治虱瘕，铜屑治龙瘕，曲糵② 治米瘕，石灰治发瘕等类，所谓医者意也。气急膨痛至甚，或有热痞结聚，须宣泄之。虚损为之，宜大作汤剂，峻补者，乌、附、天雄、姜、桂之属不可无；润补者，鹿茸、当归、苁蓉之类安可缺；清补则天门冬、麦门冬、人参、地黄之类宜用也。至于诸热为治，有泛热，有实热。泛热者，荆芥、薄荷、栀子、黄芩等投之，正其所宜。实热者，非大黄、芒硝则不能效。若夫总说为治之备要，如南北风土之殊，人物厚薄之异。北方土厚水深，水性沉下，人体多实而少虚，且所餐无非肉曲③，寒则衣重裘坐暖炕。若有所治，则宜多以清凉之剂，如南方用大黄、巴豆之属，其分两皆当倍而用之。或用水渍法，或寻甜水一二瓯饮之即苏。间有所禀稍弱，不自保惜，劳役致虚，则亦但当润补之，无有不愈。南方属火，火性轻炎，人体多虚而少实，况所食不过蔬食而已，必须投以温和之药以调之。其有习尚北方之风，置酒终日，非至醉不已，烧煿肥鲜，恣其厌饫④，偶有所患，亦须以平昔所禀，施以凉剂。然虚者亦不可妄施。痎疟热多者，投以半冷半热解散，分阴阳减寒热之剂，度其所作之日，先一时进以抵截之药，去其痰水，则收效矣。寒多者投以半生半熟壮脾进食之剂，次以抵截之药，则痰癖去而疾愈矣。犹须令其戒慎饮食，谨起居，则无复攻之患。若久疟而复作，虚浮不食者，未之有瘳。时疫之治，须以时斟酌，不可偏执，治之者须辨其所因，而投之以药，不可以日满自差，遂至枉亡，良可太息。至于病愈，必须汤食竞进，折其毒势，不可令病气攻人，则屏息矣。或有云斯疾之召，或沟渠不泄，秽恶不修，熏蒸而成者。或地多死气，郁发而成者。或官吏枉抑，怨讟⑤ 而成之者。可于州治六合处，穿地深至三尺，阔亦如之，取净沙三斛实之，以醇酒三升沃⑥其上，俾使君祝之，斯亦消除疫疠之良术，故并记之。喘急虚者升降镇坠，热者清心凉肺，未有不愈。下痢感于四气者，先须随其所感解散，分利阴阳。次须辨其冷热，手足和暖则为阳，中和之剂可用，手足厥冷则为阴，温燥之药可行，无不切效。大法，虚者补之，实者泻之，滑者涩之，闭者通之。有积者推之，热则凉之，冷则温之，冷热不调者平之。失血，明其所因，辨其冷热，如血下鲜红，则治以清和，纯下瘀色，则当温养。二便秘则须润滑以行之，胀满则须正气，以虚实平治之。肿满，实者利水，虚者壮脾元兼用消浮等剂，自有奇效。仍须戒咸断欲，庶不再复。霍乱须明辨虚实所因，亟治无迟，迟者则殒命。至于干霍乱，则犹为难治也。三消治法，滋肾为主，抑心火兼之。然须多服汤丸，俾水升火降，而引饮无度，莫之见矣。真心痛者，手足青至节，不在治疗之数。真头痛者，上穿风府，陷入泥丸，非药能愈。金疮主治，备见后科，用药之工，诚可嘉叹。中蛊毒之法，以败鼓皮烧灰为末，饮服一匕，则病人自

① 楚：痛。

② 糵（niè）：酒母。

③ 曲：指代酒。

④ 厌饫（yù）：饱食。厌：同“餍”，饱。饫，饱。

⑤ 讟（dú）：诽谤，怨言。

⑥ 沃：灌；浇。

呼蛊家姓名，可语令呼唤，将去则愈矣。瘵疾一染人，当其未深入之时，则宜先取其虫，不尔则损于心、肺。盖心主血，肺主气，人身舍气血之本，其能生乎？取虫而后相忘世虑，和以润养药食，庶几可瘳，伤晚则不及也。魇寐、产乳、自缢、压溺诸暴绝，须平时熟记后所载治法，并产蓐一科，临用庶不仓惶，应验在顷刻间。不然则世无良医，枉死者半是也。厉风初发，则宜宣泄，风毒去而病渐愈。久之，惟当幽隐林泉，依法亟治，庶乎可愈。不惟愈疾，亦或可因此而至仙道矣。或为祟害，若移精变气。祝由不可，则宜外寻禁避厌禳[①]法以除之。外此，病有六不治，骄恣不论于理，一不治也；轻身重财，二不治也；衣食不能适，三不治也；阴阳并，脏气不定，四不治也；形羸不能服药，五不治也；信巫不信医，六不治也。生候尚存，形色不改，病未深入腠理，针药及时，能将息调理，委以良医，病无不愈。至于五味，亦可对治五脏之病，肝酸、心苦、脾甘、肺辛、肾咸，用之中病则止；过则酸走筋，咸走血，辛走气，苦走骨，甘走肉，则无益矣。又如，所宜而治者，肺燥咳嗽，嚼芝麻，啖油饼，疟疾脾冷，糟鲤鱼，糟藏瓜。久冷痢，野鸡、馄饨等类是也。瓜果亦可随冷热施之，愈疾必矣。若夫炮制之法，又当以相需[②]、相合、相反、相恶。相需者，以桂得葱而软。相合者，磁石引针。相反者，大戟、芫花等反甘草之类也。相恶者，如牛黄忌龙骨是也。且方中各有避忌，此亦举其略。或以甘草击起芫花之性而用者，犹在斟量。更须甄别药味新陈，选择州土所生，采取时月，分君臣佐使，俾分两无差，炙煿炮爁[③]，精虔不苟，斯为治之善也。其有自恃己长，不肯访问，以意臆度，攻寒以寒，疗热以热，妄施一匕，邀为己功。偶或中之，实非的见，不过侥幸于万一。其或不中，则十手所指，十目所视，所谓一瓯之药，误入于咽，五脏俱裂，生可再复，可不戒之！况医者人之司命，有病急召，慎勿以远近暑寒而拒之。若至病家，尤须敬谨，勿为他务，以败正事。给药亦量其多寡，表汗宜四，吐下宜一，加二极矣。补药愈多愈效，余则随证为之轻重，明批汤引。病若未愈，嘱其再来，庶病可瘳，而治有方矣。仆少而学之，长而行之，所谓治病之道尽在是矣（古云：凡曰治病，推其所因，生死预定，方为医人。敬之）。

伤　寒

撮　要

发汗法

凡发汗，欲令手足俱周，濈濈然一时许为佳，不欲如水淋漓。服汤中病即已，不必尽剂。然发汗须如常覆腰以上，厚衣覆腰以下。盖腰以上淋漓，而腰以下至足心微润，病终不解。凡发汗病证仍在者，三日内可二三汗之。令腰脚间周遍为度。

转下法

凡转下。须体认得合下之证明白。在阳明胃经，则不拘日数。过时失下，则气血不通，四肢便厥。不识，返疑是阴厥，复进热药，祸如反掌。若少阴肾经、太阴脾经。下证悉具，汤已更衣者止，不须尽剂。阳明病得利差，慎不中服补药，热气得补复成，更复下之，是重困也。宜消息养之。

---

① 厌禳：用迷信的方法祈祷祛除邪恶或诅咒。厌，同“魇”。

② 需：原作“恶”，据文渊本改。

③ 炮爁：（làn 烂）：烧烤。

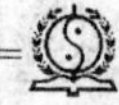

取吐法

凡取吐，服吐药后，不大吐，则当以手指擿[①]之，便吐矣。不吐，稍增药以吐为度。若吐少病不除，明日再服吐药，可至再三。但虚人宜少吐。药力过时不吐者，啜热汤一升，以助药力，不必尽剂。吐讫便可食，无复余毒。若服药过多者，饮水解之。

水渍法

以叠布数重，新水渍之，稍捩去水，搭于胸上。须臾蒸热，又渍令冷，如前用之。仍数易新水，日数十易。热甚者，置病人于水中，热势才退则已，亦良法也。

葱熨法

以葱一束，以索缠如饼馅大，去根、叶，惟存白三寸许。先以火熁[②]一面，令通热，勿至灼人，乃以热处著病人脐下。以土熨斗[③]盛火熨之，令葱饼热气透入腹中。更作三四饼，遇一饼坏不可熨，则易一饼。候病人醒，手足温，有汗乃止。

蒸法

以薪火烧地良久，扫除去火，可以水洒之。取蚕砂、柏叶、桃叶、糠麸皆可用，相和铺烧地上，可侧手厚，上铺草席，令病人当上卧，温覆之。夏月热，只布单覆之。汗移时立至，俟周身至脚心自汗漐漐[④]。乃用温粉扑止汗，移上床。最得力者，蚕砂、桃叶、柏叶也。无蚕砂亦得，单桃单柏叶亦得，蒴藋叶亦可用。麸糠乃助添，令随多少，不用亦得。此极急则可。如治病得愈，明年斯时，慎莫再作，再作或不治矣。

(凡煎煮药之法，须用银、石器微火熟煮，不可太猛。表、汗、下之药，每服煎至八分。对病药煎至七分，滋补煎至六分。不可极干，亦不可猛火骤干，恐伤药力。去滓，服后留滓再煎)

阳　证

麻黄汤

治足太阳膀胱经发热，头痛，身疼，恶风，无汗而喘。阳明合病，喘而胸满。太阳病八九日不解，以此发汗，必衄乃解。及治不得汗，发衄。阳明脉浮，无汗而喘，宜服。脉但浮无余症者，与服。若不溺，腹满加哕者，不治。

麻黄（三两，去节）　桂枝（二两）　甘草（一两）　杏仁（七十个，去皮尖）

上[⑤]锉散。每服五钱，水盏半，煎八分，去滓，食前服，覆取微汗。夏至欲加知母半两，石膏一两，黄芩一分。或汗出后无大热而喘者，去桂枝，加石膏一两。春冬只依正方。

升麻葛根汤

治伤寒时疫，头痛，增寒壮热，肢体痛，发热恶寒，鼻干，不得睡。小儿大人疮疹，已发未发皆可服。兼治寒暄不时，人多疾疫，乍暖脱衣，及暴热之次，忽变阴寒，身体疼痛，头重如石。及解伤酒膈热，口疮咽疼。

升麻（一两）　白芍药（一两）　甘草（一两）　葛根（二两）

上锉散。每服四钱，水一盏半，不拘时。潮热头痛，生姜三片，葱白二根，煎。咳嗽涎盛，生姜三片，桑白皮七寸，

---

① 擿（zhì）：搔，抓。原为“摘”，据文渊本改。

② 熁（xiè）：薰烤。

③ 以土熨斗：上科本、王氏本作“上以熨斗”，可参。

④ 漐漐（zhí 值）：汗出不止的样子。

⑤ 上：原为“右”。古人书写从右向左竖排，“右”即为今之“上”。以下同此。

煎。上膈热，薄荷、黄芩各少许煎。斑疮未出，加紫草、楂根各半钱，葱白二根，煎。挟热，酒后伤风感寒，痰盛气促，金沸草散（方见后）合和，生姜三片，薄荷七叶，桑白皮七寸，乌梅一个，煎。小儿量度多少，老人加人参、倍[①] 白芍药，各五钱。大段寒即热服。热即温服。（近人以药性寒凉，不肯轻服，然治证相对，服之何妨）

金沸草散

治风壅痰盛，头目昏痛，颈项强急，往来寒热，肢体烦疼，胸膈满闷，痰涎不利，咳嗽喘满，涕唾稠粘，时行寒疫，壮热恶风。有寒则汗出，风盛则解利。

金沸草（去梗，三两）　荆芥穗（四两）　麻黄（去根节，三两）　甘草（一两）　半夏（汤洗七次，一两）　赤芍药（一两）　前胡（三两）

上锉散。每服，水一盏半，入生姜三片，桑白皮七寸，乌梅一个，煎。头疼，柚叶半皮。牙疼，熟煎灌漱。诸风及大腑风秘，左胁刺痛，每料加枳壳一两去穰。风热结在脏腑，烦躁气壅，腹痛，大便秘，以葱白研烂，微火炒过，布巾盛，熨脐。后加大黄、朴硝、薄荷各五钱服，速效。诸风发散并用。妊妇伤寒，头痛旋疼，壮[②] 热心躁，加白术、人参、黄芩、生石膏各一两。热嗽，加甜葶苈、马兜铃、薄荷、生桑白皮各半两，乌梅四钱，仍就吞半夏丸（方见后咳嗽类）。咽喉焦燥，加朴硝五钱，食后服。

小柴胡汤

治伤寒四五日，寒热，胸胁满痛，默默不欲食，心烦。或呕、渴，或腹痛，或胁下痞硬，或心下悸、小便不利，或不渴、身有微热，或咳。或过经未解，潮热未除，半表半里，非汗非下之证。瘥后劳复，昏热。妇人伤风，经水适断，此为热入血室，故使如疟状。产后伤寒，头疼发热。小儿寒热，亦治之。

柴胡（二两，去芦）　半夏（汤洗七次，六钱）　黄芩　人参（去芦）　粉草（各三分[③]）

上锉散。每五钱，水一盏半，姜五片，枣一枚，煎至六分，食前服。腹痛，去黄芩，每料加芍药三分。心下悸，小便不利，去黄芩，加茯苓一两。不渴，外寒里热，去人参，加桂三分，温服覆取微汗愈。咳嗽，加五味子润者三钱。胸中烦，加瓜蒌五钱。渴，加人参、瓜蒌各五钱。胁下痞硬，去枣，加煅牡蛎粉、枳实各五钱。过经不解，日晡发热，已而微利，加芒硝五钱。引饮有汗，加茯苓、桂枝各五钱。身热，脏腑微溏，加厚朴五钱。烦热，每服加白茅根二根，白竹青一块如大指头大，麦门冬半钱。热，腹疼，加白竹叶七皮，赤芍药、枳壳各[④] 一钱。鼻衄，加生地黄二钱，白茅花一握。痰盛或喘，加桑白皮七寸，乌梅一个，煎服。里热外寒，加桂半钱。

大柴胡汤

治伤寒十余日，邪气结在里，寒热往来，大便秘涩，腹满胀痛，语言谵妄，心中痞硬，饮食不下。或心下急，郁郁微烦。或口生白苔。或不大便五六日，绕脐刺痛，时发烦躁，及汗后如疟，日晚发热。或发热汗出，或六七日目中不了了，

---

① 倍：王氏本无“倍”字，并加注说：“据本方药物组成及白芍用量删”，可参。

② 壮：原本作“肚”，形近之讹，上科本、王氏本均作“壮”，据上下文，以“壮”为是。故改之。

③ 三分：文渊本作“三钱”，可参。

④ 各：原脱，据文渊本补。

睛不和，无表里证①，身微热者，里实也。兼② 脏腑实，脉有力者，可服之。轻则柴胡，重则承气。

枳实（去穰炙，半两）　柴胡（去毛芦，半斤）　大黄（二两）　赤芍药（三两）　半夏（汤洗七次，二两半）　黄芩（三两，去心）

上五味匀散，入半夏拌匀。每服三大钱，水一盏半，入生姜三片，红枣一枚，或加苦竹叶十皮，煎至一中盏，去滓，温服。食后临睡服。大热，用苦竹沥一合。此药治伤寒内热里实。若身体疼痛，表证未解，不可服之③。春合温而清凉，夏发燥疫，此方妙。

小承气汤

治伤寒日深，恐有燥屎。腹中转失气，仍可攻之。不转失气者，必初硬后溏，未可攻之。攻之则腹满，不能食，饮水而哕，其后热，大便必④ 硬。若腹大满不通，或阳明多汗，津液外出，肠胃燥热，大便必硬，而谵语脉滑，吐下微烦，小便数，大便结。或下利谵语，自得病二三日，脉弱，无太阳证、柴胡证，烦躁心下结，至四五日虽能食，少少与承气汤和之，令小安。

大黄（四两）　厚朴（去粗皮，炙，二两）　枳实（炙，去穰，五钱）

上锉散。每服五钱，水二盏，煎至八分，去滓温服。以利为度，未利再服。

大承气汤

治表里俱热，病势更甚者。阳明脉迟，汗出，不恶寒反恶热，身重短气，狂语如见鬼状。剧者，发则不识人，循衣摸床，惕而不安，微喘直视。阳明里热，或吐下后不解，大便五六日不利，日晡潮热，心胸烦热而懊侬，复如疟状，脉沉实。或小便不利，或腹满实痛而渴，脉实数而沉。肠胃燥甚，留饮不散，胸腹高起，痛不可忍，但呕冷液，大渴反不能饮，强饮不能，止⑤ 喘急闷者。

大黄（四两，酒洗）　芒硝（三合，二两也⑥）　厚朴（半斤，炙，去粗皮）　枳实（一两，炙）

上锉散。每服五钱，水二盏，先煮厚朴、枳实至一盏余，下大黄，煮取八分。去滓入硝，再煎一沸，温服。以利为度，未利再服。

调胃承气汤

治诸发汗和解，不恶寒，但发热，蒸蒸然者。或日深心下温温欲吐，胸中痛，大便溏，腹满，郁郁微烦，先此时吐下者。或日深里热谵语，法当下之，以银粉、巴豆燥热大毒丸药下之，致真阴损虚，邪热转甚，因而协热下利不止。及表里热，下之太早，乘虚而入，不成结胸，但为热利不止，心下满硬或痛，烦渴咽干，脉滑数而实。诸腹满实痛者，烦渴谵妄，小便赤，大便硬，脉滑实紧。

大黄　芒硝　甘草（各等分）

上锉散。每服五钱，水二盏，煎至六分，去滓，下硝，再煎一沸，温，顿服之。

三拗汤⑦

治感冒风寒，鼻塞，语音不出，头痛拘倦。（方见咳嗽类）

败毒散

治伤寒时气，头痛项强，发热恶寒，

① 无表里证：义为无表证。“表里”义偏于“表”。

② 兼：文渊本为“凡”，可参。

③ 不可服之：王氏本夺“不”字。

④ 必：文渊本为“复”，可参。

⑤ 止：上科本作“上”，可参。

⑥ 二两也：此三字文渊本无。

⑦ 三拗汤：原本及文渊本作“三物汤”。

肢体烦疼，咳嗽，鼻塞声重。风痰头痛，呕哕寒热。

人参（去芦）　赤茯苓（去芦）　甘草　前胡（去苗）　川芎　羌活（去芦）　北柴胡（去苗）　枳壳（去穰，面炒）　桔梗（去芦。以上各等分）

上锉散。每服四钱，水一盏半，生姜三片，薄荷叶五皮同煎，热服，不拘时候。伤湿腰疼，加白术、木瓜各等分。脚痛，加天麻一两。脚气壅盛，多热赤肿，加大黄、炒苍术各等分，不过一二服立愈。瘟疫伤寒，头痛目昏，发热增寒①，腰脚② 痛甚，多风多痰多气，或处卑湿，脚弱亦效。伤寒鼻衄，加白茅根、生地黄各一两。疮痍瘾疹，加蝉蜕十个去足翼，防风五钱。痈疽初发，赤肿寒热，用升麻葛根汤（方见前）合和，加生地黄、红内消、麦门冬去心各一两③，煎④，热服立散。寻常风寒湿气，流入经络，腰脚疼痛或痹弱（五积散方见后）。对合，加木瓜、川牛膝去苗、槟榔切碎，各一半⑤ 煎，立效。冬合寒而温暖，春发温疫大效。

阴　证

治中汤

治太阴伤寒，手足温，自利不渴，腹满时痛，咽干，其脉尺寸俱沉细。

人参　干姜（炮）　白术　甘草（炙）　陈皮　青皮（各等分）

上锉散。每服四钱，水一盏半，煎七分，去滓，食前服。

五积散

调中顺气，除风冷，化痰饮。治脾胃宿冷，腹胁胀满，胸膈停痰，呕逆恶心。或外感风寒，内伤生冷，心腹痞闷，头目昏晕，肩背拘急，肢体怠惰，寒热往来，饮食不进。及妇人血气不调，心腹撮痛，经候不调，或闭不通。及口中冷，背心恶寒，并宜服之。除麻黄，又名异功散。

白芷（一两半）　陈皮（去白⑥，三两）　厚朴（去粗皮切，姜汁炒干，三两）　桔梗（去芦，六两）　枳壳（去穰，三两）　川芎　甘草（炙）　白茯苓（去皮。各一两半）　苍术（十二两，米泔浸，去皮切，炒赤）当归（去芦尾，一两半）　麻黄（去根节，三两）　杨芍药（一两半）　干姜（爁，二两）　半夏（汤洗七次，一两半）　肉桂（去粗皮，一两半）

上除白芷⑦、肉桂二味为散另入外，一十三味同为锉散，慢火炒令色转，摊冷，次入肉桂、白芷⑧ 令匀。每服三钱。水一盏半，入生姜三片，煎至一中盏，去滓稍热服。如冷气奔冲心胁，脐腹胀满刺痛，反胃呕吐，泄利清谷及痃癖癥瘕，膀胱小肠气痛。即入煨生姜三片，盐少许同煎。如伤寒时疫，头痛体疼，恶风发热，项背强痛，入葱白三寸，豉七粒同煎。若但觉恶寒，或身不甚热，肢体拘急，手足厥冷，即入炒茱萸七粒，盐少许同煎。如寒热不调，咳嗽喘满，入枣二枚煎。风寒湿气交互，颈项强直，或半身偏疼，或复麻痹及卒中风重者，多加麝香末。寒湿腰痛，每服加桃仁七枚，去皮尖。满身疼，加白胶香。太阴经伤寒，手足逆冷，或积

---

① 增寒：《局方》作"憎寒"可参。又，凡此二字连用，本书同。

② 腰脚：原本及文渊本为"脚腰"。

③ 一两：原作一半，据文渊本改。

④ 煎：原本及文渊本、上科本均同。王氏本作"去苗煎"，疑非。

⑤ 一半：于义不通，疑是"一两"之误。王氏本作"一两"。

⑥ 去白：王氏本作"去皮"，可参。

⑦ 白芷：《局方》作"枳壳"可参。

⑧ 白芷：《局方》作"枳壳"可参。

聚腹痛及虚汗不止，脉细疾，面青呕吐，加熟附子数片，炒茴香一捻。冷气，煨姜三片，盐少许煎。妇人经候不调，或腹中血块，加酸米醋一合。难产，亦加米醋一合，脚气冷者，每服加茱萸十粒，木瓜三片。大便秘，加大黄二钱。脚气下疰，掀[①]然赤肿，增寒壮热，亦加大黄一钱利之。久虚脾泄，伤食腹痛，冷泻不止，每用略炒过，加陈米一撮，乌梅一个煎，名和气散，特效。心腹膨胀不食亦效。乳痈初作，加川牛膝、生地黄各二根。产后或寻常血气痛，并加木香、玄胡索半钱，醋炒陈艾叶七皮，乌药半钱。妇人体虚脚疼，加生川乌去皮脐，切四片，麝香少许。夏合热，寒气折之，秋发寒疫，大效。

人参养胃汤

治外感风寒，内伤生冷，增寒壮热，头目昏疼，肢体拘急，不问风寒二证，均可治疗。须令溅溅微汗。自然解散。若先有汗则温服，不须更汗。兼治饮食伤脾，或外感风寒湿气，发为痎疟，及山岚瘴疫。常服尤佳。

厚朴（去粗皮，切，芦汁拌，炒干） 苍术（米泔浸，切，炒黄色） 半夏（汤洗七次。各一两） 白茯苓（去皮，半两） 甘草（二钱半） 人参（去芦） 草果（煨，去皮） 藿香（去土，各半两） 橘红（去白，七钱半）

上锉散。每服三钱，水一盏半，生姜三片，红枣二枚煎，空心热服。虚寒，加炮附子数片。体虚寒疟，加肉桂、炮附子各一钱重，兼红丸子每服三十五粒。（方见后 痎疟类）

藿香正气散

治伤寒头疼，增寒作热[②]，上喘咳嗽，五劳七伤，五般风痰，五般膈气，心腹冷痛，反胃呕恶，气泻霍乱，脏腑虚鸣，山岚瘴疟，遍身虚肿。妇人产前产后，血气刺痛。小儿疳伤。并宜服之。

大腹皮（洗，一两） 藿香（洗去土，三两） 厚朴（去粗皮切，姜汁拌炒） 白术（去芦。各二两） 陈皮（去白，三两） 白芷（一两） 苦梗（去芦，二两） 白茯苓（去皮，一两） 甘草（炙，二两） 半夏（汤洗七次） 紫苏（去土。各二两）

上锉散。每服三钱，水一盏半，生姜三片，红枣一枚，同煎，热服。如欲出汗，加葱白二根，以衣被盖，再煎服。冷嗽喘满，每服加人参一钱，盐梅一个，杏仁七粒去皮尖，北五味子十粒，就吞青州白丸子三十五粒效。气促气壅，加人参一钱，沉香半钱。心腹痛，加木香半钱，玄胡索七粒切碎。呕恶甚，加生姜五片，木瓜二片。痰呕，加乌梅一个。寒湿腰痛，腹心[③]膨满，加生姜三片，木瓜二片，苍术切炒、枳壳煨去穰切，各半钱，槟榔半个切片。一方治忧怒郁气，流走遍体刺痛紧满，加木香一钱，缩砂五粒，名增减顺气木香散。

四逆汤

治阴证伤寒，自利不渴，呕哕不止，吐利俱作，小便或涩或利，脉微欲绝，汗出过多，腹痛胀满，手足厥冷，或咳或悸，内寒外热，下利清谷，四肢沉重，汗出热不去者。一切虚寒厥冷。伤寒病在表误下，药下利不止，虽觉头疼体痛，发热恶寒，四肢拘急，表证悉具，未可攻表，先服此药助阳救里。少阴病背恶寒，口燥咽干，此主之。

---

① 掀：疑是“焮”之误。焮然，烧灼的样子。文渊本作“蒸然”，可参。

② 作热：《局方》作“壮热”可参。

③ 腹心：文渊本作“心腹”，可参。

甘草（一两，炙）[1]　干姜（二两）　附子[2]（大者一枚，生用去皮脐）

上锉散。每服四钱，水一盏半，煎六分，去滓，温服。服此药利止而无血者，加人参半两。面赤，加连根葱白九茎，临煎熟旋入。腹痛，去葱白，加芍药二两。呕者，加生姜二两。咽痛，去芍药，加苦梗一两。利止脉不出者，去苦梗，加人参二两。霍乱吐泄后，亦宜服此。大汗出，热不去，内拘急，四肢疼，下利厥逆，恶寒，大下利厥冷者主之。

四逆散

治少阴病四逆，其人或咳或悸，或小便不利，或腹中痛，或泄利下重者，此主之。

甘草（炙）　柴胡　枳壳（去白穰，炒黄）　芍药（各一两）

上为末，米饮调下二钱，日三服。咳者，加五味子、干姜各半两。下利悸者，加桂半两。小便不利者，加茯苓半两。腹中痛者，加附子半枚炮裂。泄利下重，先浓煎薤白汤，内药末三钱匕，再煮一二沸，温服。

顺元散

此药能温内。外感寒，脉迟细沉伏，手足冷，毛发战栗，伤寒里证，大啜[3]数杯，手足温，汗出乃愈。治气亦效。通血脉，和一切气，无出此药。冒风湿，手足缓弱，不能动转，倒头须数人扶策，三服后，次日能步履脱然。（方见后风科虚证类）

三建汤

（方见痼冷类）脉微，身体冷重，自汗呕吐，加丁香、胡椒各半两。

瓜蒂散

治手足厥冷，脉乍紧，邪结在胸中，心中满而烦，饥不能食。病在胸中，当须吐之。（方见后）

茯苓甘草汤

治厥而心下悸，宜先治水，却治厥，不尔，水渍入胃，必作利。

茯苓　桂枝（各二两）　生姜（三两）　甘草（一两。各细切）

上四味，以水四升，煮取二升，去滓，温分三服。

麻黄升麻汤

治伤寒六七日，大下后，寸脉沉而迟，手足厥逆，下部脉不至，咽喉不利，唾脓血，泄利不止，为难治。此方主之。

麻黄（二两半）　升麻（一两一分）　当归（一两一分）　知母　黄芩　葳蕤（各十八铢）　石膏　白术　干姜　芍药　天门冬（去心）　桂枝　茯苓　甘草（各六铢。细锉）

上十四味，以水一斗，先煮麻黄一两沸，去上沫，内[4]诸药，煮取三升，去滓，分温三服。相去如三斗炊米顷，令尽，汗出愈。

灸法

治阴证伤寒，于脐下一寸半气海穴二七壮。小作艾炷，于脐心以盐填实，灸七壮，立效。二寸丹田、三寸关元皆可灸。

和　解

香苏散

（一方加沉香，名沉香饮子）治四时伤寒伤风，伤湿伤食，大人小儿皆可服。

香附子（五两，炒去毛）　紫苏（去根，二两半）　陈皮（二两）　甘草（二两）

---

① 甘草一两炙：文渊本为“丁香五分”。
② 文渊本在“附子”后有“去壳”二字。
③ 啜：饮。
④ 内：同“纳”，纳入。

苍术（二两，切片，米泔浸，炒黄）

上锉散。每服四钱，水盏半，生姜三片，葱白二根煎，不拘时候，得汗为妙。头痛，加川芎、白芷、北细辛、荆芥穗，每服各半钱。咳嗽声重，痰多涕稠。加半夏、苦梗、乌梅各半钱，桑白皮七寸。心疼，加石菖蒲、半夏各半钱。泄泻，木瓜、藿香各半钱。伤湿自汗，时行暴泻，生姜三片，车前子一撮。或用香附子、陈皮各一两，以石器滴酒炒黄色为散，煎热服。感寒湿日久，腰脚疼，行步难，酒煎服。或湿气久留，脾[1]疼，身体与手足倦怠，腹胀满或有气上冲，有类虚损，实非虚损，此主之。食积腹痛泄泻，葱白二根，乌梅一个，并吞服卢氏感应丸，绿豆大三七粒（方诸积类）。脚气，每服槟榔、木瓜、大腹皮、枳壳、木香各少许，盐酒水煎，空心服。感风宿食不化，潮寒腹痛作泻，恶风四肢拘急，生姜三片，乌梅一个，葱白二根，就服卢氏感应丸。疟疾，桃柳枝七寸，薤白二个，头痛作恶，加盐少许。男女冷气，加茱萸一撮，食盐少许。妇人血气，加莪术、茴香、乌药、当归，所加量病人虚实增减。除香附子、紫苏，加厚朴、桔梗、藁本各四两，名和解散，乃和平之剂，随病用之。

香葛汤

治四时感冒不正之气，头痛身疼，项强寒热，呕恶痰嗽，腹痛泄泻。不问阴阳两感，或风寒湿瘴，服之大效。

紫苏（去根）　白芍药　香附子（炒去毛）　川升麻　白干葛　薄陈皮（各一两）　白芷　大川芎（各半两）　苍术（米泔浸，切，炒黄色，一两）　大甘草（半两）

上锉散。每服四大钱，水一盏半，生姜三片，煎，热服，不拘时候。如发热无汗，遍体疼痛，加葱白二根，豆豉七粒煎热服，得汗即解。呕，去苍术，加白术数片，藿香数叶。中脘胀满，大便秘，加枳实、槟榔各半钱。有痰，加半夏半钱。咳嗽，加五味子七粒。鼻塞，加桑白皮三寸。腹痛，加枳壳半片去穰切。泄泻，加木瓜二片。老人、产妇、婴儿皆可服。如伤寒不分表里，以此药导引经络，不致变动，其功非浅。如热多，口渴心烦，脏腑坚，或加前胡。无汗，可加麻黄；汗太过，加麻黄根。时行寒湿泄泻，头疼发热自汗，大效。

参苏饮

治一切发热，头疼体痛，服之皆效，不必拘其所因。小儿、室女，尤得其宜。用药致和而且平故也。痰饮停积，中脘闭塞，眩晕嘈烦，忪悸愪愯[2]，呕逆不食，有如气隔。痰气停滞，关节不利，手足亸曳[3]，筋脉挛急，类乎中风。食已即吐，发热头痛，百节烦疼，状似伤寒。但连日频进此药，以病退为期，不可预止。盖本方乃集二陈汤、半夏茯苓汤、枳实半夏汤也。

人参（去芦）　白茯苓（去皮）　紫苏叶　半夏（汤洗七次）　干姜[4]（去皮）　前胡（去芦，各七钱半）　枳壳（去穰，面炒）　陈皮（去白）　桔梗（去芦）　粉草（炙。各半两）

上锉散。每服四钱，水一盏半，生姜三片，红枣二枚同煎，热服不拘时候。发热头疼，每服加川芎半钱，葱白二根。咳嗽，加五味子七粒，桑白皮七寸。烦躁，

---

① 脾：疑是“痹”之误，王氏本作“痹”，当是。

② 愪愯（yún sǒng 云耸）：忧虑，恐惧。愪，忧貌。愯，同“慫”。惧貌。上科本作“惕愯”，可参。

③ 亸（duǒ 朵）曳：下垂不能举。亸，下垂。

④ 干姜：原本及文渊本作“干葛”。

麦门冬二十粒去心。痰呕，口燥咽干，乌梅一个。男子、妇人虚劳发热，加麦门冬二十粒去心。气盛或气虚人，痰气上壅，咽喉不利，哮呷有声，气息短急，上盛下虚，加木瓜半钱，北五味子五粒，干桑白皮七寸。寻常感冒风寒，鼻塞流清涕，头目昏重，加川芎、白芷各一钱，葱白二茎。疝气初发，必先增寒壮热。甚者呕逆恶心，每用此药，加木香半钱，寒热必退。腹痛，加杨芍药[1]一钱。

冲和散

治寒温不节，将理失宜，乍暖脱衣，甚热饮冷[2]，坐卧当风，居处暴露，风雨行路，冲冒霜冷，凌晨[3]早起，呼吸冷气，久晴暴暖，忽变阴寒，久雨积寒，致生阴湿。如此之候，皆为邪厉侵伤肌肤，入于腠理，使人身体沉重，肢节酸疼，项背拘急，头目不清，鼻塞声重，伸欠泪出，气壅上盛，咽渴不利，胸膈凝滞，饮食不入。凡此之证，若不便行解利，伏留经络，传变不已。

苍术（六两）　荆芥穗（二两）　甘草（一两一钱半）

上锉散。每服三钱，水一盏半，煎至八分，去滓热服，不拘时候，并滓再煎。才觉伤寒，及觉劳倦，亦须服之，不问虚实老幼，悉皆治之。

小柴胡汤

为用最多，而诸家屡称述之。盖以柴胡、半夏，能利能汗。凡半表半里之间，以之和解，皆可用也。抑不知小柴胡非特为表里和解设，其于解血热，消恶血，诚有功焉。盖伤寒发热，一二日间解散，不去其热，必至于伤血，不问男女皆然。此药内有黄芩、柴胡，最行血热，所以屡获奇功。但药性差寒，用之贵能加减，今推明活法。凡表发热，里又有燥渴粪硬热证者，是为内外俱热，小柴胡加大黄。里无热证，但发热在表者，小柴胡加桂枝主解表，可以温血，所谓阴盛恶寒，甘辛发散者此也。大黄主攻里，可以荡涤血热，所谓阳盛内热，酸苦涌泄者此也。是又别其解表以温、攻里以寒之义。若遇少阳本证，及无表里证[4]，或表里不分之证，但依本方用之，并不须加减，此为正诀。虚者少与，尤在酌量。治疗伤寒，辄用当归，其意盖为调血，即不思一滞中脘，二佐痰饮，三泥胃气，而血热又非当归之所能除，惑之甚矣。否则热入血室，张氏特以小柴胡主之何哉？虽然，均是和解耳，《局方》以和解散平稳之剂为和解，张氏以小柴胡差寒之剂为和解，意安在哉？盖《局方》和解散，为寻常感冒和平解散设也。若夫热在半表半里，既不可汗，又不可下，非小柴胡一剂，孰能内和而外解之乎？淋家、衄血家，法不可汗，亦可以此和解。然而学者仅以小柴胡收效，不遵格法，轻用大柴胡，立意一差，祸不旋踵。吁，可畏哉！又今人但闻小柴胡之药，多见弃而不服，殊不知阴证似阳，浮热于外，用之则误人多矣。的[5]是阳证，或半表半里用之，无不伐病。所愧者，医不审阴阳，致使病家之惑，闻者但当责之于医，不当轻议于药。（方见前）

神术散

治四时瘟疫，头痛项强，发热增寒，

---

① 杨芍药：当为“扬芍药”，指扬州芍药。《本草纲目·十四卷·芍药》：“昔人言洛阳牡丹扬州芍药甲天下。今药中所用，亦多取扬州者。”

② 饮冷：文渊本作“饮冰”。

③ 凌晨：文渊本作“临晨”。

④ 无表里证：即“无表证”，“表里”，义偏在“表”。

⑤ 的：确实。

身体疼痛。伤寒鼻塞声重，咳嗽头昏，并皆治之。

藁本（去土） 羌活（去芦） 甘草（炙） 香白芷 细辛（去叶及土） 川芎（各一两） 苍术（五两，米泔浸一宿，切，炒）

上锉散。每服三钱，水一盏，生姜三片。葱白三寸，煎七分，温服，不拘时候。伤风鼻塞，为末，葱白、茶清调下。

二香散

治四时感冒冷湿寒暑，呕恶，泄利腹痛。瘴气。饮冷当风，头疼身热。伤食不化。

紫苏 陈皮 苍术（各一两） 香薷（去根，二两） 香附子（二两半，炒去毛） 厚朴（去粗皮，姜汁拌炒） 甘草 扁豆（各一两）

上锉散。每服四钱，水一盏半，生姜三片，木瓜二片，葱白二根，煎热服。外感肿满，先以此多加车前子、木瓜煎效。

相 类

痰 证

金沸草散

治增寒发热，恶风自汗，寸口脉浮，胸膈痞满，气上冲咽不得息。头不疼，项不强。（方见前）

大半夏汤

治膈间有寒痰。

半夏（汤洗如法，薄切焙干） 白茯苓 生姜（各一两）

上锉散。水二盏半，煎至一盏，去滓，临睡温呷。如有热痰，加炙甘草一分。脾胃不和，去甘草，入陈橘皮一分。

瓜蒂散

治胸有寒痰，当吐之。诸亡血虚家，不可与服。

瓜蒂（熬黄） 赤小豆（各半两）

上为末，取二钱匕，豉一合[1]，汤七合煎，去滓取汁，和末顿服。药下咽便卧，欲吐且忍，良久不吐，取三钱匕，汤二合[2]和服之，立便吐。仓卒无药，糟瓜顿吃亦吐。

稀涎散

治涎结胸膈，作为寒热，饮食减少。

猪牙皂角 圆白半夏（各一两）

上锉散。每服三钱，水一盏半，煎至七分，去滓温服。入咽便吐去涎即愈。

食 积

治中汤

治头疼脉数，发热恶寒，满身不痛，左手脉平和，名食积（方见前）。虚人、五积，人参养胃汤均可服（方见前）。重者，香苏散取五钱，水一盏半煎，去滓，并吞服感应丸二七粒。未效再服。（感应丸方见秘涩类）

虚 烦

竹叶石膏汤

治恶寒身不痛，头不疼，脉不紧，但烦热，名虚烦。凡有热不宜大攻之，热去则寒起，止宜服此。（方见后）

橘皮汤

治动气在下，不可发汗，发之反无汗，心中大烦，骨节疼痛，目晕恶寒，食则反恶，谷不得入，宜服此。

橘皮（一两半） 甘草（炙，半两）

---

① 取二钱匕，豉一合：文渊本作“取二钱，豆豉一合”，上科本作“二钱匕，豉一合”。

② 取三钱匕，汤二合：文渊本为“取三钱，豆汤二合”。

人参（一分）　竹茹（半两）

上锉散。每服五钱，水一盏半，姜三片，枣一枚煎，食前服。

温胆汤

治虚烦。（方见杂病虚损类）

脚　气

加减小续命汤

治身热肢节痛，头疼，大便秘，或呕逆，但卒起脚弱为异耳，名脚气。（方见风科虚证类，余诸方见脚气类）

通　治

五积散

性温，败毒散性凉。凡人遇些感冒，对半杂和煎服，名交加散，亦多验。小小感冒，因风雨寒冷所袭，猝然得之。正气未耗，邪气未深，用此先以助其正气使益壮，则邪气自当屏散。若仓卒药未能辨，只以葱白连须数茎，豆豉一捻，生姜数片，水煎热啜，连进三两盏，亦能发散。若邪气已入经络，及时行疫疠，则须依经按法，表里汗下，不可差殊。戒之。（二方见前）

双解散

治风寒暑湿，饥饱劳疫，内外诸邪所伤，无问自汗、汗后杂病，但觉不快，便可通解得愈。小儿生疮疹，使其出快，亦能气通宣而愈。

益元散（方见中暑类，三两半）　防风通圣散（方见风科热证类，三两半）

上一处和匀，名双解散。每服三钱，水一盏半，生姜三片，葱白五寸，豉二十粒，煎至一盏，温服。北方此药大效。

麻黄桂枝汤

治厥阴伤寒，烦满，发热恶寒，往来如疟，或囊缩，其脉尺寸俱微缓者主之。若脉沉短，其囊必缩，急以承气汤下之。可保五死一生，承气汤乃利阳明药耳。若病到厥阴，其势已甚。盖阳明养宗筋，为热毒所攻，乃以承气汤泻其能养，故利阳以救阴，此犹假虞以伐虢、围魏救赵之意也。太阳病得之八九日，如疟状，发热恶寒，热多寒少，其人不呕，清便自可，一日三二度发，脉微缓者，为欲愈也。脉微恶寒者，此阴阳俱解也，以其不能得少汗出，身必痒[①]，宜服。

桂枝（四钱一字）　芍药　麻黄（去节）　杏仁（十二个，去皮尖）　甘草（炙。各半两）

上锉散。每服五钱，水一盏半，入生姜三片，红枣二枚，煎八分，去滓，食前服。

白虎汤

治伤寒大汗出后，表证已解，心胸大烦，渴欲饮水。及吐或下后七八日，邪毒不解，热结在里，表里俱热，时时恶风，大渴。舌上干燥而烦，欲饮水数升者，宜服之。又治夏月中暑毒，汗出恶寒，身热而渴。及治口中不仁，背上恶寒，效。三阳合病，腹满身重，面垢谵语，遗溺，并不可汗下，但少与服之，效。

石膏（一斤）　知母（六两）　甘草（二两）

上锉散。每服三大钱，水一盏半，加入粳米五十余粒，同煎至一盏，去滓温服。小儿量力少少与之。或加入人参少许同煎亦得，食后服。此药立夏后、立秋前可服，春时及立秋后，并亡血虚家，并不可服。不恶寒反恶热，大便不秘者亦服。

---

① 痒：原本及文渊本均作“瘥”，形近之误。《伤寒论·辨太阳病脉证并治上》作“痒”，上科本、王氏本亦作“痒”，故改之。

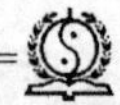

大青龙汤

治太阳中风，伤寒脉紧，发热恶寒，身疼，不汗出而烦渴。或脉浮缓，身不疼但重，乍有轻时。或伤寒见风脉，伤风见寒脉，荣卫俱伤，烦躁则用。若脉微弱，汗出恶风者，不可服之，服之则厥①，筋惕肉瞤②，此为逆也。

桂枝（一两，去皮） 甘草（一两，炙） 石膏（如半个鸡子大，碎） 杏仁（二十枚，去皮尖） 麻黄（三两，去节，汤泡去黄汁，焙干秤）

上锉散。每服五钱，水一盏半，生姜四片，枣子一枚，煎至八分。去滓温服，取汗为度。若汗周身润，止后服，未周身润，可停待相次服尽。不欲汗，汗多恐亡阳故也。若汗多不止，用温粉扑之。（方见后）

小青龙汤

治伤寒表未解，心下有水气，干呕，发热而咳，或渴，或利，或噎，或小便不利，小腹满而喘者。

麻黄（去节） 细辛（去苗） 干姜（炮） 甘草（炙） 桂枝 芍药（各三两） 半夏（汤去滑） 五味子（各二两半）

上锉散。每服五钱，水二盏煎，食前温服。虚噎，去麻黄，加熟附子一钱。小便不利，小腹满，加茯苓一钱。喘，加杏仁七枚，去皮尖。

温粉

凡发汗不欲多，多则亡阳，宜用此粉扑之即愈。神效。

白术 藁本 川芎 白芷

上为末一两，入米粉三两，均和扑之。

真武汤

治伤寒数日以后，发热腹疼，头目昏沉，四肢疼痛，大便自利，小便或利或涩，或呕或咳，并宜服之。已经汗不解，仍发热者。心下悸，头眩晕，肉瞤动，振振欲躄地者，此由渴后饮水，停留中脘所致。

白茯苓 白芍药 白术（各一两） 熟附子（一枚，炮）

上锉散。每服四钱，水一盏半，生姜五片，煎六分，食前温服。小便利者，去茯苓。大便利，去芍药，加干姜二两。咳者，加五味子三分，细辛、干姜各一两。呕者，去附子，每服加生姜五片。又云，水饮内蓄，上乘于肺，为喘为咳，因水而咳，病在阳明，则用小青龙汤主之，病在少阴，此药主之。

桂枝二越婢汤③

太阳病，发热恶寒，热多寒少，脉微弱者，此无阳也。不可发汗，宜服之。（属太阳）

桂枝 芍药 甘草 石膏（六钱，捣碎） 麻黄（半两，汤洗去黄汁，焙干称）

上锉散。每服五钱，水一盏半，生姜四片，枣子一枚，煎八分，温服。

小建中汤

治阳脉涩，阴脉弦，腹中急痛。服此不瘥者，小柴胡汤主之。（方见前）

芍药（三两） 甘草（一两，炙） 桂枝（去粗皮，一两半）

上锉散。每服五钱，水一盏半，生姜三片，枣子一枚，煎八分，去滓，下胶饴一两许，再煎化，温服。兼治热多寒少，尺脉迟，荣气不足，血少故也，加黄芪一两半。尺脉尚迟，再作一剂。寒伤荣甚至于弱倦昏沉，加人参、黄芪各一两半，

---

① 厥：文渊本作“厥逆”，可参。

② 瞤（rún）：肌肉抽搐跳动。

③ 桂枝二越婢汤：《伤寒论·辨太阳病脉证并治上》作“桂枝二越婢一汤”。

效。

栀子升麻散

治晚发伤寒。三月至夏为晚发。

栀子（十枚，掰碎，蒸）　升麻（一两半）　生地黄（半斤，切碎）　柴胡　石膏（各二两半）

上锉散。每服五钱，水一盏半，煎八分，频服。病不解更作。头面赤，去石膏，入干葛二两。无地黄，以豉代之。

解肌汤

治伤寒温病天行，头痛壮热。

葛根（一两）　黄芩　芍药（各半两）　甘草（炙，一分）

上锉散。每服五钱，水一盏半，枣子一枚，煎八分，日三服。三四日不解，脉浮者，宜重服发汗。脉沉实者，宜下之。

汉防已汤

治风温，脉浮身重，汗出。

甘草（炙）　黄芪（蜜炙。各二两）　汉防已（四两）　白术（三两）

上锉散。每服五钱，水一盏半，生姜四片，枣子一枚，煎一中盏，饮讫乃坐被中，汗出如虫行，或被卧取其汗。

白虎加苍术汤

治湿温多汗。

知母（六两）　甘草（二两，炙）　石膏（一斤）　苍术（三两）　粳米（三两）

上锉散。每服五钱，水一盏半，煎至八分，取六分清汁，温服。

葛根汤

治伤风，头项强急，身体反张，属太阳经。先因伤风，又感寒湿，名痉病。外证发热恶寒，与伤寒相似，但其脉沉迟弦细，项背反张，强硬如发痫之状。无汗恶寒名刚痉。有汗不恶寒名柔痉。此药主之。（方见后。有汗桂枝汤加葛根，方见伤风类）

小续命汤

刚柔二痉。有汗去麻黄，加葛根。（方见风科虚证类）

大承气汤

治刚痉，仰目胸满口噤，其人卧不着席，脚挛急咬齿，与服得利则减。极热作痉者难治。（方见前）

败毒散

治刚痉。加防风、天麻、黄芩、全蝎各五钱，生姜三片，薄荷七叶煎（方见前）。仍用加味寿星丸，姜汁竹沥汤服，累用有效。（方见风科通治类）

附术散

治伤寒手足逆冷，筋脉拘急，汗出不止，项强直，摇头口噤，时发时止，不食下泻者，难治。

附子（炮）　白术（各一两）　川芎（三钱）　独活（半两）　桂心（二钱）

上锉散。每服三钱，水一中盏，枣子二个，煎至五分，温服，不拘时候。

附子防风散

治伤寒柔痉，闭目合面，手足厥冷，筋脉拘急，出汗不止。

白术（一两）　五味子（一两）　白茯苓　川芎　干姜（炮制，锉）　甘草（炙微赤，锉）　附子（炮制，去皮脐）　防风（各三分。去芦）　桂心（半两）　柴胡（一两半，去苗）

上锉散。每服三钱，水一盏，生姜四片，煎至六分，去滓温服，不拘时候。

八物白术散

治伤寒柔痉，三日不瘥，手足厥冷，筋脉拘急，汗不出。恐阴气内伤。

白术　白茯苓　麻黄（去节，汤泡沸，焙）　五味子　羌活（各半两）　良姜（一分）　附子（炮，去皮脐）　桂心（各三分）

上散[①]。每服四钱，水一盏，姜四片，煎至五分，不拘时温服。

竹叶石膏汤

治伤寒时气，表里俱虚，遍身发热，心胸烦闷，得汗已解，内无津液，虚羸少气，胸中烦满，气逆欲吐。诸虚烦热，与伤寒相似，但不恶寒，身不疼，头不痛，脉不紧数，不可汗下，宜服。

石膏（一两六钱，研碎） 半夏（二钱半，汤泡七次） 人参（二钱，去芦） 麦门冬（五钱半，去心） 甘草（炙，二钱）

上锉散，入石膏末停匀。每服四钱，水两盏，入青竹叶、生姜各五片，煎至盏半。入粳米一百余粒，再煎，米熟汤成，去米，温服，不拘时候。

附子细辛汤

治少阴伤寒，口中和，而背恶寒反热，倦怠，自汗而渴，其脉尺寸俱沉而紧者。

麻黄（去节） 细辛 附子（各半两，炮去皮脐）

上锉散。每服四钱，水一盏半，煎至七分，去滓，食前服。手足厥者，去麻黄、细辛，加干姜半两，甘草一分。或口燥舌干而渴，宜急下之。

附子汤

治少阴病得之一二日，口中和，背恶寒者，即当灸之。少阴病，身体痛，手足寒，骨节痛，脉沉者，并宜服之。

茯苓 芍药（各一两半） 人参（一两） 白术（二两） 附子（一枚，炮去皮）

上散[②]。每服四钱，水盏半，煎至七分，去滓温服，日进三服。

四逆汤

治伤寒表里俱病，名两感。一日太阳与少阴俱病，头痛口干，烦满[③]而渴。二日阳明与太阴俱病，腹满身热，不食谵语。三日少阳与厥阴俱病，耳聋囊缩而厥。两病俱作，治有先后，先宜救里，脏气内正，急宜攻表。救内固宜急，而表亦不可缓也。救里宜四逆汤，身体疼痛，清便自调，急当救表，宜桂枝汤。两感伤寒，古无治法，惟《证治论》并《活人书》解仲景治有先后之说，皆云治有先后者，宜先救里。内才温则可医矣，然后救表亦不可缓也。以上所论，并先救里，然后救表。如下利不止，身体疼痛，则先救里。如不下利身体疼痛，则先救表。此亦谓之治有先后也。两感病亦有可活之理，而不可必也。（方见前）

人参养胃汤（方见前）

每用四钱，生姜三片，枣子二枚煎，吞服来复丹（方见痼冷类）五十粒，调和阴阳，其病顿瘳。世无不可治之病，医不善医，信乎。

葛根汤

治太阳病，项背强几几然[④]，无汗恶寒。并治三阳合病自利。

葛根（一两） 麻黄（去节，三分） 桂心 甘草（炙） 芍药（各半两）

上锉散。每服五钱，水一盏半，生姜五片，枣一枚，煎七分，去滓，食前温服。三阳合病，不下利但呕者，加半夏六钱。

脾约丸

治太阳阳明脾约是也。大便坚，小便利者，其脾为约。

大黄（二两，酒浸） 厚朴（去粗皮） 枳壳（去穰） 白芍药（各半两） 麻子仁

---

① 上散：据前后文例，应为“上锉散”。

② 上散：据前后文例，应为“上锉散”。

③ 烦满：文渊本为“咽满”，可参。

④ 几几然：原本及文渊本为“兀兀然”。

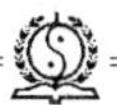

（三分，另研）　杏仁（一两半，另研）

上为末，炼蜜和杵一千下，丸如梧桐子大。每服二十丸，温水下，不拘时候。未效，加五丸、十丸，至五十丸止。利后服糜粥[①] 将理[②]。

附子散

治阴毒伤寒为病，手足冷，腰背强，头疼腹痛。或烦渴，精神恍惚，额与手背时出冷汗。声郑重，爪、甲、唇、面色青黑。多因脾肾虚寒伏阴，重感于寒所致。或因服冷药过多，心腹胀满，昏不知人。

附子（炮，去皮脐，三分）　桂心　当归（去尾）　白术（各半两。去芦）　半夏（汤泡去滑）　干姜（各一分。炮）

上锉散。每服三钱，水二盏，生姜三片，煎至六分，不以时热服，衣覆取汗。

返阴丹

治阴毒伤寒，心神烦躁，头痛，四肢逆冷，面青，腹胀，脉沉伏者。

硫黄（通明，五两，别研[③]）　硝石（别研）　太阴玄精（各二两。别研）　干姜（炮）　桂心（各半两）　附子（炮，半两）

上用铁铫，先铺玄精，次下硝末各一半，中间铺硫黄末，又将二石余末盖上，以小盏合著，熟炭火三斤，烧令得所[④]，勿令烟出。急取瓦盆合著地上，四面灰盖，勿令烟出。候冷，取出研细，入后药为末，同研匀。米糊丸，梧桐子大。每服二三十丸，煎艾汤下，顿服，汗出为度。未退，乃大著艾炷灸脐下丹田、气海。更不退，则以葱馅[⑤] 熨之。其法亦治气虚阳脱，体冷无脉，气息欲绝，不省人事，及伤寒阴厥，百药不效，其法见前。

四逆汤

治阴毒要药。（方见前）

当归四逆汤

治手足厥寒，脉细欲绝者。亦阴毒要药。

当归（去尾）　桂枝　芍药　细辛（各三两）　大枣（二十五枚）　甘草（炙）　通草（各二两）

上锉散。以水八升，煮三升[⑥]，去滓，温服一升，日三服。内有久寒者，加吴茱萸、生姜主之。

升麻汤

治阳毒。伤寒一二日便成阳毒，或服药吐下后变成阳毒。腰背痛，烦闷不安，面赤狂言，或走，或见鬼，或下利，面赤斑斑如锦纹，咽喉痛，下脓血，脉浮大数，五日可治，七日不可治。大抵宜早发汗。

升麻（二两[⑦]）　犀角屑　射干　黄芩　人参　甘草（炙。各一分）

上锉散。每服五钱，水一盏，煎至七分，热服，并进三四服，温覆汗出为度。（甚者大承气汤，除厚朴，加木通、甘草、大腹皮、桃仁各一两，以利为效。方见前）

栀子仁汤

治阳毒，伤寒壮热，百节疼痛。

栀子　赤芍药　大青　知母（各一两）　升麻　黄芩　石膏　杏仁　柴胡　甘草（各半两）

上锉散。每服四钱，水一盏，姜三片，豉二十粒，煎至七分，不拘时候服。

---

① 至五十丸止，利后服糜粥：文渊本为“至五十丸，下利后服糜汤”，可参。

② 将理：调理。将，调养。

③ 别研：即另研。以下别研同此。

④ 得所：得到适宜的处所。王氏本作“所得”，误倒。

⑤ 馅：文渊本作“啗”、王氏本作“啖”，疑讹。

⑥ 三升：文渊本为“二升”，可参。

⑦ 二两：《活人书》作“二分”，可参。

大陷胸汤

治伤寒表未解，医反下之，膈内拒痛，两手不可近，短气烦躁，心中懊憹，心下硬，大便不通，舌燥而渴，热实，脉沉而紧。又治身无大热，有水结在胸胁间者。

大黄（半两） 芒硝（四两） 甘遂（半两）

上锉散。用水三盏，先煎大黄至一大盏，入芒硝煮熔，下甘遂末煮一沸。分二服，得利止。

小陷胸汤

治结胸病正在心，按之则痛，脉浮滑者。

黄连（一分） 半夏（汤洗去滑，六钱） 瓜蒌实（四分之一）

上锉散。水二盏，先煎瓜蒌至一盏半，入前药煎至六分，去滓，分二服。利黄涎沫即安。（一方加枳实去穰、黄芩各一分，苦梗六钱，累用有效）

大陷胸丸

治热实结胸。满[①]发于阳，而反下之，热入因作结胸，以下之太早故也。其病项强如柔痓状，下之则和。

大黄（二两） 葶苈（炒） 杏仁（去皮尖，炒） 芒硝（各三分）

上前二味为末，将杏仁、芒硝合研为脂，和药，取如弹子大一枚。别研甘遂末一钱，白蜜一大匕，水二盏，煎至七分，顿服。一宿乃下。如不下，更服，取下为效。甘遂性猛，宜斟酌虚实入之。

治结胸灸法

巴豆（十四[②]粒） 黄连（七寸，连皮用）

上为末，用津唾和成膏，填入脐心，以艾炷其上。腹中有声，其病去矣。不拘壮数，病去为度。才灸了，便以温汤浸手帕拭之，恐生疮。

枳实理中丸

治寒实结胸，及伤寒诸吐利后，胸痞欲绝，膈高起急痛，手不得近。

枳实（去穰，面[③]炒） 茯苓 人参 白术 干姜（炮） 甘草（各等分，炙）

上为末，蜜和，一两作四丸，热汤化下。渴加栝蒌根，下利加牡蛎粉，各等分。为末服亦可。

桔梗枳壳汤

治伤寒气痞，胸满欲死。

枳壳（去穰，麸炒） 桔梗（去芦） 甘草（各等分）

上锉散。每服五钱，水一盏半，煎七分，食前服。痰多，加半夏、生姜，有热，加黄芩。

三黄汤

治伤寒阴证，下之太早，致心下痞，按之软，其脉关上浮者主之。若未解，未可攻，宜先随风寒二证，投桂枝、麻黄汤。表解已，即服此。

大黄（蒸） 黄连 黄芩（去心）

上锉散。每服五钱，沸汤二盏，热渍之一时久，去滓，分二服，暖服。或汗出恶寒，加附子别煎汁，入一合同服。

半夏泻心汤

治心下痞满而不痛者。

半夏（一两一钱，汤洗七次） 黄芩（去心） 人参（去芦） 甘草（炙） 干姜（炮。各两半） 黄连（半两）

上锉散。每服四钱，水一盏半，姜五

---

① 满：据《伤寒论·辨太阳病脉证并治第七》当为“病”。上科本作“病”，是。

② 十四：文渊本讹作“小四”。

③ 面：《活人书》作“麸”，可参。

片，枣一枚，煎七分，温服。或伤寒中风，医反下之，下利日数十行，谷不化，腹中鸣，心下痞硬，干呕心烦者，加甘草半两，人参一两，名甘草泻心汤。或汗出解后，胃中不和，心下痞硬，干噫，食臭，胁下水鸣，下利者，加生姜一两，减干姜一两，余如正方，名生姜泻心汤。

一方治痰热，心胸烦痞，半夏丸、酒蒸黄连丸合和，每服三十五丸，米饮下。特效。(方见疟及下痢类)

近效方

治阳证结胸，死无可药者。曲鳝活者十一条（即蚯蚓也），擂烂，用蜜半盏，水半碗，灌服。无蜜用砂糖。

丁香柿蒂散

治咳逆。(诸方并见后第四卷)

百合知母汤

治病人欲食复不能食，常默默，欲卧复不能卧，欲行复不能行，有寒如无寒，有热如无热，饮食或美或不美，如强健人，而卧不能行，口苦小便赤，药入口即吐利。此因虚劳大病之后不平复，变成此疾，名百合候，此主之。发汗后者服。

百合（七枚，擘）　知母（三两，切）

上先以水洗百合渍一宿，当白沫出，去其水，更以泉水二升，煎去一升，去滓，别以泉水二升煎知母，每取一升，去滓后合和。煎取一升五合，分温再服。

滑石代赭汤

治百合病下之后者。

百合（七枚，掰）　滑石（三两，碎，绵裹）　代赭（如弹子大一枚，碎，绵裹）

上先以水洗百合渍一宿，当白沫出，去其水，更以泉水二升，煎取一升，去滓。别以泉水二升煎滑石、代赭，取一升，去滓后合和，重煎取一升五合，分温服，不拘时候。

鸡子汤

治百合病吐之后者。

百合（七枚，擘）　鸡子黄（十枚）

上先以水洗百合，渍一宿，当白沫出去其水，更以泉水二升，煎取一升，去滓，内鸡子黄搅匀，五分温服。

百合洗方

治百合病一月不解，变成渴者。

百合

水一斗渍一宿，以洗身已，食煮饼，勿以盐豉。

玄参升麻汤

治伤寒失下，不当下而下之，热毒在胃，发斑如锦纹，甚则烦躁谵语。兼治喉闭肿痛。

玄参　升麻　甘草（各半两）

上锉散。每服五钱，水一盏半，煎七分，去滓温服，温毒亦能发斑也。

知母麻黄汤

治坏伤寒。以伤寒差后，经久，精神不守，言语错谬，或潮热颊赤，寒热如疟，皆由汗下不止，毒在心包络间所致也。

知母（一两半）　麻黄（去节）　甘草（炙）　芍药　黄芩（去心）　桂心（各半两）

上锉散。每服五钱，水一盏半，煎七分，温服，日三四服。若心烦欲饮水，稍稍与之。

黑奴丸

治伤寒调理失序，医所不治。及时行疫病，七日不汗，脉洪数，面赤目瞪，身热烦躁，狂言欲走，大渴或口噤，精魄已散，但心下暖，斡开口灌药下咽即活。亦治阳毒发斑。

麻黄（去节）　大黄（各二两）　芒硝　釜底煤（别研）　梁尘（别研）　小麦

奴　灶突墨（各一两。别研）

上为末，炼蜜为丸，弹子大。新汲水研下一丸。渴者与冷水尽饮之，须臾当寒，寒竟汗出便瘥。若日移五尺不汗，依前法服一丸瘥。须病人大渴乃可与之，不渴者勿服。

无忧散

治伤寒调理失序，毒气内结，胸腹胀满，坐卧不安，日久不瘥，狂言妄语，大小便不通，或复吐逆。

腊月黄牛胆（以天南星为末，入胆内缚令紧，当风避日悬之，候干取用）

上为末，以人参半两，煎汤七分盏，调末二钱，乘热服。迟顷，更以热人参汤投之，或睡，便溺下黄黑恶物是效。

桃仁汤

治狐惑默默欲眠，目不瞑，恶饮食，面目乍赤乍白乍黑，齿无色，舌上白，声哽咽干。此因大病后肠胃虚空，三虫求食，食人五脏。食其喉则为惑，其声哽；食下部则为狐，其咽干。当看上唇有疮，虫食其脏；下唇有疮，虫食其肛[①]。

桃仁（去皮尖）　槐子（碎）　艾（各一两）

上锉散。每服五钱，水一大盏，姜三片，枣二枚。煎七分，食前服之。

白头翁汤

治热利下重，及欲饮水者。

白头翁（二两）　黄连　黄柏　秦皮（各三两）

上锉散。水七升，煎取二升，去滓，温服一升。不愈，更饮一升，即效。

黄连阿胶丸

治同上。（方见泄泻类）

黄连解毒汤

治时疾，三日已汗解，或因饮酒复[②]剧，苦烦闷，干呕口燥，呻吟错语，不得卧。

黄连（三分）　黄柏（半两）　栀子（四枚，擘）　黄芩（一两）

上锉散。每服五钱，水一盏半，煎取一汤盏，去滓服。未知，再服，进粥，以此渐瘥。《外台》云：凡大热盛，烦呕，呻吟谵语，不得眠者，传此方，诸人用之亦效。此直解毒热，除酷热，不必饮酒剧者。

黄连犀角汤

治伤寒及诸病后，内有疮出下部。

黄连（半两）　乌梅（七个）　犀角（无则以升麻代）　木香（各一两）

上锉散。每服五钱，水一盏半。煎七分，食前服。

雄黄兑散

治下部䘌疮[③]。

雄黄（研）　青葙子　苦参　黄连（各二分）　桃仁（去皮尖，研，一分）

上为末，以生艾捣汁，和如枣核大，绵裹纳下部。扁竹汁更佳。无艾，只用绵裹散子纳下部，亦得。

四逆汤

治伤寒寒厥。或表热里寒，下利清谷，食入则吐。或大汗、大吐、大下之后，四肢冰冷。五内拘急，举体疼痛，不渴，脉沉者。（方见前）

白虎汤

治热厥腹满，身重难以转侧，面垢，谵语遗溺，手足厥冷，自汗脉沉滑，里有热也。（方见前）

大承气汤

亦治热厥。当观病浅深，量多寡饮

---

① 食其肛：文渊本为“食其肝”。

② 复：文渊本作“后”。

③ 䘌（nì 匿）疮：妇科病。

之。（方见前）

黄连阿胶汤

治少阴病得之二三日以上，心中烦，不得卧者。

黄连（一两）　阿胶（三分）　鸡子黄（半个）　黄芩（一分）　芍药（半两[1]）

上锉散。每服四钱，水二盏，煎取一盏，去滓，内胶消尽，内鸡子黄搅令和，温服，日二服。

文蛤散

病在阳，应以汗解之，反以冷水噀[2]之，热被寒水入里，却不得去，弥更益烦，肉上粟起，意欲饮水，反不渴者，宜服。（若不瘥者，与五苓散。寒实结胸，无热证者，与三物白散）

文蛤（一两）

上为散。沸汤和服方寸匕。汤用五合。

三物白散

治寒实结胸，无热证者。（属太阳）

贝母（三分）　桔梗（三分，去芦）　巴豆（去心皮，熬黑，研如脂，一分）

上为散，内巴豆研和，以白饮和服。强人半钱匕，羸人可减之。病在膈上必吐，在膈下必利，不利，进热粥一杯，利过不止，进冷粥一杯。身热皮粟不解，欲引衣自覆，若以水噀之、洗之，益令热却不得出，当汗而不汗则烦。假令汗出已，腹中痛，与芍药三两，如上法。

十枣汤

太阳中风，下利呕逆，表解者乃可攻之。其人漐漐[3]汗出，发作有时，头痛，心下痞硬满，引胁下痛，干呕短气，汗出不恶寒者，此表解里未和也，宜服。（方见痰饮类）

抵当汤

太阳病六七日，表证仍在，脉微而沉，反不结胸，其人发狂者，以热在下焦，小腹硬满，小便自利者，下血乃愈。所以然者，以太阳随经，瘀热在里故也。或太阳病身黄，脉沉结，小腹硬，小便不利者[4]，为无血也。小便自利，其人如狂者，血证谛也。或伤寒有热，小腹满，应小便不利，今反利者，为有血也。当下之，不可余药，并宜服（属太阳）。阳明证，其人喜忘者，必有蓄血。所以然者，本有久瘀血，故令喜忘。屎虽硬，大便反易，其色必黑者，宜此药下之。或病人无表里证，发热七八日，虽脉浮数者，可下之。假令已下，脉数不解，今热则消谷喜饥，至六七日不大便者，有瘀血，宜服。（属阳明）

大黄（一两，去皮，酒洗）　虻虫（十枚，去翅足熬）　桃仁（七枚，去皮尖，捶碎）　水蛭（十枚，熬，去子杵碎。水蛭入腹，再生化为害尤甚，须锉断用石灰炒，再熬）

上为散，作二服。水二盏，煎七分，去滓温服。

吴茱萸汤

食谷欲呕，属阳明也，此主之。得汤反剧者，属上焦也（属阳明）。少阴病吐利，手足逆冷，烦躁欲死者，或干呕吐涎沫，头痛者，此并主之。（属少阴）

人参（一两，去芦）　吴茱萸（一两六钱半，汤洗三遍）

上为散。每服四钱，生姜四片，枣子一枚，水二盏半，煎八分，去滓分二服。

苦酒汤

（苦酒，米醋是也）治少阴病，咽中

---

① 半两：王氏本作“半个”非。

② 噀（xùn）：含在口里而喷出。下同。

③ 漐漐：汗出貌。

④ 小便不利：原本及文渊本、上科本同，王氏本夺“不”字。

伤，生疮，不能语言，声不出者。

半夏（洗，碎如枣核，十四枚）　鸡子（一枚，去黄，内[①]苦酒着鸡子壳中）

上内半夏着苦酒中，以鸡子壳置刀环中，安火上，令二三沸，去渣，少少含咽之。不瘥，再服。

牡蛎汤

治发汗多，头眩汗出，筋惕肉瞤。

白术　牡蛎粉（炒黄）　防风（独茎者，去芦头。各等分）

上为末。每服二钱，以酒调下，米饮亦可，日二三服。汗止便服小建中汤。（方见前）

阴旦汤

治伤寒肢节疼痛，内寒外热，虚烦。

芍药（二两）　甘草（二两，炙）　干姜（三两，炮）　黄芩（三两）　桂（四两）

上锉散。每服五钱，枣二枚，水一盏半，煎八分，去滓温服，日三夜二。覆令小汗。

大白术散[②]

治阴毒伤寒，心间烦躁，四肢逆冷。

白术　附子（炮裂，去皮脐）　川乌头（制同上）　桔梗（去芦头）　细辛（各一两）　干姜（半两，炮裂锉）

上为末。每服二钱，水一中盏，煎至六分。不拘时，稍热服。

回阳丹

治阴毒伤寒。面青手足逆冷。心腹气胀，脉候沉细。

荜澄茄　木香　干蝎　附子（炮裂，去皮脐）　硫黄（细研入）　吴茱萸（汤浸七遍，焙干微炒。各半两）　干姜（一分）

上为末，酒煮，面糊丸，如梧子大。每服三十丸，不计时候，生姜汤下，频服。三服，复以热酒一盏投之，厚衣盖取汗。

正阳散

治阴毒伤寒。面青，口张出气，心下硬，身不热，只额上有汗，烦渴不止，舌黑，多睡，四肢俱冷。

甘草（一分，炙微赤锉）　麝香（一钱，细研入）　附子（一两，炮裂，去皮脐）　干姜（一分，炮裂锉）　皂荚（一挺，去皮，涂酥炙令黄色，去子）

上为末。每服二钱，水一中盏，煎至五分，不拘时热服。

肉桂散

治伤寒服冷药过度，心腹胀满，四肢逆冷，昏沉不识人，变为阴毒。

肉桂（去粗皮）　高良姜（锉）　厚朴（去皮，姜汁炙令香熟）　白术　木香（各三分）　人参（去芦头）　赤芍药　陈橘皮　附子（炮裂，去皮脐）　前胡（去芦头）　当归（各一两）　吴茱萸（半两，炒黄）

上锉散。每服四钱，水一中盏，枣三枚，煎六分，去滓。不拘时，稍热频服。

阳　毒

升麻汤

治伤寒一二日[③]便成阳毒，或服药吐下之后变成阳毒。腰背痛，烦闷不安，面赤狂言，或走，或见鬼，或下利，脉浮大数，面赤斑斑如锦纹，喉咽[④]痛，下脓血。五日可治，七日不可治。

升麻（二两）　犀角屑　射干　黄芩　人参　甘草（各一分）

上锉散。每服四钱，水一盏半，煎至一盏，去滓饮半盏。食顷再服，温覆手足

---

① 内：同“纳”。下句“内”同此。

② 大白术散：原本和文渊本均为“大白术汤”。

③ 一二日：文渊本为“三日”。

④ 喉咽：文渊本作“咽喉”。

出汗。出汗则解，不解再服。

大黄散

治阳毒。伤寒未解，热结在内，恍惚如狂。

甘草（炙微赤）　木通（锉）　大腹皮（各一两。锉）　桂心（三两）　川芒硝（二两）　大黄（两半，锉碎）　桃仁（二十一枚，汤浸去皮尖、双仁，麸炒令微黄）

上锉散。每服四钱，水一中盏，煎至六分，不拘时候温服，通利为度。

五柔丸

老人、虚人脚气，亡津液，虚秘大便结。调补三焦。

大黄（四两）　前胡（一两）　半夏（洗七次）　苁蓉（浸酒）　芍药　茯苓（去皮）　细辛　当归　葶苈（炒。各半两）

上为末，炼蜜为丸如梧桐子大。温水下二十丸，以通为度。

葛根橘皮汤

疗冬温未即病，至春被积寒所折不得发，至夏得热，其寒解，冬温始发。肌中斑烂瘾疹如锦纹而咳，心闷，但呕吐清水，服此汤即静。

葛根　橘皮　杏仁（去皮尖，研炒）　知母　黄芩　麻黄（去节，汤泡）　甘草（炙。各半两）

上锉散。每服五钱，水一大盏，煎至一中盏，去滓温服。

知母桂心汤

治伤寒后不瘥，朝夕有热如疟。

麻黄（　两，去节）　甘草（一两，炙）　知母（二两，或作一两）　芍药　黄芩（各一两）　桂心（二两，或作一两）

上为末。每服四钱，水一盏半，生姜四片，煎一盏，去滓。取八分清汁，温热服，日三。覆令微汗。若心烦不眠，其人欲饮水，当稍稍与之，令胃中和则愈。

增损四物汤

治少阴下利，手足冷，无热候者。

甘草（二两，炙）　人参　龙骨（各二两）　黄连　干姜（各一两）　附子（一枚，炮，去皮脐）

上锉散。每服三钱，水一盏，煎七分，日三服。不瘥，复作下利腹痛，加当归二两。呕者，加橘皮一两。

化斑汤

治斑毒。

人参　石膏（各半两）　葳蕤　知母　甘草（各一分）

上锉散。每服五钱匕，水一盏半，入糯米一合，煎八分，取米熟为度，去滓温服。

黄连橘皮汤

治温毒发斑。

黄连（四两，去毛）　陈橘皮　杏仁（去皮尖）　枳实（炙）　麻黄（去节，汤泡）　葛根（各二两）　厚朴（姜汁炙）　甘草（各一两。炙）

上锉散。每服五钱，水一小盏半，煎至一盏，去滓服。下利当先止。

阳旦汤

治中风伤寒，脉浮，发热往来。汗出恶风，项强鼻鸣干呕。

桂心　芍药（各三两）　甘草　黄芩（各二两）

上锉散。每服五钱，水一盏半，枣子一枚，生姜三片，煎至一盏，取八分清汁，温服。自汗者，去桂心，加附子一枚炮。渴者，去桂心，加瓜蒌三两。利者，去芍药、桂，加干姜三两。心下悸者，去芍药，加茯苓四两。虚劳里急者，正阳旦汤主之，煎时入胶饴为佳。若脉浮紧，无汗发热者，不可与。

竹皮汤

疗交接劳复，卵肿，腹中绞痛欲绝。

刮竹青皮（一升）

上用水三升，煮取一升半，绞去滓。分服立愈。

干姜汤

疗妇人得温病，虽瘥未复，未满一百日，不可与交合，为阴易之病。病必拘急，手足拳皆死。丈夫病以伤妇人，名为阳易，速当疗之可瘥，满一百日，不可疗也。宜服此药。

干姜（一分，炮）

上锉散。水二盏，煎六分，温服。汗出得解止，手足伸遂愈。

青竹茹汤

妇人病未平复，因有所动，致热气上冲胸，手足拘急搐搦，如中风状。

瓜蒌根（无黄根者，二两）　青竹茹（刮、半斤，淡竹者）

上水二升，煮取一升二合，去滓。温温作二三服吃，立效。

当归白术汤

妇人未平复，因有所动，小腹急痛，腰胯疼，四肢不任举身，无热发者。

白术　桂枝（去皮）　甘草（炙）　人参　黄芪（蜜炙）　芍药（各一分）　生姜（半两）　当归（一两）　附子（一枚，破，分八片，去皮）

上锉散，水三升，煎取一升半，去滓通口服一半，食顷再服一半，温覆微汗便瘥。

知母麻黄汤

伤寒瘥后，或十数日，或半月二十日，终不惺惺，常昏沉似失精神，言语错谬，又无寒热，医或作鬼祟或风疾，多般治不瘥。或朝夕潮热颊赤，或有寒热似疟，都是发汗不尽，余毒在心胞络间所致。

知母（一两半）　麻黄（去节）　甘草（炙）　芍药　黄芩（各半两）　桂枝（去皮，半两。盛暑中可加桂枝作一分）

上锉散。每服五钱，水一盏半，煎八分，去滓温服。半日可相次二三服，温覆令微汗。若心烦不眠，欲饮水，当稍稍与之，令胃中和即愈。未汗再服。

应手方

治伤寒舌出寸余，连日不收。

以梅花脑子为末，掺舌上，应手而收。当用五钱病方愈。

白术散

治伤寒气脉不和，增寒壮热，鼻塞脑闷，涕唾稠粘，痰咳壅滞，或冒涉风湿，增寒发热，骨节烦痛，或中暑，呕吐眩晕。及大病后将理失宜，食复劳复，病证如初，悉主之。又五劳七伤，气虚头眩，精神恍惚，睡卧不宁，肢体倦怠，潮热盗汗。脾胃虚损，面色萎黄，饮食不美，口吐酸水，脏腑滑泄，腹内虚鸣，反胃吐逆，心腹绞痛。久疟久痢，及膈气噎塞，上气喘促，坐卧不安。或饮食所伤，胸膈痞闷，腹胁膜胀。妇人产前产后，血气不和。霍乱吐泻，气厥不省人事，并宜服之。常服辟[①]四时不正之气，及山岚瘴疫。

白芷　甘草（炒）　青皮（去白）　白茯苓（去皮）　桔梗（去芦）　山药　香附子（以上各三两。去毛）　干姜（半两）　白术（去芦，一两）

上锉散。每服二钱，水一盏，姜三片，枣一枚，木瓜一片，紫苏叶二三皮，煎七分，食前服。若吐泻，入白梅煎。喘，加桑白皮、杏仁。伤寒劳复[②]，入薄荷。膈气，木通三寸，麝香少许。中暑呕逆，入香薷。产前产后，血气不和，入荆

① 辟：去除。

② 复：文渊本作“役”。

芥。霍乱，入藿香。气厥，入盐煎服。

又方，白术散

治伤寒杂病，一切吐泻，烦渴霍乱，虚损气弱，保养衰老，及治酒积呕哕。

白术　茯苓（去皮）　人参（各半两）　甘草（两半，炙）　木香（一分）　藿香（半两）　葛根（一两）

上为末。白汤调服二钱。烦渴，加滑石二两，甚者加姜汁，续续饮之。

蜜煎导法

阳明病自汗出，若发汗小便自利者，此为津液内竭，屎虽硬，不可攻之，当自欲。大便，宜蜜煎导而通之。若土瓜根及大猪胆汁，皆可为导。

上蜜四两，铜器中微火煎之，稍凝如饴状，搅之勿令焦著，欲可丸，捻作铤，如指许长二寸，当热时急作令头锐，内[2]谷道中，以手急抱，欲大便时乃去之。

猪胆汁方

上以大猪胆一枚，泻汁，和法醋少许，以灌谷道中，如一食顷[3]，当大便。

蜜渍柏皮

治口疮，舌溃烂。

上以大柏去粗皮，蜜渍一宿，合之，吞汁勿绝，瘥。或用蜜炙焦黄色，研为末，每服半钱，掺。

灸法

初得病，或先头痛身寒热，或涩涩欲守火，或腰背强直，面目如饮酒状。此伤寒初得一二日，但烈火灸心下三处：第一处去心下一寸名巨阙，第二处去心下二寸名上管，第三处去心下三寸名胃管，各灸五十壮[4]。然或人形大小不同，恐寸数有异，可绳度，随其长短寸数最佳。取绳从心头骨名鸠尾，头度取脐孔中。屈绳取半，当绳头名胃管。又中屈半，绳更分为二份，从胃管向上度一份，即是上管。又上度取一份，即是巨阙。大人可灸五十壮，小儿可三壮。亦随其年灸之。大小以意斟量也。若病者三四日以上，以先灸胸上二十壮，以绳度鼻正上尽发际，中屈绳断去半，便从发际入发中灸，绳头名曰天聪。又灸两颞颥[5]，穴在耳前动处。又灸内风池，穴在项后发际陷中。又灸肝俞，穴在第九椎下两旁相去各一寸半，百壮。余处各二十壮。又灸太冲，穴在足大指本[6]节后二寸或一寸半陷中，三十壮，神验。

---

① 导法：文渊本为“温法”。

② 内：同“纳”。

③ 一食顷：吃一顿饭的时间。

④ 五十壮：王氏本作“五壮”，恐非。

⑤ 颞颥（niè rú 聂如）：头部两侧靠近耳朵上方的部位。

⑥ 本：文渊本为“末”。

世医得效方　卷第二

大方脉杂医科

伤　风

桂枝汤

治足太阳膀胱经伤风，脉阳浮而阴弱，阳浮者，热自发；阴弱者，汗自出。啬啬恶寒，洒洒恶风，翕翕然发热，鼻鸣干呕。又太阳证宜汗，其人失血及下利，则频与服，使体润漐漐，连日当自解。

桂枝（去皮）　芍药（各三两）　甘草（一两）

上锉散。每服二钱，水一盏半，生姜三片，枣一枚掰破，共煎至七分，去滓温服，不拘时。惟冬春初可行，自春至夏至以前，可加黄芩半两。夏至以后，加知母半两，石膏二两，或升麻半两。若病人素虚寒者，不用加减。无汗者，不宜服之。

杏子汤

治足阳明胃经伤风，恶食，口苦，咽干，腹满，微喘，发热，恶风，自汗，嗜卧身重，小便难，潮热而哕，其脉浮、弦、长而数，悉主之。

杏仁（去皮尖）　半夏（汤去滑）　五味子（各三钱半）　芍药　桂心　细辛　干姜（炮[①]）　大黄（蒸）　甘草（炙。各三钱）　茯苓（四钱）

上锉散。每服四钱，水一盏半，煎至七分，去滓，食前服。

柴胡加桂汤

治足少阳胆经伤风四五日，身热，恶风，颈项强，胁下满，手足温，口苦而渴，自汗，其脉阳浮阴弦。或发汗多，亡阳谵语，可以此和其营卫，通其津液自愈。

柴胡（一两三钱）　半夏（汤去滑，四钱一字[②]）　甘草（炙，三钱[③]一字）　芍药　黄芩　人参　辣桂（各半两）

上锉散。每服五钱，水一盏半，姜五片，枣一枚，煎至七分，去滓，空心温服。

桂枝芍药汤

治足太阴脾经伤风，自汗，咽干，腹满，自利不渴，四肢倦怠，手足自温，其脉弦大而缓者。

桂心（半两）　白芍药（三两）

上锉散。每服五钱匕[④]，水一盏半，姜五片，枣一枚，煎七分，去滓，温服。

---

① 干姜（炮）：文渊本无“炮”字。

② 字：古时以唐“开元通宝”钱币抄取药末，将药末填满钱面四字中一字之量，即称一字。约合今0.4克。

③ 三钱：文渊本为“一钱”。

④ 五钱匕：文渊本夺“匕”字。

腹痛甚者，加大黄一两。

桂附汤

治足少阴肾经伤风，胸满，心烦，咽喉痛，自汗，腰痛连胻骨酸痛，呕吐涎沫，头痛，其脉沉弦者。

附子（生，去皮脐）　桂心　干姜　芍药　甘草（炙）　茯苓　桃仁（去皮尖，面炒。各一两）

上锉散。每服四钱，水二盏，煎七分，去滓，食前服。或咽喉痛，加桔梗半两。

八物汤

治足厥阴肝经伤风，恶风而倦，自汗，小腹急痛，寒热如疟，骨节烦疼，其脉尺寸俱微而迟者。

桂心　当归　川芎　前胡　防风（各三分）　芍药（一两半）　甘草（炙）　茯苓（各半两）

上锉散。每服四钱，水一盏半，姜五片，枣三枚，煎至八分，去滓，空心服。

伤　暑

五苓散

治伤暑，烦渴引饮无度。兼治伤寒[①]温热，表里未解，烦渴引水，水入即吐。或小便不利，及汗出表解，烦渴不止。又治霍乱吐利，黄疸温疫。

泽泻（二两半）　桂心（一两）　猪苓（去皮）　赤茯苓（去皮）　白术（去芦。各一两半）

上为末。每服二钱，沸汤调下，不拘时候。服讫，多饮热汤，汗出即愈。温热病，加甘草一两炙。瘀热在里，身发黄疸，浓煎茵陈汤，食前服。疸病发渴，及中暑引饮，白水调服。小儿，加白术末少许。发虚热，每料绵黄芪、人参、麦门冬去心各一两。分阴阳，退寒热[②]，山茵陈、车前草每服各二根。止泻，加紫苏、陈米各少许，姜汁半匕。久痢，加肉豆蔻五钱，每服盐梅一个。赤痢，乌梅一枚，粟壳二枚，去蒂、赤膜，醋炒。白痢，粟壳二枚，制同上，粟米一撮。腹痛，南木香半钱。渴，乌梅一个，枇杷叶二皮，去白毛，糯米一撮。伏暑鼻衄，白茅花一握。小便血，以生料者每服加栀子三个，车前子一撮。烦热心神恍惚，朱砂一字，灯心二十茎，麦门冬二十粒去心，淡竹叶十皮，车前草二根。伤暑吐血，白茅花一握。热泻，车前子一撮，麦门冬二十粒去心。暑湿泻，紫苏五叶，木瓜三片，车前子一撮。伤暑头痛，浓煎葱白汤。大便水泻，小便不利，加真车前子末少许。又方，治燥渴，去桂心，加人参，谓之春泽汤。湿泻身痛，加苍术少许。秋多淫雨，人患湿疫，在冬时，服之效。

缩脾饮

治伏暑热，烦渴燥闷，干呕霍[③]乱。

草果（去皮）　缩砂（去壳[④]）　乌梅（去核。各一两）　干葛　白扁豆　生姜（切片，日干。各五钱重）

上锉散。每服五钱，水一碗，煎至八分，浸冷服。或欲温欲热，亦可斟酌，伤暑发热，头目痛，用以吞消暑丸。（方见后中暑类）

却暑散

治冒暑伏热，头目眩晕，呕吐，泄利，烦渴，背寒，面垢。

赤茯苓（去皮）　甘草（生。各四两）　寒食面　生姜（各一斤。细切，搜面令匀）

上为末。每服二钱，新汲水调下，或汤点服，不拘时候。

---

① 伤寒：文渊本作“伤风”。
② 寒热：文渊本作“实热”。
③ 呕霍：上科本缺此二字。
④ 去壳：文渊本无此二字。

香薷丸

治大人小儿伤暑，伏热，燥渴，瞀闷，头目昏眩，胸膈烦满，呕哕恶心，口苦咽干，肢体困倦，不思饮食。

或发霍乱，吐利转筋，并宜服之。

香薷（去梗） 紫苏（去梗） 干木瓜（各一两） 丁香 甘草（炙） 檀香 白茯苓（去皮） 藿香（各半两①）

上为末，蜜丸弹子大。每一丸至二丸，熟水嚼下。或新汲水化下亦得。小儿半丸。

桂苓甘露散

治伤寒中暑冒风，饮食、中外一切所伤，传受湿热内甚，头痛，口干，吐泻，烦渴喜饮冷，小便赤涩②，大便急痛，湿热，霍乱吐下，腹满痛闷，及小儿吐泻惊风。

茯苓（一两，去皮） 甘草（二两，炙） 白术（半两） 泽泻（一两） 桂（半两，去皮） 石膏（二两） 寒水石（二两） 滑石（四两③） 猪苓（半两）

上为末。每服三钱，温汤调下，新水亦得，生姜汤尤良，小儿每服一钱。

六和汤

治心脾不调，气不升降，霍乱转筋，呕吐泄泻，寒热交作，痰喘咳嗽，胸膈痞满，头目昏痛，肢体浮肿，嗜卧倦怠，小便赤涩。并伤寒阴阳不分，冒暑伏热烦闷，或成痢疾。中酒烦渴不食，妇人胎前产后，并宜服之。

人参 缩砂 甘草（炙） 杏仁（去皮尖） 半夏（汤泡七次，各三两） 白扁豆（姜汁略炒） 赤茯苓（去皮） 藿香叶（拂去尘） 木瓜（各二两） 香薷（去梗） 厚朴（姜汁制。各四两）

上锉散。每服四钱，水一盏半，生姜三片，枣子一枚，煎至八分，去滓，不拘时候服。

冷香饮子

老人虚人，伏暑烦躁，引饮无度，恶心④疲倦，服凉药不得者。

草果仁（三两） 附子（炮，去皮脐） 橘红（各一两） 甘草（炙，半两）

上锉散。每服一两⑤，水二碗，生姜十片，煎半碗，去滓，沉冷，旋旋服，不拘时。

泼火散

伤暑烦躁，发渴口干。及治血痢，妇人热崩。

青皮（去白） 赤芍药 黄连（去须） 地榆（各等分）

上为细末。每服一钱，冷水调下。如蓄热而气血妄行，加甘草等分。

枇杷叶散

治中暑伏热，烦渴引饮，呕哕恶心，头目昏眩。或阴阳不和，致成霍乱吐利，转筋烦躁。

枇杷叶（去毛，炙，半两） 香薷（三两） 白茅根 甘草（炙） 麦门冬（去心） 干木瓜（各一两） 陈皮（去白，焙，半两） 丁香 厚朴（去皮，姜汁炙。各半两）

上锉散。每服五钱，水一盏半，生姜三片煎服，烦躁，沉冷服。如脾虚感暑，呕吐不食，以此药煎，去滓，吞消暑丸六十粒，立效。体本虚，呕吐昏倦，手足冷，除茅根、麦门冬，加附子炮用。

香薷散

治脏腑冷热不调，饮食不节，或食腥脍生冷过度，起居不节，或露卧湿地，或

---

① 半两：文渊本作“十两”，恐非。
② 赤涩：王氏本夺“赤”字。
③ 四两：文渊本作“半两”，可参。
④ 恶心：文渊本为“恶人”，形误。
⑤ 一两：文渊本作“一碗”，误。

当风取凉，而风冷之气归于三焦，传于脾胃，脾胃得冷，不能消化米谷，致令真邪相干，肠胃虚弱，饮食变乱于肠胃之间，致吐利，心腹疼痛，霍乱气逆。有心痛而先吐者，有腹痛而先利者，有吐利俱发者，有发热、头痛、体疼而复吐利虚烦者，或但吐利心腹刺痛者，或转筋拘急疼痛，或但呕而无物出，或四肢逆冷而脉欲绝，或烦闷昏塞而欲死者。此药悉能主之。

香薷（去梗，四两）　厚朴（去粗皮，切碎，姜汁炒令黄）　白扁豆（各二两）

上锉散。每服五钱，水一盏，酒一分，同煎七分，去滓，水中沉冷，连吃二服，立效，不拘时候。治中暑复伤风，搐搦不省人事者，宜先服苏合香丸，候其苏省，却以此药加黄连、羌活各一钱。暑湿肿满，香苏散合和，加生姜三片，木瓜二片，车前草二根。伏暑头疼，小便涩浊，加山茵陈、车前草各二根。霍乱吐利，加木瓜二片，藿香少许，生姜三片。伤暑腹痛，加陈大蓼三寸，陈壁土一指头大，木瓜二片。脏腑有热，便血，加黄连、厚朴[1]、枳壳、乌梅各一钱。小便血，加瞿麦穗一钱，车前子一撮，灯心二十茎。感暑湿，手足缱痛痹冷，合和香苏散，每服四钱，姜三片，木瓜二片，陈大蓼三寸煎服，留滓再加葱叶、橘叶、竹叶、陈大蓼各一握，水一斗，煮七分，先熏后洗，立效。脚气作痛，行步艰辛，每料加入木瓜、羌活、炒苍术、枳壳去穰、陈皮、半夏、甘草各一两，成十味，每服加生姜三片，葱白二根。脾胃不和，呕逆恶心，冒暑心腹胀满，去羌活，加藿香、乌梅各一钱。壮热大渴，肚皮热或五心热，加灯心二十茎，麦门冬去心、白茅根各一钱，淡竹叶十皮，晚禾根净洗一握。四时感冒呕泄，亦合和香苏散，每服四钱，加生姜五片，木瓜二片。诸热毒，小便赤浊，每服四钱，加车前子，黄连去须各一钱，则清利。以上皆温服。暑月烦躁，潮热甚，加茵陈、车前草各二茎，苦竹叶九皮[2]，山栀子三枚掰破。心胸烦躁，只依本方，宜清前血[3] 冷服。暑月潮泻，亦加乌梅、车前子一钱，陈米一撮。暑月，虚人腹痛呕泄，加丁香、白术、炮附子、木瓜各半钱，生姜五片，亦名六和汤。解暑和脾胃，加人参、陈皮、白术、白茯苓、黄芪、木瓜、甘草，每料各一两，亦名十味香薷散。伤暑，单有头痛，正方加山茵陈，多服取效。以上并热服。常服消暑健脾。或为末炼蜜为膏，酒服亦妙。（陈大蓼须用家园种者，江边赤蓼则不用）

小黄龙丸

治伏暑，发热作渴，呕吐恶心，及年深暑毒不瘥。

黄连（一斤，去须）　酒（二升半）

上将黄连以酒煮干为度，焙为末，用面糊丸如梧子大。每服三十丸，熟水吞下。又治伤酒过度，脏毒下血或泄泻，米饮下，食前，日二服。酒及热物过度，吐血，茅花汤下。

来复丹

治上盛下虚，里寒外热，伏暑泄泻如水，及治中暑。（方见后痼冷类）

小柴胡汤

治伤暑外热内渴，于内更加生姜三片，乌梅一个，麦门冬三十粒去心。煎服，不拘时候。（方见前伤寒阳证类）

竹叶石膏汤

治伏暑，内外热炽，烦躁大渴。（方

---

① 厚朴：原脱“朴”，据文渊本补。
② 九皮：文渊本作“十片”，可参。
③ 清前血：上科本为“清水煎”，可参。

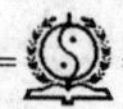

见前伤寒通治类）

二陈汤

治伤暑复感冷，及内伤生冷呕吐。（方见痰饮类）

濯热散

治伤暑迷闷，及泄泻霍乱作渴，立效。亦能解诸毒。

白矾　五倍子　乌梅（去核）　甘草（各一两）

上为末，入飞罗面四两拌匀。每服二钱，新汲水调下。虽平日不敢饮冷者，服之不妨，真有奇效。为丸如弹子大，阴干，冷水调下亦可。

通苓散

治伤暑，潮热烦渴，小便不利。（方见后泄泻类）

每服三钱，水一盏半，灯心二十茎，麦门冬二十粒去心，淡竹叶十皮，车前穗五茎煎，不拘时候服。渴甚，晚禾根少许，白茅根五茎，枇杷叶二皮。去白毛蜜涂微炙，煎服。

伤　湿

香苏散

加苍术、川芎、白芷、木瓜对合，各用四钱，生姜三片，煎服。日近远年伤湿，倦弱如虚损，多服取效。（方见前伤寒和解类）

黄芪建中汤

治伤湿鼻塞身痛。

黄芪（微炙）　辣桂（各二两）　甘草（炙，二两）　白芍药（六两）

上锉散。每服三钱，姜四片，枣一枚煎，食前服。

不换金正气散

治伤湿，益脾顺气。加茯苓一两，生姜每服三片。（方见后时疫类）

术附汤

治伤湿，大小便自利。（方见后中湿类）

茵陈汤

治湿气瘀热发黄，小便秘涩，渴引水浆。

茵陈（一两半）　大黄（半两）　小红栀子（十枚）

上锉散。每服三钱，水煎服。

肾着汤

治身重，腰冷痹，如坐水中，形如水状。及[①]不渴，小便自利，饮食如故，病属下焦。从身劳汗出，衣里冷湿，久而得之。腰以下冷痛，腰重如带五千钱。

甘草（炙）　白术（各二两。去芦）　干姜（炮）　茯苓（各四两。去皮）

上锉散。每服四大钱，水一盏半，煎七分，去滓，食前服。

渗湿汤

治坐卧湿地，或为雨露所袭，身重脚弱，关节重疼，发热恶寒，或小便秘涩，大便飧泄，或汗出衣里湿渍得之，腿膝或肿，小便利，反不渴。

苍术（米泔浸）　白术（去芦）　甘草（炙。各二两）　干姜（炮）　茯苓（各四两）　陈皮　丁香（各半两）

上锉散。每服四钱，用水一盏半，生姜三片，红枣二枚，煎至七分，去滓温服。或腹膨腰脚重滞，青木香丸，熟水下，兼服。（方见诸疝类）

瓜蒂搐鼻法

治伤湿鼻塞头疼。瓜蒂不以多少。㕮咀[②]为细末。口含水，搐一字许入鼻中，

---

① 及：据文义当为“反”，上科本及《金匮要略》均为“反”，疑形近而讹。

② 㕮咀：切碎药物。

流出黄水即效。

中　寒

附子理中汤

治五脏中寒，口噤，四肢强直，失音不语。

大附子（炮，去皮脐）　人参　干姜（炮）　甘草（炙）　白术（各等分）

上为锉[①]散。每服四大钱，水一盏半，煎七分，去渣，不以时服，口噤则斡开灌之。

姜附汤

治中寒，卒然晕倒，或吐逆涎沫，状如暗风，手脚挛搐，口噤，四肢厥冷，或腹燥热。

干姜（炮）　附子（炮，去皮脐。各一两）

上为锉[②]散。每服四钱，水盏半，煎七分，去渣，食前服。入肝，加木瓜。入肺，加桑白皮。入脾，加白术。入心，加茯苓。随证加之。挟风，加防风。兼湿，多加白术。筋脉牵急，加木瓜。肢节疼痛，加桂心、人参、白术各等分，仍须暖室添衣被火等围护。

中　暑

大黄龙丸

治中暑，眩晕，昏不知人，身热恶寒，头疼，状如伤寒，或往来寒热，烦躁渴甚，呕吐泄泻。常服，去暑毒，分阴阳。

硫黄　硝石（各一两）　雄黄（通明者）　滑石　白矾（各半两）　寒食[③]面（四两）

上为末，滴水为丸如梧桐子大。每服五丸至七丸。渐加至二十丸，新汲水下。昏塞不知人事，以水化开灌之。中暑忌得冷，此药却以冷水下之，乃热因寒用，疑者释之。

益元散

治中暑，身热呕吐，热泻赤痢，癃闭涩痛，利小便，益精气，通九窍六腑，消蓄水，止渴，除烦热心躁，百药酒食等毒。解疫疠及两感伤寒。及妇人下乳催生，兼吹乳、乳痈。孕妇莫服。

白滑石（六两）　甘草（一两，炙）

上为极细末，每服三钱，蜜少许，温水调下。无蜜亦得，日三服。欲冷，新汲水调下。发汗，煎葱白、豆豉汤并三四服。此药解散，热甚[④]多服，无害有益。

消暑丸

治中暑烦渴，晕眩，寒热，烦躁闷乱，或似欲绝者。

半夏（一斤，汤洗七次，去滑）　茯苓（去皮）　甘草（生，各半斤）

上为末，姜汁面糊为丸如梧桐子大。每服三十丸，新汲水下。中暑为患，药下即苏。夏中常服，止渴利小便。若痰饮停滞，中脘不快，头眩喜呕，姜汤吞下。（正名生料消暑丸）

皂荚汤

治中暑不省人事。

猪牙皂荚（一两，烧灰）　甘草（一两，微炒）

上为细末，每服二钱，温热水调下。

来复丹（方见后痼冷类）

治中暑昏迷，霍乱吐泻。每服五[⑤]十丸，米饮吞下。五苓散调下亦可。（见伤暑类）或水研灌亦效。

---

① 锉：王氏本作“㕮”。

② 锉：王氏本作“㕮”。

③ 食：原作“石”，音近之误，据文渊本、上科本及《三因方》改。

④ 热甚：文渊本作“暑热”，可参。

⑤ 以下文渊本缺510字。

白虎汤

治中暑手足微冷，烦渴，四肢不痛。(方见前伤寒通治类)

橘皮竹茹汤

治中暑痰逆，恶寒。(方见后咳逆类)

竹叶石膏汤

治中暑不恶寒，烦渴。(方见前伤寒通治类)

五苓散

治中暑头疼，恶心烦躁，心下不快。(方见伤暑类)

香薷散

治中暑霍乱吐泻。(方见伤暑类)

小柴胡汤

治中暑烦热口干。候极冷服之。(方见伤寒阳证类)

白虎加人参汤

治太阳中暍，其脉弦细芤迟，小便已，洒然毛耸，口前开板齿[①]者。何故洒然毛耸？缘腠理司开阖，寒则皮肤急，腠理闭，热则皮肤缓，腠理开，开则洒然寒，闭则热而闷。(方见伤寒通治类)

中 湿

加味术附汤

治中湿，脉沉而微缓，湿喜归脾，流入关节，中之多使人腹膜胀，倦怠。四肢关节疼痛而烦，或一身重着。久则浮肿喘满，昏不知人。挟风，头晕呕哕。兼寒则挛拳掣[②]痛。治之不得猛发汗、灼艾、通泄，惟利小便为佳，此方主之。及治大小便皆自利。

白术（去芦） 甘草（炒，一两） 附子（炮，一两半） 赤茯苓（一两）

上锉散。每服五钱，生姜七片，枣二枚煎，日三服。才见身痹，又三服，当如冒状，勿怪，盖术、附并行皮中，逐水气故尔。法合加桂一两，大便坚、小便利则勿加。

白术酒

治中湿，口噤，不知人。

白术（半两，去芦）

上[③]酒三盏，煎一盏，顿服。不能饮酒，以水代，日三服，夜一服。

甘草附子汤

治中湿小便不利，大便自利。

附子（炮，一个，七钱净者） 甘草（炙，各[④]一两） 辣桂（去粗皮，二两）

上锉散。每服三钱，水一盏半，姜七片煎，食前微温服。汗出，加防风；悸气，加赤茯苓，各二钱。

四气兼中

附子汤

治五脏中风寒，手足不仁，口面㖞斜，昏晕，失音，眼目瞤动，牙车紧急，不得转动。

附子（炮，去皮脐） 桂心（各半两） 细辛（去苗） 防风（去[⑤]叉） 人参（去芦） 干姜（炮，各六钱）

上锉散。每服四钱，水一盏半，姜五片，枣一枚，煎七分，食前服，或为末，酒调二钱服。

防风汤

治中风挟暑，卒然晕倒，面青黑，四肢缓弱。喜伸欠，口㖞斜，四肢不仁，好

---

① 口前开：上科本、王氏本作“口开前”。齿：据《伤寒论》，“齿”后脱“燥”字。

② 掣（chè 彻）：牵，拽。王氏本误作“制”。

③ 上：魏家本、文渊本为“苦”。

④ 各：当为衍文。

⑤ 去：原脱，据文渊本、上科本补。

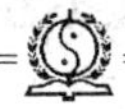

笑。

防风（去叉）　泽泻　桂心　杏仁（面[①]炒，去皮尖）　干姜（炮）　甘草（炙。各等分）

上锉散。每服四钱，水一盏半，煎七分，食前服。

生附白术汤

治中风湿，昏闷恍惚，胀满身重，手足缓纵，漐漐自汗，失音不语，便利不禁。

附子（生，去皮脐）　姜（各半两）　白术（一两）　甘草（炙，一分）

上锉散。每服四钱，水一盏半，煎七分，食前服。

附子麻黄汤

治寒湿所中，昏晕缓弱，或腰背强急，口㖞斜，语音混浊，心腹䐜胀，气上喘不能动转。

附子（炮，去皮脐）　麻黄（去节，汤洗）　白术（去芦）　干姜　甘草（炙）　人参（各等分）

上锉散。每服四钱，水一盏半，煎七分，食前服。

苓术汤

治冒暑遭雨，暑湿郁发，四肢不仁，半身不遂，骨节难解，缓弱不收。或入浴晕倒，口眼㖞斜，手足亸[②]曳，皆湿温类也。

附子（炮，去皮脐）　茯苓　白术　干姜（炮）　泽泻　桂心（各等分）

上锉散。每服四钱，水一盏半，煎七分，食前服。

四气相感

麻黄白术汤

治寒湿，身体烦疼，无汗，恶寒发热者。

麻黄（去节，三两）　桂心（二两）　甘草（炙，一两）　杏仁（二十粒，去皮尖）　白术（四两，去芦）

上锉散。每服四钱，水一盏半，煎七分，食前温服。

桂枝附子汤

治风湿相搏，身体烦疼，掣痛，不得屈伸，汗出，短气，小便不利，恶风不欲去衣，或身微肿。

桂枝（去皮，四两）　白术（去芦）　附子（炮，去皮脐。各三两）　甘草（炙，二两）

上锉散。每服四钱，水一盏半，姜五片，枣二枚，煎七分，空心温服。或大便秘，则去桂。小便不利，悸气，加茯苓三两。痹，加防己四两。腹痛，加芍药四两。

防己黄芪汤

治伤风湿寒，脉浮紧细，身重，汗出恶风。并治风水，脉浮身重，不渴。

防己（四两）　黄芪（四两，去芦）　甘草（炙，二两）　白术（三两，去芦）

上锉散。每服五钱，水盏半，姜五片，枣二枚，煎七分，去滓空心服。喘者，加麻黄一两。胃中不和，加芍药二两。气上冲，加桂一两。有陈寒，加细辛一两。服后当如虫行皮中，从腰以下如水[③]，后坐被上，又以被绕腰以温下，微汗，瘥。

白术茯苓干姜汤

治伏暑中风湿，烦渴引饮，心腹疼，燥闷口干，面垢，洒洒恶寒，淅淅恶风，微汗，饥不能食者。

---

① 面：诸本皆同，《三因方》作“麸”，可参。

② 亸（duǒ）：下垂。

③ 水：《金匮》作“冰”，可参。

白术（去芦） 干姜 茯苓 细辛 桂心 干葛 甘草（炙） 橘皮 乌梅 豆[1] 豉

上等分，为末。每服二钱，白汤点下。

茯苓白术汤

冒暑毒，加以著[2]湿，或汗未干即浴，皆成暑湿。

茯苓 干姜（炮） 甘草（炙） 白术 桂心（各一两）

上锉散。每服四钱，水一盏半，煎七分，食前服。

葳蕤汤

治风温，兼疗冬温，及春月中风，伤寒发热，头眩痛，咽喉干，舌强，胸内疼痛，痞满，腰背拘急。

葛根 麻黄（汤泡焙干称，去节） 甘草（炙） 白薇 川芎 羌活 杏仁（各半两。去皮尖） 石膏（一两，碎） 葳蕤（三分） 青木香（一分）

上锉散。每服五钱，水一盏半，煎七分，食前服。青木香冬用一两，春半两。渴，加瓜蒌根二片。

痎疟

风证

加减桂枝汤

治先热后寒，烦躁，自汗恶风，名温疟。

石膏（四两半） 知母（一两半） 甘草（炙，半两） 桂枝（一两） 粳米（一合）

上锉散。每服四钱，水一盏半，煎七分，未发前进三服。

白术散

治伤风不留经络，与卫气相并，病以日作，寒热交煎。

麻黄（去节） 白术（去芦） 茯苓 桂心（各一两） 陈皮 青皮（去穰[3]） 桔梗（去芦） 白芷 甘草 半夏曲 紫苏 乌梅（各三分。去核） 干姜（半两）

上锉散。每服四钱，水二盏，姜三片，枣二枚，煎七分。当发日空心一服，临发一服尤妙。亦治时疫。

寒证

五积散

治体虚作疟，先寒后热，寒则汤火不能温。热则冰雪不能冷，恶寒无汗。（方见伤寒阴证类）

养正丹（见痼冷类）、姜附汤、附子理中汤（并见中寒类），总治寒疟。

暑证

香薷散

治但[4]热不寒，阴气孤绝，阳气独发，少气烦冤，手足热而欲呕，兼渴。（方见伤暑类。）一方加黄连，每料二两，名黄连香薷散。治暑疟独热，躁烦，大渴引饮，小便不利，或背寒面垢，每服加灯心二十茎，麦门冬去心二十粒，淡竹叶七皮，车前草二根，晚禾根一握，槟榔一个切片煎，不拘时候。

小柴胡汤

治伤暑发疟，热多寒少，或但热不寒，咳嗽烦渴，小便赤。每服加生姜三片，乌梅一个，麦门冬二十粒去心，地骨皮少许煎。温服，不拘时候。热盛大腑不通，加大黄、枳壳各一钱，一服立效。

---

① 豆：原作“京”，据文渊本、上科本改。

② 著：同“着”。

③ 去穰：文渊本为“去白”，可参。

④ 但：只

（方见伤寒阳证类）

清脾汤

治瘅疟，脉来弦数，但热不寒，或热多寒少，膈满[①]能食，口苦舌干，心烦渴大[②]，小便黄赤，大腑不利。

青皮（去白）　厚朴（去粗皮，姜汁炒）　白术（去芦）　草果仁　柴胡（去芦）　茯苓（去皮）　半夏（汤洗七次）　黄芩　甘草（炙。各等分）　或加人参亦可。

上锉散。每服四钱，水盏半，姜五片，煎七分。不拘时温服。

消暑丸

治伤暑发疟，痰多，烦闷眩晕。每服五十丸，淡姜汤吞下（方见中暑类），与前药相兼，多服取效。

湿　证

术附汤

治寒热身重，骨节烦疼，胀满，濈濈自汗，喜呕。因汗出复浴，湿舍皮肤，及冒雨湿所致。

除湿汤

治同上。（二方见中湿伤湿类。除湿汤即渗湿汤）

五苓散

治伤湿小便不利，发疟。（方见伤暑类）

食　证

二陈汤

治伤食发疟痰多。

陈皮　半夏（制。各五两）　白茯苓（三两）　甘草（炙，一两）

上锉散。每服三钱，姜五片，乌梅一个，煎服。寒多者，加草果。热多，加前胡、青皮、槟榔、缩砂、白豆蔻之类，随意增减。

小清脾汤

治胃疟，发作有时，先觉伸欠，乃作寒栗。鼓振颐颔，中外皆寒，腰背俱痛。寒战既已，内外皆热，头疼如破，渴欲饮冷。或痰聚胸中，烦满欲呕。或先热后寒，先寒后热，寒多热少，寒少热多。或寒热相半，或但热不寒，但寒不热。或隔日一发，一日一发，或三五日一发者。悉主之。

厚朴（制同前，四两）　乌梅（去核）　半夏（汤去滑）　青皮　良姜（各二两）　草果（去皮，一两）　甘草（炙，半两）

上锉散，每服四钱，水二盏，姜三片，枣一枚，煎七分，去滓。未发前并三服。忌生冷油腻时果。此药温脾化痰，治胸膈痞闷，心腹胀满，噫醋吞酸，自可常服。

红丸子

治食疟食积，气滞腹胀。

京三棱（水浸软，切片）　蓬莪术（煨）　青皮（去白）　陈皮（去白。各五两）　胡椒　干姜（炮。各三两）

上为末，米醋煮米粉糊，丸梧桐子大[③]，矾红为衣。每服五十丸，淡姜汤下，或二陈汤下。（方见前）

---

① 膈满：据文义，“满”后疑脱“不”字。上科本有“不”字，当是。

② 大：疑为“衍文”。《济生方》为“渴水”可参。

③ 丸梧桐子大：团成梧桐子大的药丸。“丸”用作动词，义为“团成丸”。上科本、王氏本均在“丸”后点断，标点为“米醋煮米粉丸，梧桐子大”，皆非。

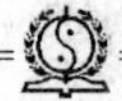

七 情

四兽饮

治五脏气虚，喜怒不节，劳逸兼并。致阴阳相胜，结聚痰饮，与卫气相搏，发为疟疾。

人参（去芦） 白术（去芦） 白茯苓（去皮） 甘草 橘红 半夏 草果（去皮） 乌梅（去核） 红枣 生姜

上等分，锉散。每用半两，以盐少许淹少时，厚皮纸裹，水湿，慢火煨香熟，取出，用水二盏煎。未发前服。

痰 疟

枳梗半夏汤

除痰下气，治胸胁胀满，寒热呕哕，心下坚痞，短气烦闷，痰逆恶心，饮食不下。

桔梗（锉，微炒，五两） 陈皮（去白，五两） 半夏（汤洗七次，五两） 枳实（去穰，炒二两半）

上锉散。每服二钱，水一中盏，生姜五片，乌梅一个，煎至七分，温服，不拘时候。

半夏丸

治疟，咳嗽涎盛，痞满烦闷，咽膈不利，呕吐恶心，神思昏愦，心忪面热，并皆治之。

半夏（十六两，汤洗去滑，姜汁淹一宿） 白矾（八两，枯过）

上为末，生姜自然汁为丸，梧桐子大。每服三十丸至五十丸，食后临卧，淡姜汤吞下。

瘴 疟

附子汤

治瘴疟经久不瘥，正气羸弱，身热如火，极寒极热，连日方醒。发时沉着枕簟，不能抬身，战掉不堪，便溺，饮食俱不便。

附子（二枚。一枚生去皮脐，一枚炮去皮脐，盐水浸。各一两①）

上锉散。每服三钱，水一盏半，生姜七片，红枣七枚，煎至七分，去滓摊冷，就吞灵砂丹五十粒或百粒。未效，再以七枣汤吞黄芽丹二十粒，仍服黑锡丹以坠痰，亦可回元气。凡有此疟，但当守续真元，沉虚热为法。

小柴胡汤

治挟岚嶂溪源蒸毒之气，自岭以南，地毒苦炎，燥湿不常，人多患此。其状血乘上焦，病欲来时，令人迷困，甚则发躁狂妄。有哑不能言者。皆由败血瘀心，毒涎聚于脾所致。于此药中加大黄、枳壳各五钱。（方见伤寒类）

地龙饮

治瘴疟诸疟，大热烦躁。

生地龙（三条，研细末）

上入生姜汁、薄荷汁、生蜜各少许，新汲水调下。如热炽，加脑子少许服，效。

观音丸

取下暑毒、瘴气毒。

圆白半夏（生） 乌梅肉 川巴豆（不去油） 母丁香（以上各十枚。晒）

上为末，姜汁面糊丸如麻子大，上下以厚纸盖贴，有油又再易纸。每服五丸，临卧冷水下。

劳 疟

芎归鳖甲散

治表里俱虚，真元未复，疾虽暂止，

① 各一两：义不通，此上疑有脱文。

小劳复来。

当归　川芎　白茯苓（去皮）　青皮（去白）　陈皮（去白）　半夏（汤洗七次）　鳖甲（去裙，醋炙黄）　芍药（各二钱半）

上锉散。每服三钱，姜五片，枣二枚，乌梅一个，水煎。不以时服。热多，加柴胡。寒多，加草果少许。

疟　母

消癖丸

治弥年经吐汗下，营卫亏损，邪气伏藏胁间，结为癥癖，腹胁坚痛。

芫花（炒）　朱砂（研。各等分）

上为末，炼蜜丸如小豆。每服十丸，浓煎枣汤下。去癖，须用芫花、大戟破水之剂，下后即与养胃汤。（方见伤寒阴证类）

热　疟

八正散

治疟[1]发则心烦脸赤，声叫，烦躁，极热，欲冷地上卧，及饮[2]冷浆，加牛黄、灯心、白竹青煎，即效。（方见积热类）

白虎汤

治热疟，表里俱热，时时恶寒，大渴，口舌干燥，加人参二钱。（方见伤寒通治类）

虚　疟

分利顺元散

治虚怯人患疟，未可进常山等药者。

川乌（一两）　附子（一两或二两）　南星（二两）　木香（别锉，五钱，旋入）

上除木香不见火，三味各一半，去皮生用，即三生饮。一半炮熟，即顺元散。和合切片[3]，每服四钱，生姜十片，枣七枚，水一盏，煎至七分。当发前一日及当发之日，早晨连进二三服，以化去痰。谚云：无痰不成疟。又半生半熟，乃能分解阴阳也。

四将军饮

治疟作时仆厥，撼掖不醒，是中心[4]抑郁，阴阳交战所致，先依灸法（见后），仍服此药。

附子（一两）　诃子（四个）　陈皮（四个，全者）　甘草（四寸）

上锉散。每服四钱，水二盏，生姜七片，枣七枚，煎至七分。初服或不纳，再进则渐能咽，四服尽顿愈，更不复作。

七枣汤

治五脏气虚，阴阳相胜，作为痎疟，不问寒热先后，与夫独作，叠、间日，悉主之。

附子（一枚，炮裂，以盐水浸，再炮，如此凡七次，至七次不浸，去皮脐）

上锉散。水一碗，生姜七片，枣七枚，煎至七分。当发日，空心温服，仍吃枣子三五枚。

理脾饮

治脾胃不和，疟疾，泻利腹痛，下部无力，体重足痿，脚下痛，饮食中满，四肢不举。此方极验。

橘皮（生用）　甘草[5]（炙）　厚朴（去粗皮，一两，姜汁炒）　羌活　防风　肉豆蔻　白茯苓（各二钱半）　川芎（半两）　吴茱萸（一钱，去梗）

---

① 疟：王氏本误作“证”。

② 饮：原无“饮”字，据上科本补。

③ 切片：《永类钤方》作“作散”，可参。

④ 中心：疑是“心中”之倒文，当作“心中”。

⑤ 橘皮甘草：原缺剂量。

上锉散。每服二钱，水一盏，煎至八分，空心食前服。

果附汤

治脾寒疟疾不愈，振寒少热，面青不食，或大便溏泄，小便反多。

草果仁　附子（炮，去皮脐，各等分）

上锉散。每服半两，水二盏，姜七片，枣一枚，煎至七分，温服，不拘时候。

黑锡丹

治冷痰作疟。（方见痼冷类）

冷附汤

治疟疾，无过是痰实痞塞不通，脾胃弱虚，热在上，停于胸膈，不得入于脏腑，所以五更冷服，乃使药下达，壮脾胃，去痰实，除虚热，降心气。屡用屡效。

附子（重九文，一两[①]，炮，去皮脐）

上切作片，分二服。水二大盏，生姜十片，煎至一盏。隔夜煎下，用薄绵覆盏面，露一宿，五更初冷服。

久　疟

丁香煮散

患疟经年不安，黄瘦，饮食减少，虽有时歇三两日，或劳力，或吃少毒物相犯，寒热立至，多服效。（见呕吐类）

大已寒丸

治疟久不愈，每发则极寒极热，疟退汗如雨，生姜、枳实煎汤服，一服不作。（方见泄泻类）

橘皮煎丸

治久疟。扶虚理脾肾。（方见虚损类）

通　治

疟疾阴阳交争，寒热互作，用药须半生半熟，半冷半热，乃收十全之功。

草果平胃散

治脾虚作疟，不问寒热先后，饮食不进，宜服。

上以生料平胃散四两，加入草果、大腹皮、槟榔、青皮各二两，锉碎，相和匀。每服五钱，水一盏半，姜三片，枣二枚，煎七分，空心多服收效。

人参养胃汤

治寒多热少，或但寒不热，头痛恶心，胸满啘噎[②]，身体疼痛。栗栗振寒[③]，面色青白，不进饮食，脉来弦数。每服生姜七片，枣二枚。多寒加炮附子。（方见伤寒阴证类）

小柴胡汤与养胃汤合和，名加减清脾汤。寒多热少，多用养胃汤，热多寒少，多用柴胡汤，寒热匀则平用。生姜、桃柳枝、地骨皮、红枣煎。多服取效。

藿香正气散

治疟，遍身肿满，加草果、缩砂一两。（方见伤寒阴证类）

柴苓汤

小柴胡汤与五苓散合和，名柴苓汤。治伤风、伤暑、疟大效。每服姜三片，麦门冬二十粒去心，地骨皮少许煎。温服。（方见伤寒阳证类[④]。五苓散方伤暑类）

柴胡桂姜汤

治疟，或有寒者，但寒不热者。亦治久不愈者。

北柴胡（四钱）　桂心（一钱半）　黄

---

① 一两：《永类钤方》作“一个”。

② 啘噎（yèn 夜逆）：呕吐。啘，干呕。噎，吐。

③ 栗栗振寒：惧怕寒冷。栗栗，恐惧的样子。文渊本缺“栗栗振”三字。

④ 阳证类：小柴胡汤在伤寒阳证类。文渊本为“热证类”，可参。王氏本作“阴证类”，误。

芩（一钱半）　瓜蒌根（二钱[①]）　牡蛎（杵碎，炒）　甘草　干姜（各一分）

上锉散。每服五钱，水一盏半，煎八分温服。

加味二陈汤

每服四钱，姜五大片，加旋覆花四钱煎。日四服，不拘时候。久疟有效。虚弱人果附汤兼服。（方见前）

截　疟

胜金丸

治一切疟病，发作有时。盖因外邪客于脏腑，生冷之物内伤脾胃。或先寒后热，先热后寒[②]，或寒多热少，或寒少热多，或但热不寒，或但寒不热。或连日不[③]发，或间日而发，或发后三五日再发。寒则肢体颤掉，热则举身如火，头痛恶心，烦渴引饮，气喘急，口苦咽干，背膂酸疼，肠鸣腹痛。或痰聚胸中，烦满欲呕。并皆治之。

槟榔（四两）　常山（酒浸煎焙，一斤）

上为末，水面糊为丸梧桐子大。每服三十丸，于发前一日晚临卧，用冷酒吞下便睡，不得吃热物茶汤之类。至四更尽，再用冷酒吞十五丸。忌食一切热羹汤粥食，午间可食温粥，至晚方可食热。忌一切生冷鱼腥等物。

又方

川恒山二两为末，鸡卵二个，取渍[④]为丸。（治证服饵，一如上法）

露星饮

常山一味细锉，每服五钱，半酒半水煎，去滓，于当空以薄绵封盖碗，露至天微明时，取荡[⑤]温服。些小呕泄无妨。

辰砂丸

治疟之为苦，异于诸疾。世人治之，不过用常山、砒霜之类，发吐取涎而已，虽安，所损和气多矣。有人病疟半年，前人方术，用之略尽，皆不能效，遂服此药愈。

辰砂（有墙壁光明者）　阿魏（真者。各一两）

上研匀，和稀米糊丸如皂角子大。空心，浓煎人参汤下一丸。疟之为病，虽在忌医之列，但体认得所因真的，按方用药，无不切效。（一方，用白茯苓、甘草各三钱，分三服，水一盏煎，临发时顿服，自效）

又方

生姜四两，连皮捣烂，止用自然汁。约明日当发，隔夜安排，将纱片遮盖，露一宿，五更初搅动，澄者一上吞吃。或有痰吐，任之即安。或微利亦安。

灸法

大椎，在第一椎下陷中宛宛中，灸三七壮至四十九不止。或灸第三骨节亦可。大陵穴，在掌后两骨间，灸三壮，立效。

譩譆二穴，在肩膊内廉第六椎两旁三寸，其穴抱肘取之，灸二七壮至一百壮止。凡灸疟，必先问其病所发之处，先寻穴灸之亦可。

针法

于十指近甲梢针出血，及看两舌下，有紫肿红筋，亦须针去血，效。

---

① 北柴胡、杜心、黄芩、瓜蒌根四味药的剂量“钱”，文渊本均作“分”。

② 先热后寒：据前后文，此句前脱“或”字，应为“或先热后寒”。

③ 不：《局方》作“并”，义胜。

④ 渍：诸本皆作“渍”，疑是“清”之讹。王氏本据《局方》改为“清”，当是。

⑤ 荡：诸本皆同，疑是“汤”之误。

痰厥

顺元散

治暴患痰厥气虚，身微冷，面淡白，昏闷不知人事。（方见风科虚证类）

星香饮

治暴患痰厥，气盛，身热面赤。（方见风科热证类）

单方

治暴患痰厥，不省人事。

上用生清油一盏，灌入喉中，须臾逐出风痰，立愈。

眩冒

白薇汤

治平居无苦疾，忽如死人，身不动摇，默默不知人。目闭不能开，口噤不能言。或微知人，恶闻人声，但如眩冒，移时方寤。此由已汗过多，血少气并于血，阳独上而不下，气壅塞而不行，故身如死。气过血还，阴阳复通，故移时方寤，名曰郁冒，亦名血厥。妇人多有之。

白薇　当归（各一两）　人参（去芦，半两）　甘草（一分）

上锉。每服五大钱，水二盏，煎至一盏，去滓温服，不拘时。

仓公散

瓜蒂　藜芦　矾石（煅）　雄黄（各等分）

上为细末[1]。少许吹入鼻中，得嚏为度。此药能起死人。

卒厥尸厥

追魂汤

治卒厥暴死，及主客忤、鬼击、飞尸，然忽绝气不觉，口噤。

麻黄（去节，三两）　杏仁（去皮尖，二百五十个）　甘草（炙，一两）

上为锉散。每服四钱，水一盏半，煎七分，去滓灌之。通治诸感忤。或口噤拗口不开，去齿下汤，汤入口，活。不下，分病人发左右，捉搦肩引之，药下渐苏，令服尽取效。《千金》有桂心二两。《金匮》云：寸脉沉大而滑，沉者为实，滑者为气，实气相搏，血气入脏则死，入胃则愈。若卒厥，唇口青，身冷，为入脏即死，身和，汗出则愈。

内鼻散

治尸厥，脉动而无气，气闭不通，静而若死，名卒厥。

菖蒲（去毛）

为末。每用二字，内两鼻中，吹之令入。仍以桂末安于舌下。

硫黄散

治尸厥，奄然死去，四肢逆冷，不省人事，腹中气走如雷鸣。

焰硝（半两）　硫黄（一两）

上二件，细研如粉，分作三服。每服用好酒一大盏煎，觉焰起，倾入盏内，盖，候温，灌与服，如人行五里[2]，又进一服，不过三服即苏。

又方

附子七钱，炮熟去皮脐为散，分作二服。每服用酒三盏，煎至一盏[3] 温服。

又方

生姜自然汁半盏，酒一盏，煎令百沸，灌二服，却用灸。

灸法

头上百会穴四十九壮，兼脐下气海、

---

① 上为细末：王氏本夺“细”字。

② 如人行五里：谓如同人行五里路用的时间。

③ 一盏：文渊本为“二盏”，可参。

丹田穴三百壮。觉身体温暖即止。

沙　证

艾汤

试沙证。江南旧无，今所在有之。原其证古方不载，所感如伤寒，头痛呕恶，浑身壮热，手足指末微厥，或腹痛烦乱，须臾能杀人。先浓煎艾汤试之，如吐即是。

上用五月蚕蜕纸碎剪，安碗中，以碟盖之，以百沸汤泡艾碗许，仍以别纸封裹缝良久，乘热饮之，就卧以厚被盖之，汗出愈。

又近时多看头额上及胸前两边有小红点在于皮肤者，却用纸捻成条，或大灯草微蘸香油，于香油灯上点烧，于红点上焌暴[①] 者，是又名水伤寒[②]。却用樟木煎汤服，或葱豉汤汗出愈。如腹痛不止，又用针于两手十指近甲梢[③] 针出血，即愈。

盐汤吐法

治心腹绞痛，冷汗出，胀闷欲绝，俗谓搅肠沙。今考之，此证乃名干霍乱。此亦由山岚瘴气，或因饥饱失时，阴阳暴乱而致。急用盐汤吐法，此法救人不一。

上用盐半盏许，以热汤数碗泡盐，令患人尽服，连致数碗，不得住手方可。却以鸡羽扫咽喉间，即时吐，所吃盐汤尽出，其证即愈。

又法

治沙证，但用苎麻蘸水，于颈项、两肘臂、两膝腕等处戛掠，见得血凝皮肤中，红点如粟粒状，然后盖覆衣被，吃少粥汤，或葱豉汤，或清油、生葱、茶，得汗即愈。此皆使皮肤腠理开发松利，诚不药之良法也。

又法

两足坠痛，亦名水沙。（可于两脚曲腕内两筋两骨间刺出血，愈。名委中穴）

时　疫

十神汤

治时令不正，瘟疫妄行，感冒发热，或欲出疹。此药不问阴阳两感风寒，并宜服之。

川芎　甘草（炙）　麻黄（去根）　干葛　升麻（去芦）　赤芍药　白芷　陈皮　香附子（炒，去毛）　紫苏（各四两）

上锉散。每服三钱，水盏半，姜五片，煎七分，去滓热服，不以时候。如发热头痛，加连须葱白。中满气实，加枳壳煎。

不换金正气散

治四时伤寒，瘴疫时气，头痛壮热，腰背拘急，五劳七伤，山岚瘴气，寒热往来，五膈气噎，咳嗽痰涎，行步喘乏，或霍乱吐泻，脏腑虚寒，下痢赤白，并宜服之。

厚朴（去皮，姜汁炒）　藿香　甘草　半夏　苍术（米泔浸）　陈皮（各等分）

上锉散。每服三钱，水一盏半，生姜三片，枣二枚，煎八分，去滓，食前稍热服。忌生冷油煎毒物。不伏水土宜服之。常服进饮食，调脾胃。一方，加白茯苓。

桂枝黄芩汤

治风疫。脉浮数而不弱，头项疼，腰脊痛，发热恶风，递变传染。

桂枝　赤芍药　黄芩（去枯心。各半两）　甘草（炙，一两）

---

① 焌（jùn 俊）暴：点火猛烈。

② 以上数句，王氏本标点为：“两边有小红点，在于皮肤者，却用纸捻成条或大灯草，微蘸香油，于香油灯上点烧，于红点上焌暴者是，又名水伤寒。”非。

③ 梢：王氏本误为“稍”。

上锉散。每服五钱，水一盏半，生姜三片，枣二枚，煎，空心服。

败毒散

治冬合寒反暖，春发温疫。（方见伤寒阳证类）

大柴胡汤

治春合暖反凉，夏发燥疫。（方同见上）

五苓散

治秋合凉反淫雨，冬发湿疫。（方见伤暑类）

五积散

治夏合热反寒，秋发寒疫。（方见伤寒阴证类）

柴胡石膏散

治时行温疫，壮热恶风，头痛体疼，鼻塞，咽喉干燥，心胸满，寒热往来，痰实咳嗽，涕唾稠粘。

赤芍药（五两） 桑白皮（三两七钱半） 石膏（煅） 柴胡（去芦） 干葛（各五两） 升麻（二两五钱） 黄芩（去枯心，三两七钱） 荆芥穗（去土，三两五钱）

上锉散。每服三钱，水二盏半，生姜三片，淡豉十余粒，煎七分，去滓热服。小儿作三服。

苏合香丸

凡入瘟疫家，先令开启门户，以大锅盛水二斗于堂中心，用二十丸煎，其香能散疫气。凡病者各饮一瓦后，医者却入诊视，不致相染。

又方

入疫家不相染。

雄黄研细水调，以笔浓蘸，涂鼻窍中，与病人同床，亦不相染。初洗面后及临卧时点之。凡瘟疫家自生恶气。闻之即上泥丸，散入百脉，转相传染。若仓卒无药，以香油抹鼻端，及以纸捻探鼻，嚏之为佳。

伤寒遗事

战汗四证

厥阴逆至第七日，脉得微缓微浮，为有脾胃脉也。故知脾气全，不再受克，邪无所容，否极泰来，营卫将复，水升火降，则寒热作而大汗解矣。

黑奴丸证，服药一丸，但与冷水尽足饮之，须臾当寒，寒竟汗出便瘥。

小柴胡证具，而以他药下之，柴胡证仍在者，复与柴胡汤。此虽已下之，不为逆。得汤必蒸蒸而振，发汗出而解。

调胃承气汤证云：太阳病未解，脉阴阳俱停，先必振栗，汗出而解。

急下两证

少阴主肾，系舌本。伤寒热气入于脏，流于少阴之经，肾汁干，咽路焦。故口燥咽干而渴，宜急下之。非若阳明证宜下而可缓也。虽然阳明宜缓，而有一证，发热汗多者，亦急下之。盖阳明属胃，汗多则胃汁干，亦须急下也。少阴证，口燥咽干，谓之肾汁干，宜急下之。阳明证，发热汗多，谓之胃汁干，亦急下之。

伤寒伤风误下成痞

伤寒伤风，医反下之，其人下利，日数十行①，谷不化，腹中雷鸣，心下痞硬而满，干呕，心烦不得安。医见心下痞，谓病不尽，复下之，其痞益甚。此非结热，但以胃中虚，客气上逆，故使硬也，甘草泻心汤主之。（属太阳）

三阴可汗

阴病不当发汗，发汗即动经。然太阴脉浮，少阴病发热，亦须微微出汗，但不

① 行：次，量词。

可正汗耳。太阴脉浮者，宜桂枝汤。少阴发热脉沉，宜麻黄细辛附子汤。少阴二三日，常见少阴证，无阳证者，宜麻黄甘草附子汤，微发汗。皆阴证表药也。

瘥后昏沉

伤寒瘥后十数日，或半月二十日，终不惺惺，常昏沉似失精神，言语错谬，又无寒热，医或作鬼祟，或作风疾，多般治之不瘥。或朝夕潮热颊赤，或有寒热似疟。皆缘发汗不尽，余毒在心胞络间所致也。知母麻黄汤主之。

饮酒复剧

伤寒时疾，三日已汗解，因饮酒复剧，苦烦闷，干呕口燥，呻吟错语，不得卧。黄连解毒汤主之。

循衣摸床

伤寒若吐、若下后不解，不大便五六日以上，至十余日，日晡即发热，不恶寒，独语如见鬼状。若剧者，发则不识人，循衣摸床，惕[①] 而不安，微喘直视。若微者，但发热谵语。大承气汤主之者，一服，利则止后服。脉弦者生，脉涩者死。

伤寒别名

清便自调、自可，谓大小便如常也。大便秘而坚则曰硬。小便不利，小便少，下利清谷，皆谓水谷不分。得大便曰更衣。大便坚，小便利，曰脾约。下利曰飧泄。肠僻谓痔也。寒而利曰鸭溏，热而利曰肠垢。转失气谓气转而响，时时失下，即后分泄气，盖肠中有积。大汗伤气，大下伤血，或火邪逼迫惊狂，或尺寸脉紧而反有汗，或发汗后汗不止，曰漏风。或阴病本无汗而反有汗，或其脉浮迟微弱不能作汗，皆曰亡阳。吐、汗、下、温针以后，其病不解，曰坏病，曰何逆。瘥后更发热曰遗热。脉相克贼曰负。两手无脉曰双伏，一手无脉曰单伏。左关脉曰人迎，右关脉曰气口，足趺上动脉曰冲阳，足后跟上陷中动脉曰太溪。妇人乳头直下近腹处曰期门。脐下一寸半曰气海，二寸曰丹田，三寸曰关元。玄府即汗空也。脐间动气曰奔豚。筋惕[②] 肉动曰瞤。中暑曰中暍[③]。安发湿温汗曰重暍。渴欲饮水，水入即吐，曰水逆。心下停水怔忪，身无大热，头额微汗，曰水结胸。干呕曰哕[④]，咳逆曰哕。目中不了了，谓不明了也。睛不和，谓不和平如常也。三月至夏方发病曰晚发。

伤寒戒忌

伤寒新瘥后，但少吃糜粥，常令稍饥，不得饱食，反此则复。不得早起，不得梳头洗面，不得多言，不得劳心费力，反此则复。瘥后百日内，气体未得平复，犯房室者死。忌食羊鸡狗肉肥鱼油腻诸骨汁，及咸藏鲊脯油饼面，病再发。

临治警省

伤寒证候，顷刻传变。伤寒治法，绳尺谨严，非可以轻心视之也。其间种类不一，条例浩繁，是固难矣。至于阴极发躁，热极发厥；阴证如阳，阳证如阴；脚气似乎伤寒；中暑似乎热病；与夫蓄血一证，上热下冷，乍哄乍寒，至四肢发厥，昏迷闷绝。凡此等类，尤当审思而明辨之。若疑似未别，体认未明，姑且询探，切不可妄投决病之剂。方匕虽微，死生系也。谨之哉。

伤寒笃证

摇头直视，形如烟熏，心绝。唇吻反

---

① 惕：惊恐。
② 惕：跳动。
③ 暍：中暑。
④ 哕（yè）：干呕。

青，四肢多汗，肝绝。反目直视，狂言遗尿，肾绝。汗出发润，喘而不休，肺绝。环口黧黑，柔汗发黄，脾绝。汗出如油，喘促无已，水浆不下，形体不仁，命绝。大发湿家汗则成痉，热而痉，不治。发湿温汗，身青面变，耳聋不语，曰重暍，不治。发风温汗，必谵语，并不治。发风湿、中湿汗，并逆，发动气汗，不治。发少阴汗，九窍出血，曰下厥上竭，不治。发少阳汗则谵语，发汗只在头面，不至遍身，鼻衄不止者，逆。发汗不至足者，逆。诸逆发汗剧者，言乱目眩，并不治。当汗无汗，服麻黄数剂，七日汗不出者，不治。汗出如珠不流，不治。汗出如油，口噤肉战，呻吟喘促，不治。汗后呕吐，水药不入口者，逆。热病脉躁盛而不得汗，不治。汗后不为汗衰，复大热脉躁疾，狂言不食，曰阴阳交，不治。忽冒昧无脉，服药后汗解则生。若无汗，脉不至者，不治。少阴，厥逆无脉，服药通脉，其脉渐续则生，暴出则不治。下利厥逆无脉，灸之脉不回，身不温，微喘，不治。少阴，四逆下利，恶寒而拳，发躁无脉，不治。下利日十余行，其脉反实者，逆。少阳阳明合病，下利脉长大而弦，曰负，不治。阳病见阴脉，不治。发斑属阳，见阴脉，不治。代脉不治。吐血、衄血，脉反浮大而牢，不治。阴易、阳易，脉离经，外肾肿，腹中绞痛，手足拳变，不治。咳逆上气，脉散者，不治。谵语脉反沉微，四肢厥冷，不治。脉阴阳俱虚，热不止者，不治。七八日以上发大热，难治。舌本烂，热不止者，逆。下利发热，或汗不止，厥不止，并不治。下利发热，厥逆，躁不得眠，不治。谵语直视，或喘满，或下利，并不治。谵语属阳，见阴证者，逆。伤寒，脉乍疏乍数，不治。发斑，先赤后黯，面色黧晦，不治。发斑，大便自利，不治。发黄而变黑，不治。口干舌黑，不治。口张目陷，不治。张口出气，干呕，骨骸热痛者，逆。咳逆不止者，不治。心下疰[①]闷，上气喘粗者，逆。霍乱，喘胀烦躁，不治。误下湿家，额汗喘促，或小便不利，大便自利，不治。头汗，内外关格，小便不利，此为阳脱，不治。腹满咳逆，不得小便，不治。腹大满而下泄，不治；若脉洪紧而滑，尤可虑。脏结如结胸，舌白苔，阴筋引脐腹痛，时时下利，不治。结胸证具，加烦躁，不治。脏厥七八日，发厥肤冷，烦躁下利，无时暂安，不治。少阴吐利，厥逆烦躁，不治。厥而[②]下利，反能食者，曰除中，不治。四肢厥逆，脐下绞痛石硬，眼定者，逆。厥阴唇青，舌卷黑，而耳聋囊缩，不治。头连脑痛甚，手足俱寒，不治。阴毒、阳毒，过六七日，不治。两感，难治。狐惑，咽干声哑，唇疮，不治。赤斑，五救其一。黑斑，十救其一。寻衣摸空者，逆。

---

① 疰（zhù 柱）：由体弱气虚，暑热伤气所致之病。文渊本为“痞”，可参。

② 厥而：此二字文渊本脱。

世医得效方　卷第三

大方脉杂医科

诸　气

缩砂香附汤

调中快气，治心腹刺痛，利三焦，顺脏腑。

香附子（炒，去毛，十两）　乌药（去心，五两）　粉草（炒，二两）　缩砂（去壳，二两）

上为末。每服一钱[①]。紫苏叶三皮，盐少许，沸汤调下，不拘时候。大便气秘，橘皮汤下，亦名宽气汤。

沉香降气汤

治阴阳壅滞，气不升降，胸膈痞塞，心腹胀满，喘促短气，干哕烦满，咳嗽痰涎，口中无味，嗜卧减食。又治胃痹留饮，噫醋闻酸，胁下支结，常觉妨闷[②]。及中寒咳逆，脾湿洞泄，两胁虚鸣，脐下撮痛，皆能治之。患脚气人，毒气上冲，心腹坚满。肢体浮肿者，尤宜服之。常服开胃消痰，散壅思食。

香附子（炒，去毛，十两）　沉香（四钱六分，不见火）　缩砂（去壳，十二两）　粉草（炒，三两）

上为末。每服一钱，入盐少许，沸汤点服。凌旦雾露，空心服食。去邪恶气，使无瘴疫。

木香槟榔丸

疏导三焦，宽利胸膈，破痰逐饮，快气消食。

木香（不见火）　槟榔　枳壳（麸炒）　杏仁（去皮尖，麸炒）　青皮（去白。各一两）　半夏曲　皂角（去白，酥炙）　郁李仁（去皮。各二两）

上为末，别以皂角四两，用浆水一碗，搓揉熬膏。更入熟蜜少许，和丸如梧桐子大。每服五十丸，食后生姜汤下。

归气汤

治气不升降，胸膈痞满，心腹刺痛，不进饮食。

沉香　木香　丁香（并不见火）　白姜（炮）　川楝子肉（炒）　肉桂（去皮，不见火）　陈皮（去白）　当归　甘草（炙）　附子（一个，十二钱者，炮，去皮脐）　缩砂　益智（炒。各去壳）　胡芦巴（炒）　白术　舶上茴香（炒）　豆蔻（面裹煨。各一两）

上锉散。每服三钱，水一盏，紫苏三叶，木瓜四片，盐少许煎服。

木香流气饮

调顺荣卫，通流血脉，快利三焦，安

---

① 一钱：文渊本为“二钱”。

② 妨闷：王氏本误为“努闷”。

和五脏。治诸气痞滞不通，胸膈膨胀，口苦咽干，呕吐少食，肩背走注刺痛。及喘急痰嗽，面目虚浮，四肢肿满，大便秘结，水道赤涩。又治忧思太过，怔忪郁积，脚气风湿，聚结肿痛，喘满胀急不宁。

陈皮（去白，一斤） 青皮（去白） 紫苏（去皮梗） 甘草（爁）① 厚朴（去粗皮，姜汁制） 香附（炒，去毛。各半斤） 木通（去节，四两） 大腹皮 丁皮 槟榔 肉桂（去粗皮，不见火） 藿香叶 蓬莪术（煨切） 草果仁 木香（不见火。各三两） 麦门冬（去心） 人参（去芦） 白术（去芦） 干木瓜 石菖蒲（刮去毛） 赤茯苓（去黑皮） 川白芷（各二两） 半夏（一两，汤洗七次，焙干）

上锉散。每服四钱，水一盏半，生姜三片，红枣二枚，煎至七分，去滓热服。如伤寒头痛，才觉得疾，入连根葱白三寸，煎服，升降阴阳，汗出立愈。如脏腑自利，入粳米煎。妇人血气癥瘕，入艾、醋煎，不拘时候。

秘传降气汤

治男子妇人，上热下虚，饮食过度，致伤脾胃。酒色无节，耗损肾元。水火交攻，阴阳关隔，遂使气不升降。上热则头目昏眩，痰实呕逆，胸膈不快，咽喉干燥，饮食无味。下弱则腰脚无力，大便秘涩，里急后重，脐腹冷疼。若治以凉，则脾气怯弱，肠鸣下利。治以温，则上焦壅热，口舌生疮，及脚气上攻与久痢不瘥。宜先服此药，却以所主药治之。气壅耳聋，泛热咽疼，亦效。

五加皮（半两，酒浸半日，炒黄色） 枳壳（一两，汤浸去穰，麸炒） 柴胡（去毛芦，洗，一两） 骨碎补（燎去毛，锉炒，半两） 地骨皮（半两，炒黄） 桔梗（半两，炒黄色） 桑白皮（二两，锉炒） 陈皮（一两，炒黄色） 诃子（炮，取肉半两，炒） 甘草（一两，炒） 半夏（半两，生为末，生姜自然汁为饼，再碎，炒） 草果（去皮膜，半两，净洗炒黄）

上锉散，和匀，以碗盛，就饭甑上蒸一伏时，倾出摊令冷收之。每服二钱，紫苏三叶，生姜三片，水一盏，同煎七分，食后通口服。痰咳，加半夏曲。心肺虚，每料加人参、茯苓一两②。上膈热，加北黄芩五钱。下部大段虚，加少许炮附子煎，如使附子，多加生姜。妇人血虚，加当归一两煎。

苏子降气汤

治中脘不快，心腹胀满，阴阳壅滞，气不升降，胸膈噎塞，喘促短气，干噫烦满，咳嗽痰涎，口中无味，嗜卧减食，宿寒留饮，停积不消，胁下支结，常觉妨闷。专治脚气上冲，心腹坚满，肢体浮肿，有妨饮食。

苏子（净炒） 半夏（洗七次。各二两半） 甘草（炙） 前胡（去芦） 厚朴（去粗皮，姜汁制。各一两） 陈皮（去白，一两） 川当归（去芦，一两半） 肉桂（去粗皮，一两，不见火）

上锉散。每服二钱至三钱，水一大盏，生姜三片，煎至七分，去滓温服，不拘时。常服消痰饮，散滞气，进饮食。体虚痰喘，加人参一钱，北五味子七粒，盐梅一个，杏仁七粒去皮尖，红枣二枚煎。虚烦，加知母、人参，每料各一两。

分心气饮

治男子妇人一切气不和。或因忧愁思虑，或因酒色过伤，或临食忧烦或事不遂意，以此不足，留滞不散，停于胸膈，不

---

① 爁（lǎn 览）：烤炙。一种炮制方法。

② 一两：前疑脱“各”字。当为“各一两”。

能流畅。致使心胸痞闷，胁肋胀满，噎塞不通，噫气吞酸，呕哕恶心，头目昏眩，四肢倦怠，面色萎黄[①]，口苦舌干，饮食减少，日渐羸瘦，或大肠虚秘，并皆疗之。常服，升降阴阳，调顺三焦，消化滞气，进美饮食。此方独清而疏快，常服大效。

紫苏（茎叶俱用，四两）　羌活　半夏（汤洗七次）　肉桂（去皮）　青皮（去白）　陈皮（去白）　大腹皮　桑白皮（炒）　木通（去皮节）　芍药　甘草（炙）　赤茯苓（各一两）

上锉散。每服三钱，水一盏，生姜三片，枣二枚，灯心十茎，取七分，去滓温服。气秘，每服加枳壳去穰、栗壳、萝卜子、皂角子各半钱。咳嗽不利，加人参一钱，五味子七粒，桔梗一钱。气滞腰疼，加木瓜二片，枳壳一钱半。水气，面目浮肿，加车前子、麦门冬去心、甜葶苈子、木瓜、泽泻、猪苓去皮，每料各一两，又名小流气饮。

推气丸

治三焦痞塞，气不升降，胸腹满闷，大便涩，小便赤黄。

槟榔　枳实　陈皮　黄芩　大黄　黑牵牛（炒。各等分）

上为末，生姜自然汁煮糊，丸如梧子大。每服三四十丸，淡姜汤下。

神保丸

治诸气刺痛，流入背膂及胁下，诸药不能治。

木香　胡椒（各一钱）　全蝎（七枚）　巴豆（十个，去皮心，研）

上为末，汤释[②]蒸饼丸麻子大[③]，朱砂为衣。每服五粒。心膈痛，柿蒂、灯心汤下。腹痛，柿蒂煨姜汤下。

血痛，炒姜醋汤下。肺气甚者，白矾、蛤粉各三分，黄丹一分，同研为末，煎桑白皮糯米饮调三钱下。小喘，桑白皮糯米饮下。肾气胁下痛，茴香酒下[④]。大便不通，蜜汤调槟榔末一钱下。气噎，木香汤下。宿食不消，茶酒浆饮随意下。诸气，为膀胱气胁下痛最难治，独此药能去之。有人病项筋痛，诸医皆以为风，治之数月不愈，乃流入背膂，久之又注右胁下，挛痛甚苦，乃合治之，一服而愈。后尝再发，又服病除。又方，用胡椒一两，蝎尾半两去毒，为末，面糊丸如粟米大。每服五七丸至二十丸，陈米饮下，名塌气丸。又一方，于塌气丸中加木香一味，和顺脏气，消腹胁坚胀，小便不利，并治息积，名胡椒丸。

导气枳壳丸

治气结不散，心胸痞痛，逆气上攻，分气逐风，功不可述。

枳壳（去穰，麸炒）　木通（锉，炒）　青皮（去白）　陈皮（去白）　桑白皮（炒）　萝卜子（微炒）　白牵牛（炒）　莪术（煨）　茴香（炒）　荆三棱（煨。各等分）

上为末，生姜汁打面糊为丸如梧子大。每服二十丸，煎橘皮汤下，不拘时候。

三棱煎丸

顺气宽中，消积滞，化痰饮。治中脘气痞，心腹坚胀，胁下紧硬，胸中痞塞，喘满短气，噫气[⑤]不通，呕吐痰逆，饮

---

① 萎黄：原作“痿黄”。

② 汤释：文渊本为“汤和”可参。

③ 丸麻子大：团成麻子大小的药丸。以上两句，上科本，王氏本标点为：“汤释蒸饼丸，麻子大”，非。

④ 茴香酒下：以下至“五香连翘汤”，约一千余字，文渊本缺。

⑤ 噫气：原脱，据《局方》补。

食不下，大便不调，或泄或秘。

杏仁（汤浸，去皮尖，麸炒黄，一两） 萝卜子（微炒，二两） 神曲（碎，炒，三分[①]） 京三棱（生，细锉，另捣罗为末[②]，以酒三升，石器内熟熬成膏） 麦蘖（炒，二两） 硇砂（一两，水飞，煎如盐，研） 青皮（去白） 干漆（炒。各二两）

上件为末，以三棱膏匀搜和丸如梧桐子大。每服十五丸至二十丸，温米饮食后服。（加阿魏五钱重，名阿魏丸，又名起祖三棱丸，姜汤下）

三和散

治五脏不调，三焦不和，心腹痞闷，胁肋䐜胀，风气壅滞，肢节烦疼，头面虚浮，手足微肿，肠胃燥涩，大便秘难。虽年高气弱，并可服之。又治背痛胁痛，有妨饮食，及脚气上攻，胸腹满闷，大便不通。

羌活（去芦，一两） 紫苏（一两） 宣木瓜（切，焙，一两） 沉香（一两） 白术（三分） 槟榔 木香（各三分） 芎䓖（三两[③]） 甘草（炒，三分） 陈皮（去白，三分） 大腹皮（炙焦黄，一两）

上锉散。每服二钱，水一盏，煎至六分，去滓温服，不计时候。四磨汤亦可兼服。（方见秘涩类）

五香连翘汤

治壮盛人胸膈痞塞，气不升降，百药不效，服之奏功必矣。（方见疮肿杂证类）

神仙九气汤

治九气：膈气、风气、寒气、热气、忧气、喜气、惊气、怒气、山岚瘴气。积聚坚牢如杯，心腹刺痛，不能饮食，时去时来，发则欲死。

川姜黄 甘草 香附子[④]

上为末，每服一大钱，入盐少许，百沸汤点，空心服，立效。

赚气散

治心胸痞闷，腹胁虚胀，饮食减少，气不宣通。及伤寒两胁刺痛攻心。

荆三棱[⑤] 蓬莪术（煨熟。各五两） 白术（三两） 木香（半两） 枳壳（去白，麸炒，一两）

上锉散。每服二钱，水一盏，生姜三片，煎至六分，食前温服。用砂糖少许压下。

参附正气散

治阴阳不和，脏腑虚弱，头目昏眩，腹胁刺痛，呕逆恶心，饮食不进，气虚盗汗，咳嗽上喘，四肢厥冷，腰背酸痛，脾虚泄泻，脾肾俱损，精血伤竭，气短脉沉，耳干焦黑，面黄体瘦，怠惰多困，小便频数，小肠气痛，霍乱吐泻。及卒中风气，昏乱不常。大病尫羸倦弱。妊娠失调理，产后虚损。并宜服之。大能补虚，正气，调理气血，固肾消痰。

人参 木香 白豆蔻（各二钱半） 川芎 干姜 甘草 藿香 茯苓 黄芪 当归（去尾） 丁香 桂心 陈皮 白芷 缩砂仁 青皮（各半两。去白） 白术 附子（炮） 半夏曲（各七钱）

上锉散。每服半钱，生姜五片，枣二个，煎服。此方屡有奇验。

破块丸

治受瘴结成气块腹中，不能消散。服之立效。

荜茇（一两） 大黄（一两。各生用）

上为末，入生麝香少许，炼蜜为丸如

---

① 三分：《局方》作“三两”，可参。

② 末：此下《局方》有“八两”，可参。

③ 三两：《局方》作“三分”，可参。

④ 香附子：此下文渊本有“各等分”，可参。

⑤ 荆三棱：文渊本为“京三棱”。

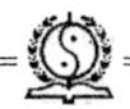

梧子大。每服三十丸，空心冷酒下，或温冷汤下，日三服。

灸法

凡上气冷发，腹中雷鸣转叫，呕逆不食，灸太冲，穴在足大指本节后二寸陷中，不限壮数。从痛至不痛，不痛至痛止。心腹诸病，坚满烦痛，忧思结气心痛，吐下食不消。灸太仓，穴在心下四寸，胃脘下一寸。脐下搅痛，流入阴中，发作无时，此冷气，灸关元百壮，穴在脐下三寸。及灸膏肓二穴。短气不语，灸大椎，随年壮。又灸肺俞百壮，脐孔中二七壮。乏气，灸第五椎下，随年壮。

中　气

苏合香丸

治气中。虽不见方书所载，然暴喜伤阳，暴怒伤阴，忧愁不意[①]，气多厥逆，往往多得此疾。便觉涎壅，牙关紧急，若作中风用药，非唯不相当，多能死人。昔有一妇人，因忧戚中忽然气厥，牙噤涎潮，里医作中风用药，以大通利药下之，大泄数行，一夕而卒，可不戒之！如遇此证，急化苏合香丸四五粒灌之便醒。然后随其调理，无不痊愈。

苏合香油（一两，入安息香膏内）　薰陆香（一两，研）　青木香（锉）　白术（去芦）　丁香　白檀香　朱砂（研，水飞）　沉香　香附子（炒，去毛）　乌犀（镑屑）　荜茇　安息香（别为末，用无灰酒一升熬膏）　麝香（研）　诃黎勒（煨）　龙脑（研，以上各一两）

上为末，入研药匀，用安息香膏，并炼白蜜和剂。每服旋丸如梧子大，取井花水温冷任意下四丸，老人小儿可服一丸。温酒化服亦得，并空心服之。用蜡纸裹一丸如弹子大，绯绢袋盛，当心带之，一切邪神不敢近。

独香汤

治中气闭目不语，四肢不收，昏沉等证。南木香（不以[②]多少）

上为末，冬瓜子煎汤调下。痰盛，加南星为散，生姜煎。

术附汤

治中寒、中气之候，四肢厥逆，口噤，牙关紧急，痰涎壅盛，如中风状者。

白术（四两[③]，去芦）　绵附子（炮，去皮脐，薄切片，一两半）　甘草（炙，二两）

上锉散。每服三钱，水一盏，姜十片，煎取八分，去滓后调苏合香丸二粒，并进二服。或气短头晕，手足厥逆未退者，可进养正丹三十粒至百粒，奇效。不拘时候。

回阳汤

治中气，脉弱，大段虚怯等证。

川乌（生，去皮脐）　附子（生，去皮脐。各半两）　干姜（炮，二钱）　青皮（去穰，一两）　益智仁（去壳，一两）

上锉散。每服三钱，姜七片，红枣一枚，煎服。或入少木香，不拘时候。

八味顺气散

中风亦当间服此药，中气者尤得其宜。

白术（炒）　白茯苓（去皮）　青皮（去白）　白芷　陈皮（去白）　天台乌药　人参（去芦。各一两）　甘草（炙，半两）

上锉散。每服三钱，水一大盏，煎至七分，温服，不拘时候。

---

① 不意：原本同。文渊本作“失意”，上科本作“不已”，可参。

② 不以：文渊本作“不拘”，当是。

③ 四两：原本同。文渊本作“一两”，可参。

诸 疝

风寒证

乌头桂枝汤

治风寒疝，腹中痛，逆冷，手足不仁，身体疼痛，灸刺诸药不能疗。及贼风入腹，攻刺五脏，拘急不得转侧，发作叫呼，阴缩，悉主之。

大乌头（一枚，实者，去皮尖，蜜一大盏，煎减半，出汤，切，洗） 肉桂（去粗皮） 芍药（各三钱三字） 甘草（炙，二钱半）

上锉散。每服四钱，水一盏半，生姜五片，大枣三个，入前煎乌头蜜半合，同煎至七分盏，去滓，食前服。一法，用附子一个，不使乌头，为蜜附汤。

寒 证

仓卒散

治寒疝入腹，心腹卒痛，及小肠膀胱气疠[①] 刺，脾肾气攻，挛急，极痛不可忍，屈伸不能，腹中冷，重如石，白汗出。

山栀子（四十九个[②] 烧半过） 附子（一枚，炮）。

上锉散。每服二钱，水一盏，酒半盏，煎至七分，入盐一捻，温服即愈。暑证，香藿散加瞿麦、木通，每服四钱，食盐少许煎服。

生料木香匀气散

治寒疝作痛。和气。

丁香 檀香 木香（各一两） 甘草（爁[③]，四两） 缩砂（去壳，二两） 白豆蔻仁 沉香（各一两） 藿香（去土，四两）

上锉散。每服二钱，水一盏半，生姜三片，紫苏叶五皮，食盐少许煎，热服，不拘时候。或为末，炒茴香、盐、酒调亦可。

七 情

聚香饮子

治七情所伤，遂成七疝，心腹胀痛，痛引腰胁连背，不可俯仰。

檀香 木香 乳香 沉香 丁香（并不见火） 藿香叶（去土，各一两） 玄胡索（炒，去皮） 片子姜黄（洗） 川乌（炮，去皮尖） 桔梗（去芦，锉，炒） 桂心（不见火） 甘草（炙，各半两）

上锉散。每服四钱，水一盏半，生姜七片，红枣一枚，煎至七分，去滓温服，不拘时候。

热 证

加味通心饮

治肾与膀胱实热，小肠气痛，小腑不通。

瞿麦穗 木通（去皮节） 栀子（去壳） 黄芩 连翘 甘草 枳壳（去穰） 川楝子（去核。各等分）

上锉散。每服五钱，水一盏半，灯心二十茎，车前草五茎同煎，空心温服。

八正散

治肾气实热，脉洪数，小腹、外肾、肛门俱热，大小便不利作痛。每服四钱，灯心二十茎，枳壳半片去穰煎，食前温服。热盛，加淡竹叶二十皮。（方见后秘结[④] 类）

---

① 疠（jiǎo）：腹中急痛。文渊本作“痛”，可参。

② 四十九个：原作“四两九个”，据《三因方》及上科本改。

③ 爁：文渊本作“炙”。

④ 秘结：上科本作“积热”，可参。

虚　冷

五积散

治体虚膀胱小肠气作，痛不可忍。每服五钱，生姜三片，盐炒茱萸五粒，茴香一撮，葱白五寸煎，空心热服。（方见前伤寒阴证类）

蟠葱散

治男子妇人脾胃虚冷，气滞不行，攻刺心腹，痛连胸胁，膀胱、小肠、肾气及妇人血气刺痛，并皆治疗。

苍术（泔浸一宿，切，焙）　甘草（炙。各四两）　延胡索（一两半）　官桂（去皮）　干姜（炮。各一两）　缩砂（去壳）　丁皮　槟榔（各二两）[1]　蓬术（煨）　三棱（煨）　白茯苓（去皮）　青皮（去白。各三两）

上锉散。每服五钱，水一盏半。入连根葱白一茎，煎至七分，空心热服。

通　治

荆芥散

治风疝，阴肾肿大。荆芥穗不以多少，新瓦上焙为末。每服二钱，热酒调下，效。

硇砂丸

治诸疝作痛，大效。

木香　沉香　巴豆肉（全者。各一两）　青皮（不去皮，二两）　铜青（半两，研）　硇砂（二钱半，制如前，研）

上以二香、青皮三味细锉，同巴豆慢火炒令紫色为度，去巴为末，入青、砂二味研匀，蒸饼和丸如梧子大。每服七丸至十丸，盐[2] 汤吞下，空心日进二三服。

夺命散

治小肠疝气。

玄胡索不以多少，盐炒过，入全蝎半钱为末。每服一钱，温酒调下，立效。

五苓散

治撮聚疝气，连根葱白二寸，灯心十茎，盐炒茴香一握[3]，川楝子三个去核，煎汤调下，大效。伤暑湿作痛，亦效。就吞青木香丸亦可。（方见伤暑类）

青木香丸

治膀胱疝气肿痛，及胸膈噎塞，气滞不行，肠中水声，呕哕痰逆，不思饮食。常服宽中利膈。

黑牵牛（六两，炒香，捣末，三两）　补骨脂（炒香）　荜澄茄　槟榔（酸粟米饭裹，以湿纸包，火中煨，纸焦去饭。各二两）　青木香（一两）

上为末，入牵牛末令匀，以清水拌和，为丸如梧子大。每服五十丸，温熟水吞下。

又法

用二百粒，七个[4] 去头、足、翅，为末，同于文武火上慢炒，令丸子微香，以瓷碟盖铫上，顿在冷处，少顷，去斑蝥末，取丸子。每服五十丸，茴香酒下。

三茱丸

治小肠气痛，外肾肿坠。

山茱萸（去核）　吴茱萸（去梗）　石茱萸（去梗。各二两）　川楝子（一两，用斑蝥十四个，去翅嘴，同炒赤色，去斑蝥不用）　破故纸（一两七钱，炒）　青皮（去白）　青盐（各三两）　黑牵牛（一两，炒）　茴香（炒，三两）

上为末，醋煮面糊丸如梧子大。每服五十丸，用桃仁十五个炒，酒送下。或茴

---

[1] 二两：文渊本作“一两”。

[2] 盐：文渊本缺此字。

[3] 一握：文渊本作“一撮”，可参。

[4] 七个：此前脱“斑蝥”二字，文渊本、上科本均作“斑蝥七个”，当是。

香酒亦可。

失笑散

治小肠气痛，妇人血痛欲死者。

川五灵脂　蒲黄（隔纸微炒[1]）

上锉散。每服二钱，酒半盏，水半盏，煎至七分，食前服。血痛，临熟[2]，入真米醋少许。未效，加延胡索各等分。

胡芦巴丸

治大人小儿小肠气，蟠肠气，奔豚气，疝气，偏坠阴肿，小腹有形如卵，上下走痛不可忍者。

胡芦巴（炒，八两）　茴香（去土，炒，六两）　吴茱萸（汤洗七次，炒，五两）　川楝子（炒，九两）　大巴戟（去心，炒）　川乌（炮，去皮尖。各三两）

上为末，酒煮，面糊丸如梧子大。每服十五丸，空心温酒送下。小儿五丸，茴香汤吞下。又方，加牵牛。

玄附汤

治七疝，心腹冷痛，肠鸣气走，身寒自汗，大腑滑泄。

玄胡索（炒，去皮）　附子（炒，去皮脐。各一两）　木香（不见火，半两[3]）

上锉散。每服四钱，水一盏，姜七片，煎七分，不拘时温服。

立效散

治疝气。

川芎　川楝子　青皮（去白）　茴香（舶上者）　桃仁　黑牵牛（炒。各一两）

上锉散。每服二钱，无灰酒一盏，煎至八分温服。

金铃丸

治膀胱肿痛，及治小肠气，阴囊肿，毛间水出。

金铃子肉（五两）　茴香（炒）　马蔺花（炒）　海蛤　破故纸　菟丝子　海带　木香　丁香（各一两）

上为末，面糊丸如梧子大。每服三十丸，温酒、盐汤任下[4]。

去铃丸

治疝气。杜[5] 茴香一斤，以老生姜二斤取自然汁，浸茴香一夜，约姜汁尽入茴香内。以好盐[6] 二两同炒赤，取出焙燥，碾罗为末。无灰酒煮糊丸如梧子大。每日空心食前服三十丸或五十丸，温酒米饮任下。此药专实脾胃，以其有盐，引入下部，遂大治小肠疝气，服之累有效。寻常治疝气药，多是疏导，久而未有不为害者。此药用姜汁，专一发散，而无疏导之害，所以为妙也。

三增茴香丸

治肾与膀胱俱虚，为邪气搏结，遂成寒疝，伏留不散，脐腹撮痛，阴核偏大，皮囊臃肿，重坠滋长，有妨行步。瘙痒不止，时行黄水，浸成疮疡。或长怪肉，累治不痊。致令肾经闭结，阴阳不通，外肾肿胀，冷硬如石，渐渐丑大。皆由顿服热药内攻，或因兜取，以致如此。此药温导阳气，渐退寒邪，补虚消疝，暖养肾经，能使复原。应小肠气，寒疝之疾，久新不过三料。第一料：

茴香（舶[7] 上者，用盐半两同炒焦黄，和盐称）　川楝子（炮，去核）　沙参（洗，锉）　木香（洗。各一两）

上为末，水煮，米粉稠糊，丸如梧子大。每服二十丸，温酒盐汤，空心食前，

---

① 炒：此下《局方》作“各等分”，可参。

② 临熟：王氏本作“盐熟”，讹。

③ 半两：原脱，据《济生方》及上科本补。

④ 此句文渊本为“右为末，加木香、丁香末各一两，糊丸梧子大，酒下三十丸。”可参。

⑤ 杜：文渊本作“用”，可参。

⑥ 好盐：文渊本作“好食盐”，可参。

⑦ 舶：文渊本作“炮”，当是。

日进三服。小病此一料可安，才尽可服第二料。第二料加下项药：

荜茇（一两）　槟榔（半两）

上入前药共六味，重五两半，依前法糊丸，汤使[1]丸数服之。若病久未愈，便服第三料。第三料又加下项药：

白茯苓（四两，紧小实者，去黑皮）　黑附子（半两，炮，去皮脐称，或作一两）

上通前药共八味，重十两，并以前法糊丸数服之，加至三十丸。新久大病，不过此三料可愈。小肠气频发，及三十年者，寒疝渐至栲栳[2]大者，皆可消散。神效。

消坚丸

牡丹皮（去骨）　桂心（各一两）　川乌（炮，去皮尖）　桃仁（麸炒黄，去皮尖，别研。各五钱）

上为末，酒糊为丸如梧子大。每服三十丸，温酒下[3]。

川楝子丸

治疝气。一切下部之疾，悉皆治之。肿痛缩小，虽多年，服此药永去根本。

川楝子（一斤，净肉。四两，用麸一合、斑蝥四十九个同炒，麸黄色，去麸、斑蝥不用。四两，用麸一合、巴豆四十九粒同炒，麸黄色，去麸、巴豆不用。四两，用麸一合、巴戟一两同炒，麸黄色，去麸、巴戟不用。四两，用盐一两、茴香一合同炒，黄色为度，去盐及茴香不用。）　木香（一两，不见火）　破故纸（一两，炒香为度）

上为末，酒糊丸如梧子大。每服五十丸，盐汤下。甚者，日进三两服，空心食前。

海藻丸

治偏坠小肠气，效。

海藻　海带（各一两）　斑蝥（二十八个，去足、翅）　巴豆（二十八个，去壳，完全者）

上斑蝥、巴豆二味一处，生绢袋盛，用好醋一碗，以瓦铫盛四味同煮。将干，去斑蝥、巴豆不用，只将海带二味细研为末。以淡豆豉一百粒，以煎药，余醋略浸，蒸研为膏。和末药为丸如梧子大。每服用麝香少许，朱砂三钱，乳钵细研至无声，却入麝香再研匀，为衣。晒干，以新瓦瓶收之。每初服七粒，二服十粒，三服十五粒。若未愈，再进三两服，皆用十五粒，仍用盐炒茴香细嚼，酒吞下，空心服。忌鸭子并鲊酱动气等物。久病三五服效。此药贵新合效速，若合下稍久，多服为佳。

敷法

治肾囊偏坠。

牡蛎（一两，煅）　良姜（一两）

上为末，津唾调敷大偏处，须臾如火热著痛，即安。

灸法

治诸气心腹痛，小肠气，外肾吊痛，疝气小腹急痛不可忍。足大拇指、次指下中节横纹当中，灸五壮。男左女右，极妙。又治疝气偏坠。量患人口角，两角为一折断，如此则三折成三角，如△样。以一角脐心，两角在脐之下，两旁尽处是穴。左偏灸右，右偏灸左，二七壮。若灸两旁亦无害。治肾气外肾肿，小肠气痛，腹内虚鸣，灸风市穴五七壮，灸气海穴七壮，灸脐左右各去一寸半，两穴各七壮，灸之立效，后永不发，名外陵穴。（风市穴在膝上外臁五寸。气海穴在脐下一寸半）

---

① 使：文渊本作“引”，可参。

② 栲栳：用柳条编成的容器，形状像斗，也叫笆斗。

③ 温酒：王氏本夺“温”字。

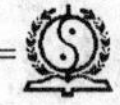

腰　痛

独活寄生汤

治风伤肾经，腰痛如掣，久不治，流入脚膝，为偏枯、冷痹、缓弱之患。及新产腰脚挛疼。除风活血。

独活（二两半）　真桑寄生（无则用川续断代）　杜仲（切，炒断丝）　北细辛　白芍药　桂心　芎䓖　防风（去芦）　甘草　人参　熟地黄（洗）　大当归（各二两）

上锉散。每服四钱，水二盏煎，空心服。或小续命汤加桃仁煎。气虚不和、不食，除地黄。

五积散

治寒伤肾经，腰痛不可俯仰。每服可加桃仁七粒，去皮尖煎。痛甚或加黑牵牛少许，熟炒研，特[①]效。（方见伤寒阴证类）

肾着汤

治久处卑湿，湿伤肾经，腰重冷痛，如带五千钱，冷如水洗，以热物着痛处方少宽，小便自利，饮食如故，虚弱人加附子，或用白术、芍药、官桂、附子各等分为末。每服二钱，酒调服。（方见伤湿类）

姜附汤

治体虚伤冷腰痛，加官桂、制杜仲各五钱，食前服。（方见中寒类）

败毒散

治风热腰痛，加续断、天麻、薄荷、木瓜各等分。（方见伤寒阳证类）

舒筋散

治血滞腰痛，亦治闪挫。

玄胡索　当归　官桂（各一分）

上为末。每服二钱，温酒调下，食前服。或加牛膝、桃仁、川续断亦效。

人参顺气散

治气滞腰痛，加五加皮煎服（方见风类）。或用木香流气饮，立效（方见气类）。

小七香丸

治郁怒忧思，气滞腰疼。

甘松（炒，十两[②]）　甘草（炒，十五两）　香附子（炒，去毛，十五两）　丁香皮（十五两）　蓬莪术（煨，乘热，碎，二两半）　缩砂仁（二两半）　益智仁（炒，七两半）

上为丸。每服五十丸，橘子一钱，盐少许煎汤，空心服。或用沉香降气汤打和匀气散。

神曲酒

治闪挫腰痛。

神曲一块，约如拳大。烧令通赤，好酒二大盏，淬酒便饮令尽，仰卧少顷即安。或用枳壳散（方见妇人类）。或以缩砂乌沉汤，木瓜、盐、酒调，热服，亦效（方见诸气类）。

安肾丸

治肾虚腰疼，橘皮、盐煎[③]汤吞，加萆薢尤佳。（方见虚损类）

青娥丸

治肾虚劳力腰疼。益精助阳，乌髭，健脚力。神效。

破故纸（四两，炒香）　杜仲（去粗皮，切，姜汁拌炒，去丝，八两）

上为末，用胡桃纳五十个，大蒜二十个研膏，丸如梧子大。每服三十五丸，盐汤服。虚极人十补汤吞服（方见虚损类）。一方，加川续断、桃仁去皮尖、延胡索、黑牵牛炒，酌量入。

八味丸

加鹿茸、当归、木瓜、续断。治房劳

---

① 特：原作“损”，据文渊本改。

② 十两：文渊本作“一十两”。

③ 煎：王氏本无“煎”字。

伤肾，腰痛，盐汤下。(方见虚损类)

二至丸

治老人、虚弱人，肾气虚损，腰痛不可屈伸。

鹿角(镑二两)　麋角(镑[1]二两)　附子(炮，去皮脐)　桂心(不见火)　补骨脂(炒。各一两)　杜仲(去皮，锉，炒丝断，一两)　鹿茸(酒蒸，焙，一两)　青盐(别研，半两)

上为末，酒糊丸如梧子大。每服七十丸，空心，用胡桃肉细嚼，以盐酒、盐汤任下。恶热药，去附子，加肉苁蓉一两，酒浸微炙干用。

牵牛丸

治冷气流注，腰疼，不能俯仰。

延胡索　破故纸(炒。各二两)　黑牵牛(炒，二两)

上为末，研煨蒜为丸如梧子大。每服三十丸。葱、酒、盐汤任下。

趁痛丸

治腰痛极效。亦治闪肭[2]。

附子(炮，半两)　黑牵牛(一两)

上为末，酒糊丸如梧子大。每服五十丸，盐汤食前服。

熟大黄汤

治打扑腰痛，恶血蓄瘀，痛不可忍。

大黄　生姜(并切如豆大，各半两)

上同炒令焦黄，以水一大盏，浸一宿，五更去滓顿服。天明所下如鸡肝，即恶物也。

二效方

治坐立或熟睡湿地，湿入肾经，外肾肿，腰背曲，痛楚甚。用五苓散每服二钱，用坯子少许，下青木香丸三十粒。数服脏腑微动，肿消腰直，其痛立止。

又方

趁痛丸　治腰臂痛。

五灵脂　赤芍药(各半两)　川乌(一个)　没药(四钱)　麝香(一钱)

上为末，酒糊丸。空心温酒送下。

导引法

理腰背痛。正东坐，收手抱心，一人于前据蹑其两膝，一人后捧其头，徐牵令偃卧，头到地，三起三卧便瘥。

针灸法

腰背痛。针决膝腰勾画中青赤络脉，出血便瘥。腰痛不得俯仰者，令患人正立。以竹拄地，度之脐断竹。乃度背，灸竹上头处，随年壮。灸讫藏竹，勿令人知。灸肾俞穴亦可。

眩　晕

风　证

川芎散

治眩晕，恶风自汗，或身体不仁，气上冲胸，战摇如在舟船之上。

川芎(一两)　北细辛(三分)　白茯苓(一两)　白术(一两)　粉草(半两)　桂枝(三分)

上锉散。每服四钱，水一盏半，生姜三片煎，不拘时服。有痰，兼服青州白丸子(方见风科通治类)。

感　寒

三五七散

治阳虚，眩晕，头痛，恶寒，耳鸣或耳聋。

人参　附子　北细辛(各三钱)　甘草　干姜　山茱萸　防风　山药(各五钱)

上锉散。每服四钱，生姜五片，枣二

---

① 镑：此下原衍“各”字，据文序删。

② 肭(nù)：同“朒”。折伤。

枚煎，食前服。中寒眩晕欲倒，服姜附汤（方见中寒类）。

伤 暑

消暑丸

治冒暑，眩晕，烦闷不苏。用香薷散、生姜煎吞下，每服七十丸。（方见中暑类）

中 湿

芎术散

治冒雨中湿，眩晕，呕吐涎沫，头重不食，经久不瘥者。

川芎　半夏　白术（各一两）　甘草（半两）

上锉散。每服四钱，生姜五片，木瓜二片，不拘时候温服。

七 情

茯神汤

治喜怒忧思悲恐惊所感，脏气不行，郁而生涎，结为饮，随气上厥，伏留阳经。心中忪悸，四肢缓弱，翕然面热，头目眩冒，如欲摇动。

人参　麦门冬（去心）　山药（各二两）　前胡　熟地黄（洗，酒拌炒。各一两）　枳壳（去穰，麸炒，三分）　远志（甘草水煮去心，姜汁拌炒，三分）　白茯苓　茯神（各一两半）　半夏（汤洗七次）　黄芪（炙。各一两）　甘草（半两）

上锉散。每服四钱，流水盏半，姜五片，秫米一撮煎，食前服。

痰 证

加味二陈汤

治痰晕。或因冷食所伤。

陈皮　半夏　白茯苓（各一两）　甘草（五钱）　丁香　胡椒（各三钱）

上锉散。每服四钱，姜三片，乌梅一个同煎，不拘时热服。体虚甚者顺元散。（方见痎疟类）

失 血

芎归汤

治去血[1]过多，头重目昏，眩晕不省，举头欲倒。

大芎䓖　大当归（去尾。各三两）

上锉散。每服三钱，水一盏半煎，不拘时候。

下 虚

增损黑锡丹

治阴阳不升降，上热下冷，头目眩晕，病至危笃，或暖药[2]上僭愈甚者。

黑锡丹头（二两）　川楝子　阳起石　木香　沉香　青皮（炒。各半两）　肉豆蔻　茴香　官桂（去粗皮，不见火）　绵附（炮，去皮脐）　胡芦巴　破故纸（炒。各一两）　乌药（去木，锉，一分）　磁石（火煅，醋淬七次，细研水飞[3]）

上为末，酒糊丸，如梧子大。每服五十丸，加至七十丸。浓煎人参、茯苓、姜、枣汤，空心吞下。

身 疼

风 证

乌药顺气散

又名通气驱风汤，加大川芎。（方见风科虚证类）

---

① 去血：王氏本为“失去血”，衍“失”字。

② 王氏本于此处点断，不妥。

③ 水飞：此下脱剂量。

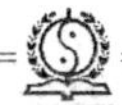

寒　证

香葛汤

发汗即效。或用败毒散。（方并见伤寒和解及阳证类）

湿　证

除湿汤　五苓散方见伤湿、伤暑类

血　滞

当归建中汤（方见腹痛类）

或用舒筋散，于内有延胡索，活血除风理气。（方见腰痛类）

冷痰作[①]

二陈汤加辣桂、生姜、乌梅煎。（方见痎疟类）

劳　倦

秦艽鳖甲散

治男子、妇人血气劳伤，四肢倦怠，肌体羸瘦，骨节烦疼，头昏颊赤，肢体枯槁，面色萎黄，唇焦口干，心烦热，痰涎咳嗽，腰背引痛，乍起乍卧，梦寐不宁，神情恍惚，时有盗汗，口苦无味，不美饮食。及治山岚瘴气，寒热往来。并能治之。

荆芥（去梗，一两）　贝母（去心，一两）　白芷（半两）　山药　天仙藤　前胡（去芦。各一两）　羌活　肉桂（各半两）　鳖甲（去裙，醋炙）　陈皮（去白）　秦艽（去芦，洗）　甘草（炙。各一两）

上锉散。每服二钱，水一盏，姜三片，同煎至八分，稍热服，不拘时。酒调亦得。常服养气调血，解倦怠。

虚损证

十补汤

加半夏、秦艽、肉桂，每服各半钱。（方见虚损类）

臂　疼

风　证

乌药顺气散（方见风科虚证类）

五灵脂散

治臂胛[②]痛。

五灵脂　荆芥穗　防风　羌活　独活　甘草节　穿山甲　骨碎补　草乌（各五钱）　麝（少许）

上为末。用温酒调下，临睡服。如浑身损痛，加没药、木香，酒调，空心服。

寒　证

五积散和败毒散

加川牛膝、木瓜、葱白。（方见伤寒阴证及阳证[③]类）

湿　证

活络汤

治风湿臂痛，诸药不效。

白术（薄切，一两）　当归（净洗，薄切，干称）　独活（净洗）　羌活（净洗，去芦，切，干）　甘草（炙）　川芎（各半两）

上锉散。每服三大钱，水一盏半，姜

---

① 作：文渊本作“用”，连下文“用二陈汤”，合文义。

② 胛：原作“脾”，形近之误，据文义改。上科本亦作“胛”。

③ 及阳证：原脱，据上二方首见处核改。上科本有此三字。

五片，慢火煎至一盏，去滓温服。合滓，不拘时候。一方用苍术切炒，川白芷各二两，为末。每服二钱，酒调效。

七 情

白芥子散

治臂痛外连肌肉，牵引背胛，时发时止。此由荣卫之气循行失度，留滞经络。与正气相搏，其痛发则有似瘫痪。

真白芥子 木鳖子（去穰。各二两） 没药 桂心 木香（各半两）

上为末，入研药令匀。每服一钱，温酒调下。

流气饮子

治同上。

紫苏叶 青皮 苦梗 当归 芍药 乌药 茯苓 川芎 黄芪 枳壳（去穰，麸炒） 防风（各半两） 甘草 橘皮（各三分） 木香[1] 连皮大腹子（二两，锉，姜汁炒）

上锉散。每服[2] 水二盏，姜三片，枣一枚，煎至一盏，去滓服。

痰 证

茯苓丸（方见痰饮类）

芎活汤

治水饮停蓄，注于经络，发为臂痛，皆因脾土有亏，平日多饮水浆，不能传化所致。

川芎 半夏（汤洗） 白茯苓 川独活 陈皮 枳壳（去穰，炒。各半两） 白术 甘草（各一分）

上为散。每服三钱，水一盏半，生姜五片同煎，去滓，食后停少时温服。

控涎丹

凡人忽患胸背、手脚、腰胯隐痛不可忍，连筋骨牵引钓痛，坐卧不宁，时时走易不定。俗医不晓，谓之走注，便用风药及针灸，皆无益。又疑[3] 是风毒结聚，欲为痈疽，乱以药贴，亦非也。此乃是痰涎伏在心膈上下，变为此疾。或令人头痛不可举，乱或神志昏倦多睡，或饮食无味，痰唾稠粘，夜间喉中如锯声，多流唾涎，手脚重，腿[4] 冷痹，气脉不通，误认为瘫痪，亦非也。凡有此疾，但以是药，不过数服，其疾如失。

甘遂（去心） 紫大戟（去皮） 白芥子（真者。各等分）

上为末，煮糊丸如梧子大，晒干。食后临睡，姜汤或热水下五七丸至十丸。如疾猛气实，加丸数不妨。其效如神，加味控涎丸一方，见喘急类。

气 滞

神保丸（方见诸气类）

血气滞

舒经汤

治血气滞留经络不行，臂痛不可忍者。

片子姜黄（四两，如无，用嫩莪术代，不可用染物者） 白术（炒，二两） 羌活 甘草（炙。各一两） 当归（二两） 海桐皮（去粗皮，二两） 赤芍药（一两）

上为散。每服三钱，水一盏，煮至七分，空心服。

热 证

防风通圣散（方见风科热证类）

---

① 木香：原本缺剂量。

② 服：原脱用量，此下《永类钤方》为“五钱”，可参。

③ 疑：原本脱，据文渊本补。

④ 腿（zhuì）：义同“腿”。

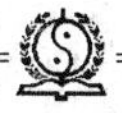

敷贴药

治臂腿间忽一两点痛，着骨不可忍。

芫花根一味，研为末，米醋调，随大小敷[①]之，立止。贴敷不住，须以纸花覆其上，用绢帛扎定。

针法

肩髃一穴，随时而愈。

胁　痛

伤　寒

小柴胡汤

加白牡蛎粉研碎、枳壳去穰切片各半钱煎。(方见伤寒阳证类)

气　滞

神保丸

治膀胱气胁下痛，或项筋痛久不愈，流入背膂臂胛[②]，并皆治之。每服七粒，用茴香酒下。(方见诸气类)

七　情

枳壳煮散

治悲哀烦恼伤肝气，至两胠骨疼，筋脉拘急，腰脚重滞。两股筋急，两胁牵痛，四肢不能举，渐至背膂挛急。大治胁痛。

防风（去芦）　川芎　细辛　枳壳（去穰，麸炒）　桔梗（炒。各四两）　甘草（炙，二两）　干葛（一两半）

上锉散。每服四钱，水一盏半，生姜三片，煎至七分，去滓，空心温服。

通　治

推气散

治右胁疼痛，胀满不食。

枳壳（去穰，麸炒）　桂心（去皮，不见火。各半两）　甘草（炒，三钱[③]）　片子姜黄（洗，半两）

上为末。每服二钱，姜、枣汤调服。酒亦可。

枳芎散[④]

治左胁刺痛不可忍者。

枳实　川芎（各半两）　粉草（炙，二钱半）

上为末。每服二钱，姜、枣汤调服，酒亦可。

枳壳散

治胁间痛，如有物以插然，乃气疾也。

枳壳（去穰，炒，二两半）　甘草（炙，七钱半）

上为末。每服二钱，浓煎葱白汤调下，不拘时候。

腹　痛

风　证

胃风汤

治肠胃不足，风冷乘之，水谷不化，泄泻下注，腹中虚满，日夕滚痛。或下瘀血，或如豆羹汁，服热药无效者，此风痛也。加入浓磨木香水一合。(方见泄泻类)

寒　证

体虚者，五积散，生姜三片，煨葱白二根，木瓜二片，盐炒茱萸七粒煎；体实者，藿香正气散，生姜三片，枳壳半片，木香少许煎。(方并见伤寒阴证类)

---

① 敷：文渊本作“传”，误。
② 臂胛：文渊本作“臂脾”，误。
③ 三钱：文渊本作“二钱”，可参。
④ 枳芎散：文渊本作“川芎散”。

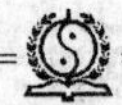

暑　证

香薷散

加生姜、陈大蓼、木瓜、陈壁土煎。五苓散以热苏、盐汤调，香薷散为末服亦效。汤引五苓散同。（方并见伤暑类）

湿　证

香苏散

加炒苍术、煨枳壳煎。未效，用不换金正气散，生姜、木瓜、红枣、车前子煎效。（方见伤寒和解类及时疫类。以上所加，随意增减）

热　证

四顺清凉饮[1]

治腹痛，大便秘，小便赤，喜饮冷，以手按之转甚，不可近。病者或两手热，痛处亦热（方见积热类）。或用大柴胡汤（方见伤寒阳证类）。或用小三黄丸、八正散（方见积热类）。老人大麻仁丸（方见秘涩[2]类）。

冷　证

椒附丸

治脐下极冷，痛楚异常，手足亦冷，不任冷水冷食，面黄肌瘦，按之痛稍止者。

绵附（一个，十二钱者）　胡椒（一百粒）

上为末，姜汁糊为丸如梧子大。每服五十丸，姜汤或盐汤空心吞下。

蟠葱散

加茱萸、木香煎亦效。（方见诸疝类）

气　证

虚者，嘉禾散、木香匀气散、木香流气饮，治满腹胀膨痛，流走不定，旁冲两胁及腰间。实者，分心气饮、青木香丸。热盛，大便秘，三和散、木香槟榔丸加大黄。（方并见诸气、诸疝类）

积　证

香苏散

用生姜、乌梅、缩砂煎，吞感应丸。治食多，噫醋吞酸，口出清水，恶心，腹中紧痛。每服三七粒，绿豆大，服后得通。仍佐以三棱煎丸及红丸子、平胃散、缩砂香附汤等药，方得全安。（方见脾胃诸气痎疟类）

神保丸

治寒气停积，逾旬不愈，大便虚涩，小便赤，急痛甚，用治中汤加缩砂仁二十粒捶碎，水二盏，生姜十片煎，服五粒。未效，再服七粒，立愈。（方见诸气及伤寒阴证类）

虫　证

化虫丸

治腹中有块起，以手按之不见，作聚往来，痛无休止。亦治心痛，五更心嘈，牙关强硬，呕吐涎沫。或吐清水，及梦中啮[3]齿，面色青黄，饮食虽多，不作肌肤。或寒或热，沉沉默默，不知病之去处。其虫不疗，则子母相生，无有休止，长一尺则害人。

胡粉（炒，五钱）　鹤虱（三钱）　白矾（五钱）　槟榔（五钱）　苦楝根（五钱）

上为末，面糊丸，如麻子大。每服十

---

① 凉：文渊本作“原”。

② 涩：诸本皆作“结”，据本书脾约麻仁丸方首见处核改。

③ 啮（niè）：咬。

五丸。温浆入生麻油一两点，打匀下之。温米饮下亦得，不拘时候。其虫细小者化为水，大者自下。

虚　证

当归建中汤

治劳伤虚羸腹痛，吸吸少气，小腹拘急连腰背，时自汗出，不思饮食。

当归（二两）　桂心（一两半）　杨芍药（二两）　黄芪（一两半）

上锉散。每服[1]水二盏半，姜三片，枣二枚同煎，食前温服。

通　治

大抵宜通，寒则为痛，凡痛甚，须通利脏腑乃愈，随冷热，须用巴豆、大黄、牵牛，此最要法。

小理中丸

治三脘气弱，中焦积寒，脾虚不磨，饮食迟化，吃物频伤，胸膈满闷，胁肋疞[2]刺，呕吐哕逆，噫醋恶心，腹胀肠鸣，心腹疼痛。噎塞[3]膈气，翻胃吐食，饮食减少。

草豆蔻（煨）　京三棱（煨，乘热碎）　干姜（炮）　青皮　陈皮（净洗，去蒂）　肉桂（去粗皮。各二两）　牵牛（炒香熟）　良姜（炒。各三斤）　阿魏（三两，醋化去沙石，研）　缩砂仁　蓬莪术（炒，乘热碎）　红豆（各一斤）

上为末，用水煮面糊丸如梧子大。每服三十粒，生姜、橘皮汤下，温汤亦得，不拘时。此药无利性，不损脾胃，气偏虚寒者，最宜服之。与三棱煎丸和同服，尤妙。(方见诸气类)

腹痛作呕，欲利大便，诸药皆吐，惟苏感丸，用姜汁泡汤吞服最妙。（苏合香丸见中气类，感应丸见秘涩类）

气滞腹痛，神保丸，柿蒂、灯心汤下二七丸，最为捷效。（方见诸气类。铁气入腹作痛，以磁石数斤杵为末，再以磁石煎汤，调小调气散服，效）

诸　痹

风寒湿合痹

附子汤

治合痹，骨节疼痛，皮肤不仁，肌肉重着，四肢缓纵，腰脚酸疼。

上锉散。每服四钱，水二盏，生姜七片，煎至六分，去滓，食前服。恶甜者，减甘草一半。兼治瘦极筋脉，气虚倦怠，遍体酸疼。

乌头汤

治寒冷湿痹，流于经络，挛缩不得转侧。

大乌头　细辛　川椒　甘草　秦艽　附子　官桂　白芍药（各七分）　川独活（一两三钱半）

上锉散。每服三钱，水一盏半，枣二枚。同煎至八分，去滓，空心食前服。

生附子（一两）　白芍药　官桂　甘草　白茯苓[4]　人参（半两）　白术（三钱）

理中汤

治寒湿痹，加附子、天麻四分之一。(方见霍乱类)

黄芪酒

治风湿痹，身体顽麻，皮肤瘙痒，筋脉挛急，言语謇涩，手足不遂，时觉不仁。

---

① 每服：此下原缺用量。
② 疞（jiǎo）：文渊本作“痛”。
③ 塞：王氏本误作“寒”。
④ 白芍药…白茯苓，原本缺剂量。《三因方》载本方“白术一两，余各三分”，可参。

黄芪（去芦）　防风（去芦）　官桂（不见火）　天麻　萆薢　白芍药　当归（去芦）　云母粉　白术　茵芋叶　木香（不见火）　仙灵脾[①]　甘草　川续断（各一两）

上锉散，以生绢袋盛，以酒一斗浸之，春五日，夏三日，秋七日，冬十日。每服一盏，温暖服之，不拘时候。常令酒气相续为佳。

苍耳散

治一切风湿痹，四肢拘挛。苍耳子三两，为散，水一升半煎，去滓，分作三服。或细末，水糊丸如梧桐子大。每服五十丸，温酒吞下。

薏苡粥

治久风湿痹，补[②]正气，除胸[③]中邪气，利肠胃，消水肿，久服轻身益气。薏苡仁一升为末，以水作粥，空心服。

寒证麻痹

五积散（方见伤寒阴证[④]类）

痰　饮

茯苓汤

治支[⑤]饮手足麻痹，多睡[⑥]眩冒。

半夏（汤泡七次）　赤茯苓（去皮）　橘皮（各一两）　枳壳（去穰，面炒）　桔梗（去芦）　甘草（炙。各半两）

上锉散。每服四钱，水一盏半，姜七片，煎至七分，去滓温服，不拘时候。

血气滞

三痹汤

治血气凝滞，手足拘挛，疗风痹、气痹等疾。

川续断　杜仲（去皮，切，姜汁炒）　防风　桂心　华阴细辛　人参　白茯苓　当归　白芍药　甘草（各一两）　秦艽　生地黄　川芎　川独活（各半两）　黄芪　川牛膝（各二两）

上锉散。每服五钱，水二盏，姜三片，枣一枚，煎至一盏。去滓热服，不拘时，但腹稍空服。

筋　痹

羚羊角汤

治筋痹，肢节束痛。

羚羊角　薄桂　附子　独活（各一两三钱半）　白芍药　防风　芎䓖（各一两）

上锉散。每服三大钱，水一盏半，生姜三片，同煎至八分。取清汁服，日可一二服。

热　证

升麻汤

治热痹，肌肉热极，体上如鼠走，唇口反纵，皮色变。兼诸风皆治。

升麻（三两）　茯神（去皮）　人参　防风　犀角（镑）　羚羊角（镑）　羌活（各一两）　官桂（半两）

上锉散。每服四钱，水二盏，生姜二片，竹沥少许，同煎至一盏，不拘时温服。

---

① 脾：文渊本、上科本均作“皮”。

② 补：原脱，魏本、文渊本同。据上科本及《本草纲目》卷二十三薏苡仁下附方补。

③ 胸：魏本、文渊本作“骨”，据上科本及《本草纲目》卷二十三薏苡仁下附方改。

④ 阴证：原作“通治”，据上科本及本方首见处核改。

⑤ 支：文渊本作“痰”，可参。

⑥ 睡：上科本作“唾”。

诸　疸

风　证

艾煎丸

治因伤风，瘀热不解，发为风疸，举身黄，小便或黄或白，寒热，好卧不欲动，其脉阳浮阴弱。

生艾（二月采，一束，捣烂，铜器煎如膏）　大黄（蒸）　黄连（炒）　瓜蒌根　凝水石（煅）　苦参[①]　葶苈（纸隔炒。各等分）

上为末，以艾膏和得所，丸如梧子大。初服六七丸，渐加至二十丸。有热，加苦参。渴，加瓜蒌根。小便涩，加葶苈。小便多，加凝水石。小便白，加黄连。大便难，加大黄。并倍加。

麻黄酒

治伤寒不解，发为黄疸，其脉紧，以汗解之。

麻黄（三两）

上用水酒五升，煎至二升，每服一盏，温服汗愈。（春夏秋水[②]）

暑　证

五苓散

治伏暑身[③]热发黄，小便不利，烦渴，茵陈煎汤调下。一方治疸通用。（方见伤暑类）

茵陈汤

治湿热瘀黄，小便秘涩，头汗而渴。

茵陈蒿（一两半）　大黄（半两）　小红栀子（十枚）

上锉散，每服三钱，水煎服。五苓散亦治发黄，二药夹煎。

湿　证

矾石滑石散

治湿疸。得之一身尽痛，发热，面色黑黄，七八日后，壮热在里，有血下如豚肝状，小腹满者，急下之。身目尽黄，小便不利，其脉沉细。

矾石（煅）　滑石（各等分）

上为末。每服二大钱，麦粥饮调下，日三服。食前便利如血者效。或汗愈。

时　行

栀子丸

治时行病，急黄及瘴疟疫疠。

茵陈　栀子　芒硝[④]　大黄（蒸，一两一分）　杏仁（去皮尖，炒。各三分）　豆豉（二分半，汤浸软，别研）　恒山　鳖甲（醋炙。各半两）　巴豆（去皮，压去油，一分）[⑤]

上为末，饧饴为丸如梧子大。每服三丸，饮下，吐利为效。未知，加一丸，觉体气有异，急服之。

黄　汗

苦酒汤

治身体洪肿，发热，自汗如柏[⑥]汁，其脉沉。

---

① 苦参：此下文渊本有“甘草”，可参。

② 春夏秋水：《金匮》作“冬月用酒，夏月用水煮之”，可参。

③ 身：文渊本作“中”，王氏本作“郁”，可参。

④ 芒硝：此下文渊本有“缩砂”。

⑤ 此方文渊本有“槟榔”、“甘草”，可参。

⑥ 柏：文渊本、上科本均为“檗”，即“黄檗”，落叶乔木，茎可制黄色染料。

黄芪（五两） 芍药 桂心（三两[1]）

上锉散。每服四钱，苦酒三合，水一盏半，煎至七分，去滓不以时服。初服当心烦，以苦酒阻故也，至六七日稍愈。

桂枝加黄芪汤

治黄汗，身肿，汗出，出已辄轻，久久必身瞤[2]，胸中痛，腰以下无汗，腰髋弛痛。如有物在皮中。剧者不能食，烦躁，小便不利。

桂枝（去皮） 芍药（各三两） 甘草（二两，炙） 黄芪（五两）

上锉散。每服四钱，水一盏半，姜五片，枣三枚，煎至七分，去滓温服。仍饮热粥，以助药力，覆取微汗，未汗再服。

黄 疸

茵陈散

治黄疸。食已即饥，身体、面目、爪甲、牙齿及小便悉黄，寒热，或身体多赤多青。皆由酒食过度，为风湿所搏，热气郁蒸而成。

茵陈 木通 栀子仁（各一两） 大黄（炒） 瓜蒌（一个） 石膏（二两） 甘草（炙，半两）

上锉散。每服水一盏半，生姜五片，葱白一茎，煎至八分，去滓温服，不拘时候。大小便闭，加枳实、赤茯苓、葶苈子。

小半夏汤

治黄疸，小便色不异，欲自利，腹满而喘者。不可除热，热去必哕。

半夏

上锉散。每服三钱，水二盏[3]，姜十片，煎至七分，不以时服。

单方

治黄疸，身眼黄如金色。不可使妇人鸡犬见修制。

东引桃根（切，细如箸，若钗股者，以下一握）

上以水一大升，煎取一小升，适温，空腹顿服[4]。后三日，其黄离离，如薄雨散聚[5]后瘥，百日方平复。身黄后，可时时饮一盏清酒，则眼中易散，不饮则散迟。忌食面，猪、鱼肉。

谷 疸

苦参丸

治胃蓄[6]瘀热，气浊，食谷不消。大小便不利，胀满不下食，趺阳脉紧而数。亦治因劳发热，热郁发黄。

苦参（三两） 龙胆草（一两） 栀子（去皮，炒，半两） 人参（三分）

上为末，以猪胆汁入热蜜少许搜和，丸如梧子大。以大麦煮饮，下五十丸，日三服。不知[7]，稍加之。

脾 疸

龙脑丸

治胸中郁热，肺热喘嗽，口臭喉腥，或口甜。丈夫吐血，妇人热血崩，并皆治。

龙脑薄荷（五两，净叶） 贡[8]蒲黄（一两） 麦门冬（去心，二两） 阿胶（一两） 甘草（一两） 人参（一两） 川当

---

① 三两：疑前脱“各”字。
② 瞤：文渊本作“困”，可参。
③ 二盏：王氏本讹作“一盏”。
④ 顿服：文渊本作“频服”，可参。
⑤ 薄雨散聚：文渊本作“薄雨散最”，讹。今据上科本及《普济方》所引改。
⑥ 胃蓄：原本及文渊本作“胃暑”，王氏本讹作“冒暑”。
⑦ 不知：义为若不效。文渊本作“不效”。
⑧ 贡：文渊本作“真”，可参。

归[1]　黄芪（一两半）　木通（一两）　生干地黄（三两）　柴胡（好者，半两）

上为末，炼蜜丸如梧子大。每服二十丸。上焦[2]，食后用熟水吞下，微嚼破更好。病下焦，空心服。小儿加减与之。此药大有奇效，不可尽述。

红丸子

治谷疸，腹满眩晕，怫郁怔忡。酒疸通用。二陈汤加缩砂煎汤下。（方见痎疟类）

酒　疸

葛根汤

治酒疸。因下后，久久为黑疸，目青面黑，心中如啖韭齑状，大便正黑，小便亦或黑，其脉微而数。大抵五疸，惟酒疸变证最多。盖酒之为物，随人性量不同，有盈石而不醉者，有濡唇而辄乱者。以酝酿而成，有大热毒，渗入百脉为病，则不待发黄，溢于皮肤，为黑为肿，流于清气道中，则眼黄鼻肿，种种不同。故方中论酒疸外，有肉疸、黑疸、癖疸、劳役疸。

葛根（一两）　枳实（去穰，麸炒）　栀子仁　豉（各一两）　甘草（炙，半两）

上锉散。每服四钱，水盏半，煎至八分，去滓温服，不拘时候。

酒蒸黄连丸

治酒疸。

黄连去须，净四两，锉碎。以酒洒淹一宿，日[3]干为末，粟米糊为丸如梧桐子大。每服三四十丸，以二陈汤加葛根、茵陈、姜、枣煎汤送下。

六物饮

治酒疸肚胀。

荜茇　荆芥穗　不蛀川楝子（连皮核用）　生姜母　软乌梅　甘草

上件等分，于石臼中捣细，用瓷器盛，以自己满腹小便，去其首尾，取中间小便浸药，两重纱盖，露星一宿，拂明饮其汁。续用车前子、山茵陈、竹园荽煎汤，乘热调五苓散服，自觉黄水从小便出，而肚不胀妙。

人参散

治饮酒房劳，酒入百脉，令人恍惚失常。

人参　白芍药　瓜蒌根　枳壳（麸炒，去穰）　茯神　酸枣仁　甘草（炙。各一两）　熟地黄（二两）

上锉散。每服四大钱，水一盏，煎至七分，食后临卧温服。

辰砂妙香散

治饮酒行房，酒热于心经，致成黄疸。再加辰砂末少许，每服二钱，茵陈二根煎汤，日三服。（方见心恙类）

土瓜方

治酒疸，热疸，土瓜捣汁，取服任意。

如神散

治酒毒不散发黄，久久[4]浸渍，流入清气道中，宜引药内[5]鼻，滴出黄水愈。

苦瓠子（去壳）　苦葫芦子（各三个）　黄黍米（三百粒）　安息香（二皂角子大）

上为末，以一字搐入鼻中，滴尽黄水三升。或过多，则以黍穰烧灰，麝香末各少许，搐入鼻中，立止。

---

① 川当归：原本此药缺剂量。

② 上焦：据上下文义，应为“病上焦”。

③ 日：晒。

④ 久久：原本作“久入”，文渊本、中科本及《普济方》所引方皆为“久久”，据以改之。

⑤ 内，同“纳”。

女劳疸

石膏散

治女劳疸。身黄额黑，日晡发热，恶寒，小腹急，足下热，其脉浮紧。腹或满者，难治。

滑石　石膏（煅。各等分）

上为末。大麦粥饮调下二钱匕，日三四服。小便利则瘥。

热　疸

一清饮

治疸发热，诸热通用。

柴胡（三两）　赤茯苓（二两）　桑白皮[①]（制）　川芎（一两）　甘草（炙，半两）

上锉散。每服三钱，生姜、枣子煎服。

虚劳疸

秦艽饮

治五疸，口淡，耳鸣，脚弱，发寒热，小便白浊。

秦艽（去芦）　当归（去芦，酒浸）芍药　白术　官桂（去皮，不见火）　赤茯苓（去皮）　熟地黄（酒蒸）　橘红　小草　川芎（各一两）　半夏（汤洗）　甘草（炙。各半两）

上锉散。每服四钱，水一盏半，姜五片，煎至七分，去滓温服，不拘时候。

养荣汤

治证同上。（方见虚损类）

久　黄

苦参散

治人无故忽然振寒，皮肤曲尘出，小便赤涩，大便时秘。气[②]无异，饮食不妨，诸药汤不除，因为久黄。

苦参　黄连　瓜蒂　黄柏（去皮）大黄（蒸。各一分）　葶苈（炒，半两）

上为末。每服一大钱，米饮调服，当吐下。随时消息加减。

积　黄

无忌紫金丸

治[③]脾胃，退黄。

针砂（醋煮通红）　紫金皮（酒浸）香附子（炒）　三棱（醋浸一宿，煮）　苍术（米泔浸）　陈皮　青皮（去白）　厚朴（姜制）　缩砂（各一两）

上醋糊丸。每服三十丸，酒熟水下，川椒汤服亦可，立效。

五　噎

五噎散

治五种噎，食饮不下，胸背痛，呕哕不彻，攻刺疼痛，泪与涎俱出。

人参　茯苓　厚朴（去粗皮，姜汁制）　甘草（炙）　枳壳（麸炒，去穰）诃子（炮，去核）　桂心　白术　橘皮白姜　三棱（炮）　神曲（炒）　麦芽（炒。各二两）　木香　槟榔　蓬莪术（炮。各半两）

上锉散。每服二钱，水一盏，生姜三片，枣子一枚，煎至七分[④]，空心服。为末，盐汤下亦得。

沉香散

治五噎、五膈，胸中久寒，诸气结

---

① 桑白皮：原缺剂量。上科本为“一两半”。可参。

② 气：据文义，此下疑脱“息”字。上科本作“气息”，当是。

③ 治：魏本、文渊本作“理”，可参。

④ 七分：文渊本为“十分”。

聚，呕逆噎塞，食饮不化，结气不消。常服，宽气通噎，宽中进食。

白术　茯苓（各半两）　木通　当归　橘皮　青皮　大腹子　槟榔　芍药（各一两）　甘草（炙，一两半）　白芷（三两）　紫苏叶（四两）　枳壳（麸炒去穰，三两）

上锉散。每服三钱，水一盏，姜三片，枣二枚，煎至六分，空腹温服。

嘉禾散

治同上。（方见脾胃类[①]）

大七气汤

治喜怒不节，忧思兼并，多生悲恐，或时振惊，致脏气不平，增寒发热，心腹胀满，旁冲两胁，上塞咽喉，有如炙脔，吐咽不下。皆七气所生。

半夏（汤泡七次，五两）　白茯苓（四两）　厚朴（姜制炒，三两）　紫苏（二两）

上锉散。每服四钱，水一盏，姜三片，枣一枚煎，空腹温服。

五　膈

宽中散

治因忧恚，寒热动气，成五种[②]膈气，不进饮食。

白豆蔻（去皮，二两）　缩砂（四两）　香附子（炒，去毛，十六两）　丁香（四两）　木香（三两）　青皮（去白，四两）　甘草（炙，五两）　厚朴（去皮，姜汁炙令熟，一斤）　陈皮（去白，四两）

上为末。每服二钱，入生姜二片，盐少许。沸汤点服，不以时候。诸冷气用之亦效。

五膈散

治五膈，胸膈痞闷，诸气结聚，胁肋胀满，痰逆恶心，不进饮食。

枳壳（去穰，麸炒）　木香（不见火）　青皮（去白）　大腹子　白术　半夏曲（锉炒）　丁香（不见火）　天南星（汤泡，去皮）　干姜（炮）　麦芽（炒）　草果仁（各一两）　甘草（炙，半两）

上为末。每服二钱，水一中盏，生姜五片，煎至六分，温服，不拘时候。

五膈丸

治忧恚思虑，膈寒不通，及食冷物即发。其病苦心痛，不得气息，引背痛[③]如刺，心下坚，大如粉絮，紧痛如吐，吐即瘥，食饮不下。甚者手足冷，短气，或上气喘急，呕逆者。

麦门冬（去心）　甘草（炙。各五两）　人参（四两）　川椒（炒，出汗）　远志（去心，炒）　细辛（去苗）　桂心（各三两）　干姜（炮，二两）　附子（一两，炮）

上为末，蜜丸弹子大。含化，日三服，夜二服。胸中当热，七日愈。亦可丸如梧子大，米汤下二三十丸。夏，加麦门冬、甘草、人参各一两。一方，以吴茱萸代桂。治遇寒冷则心痛，咽中有物，吐不出，咽不入，饮食减少，并可服，不拘时。

宽膈丸

治气不升降，胸膈结痞。

木香　京三棱　青皮（各半两）[④]　半夏（三两，汤洗七次）　大腹子（一分）

上为末，姜汁糊为丸如梧子大。食后，米汤下二三十丸。

瓜蒌实丸

治胸中痛彻背，喘急妨闷。

---

① 方见脾胃类：原脱，据上科本及本书文例核补。

② 种：文渊本、上科本作“种”，王氏本作“类”。

③ 背痛：王氏本讹作“痛痛”。

④ 青皮（各半两）：此后文渊本有“缩砂（五钱）”，可参。

瓜蒌实（别研）　枳壳（去穰，麸炒）　半夏（汤泡七次）　桔梗（去芦，麸炒。各一两）

上为末，姜汁打糊丸如梧子大。每服五十丸，食后，淡姜汤送下。

世医得效方　卷第四

大方脉杂医科

诸　积

肉　积

三棱煎丸

治脾虚为肉食所伤，停久不散，作为腹满膨痛，或泄泻。每服三十五丸，淡姜汤食后服。（方见诸气类）

阿魏丸

治脾胃怯弱，食肉食面，或食生果，停滞中焦，不能克化，致胀满腹疼，呕恶不食，或利或秘。

阿魏（酒浸化）　官桂（不见火）　蓬术（炮）　麦蘖（炒）　神曲（炒）　青皮（去白）　萝卜子（炒）　白术（各半两）　百草霜（三钱）　巴豆（去壳、油，三七个）　干姜（炮，半两）

上为末，和匀，用薄糊丸如绿豆大。每服二十丸，不拘时，姜汤送下。面伤，用面汤送下；生果伤，用麝香汤下。

血　积

抵当汤

治瘀血凝滞，腹内刺痛，或膀胱痛，身面微黄。

水蛭[①]（锉炒）　虻虫（去翅足，炒，三十个）　桃仁（三十七个，炒，去皮脐）　大黄（蒸，三钱三字）

上锉散。每服四钱，水一盏半，煎七分，去滓，温服。血未利，更服。

气　积

木香流气饮

热者。分心气饮。（方并见诸气类）

水　积

重者，十枣汤

治泛饮水浆，多感冷湿，胸腹胀满。沥洛有声，喘急气促，面色萎黄。

芫花（炒赤）　甘遂　大戟　黑牵牛（炒，取为末）

上各等分，为末。每服一钱，先将红枣十枚，煎汤一盏，调温，再单饮枣汤送下。平旦服，病不除，明日更服加半钱。利后，糜粥自养。但服加味控涎丸尤效。（方见喘急类）

轻者，青木香丸方见诸疝通治类

涎　积

炒粉丸

治积聚涎块，结于心腹之间，致令心

---

① 水蛭：此药诸本皆缺用量。

腹刺痛，日久不愈。或干呕减食。

蚌粉（一两） 巴豆（七粒，去壳及膜）

上二味，同炒令赤，去巴豆不用，只以醋丸其粉如梧桐子大。丈夫脐腹痛，炒茴香酒吞下二十丸。妇人血气，炒姜酒下。败血冲心，童子小便和当归酒服，常服，姜酒下。

控涎丹

空心，茶清下三七粒。（方见臂痛类）

鱼蟹积

香苏散

多加生姜、陈皮煎。（方见伤寒和解类[1]）

果菜积

平胃散

加丁香、麝香为末，热盐汤调服。麝香汤下阿魏丸三十粒，立效。（方见脾胃类。阿魏丸见前）

酒 积

冷者，平胃散加丁香、缩砂、麦芽、神曲，或香苏散亦可加入。并用姜、枣、盐煎，空腹服。（丁香、缩砂、香附子、甘草各少许，为散细嚼，名醉乡宝屑，效）

热者，曲蘖丸 治酒癖不消，心腹胀满，噫醋吞酸，啘逆不食，胁肋疼痛。

神曲（锉炒） 麦蘖（炒。各一两） 黄连（去须，半两，巴豆三粒去壳，同炒令转色，去巴豆不用）

上为末，沸汤搜丸如梧子大。每服五十丸，食后姜汤下。

茶 积

磨积丸

治茶积，饮食减少，面黄腹痛。

陈仓米（半升，用巴豆七粒，去壳，同米炒令赤色，去巴豆不用） 青皮（去穰，炒） 陈橘红（各二两）

上为末，好醋搜和为丸如豌豆大。每服二十丸，食后用淡姜汤下。

粉片索粉积

紫苏浓煎汁，加杏泥，服即散[2]。

面 积

阿魏丸

浓煎萝卜子汤下。（方见前）

糍糕伤积

加味青木香丸

治糍糕伤脾，噫酸不食，心腹作痛，百药不效。宜用青木香丸三百粒，白丁香十粒，小酒曲二钱，同为末，入巴豆三粒，更研和令匀，蒸饼为丸如绿豆大[3]。每服二十丸，渐加至三十丸，生姜、橘皮汤下。宿滞即去，其疾自安。只用小酒曲、木香二件为末，盐汤调服，口有酒香是效。（方见诸疝类[4]）

虚人沉积

卢氏感应丸[5]

治虚弱人久积，不可直取，宜此药。多用蜡匮，庶使久留肠胃，又不伤气，能

---

① 方见伤寒和解类：此七字诸本皆脱，据文例核补。

② 散：文渊本作“愈”。

③ 绿豆大：文渊本作“梧子大”。

④ 方见诸疝类：此五字诸本皆脱，据文例核补。

⑤ 卢氏感应丸：《和剂局方》作“卢氏异方感应丸”。

消磨至尽。又有[1]脾气偏虚，饮食迟化，止宜助脾养胃，不须用克化药，自然平复。又名神木香丸。

黄蜡（真者，十两）　巴豆（百粒，去皮尖，研为粉，用纸数重裹，槌透再易纸，至油尽成白霜为妙）　杏仁（七十粒，去皮尖，研细，依巴豆法去油）　丁香（怀干，一两）　木香（湿纸裹煨，一两）　干姜（炮）　肉豆蔻（面裹煨）　槟榔　荜澄茄（各一两）　乳香（研，三钱）　百草霜　青皮（汤洗，去穰炒）　片子姜黄（各一两）

上除巴豆粉、百草霜、杏仁、乳香外，并为末，却同前四味拌和研匀。先将上项黄蜡十两于银石器内熔化作汁，用重绵滤去滓，以无灰酒一升于银石器内煮蜡熔滚，取起候冷，其蜡自浮于酒上，去酒不用。春夏修合用清油一两，秋冬用一两半，大银器内熬令香熟，次下酒煮糊同蜡化作汁，乘热拌和前项药末十分均匀了。候稍凝，分作剂子，用罐子盛之，半月后方可服。如服，旋丸如萝卜子大，任意服之二三十丸，加至五十丸无碍。此药以蜡多虽难丸，然丸子愈细，其功愈博，临睡须常服之。若欲治病，不拘时候。治豆积，香苏散三钱，水一盏煎服，加白芥子一撮，炒，研入用。

通　治

大抵治积，以所恶者攻之，以所喜者诱之，则易愈。

太乙神明再造感应丸

治虚中积冷，气弱有伤，不能传化，心下坚满。两胁膨胀，心腹疼痛，噫宿腐气。及霍乱吐泻，或复迟涩，赤白脓血相杂。米壳不消，久病形羸，面黄口淡，不能饮食，多服有效。又能消化酒毒。

肉豆蔻　川姜（炮）　百草霜（各二两）　木香（一两半）　荜澄茄　京三棱（炮。各一两）　巴豆（一百粒，去心，另研）　酒蜡（四两）　杏仁（一百粒，去皮尖别研）　清油　丁香（各一两）

上除巴豆、杏仁外，并为末，次下巴豆、杏仁等和匀。先将油煎蜡，令熔化，倾在药末内和成剂，入臼内杵千余下，旋丸如绿豆大。每服三五丸。熟水吞下，食后临卧服。小儿如粟米大二三丸，干姜汤下，伤滞粪白有效。

红丸子

治冷积停滞腹痛。淡姜汤下三十丸。（方见痎疟类）

缩砂香附汤合和平胃散

治食积，食前苏盐汤调服。（方见诸气脾胃类）

五积散　香苏散

合和，亦治冷积。生姜煨、葱白、乌梅煎，空心服。（方见伤寒阴证及和解类）

握药

宣积。

巴豆　干姜　韭子　良姜　硫黄　甘遂　白槟榔（各等分）

上为末，研饭为丸如中指头大。用时早朝用椒汤洗手了，麻油涂手掌中，握药一丸，移时[2]便泻。欲得泻止，即以冷水洗手。

利药

荡积。

巴豆（一百粒，去壳，水洗四十次）　五灵脂　白姜[3]　赤茯苓（各一两）

上为末，醋糊丸如绿豆大。每服七丸，冷茶清五更初服。或欲泻止，冷水洗

---

① 又有：文渊本作“又右”，非。

② 移时：过一会儿。

③ 白姜：《普济方》卷一百六十九引作“白僵蚕”，可参。

手、面、脚三处，立住。

万金丸

治诸般食积气积，血气蛊胀之类。

石菖蒲去根节，锉如米大，半斤重，斑蝥半斤重，去足翅，同菖蒲慢火炒，不可烧了，如菖蒲黄色，拣去斑蝥，用小布袋盛起菖蒲，两人牵制布袋，去尽斑蝥屑，止将菖蒲研为末，用米醋煮糊为丸如梧桐子大。每服二三十丸，随意加减，温酒、熟水，不拘时候。治蛊胀，加香附子末，汤调吞下。治肿亦快。

五　积

肝　积

肥气丸

治肝之积，在左胁下，如覆杯，有头足，龟鳖状，久久不愈。发咳，呕逆，痎疟，连岁月不已，其脉弦而细。

青皮（炒，二两）　当归须　苍术（各一两半）　蓬术　三棱（切）　铁孕粉（各三两。与三棱、蓬术同入醋煮一伏时）　蛇含石（煅，醋淬，三分）

上为末，醋煮米糊丸绿豆大。每服四十丸，当归浸酒下。

心　积

伏梁丸

治心之积，起于脐，上至心，大如臂，久久不已，病烦心，身体髀股皆肿，环脐而痛，其脉沉而芤。

茯苓　厚朴（姜汁炒）　人参　枳壳（麸炒，去穰）　白术　半夏（洗七次）　三棱（慢火煨热，乘热锉）

上等分为末，煮糊丸梧子大。米饮下二十丸，食前，日两服。作末，酒调服，绝胜。

脾　积

痞气丸

治脾之积，在胃管[①]，覆大如盘，久久不愈。病四肢不收，黄瘅，饮食不为肌肤。心痛彻背，背痛彻心，脉浮大而长。

大乌头（一分，炮，去皮尖）　附子（半两，炮，去皮脐）　赤石脂（煅，醋淬）　川椒（炒出汗）　干姜（炮。各二两）　桂心（半两）

上为末，蜜丸如梧子大，朱砂为衣。每服五七丸，米饮下。渐加丸数。

肺　积

息贲丸[②]

治肺之积，在右胁下，大如覆杯，久久不愈。病洒洒寒热，气逆，喘嗽，发为肺痈，其脉浮而毛。

半夏（汤洗，七次）　吴茱萸（汤洗）　桂心（各二两半）　甘草　桑白皮（炙）　葶苈（炒。各二两半）

上锉散。每服四钱，水一盏半，姜三片，红枣二枚，煎七分，去滓，食前服。

肾　积

奔豚汤

治肾之积，发于小腹，上至心，如豚奔走，上下无时。久久不已，病喘逆，骨痿，少气，其脉沉而滑。

甘李根皮（焙干）　干葛（各一两一分）　当归　川芎　白芍药　甘草（炙）　黄芩（各二两）　半夏（汤洗七次，四两）

上锉散。每服四钱，水一盏半，煎七分，去滓服。

---

① 管：义同“脘”。《三因方》为“脘”。

② 息贲丸：文渊本作“息贡丸”，非。

灸法

卒厥逆上气，气攻两胁，心下痛满，奄奄欲绝，此为奔豚气。先急作汤，以浸两手足，频频易之。后灸气海百壮，穴在脐下一寸半。又灸关元百壮，穴在脐下三寸。又灸期门百壮，穴直两乳下，第二肋间端，旁一寸五分。奔豚腹肿，灸章门百壮，穴在大横外，直脐季肋端。奔豚抢心不得息，灸中极五十壮，穴在脐下四寸。

六　聚

散聚汤

治久气积聚，状如癥瘕，随气上下，发作有时，心腹疠痛，攻刺腰胁，上气窒塞，喘咳满闷，小腹䐜胀，大小便不利，或复泄泻，淋沥无度，遗精白浊，状若虚劳。

半夏（汤洗七次）　槟榔　当归（各三分）　橘皮　杏仁（麸炒，去皮尖）　桂心（各二两）　茯苓　甘草（炙）　附子（炮，去皮脐）　川芎　枳壳（去穰，麸炒）　厚朴（姜汁制炒）　吴茱萸（汤洗。各一两）

上锉散。每服四钱，水一盏半，煎七分，去滓，食前服。大便不利，加大黄煎服。

荆蓬煎丸

（方见痰饮类。治同上）

息　积

磨积丸

治肠胃因虚气癖于肓膜之外，流于季胁，气逆息难。积日频年，医所不治。久则荣卫停凝，一旦败浊，溃为痈脓，多致不救。

胡椒（五百五十粒）　木香（一分）　全蝎（十个，去毒[①]）

上为末，粟米饮丸如绿豆大。每服十五丸，橘皮汤下。

化气汤

治息积，癖于腹胁之下，偏胀膨满，不妨饮食，诸药不能取转。及治心脾疼痛，呕吐酸水，丈夫小肠气，妇人脾血气。

缩砂仁　桂心　木香（各一分）　甘草（炙）　茴香（炒）　丁香皮　青皮（炒）　陈皮　生干姜　蓬术（炮。各半两）　胡椒　沉香（各一钱一字）

上为末。每服二钱，姜、苏、盐汤调下。妇人醋汤调服。

导引法

以两手拇指，压无名指本节作拳，按髀，趺坐，叩齿三十六，屏气二十一息，咽气三口[②]，再屏息，再咽，如是三作，以气通为效。遇子午卯酉时则行。然按摩导引之法甚多，随意用之皆可，不必拘此法。余见养生书。

癥　瘕

大硝石丸

治七癥八瘕，聚结痞[③]块，及妇人带下绝产，并欲服丹药。腹中有癥瘕者，当先下此药，但去癥瘕，不令人困。

硝石（三两）　大黄（四两）　人参　甘草（各一两半重[④]）

上为末，以三年苦酒三升，置铜石器中，以竹作准。每一升作一刻，拄器中。先纳大黄，常搅不息，使微沸，尽一刻，

---

① 去毒：文渊本作“去苗”，欠妥。

② 三口：王氏本作“三息”，非。

③ 痞：原作“抔”，音近之误，据上科本改。

④ 重：当为衍文。文渊本作“各一两半”，当是。

乃内[①]余药，又尽一刻，极微火熬，使可丸，则丸如梧桐子大。每服三十丸，米汤下，四日一服。妇人服之，或下如鸡肝，或如米泔，正赤黑等三二升。后，忌风冷如产妇。

小三棱煎

治食癥酒癖，血瘕气块，时发刺痛，全不思食。及积滞不消，心腹坚胀，痰逆呕哕，噫醋吞酸，胁肋刺痛，胸膈痞闷。并脾气横泄。

京三棱，蓬莪术（各四两） 芫花（一两，去梗叶）

上同入瓷器中，用米醋五升浸满，封器口，以灰火煨令干，取出棱、术，将芫花以余醋炒令微焦，焙干为末，醋糊丸如绿豆大。每服十五丸，生姜汤下。妇人血分，男子脾气横泄，肿满如水，桑白皮煎汤下。

三圣丸

治积年癥瘕痞块，诸药疗理不瘥。至效。

舶上硫黄（一两） 水银（半两） 硇砂（一分，制如稀糊）

上三物，乳钵内滚研如粉，却以生铁铫内，用文武火熬镕[②]成汁，以火箸搅令匀，停冷，刀划下，以纸裹，置地坑内埋一宿，取出，再研细。次以：

赤芍药 当归 京三棱 蓬莪术 红花（各一分，同用）

并细锉以法，酒一升，煎及一半，漉出，砂盆内研，生布捩汁，再熬，放冷，入飞罗面为糊，搜丸如绿豆大。治因产后伤于饮食，结伏在腹胁，时发疼痛，不可忍者。当归酒浸一升，遂旋取酒，暖下七丸至十丸。每服磨痞块，空心，温酒下三丸至五丸。所是[③]药滓捩了，焙干为末，别入：

干地黄（半两） 真蒲黄 芫花（各一两，微[④]炒焦黄）

上为末，以前一般糊丸如绿豆大。治女人血脏冷气攻心疼，及一切血疾，温酒下十丸。

一握七丸

治脏腑宿蕴风冷，气血不和，停滞宿饮，结为癥瘕痞块。及妇人血瘕，肠胃中寒，饮食不下，咳逆，胀满，及下痢赤白，霍乱转筋。及踒躄，拳挛，脚膝疼痛，行步不能。常服，健脾，暖胃，坚骨，强阳。

神曲（半斤，炒黄） 大附子（二只，炮，去皮脐） 甘草（二两，炙）

上为末，炼蜜丸。每左手一握，分作七丸，细嚼，米饮下。

妙应丹

治诸脏气虚，积聚，烦闷。及饮食中蛊毒，或食水陆果蓏，子卵入腹，而成虫蛇鱼鳖。或宿食留饮，妇人产后，败血不消，女子月水不通，结为癥瘕，时发寒热，唇口焦黑。肢体瘦削，嗜卧多魇，食少腹痛，大便糟粕，变成冷痢。

附子（四个，六七钱重者，生，去皮脐，剜作瓮，入硇砂共一两七钱重，面剂裹，煨熟，去面不用） 荜茇 木香（煨） 青皮 破故纸（各三两半）

上为末，面糊搜丸如梧子大。每服三十丸，生姜、橘皮汤下。泄痢，米汤下，加至五十丸。

灸法

灸内踝后宛宛中，随年壮。又灸气海百壮，其穴在脐下一寸五分。久冷及妇人癥瘕，肠鸣泄利，绕脐绞痛，灸天枢百壮，其穴在脐旁二寸。勿针。积聚坚大如盘，冷胀，灸胃脘二百壮，其穴在上脘下一寸。

---

① 内：同“纳”。
② 镕：中药社本作“溶”，可参。
③ 是：《三因方》作“余”，可参。
④ 微：《三因方》作“醋”，可参。

心痛脾[1]疼附

风　证

重者，蜜附汤

治胃涉风邪入腹，拘急切痛，或吐或泄，状如霍乱。

附子（去皮脐，切作四片，以蜜煎令附子变色，以汤洗去蜜，切，半两）　桂心　芍药（各三分）　甘草（四钱，炙）

上锉散。每服四大钱，水一盏半，姜五片，枣一枚，煎七分[2]，去滓，食前服。大便秘结，入白蜜半匙，同煎一沸。

轻者，分心气饮

加厚朴、枳壳、炒萝卜子各半钱，南木香少许煎。食前服。（方见诸气类）

寒　证

加味麻黄汤

治恶寒发热，外因心痛，内攻五脏，拘急不得转侧。

麻黄（去节，汤洗焙干）　桂心　白芍药　细辛　干姜（炮）　甘草（炙。各三两）　半夏（汤洗七次）　香附子（炒，去毛。各半两）

上锉散。每服四大钱，水一盏半，生姜五片，煎七分，去滓，食前服。大便秘，大黄如棋子大两枚煎。

加味四七汤

治寒邪客搏心痛。

桂枝　白芍药　半夏（洗。各一两）　白茯苓　厚朴（去粗皮，姜汁炒）　枳壳（面炒）　甘草（炙。各半两）　人参　紫苏叶（各一两）　一方加明乳香、延胡索各半两。

上锉散。每服四钱，姜七片，枣二枚煎，食前服。

七　情

七气汤

治七情之气，郁结于中，心腹疞痛不可忍。

半夏　人参　甘草　肉桂（各一两半）

上锉散。每服三钱，生姜三片煎，不拘时服。

沉香降气汤

每服二钱，枳壳半片煨切片，苏叶三皮，食盐少许煎汤，再入浓磨沉香水一合服。未效，再加乳香三粒。（方见诸气类）

分[3]心气饮

如栗壳二枚，木香少许煎。（方见诸气类[4]）

食　伤

香苏散

加生姜、石菖蒲、半夏、煨枳壳煎，不拘时候服。（方见伤寒和解类）

感应丸

每服三七粒，盐梅汤下。（方见诸积类）

热　证

气针丸

治久积风热，疏利滞气，宽胸膈，止刺痛。

木香　青皮（去白）　大黄（炮）　槟榔[5]（各一两）　黑牵牛（二两，半生半

---

① 脾：文渊本作“腹”，可参。

② 七分：文渊本作“八分”，可参。

③ 分：文渊本作“方”，非。

④ 方见诸气类：诸本皆脱，据文例核补。

⑤ 以下直至“虫痛”一节的“雷丸、芜荑（各半两）”一千余字，文渊本缺。

炒）

上为末，炼蜜丸如梧子大。温水下三十丸。

通心饮

加枳壳、灯心、麦门冬、车前子。（各半钱煎。方见小方科急惊类。治同上）

虚　证

却痛散

治心气冷痛不可忍者。

五灵脂（去砂）　蒲黄（炒，各半两）　当归　肉桂（去粗皮）　石菖蒲　木香　胡椒（各一两）　川乌（炮，一两半）

上锉散。每服四钱，水一盏，食盐、米醋少许煎服。

大已寒丸

治冷心痛。（方见泄泻类）

紫沉煎丸

治虚寒积冷伏滞，阴气膨胀，心腹疞痛，两胁刺疼妨闷。用之如神。重者紧服。

沉香（一两，炼蜜半斤煎五十沸，别贮）　阿魏（一两，酒半升研，化尽）　没药（一两，捣碎，酒半升研，化尽，入阿魏酒内）　巴豆霜（一分，酒半升洗，入银器内煮十余沸）　硇砂（一两，酒半升煮化去石，入巴豆酒内，熬欲如稀糊，次入沉香等分，三味一处熬成膏，后下药同丸）　硫黄（一两，滴水研极细）　槟榔（一两）　木香（不见火，一两）　胡椒（一两）　青橘皮（去白，一两）　丁香（不见火半两）　官桂（去粗皮，不见火，一两）　人参（去芦，一两）　干姜（三分）　朱砂（半两，别研）　良姜（一两，水煮六七沸，曝干）

上除硫黄、朱砂外，先用诸药为末。次入二味研匀，入煎膏搜入臼，杵三二千下，丸如梧子大。每服三二丸，橘皮汤下。如暴卒心痛，嚼破，醋汤吞下，立效。

加味小建中汤

治心腹切痛不可忍，按轻却痛，按重则愈，皆虚寒证。服热药并针灸，不瘥，此药主之。

桂心（三分）　甘草（炙，半两）　白芍药（一两半）　远志（去心，半两）

上锉散。每服四大钱，水一盏半，姜五片，枣一枚煎。又方，不用远志，只用当归半两，亦效。

卒①　痛

鸡舌香散

治心腹卒痛，安胃，进食，调冷热，定泄泻。老少通用。

丁香（一百枚）　甘草（半两）　高良姜（一两）　白芍药（二两）

上为末。每服二钱，陈米饮调，食前服。

延胡索散

治卒心痛，或经年不愈者。延胡索一两，甘草二钱为散。水一碗，煎至半碗，顿服。如吐逆，分作三五次服。

又方

安息香一味为末，沸汤调，独效。

又方

莪术为末，沸汤调，立愈。蛤粉研细，热汤调，亦效。

木香匀气散

治冷心痛，有效。（方见诸气类）

苏合香丸

治卒暴心痛。（方见中气类）

仓卒散

治气自腰腹间，挛急，疼痛，不可屈

① 卒：通“猝”。

伸。腹中冷重如石，痛不可忍，自汗如洗，手足冰冷，久不瘥垂死方。

山栀子（四十九个，连皮烧半过）　附子（一枚，炮，去皮脐）

上锉散。每服二钱，酒一小盏，入盐少许，煎七分，温服。又治胸痞切痛。

虫　痛

芜荑散

治大人小儿蛔咬心痛。经云：虫贯心则杀人。欲验之，大痛不可忍，或吐青汁、黄绿水，出涎沫，或吐虫出，发有休止，此即蛔心痛。宜速治之。

干漆（捶碎，炒令烟尽，一钱）　雷丸　芜荑（各半两）

上为末。每服三钱，温水七分盏，调和服，不拘时候。甚者不过三服。小儿每服半钱重。

真心痛

大抵心为诸脏之主。其正经不可伤，伤之而痛者。则手足青至节，朝发夕死，夕发旦死，不假履治。其久心痛者，是心之支别络，为风邪冷热所乘痛，故成疹不死，发作有时，经久不得瘥也。

通　治

手拈散

主心脾痛。

草果仁　延胡索　五灵脂　没药

上等分为末。每服二三钱，温酒调下，米饮亦可。

香附散

治心脾疼，不可忍者。

高良姜（去芦，炒）　香附子（去毛，炒。各一两）

上为末。每服三钱，入盐，米饮调下。

诃子散

治心脾疼，冷痛不可忍，一服见效。及老幼霍乱吐泻，其效如神。

诃子（炮，去核）　甘草（炙）　厚朴（姜汁炒）　干姜（炮）　草果（去皮）　陈皮　良姜（炒）　茯苓　神曲（炒）　曲蘖（炒。各等分）

上为末。每服二钱，候发刺不可忍时，用水一盏，煎七分，入盐服。

九痛丸

治九种心痛：虫痛、疰痛、风痛、悸痛、食痛、饮痛、冷痛、热痛、往来痛。兼治卒中恶，腹胀痛，口不能言。又治连年积冷，流在心胸，并冷肿痛，上气。落马，坠车等疾。

附子（三两，炮，去皮脐）　狼毒（炙香）　巴豆（去皮、心、膜炒，称）　人参　干姜（炮）　吴茱萸（浸洗，炒。各一两）

上为末，炼蜜丸如梧桐子大，每服空腹温下三丸。卒中恶，心痛，不能言，服三丸。

撞气阿魏丸

治九种心痛，五种噎疾，痃癖，气块，冷气攻刺。及脾胃停寒[①]，胸满膨胀，腹痛肠鸣，呕吐酸水。丈夫小肠气，妇人血气、血刺等。

阿魏（酒浸一宿，面为糊）　胡椒（各二钱半）　甘草　茴香（炒）　川芎　青皮　陈皮　丁香皮（炒）　莪术（炒。各一两）　缩砂　桂心　白芷（炒，各半两）　生姜（四两，切作片，用盐一两淹一宿，炒黑色）

上为末，阿魏糊丸如鸡头大，每药一斤，用朱砂七钱为衣。丈夫气痛，炒姜、

① 寒：王氏本作“塞”，误。

盐汤下二粒至三粒，妇人血气，醋汤下。常服，茶、酒任下二粒，并嚼细咽，食前服。

失笑散

治败血冷气心痛。(方见疝气类)

浮椒丸

治脾痛不可忍，及疗冷气疼。

陈茱萸（二两） 浮椒（即胡椒） 蚌粉（炒赤色。各一两）

上为末，醋糊丸如梧子大。每服二十丸，用温酒或盐汤下。遇发时服，甚者不过二三服，立效。

附术汤

治脾积气，妇人诸般气痛。

香附子（五两，炒去毛，赤色止） 莪术（醋煮） 甘草（各二两）

上为末。每服二钱，入盐少许，百沸汤空心点服。

九气汤

治心脾疼不可忍，下九痛丸，一服而止。(与诸气类神仙九气汤同，九痛丸方见前)

三和散

治腹胀脾疼，中满痞闷不食，大小便或涩，加生姜、灯心、缩砂仁煎服。仍服理中汤半贴，立效。或加白茯苓、厚朴各二钱。(方见诸气及泄泻类)

神保丸

治心气筑刺痛甚，柿蒂、灯心汤下。(方见诸气类)

夺命抽刀[①]散

治男子妇人脾胃积冷，中焦不和，心下虚痞，腹中痛，胸胁逆满，噎塞不通，呕吐冷痰，饮食不下，噫醋吞酸，口苦无味，不思饮食。及妇人久患冷气刺痛，男子或当空露卧，感受风露之邪，得心痛积年，服之大效。

干姜（锉，入巴豆半钱，同炒至黑色，去巴豆不用） 良姜（入斑蝥一百个，同炒。去斑蝥。各二两） 石菖蒲（二两二钱，不见火） 糯米（二两半，炒）

上为末。每服二钱，盐少许，沸汤点服，不拘时。或温酒调尤佳。一方，以去壳巴豆炒蚌粉，去巴豆，加蚌粉入抽刀散内，煎服。若寻常气痛，不用巴豆，只加炒蚌粉亦得。或甚而心腹痛，大便秘者，巴豆同粉研烂，同抽刀散醋糊丸，服二三粒，大腑通为度。

参术散

治虚弱人脾疼。

人参 白术（去芦，炒） 干姜（炮） 白豆蔻仁 缩砂仁[②] 丁香 橘皮 甘草（略炒）

上等分，锉散。每服三钱，姜三片，煎取药汁，调炒过真蚌粉一大钱，并服。

加味乌沉汤

生气补血。心肾虚损之人服此，胜大建中汤。

人参 当归（大者，去芦） 白术（炒。各一两） 沉香（半两） 天台乌药 白茯苓（去皮） 附子（煨，去皮脐。各一两） 肉桂（去粗皮，半两）

上锉散。每服三钱，水一盏，姜五片，枣一枚煎，空心服。

单方

治苦热食冰雪过多，又频饮冷浆，积冷于中，脾疼半岁不愈。

浛椒二十粒，浸于浆水盆中一宿漉出，还以[③]水吞之，其病即脱，更不复作。

---

① 抽刀：文渊本作“抱刀”。
② 缩砂仁：文渊本无“缩字”。
③ 以：文渊本作“原”，可参。

大理中丸

治因食水太过，脾疼久不愈，以水煎一二丸服，立效。又方，治心脾气痛，加泡过茱萸三十粒，入丸末皆可。（方见泄泻类）

神效散

治远年近日，一切脾疼，遇食冷物，或天气寒，阴冷便作，胸间一点痛起，或引入背膂，痛不可忍。服之即绝根。

南木香　青皮　陈皮　麦蘖（炒）　大枳壳（炮）　京三棱　蓬莪术　神曲（炒）　甘草（炙。各二钱半）　北白芍药　川白芷　肉桂（去皮）　延胡索　破故纸（各二钱半）　荜澄茄　丁香（各一钱）

上锉散。每服三钱，水一盏半，生姜三片，枣子一枚，煎至七分，空心服。临睡加盐一捻，再煎两沸。忌面食、豆腐、一切生冷。

茴姜汤

治男子妇人一切心腹胀满，气滞走痛，神效。

茴香（二两半）　青皮（一两，去白）　良姜（一两，酒浸炒）[①]　天台乌药（沙[②]浸一日夜，炒黄为度）

上锉散。每服三钱，水一盏，姜五片，枣一枚煎，空心服。

单方

治一切心痛，无问久新，服之良久当利，即愈。生地黄一味，随人所食多少，取汁搜面作怀饦[③]，或作冷淘，但忌用盐。

灸法

心痛有三虫，多涎，不得反侧，上脘穴主之。若心痛身寒，难以俯仰，心疝，冲冒不知人，中脘主之。阴都二穴，在通谷穴下一寸，灸三壮。主心腹绞刺，痛不可忍。

呕　吐

风　证

藿香散

治风邪入胃，呕吐，自汗，或身疼。

人参（五钱）　厚朴　藿香　陈皮（各一两）　半夏（五钱）　芍药（一两）　官桂　粉草（各五钱）

上锉散。每服四钱，生姜五片，红枣一枚煎，食前服。养胃汤兼用亦效。

寒　证

理中汤

专治胃虚感寒，呕吐不一。（方见霍乱类）

枳梗半夏汤

治寒热，呕哕，短气，烦闷，饮食不下。（方见痎疟类）

暑　证

香薷散

治伤暑饮冷，当风取凉，呕吐不止。香薷散一两半重，二陈汤一两重，二药合和，作六服。生姜三片，乌梅一个煎。（方见伤暑及痎疟类。或加盐煎）

五苓散

治同上。藿香煎汤服。未效，生姜自然汁调下消暑丸，热姜汤下。（方见伤暑

---

① 以下至下页“食证”1500余字，文渊本缺。

② 沙：原本作“沙”。上科本、王氏本作“泔”。

③ 怀饦（bó tuō）：又作“馎饦”，古面食汤饼。

中暑类）

湿　证

加味治中汤

治体虚，感冒雨湿，呕吐。

人参　白术　干姜　青皮　陈皮（各一两）　藿香　半夏（各五钱）　甘草（三钱）

上锉散。生姜三片，红枣一枚煎服。

七　情

大藿香散

治忧愁思虑，七情伤感，气郁于中，变成呕吐。或作寒热，眩晕，痞满，不进饮食。

藿香叶　半夏曲　白术　木香（不见火。各一两）　白茯苓（去皮）　桔梗（去芦，锉，炒）　人参　枇杷叶（拭去毛）　官桂（不见火）　甘草（炙。各半两）

上为末。每服三钱，水一大盏，生姜五片，枣子一枚，煎至七分，去滓。温服，不拘时候。

痰　证

大半夏汤

治心气不行，郁生涎饮，聚结不散，心下痞硬，肠中沥沥声，食入即吐。或因酒食甜冷，聚饮之为也。

半夏（二两，汤洗七次，完用）　人参（三钱三字）

上分四服。每服水三盏，蜜二钱重，和水扬匀入药，煎至六分，去滓，温服。一法，有生姜七片。治法曰：呕家先渴，今反不渴者，以心下有支饮故也，治属支饮。

半夏丸

治热痰作呕。每服五十丸，淡姜汤下，不拘时候。（方见痎疟类）

养正丹

治冷痰作呕。每服三十丸，盐汤空心下。（方见痼冷类）

加味治中汤

治痰浮于上，呕吐不已。加半夏、丁香酌量用。每服四钱，水煎，不拘时热服。再入生姜亦可。（方见泄泻类）

食　证

二陈汤

治胸腹胀满，因伤宿食，或吐后噫败卵气。加丁香、缩砂，生姜七片，乌梅一个煎。未效，服治中汤。

治中汤[①]

治同前。兼疗中寒，饮食不化，吞酸，哯啘[②]，食则膨脝，胀满，呕逆。

人参　白术　干姜（炮）　甘草（炙）　青皮　陈皮（各等分）

上锉散。每服四大钱，水一盏半，煎七分，去滓。大便秘，入大黄棋子大两枚。

血　证

茯苓汤

治忧怒并气攻血溢，停留胃管，嗳闻血腥，呕吐食饮。及妊娠中脘宿冷，冷血侵脾，恶闻食气，病名恶阻。

半夏（一两，汤洗七次[③]）　茯苓　熟地黄（各二两）　橘皮　细辛　人参　芍药　川芎（各一两二钱）

上锉散。每服四大钱，水二盏，姜七

---

① 治中汤：诸本皆脱，据药物组成与主治证核补。

② 哯啘（xiàn yē）：呕吐。

③ 七次：原本及文渊本均作“七次”，王氏本作“十次”，误。

片，煎七分，去滓，空腹服。有客热烦渴口疮者，去橘皮、细辛，加前胡、知母。腹冷下利者，去地黄，入桂心炒。胃中虚热，大便秘，小便涩，去地黄，加大黄一两八钱，黄芩六钱。

当归汤

治三焦虚损，或上下发，泄吐唾血，皆从三焦起。或因热损发，或因酒发①，主之。

当归　干姜（炮）　熟地黄　柏皮　小蓟　羚羊角（镑）　阿胶（炒，各三两三字）　芍药（半两）　黄芩　甘草（炙。各一分）

上锉散。每服三钱，水二盏，竹茹一块如指大，煎至八分，去滓，入伏龙肝、头发灰、蒲黄各半钱匕②，再煎至七分，不以时服。

气　呕

茱萸人参汤

治气呕，胸满，不纳食，呕吐涎沫，头疼。

吴茱萸（五两，汤洗数次）　人参（三两）

上锉散。每服四大钱，水一盏半，姜五片，枣三枚，煎七分，不以时服。

藿香正气散

治气呕大效。每服三钱，水一盏半，生姜三片，木瓜二片煎，热服。（方见伤寒阴证类）

加减七气汤

治气郁呕吐。

半夏（二两半，汤洗）　人参　辣桂　厚朴（各一两。姜汁炒）　茯苓（一两半）　甘草（炙，半两）

上锉散。每服三钱半，姜七片，枣一枚，煎服。加木香亦得。

热　呕

竹茹汤

治胃受邪热，心烦喜冷，呕吐不止。

葛根（三两）　半夏（汤泡七次，二两）　甘草（炙，一两）

上锉散。每服五钱。水二盏，入竹茹如枣许大，姜五片，煎至七分，去滓。取清汁微冷服，不以时候。

二陈汤

加白竹青煎效。（方见痎疟类）

通心饮

治心脾蕴热作呕。每服三钱，灯心、藿香叶煎。（方见小方科急惊类）

小柴胡汤

治胃中挟热，烦躁，聚结涎沫，水入即吐。或因冒热伏暑，及伤寒伏热不解。每服三钱，加人参、乌梅，生姜五片，红枣一枚煎。（方见伤寒阳证类）

三乙承气汤

治呕吐，水浆不入，或食已即吐，大便秘。或利而不松快，时觉腹满者。或下利赤白，而呕吐食不下者。或大肠小肠膀胱结而不通，上为呕吐隔食。

大黄　厚朴（姜炒）　枳壳　芒硝（各半两）　甘草（一两）

上锉散。每服四钱，水一盏半，姜三片。煎六分，却入硝，细细啜服。

冷证呕吐

四逆汤

治胃中虚，四肢厥冷，食即呕吐。或因冷食伤胃，或累经汗下，致虚胃气，但

---

①　发：此下《三因方》有“悉”字。

②　半钱匕：文渊本作“半钱”，夺“匕”字。

脉弱，小便多复利，身有微热，见厥者难治（方见伤寒阴证类）。未效，服金液丹，每服九丸，米饮下，丁胡三建汤生姜十片煎吞下（方见痼冷类）。

通　治

藿香正气散

治胃口有虚热作呕。生姜三片，木瓜二片，煎。（方见伤寒阴证类）

香白丸

治气不顺，痰涎壅盛，呕吐不止。

青州白丸子（方见风科通治类）　青木香丸（方见诸疝类）

上各三十丸，生姜汤吞下。

炮附子丸

治胃脘有热，胃中有寒，呕吐不止。

附子（炮，去皮脐，二两）

上为末，以糊丸如梧子大，就湿以大黄末五钱为衣。每服十丸，加至二十丸，用姜汤下。

快气汤

治一切气，心腹胀痛，胸膈噎塞，噫气吞酸，胃中痰逆呕吐，及宿酒不解，不思饮食。

香附（去毛，三两二钱）　甘草（四钱爁[1]）　缩砂仁（去皮壳，八钱）

上为末。每服一钱，盐汤点下。常服快气，美饮食，养脾。

匀理汤

治体虚，上气壅盛，中脘痞塞，呕泄翻吐，水饮不入，其证急速。

木香匀气散（方见诸疝类）　理中汤（方见霍乱类）

上二药合和，盐汤调服一匕，立效。

人参散

治吐逆及泻后除烦渴。常服调中和气。

白茯苓　人参（各半两）　白干葛（一两）　藿香　木香　甘草（各一钱半）　嫩黄芪（去芦，一钱半）

上锉散。每服三钱，水一盏半，煎七分，去滓温服。泻后渴甚者，每服加滑石末二钱同煎。

丁香煮散

治脾脏伏冷，胃脘受寒，胸膈痞闷，心腹刺痛，痰逆恶心，寒嗽中满，脏腑虚滑，饮食减少，翻胃吐逆，四肢逆冷。但是沉寒痼冷，无问久新，功效不可具述。

丁香（不见火）　红豆（去皮）　青皮（去白）　甘草（炙）　川乌（炮，去皮脐）　陈皮（去白）　干姜（炮。各四两）　良姜（炮，去芦头，四两）　益智（去皮，五两半）　胡椒（二两）

上锉散。每服二钱，水一盏，生姜三片，盐一捻，煎至七分，空心食前稍热服。滓再煎，病退即止，极妙。

灸法

干呕，灸尺一[2]，穴在肘约上动脉，灸三壮。又灸乳下一寸，三十壮。干呕不止，粥药皆吐，灸间使穴三十壮，其穴在掌后二[3]寸两筋间。若四厥脉沉绝不至者，亦灸之便通。此起死人法。吐呕宿汁，吞酸，灸神光穴百壮，其穴在二肋旁二寸，上直两乳。呕逆哕噫，灸石关百壮，其穴在阴都穴下一寸。

霍　乱

风　证

桂枝汤

治恶风自汗，呕吐下利，增寒发热，

---

① 爁（lǎn 览）：文渊本无此字。
② 一：文渊本作“二”。
③ 二：王氏本讹作“三”。

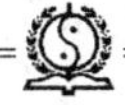

头痛眩晕。(方见伤寒类)

寒证阴经

理痞汤[1]

治恶寒无汗，霍乱吐下，胀满食不消，心腹痛，胸膈痞塞，或昏晕缓弱。

人参（去芦）　干姜（炮）　白术（去芦）　甘草（炙。各三两）

上锉散。每服四大钱，水一盏，煎七分，去滓，食前服。远行防霍乱，炼蜜为丸如梧子大。每服三五十丸[2]。如作末，每服方寸匕，酒调下亦得。若转筋者[3]，加石膏煅三两。若脐上筑者，肾气动也。去术，加桂心四两。肾[4]恶燥，故去术，恐作奔豚，故加桂。吐多者，去术，加生姜三两。下多者，复用术，悸者，加茯苓二两。渴欲得水，加术，合前成四两半。腹中痛[5]加人参，合前成四两半。若寒者，加干姜，合前成四两半。腹满者，去术，加附子。服药后食顷[6]，食热粥一杯，微自温覆，勿发揭衣被。哕则加丁香。吐利止，身体痛不休者，审其原因，以和解之。如初因伤风，用桂枝之类，所谓治有本也。

阳　经

香苏散

治身热无汗，霍乱吐下，脸赤，多痰。加藿香叶、土乌药、乌梅、生姜煎。甚妙。(方见伤寒和解类)

暑　证

香藿散

治伤暑饮冷，霍乱作渴，热烦，每料加丁香、半夏、藿香、乌梅、陈皮、紫苏、木瓜各一两，生姜五片煎。四肢冷，加熟附子。烦渴，生姜自然汁调五苓散(方并见伤暑类)。仍用半夏丸，热姜汤吞，立效（方见痎疟类。每用三十丸）。

湿　证

除湿汤

治满身重著。或多食生冷，挥霍之间吐利俱作。

半夏（汤洗）　厚朴（去粗皮，切，姜汁炒。各一两）　藿香叶（五钱，去土）　陈皮（去白，五钱）　甘草（三钱）　苍术（米泔浸，一两，切，炒赤）

上锉散。每服四钱，水一盏半，生姜七片，红枣一枚煎。热服，不拘时候。

七　情

七气汤

治喜怒忧思悲恐惊七气郁发，致五脏互相刑克，阴阳反戾，挥霍变乱，吐利交作，寒热，眩晕，痞满，噎塞。

半夏（汤洗，五两）　厚朴（去粗皮，姜汁炒）　桂心（各三两）　白茯苓（去皮）　白芍药（各四两）　紫苏　橘皮（去白。各二两）　人参（去芦，一两）

上锉散。每服四钱，水一盏半，姜七片，枣一枚，煎七分，去滓，空心服。

胃气丸

治忧思过度，脾肺气闭，聚结涎饮，留滞肠胃，气郁于阴，凝寒于阳，阴阳反

---

① 理痞汤：上科本、王氏本作“理中汤”，误。

② 三五十丸：文渊本作“三十五丸”。

③ 筋者：文渊本作“筋骨”，可参。

④ 肾：文渊本作“腹”。

⑤ 腹中痛：原作“腹满”，不合文义，据《伤寒论》、《三因方》改。上科本亦为“腹中痛”。

⑥ 食顷：一顿饭时间。

戾，吐利交作，四肢厥冷，头目眩晕，或复发热。兼治老人胃寒，大便反秘。妊娠恶阻，全不纳食。

硫黄（不拘多少，入猪脏内，缚两头。以米泔、酒、童子小便各一碗[①]，煮干一半，取出，洗断秽气，控干称一两[②]重） 半夏（汤洗去滑，五两） 人参（去芦，一两） 石膏（一分，煅。一法同硫黄煮） 白茯苓（一两）

上为末，生姜自然汁释炊饼糊为丸，如梧子大。每服五十丸至百丸，空心，米汤入少生姜汁下。

食伤

红丸子

治脾胃虚冷，饮食不节，宿食留饮，聚癖肠胃。或因气不调，冲冒寒湿，忽作霍乱，吐利，并心腹疞痛，肠胃缠刺，疲倦不胜。（方见痃疟类）

理中汤

加青皮、陈皮，治胃脘有寒亦效。（方见前）

转筋

木瓜汤

治霍乱，吐下不已，举体转筋，入腹则闷绝。

木瓜干[③]（一两） 吴茱萸（半两，汤洗） 茴香（二钱半） 甘草（炙，一钱）

上锉散。每服四大钱，水一盏半，生姜三片，紫苏十叶，食盐一撮，煎七分，去滓，食前服。仍研生蒜贴心下、脚心上。

烦渴

茯苓泽泻汤

治霍乱吐利后，烦渴欲饮水。

赤茯苓（去皮，四两） 泽泻（二两） 甘草（炙，一两） 桂心（一两） 白术（去芦，一两半）

上锉散。每服[④]四大钱，水一盏，姜三片，煎七分，去滓，食前温服。又方有小麦五两。

麦门冬汤

治霍乱已愈，烦热不解，多喝饮水，小便不利。

麦门冬（去心） 橘皮（去白） 半夏（汤泡七次） 白茯苓（去皮） 白术（去芦，炒。各一两） 人参 甘草（炙。各半两） 小麦（半合）

上锉散。每服四钱，水一盏半，生姜五片，乌梅一个，煎至八分，去滓。温服，不拘时候。

水浸丹

治伏暑伤冷，冷热不调，霍乱吐利，口干烦渴。

黄丹（一两二钱半，炒） 巴豆（二十五个，去皮心）

上同研匀，用黄蜡熔作汁，和为丸如梧子大。每服五丸，水浸少顷，别以新汲水吞下，不拘时候。又用姜附汤清煎，沉冷服之，大效。热因寒用之法也。（见中寒类）

干霍乱

盐汤

治忽然心腹胀满，疞刺痛疼[⑤]，虫毒烦冤，欲吐不吐，欲利不利，状若神灵所

---

① 一碗：文渊本作“一盏”，可参。

② 一两：诸本均同。王氏本作“十两”。

③ 木瓜干：原本及文渊本作“木瓜干”，王氏本作“木瓜”。

④ 每服：王氏本讹作“每日服”。

⑤ 痛疼：文渊本作“疼痛”。

附，顷刻之间，便至闷绝。亦涉三因，或脏虚，或肠胃素实，故吐利不行。极咸盐汤三升，热饮一升，刺口，令吐宿食使尽，不吐，更服，吐讫复饮，三吐乃止。此法大胜诸治。俗人以为田舍浅近，鄙而不用，守死而已。凡有此病，即先用之，续以理中汤倍加橘红与之。或藿香正气散加官桂、茯苓、煨枳壳，就吞苏合香丸，妙。

通　治

藿香正气散

治霍乱吐泻通用。腹痛者，加桂；小便不利，加车前子。每料各一两。（方见伤寒阴证类[①]）

诃子散

治老幼霍乱吐利，一服取效。（方见心痛类）

加味姜附汤

治吐泻过多，手足逆冷，气少不语，六脉沉伏。

附子（炮）　干姜　人参（各一两）　甘草（五钱）

上锉散。每服四钱，水二盏，煎至一盏，空心服。腹痛，加官桂；小便不利，加茯苓。每料各五钱。

养正丹

治霍乱转筋，咳逆不定，病势[②]危笃。每服三十丸，盐汤下。（方见痼冷类）

胡椒汤

治霍乱吐泻。

胡椒（七粒）　生绿豆（二十一粒）

上为末，宣木瓜汤温和调下。

奇方

盐一撮，醋一盏，同煎八分，温服二盏。盐梅咸酸等物，皆可煮服。

又方

南星末三钱，枣三枚，姜五片，煎极熟[③]服。治吐下，四肢逆冷。不省人事，一服可效。半夏为末，姜汁点，亦一服效。白矾为末，每服一大钱，沸汤点服，亦验。

熏洗法

治霍乱转筋。

陈大蓼一把，水三升，煮取二升，乘热熏洗，仍饮半盏。凡用蓼须家园种者。

盐熨方

治霍乱吐泻，心腹作痛。

炒盐二碗，纸包纱护，顿其胸前并腹肚上一截，以熨斗火熨，气透则苏。续又以炒盐熨其背，则十分无事。

灸法

治霍乱，转筋欲死，气绝，惟腹中有暖气者可用。其法纳盐于脐中令实，就盐上灸二七壮，名神阙穴，立效。并灸脐下一寸半，名气海穴二七壮，妙。

痰　饮

悬　饮

十枣汤

治饮水流在胁下，咳唾引痛，一岁不愈者。

芫花（微炒）　甘遂　大戟（炒）

上等分，锉散。水一盏半，枣十枚，煎八分，去枣调药，壮人一钱，羸人半钱。平旦温服。不下者，次日更加半钱，下后糜粥自养。若以下，不可服。

五苓散

治流行水饮。每服二钱，沸汤调。小

---

① 方见伤寒阴证类：诸本皆脱，据文例核补。

② 病势：王氏本讹作“劳势”。

③ 熟：原本及文渊本同，上科本及王氏本作“热”，非。

便更不利，加防己佐之。(方见伤暑类)

支　饮

防己桂枝汤

治膈间支饮，其人喘满，心下痞坚，面色黧黑，其脉沉紧。得之数十日，医吐下之不愈。

汉防己（三两）　桂心（二两）　人参（四两）　石膏（六两）

上锉散。每服四大钱，水一盏半，煎七分，去滓温服。虚者即愈，实者二日复发。再服不愈，宜去石膏，加茯苓四两，芒硝一两半，微利则愈。

茯苓五味子汤

治支饮，手足冷，多唾口燥，气从小腹上冲胸咽，手足痹，面热翕然如醉。因复下流阴股，小便难，时复咳冒[①]，呕，肿。

茯苓（四两）　桂心　甘草（炙。各三两）　五味子（二两半）

上锉散。每服四钱，水一盏半，煎七分，去滓，温服。服之冲气却低[②]，反[③]更咳满者，去桂，加干姜、细辛各三两。咳满止而复渴，冲气更发者，以细辛、干姜为热药，此法不当遂渴，反止者，为支饮也。支饮法当冒，冒者必呕，呕者腹内半夏二两半，以去其饮，饮去呕则止。其人形肿与痹，加杏仁二两半。若面赤如醉，以胃中热上熏，加大黄三两，须详证加减。

溢　饮

大青龙汤

治溢饮，身体疼重，汗不出，拘急痛。

麻黄（去节，汤洗，七钱半[④]）　桂心　甘草（炙。各二钱半）　石膏（鸡子大）　杏仁（四十个，炒，去皮尖）[⑤]

上锉散。每服四大钱，水一盏半，姜五片，枣二枚，煎七分，去滓。空腹[⑥]，温覆。一服汗者，勿再服。

复服，汗出多，亡阳，虚逆恶风，烦躁不得眠也。

小青龙汤

治溢饮、支饮，倚息不得卧，及喘满者。

麻黄（去节，汤洗）　芍药　细辛　桂心　干姜（炮）　甘草（炙。各三钱三字）　五味子（二钱）　半夏（三钱，汤洗七次）

上锉散。每服四钱，水一盏半，煎七分，去滓，空腹服。渴者，去半夏，加瓜蒌根三钱三字。微利，去麻黄，加芫花一鸡子大炒人，噎者，去麻黄，加附子一枚炮。小便不利者，去麻黄，加茯苓半两。喘者，去麻黄，加杏仁三钱三字。咳而上气，肺胀，其脉浮，心下有水气者，胸中痛引缺盆，加石膏二钱半研。

痰　饮

参苏饮

治痰饮停积胸中，中脘闭，呕吐痰涎，眩晕，嘈烦，忪悸，哕逆。及痰气中

---

① 咳冒：上科本同。文渊本作“咳胃”，王氏本作“眩冒”。

② “温服”两句：王氏本为“空腹服，服之冲气即低”，疑有误。

③ 反：文渊本作“久”。

④ 汤洗，七钱半：文渊本作“汤洗七次”，可参。

⑤ 以下至“热痰”条下“用此药数服而愈”一千余字，文渊本无，所载文字全然不同。

⑥ 腹：此下《三因方》有“服”字，可参。

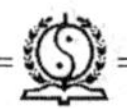

人，停留关节，手脚亸曳①，口眼㖞邪，半身不遂，食已即吐，头疼，发热，状如伤寒。以姜七片，枣子一枚煎，空腹服。哕者，加干葛。腹痛，加芍药。（方见伤寒和解类）

五套丸

治胃气虚弱，三焦痞塞不能宣行水谷，为痰饮结聚胸臆之间，令人头目昏眩，胸膈胀满，咳嗽气急，呕逆腹痛。伏于中脘，亦令臂疼不举，腰腿沉重。久而不散，流入于脾，脾恶湿，得水则胀，胀则不能消化水谷，又令腹中虚满而不食也。或肠间辘辘有声。

半夏（一两）　南星（一两，每个切作数十块，以上两味用水洗，次用白矾三两研碎调入水内，再浸三日）　干姜　良姜（炒）　白术（炒）　茯苓（各一两）　木香　丁香（不见火）　青皮（去穰）　陈皮（去白。各半两）

上为末，用神曲一两，大麦蘖二两同研，取末打糊，和药为丸如梧子大。每服三十丸至五十丸，温热水下，不拘时候。常服温脾胃，去宿冷，消积滞，化饮食，辟雾露风冷，山岚瘴疠，不正非时之气。或因酒癖停饮，痰水不去。或心膈痰逆，时发呕逆，昏晕，心疼，累药不效。并皆治之。

气　痰

四七汤

治七情气郁，结聚痰涎，状如破絮。或如梅核在咽喉间，咯不出，咽不下。并治中脘痞满，痰涎壅盛，上气喘急。

半夏（五两）　茯苓（四两）　紫苏叶（二两）　厚朴（三两）

上锉散。每服四钱，水一盏，姜七片，枣一枚，煎八分，不拘时服。若因思虑过度，心气不足，小便白浊，用此药下青州白丸子，最效。一方，又用半夏五两，人参、官桂、甘草各一两，生姜煎服，名七气汤。大治七气，并心腹绞痛。

二陈汤

每料加木香、沉香各五钱，南星二两。治气不顺，上壅作痰。每服三钱，生姜五片煎服。（方见痎疟类）

风　痰

加味寿星丸、蝎麝白丸子、星香饮治风壅痰盛。（方并见风科通治及热证类）

热　痰

芎辛散

治壅塞痰盛，清头目。及治逾月语音不出，服他药亦不能去。乃是燥热所致，用此药数服而愈。

川芎　细辛　防风　桔梗　白芷　甘草　羌活（各一两）　桑白皮（半两）

上锉散。每服二钱，水一盏半，生姜二片，薄荷三叶，煎至七分，不饥不饱时，温服。

枳壳半夏汤

除热痰，下气宽中，利膈，清上，治痞满。

枳壳　半夏　黄芩　桔梗（各二两）　甘草（五分②）

上锉散。每服四钱，生姜三片，桑白皮七寸，乌梅一个，煎。未效，加甜葶苈、马兜铃、防己、薄荷，立效。热痰黄色是也。

---

① 亸曳（duǒ yè 朵夜）：下垂拖步。亸，下垂。

② 五分：王氏本作“五钱”。

虚　证

顺元散

治气虚痰盛，不得睡卧[1]。气中痰厥，尤宜服之。（方见伤寒阴证类）

黑锡丹

治下虚上壅，头晕痰盛，服之立愈。（方见痼冷类）

灵砂丹

治上盛下虚，痰涎壅盛。此药最能镇坠，升降阴阳，安和五脏。（方见痼冷类）

八味丸[2]

治脾虚不得克制肾水，多吐痰唾，而不咳者。（方见虚损类）

暖胃丸

去虚痰，利冷饮。

硫黄（研）　白矾（各一两。同炒）　半夏（二两，姜汁炒）　丁香　茴香（炒）　木香（各一两）

为末，姜汁煮面糊丸梧子大，每服二十丸，空心米饮下。

灵白丸

治元气虚弱，痰气上攻，风痰壅塞，呕吐不已。

灵砂　青州白丸子（各一两。各研）

上和匀，生姜自然汁和米糊丸如梧桐子大。每服三十丸，空腹，人参汤或枣汤下。

通　治

二贤汤

治痰实，食后胸满，远年痰饮，服之愈。

薄橘红[3]（四两）　甘草（一两）

上为末，沸汤调服。其功在茯苓、半夏、枳实、南星之上。

茱苓丸

治头疼，背寒，呕吐酸汁，不思饮食，小便不利，气壅昏眩。

白茯苓　吴茱萸（各二两。汤洗去末）

上为末，炼蜜丸如梧子大。每服三十丸，不拘时候，熟水吞下。服后便漩中作茱萸气是验，他痰药不能及此。一方，只将茱萸酒浸三宿，以茯苓末拌之，候干，或汤或酒下百余粒。亦效。

快活丸

常服消食化痰，养生之家不可缺。

枳壳（一两半，炒）　桂（一两）　桔梗（二两）　半夏（汤洗七次，二两）

上为末，姜汁糊丸梧子大。每服二十丸，食后姜汤下。

茯苓丸

治臂痛不能举手，或左右时复转移，由伏痰在内，中脘停滞，脾气不流行，上与气搏，四肢属脾，滞而气不升，故上行攻臂，其脉沉细者是也。后人谓此臂痛，乃痰证也。用以治痰，无不效者。

茯苓（一两）　枳壳（麸炒，去穰，半两）　半夏（二两）　风化朴消（一分）

上为末，姜汁煮糊丸如梧子大。每服三十丸，生姜汤下。累有人为痰所苦，

夜间两臂常若有人抽牵，两手战灼。至于茶盏亦不能举，只以此药治之，皆随服随愈。世间所谓痰药者多矣，至于立效，未有如此药之妙也。

倍术散

治酒癖五饮，停水在心下，或两胁、胃中、膈上、肠间，动摇有声。皆由饮酒冒寒，饮水过多。

白术（二两）　附子（炮，去皮脐，一两）

---

① 睡卧：文渊本作“伸卧”。
② 八味丸：文渊本作“七味丸”。
③ 橘红：文渊本作“橘皮”。

上锉散，分三服。水一大盏，姜十片煎，空腹服。脏腑微动即安。（一方，除附子，加干姜、肉桂各一两，为末，蜜丸梧桐子大。每服二十五丸。米饮下，食前，大效）

桂辛汤

下痰饮，散风邪，止痰嗽，聪耳鼻，宣关窍。利咽膈，清头目，解冒眩，进饮食。

桂（去粗皮）　细辛（去苗土）　干姜（炮）　人参（去芦）　白茯苓（去皮）　甘草（炙。各二两）　五倍子　陈皮（去白）　白术　半夏（汤洗七次。各三分）

上锉散。每服二钱，水二盏，煎至一盏，去滓，食前温服。

丁香半夏丸

治脾胃宿冷，呕吐痰水，噫气吞酸。

人参　丁香　木香　肉豆蔻　陈皮（各一分）　藿香叶（半两）　半夏（汤洗七次，姜淹，炒黄，三两）

上为末，姜汁糊丸如小豆大，每服四十丸，姜汤下.

二陈汤

煎，送下青州白丸子，治眉心并眉梁骨疼。又治臂疼，或麻木，或战掉，皆痰饮所作。宜服。（方见痎疟类。白丸子方见风科通治类）

控涎丹

治同上。（方见臂痛类）

二生汤

专治痰。

附子（生，去皮脐）　半夏（生用）

上等分，锉散。每服四钱，水二盏，生姜十片，七分去滓煎，空腹温服。入少木香煎，尤佳。

破痰消饮丸

治一切停痰留饮。

青皮　陈皮（并洗）　京三棱（炮，捶碎用）　川姜（炮）　草果（面裹煨）　蓬术（炮，捶碎）　良姜（湿纸裹煨。各一两）

上为末，水面糊丸如梧子大，阴干。每服五十丸，姜汤下。

破饮丸

治五饮停蓄胸腹，结为癥癖，支满胸胁，旁攻两胁，抢心疼痛，饮食不下，翻胃吐逆，九种心痛，积年宿食不消，久疟久痢，遁尸疰忤①，癫痫厥晕，心气不足，忧愁思虑，妇人腹中诸病，悉能治疗。久服尤妙，且不伤脏气。

荜茇　丁香（不见火）　胡椒　缩砂仁　木香（不见火）　蝎梢　乌梅　青皮　巴豆（去壳膜。各等分。）

上以青皮同巴豆浆水浸一宿，次日漉出，同炒，青皮焦，去巴豆，水淹乌梅肉，蒸一炊久。细研为膏，入药末和匀，丸如绿豆大。每服五七丸，临卧姜汤吞下，曾有妇人头风，服之亦效，且断根不复发，岂头风即痰饮耶。

导痰汤

一切痰，头目旋晕，或痰饮留积不散。胸膈痞塞，胁肋胀满，头痛吐逆，喘急痰嗽，涕唾稠粘，坐卧不安，不② 思饮食。

半夏（洗七次，四两）　天南星（炮，去皮）　橘红　枳实（去穰，麸炒）　赤茯苓（去皮。各一两）　甘草（炙，半两）

上锉散。每服四钱，水二盏，生姜十片，煎八分，食后温服。

二陈汤

治痰饮为患，或呕吐恶心，或头眩心

① 疰（zhù）忤：流行病之一，俗称中恶。

② 不：原作“可”，据文义及药物组成改。文渊本亦作“不”。

悸，或中脘不快，或因食生冷，饮酒过度，脾胃不和，并宜服之。一方加丁香。(方见痎疟类)

荆蓬煎丸

破痰癖，消癥块，冷热积聚，胃膈痞闷，通和三焦，升降阴阳，顺气，消化宿食。

荆三棱（酒浸三日，夏一日） 蓬莪术（酒浸三日，夏一日。以上二味，用去皮巴豆二十粒，于银石器内，文武火炒令干黄色，去巴豆，却用汤浸去白） 木香 枳壳（去穰） 青皮（去穰） 川茴香（微炒） 槟榔（锉。各一两）

上为末。面糊丸如绿豆大。每服三十丸，食后生姜汤下。

理中汤

治停痰留饮，加茯苓、半夏导利之。(方见霍乱类)

咳 逆

冷 证

丁香柿蒂散

治吐利及病后胃中虚寒，咳逆，至七八声相连，收气不回者，难治。

人参 茯苓 橘皮 半夏 良姜（炒） 丁香 柿蒂（各一两） 生姜（一两半） 甘草（五钱）

上锉散。每服三钱，水一盏煎，乘热顿服。或用此调苏合香丸，亦妙。

木香匀气散

治同上。用莱菔子汤泡研，取汁调热服。(见诸疝类)

沉香降气汤、缩砂乌沉汤

治同前。苏叶三皮，盐少许，煎汤点，热服。(方见诸气类)

橘皮干姜汤

治胃中有寒，咳逆。

橘皮 通草 干姜 桂心 人参 甘草

上各等分，锉散。每服四钱，水盏半，煎至六分，温服，日三服。

羌活附子汤

治吐利后，背寒，咳逆。

羌活（去芦） 附子（炮，去皮脐） 茴香（炒，各半两） 干姜（炮） 丁香（各一两）

上锉散。每服二钱，水一盏，盐少许，煎至七分，空心热服。

荜澄茄散

疗噫气，咳逆。

荜澄茄 良姜（各二两）

上锉散。每服二钱，水一盏，煎六分沸，投醋半盏，取出时哈之，甚妙。

热 证

小柴胡汤

治同上。每服三钱，水一盏半，姜三片，柿蒂三个，煎，热服。(方见伤寒泄泻类)

橘皮竹茹汤

治胃虚膈热者。

橘皮（去白，二两） 人参 甘草（炙。各半两）

上锉散。每服四钱，水一盏半，竹茹一小块，生姜五片，枣二枚，煎至七分，去滓，温服，不以时。

灸咳逆法

乳下一指许，正与乳相直，骨间陷处。妇人即屈乳头度之，乳头齐处是穴。艾炙炷如小豆大，灸三壮。男左女右，只灸一处，火到肌即瘥。不瘥，不可治也。其穴只当取乳下骨间动脉处是。

世医得效方　卷第五

大方脉杂医科

脾　胃

虚　证

丁沉透膈汤

治气满不快，饮食不入，胸膈痞闷，或时膨胀，腹中刺痛等证。

丁香（五钱）　沉香（五钱）　木香（五钱，并不见火）　人参（去芦，半两）　青皮（去白）　神曲（各一两）　茯苓（去皮）　甘草（炙）　陈皮（去白）　厚朴（姜汁制）　草果仁　藿香叶（去土）　半夏（泡七次）　缩砂仁（去壳。各二两）　白豆蔻（去壳）　白术（去芦，炒）　麦蘖（炒）　香附子（炒，去毛。各一两）

上锉散。每服三钱，水一盏半，入生姜三片、红枣一枚同煎，去滓，热服。又方，治气满不食，以四味香苏散同煎，大人尤宜服。未效，更服丁香煮散加荜茇、良姜各一两（方见呕吐类）。

谷神嘉禾散

治中满下虚，五噎，五膈，脾胃不和，胸膈痞闷，胁肋胀满。心腹刺痛，可进[①]饮食。或多痰逆，口苦吞酸，胸满短气，肢体怠惰，面色萎黄。如中焦虚痞，不任攻击，脏气虚寒，不受峻补。或因病气衰，食不复常，禀受怯弱，不能多食，尤宜服之。常服育神养气[②]，和补脾胃，进美饮食。

枇杷叶（去毛，姜汁炙令香熟，一两）　石斛（细锉，酒拌和微炒，三两[③]）　沉香（镑，三分）　薏苡仁[④]（微炒，一两）　木香（三分）　缩砂（去壳，一两）　杜仲（去粗皮，用姜汁与酒合和涂，炙令香熟焦，三分）　藿香叶（去土，三分）　随风子（如无，陈小紧诃子实者亦得，三分）　谷蘖（微炒，半两）　丁香（半两）　半夏（一分，用汤先洗七遍，生姜一分切作片子，与半夏同捣烂做饼子，炙黄）　白术（去芦，炒，二两）　青皮（去白，二两）　大腹子（微炒，三分）　槟榔（炒，半两）　陈皮（去白，三分）　桑白皮（炒，半两）　白豆蔻（微炒，去皮，半两）　人参（去芦，一两）　五味子（微炒，半两）　白茯苓（去皮，一两）　神曲（微炒，一分）　甘草（微炒，一两半）

上锉散。每服三钱，水一盏，入生姜三片、肥枣二枚，同煎至七分。温服，不拘时候。及疗四时伤寒，能调理阴阳，使

---

① 可进：《三因方》"嘉禾散"作"不思"。
② 养气：王氏本讹作"食气"。
③ 三两：文渊本作"一两"。
④ 薏苡仁：王氏本夺"仁"字。

无变动，克日得安。如疗五噎，入干柿一枚同煎，十服见效。如膈气吐逆，羸困，入薤白三寸，枣五枚同煎。妇人亦可服。

四君子汤

治脾胃不调，不思饮食。

人参（去芦） 甘草（炙） 白茯苓（去皮） 白术（去芦。各等分）

上锉散。每服三钱，水一盏，煎至七分，不拘时服。一方，加橘红，名异功散。又方，加陈皮、半夏，名六君子汤。呕吐，加藿香、缩砂。泄泻，加木香、肉豆蔻。

附子建中汤

治脾气虚寒，腹胁胀满，身体沉重，面色萎黄，呕吐不食，水谷不化，大腑自利。

肉豆蔻（面裹煨） 白豆蔻仁 附子（炮，去皮脐） 厚朴（去皮，姜汁拌炒） 白术（去芦） 干姜（炮） 红豆 神曲（炒。各一两） 丁香 胡椒 木香（不见火） 甘草（炙。各半两）

上锉散。每服四钱，水一盏半，生姜五片，红枣一枚，煎至七分，去滓，温服。

参苓白术散

理心脾气弱，神昏体倦，饮食不进，多困少力，中满痞噎，心忪，上喘，呕吐，泻利。

人参 白茯苓（去皮） 白术（去芦） 山药 甘草（各一两） 缩砂仁 桔梗（去芦） 薏苡仁 莲肉[①] 扁豆（姜汁浸去皮，七钱半）

上为末。每服二钱，枣汤下。小儿量岁数与之。此药中和不热，久服养气育神，醒脾悦色，顺正辟邪。

千金养脾丸

治脾胃虚弱，停寒留饮，膈气噎塞，反胃吐食，心胸痞满，胁肋虚胀，胸腹刺痛。牵引背膂，食少易伤，言微气短，口苦舌涩，恶心呕哕，喜唾咽酸。久病泄利，肠胃虚滑。病后气不复常，饮食无味，形容憔悴。酒后痰多。

人参 白术 白茯苓（去皮） 甘草 山药（炒） 木香 丁香 白扁豆（炒） 缩砂仁 薏苡仁 益智仁 藿香叶 红豆 肉豆蔻 干姜（炮） 高良姜 三棱（炮） 莪术（炮） 神曲（炒） 麦蘖（炒） 陈皮 枳壳（炒） 茴香（炒） 苦梗（炒。各一两）

上为末，炼蜜丸如弹子大。每服一丸，细嚼，白汤下，温酒亦得，空心食前。常服温养脾元，进美饮食。

治中汤

治脾胃不和，呕逆霍乱，中满虚痞，或致泄泻。（方见伤寒阴证类）

平胃散

治脾胃不和。不[②]思饮食，心腹胁肋胀满刺痛，口苦无味，胸满短气，呕哕恶心，噫气吞酸，面色萎黄，肌体瘦弱，怠惰嗜卧，体重节痛，常多自利，或发霍乱，及五噎八痞，膈气反胃，并宜服之。

苍术（去粗皮，米泔浸二日，一斤二两） 厚朴（去粗皮，姜汁拌炒） 陈皮（去白。各一两二钱） 甘草（炒三分）

上为末。每服二钱，以生姜三片，红枣二枚，煎汤调服，或盐汤调，空心，食前热服。常服调气暖胃，化宿食，消痰饮，辟风寒冷湿四时非节之气。为散煎亦可，加入人参尤妙。

胃丹

朱砂禀太阴之精，不经火煅，以丁、

---

① 缩砂仁……莲肉：原本缺剂量，按《局方》载各药剂量的比例应为“各半两”，似是。

② 不：原作“可”，据文渊本、上科本改。

附等脾药，阴炼成丹，平补不僭。善治真阳衰虚，心火怯弱，不养脾土，冲和失布，中州虚寒，饮食不进，胸膈痞塞，或不食而胀满，或已食而不消，痰逆恶心，翻胃吐食，脏气虚寒，米谷不化，心腹绞痛，泄利不止，应是一切脾胃诸疾，不问男子妇人，皆可服。

朱砂（大块不夹石者，十二两半）　罗参（去芦）　缩砂（去壳）　肉豆蔻（面裹煨）　荜澄茄　白豆蔻（去壳）　红豆　高良姜（锉碎）　附子（炮，去皮脐）　白术（去芦）　厚朴（去皮，姜汁拌炒）　丁香（不见火）　藿香叶（去土）　五味子（去梗）　干姜（炮，去土）　胡椒　益智仁　麦门冬（去心）　草果仁　橘红（去白。以上各一两）

上将人参等二十味，各如法修制，锉如豆大。以银锅一口，用白砂蜜二十两，将药一半同蜜拌匀，入银锅内，以夹生绢袋盛贮朱砂，悬胎入银锅内，以桑柴火重汤煮三日三夜，取沙淘净焙干。入乳钵，用玉捶研，直候十分细，米粽为丸如绿豆大，阴干。每服十粒，加至十五粒。空心食用前，用人参汤送下。枣汤也得。如或呕吐，用淡姜汤送下，忌食猪羊血。

补真丸

大抵不进饮食，以脾胃之药治之多不效者，亦有谓为。人之有生，不善摄养，房劳过度，真阳衰弱，坎火不温，不能上蒸脾土，冲和失布，中州不运，是致饮食不进，胸膈痞塞，或不食而胀满，或已食而不消，大腑溏泄，此皆真火衰虚，不能蒸蕴脾土而然。古云补肾不如补脾，予谓补脾不若补肾。肾气若壮，丹田火经上蒸脾土，脾土温和，中焦自治，膈开能食矣。

胡芦巴（炒）　附子（炮，去皮脐）　阳起石（煅）　川乌（炮，去皮）　菟丝子（淘净，酒蒸）　沉香（不见火，别研）　肉豆蔻（面裹煨）　肉苁蓉（酒浸，焙）　五味子（去枝梗，各半两）　鹿茸（去毛，酒蒸，焙）　川巴戟（去心）　钟乳粉（各一两）

上为末，用羊腰子二对，治如食法，葱、椒、酒煮烂，入少酒糊，杵和为丸如梧子大。每服七十丸，空心食前，米饮、盐汤任下。

进食散

理脾元虚冷，不思饮食，久病脾虚，全不食者。及胃虚有风不食，只三服便效。

甘草（炙，一两）　肉桂（去粗皮）　良姜（炒）　陈皮（去白）　青皮（去穰。各一分）　诃子（五个，煨，去核）　草豆蔻（三个，去皮）　川乌（一个，炮）

上锉散。每服二钱，水一中盏。生姜二片，煎七分，空心服。

热　证

泻黄散

治脾胃壅实，口内生疮，烦闷多渴，颊痛心烦，唇口干燥，壅滞不食。

藿香叶（去土，七钱）　石膏（煅）　缩砂（去壳）　山栀子（去壳）　甘草（炙。各半两）　防风（去芦，四两）

上锉碎，同蜜、酒炒香，焙，为细末。每服三钱，水一大盏，煎至七分，温服，不拘时候。

枳壳丸

治脾实心腹壅滞，四肢疼闷，两胁胀满，大小便不利。（方见秘结类）

橘皮竹茹汤

治胃热多渴，呕哕不食。

赤茯苓（去皮）　陈皮（去白）　枇杷叶（拭去毛）　麦门冬（去心）　青竹茹

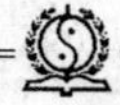

半夏（汤泡七次。各一两）　人参（去芦）　甘草（炙。各半两）

上锉散。每服四钱，水一盏半，姜五片，煎至八分，去滓温服，不拘时候。

翻　胃

安脾散

治胃气先逆，饮食过伤。或忧思蓄怒，宿食痼癖，积聚冷痰，动扰脾胃，不能消磨谷食，致成斯疾。女人得之，多由血气虚损；男子得之，多因下元冷惫。有食罢即吐，有朝食暮吐，暮食朝吐，所吐酸臭可畏，或吐黄水。凡有斯疾，乃是脾败，惟当速疗，迟则发烦渴，大便秘，水饮纤悉不得入①，不旋踵毙矣。

高良姜（一两，以百年壁上土三合，敲碎，用水二碗煮干，薄切成片）　南木香　草果（面裹煨，去壳）　胡椒　白茯苓　白术　丁香（怀干）　陈橘皮（汤洗，去穰）　人参（去芦，各半两）　干草（炙，一两半）

上为末，每服二大钱，食前米饮入盐点服。盐、酒亦得。

薤白粥

治翻胃，无问久远冷热。

人参（一两，细切，以水一大升，煎取三合）　鸡子（三个，去黄）　薤白（二茎）　熟稀粟米粥

上以鸡子白及薤白、粟等三味，熟调搅，然后暖人参汤相和，更调搅，顿服之，不限早晚。服无忌，当时便定，准前服，万不失一。如思食，即与粟米粥饮，渐渐加粳米和之。

熟水草果饮法

乌梅肉（四两）　草果　干姜（炮。各三两）　赤茯苓（二两）　甘草（炙，半两）

上锉散。每服用半两，水一碗半，煎至一碗，去滓，瓷器盛，和② 熟水随意服之。

桂苓散

治翻胃，发渴。

半夏（四钱）　桂心　甘草（各三钱）　赤茯苓（四两）　泽泻（四两）

上锉散。每服四钱，生姜煎服。

三棱煎丸

治宿食积聚，翻吐酸秽。（方见诸气类）

正胃散

治翻胃呕逆，药食俱不下，结肠三五日至七八日来，大便不通。如此者，必死之疾。

白水牛喉（一条，去两头节并筋膜脂肉，节节取下如阿胶片。黑牛不可用。须就宰牛人买下修事了，临病时旋炙修合③）

上用喉节，以好米醋一大盏浸，频翻令匀，微火炙干。再蘸再炙，醋尽为度。存性，不得见太阳火，为末④。

每服一钱，食用前用陈米饮调下。轻者一服见效。

粉灵砂

治脾疼翻胃。

灵砂（一两）　蚌粉（同炒，略变色，二两）　丁香　胡椒（各四十九粒）

上为末，生姜自然汁煮半夏糊丸如梧子大，每服三十丸。翻胃，煨生姜汤吞下；虚人脾痛，炒盐汤下。

青金丹

治一切吐逆。

---

① 入：文渊本作“咽”，王氏本作“入口”，可参。

② 和：王氏本讹作“如”。

③ 合：原作“各”，据文渊本、上科本改。

④ 不得见太阳火，为末：文渊本作“不得见太阳，研为末”，可参。

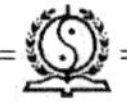

水银（八钱）　生硫黄（一两）

上二件，入无油铫内，用慢火化开，以柳木篦子拨炒，或有烟焰，以醋洒之。结成砂子，再研为细末，用米粽尖杵和为丸如绿豆大。每服三十丸，用姜、橘皮煎汤送下，不拘时服。

大掌中金

治翻胃，服水药不得者。

大绵附一个，生姜自然汁一碗，煮干为度，母丁香一个为末，以少许安掌中舐吃，立效。

丁附散

治翻胃。

大附子（一个，切去盖，剜中使揀丁香四十九粒[1]，以盖覆之，线缚著，置银器中，浸以生姜自然汁及盖而止，慢火煮干为度）

上为末。用一钱匕糁[2]舌上，漱津下。若烦渴，徐徐食糜粥。忌油腻生冷。

大仓丸

治脾胃虚弱，不进饮食。翻胃不食，亦宜服之。

陈仓米（一升，用黄土炒米熟，去土不用）　白豆蔻（二两）　沉香（一两）　缩砂仁（二两）

上为末，用生姜自然汁法丸，如梧子大。每服一百丸，食后，用淡姜汤送下。

小半夏丸

治翻胃及不欲饮食。

半夏（汤洗十次）　胡椒

上等分，为末，姜汁丸如梧子大。每服三五十丸，姜汤下。

六丁丸

治翻胃如神。

五灵脂[3]（醋炙）　生辰砂（一钱）　母丁香（一两，不见火）

上为末，入黄狗胆，糯米粽子尖为丸如鸡头大。每[4]用姜汤化下。

香牛[5]饮

治哽噎翻胃吐食，神效。先以羯[6]牛，用绳挂开牛口，以净布抹令口舌净，却拖牛舌出来，候有涎出，以碗盛之。每服用八分盏为一服。研好麝香末一捻打匀，却以银盏荡令温。先以绢帛束缚中脘胃口，令极紧，候气喘，乘热解开，随气喘一二口便服。药时先对病人说煮白粥恼烦之。并煎丁香汁和粥，服药罢，随与粥吃。

盐滚丸

治翻胃膈气。

丁香　木香　肉豆蔻　缩砂　青皮　陈皮　胡椒　荜茇　沉香（各半两[7]）

上为末，以大蒜瓣子不拘多少，每瓣作二瓣，入去壳巴豆一粒，用饼药调面裹蒜片，慢火煨熟，去巴豆及面，只将蒜研成膏，将前项药末一半搜和为丸如梧子大。每服三十丸，于盐内滚过，萝卜汤调前药末二钱吞下，神效。

温胃散

治翻胃。

真附子（一个，去皮脐，分作四块，生姜一两研水一碗，慢火同煮至水尽，取附子切，焙）

上为末。每服一钱，空腹，盐汤下。

治翻胃呕吐，大便秘结，虚冷者，用

---

① 剜中使揀丁香四十九粒：文渊本作“剜令空入丁香四十九粒”，可参。

② 糁：王氏本作“掺”，非。

③ 五灵脂：原脱剂量，《本事方》“香灵丸”作“四钱”。另，辰砂、丁香各六钱，可参。

④ 每：此下《本事方》有“服一丸”三字，可参。

⑤ 香牛：王氏本作“牛香”，误倒。

⑥ 羯：诸本皆同，上科本、王氏本均疑为“犍”字之误。

⑦ 各半两：文渊本作“各等分”，可参。

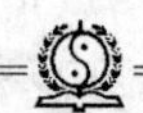

灵砂或养正丹温而利之。又苏合香丸用四分，感应丸用六分，夹研作细丸，姜汁泡，沸汤下，此亦温利。若大便热结，用蜜煮，凝，捻作指铤，纳后部导之。或用豮猪胆一枚取汁，入法醋少许，以笔蘸滴灌于后部。或烧皂角于桶内熏穀[①] 道。或用连根葱白一握，汉椒五十粒，捣细作饼，焙热。和轻粉掩脐，续以葱、椒煎汤，熏荡身下。

又方

治翻胃。

真蚌粉

上每服二钱，姜汁米饮调下。

治吐逆不止

真黄丹（四两，研细，用米醋半升入铫内煎令干，更以火煅通红，令研细为末）

粟米饭为丸如梧子大。醋酵汤吞七丸。不以时，一时住[②]。

灸法

两乳下各一寸，以瘥为度。又灸脐上一寸二十壮。又灸内踝下三指稍斜向前三壮。中脘一穴在脐上四寸，足三里二穴在膝下三寸，各灸七壮或九壮，其效尤著。

导引方

除腹肚冷风宿疾，积胃口冷，食欲进退，吐逆不下。正坐，两手向后捉腕，反拓席，尽势使腹弦弦上下七，左右换手亦然。

干食方

惟食干饭饼饵，尽去羹饮水浆，药亦用丸，自不反动，调理旬日，奇效。有人三世死于胃反，至孙收效此方。

咳　嗽

风　证

神术散

治四时瘟疫，头痛项强，发热增寒，身体疼痛。及伤寒鼻塞声重，咳嗽头昏，并皆治之。

苍术（五两，米泔浸一宿，切，焙）　香白芷　细辛（去叶土）　羌活（去芦）　川芎　甘草（炙。各一两）

上锉散。每服三钱，水一盏，生姜三片，葱白三寸，煎七分，温服，不拘时候。如觉伤风鼻塞，为末。葱、茶调下。

三拗汤[③]

治感冒[④] 风邪，鼻塞声重，语音不出。或伤风伤冷，头目痛眩，四肢拘倦。咳嗽多痰，胸满短气。（方见伤寒阳证类）

杏苏汤

治伤风，身热，有汗，恶风。病证挟热，服杏子汤不得者，此药稳当也。

橘红　紫苏叶　杏仁（去皮尖）　五味子　半夏（汤泡七次）　桑白皮（蜜略炙）　贝母（去皮[⑤]）　白术（炒。各一两）　甘草（炙，半两）

上锉散。每服四钱，水一盏半，生姜五片，煎至八分，去滓，温服，不拘时候。

人参荆芥散

治肺感风邪，上壅咳嗽，头目不清，言语[⑥] 不出，咽干项强，鼻流清涕。

荆芥穗　麻黄（去根节）　细辛（去土洗）　桔梗（去芦，炒）　陈皮（去白）　半夏（汤洗七次）　杏仁（去皮尖）　人参　通草　甘草（炙。各半两）

上锉散。每服四钱，水一盏半，姜五

---

① 穀：王氏本作“壳”，形近之误。

② 不以时，一时住：文渊本作“不以时服”，义胜。

③ 三拗汤：文渊本作“三物汤”。

④ 冒：原作“胃”，据文渊本、上科本改。

⑤ 皮：《济生方》作“心”字，义胜。

⑥ 言语：王氏本倒为“语言”。

片，煎八分，食后温服。

寒　证

金沸草散

治肺感寒邪，鼻塞声重，咳嗽不已，增寒发热，无汗恶寒，烦躁。或风热壅在膈间，唾黄浊水，甚者吐血①。（方见伤寒阳证类）

小青龙汤

治表有寒邪，喘，水饮，咳嗽急，不得睡卧。（方见伤寒通治类）

华盖散

治肺感寒邪，咳嗽上气，胸膈烦满，项背拘急，声重鼻塞。头目眩，痰气不利，呀呷有声。

紫苏子（炒）　赤茯苓（去皮）　陈皮（去白）　桑白皮（炙）　杏仁（去皮尖）　麻黄（去根节。各一两）　甘草（炙半两）

上锉散。每服二钱，水一盏，煎至七分，食后温服。

暑　证

六和汤

治伤暑痰生，咳嗽喘满。加麦门冬、乌梅煎，就吞消暑丸。（方见伤暑、中暑类）

湿　证

白术散

治五脏伤湿，咳嗽痰涎，增寒发热，上气喘急。

白术（二两）　五味子　茯苓（各一两）　甘草（一钱②）　半夏（四个，洗去滑，破作十六片）

上锉散，分作十六服。每服水一盏半，姜五片，红枣二枚，煎至七分，空腹服。

不换金正气散

治伤湿，四肢重著，骨节疼痛，洒淅咳嗽。

厚朴（去皮，姜汁制）　藿香（去枝、土）　甘草（爁）　半夏（煮）　苍术（米泔③浸）　陈皮（去白）　加木瓜（每药一两，只用五钱）

上等分，锉散。每服三钱，水一盏半，生姜三片，枣子二枚，煎至八分，去滓，食前稍热服。忌生冷油腻。

伤寒阴证，用之亦效。

七　情

团参饮子

治因抑郁忧思，喜怒饥饱，病失节，至脏气不平，咳嗽脓血，渐成肺痿。增寒壮热，羸瘦困顿，将成痨瘵。

人参　紫菀茸（洗）　阿胶（蛤粉炒）　百合（蒸）　细辛（洗去叶土）　款冬花　杏仁（去皮尖，炒）　天门冬（汤洗七次）　半夏（汤泡七次）　经霜桑叶　五味子（各一两）　甘草（炙，半两）

上锉散。每服四钱，水一盏半，生姜五大片，煎至七分，去滓，食后温服。因气而咳者，宜加木香。咳而吐血有热，加生地黄。咳而唾血有寒者，加钟乳粉。因疲极而咳嗽者，加黄芪。因损而吐血者，加没药、藕节。咳而呕逆，腹满不食者，加白术，倍加生姜。咳而小便多者，加益智仁。咳而大便溏者，去杏仁，加钟乳粉。咳而面浮气逆者，加沉香、柑皮煎。

分心气饮

治忧郁得咳，每服三钱。加枳壳去穰

---

① 吐血：文渊本作“咯血”。
② 一钱：文渊本作“一两”，可参。
③ 米泔：文渊本作“米汁”。

一钱，北五味十粒，生姜三片煎。（方见诸气类）

热 证

枳壳半夏汤

治上焦有热，咳嗽黄痰，痞满阻食，加防己、甜葶苈、马兜铃、薄荷叶各半两，每服姜三片，桑白皮三寸[①]，煎。（方见痰饮类）

贝母散

治热咳嗽，辰时吃，酉时可安。兼治痰喘。

知母（新瓦上焙） 贝母（巴豆七粒，同贝母炒，略热，去巴豆不用，各一两）

上锉散，饧糖一块同煎服。一方，以二母为末，入巴豆霜少许，临卧用生姜二片，蘸药夹定，细嚼咽下。

紫菀膏

治同上。

枇杷叶 木通 款冬花 紫菀 杏仁 桑白皮（各等分） 大黄（减半）

上如常制为末，蜜丸樱桃大。食后夜卧噙化。

玉芝丸

治风壅痰实，头目昏眩，咳嗽声重，咽嗝不利。

人参（去芦） 干薄荷 白茯苓（去皮） 白矾（枯过） 天南星（米泔浸，焙。各三两） 半夏（汤洗七次，姜汁和作面，六两）

上为末，生姜汁煮面糊丸如梧子大。每服三十丸，食后，姜汤下。如痰盛燥热，薄荷汤下。

金沸草散

治同上。每服三钱，生姜、桑白皮、乌梅煎，就吞服半夏丸。（方见伤寒阳证及痎疟类）

黄连阿胶丸

治肺热咯血，亦治热泻。

黄连（净，三两） 赤茯苓（二两） 阿胶（炒，一两）

上黄连、茯苓为末，水调阿胶和丸如梧子大。每服三十丸，食后，米饮下。黄连、茯苓能抑心火，肺得其清则嗽止。

小柴胡汤

治嗽久瘥，身有烦热，啜冷水而暂止者，加桑白皮、北五味子、枣子，煎，不拘时服。烦热加麦门冬。嗜卧减食，加白术煎。（方见伤寒阳证类）

洗心散

治心热上炎肺经，胸膈满痛，咽干口燥，咳嗽殊甚。（方见积热类）

冷 证

藿香正气散

宁肺和胃，祛痰治嗽[②]，通畅三焦，进美饮食。生姜三片，盐梅一个，杏仁七粒去皮尖，北五味子七粒同煎，就服青州白丸子。（方见伤寒阴证、风科通治类）

理中汤

治肺虚，咳嗽，痰唾清白，饮食日减，多呕。当温养脾土，则生肺金。用五味子、炒阿胶煎汤调服，立效。（方见诸痹类[③]）

杏子汤

治一切咳嗽，不问外感风寒，内伤生冷，痰饮停积。

人参 半夏（泡） 茯苓 细辛 干姜 官桂 杏仁 白芍药 甘草 五味子

---

① 三寸：上科本同，文渊本作“七寸”。

② 治嗽：王氏本作“止咳”。

③ 诸痹类：原作“脾胃”，据理中汤在本书首见处改。

上各等分，锉散。每服四钱，以水二盏，姜四片，煎至七分，去滓。温服，不以时。此药最宜冷咳，热咳非所宜。若脉浮紧、身热、无汗、恶风，脉浮、身热、无汗、恶寒而咳，加少麻黄去节，热服。

丁香半夏丸

治肺胃虚寒咳嗽。(方见痰饮类)

胡椒理中丸

治寒咳冷痰，吐白涎沫，续续不止，不能饮食。

款冬花(去梗)　胡椒　荜茇　陈皮　干姜　甘草　良姜　细辛(去叶。各二两)　白术(二两半)

上为末，蜜丸如梧子大。每服十丸，温汤、米饮任下，不拘时候。

黄芪建中汤

治冷嗽。加半夏曲、干姜、五味子同煎，空心服。(方见伤湿类。)

养荣汤

治冷极嗽。可加熟附子、白豆蔻、北五味子、蜜炙粟壳、蚌粉炒阿胶。(方见虚损类。以上两方所用各少许。)

皱肺丸

治久嗽。

款冬花　人参　五味子　官桂(去皮)　紫菀　白石英(微带青色者)　钟乳粉

上等分，为末，用羯羊肺一具，去皮尖杏仁半斤，水煮肺烂为度，去筋膜。与杏仁同研极烂，和众药，丸如梧子大，(阴干。每服五七十丸至百丸，糯米饮下，食后临卧服)

时　行

人参饮子

治寒热上壅，咳嗽痰涎。

人参　苦梗(去芦)　五味子　赤茯苓(去皮)　白术(炒。各一两)　枳壳(麸炒)　甘草(炙。各半两)

上锉散。每服四钱，水一盏半，姜五片，煎至七分，去滓，食前温服。嗽多者，加桑白皮一两。痰多，加半夏曲一两。寒暑之交，气盛人衣厚作壅，忽痰盛微热，此药最宜。若作感冒，发其汗，攻其邪，必成大病。此方佳处，在赤茯苓①能导心热，枳壳能疏肺壅，故易效。一方，有半夏一两。又云，寒壅者，加杏仁不去皮尖、紫苏各半两。

一服散

治咳嗽。

阿胶(二片)　生姜(十片)　大乌梅(二个)　甘草(一钱)　紫苏(十叶)　杏仁(去皮尖，七个)　大半夏(三个，泡)　罂粟壳(三个，炙)

上锉散。水一碗，煎至六分，去滓，临卧服。

败毒散　升麻葛根汤　香葛汤

各件每用四钱，生姜、乌梅、桑白皮煎，有效。酌量用之。(方并见伤寒阳证及和解类)

劳　嗽②

蛤蚧散

治虚劳咳嗽，咯血。潮热盗汗，不思饮食。

蛤蚧(一对，蜜炙)　人参(去芦)　百部(去心)　款冬花(去皮)　紫菀茸(各半两)　贝母　阿胶(蛤粉炒)　鳖甲(醋炙)　柴胡(去芦)　肉桂(去粗皮。炒)　黄芪(蜜炙)　甘草　杏仁(汤浸，去皮尖)　半夏(生姜汁浸③。各一两)

上为末。每服三钱，水一盏半，生姜

---

① 赤茯苓：王氏本夺“赤”字。
② 劳嗽：王氏本作“劳咳”。
③ 浸：原脱，据文渊本补。

三片，煎至一盏，不拘时温服。肉桂虽去风寒，有热人不肯服，则当改用细辛。

风痰嗽

白丸子散

治一种咳嗽，直至嗽顿吐饮食痰物伏[①]出尽，方少定，乃肝木克脾土，风痰壅盛。宜以青州白丸子方作生料，更加少木香、丁香、橘红、天麻、全蝎去毒足、僵蚕炒去嘴足，服，有效。（方见风科通治类[②]）

损　嗽

当归饮

治男子因打损负重，女子因劳苦用力而伤肺经，肺经既损，遇风寒则为咳嗽。或咳血或至紫黑，宜用此药去心肺间瘀血，仍灸肺俞，病即苏。（肺俞穴，在三椎下两旁各一寸半）

苏木　生地黄　当归　大黄　赤芍药

上为末，酒调服。得利去瘀血即止。且养荣汤调理。

通　治

澄清饮

治诸证痰嗽，服他药不效者。

南星　蚌粉　知母　贝母　半夏　白矾

上各等分，锉散。每服三钱，水一大盏，生姜五片[③]，去滓澄清，俟温徐徐吸服，食后临睡服。小儿亦用得效。

青金丹

治肺虚壅，咳嗽，喘满，咯痰血。

杏仁（去皮尖，一两）　牡蛎（煅取粉，入杏同炒黄色，去牡蛎粉不用）　青黛（一两）

上研匀，入黄蜡一两熔，搜和丸如发弹子大，压匾[④]如饼，每日中用柿一个，去核，药[⑤]在内，湿纸裹煨。约[⑥]药熔，方取出，去火毒。细嚼，糯米饮送下。一方，名甲乙饼，治咳出血片，兼内有血条，不问年久月深，但声在[⑦]，一服效。用青黛一分，牡蛎粉二钱匕，杏仁七粒去皮尖研，蜡丸了，汤使并同前。

人参清肺汤

治肺胃虚寒，咳嗽喘急，胸膈噎闷，胁肋胀满，道塞短气，喜欲饮冷，咽噫引[⑧]痛。及疗肺痿劳嗽，唾血腥臭，干呕烦热，声音不出，肌肉消瘦，倦怠减食。

地骨皮　人参　甘草　阿胶（麸炒）　杏仁（去皮，麸炒）　桑白皮　知母　乌梅（去核）　桔梗（去芦）　罂粟壳（去蒂盖，蜜炙）

上等分，锉散。每服三钱，水一盏半，乌梅、枣子各一枚，同煎至一盏，去滓，食后临卧，加蜜半匙，搅匀，澄清，吸服效。

蜡煎散

顺肺气，利咽膈，止咳嗽，化痰涎。

款冬花　紫菀（洗[⑨]土焙干）　甘草（炙。各七钱）　五味子（炒，半两）　桑白皮（炒）　桔梗　杏仁（去皮，炒）　紫苏

---

① 伏：文渊本作“皆”。

② 方见风科通治类：原脱，据文例核补。

③ 片：此下疑脱“煎”字。

④ 匾：义同扁。

⑤ 药：此前《三因方》有“入”字，可参。

⑥ 约：原作“纳”，据《三因方》及上科本改。文渊本作“俟”，可参。

⑦ 但声在：文渊本作“但须服”，可参。

⑧ 引：《局方》作“隐”字，可参。

⑨ 洗：此下《御药院方》有“去”字，可参。

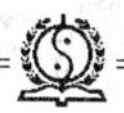

叶（各一两）

上锉散。每服四钱，水一盏，黄蜡少许煎，食后临卧温服。

神效散

治一切喘嗽。用皂角一条作两边，去子，每孔入巴豆一粒，线系定，童子小便浸一宿，火上炙令焦黄，去巴豆不用。或入二粒亦不妨。却以杏仁、半夏各一合，入麻油内煎，令拆裂为度，同为末。每服一字，干柿蘸药细嚼。或用白米糖蘸吃亦可，临卧时服。服了不可吃汤水一应物。妙不可言。

参苏饮

治上膈泛热，咳嗽声重。（方见伤寒和解类）

宁肺散

治大人小儿诸咳嗽。

延胡索（一两）　枯矾（二钱半）

上为末。每服二钱，用软饧糖一块，和药含化，小儿一钱，用蜜亦可。

杏仁煎

治咳嗽失音不出。

杏仁（去皮尖，研三两）　生姜汁　蜜　沙糖（各一两半）　桑白皮　木通　贝母（各一两一分）　紫菀　五味子（各一两）

上锉散。用水三升，煎至半升，入杏仁、砂糖、蜜、姜汁再煎成稀膏。每服挑一匙头含化。更加知母、款冬花各一两，效。

二陈汤

治咳嗽呕痰。（方见痰疟类）

款冬花散

治寒热[1]相交，肺气不利，咳嗽喘满，胸膈烦闷，痰实涎盛，喉中呀呷，鼻塞清涕，头痛眩冒，肢体倦痛[2]，咽嗌[3]痛。

知母（一两）　麻黄（去根节，四两）　桑白皮（洗焙）　半夏（各一两）　阿胶（蚌粉炒，去粉）　贝母（去心麸炒。各四两）　杏仁（去皮尖，面炒）　甘草（爁，二两）　款冬花（去梗，一两）

上锉散。每服二钱[4]，水一盏，姜三片，煎至七分，去渣，食后温服。

单方，葶苈散

治肺壅咳唾脓血，喘嗽不得睡卧。

甜葶苈（二两半，隔纸炒令紫）

上为末。每服二钱，水一盏，煎至六分，不拘时温服。

又方

治谷气素壮人久嗽，即效。粟壳一味，净去筋膜。蜜炙为末，每服[5]用蜜汤下。

又方

治羸弱久嗽，屡效。九尖拒霜叶为末，用鱼鲊蘸服。

又方

治久嗽，渐成痨瘵，凤尾草为末，用鱼鲊蘸服即效。

嚼药防己散

薄荷　百药煎　枯矾　防己　甘草

上锉散，入口细嚼，旋旋咽下。治热嗽失声有效。

星砂丸

治一切风痰。利胸膈，壮脾胃，及消痰积，温中顺气，内伤生冷，腹胁胀痛，

---

① 寒热：文渊本作“寒壅”。

② 倦痛：原讹作“倦疾”，据上科本改。

③ 嗌：此下《局方》及上科本均有“肿”字。

④ 二钱：原脱，据《局方》及上科本补。

⑤ 服：此下《本草纲目》引有“五分”，可参。

酒后痰实呕吐，服之神效。

南星（四两，汤洗七次） 良姜 缩砂仁（各一两） 香附子（二两，炒去毛）

上为末，生姜自然汁煮面糊为丸如梧桐子大。每服三十丸，生姜汤下，不计时候。夏月伤生冷尤宜服。

捷径方

治久病痰嗽，百药未效。

橘红（一斤，去白，要陈久者） 甘草 盐（各四两）

上用水五碗，慢火煮煎药，焙干为末，白汤点服。

滴油散

治痰嗽，面浮。

真蚌粉一味，新瓦炒令通红，地上出火毒，拌青黛少许。用淡齑水滴麻油数点服，即愈。

灸法

上气咳逆，短气，胸满多唾，唾恶冷痰，灸肺俞五十壮。又法，灸两乳下黑白际各百壮，即差。咳嗽咽冷，声破喉猜猜[1]，灸天突五十壮，穴与灸喘急同。膏肓俞在四椎下五椎上各去脊三寸，近胛骨仅容一指许，多灸之亦效。

喘 急

风 证

麻黄散

治伤风喘急，坐卧不安，痰涎壅塞，涕唾稠粘，手足冷痹。

麻黄（去根节，十两） 肉桂（去皮，六两，不见火） 款冬花（五两，去芦枝梗） 诃子皮（五两） 甘草（爁，五两） 杏仁（三两，去皮尖，麸炒）

上锉散。每服三钱，水一盏半，入好茶一钱[2]，煎至八分，食后夜卧通口服。如半夜不能煎，但以药末入茶和匀，沸汤点，或干咽亦得。忌鱼、酒、炙煿[3]、猪肉、腥臊等物。

温肺汤

治肺虚久感风邪，喘咳不能坐卧，可[4]思饮食。

白芍药（二两） 五味子（去核，炒） 干姜（炮） 肉桂（去粗皮） 半夏（煮熟，焙） 陈皮（去白） 杏仁 甘草（炒。各三两） 细辛（去芦叶，洗，二两）

上锉散。每服三大钱，水一盏半，煎至八分。以绢帛挒汁，食后服两服，滓再煎一服。一方，去芍药、细辛，可加减用。

金沸草散

治肺热伤风，喘嗽痰实。（方见咳嗽类）

寒 证

加味三拗汤

治肺感寒邪，发喘。

杏仁（去皮尖，七钱半） 陈皮（一两） 甘草（三钱半） 麻黄（一两二钱） 北五味子（七钱半） 辣桂（五钱）

上锉散。每服四钱，水一盏半，生姜三片煎。喘甚，加马兜铃、桑白皮。夏月，减麻黄。

香葛汤 参苏饮

素有热者宜服此。（方见伤寒和解类）

藿香正气散

治浑身拘急，增寒喘嗽，头目昏重，加北五味子、杏仁去皮尖、盐、梅，煎。有泄，不用杏仁。（方见伤寒阴证类）

---

① 猜猜：文渊本作“渍渍”，可参。
② 一钱：文渊本讹作“一盏”。
③ 炙煿（bó）：烤烧。文渊本作“炙烤”。
④ 可：文渊本作“不”。

七　情

四磨汤

治七情伤感，上气喘息，妨闷不食。

人参　槟榔　沉香　天台乌药

上各浓磨水，和作七分盏，煎三五沸，稍温服。或下养正丹、黑锡丹。

四七汤

治惊忧气遏上喘。

半夏（制，二两半）　茯苓（二两）　厚朴（制，一两半）　紫苏叶（一两）

上锉散。每服三钱半，姜七片，枣二枚煎服。

紫苏子汤

治忧思过度，邪伤脾肺，心腹膨胀，喘促烦恶①。肠鸣气走，辘辘有声，大小便不利，脉虚紧而涩。

紫苏子（一两）　大腹皮　草果仁　半夏（汤洗七次）　厚朴（去皮，姜汁制）　木香（不见火）　陈皮　木通　白术　枳实（去穰，炒）　人参　甘草（炙。各半两）

上锉散，每服四钱，水一盏，姜三片，枣二枚，煎至七分，不拘时。

热　证

洗心散

治心肺俱热，致胸满壅盛，口干作渴，发喘，喉中腥气②。每服二钱，薄荷、清茶调下。

八正散

治同前。用灯心二十茎、淡竹叶一皮煎。（方并见积热类）

葶苈散

治过食煎煿，或饮酒过度，致肺壅喘不得卧。及肺痈咽燥。

甜葶苈（炒）　桔梗（去芦）　瓜蒌子　川升麻　薏苡仁　桑白皮（炙）　葛根（各一两）　甘草（炙，半两）

上锉散。每服四钱，水一盏半，生姜五片同煎，食后温服。

小柴胡汤

治服热药过多，或身有烦热作喘，数服即安。（方见伤寒阳证类）

金沸草散

加甜葶苈、桑白皮煎。（方见伤寒阳证类）

枳壳半夏汤

加防己、薄荷煎。（方见痰饮类。以上二方所加各半钱③）

加味控涎丸

治风热上壅，或中脘停留水饮，喘急。治四肢浮肿，脚气入腹，平常腹中痰热，诸气结聚，服之得利则效。

大戟　芫花　甘遂　甜葶苈　巴豆（去壳。各一两）　黑牵牛（三两，炒取头末）　白芥子（炒，二两）

上为末，米糊丸粟米大。每服三七粒，清茶吞下，或温水亦可。服后未可服甘草药及热水。

虚　证

苏子降气汤

治气虚发喘，不得安枕，宜用旧盐梅、杏仁去皮尖、北五味各少许煎，吞黑锡丹五十粒。（方见诸气及痼冷类）

钟乳丸

治喘嗽痰涎稠粘，昼夜不止，不能坐卧。远年日近，并皆治之。

滑石（半两）　钟乳粉（见成者，一

---

① 烦恶：诸本皆同，唯王氏本作“烦闷”。
② 喉中腥气：文渊本讹作“满中噎气”。
③ 半钱：文渊本作“半两”可参。

两） 南星（炮，切片。生姜炒）

上为末，煮干柿去蒂核，捣细搜药，为丸如梧子大。每服四十丸，姜、枣煎汤下。气弱人更服养正丹。（方见痼冷类）

胡椒[1]理中丸

治肺胃受冷，气短减食，时吐痰水，喘促。浓煎人参汤吞服，甚妙。（方见咳嗽类）

安肾丸

治肾寒多唾，上喘，人参盐汤下。八味丸亦可（方并见虚损类），养正丹均有效（方见痼冷类。凡动作喘甚者，均宜服效）。

红椒丸

治虚劳喘嗽，眩晕。

灵砂（一两，细研） 人参 木香（各二钱半） 大香附子（杵净） 大红椒（去合口并子，焙出汗。各半两）

上为末，糕糊丸如麻子大。每服二十丸，空心，橘皮汤下。

通 治

人参定喘汤

治肺气喘，喉中有声，坐卧不安，胸膈紧满。及治肺感寒邪，咳嗽声重。

人参（去芦，一两） 罂粟壳（蜜炙，二两） 麻黄（去芦） 半夏曲 甘草（炙。各一两） 桑白皮（半两） 阿胶（炒，一两） 五味子（一两半）

上锉散。每服三钱，水一盏，姜三片。煎至七分，食后温服。

九宝汤

治经年咳嗽，通用。常服屡效。

麻黄（去节） 橘红 脑荷（各一两） 辣桂 紫苏 桑白皮（炒） 杏仁（去皮尖） 大腹子（连皮） 甘草（炙。各半两）

上锉散。每服三钱，姜五片，乌梅一个，水一盏半同煎，食后临卧服。或入童子小便半盏，尤妙。

杏参饮

治因坠堕惊恐，或渡水跌仆，疲极筋力，喘急不安。

人参 桑白皮 橘红 大腹皮 槟榔 白术 诃子（面裹煨，取肉） 半夏（汤泡七次） 桂心（不见火） 杏仁（去皮尖，炒） 紫菀（洗） 甘草（炙）

上等分，锉散。每服四钱，水一盏半，生姜五片，紫苏七叶，煎至七分。去滓温服，不拘时候。

分心气饮

治气逆脉伏，发厥而喘者。（方见诸气类）

秘传降气汤

治气不升降，上热下冷，作喘。生姜、紫苏叶同煎，就服玉华白丹，效。（方见诸气类。玉华白丹方见痼冷类）

加味白术散

陈皮 半夏 人参 白茯苓 白术 甘草（炙） 山药（炮。各二两） 白扁豆（制，一两半） 缩砂 桔梗（炒） 石莲肉 薏苡仁（各一两）

上锉散。治喘嗽每遇饮酒必发，生姜、桑白皮煎服，效。

水煮木香丸

治喘急泄泻，加官桂、生姜煎服。（方见下痢类）

神保丸

治久喘，胸膈满闷，饮食不进。每服七丸，生姜、柿蒂汤下。（方见诸气类）

玉液散

治久近喘嗽，口干作渴。

---

① 胡椒：文渊本为“四物”。

瓜蒌根　知母　贝母（去心，炒。各一两）　甘草（炙，半两）　人参（半两）

上为末。每服二钱，先熔下黄蜡二钱。同入米饮调下，食后服。

神应丹

治肺气喘急，晨夕不得睡，不问久新，一服见效。

砒石（一两）　绿豆（六两）

上二味同煮，以豆烂为度，取出砒石，入黄丹一两同研烂。用纸做卷五七重，如豆[①]筒，又入砒石、黄丹，以黄泥固济，复烧红为度。又入黄丹一两，面四分，为丸如粟米大，又以黄丹二两为衣。每服二粒，新井花水下，得效即止。

胡桃汤

治痰喘。

胡桃肉（三个）　生姜（三片）

上临卧食毕，饮汤三两呷，又再嚼，如前饮汤，就枕[②]即安。

葶苈丸

又名防己丸。大治肺气咳嗽，面浮目肿，喘促，睡卧不得，步履艰难，小便赤涩等疾。

汉防己　贝母（煨令微黄）　木通（各一两）　甜葶苈（隔纸炒令紫色）　杏仁（去皮尖及双仁，面炒微黄，细研。各二两）

上为末，枣肉为丸如梧子大。每服三十丸，煎桑白皮汤下，不拘时候。

炙肝散

治喘并痰嗽，两服病不复作。

白矾（飞过研）　五倍子（为末）

上每服各一钱，以生猪肝火上炙熟蘸药，食后临卧服。

人参清肺汤

治喘急噎塞，加桔梗、款冬花。（方见咳嗽类）

清膈散

治喘嗽吐唾不利，膈热，口中苦气。

南星（一两）　铅白霜（少许）　桑白皮（一两半）　白附子（五钱）

上锉散，生姜三片煎，食后临睡服[③]。

灸法

肺俞各十一壮，穴在第三椎下两旁各去一寸五分。天突穴在颈结喉下五寸宛宛中，灸七壮，立效。

泄　泻

风　证

香薷香苏散

治伤风自汗，飧泄[④]。每服四钱，生姜、木瓜煎服。（方见伤寒和解及伤暑类）

不换金正气散

体虚伤风，冷泻，加官桂、乌梅。（方见时疫类）

胃风汤

治肠胃不足，风冷乘之，水谷不化，泄泻注下，膈中虚满，大肠受湿，下如豆羹汁，或下瘀血，日夜无度。并宜服。

人参　白茯苓（去皮）　芎䓖　桂心（不见火）　当归　白芍药　白术（炙）　甘草（炙）

上等分，锉散。每服四钱，水一盏半，入粟米百余粒，煎至七分，去滓，空腹稍热服。胃气弱者，不宜多服。

火枕丸

治风气行于肠胃，泄泻，火枕草一味

---

① 豆：文渊本作“竹”。
② 就枕：文渊本作“就被”。
③ 服：原本缺服用量。
④ 飧泄：指完谷不化的泄泻。

为末，醋糊丸。每服三十丸，空心服。

寒 证

风下汤

治肠胃虚弱，腹内痛，身体怯寒，泄泻青黑。兼治伤寒挟寒而利，脐下冷，名鹜溏证，效。

人参 白术 干姜（炒） 甘草（炒。各一两） 加茯苓 厚朴（姜制。各二两）

上锉散。每服三钱，水一盏煎，空心服。

加味治中汤

治肠胃虚弱，腹内痛，身体怯寒，泄泻。

干姜（炮） 白术（炒） 青皮（去白） 陈皮（去白） 缩砂仁（各一两） 人参 甘草（炙。各半两）

上锉散。每服四钱，水一盏半，生姜五片，枣子一枚，煎至七分，去滓。温服，不拘时。或兼进感应丸。

暑 证

香薷散

治伤暑烦喝引饮，所下如水。（方见伤暑类）

胃苓汤

治伤暑，烦渴引饮，所下如水。

五苓散（方见伤暑类。） 平胃散（方见脾胃类）

上二钱合和，紫苏、乌梅煎汤下。未效，加木香、缩砂、白术、丁香煎服。来复丹亦可。（方见痼冷类。或感寒湿水泄，平胃散、理中汤，苏、梅、米汤调下）

通苓散

分利水谷，解烦热，止泄泻。

猪苓（去皮） 白术（去芦） 泽泻（去毛） 赤茯苓（去皮） 车前子 木通 茵陈 瞿麦

上锉散。每服四钱，水一盏半，灯心、麦门冬煎服。

六和汤

治暑泻，小便赤涩。（方见伤暑类）

水浸丹

治感暑，口干烦渴，频泻。（方见霍乱类）

湿 证

藿香正气散

治腰脚冷痹，小便自利，肢体重著，所下黄黑。（方见伤寒阴证类）

胃苓汤

治伤湿泻。每服二钱，苏叶三皮、食盐少许调，热服。

白术附子汤

治肠胃虚，受湿，肠鸣泄泻，自汗。

白术（二两） 附子（炮） 茯苓（去皮。各一两）

上锉散。每服四钱，水一盏半，生姜七片，枣子一枚，煎至七分，去滓，温服，不拘时候。

曲芎丸

治脏腑受风湿，泄泻不止。

芎䓖 神曲 白术 附子（各等分）

上为末，糊丸如梧子大，每服五十丸，米饮下。

七 情

加味藿香正气散

治饮食中忧怒伤脾，腹内膨满，泄泻[1] 频并或作晨泄。加丁香、缩砂、良姜、南木香各半钱，生姜三片，红枣二

---

① 泄泻：文渊本作“吐泻”。

枚，煎，效。

木香散

治脏寒冷极，及久冷伤败，口疮下泄，米谷不化，饮食无味，肌肉瘦瘁，心多嗔恚。妇人产后虚冷下泄，及一切水泻冷痢。

木香　破故纸（各一两）　良姜　砂仁　厚朴（姜制。各三分）　赤芍药　陈皮　肉桂　白术（各半两）　胡椒　茱萸（各一分）　肉豆蔻（四个）　槟榔（一个）

上为末。每服三大钱，用不经水猪肝四两，批薄，重重糁[①]药，浆水一碗，入醋、茶脚少许，入甑盖覆煮熟，入盐、葱白三个，生姜弹子大，同煮欲尽。空心，作一服，冷食之。初微溏不妨，此是逐下冷气，少时自住。经年冷痢滑泄，只是一服，渴则饮粥汤。忌冷、油腻。如不能食冷，则浆水暖食之。若只用浆水煮猪肝，为丸如梧子大，每服五十丸，用粥饮下，亦效。若暴泻，只一服。

热　证

黄连香薷散

治热泻溏利，大便热，烦躁，小便赤，喜饮冷。香薷散每一两加宣连五钱，锉碎合和，灯心二十茎，车前草二根同煎。（方见伤暑类）

五苓散

治法汤引同上。（方见伤暑类）

黄连阿胶丸

每服五十丸，米饮下。空腹服。（方见咳嗽类）

升麻葛根汤　小柴胡汤

治伤寒，身热目疼，烦渴泄泻。二药和合，用生姜、陈米、乌梅煎服，立效。（方并见伤寒阳证类）

檗皮汤

治协[②]热泄泻，亦治血痢。

檗皮（三两）　黄芩（二两）　黄连（一两）

上锉散。每服四钱，水一大盏，煎至七分，入阿胶末半钱，再煎少顷，温服。

调胃承气汤

治大实热下利，谵言，此有燥屎也。夫泄泻反用大黄者，乃因所利而利之，此治热泻也，非大实勿妄轻用之。（方见伤寒阳证类）

冷　证

去麻黄五积散

炒过，名和气饮。治脾胃宿冷，腹内切痛，或外感风寒，内伤生冷，泄泻黄白色不止。或肝经受寒，面色青惨，厥而泄利。生姜三片，盐梅一个，红枣二枚同煎，大效。（方见伤寒阴证类）

豆附丸

治丈夫妇人肠胃虚弱，内受风冷，水谷不化，泄泻注下。腹痛肠鸣，手足逆冷，服诸药不效者，此药主之。

肉豆蔻（炮，四两）　木香（二两，不见火）　白茯苓（四两）　干姜（炮，四两）　附子[③]（炮，去皮脐）　肉桂（去粗皮，二两）　丁香（一两[④]，不见火）

上为末，姜汁糊为丸如梧子大。每服五十丸加至一百丸[⑤]，姜汤吞下，粥饮亦可，空心，食前服。

姜附汤

治下泄如水，或青或白，脐腹痛，手

---

① 糁：王氏本讹作“掺”。
② 协：文渊本作“挟”，当是。
③ 附子：原本此药缺剂量。
④ 一两：上科本作“三两”。
⑤ 加至一百丸：王氏本夺此五字。

足冷，脉细欲绝，渐渐短气。由阳气暴绝，为阴所迫，则注下不止。阳复则生，不复则死。又不止，灸气海百壮。伤寒虚证鹜溏亦效。（方见中寒类[①]）

大已寒丸

治沉寒痼冷，脏腑虚惫，心腹疞[②]痛，胁肋胀满。泄泻肠鸣，自利自汗，久痢休息。

荜茇　肉桂（各四两）　干姜（炮）　高良姜（各六两）

上为末，煮面糊丸如梧子大。每服三十丸，空心，米饮下。

加味四柱散

治脏腑虚怯，本气衰弱，脾胃不快，不进饮食，时加泄利，昼夜不息。

人参（去芦）　白茯苓（去皮）　附子（炮，去皮脐。各一两）　木香（湿纸包，煨过）　诃子（湿纸包，炮，取皮用。各半两）

上锉散。每服二钱，姜二[③]片，枣一枚，煎至六分服。

加味三建汤

治洞泄不止。

大川乌　绵附　天雄（三味并炮，盐水浸，去皮脐）　木香　肉豆蔻（煨裂）　诃子（去核。各一两）

上锉散。每服三钱，生姜十片，红枣二枚，盐梅一个，陈米一撮同煎，空腹热服。未效，仍服来复丹。

来复丹

治同上。（方见痼冷类）

茱萸断下丸

治脏寒腹痛，泄泻不止。

艾叶（炒）　赤石脂　川姜（各半两）　吴茱萸（炒，二两半）　缩砂仁　肉豆蔻　附子（炮，去皮脐。各一分[④]）

上为末，面糊丸如梧子大。每服五十丸，食前米饮下。

猪脏丸

治脏寒泄泻，不进饮食，气体倦怠。

吴茱萸（净去枝梗，不以多少，用水浸透）

上用豮猪脏头一截，去脂膜净洗，将茱萸入脏内，两头扎定，慢火煮令极烂。用甑蒸熟尤好。将二味于臼内杵千下，令极细，丸如梧子大。每服五十丸，米饮下。

猪肚丸

治脏寒泄泻，先用制成厚朴、附子二味，生姜、枣子煎服，空心，仍服此猪肚丸。

川乌（炮）　附子（炮。各二两）　干姜（炮）　白术　厚朴（各一两半）　良姜（炒）　肉豆蔻（煨）　荜茇　禹余粮（火煅醋淬）　缩砂仁　丁香　桂心（各一两）

上为末，用豮猪肚一双净洗，以川椒一两去目，茴香一两，大曲[⑤]二两，入猪肚内，用线缝定，酒、醋煮烂，取出川椒、茴香、大曲焙干为末，均和前药，以猪肚杵和得所，为丸如梧子大。每服五十丸，空心米饮送下。

椒艾丸

治脏腑虚寒，泄痢不止。

乌梅（去核，二两半，醋浸布裹蒸）　揉成无滓艾（一两半）　川椒（炒，去目）　干姜　赤石脂　黑附（炮制。各一两）

上除乌梅外，同为末，将蒸过乌梅肉研匀，更入熟枣肉、蜜少许，和丸如梧子

---

① 方见中寒类：文渊本作“方见大方科中寒类”。

② 疞：文渊本作“疼”，可参。

③ 二：文渊本作“三”。

④ 一分：文渊本作“七分”，可参。

⑤ 大曲：王氏本讹为“大面”。

大。每服二十丸，米饮下。

茱萸汤

治脾泄。多老人肾虚，谓之水土同化。

吴茱萸（取净，不以多少）

上用白水煮，去滓，入盐少许，通口服。盖茱萸能暖膀胱，水道既清，大肠自固。余药虽热，不能分解清浊也。

大理中丸

治大便虚滑不禁。每一丸，用平胃散一贴煎化服，便止。加盐梅同煎尤妙。

人参　白术　干姜　甘草（各等分）

上为末，炼蜜丸如指头大①。

六君子汤

治脏腑虚怯，心腹胀满，呕哕不食，肠鸣泄泻。

人参　甘草　白茯苓　白术　肉豆蔻（湿纸裹煨熟，锉碎，以厚纸盛，压去油）　诃子（煨，去核。各等分）

上锉散。每服三钱，生姜三片，红枣二枚煎服。或为末，热盐汤调服亦可。

养正丹②

治久冷泄泻，及休息痢疾。每服三十丸，空心米饮吞下。多服收功。（方见痼冷类）

冷热不调

参连丸

治肠胃虚弱，冷热不调，泄痢肠鸣，日夜无度。

艾叶（用糯米糊拌匀，焙，取细末称二两半）　干姜（炮，取末二两，用艾末、米醋升半，慢火熬成膏）　宣连（一两半，锉如麻豆大，用吴茱萸两半，同黄连炒色紫，拣去茱萸不用）　诃子（煨，去核，一两）　木香（一两半，别用黄连一两半为粗末，将木香薄切。水一升慢火煮尽水，去黄连不用，焙干）　人参（去芦）　白术　乌梅（去核，焙干称）　百草霜（别研）　白茯苓（去皮）　酸石榴皮（炒）　当归（洗焙③）　地榆（以上各一两半）　赤石脂（一两三分）　龙骨（一两三分，火煨）　阿胶（二两，蚌粉炒）　罂粟壳（二两，蜜炙）

上为末，将前项艾膏和为丸如梧子大。每服五十丸，陈米饮下。

戊己丸

治脾胃不足，湿热，泄泻不止，米谷不化，肠鸣腹痛。

黄连　白芍药　吴茱萸（泡七次，焙干）

上等分，为末，用糊丸如梧子大。每服三四十丸，空心食前，浓米饮下。

肾　泄

安肾丸

治肾泄，腹痛无定处，似痢非痢。骨痛，面黧，腰脚时冷，用七气汤送下。（安肾丸方见虚损类。七气汤见心痛类）

震灵丹

治同前。每服三十丸，炒破故纸、枣子煎汤，调钟乳粉少许，空心送下。小儿肾泄白脓褐汁，面黯齿脱，偎人怯寒，震灵丹末，入些钟乳粉，以枣煎炒破故纸，取热汁调下，效。（方见痼冷类）

金锁正元丹

治肾虚泄泻，小便频数，盗汗遗精，一切虚冷之证，并皆治之。（方见痼冷类）

---

①　其下文渊本有“每服十丸米饮下”七字。

②　养正丹：文渊本作“养气丹”。

③　焙：此下原衍“各一两半”，据此后“以上各一两半”文删。

脾泻

炙肝散

治久患不愈。

白术　白芷　白芍药　桔梗

上等分，为末，炙盐肝蘸服。

和气散

即除麻黄五积散。治久虚脾泄大效。（方见伤寒阴证类）

朴附丸

治脾元虚弱，久患脾泄，冷泻不止，及反胃恶心，脏腑滑泄。

厚朴（去粗皮，姜汁制，一两）　绵附子（炮，去皮脐，净一两）　神曲（炒，五钱）　干姜（炮，三两）

上为末，酒煮面糊丸如梧子大。每服三十丸，空心食前，米饮或盐汤下。

脾肾[①]泄

木香散

治脾肾俱虚泄泻。

肉豆蔻（面裹纸煨）　破故纸（炒）　白术　白茯苓（各半两）　木香　甘草（炙。各五钱[②]）

上锉散。每服三钱，生姜三片，红枣二枚煎，食前温服。

二神丸

治脾肾虚弱，泄泻不止，全不进食。

肉豆蔻（二两）　破故纸（四两，炒熟）

上为末，用肥枣四十九个，生姜四两切片同煮，枣烂，去姜取枣，剥去皮核，用肉研为膏，入药和杵，丸如梧子大。每服三十丸，盐汤下，立效。弱甚，加茯苓二两，木香一两。

积证

香苏散

治食伤脾胃，噫生熟气，及所泄秽气殊甚，或腹紧块痛，水煎。吞卢氏感应丸，每服三七粒，立效。久患豆积[③]，泄泻不止。经验。（方见伤寒和解及诸积类）

缩砂香附汤

治伤食成积下泻，与平胃散合和，每服二钱。紫苏叶、食盐煎汤调，常服有效。（方见诸气及脾胃类）

酒泄

虚者，香茸丸

治饮酒多，遂成酒泄，骨立不能食，但再饮一二盏泄作，几年[④]矣。

嫩鹿茸（草火燎去毛，酥炙黄）　肉豆蔻（火煨）　生麝香（另研）

上为末，白陈米饭为丸如梧子大。每服五十丸，空腹米饮下。热者，酒蒸黄连丸。（方见下痢类）

平胃散

专治酒泄，饮后独甚。加丁香、缩砂、麦芽、神曲各五钱为末，空腹米饮调二钱，立愈。

晨泄又名瀼泄

香姜散

生姜（四两，切如豆大）　黄连（二两，剉）

上一处，淹一宿，慢火炒姜紫色，去姜不用，将黄连末每服二钱。用腊茶清

---

① 脾肾：王氏本作“脾胃”。
② 五钱：文渊本作“七钱”，可参。
③ 豆积：文渊本作“食积”，可参。
④ 几年：将近一年。

调，一剂而愈。又用米饮、酒调，治白痢尤妙。若欲速效，一料只作二服。

五味子散

治五更天明溏泄一次，名肾虚泄。感阴气而然。

五味子（拣去梗，二两） 吴茱萸（半两）

上同炒香熟，研为末。每服二钱，用陈米调下，食前空心服。或加破故纸炒香、肉豆蔻煨裂为末，蒜膏为丸如梧子大。每服三十丸，米饮下，大效。

滑 泄

大断下丸

治下痢滑数，肌肉消瘦，饮食不入，脉细皮寒，气少不能言，有时发虚热。由脾胃虚耗，耗则气夺，由谷气不入胃，胃无主以养，故形气消索，五脏之液不收，谓之五虚。此为难治，略能食者生。

附子（炮） 肉豆蔻 牡蛎（煅称。各一两） 细辛 干姜（炮） 良姜 白龙骨 赤石脂 酸石榴皮（醋炙干为度，焙干。各一两半） 白矾（枯） 诃子（去核。各一两）

上为末，糊丸如梧子大。每服三十丸，粟米汤下。

豆蔻饮

治滑泄。神效。

陈米（一两） 肉豆蔻（面裹煨） 五味子 赤石脂（研。各半两）

上为末。每服二钱，粟米汤饮调下，日进三服。

乳豆丸

治滑泄不止，诸药无效。

肉豆蔻（生为末）

上以通明乳香，用酒浸透，研成膏，和前药末为丸如梧子大。每服五十丸，空腹饭饮下[①]。

荜茇丸

治滑泄。妙甚。

荜茇 川姜（炮） 丁香（不见火） 附子（炮，去皮脐） 吴茱萸（炒） 良姜 胡椒（以上各一两） 山茱萸 草豆蔻（去皮。各半两）

上为末，枣肉丸梧子大。每服五十丸，食前陈米饮下，日三服。

固肠丸

治脏腑滑泄，昼夜无度。

吴茱萸（拣净） 黄连（去须） 罂粟壳（去穰蒂，三味各等分）

上为末，醋糊丸如梧子大。每服三十丸，空腹米饮下。

暴 泻

硫黄散

治所下如破水。

生硫黄 白滑石

上为末，温水调下，立止。

车前散

治暴泻不止，小便不通。

车前子

上为末。每服二钱，米饮调。根叶亦可，立效。

针头丸

治夏月水泻不止。

大巴豆（一粒，去壳）

上以针刺定，灯上烧存性，不可过，研细。用蜡如小豆大，蘸些油，灯上炙令熔，丸巴豆灰作一丸，倒流水吞服，食前一服，效。

---

① 此下从“荜茇丸”至五卷末，文渊本缺。

神曲丸

治暴泻不止。

神曲（二两，炒） 茱萸（半两，汤泡七次）

上为末，用醋糊丸如梧子大。每服四十丸，食前米饮下。

肚蒜丸

治水泄。

豮猪肚一枚，净洗去脂膜，入大蒜在内，以肚子满为度，自晨至晚，以肚、蒜糜烂为度，杵成膏子，入平胃散同杵，为丸梧子大。每服三十丸，盐汤或米饮空腹服。

粟壳丸

治暴泻。

肉豆蔻（炮） 粟壳（去赤肠蒂萼，净炙）

上为末，醋糊丸如梧子大。空腹，米汤下三十丸。

单方

钟乳粉一味，枣肉为丸。治久泻极甚，枣汤下，小儿亦可服。

灸法

泄利不止，灸脐中名神阙穴五壮或七壮，艾柱如小箸觜[①]大。及关元穴三十壮，其穴在脐下三寸。

通　治

真人养脏汤

治大人小儿肠胃虚弱，冷热不调，脏腑受寒，下痢泄泻，或便脓血，有如鱼脑，里急后重，脐腹疙痛[②]，日夜无度，胸膈痞闷，胁肋胀满，全不思食。及治脱肛坠下，酒毒便血，诸药不效者，并皆治之。

罂粟壳（去蒂盖，三两六钱） 人参（去芦） 当归（去尾。各六钱） 肉桂（去粗皮，八钱） 诃子（去核，一两） 木香（一两四钱，不见火） 肉豆蔻（面裹煨，半两） 白术（六钱） 白芍药（一两六钱） 甘草（八钱）

上锉散。每服二大钱，水一盏半，煎至八分，去滓，食前温服。老人、孕妇、小儿暴泻，急宜服之，立愈。忌酒、面、生冷、鱼腥、油腻。如脏腑滑泄夜起，久不差者，可加炮附子三片，煎服，此的有神效。或有积，用缩砂煎汤，下感应丸二七粒，俟其积消，然后服此。

香连丸

治丈夫妇人肠胃虚弱，冷热不调，泄泻烦渴，米谷不化，腹胀肠鸣，胸膈痞闷，胁肋胀满。或下痢脓血，里急后重，夜起频并，不思饮食。或小便不利，肢体怠惰，渐即瘦弱，并宜服之。

黄连（去芦须，二十两，且吴茱萸一十两，同炒令赤，去茱萸不用） 木香（四两八钱，不见火）

上为末，醋糊丸如梧子大。每服二十丸，饭饮吞下，空腹食前，日进三服。

人参散

治泻后烦渴。（方见呕吐类）

---

① 箸觜：上科本作“筯（箸的异体字）头”。

② 疙痛：上科本作“疼痛”。

世医得效方　卷第六

大方脉杂医科

下　痢

风　证

神术散

治胃经伤风，自汗，小便难，下痢。(方见咳嗽类)

露宿汤

治风痢，纯下清血。

杏仁（七个，去皮尖）　苦木疮（一掌大）　乌梅（二个）　草果（一个）　酸石榴皮（半个）　青皮（二个）　甘草（二寸）

上锉散，作一剂，水二碗，生姜三片，煎七分，露星一宿，次早空腹服。

胃风汤

治法药件（并见泄泻类）

寒　证

人参败毒散

治寒邪壮热，下痢，及所下似痢非痢，似血非血，色如浊酒者，加陈米百粒煎。(方见伤寒阳证类)

不换金正气散

治脏腑受寒，下痢赤白，加乌梅、陈米，煎。(方见时疫类)

暑　证

六和汤

治冒暑[1]伏热，致成痢疾，烦渴，小便赤涩。(方见伤暑类)

五苓散

治同上。能分阴阳，利水道。(方见伤暑类)

檗皮汤

治暑痢。(方见泄泻类)

酒蒸黄连丸

治伏热泻痢不止。用香薷散，灯心二十茎，车前草二根煎，吞服，立效。(方见后面及伤暑类)

湿　证

加味除湿汤

治一身尽痛，重著，浮黄，下痢如豆羹汁。

半夏曲　厚朴（去粗皮，姜汁制）　苍术（炒，各一两）　藿香叶　陈皮（炒）　茯苓（各五钱）　粉草（五钱）　官桂　木香（各三钱）

上锉散。每服四钱，水一盏半，生姜

---

① 冒暑：王氏本讹作“冒者”。

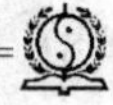

三片，红枣二枚煎服，空心。仍以五苓散兼服，利其小水。

艾姜丸

治湿冷下痢脓血，腹痛。妇人下血。

干艾叶（四两，炒焦存性） 川白姜（一两，炮）

上为末，醋煮面糊丸如梧子大。每服三十丸，温米饮下。

苦散

治脾受湿气，泄痢不止，米谷不化。

黄连（去须，锉如豆） 吴茱萸 白芍药（锉如豆。各二两，同炒令赤色）

上锉散。每服二钱，水一盏，煎至七分，去滓，温服。

热 证

小承气汤

治下痢赤黄，但烦饮冷，小便不利，得热则极，心烦躁喜渴。先服一二服荡之，须审是实热方可。

次用五苓散加车前子，以利小便，黄连阿胶丸佐治之，即效。（方见伤暑及咳嗽类）

小柴胡汤

治下痢赤白，心中烦躁，潮热，加赤芍药、地榆、麦门冬、淡竹叶，煎，效。（方见伤寒阳证类）

败毒散

治同上。加陈米煎。（方见伤寒阳证类）

乌梅丸

治下痢纯血，脐腹绞痛，脉急大数。由肠胃久虚，或先经下血，痢未止，服热药蕴毒伏热，渗成血痢。

乌梅（二两，焙） 黄连（三两） 茱萸 当归 酸石榴皮（各一两）

上为末，醋糊丸如梧子大。每三十丸，米饮汤下。更以意加减服。

地榆散

治热留肠胃，下痢鲜血。亦名泼火散。（方见伤暑类）

檗皮汤

治热证，发热下痢。（方见泄泻类）

芍药檗皮丸

治一切湿热恶痢，频并窘痛，无问脓血，并宜服。

芍药 黄柏（各一两） 当归 黄连（各半两）

上为末，水丸小豆大。温水下三四十丸，无时候，及夜五六服。忌油腻、脂肥、发热等物。热痢大效。

三黄熟艾汤

治伤寒四五日，大下热痢，诸药不止，宜服此除热止痢。亦作丸子，熟水吞下四十丸，治时行毒痢良验。

黄芩 黄连 黄柏（各二分） 熟艾（半个鸡子大）

上锉散。每服三钱，水一盏，煎至七分，去滓温服，不拘时。

酒蒸黄连丸

治身热，下痢鲜血，烦躁多渴，或伤热物过度。

黄连（一斤，去须） 好酒（二斤[1]半）

上用酒浸，瓦器盛，置甑上蒸至烂，取出晒干，研为末，用面糊为丸如梧子大。每服三十丸，熟水吞下。

又疗伤酒过多，脏毒下血，大便泄泻，用温米饮下，食前，一日两服。

---

① 斤：原本作“胜”，于义不通，文渊本、上科本均作“斤”，改之。王氏本改作“升”，可参。

白头翁汤

治热痢下血，连月不差。

白头翁（二两）　黄连　黄柏皮　秦皮（各三两）

上锉散。每服四钱，水一盏半，煎至八分，不拘时温服。

冷　证

当归丸

治冷痢凄清肠鸣，所下纯白，腹痛不止，手足冷者，宜服之。

当归　白芍药　附子（炮）　白术　干姜（炮）　厚朴（制，炒）　阿胶（粉炒。各一两）　乌梅（二两）

上为末，醋糊丸如梧子大。每服五十丸，米饮吞下，空心服。腹痛甚，加桂半两。小便不利，加白茯苓一两。

大凡痢疾，虽体寒，手足逆冷，冷汗自出，六脉沉伏，不宜轻用附子，多因伏暑而得此疾。亦有冷汗自出，四肢逆冷，六脉虚弱，但背汗面垢，或面如涂油，齿干烦冤，燥渴引饮，此伏暑证也，小柴胡汤，五苓散，酒蒸黄连丸，必能奏效。学者宜审思耳。（方见伤寒阳证、伤暑类及见前）

水煮木香丸

治纯下白痢，及淡红、黑痢。

罂粟壳（二两，去蒂萼穰）　诃子肉（六钱）　干姜（四两）　木香　青皮　陈皮　甘草（各三钱）　当归　白芍药（各半两）

上为末，炼蜜丸如弹子大。每服一丸，熟水空心服。

豆蔻散

治脾虚肠鸣，久痢不止。

大肉豆蔻（一枚，剜小孔子，入乳香三小块在内，以面裹煨，面熟为度，去面），上为末。每服一钱，米饮调下。

附子理中汤

正理中汤加炮附子每料一两。术附汤、姜附汤，治同上。（方见霍乱、中湿、中暑类）

玉华白丹

治脏腑久虚下痢，空心米饮下。渴者，人参汤下。亦治肠风下血。

震灵丹　橘皮煎丸

治同上。（方并见痼冷及虚损类）

钟乳健脾丸

治男子妇人虚损羸瘦，身体沉重，脾胃冷弱[1]，饮食不消，腹胀雷鸣，泄泻不止。又治肠虚积冷，下痢清谷，或下纯白，腹中疞痛。及久痢赤白，肠滑不禁，少气羸弱，不思饮食，并宜服之。

肉桂（去粗皮）　人参（去芦）　黄连（去须）　干姜　龙骨（各一两）　蜀椒（去目及闭口者，微炒出汗，三两半）　当归（去芦）　大麦蘖（炒）　石斛（去根。各一两）　附子（炮，去皮脐，五钱）　茯苓（去皮）　细辛（去苗土）　神曲（碎，炒）　赤石脂（各一两）　钟乳粉（一两半）

上为末，入钟乳粉和匀，炼蜜为丸如梧桐子大。每服三十丸，食前，温米饮下，日三服。未效，用三建汤吞金粟黄芽丹数粒。（方见痼冷类）

木香散

治脾胃虚弱，内挟风冷，泄泻注下，水谷不化，脐下疞痛，腹中雷鸣。及积寒久痢，肠滑不禁。

藿香叶（洗，焙，四两）　赤石脂　附子（去皮脐，醋煮切，焙。各一两）[2]　肉豆

---

① 弱：文渊本作“滞”，可参。

② 此下文渊本有“丁香、当归（去芦，焙）”，可参。

蔻仁 木香 甘草（炙。各二两） 诃子皮（一两半）

上锉散。每服二钱[1]，生姜三片，枣子二枚煎，空心温服[2]。

五积散

治内伤生冷下痢，加缩砂、木香、制粟壳、炒阿胶，大效。（方见伤寒阴证类）

椒艾丸

治虚寒下痢不止。（方见泄泻类）

四柱散

治下痢又复泄泻，耳鸣，手冷，腹痛，加木香、生姜、枣子、粟米，煎，就调后药[3]。（方见泄泻类）

赤石脂散

治肠胃虚弱，水谷不化，泄泻注下，腹中雷鸣。及冷热不调，下痢赤白，肠滑腹痛，遍数频多，胁肋虚满，胸膈痞闷，肢体困倦，饮食减少。

赤石脂 甘草（炙。各一两二钱半） 肉豆蔻（面裹煨令熟，十两） 缩砂仁（五两）

为末。二钱，粟米饮调。

冷热不调下痢

真人养脏汤 香连丸

治同上。（方并见泄泻类）

驻车丸

治同上。（方见后。以上三方用皆立效）

气 痢

牛乳汤

治气痢，泄如蟹渤。

荜茇（二钱） 牛乳（半升）

上同煎，减半，空腹服，效。

木香流气饮

治同上。（方见诸气类）

五膈宽中散

治同上。（方见五膈类）

异香散

治忧郁气滞不散，腹中膨满刺痛，下痢[4]不止。

蓬莪术（煨） 益智仁 甘草（炙） 京三棱（煨，各六两） 青皮（去白） 陈皮（去白。各三两） 石莲肉（一两） 厚朴（姜汁浸，炒，二两）

上锉散。每服二钱，水一盏，姜三片，枣一枚，盐一捻，煎七分，通口服，不计时。或盐汤、盐酒亦可。

木香匀气散

治气痢，腹痛。经验。（方见诸疝类）

积 痢

治食积下痢，腹内紧痛，不进饮食。盐梅汤或米饮多服卢氏感应丸。或用苏合香丸和丸，仍用平胃散、五苓散二末药，盐汤空心服，调理立安。（方见诸积、中气、脾胃、伤暑类）

蜡匮丸

又名灵砂丸。治痢，止水泻。

硇砂（一分，研[5]） 辰砂（一分，研[6]） 巴豆（三七粒，去壳） 黄蜡（半两）

上以二砂为末外，将巴豆、黄蜡银石器内重汤煮一伏时，候巴豆紫色为度，去十四粒。将七粒与二炒末同研极匀，再熔蜡匮药，每旋丸如绿豆大。每服三粒至五粒。水泻，生姜汤吞下。白痢，艾汤。赤

---

① 二：魏家本、文渊本作“三”。
② 温服：王氏本夺“温”字。
③ 调后药：文渊本作“后后药”，非。
④ 下痢：文渊本作“下痛”。
⑤ 一分，研：文渊本作“研，一分”。
⑥ 一分，研：文渊本作“研，一分”。

痢，乌梅汤。五更空心时服，服毕一时不须吃食。临卧服尤佳。

噤口痢

败毒散

治心烦，手足热，头痛。此乃毒气上冲心肺，所以呕而不食。每服四钱，水一盏半，陈仓米一百粒，姜三片，枣一枚煎，温服。（方见伤寒阳证类）

真料[①] 参苓白术散

治噤口痢，食饮不下。枣汤调，效。（方见脾胃类）

又方

用石莲肉留心为末，陈米饮下。

又方

治心腹虚膨，手足厥冷。或饮过苦涩凉剂，晨朝未食先呕。或闻食即吐，不思饮食，此乃脾胃虚弱。山药一味，锉如小豆大，一半银石器内炒熟，一半生用。为末，米饮调下。自获其功。

煨鲫鱼方

治噤口痢，鲫鱼捻去胆与肠，肚入白矾一大豆许，同煨熟，入盐、醋吃。不过二枚，与痢俱效。

休息痢

加味养脏汤

加炮附子、青皮、乌药、茯苓各五钱。治伤酒肉炙煿，后发为痢疾，休作无时，名曰休息。生姜三片，红枣二枚煎。（方见泄泻类）

神效散

治休息痢，气痢，脓血不止，疼痛困弱。

当归（焙）　乌梅肉　黄连

上等分为末，研大蒜成膏，为丸如梧子大。每服二三十丸，厚朴汤下。一方加阿胶。

炒五积散

治同上。生姜三片，红枣二枚，盐梅一个，木香半钱煎。（方见伤寒阴证类）

驻车丸

治冷热不调，下痢赤白，日夜无度，腹痛不可忍者。及治休息痢疾，大效。痢方之魁。

黄连（去须，六两）　阿胶（蛤粉炒，三两）　当归（去芦，洗，焙，三两）　干姜（炮，二两）

上为末，醋煮米糊丸如梧子大。每服五十丸，加至七十丸，空心，米饮下。

秘方养脏汤

治同上。（方见后）

大已寒丸

虚冷者效。（方见泄泻类）

姜茶丸

止休息痢，大效。

干姜（炮）　建茶（各一两）

上以乌梅取肉，丸如梧子大。每服三十丸，食前米饮下。

毒　痢

茜根丸

治毒痢及蛊注。下血如豚肝，心烦腹痛。又脉或大或小，浮焰而起，下血如豚肝，五内切痛，此因服五石汤丸，逼损阴气，甚则其血自百脉经络而来，注下成蛊毒。此为难治。

茜根　川升麻（去芦）　犀角　地榆　黄连　当归（去芦）　枳壳（去穣）　白芍药

---

① 真料：文渊本作“加料”。

上等分为末，醋糊丸如梧子大。每五十丸，米饮空心下。

鱼鲊汤

治痢下五色脓血，或如烂鱼肠，并无大便，肠中搅痛不可忍，呻吟叫呼，声闻于外

粉霜（研）　轻粉　朱砂（研）　硇砂（研，去砂石）　白丁香（各一钱）　乳香（半钱）　巴豆（二七个[1]，去壳，不去油）

上为末，蒸枣肉为丸。婴孩三丸，如粟米大。二三岁、四五岁，如麻粒大，每用三四丸。并旋丸，煎鲊汤吞下。仍间服调胃药。此证缘久积而成，故小儿多有之。

蛊疰痢

羚羊角丸

治下血黑如鸡肝色相似，时发渴者。

羚羊角（一两半）　宣黄连[2]（二两）　白茯苓（一两）　黄柏（去黑皮，一两半）

上为末，炼蜜丸如梧[3]子大。每服五六十丸，腊茶送下，病危者复生。若血鲜滑泄不固，欲作厥状，此药不可服。当灸脐下气海、关元二穴，更服玉华白丹。（方见痼冷类）

参附汤

人参　绵附（炮，去皮脐）　肉豆蔻（微火煨裂）

上锉散。每服二钱，水盏半，生姜七片，枣二枚煎，食前服。

腹痛不止

姜茶方

治痢下腹痛，肚皮热，手不可近。

上用生姜切碎，如粟米大，草茶相等，煎服效。

又方

煮茶，白痢用蜜，赤痢用姜。未效，用真人养脏汤再加杨芍药、当归、立止。（方见泄泻类）

香连丸

治冷热下痢，腹痛甚，肛门所泄皆热。（方见泄泻类）

木香匀气散

治宿冷不消，气滞腹痛，用紫苏汤调下。未效，用乳香、没药汤调服。（方见诸疝类）

疟　痢

六和汤

治夏月冒暑，疟痢俱作，疟则间日而寒，战掉[4]烦躁难禁，当发疟之时，痢或暂止，痢则腹痛，昼夜频数。又，胸满干呕，食药莫下，以此药治之。用生姜三片，乌梅一个，红枣二枚，麦门冬二十粒去心煎。仍间服香连丸，米饮下。未效，用五苓散、消暑丸，仍多服加减清脾汤，更用胜金丸断[5]之。（方见伤暑、泄泻、中暑、痎疟类）

痢　风

加味败毒散

治痢。手足拘挛疼痛，加槟榔、木瓜。虚人，五积散合和，生姜、红枣煎。（方见伤寒阴证类。）

大防风汤

祛风顺气，活血脉，壮筋骨，逐寒湿

---

① 二七个：文渊本作“二十个”，可参。
② 宣黄连：文渊本作“黄连”。
③ 梧：上科本、王氏本作“桐”。
④ 战掉：谓身体打颤摇摆。
⑤ 断：文渊本作“继”。

冷气。又治患痢后脚痛瘓弱，不能行履，名曰痢风。或两膝肿大痛，髀胫枯腊[1]，但存皮骨，拘挛跧[2]卧，不能屈伸，名曰鹤膝风。服之气血流畅，肌肉渐生，自然行履如故。

熟干地黄（焙）　白术（各二两）　羌活（去芦）　人参（去芦。各一两）　川芎（洗）　附子（炮，去皮脐，三个，一两半）　防风（去芦，二两）　牛膝（去芦，酒浸，切，微炒，一两）　川当归（洗，去芦，酒浸，焙炒，二两）　黄芪（去芦，微炒）　杜仲（去粗皮，炒）　白芍药（各二两）　甘草（炙，一两）

上锉散。每服五钱，水一盏半，生姜七片，大枣一枚，煎八分，空腹，温服。

郁李丸

治痢后风，手足不能屈伸。或麻豆证传变，手足筋脉急，亦能治之。

郁李仁　枳壳　川独活　鳖甲（醋炙黄）

上等分为末，木瓜汤调下，酒亦可。

又方

治脚手皆肿，不能行步。

川乌　赤芍药　苍术（酒浸）　土朱

上为末，糊丸如梧子大。引子同上。

通　治

木香散

住腹痛痢。

南木香（五钱）　地榆（一两）　黄连（七钱）　青皮（去穰）　赤芍药　枳壳（煨，去穰）　乳香　甘草（各五钱）

上为末。每服二钱，热[3]汤调服。

黑豆散

小黑豆（炒）　川楝子　乌梅　甘草　干姜　罂粟壳（二个，去蒂萼穰）

上锉散。煎至七分，将纱滤过，捌自然汁，空腹服。

当归散

住泻痢。

地榆　陈皮　罂粟壳（去蒂萼穰）　当归（去尾）　赤芍药　甘草　肉豆蔻（煨）　加黄连。

上等分为末。每服二钱，冷水调服。

独神丸

治痢，神效。

罂粟壳（十两重，分作三分，去穰及蒂、萼，一分醋炒，一分生用，一分蜜炙）

上为末，用蜜丸如小指头大。红痢，生地黄、春茶煎汤嚼下。白痢，乌梅、甘草节，但为末，二钱，陈米、盐梅汤亦效。

神应散

治痢。紧严绝妙。

金罂草（梗）　肉豆蔻　诃子　罂粟壳（去蒂、萼）　地榆　甘草　当归（去尾）　茯苓　白术　枳壳（去穰）　乌梅（各一两）　丁皮　木香（住痛。各五钱）　陈皮（一两，取红生血。若红痢勿用）

上为丸或末。五花痢用春茶、陈皮煎汤下。如是末，用蜜一匙，春茶、乌梅煎汤调服。

又方

金罂华叶及子　罂粟壳（去穰及蒂、萼，醋炒）

上为末，用蜜丸如手指大。汤引同上。

秘方养脏汤

治五色痢，经验。

陈皮（去白）　枳壳（去穰）　黄连

---

① 髀胫枯腊（xī）：腿部肌肉干枯。髀，通“髀（bì）”，大腿。腊，干肉。

② 跧（quǎn）：蜷缩。

③ 热：上科本及王氏本讹作“熟”。

(去须) 南木香 乌梅(去核,各五钱重) 罂粟壳(去蒂、膜、蜜炒,一两重) 厚朴(去粗皮,姜汁炒) 杏仁(去皮尖) 甘草(各五钱重)

上锉散。五色[1],黑豆、枣子煎。红痢,生地黄、春茶、甘草节煎服。五色久不效,加龙骨、赤石脂、人参、杨芍药各一两,为末蜜丸,乌梅、甘草汤下,粟米饮亦可。立效。

大阿胶丸

治发热下痢,腹痛至甚,肛门痛欲绝者。

当归 阿胶(炒) 豆蔻(煨) 龙骨 赤石脂 大艾 黄连(各半两) 木香 乳香(别研,五钱) 白矾(枯,一分)

上为末,盐梅肉丸。每服三十丸,如梧子大,陈米饮下。

四物汤

治血痢。(方见妇人科通治类)

驻车丸

治同上。(方见前)

九圣丸

治下痢赤白,日夜无度,里急外重,紧痛,服之特效。

罂粟壳(去蒂膜,米醋炒,一两重) 川乌(炮,去皮脐) 黄连(去须) 南木香 北赤石脂 枯矾 肉豆蔻(火煨) 干姜 白茯苓(去皮。各五钱重)

上为末,醋煮陈米粉糊为丸梧桐子大。每服五十丸,空心米饮下。腹痛不止,当归、乳香汤下。又名紧皮丸。

立效散

治同上。

罂粟壳(六两,去蒂、萼、穰,蜜炒赤) 当归(一两) 芍药 榴皮 地榆(各二两) 甘草(一两)

上锉散,每服三钱,水一盏同煎,温服。

大断下丸

治久痢不止(方见泄泻类)

没石子丸[2]

治脏气虚弱,大肠滑泄,次数频并,日渐羸瘠,不进饮食。或久患赤白痢、脾泻等疾,并皆治之。

白术 白茯苓(各三钱) 白姜(切作片,略炒) 诃子(纸裹炮,取皮) 赤石脂(别研) 丁香(不见火[3]。各二钱) 肉豆蔻(面裹炮) 没石(面裹炮。各二个)

上和匀,用汤泡蒸饼为丸,小梧桐子大。每服三四十丸,米饮吞下,粥食前。一日三四服。枣肉丸亦可。

荆芥汤

治白痢,血痢,或妇人血崩。

荆芥 楮树皮

上等分,锉散。治血崩,每服二钱,水一盏,煎至七分,去滓放温服。如血痢,则为末,冷醋调,徐徐呷服。白痢,热醋[4] 调下。神效,不可具述。

香茸丸

治下痢危困。

麝香(半钱,别研,临时入) 鹿茸(一两,火燎去毛,酥炙)

上鹿茸为末,方入麝香,以灯心煮枣肉丸如梧子大。每服五十丸,空心服。每料加滴乳香半两尤效。有人苦痢疾,凡平时所用罂粟壳之类,不可向口[5],往往不救而死,唯服此等药或没石子丸作效。

平胃散

治血痢。

---

① 五色:指五色痢。
② 没石子:文渊本作“没石手”,讹。
③ 不见火:文渊本作“不见皮”。
④ 热醋:文渊本作“热谢”,讹。
⑤ 向口:服用。

上称一两，入川续断粗末二钱半，拌匀，每服二钱，水一盏，煎七分服。（方见脾胃类）

樗白皮散

治下痢，诸药不效。

樗白皮（一握）　粳米（五十粒）　葱白（一握）　甘草（一二寸）　豉（二合）

水一升，取半升顿服。小儿量大小加减。

百中散

治一切痢。不问赤白，或一日之间一二百行[①]，不一服便疏，再二三服即愈。

罂粟壳（二两半，去上下蒂及穰，锉成片子，蜜炒令赤色，净称）　厚朴（二两半，去粗皮，净称，用生姜汁淹一宿，炙令姜汁尽为度）

上为末。每服二三钱，米饮调下。忌生冷、油腻、鱼鲊、毒物。

酸石榴皮散

治同上。

石榴皮　陈皮　甘草　川当归　罂粟壳（去蒂、萼、穰，各半两。）

上锉散。用水十盏，煎取三盏，次用下药：

茯苓（七分[②]）　粉草（七分[③]）　北五味子（七个）

上为末，将前药汁入此三味，再煎五至七沸，去滓，空心服。甚者不过两剂，轻者一剂立效。

乳香散

治痢疾甚者，数服止。

人参　白术　当归　地榆　阿胶（各一分）　蚌粉（炒黄）　甘草（各一钱）　乳香（少许）　肉豆蔻（二个，面裹煨）

上锉散。每服三钱，水一盏，煎至七分，去滓温服。仍兼服来复丹。（方见痼冷类）

加减木香煮散

治一切痢，神妙。

木香　甘草　当归　肉豆蔻　人参　官桂　杨芍药　诃子　乌梅（去核）　阿胶（蚌粉炒）　白茯苓（各五钱）　罂粟壳（一两半，去蒂、萼、穰，切，蜜炒）

上锉散。每服四钱，水一盏半，生姜三片，红枣二枚同煎，去滓，空腹服。

加味四君子汤

治久患痢疾，服药已多，而疾不愈。且治痢多是攻击脏腑之药，转觉难安，宜用轻清和气之药即愈。

人参　白术　白茯苓　川芎　黄芪　甘草　罂粟壳（制同上）

上各等分，锉散。每服三钱，水一盏半，生姜三片，枣子二枚[④]，乌梅一个煎，温服。

蒲黄散

治妇人胎前产后赤白痢。

生姜自然汁（年少者十两，年老者二十两）　鸭子（一个，打碎入姜汁内搅匀）

上二味，煎至八分，入蒲黄三钱，煎五七沸，空心温服，效。

单方

治痢无问赤白。延胡索不以多少，新瓦上炒过，为末。每服二钱，米饮调下。只一服取效。

又方

治暑毒湿气下痢。雄黄一味，干蒸，研为末。甘草汤调服，即效。

灸法

泄痢食不消，不作肌肤，灸脾俞随年

---

① 行：量词，次。

② 分：王氏本作“钱”，疑非。

③ 分：王氏本作“钱”，疑非。

④ 二枚：文渊本作“一枚”。

壮，其穴在第十一椎下两旁各去一寸半。

泄痢不禁，小腹绞痛，灸丹田百壮，其穴在脐下一寸。又灸脐中一二十壮，灸关元穴百壮。泻痢不嗜食，虽食不消，灸三报，穴在侠脐相去五寸，一名循际。

秘 涩

小便不通热证

八正散

治心经邪热，小便赤涩不通，加灯心、枳壳、车前草、地肤子煎。(方见积热类。所加并半钱)

五苓散

治小便不通，壅上心满，灯心十茎，车前草二根，煎汤调。(方见伤暑类)

通心饮

治心经有热，唇焦面赤，发热，小便不通。每服四钱，水一盏半，灯心十茎，滑石末一匕①，麦门冬二十粒，桑白皮七寸煎，去滓，再入生车前草汁一合，搅匀服。(方见小方科诸热类)

瓜蒌散

治腹胀，小便不通。瓜蒌仁不以多少，为末。每服三钱，温酒调。不饮，用米汤频服，通为度。

虚 证

八味丸

治肾虚小便秘涩不通，或过服凉药者。每服五十丸，温盐汤下，立效。(方见虚损类)

附子散

治小便不通，两尺脉俱沉微，乃阴虚故也，用淋闭通滑之剂不效者。

绵附子(一两重，炮，去皮脐，盐水内浸良久)　泽泻(不蛀者，一两重)

上锉散。每服四钱，水一盏半，灯心七茎煎，随通而愈。

琥珀散

治老人、虚人心气闭塞，小便不通。

琥珀一味，为末。每服一钱，浓煎人参汤下，有验。

利气散

治老人气虚，小便闭塞不通。

绵黄芪(去芦)　陈皮(去白)　甘草(各等分)

上锉散。每服三钱，水一盏煎服，自然流通。

参芪汤

治心虚客热乘之，小便涩数，数而沥②。

赤茯苓(七钱③半)　生干地黄　绵黄芪(去芦)　桑螵蛸(微炙)　地骨皮(去骨，各半两)　人参(去芦)　北五味子(去梗)　菟丝子(酒浸，研)　甘草(炙，各二钱半)

上锉散。每服新水一盏煎，临熟，入灯心二十一茎，温服。

转 胞

滑石散

治胞为热所迫，或忍小便，俱令水气迫于胞，屈辟不得充张，外水应入不得入，内溲应出不得出，小腹急痛，不得小便，小腹胀，不治害人。

寒水石(二两)　白滑石(一两)　葵子(一合)　乱发灰　车前子　木通(去皮节。各一两)

上锉散。水一斗，煮取五升，时时服

---

① 匕：文渊本作“匙”，可参。

② 沥：液体一滴一滴地落下。王氏本作“涩”，形近之误。

③ 钱：上科本作“分”。

一升，即利。

八味丸

治虚人下元冷，胞转不得小便，膨急切痛，经四五日，困笃欲死。每服五十丸，盐汤下。(方见虚损类)

葱白汤

治小便卒暴[1]不通，小腹膨急，气上冲心，闷绝欲死。此由暴气乘膀胱，或从惊忧，气无所伸，郁闭而不流，气冲胞系不正。

陈皮（三两）　葵子（一两）　葱白（二茎）

上锉散。水五升，煮取二升，分三服。

洗方

治胞转小便不能通，先用：

良姜　葱头　紫苏茎叶（各一握）

上煎汤，密室内熏洗小腹、外肾、肛门，留汤再添，蘸绵洗，以手抚于脐下，拭干。绵被中仰坐垂脚，自舒其气。次用：

蜀葵子（二两[2]半）　赤茯苓　赤芍药　白芍药（各半两）

上锉散。每服三钱，煎取清汁，再暖，乘热调苏合香丸三丸，并研细青盐半钱，食前，温服。

又法

炒盐半斤，囊盛熨小腹。

葱熨法

治小便难，小腹胀，不急治杀人。用葱白三斤，细锉炒令熟，以帕子裹，分作两处，更替熨脐下即通。

大便不通风秘

脾约麻仁丸

治风秘脾约证，小便数，大便秘。

大黄　赤芍药　枳壳（炒。各一两）　厚朴（半两，姜汁炒）　麻仁（一两，别研）　杏仁（去皮尖，一两，别研）

上为末，炼蜜丸如梧子大。每服三十五丸，温水吞服。枳壳散温水调送下，尤妙。(方见妇人科护胎类)

皂角丸

专治有风人脏腑秘涩，大效。

猪牙皂角　厚枳壳（去穰）　羌活　桑白皮　槟榔　杏仁（制同下[3]，另研）　麻仁（别研）　防风　川白芷　陈皮去白

上等分，为末，蜜丸如梧子大。每服三十五丸，温水吞下，蜜汤亦可。

又方，皂角丸

治大肠有风，大便秘结，尊年之人宜服。

皂角（炙，去子）　枳壳（去穰，麸炒[4]）

上等分，为末，炼蜜丸如梧子大。每服七十丸，空心食前，米饮送下。

疏风散

治风毒秘结。

枳壳（制，半两）　防风　羌活　独活　槟榔　白芷　威灵仙　蒺藜（沙赤，去刺）　麻仁（炒，另研）　杏仁（汤洗，去皮尖，炒，另研）　甘草（炙。各一两）

上锉散。每服二钱半，生姜五片，蜜一匙，水一盏半煎服。

枳壳丸

治肠胃气壅风盛，大便秘实。

皂角（去皮、弦、子，炙）　枳壳

---

① 卒暴：突然。卒，通“猝”。

② 两：文渊本作“分”，王氏本作“钱”。

③ 下：上科本作“上”，可参。

④ 麸炒：原本及魏家本均作“麸炒”，疑为形近之误，据之义改作“麸炒”。王氏本作“麸炒”。

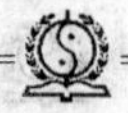

(炒)　大黄　羌活　木香　橘红　桑白皮　香白芷(各等分)

上为末，炼蜜丸如梧桐子大。每服七十丸，空心米饮下。

又方

只用枳实、皂角等分为末，饭饮为丸，亦妙。治法、汤引同上。

顺气丸

治三十六种风，七十二般气。上热下冷，腰脚疼痛，四肢无力，恶疮下疰，疏风顺气。专治大肠秘涩，真良方也。

大黄(五两，半生用，半湿纸裹煨)　山药(刮去皮，二两)　山茱萸肉　麻子仁(微炒，退壳，二两，另研)　郁李仁(炮，去皮，研)　菟丝子(酒浸，炒)　川牛膝(酒浸一宿。各二两)　防风　枳壳(炒)　川独活(各一两)　槟榔(二两)　车前子(二两半)

上为末，炼蜜为丸如梧桐子大。每服二三十丸，用茶、酒、米饮任下，百无所忌。平旦、临卧各一服。久服，自然精神强健，百病不生。

搜风散

治大便秘结。

青皮(去白)　威灵仙(去头，洗。各二两)　大黄(一两，生)　大戟(一两)　牛蒡子(四两，新瓦上炒)

上为末。每服一钱，人壮实每服三钱。蜜、酒调服毕，漱口。

二仁丸

专治虚人、老人风秘，不可服大黄药者。

杏仁(去皮尖，麸炒黄)　麻仁(各另研)　枳壳(去穰，麸炒赤)　诃子(慢火炒，捶去核)

上等分，末，炼蜜丸如梧子大。每服三十丸，温水下。

气秘

三和散(方见诸气类)

四磨汤

治气滞腹急，大便秘涩。

大槟榔　沉香　木香　乌药

上四味，于擂盆内各磨半盏，和匀温服，有热者，加大黄、枳壳，名六磨汤。

苏子降气汤

治气不下降，大便不通。加枳壳、杏仁。(方见诸气类)

橘杏丸

治气秘。老人、虚弱人皆可服。

橘红(取末)　杏仁(汤浸去皮尖，另研)

上各等分，炼蜜丸如梧子大。每服七十丸，空心，米饮下。

苏麻粥

此药顺气，滑大便。

紫苏子　麻子仁

上二味不拘多少，研烂水滤取汁，煮粥食之。

小通气散

治虚人忧怒伤肺，肺与大肠为传送，致令秘涩。服燥药过，大便秘亦可用。

陈皮(去白)　苏嫩茎叶　枳壳(去穰)　木通(去皮节)

上等分，锉散。每服四钱，水一盏煎，温服立通。

积滞秘结

脾积丸

治饮食停滞，腹胀痛闷，呕恶吞酸，大便秘结。

蓬莪术(三两)　京三棱(二两)　良姜(半两，以上用米醋一升，于瓷瓶内煮干，乘热切碎，焙)　青皮(去白，一两)　南

木香（半两）　不蛀皂角（三大钱，烧存性）　百草霜（村庄家锅底者佳）

上末，用川巴豆半两，只去壳，研如泥，渐入药末研和，面糊丸麻子大。每服五十丸，加至六十丸，橘皮煎汤送下。

木香逐气丸

治食积气滞，通利大便。兼治脚气、小肠气、诸气攻刺腹痛。

橘红　青皮（去白）　槟榔（鸡心者。各半两）　南木香（二钱半）　川巴豆肉（一钱半，研如泥，渐入药夹研）

上为末，生姜自然汁调神曲末，为糊丸如麻子大。每服十丸，姜汤下。如气攻腹痛，枳壳、木瓜煎汤下。

感应丸

治饮食所伤，三焦气滞，大便秘涩。

百草霜（用村庄家锅底上者，细研称，二两）　新拣丁香（一两半）　杏仁（去双仁，陈肥者一百四十个，去尖，汤浸一宿，去皮，别研极烂如膏）　南木香（去芦头，二两半）　肉豆蔻（去粗皮，用滑皮仁二十个）　川干姜（炮制，一两）　巴豆（七十个，去皮心膜，研细出尽油如粉）

上除巴豆粉、百草霜、杏仁三味外，余四味捣为末，与三味同拌研令细，用好蜡匮和。先将蜡六两溶化作汁，以重绵滤去滓，更以好酒一升于银石器内煮蜡，溶滚数沸倾出，候酒冷，其蜡自浮于上，取蜡称用。凡春夏修合，用清油一两，于铫内熬令末散香熟，次下酒煮蜡四两化作汁，就锅内乘热拌和前项药末。秋冬修合，用清油一两半，同煎煮热作汁，和蜡匮药末成剂，分作小锭子，以油单纸裹之，旋丸服饵。

虚　秘

半硫丸

治年高冷秘，及痃癖冷气。

生硫黄　半夏（等分）

上为末，生姜自然汁煮面糊为丸如梧子大。每服三十丸，空心饭饮下，酒亦可。

金液丹

治大便挟冷结滞，用麻仁、杏仁煎汤下，伤寒阴结亦用。（方见痼冷类）

威灵仙丸

治年高气衰，津液枯燥，大便秘结。

黄芪（蜜炙）　枳实　威灵仙

上等分，为末，用蜜丸如梧子大。每服五七十丸，姜汤熟水下。一方用防风，无黄芪。忌茶。

五仁丸

治精液枯竭，大肠秘涩，传导艰难。

桃仁　杏仁（炒，去皮。各一两）　柏子仁（半两）　松子仁（一钱二分半）　郁李仁（一钱，炒）　陈皮（四两，另为末）

上将五仁别研为膏，入陈皮末研匀，炼蜜为丸如梧子大。每服五十丸，空心米饮下。

润肠丸

治发汗，利小便，亡津液，大腑秘。老人、虚人皆可服。

沉香（另研，一两）　肉苁蓉（酒浸，焙，二两）

上为末，用麻子仁汁打糊为丸如梧子大。每服七十丸，空心，米饮送下。

又方

治大便秘涩，连日不通。

麻子仁（一盏半，细研，用水浸，滤去皮，取浓汁）

脂麻（半盏，微炒，研，用水浸取浓汁）　桃仁（汤洗去皮，麸炒黄，研如泥）　荆芥穗（捣末，各一两）

上用前药，入盐少许同煎，可以当茶饮之，以利为度。

葱白散

治老人大便不通。

葱白（二茎） 阿胶（一片）

上以水煎葱，候熟不用，却入阿胶溶开，温服。

胃气丸

治老人胃寒气怯，大便反秘。每服五十丸，米饮空腹下。未效，生姜自然汁着热水少许吞下。（方见霍乱类）

黄芪汤

治年高老人大便秘涩。

绵黄芪 陈皮（去白。各半两）

上为末。每服三钱，用大麻仁一合烂研，以水投取浆水一盏，滤去滓，于银、石器内煎，候有乳起，即入白蜜一大匙，再煎令沸，调药末，空心，食前服。秘甚者，不过两服愈。常服即无秘涩之患。此药不冷不燥，其效如神。

热 秘

神功丸

治气壅风盛，大便秘涩，后重疼痛，烦闷。此药当量虚实加减。

大黄（四两，煨、蒸皆可） 人参（二两） 诃子皮（四两） 麻仁（二两，另研）

上为末，炼蜜丸如梧子大。每服二十丸，温汤、酒、米饮任意下，食后临卧服。

槟榔丸

治大肠实热，气壅不通，心腹胀满，大便秘结。

槟榔 大黄（蒸） 麻子仁（炒，去壳，别研） 枳实（麸炒） 羌活（去芦） 牵牛（炒） 杏仁（去皮尖，炒） 白芷 黄芩（各一两） 人参（半两）

上为末，炼蜜丸如梧子大。每服四十丸，空心熟水下。

四顺清凉饮

治同上。每服三钱，水一盏半，灯心十茎，枳壳十片去穰煎，立效。（方见积热类）

小三黄丸

治热证[1]，大便秘结。每服三十丸，温水下。（方见积热类）

小柴胡汤

治伤寒阳结，能食而大便不下。（方见伤寒阳证类）

湿 秘

槟榔散

治肠胃有湿，大便秘涩。

槟榔（不拘多少）

上为末。每服二钱，用蜜汤点服，不以时候。

香苏散

多加枳壳、槟榔亦效。（方见伤寒和解类）

通 治

甘遂散

治大小便不通。

上以甘遂二两赤皮者，为末，炼蜜二合和匀，每一两重，分作四服，日进一服，蜜水下。未知，日二服，渐加之。

又方

葵子末三合，青竹叶一把，分一升，煮五沸，顿服。

又方

葵子末三合，水一升煮，去滓，分作二服，猪脂二两，空心。

又方

治大小便关格不通，经三五日者，用不蛀皂角烧灰，米汤调下，即通。

---

① 证：王氏本讹为“灯”。

又方

猪脂二两，水一升，煮三沸，饮汁立通。

八正散

治同上。(方见积热类)

推车散

治大小便秘，经月[①]欲死者。

推车客（七个）　土狗（七个。如男子病，推车客用头，土狗用身。如女子病，土狗用头，推车客用身）

上新瓦上焙干，为末，用虎目树皮向南者，浓煎汁调，只一服，经验如神。

又掩脐法

治大小便不通。用连根葱一茎，带土不洗，以生姜一块，淡豉二十一粒，盐二匙同研烂，捏饼烘热，掩脐中，以帛扎定，良久气透自通。不然，再换一剂。

通治大便不通

大润肠丸

大便秘涩通用。

杏仁（去皮尖，微炒）　枳壳（浸，去穰，炒）　麻仁　陈皮（各半两）　阿胶（炒）　防风（各二钱半）

上为末，炼蜜丸梧桐子大。每服五十丸。老者，苏子煎汤下；壮者，荆芥泡汤下。

独枣汤

治大便积日不通

大好枣（一枚，擘开入轻粉半钱）

上以枣相合，麻线扎缚，慢火煮熟，嚼细，以枣汁送下。

敷药

治闭结至亟，昏不知人。生大螺一二枚，以盐一匕，和壳生捣碎，置病者脐下一寸三分，用宽帛紧系[②]之，即大通。未效，乌桕[③]木根三寸，研井水服，亦效。就多研烂敷脐下，亦可。

蜜兑法

蜜三合，入猪胆汁两枚在内，煎如饴，以井水出冷，候凝，捻如指大，长三寸许。纳下部，立通。《活人书》单用蜜。一法，入皂角末，在人斟酌用。一法，入薄荷末代皂角用，尤好。又，或偶无蜜，只嚼薄荷，以津液调作挺，用之亦妙。

煨蒜方

独头蒜煨熟，去皮，以绵裹纳后部，即通。

熏方

不蛀皂角用碗烧，置于桶内熏其后部，自通。

老人脏腑秘，不可用大黄。老人津液少，所以脏腑秘涩，更服大黄以泻之，津液皆去，定须再秘，甚于前。只可服宽润大肠之药，更用槐花煎汤淋洗，亦效。更有老人发热。而大腑秘涩，或因多服丹药，脾胃虚弱，蒸化不行，遂为脏腑积热，须用神保丸，得通泻一行，热亦即退。

胀　满

风寒暑湿胀

大正气散

治脾胃怯，风寒湿气伤动冲和，心腹胀满，有防饮食。

厚朴（姜制，炒）　藿香叶　半夏（汤泡七次）　橘红　白术（各一两）　甘草（炙）　槟榔　桂枝（不见火）　枳壳（去

---

① 经月：一个月。

② 系：王氏本夺“系”字。

③ 乌桕(jiù)：树名，即“乌白”。实如胡麻子，多脂肪，以鸟喜食其实而得名。

穰，麸炒） 干姜（炮。各半两）

上锉散。每服四钱，水一盏半，生姜五片，枣子二枚，煎至七分，去滓，不以时温服。

平肝饮子

治喜怒不节，肝气不平。邪乘脾胃，心腹① 胀满，连两胁妨闷，头晕呕逆，脉来浮弦。

防风（去芦） 桂枝（不见火） 枳壳（去穰，炒） 赤芍药 桔梗（去芦，炒。各一两） 木香（不见火） 人参 槟榔 当归（去芦，酒浸） 川芎 橘红 甘草（炙，各半两）

上锉散。每服四钱，水一盏，姜五片，煎七分，不拘时温服。

五膈宽中散

治七气流滞，饮食不下，气满膨胀。（方见五膈类）

木香流气饮

调荣卫，利三焦，行痞滞，消胀满。（方见诸气类）

附子粳米汤

治忧怒相乘，神志不守，思虑兼并，扰乱脏气，不主传导，使诸阳不舒，反顺为逆。中寒气胀，肠鸣切痛，胸胁逆满，呕吐不食。

附子（一个，生，去皮脐，虚人略炮） 半夏（汤洗七次） 粳米（各三钱半字） 甘草（炙，一钱半） 干姜（一分，去皮）

上锉。每服二钱，水二盏，枣三个，煎至七分，去滓，食前服。

温胃汤

治忧思聚结，脾肺气凝，阳不能正，大肠与胃气不平，胀满冲咳，食不得下，脉虚而紧涩。

附子（炮，去皮脐） 当归 厚朴（去粗皮，生用） 人参 橘皮 白芍药 甘草（炙。各一两） 干姜（一两一分） 川椒（炒出汗，去合口者，三分）

上锉散。每服四大钱，水二盏，煎七分，去滓，食前服。

沉香降气汤

治中脘胀满，时复胁肚痛楚，每噫则觉气快，气不噫则闷，渐觉面浮。磨槟榔入紫苏同煎，下神保丸五七丸。（二方并见诸气类）

谷 胀

大异香散

治失饥伤饱，痞闷停酸，早食暮不能食，名谷胀。

京三棱 蓬术 青皮 陈皮 半夏曲 藿香 北梗 益智仁 枳壳（制） 香附子（炒。各半两） 甘草（炙，三分）

上锉散。每服三钱，水盏半，姜五片，枣二枚煎服。

荜澄茄丸

治痞满胀痛，谷胀、气胀通用。

荜澄茄 白豆蔻仁 缩砂仁 青皮 萝卜子 木香（各二分） 肉豆蔻（煨） 茴香（炒） 辣桂 丁香（各一分半） 陈皮（三分）

上为末，面煮稀糊丸，梧桐子大。每服三十丸，陈皮汤下。

水 胀

大半夏汤

治脾土受湿，不能制水，水渍于肠胃，溢于皮肤，辘辘有声，怔忪喘② 息，名水胀。

半夏（汤洗） 陈皮 茯苓 桔

---

① 心腹：王氏本夺“腹”字。

② 喘：王氏本讹作“喘”。

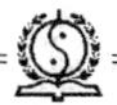

梗　槟榔　甘草（各等分）

上锉散。每服三钱，水一盏半，生姜三片煎，温服。

青木香丸

治同上（方见诸疝类）

血　胀

人参芎归汤

治烦躁嗽水，迷忘惊狂，痛闷喘息，虚汗厥逆，小便多，大便黑，名血胀。

当归[①]　半夏（制同上，三分）　川芎（一两）　蓬术（煨）　木香　缩砂仁　乌药　甘草（炙。各半两）　人参　辣桂（去粗皮）　五灵脂（炒。各一分）

上锉散。每服三钱，姜五片，枣二枚，紫苏四叶煎，食前服。

热　胀

七物厚朴汤

治腹满发热。以阳并阴，则阳实阴虚，阳盛生外热，阴虚生内热，脉必浮数，浮则为虚，数则为热，阴虚不能宣导，饮食如故，致胀满者，为热胀。

厚朴（姜汁炒，一两）　甘草（炙）　大黄（蒸。各三钱三字）　枳实（麸炒，去穰，半两）　桂心（一分）

上锉散。每服四钱，水盏半，生姜七片，枣三枚，煎至七分，食前服。呕，加半夏。利者，去大黄。寒多则加生姜十片煎。

推气丸

治三焦痞塞，气不升降，胸膈胀满，大便秘涩，小便赤少，并宜服之。

大黄　陈皮　槟榔　枳壳（小者，去穰）　黄芩　黑牵牛（生用。各等分）

上为末，蜜丸如梧桐子大。每服五七十丸，临卧以温热[②]水下，更量虚实加减。

寒　胀

朴附汤

治老人、虚人中寒下虚，心腹膨胀，不喜饮食，脉来浮迟而弱，此名寒胀。

附子（炮，去皮脐）　厚朴（姜制，炒）

上等分，锉散。每服四钱，水二盏，生姜七片，红枣二枚，煎至八分，去滓，温服，不拘时候。加少木香尤佳。

顺气术香散[③]

治气不升降，呕逆恶心，胸膈痞闷，胁肋胀满。及酒食所伤，噫气吞酸，心脾刺痛，大便不调，面色萎黄，饥肉消瘦。不[④]思饮食。兼妇人血气刺痛，及一切冷气，并治之。

丁皮（不见火）　缩砂仁　良姜（去芦）　肉桂（去粗皮）　干姜（炮）　甘草（炙）　陈皮（去白）　厚朴（去粗皮，姜汁炙）　苍术（米泔浸，炒）　桔梗（去芦）　茴香（炒。各三两）

上锉。每服二钱，水一盏，生姜三片，枣二枚，煎至八分，稍热，不拘时。或入盐少许，沸汤点服。宽中顺气，和胃进食。

食　胀

强中汤

治脾胃不和，食啖生冷，过饮寒浆，

---

① 当归：原本缺剂量。

② 温热：原作“温然”，据《普济方》所引及上科本改为“温热”。文渊本作“温然”，王氏本作“温熟”，皆非。

③ 顺气术香散：原本及文渊本作“顺气木香散”，非。本方药物组成无“木香”。“木”，《局方》作“术”，上科本亦作“术”据以改之。

④ 不：原作“可”，于义不通。文渊本、上科本及《局方》、《本事方》均作“不”，据以改之。

多致腹胀，心下痞满，有妨饮食，甚则腹痛。

干姜（炮，去土）　白术（各一两）　青皮（去白）　橘红　人参　附子（炮，去皮脐）　厚朴（姜制）　甘草（炙。各半两）　草果仁　丁香（各三两）

上锉散。每服四钱，水一盏半，生姜五片，大枣二枚，煎至七分，去滓，温服，不拘时。呕者，加半夏半两。或食面致胀满，加萝卜子半两。

温中散

治虚人、老人喜啖生冷，多致腹胀，心下痞满，有妨饮食。或刺痛泄利，气痞滞闷。

厚朴（去皮，细锉）　甘草（细锉）　生姜（洗，切）　青州枣（切。各等分）

上以厚朴、甘草捣令得所，方入生姜，再杵令匀，取出，同枣焙令浥浥[1]微燥，却入锅内，慢火炒至紫色，再焙干为末。每服一大钱，擦生姜少许，沸汤点，空腹，以和为度。气味甚美，兼能愈疾，又易修合。

桂香丸

治大人小儿过食杂果，腹胀[2]气急。

肉桂（不见火，一两）　麝香（另研，一钱）

上为末，饭丸如绿豆大。大人十五丸，小儿七丸，不拘时候，熟水送下，未痊再服。

独圣散

治脾胃不足，过食瓜果，心腹[3]坚胀，痛闷不安。

盐（五合）

上用水一升煎消，顿服，自吐下即定。或因食麦，令人腹胀，暖酒和姜汁，饮一两杯即消。

感应丸

治积食停滞，脾胃作胀。（方见秘涩类）

北亭丸

治禀受怯弱，脾胃易伤，因此积聚。中脘胀满，心腹坚硬，疞痛攻冲，牵引小腹，如蛊之状。（方见虚损类）

温白[4]丸

治心腹积聚，九癥癖块，腹胀。心下坚结，大如杯碗，旁攻两胁。心痛积年，食不消化。

吴茱萸（汤洗七次，焙，炒）　桔梗　柴胡（去芦）　菖蒲　紫菀（去苗、叶、土）　黄连（去须）　干姜（炮）　肉桂（去粗皮）　茯苓（去皮）　蜀椒（去目及闭口者，炒出汗）　人参（去芦）　厚朴（去粗皮，姜汁制）　巴豆（去皮心膜，出油炒。研。以上各半两）　川乌（炮，去皮脐，二两半）　皂荚[5]（去皮子，炙，半两）

上为末，入巴豆令匀，炼蜜丸如梧子大。每服三十丸[6]，紫苏汤下，取下积滞如鱼脑烂绵而安。

鼓　胀

嘉禾散　四柱散

治脾胃虚惫，腹胀如绷鼓，气吁喘促，食后愈甚。（方见脾胃类。四柱散方见泄泻类）

厚朴橘皮煎

治伤冷溏下，腹肚䐜胀，其状如覆栲栳[7]，喘息奔急，鼻张口呿，气上下不

---

① 浥浥（yì yì）：香气盛的样子。

② 胀：王氏本脱此字。

③ 腹：王氏本讹作“复”。

④ 白：文渊本作“中”。

⑤ 皂荚：王氏本夺“荚”字。

⑥ 三十丸：《局方》作“三丸”，可参。

⑦ 栲栳（kāo lǎo 考老）：亦作“箸笔”。用竹篾或柳条编成的盛物器具。

得分泄。

厚朴（去粗皮，姜制，三两）　枳壳（麸炒）　干姜（炮）　良姜（切。各一两二钱）　青皮（去白）　陈皮（去白）　肉桂（去粗皮）　合蝎（去尾足毒，斟酌分两）

上为末，醋糊丸如梧子大。每服三十丸，生姜、橘皮汤吞下，或紫苏汤下。

三棱煎丸　青木香丸

治心腹坚胀，喘满，短气紧促，噫气不通，饮食不消。或呕逆，吐痰，或肠中水声，大便或秘或泄。二药合和，每服三十丸，食后米饮下。（方见诸气、诸疝类）

四炒枳壳丸

主腹胀鼓疾。

枳壳（去穰，四两，切作片子，分四处，炒）

上分作四分，每分一两。一分用锉碎苍术一两同炒，一分用萝卜子一合同炒，一分用干漆[①] 一两同炒，一分用茴香一两同炒，各以枳壳黄为度。只取枳壳一味为末，却将苍术等四味，用水二碗，煮至一碗半，去滓取汁，煮面糊为丸如梧桐子大。每服五十丸，食后米饮下。

气针丸

专治气臌。

全蝎（去毒并足）　木香　丁香（不见火）　胡椒　肉豆蔻（煨。各一两）　片子姜黄　青皮（去白。各二两）

上为末，用萝卜子炒净退壳，取仁四两烂研，和药令匀，红酒、生姜汁各少许，煮糊丸如梧子大。每服四五十丸，紫苏、陈皮汤下，不以时候。

丁沉透膈汤

治气满不食，腹中膨胀刺痛。（方见脾胃类）

导气丸

治诸痞塞关格不通，腹胀如鼓，大便结秘等证，又肾气、小肠气等，功效尤速。

青皮（水蛭等分同炒赤，去水蛭）　莪术（虻虫等分同炒，去虻虫）　胡椒（茴香炒，去茴香）　三棱（干漆炒，去干漆）　槟榔（斑蝥炒，去斑蝥）　茱萸（牵牛炒，去牵牛）　赤芍（川椒炒，去川椒）　石菖蒲（桃仁炒，去桃仁）　干姜（硇砂炒，去硇砂）　附子（青盐炒，去盐）

上各锉碎，与所注药炒熟，去水蛭等不用，只以青皮等十味为末，酒糊丸如梧子大。每服五十丸，加至七十丸。空心，紫苏汤吞下。

熨法

治腹胀紧如鼓，涩如木皮样。

杜乌药　荆芥　苍术　莔草[②]　山茵陈　夏蚕砂　松毛　樟根叶　北蒜　螃蚍叶　橘叶　椒目　乌豆　赤豆　藠[③]（各等分）

上锉细，分作二次炒热，以布袋盛熨肿处，冷又炒，熨三四十度。或后用煎水熏洗，或服神保丸，微溏泄，去其气。

敷药

治腹紧硬如石，或阴囊肿大，先用热水嚼甘草，后用

大戟　芫花　甘遂　海藻（各等分）

上为末，醋调涂。或用白面和药，调一片覆肚上。

通　治

沉香饮

治腹胀气喘，坐卧不得。

---

① 干漆：《易简方》作“牛膝”，可参。

② 莔（wǎng 网）草：一年生草本。

③ 藠（jiào）：即藠头，薤也。多年生宿根草本，鳞茎圆锥形，用干燥鳞茎（称薤白头）入药。

沉香 木香 枳壳（各半两） 萝卜子（一两，炒）

上剉散。每服三钱，水一盏半，生姜三片，煎七分，温服。

小槟榔丸

治脾虚腹胀，不进饮食，快气宽中。

萝卜子（炒） 槟榔（煨） 黑牵牛（炒） 木香（各半两）

上末，水煮[1]面糊丸，梧桐子大。每服三十丸，姜汤，食前下。

灸法

胀满水肿，灸脾俞随年壮，穴在第十一椎下两旁各去一寸半。胸满，心腹积聚，痞痛，灸肝俞百壮，穴在第九椎下两旁各去一寸半。腹胀满，绕脐结痛，坚不能食，灸中守穴百壮，在脐上一寸，一名水分。胀满瘕聚，滞下冷疼，灸气海十壮，穴在脐下一寸五分。肠中膨胀不消，灸大肠俞四十九壮，穴在第十六椎下两旁各一寸半。肠中雷鸣相逐，痢下，灸承满五十壮，穴在侠巨阙相去二寸[2]，巨阙在心下一寸。灸之者，侠巨阙两边各二寸半。五脏六腑心腹满，腰背疼，饮食吐逆，寒热往来，小便不利，羸瘦少气，灸三焦俞随年壮，穴在十三椎下两旁各一寸半。

---

① 水煮：王氏本夺“水”字。

② 二寸：原作“三寸”，据《千金方》卷二十九、《外台秘要》卷三十九改。另，魏家本、文渊本、上科本作“五寸”，可参。

世医得效方　卷第七

大方脉杂医科

消　渴

肺　消

澄源丹

治气实血虚，热在上焦。心烦燥渴，引饮无度，小便数，昼夜一二十行，有麸片甜者。此疾多得之饮啖炙煿，日就羸瘦，咽喉唇口焦燥，吸吸少气，不能多语，两脚酸。食倍于常，不为气力。

牡蛎粉　苦参　密陀僧　知母　水银（以白蜡半钱结）　瓜蒌根（一两）　黄丹（一两，与水银砂同研）

上为末。男子用雌猪肚一个，女人用雄猪肚一个，入药在内，以线缝定，用绳缚在新砖上，别用生瓜蒌[1]半斤，切碎，同煮，早晨至午时，取药出。不用瓜蒌根，只烂研猪肚和药为丸如梧桐子大。每服三十粒，食前，米汤下，日三服。十日可去病根。

真珠丸

治心虚烦闷，或外伤暑热，内积愁烦，酣饮过多，皆致烦渴，口干舌燥，引饮无度，小便或利或不利。

知母（一两一分）　川连（一两，去毛）　苦参　玄参（各一两）　铁胤粉（一两一分，研）　牡蛎（煅，一两一分）　朱砂（另研，二两）　麦门冬（去心）　天花粉（各半两）　金箔　银箔（各[2]二百片）　白扁豆（煮去皮，一两）

上为末，炼蜜入生瓜蒌根汁少许，丸如梧子大，用金、银箔为衣。每服二十丸至三十丸，先用瓜蒌根汁下一服，次用麦门冬熟水下。病退日二服。忌炙煿酒色。次投苁蓉丸补。

苁蓉丸

苁蓉（酒浸）　磁石（煅碎）　熟地黄（洗）　山茱萸（去核）[3]　黄芪（去芦，盐汤浸）　泽泻　鹿茸（去毛，切，醋炙）　远志（去心，姜汁炒）　石斛　覆盆子　五味子（去梗）　萆薢　破故纸（炒）　巴戟（酒浸）　菟丝子（酒浸）　龙骨　杜仲（去皮，锉，姜汁拌，炒断丝。各半两）　附子（炮，去皮脐，一个，重八钱）

上为末，炼蜜丸梧桐子大。每服五十丸，空腹米饮下。

生地黄膏

治渴证，通用。

---

① 瓜蒌：王氏本作“瓜蒌根”，可参。

② 各：原本缺，据《永类钤方》及王氏本补。

③ 关于苁蓉丸药味，按《三因方》在“山茱萸”下，尚有桂心、山药、牛膝、茯苓四味。

生地黄（束如常碗大，一把） 冬蜜（一碗） 人参（半两） 白茯苓（去皮，一两）

上将地黄洗切研细，以新水一碗调开，同蜜煎至半，次入参、苓末拌和，瓷器密收，匙挑服。

脾 消

饮食入腹，如汤浇雪，随小便而出，落于溷僻沟渠中，皆旋结如白脂。肌肤日益消瘦，用热药则热愈甚，用凉药则愈见虚羸，不能起止。精神恍惚，口舌焦干，或阳强与盛，不交而泄，其毙不久，无治法。姑录一二方，聊为备用。

姜粉散

治消中。多因外伤瘴热，内积忧思，喜啖咸食及面，致脾胃干燥，饮食倍常。不为肌肤，大便反坚，小便无度。

生姜（研汁） 轻粉

上搜匀。每服二钱匕，长流水调下，齿浮是效，次投附子猪肚丸补。

附子猪肚丸

附子（炮，去皮脐） 槟榔（焙。各一两） 鳖甲（醋煮，七钱半） 当归 知母 木香 川楝（去核，剉） 秦艽（去苗土） 大黄（酒蒸） 龙胆草 白芍药 破故纸（酒浸，炒） 枳壳（麸炒，去穰。各半两）

上为末，分作三分，将二分入猪肚内，缝定，用蜜、酒三升，童子小便五升，同入砂钵内熬干烂，研细。入一分末，同搜捣为丸，梧桐子大。每服五十丸，温酒、米汤任下。

白术散

治消中，消谷善饥。

人参（去芦） 白术（去芦） 白茯苓 甘草（炙） 藿香药（去土。各一两） 白干葛（二两） 木香（半两） 加北五味（去梗） 柴胡（去毛） 枳壳（去穰。各半两）

上锉散。每服三钱，新水煎，去滓，不拘时候。

茯神丸

治消中，烦热，消谷，小便数。

人参（去芦） 茯神（去木） 生干地黄（去土） 黄连（净） 麦门冬（去心） 枳壳（去穰） 牡蛎粉（各一两） 莲肉（去心） 黄芪（去芦，炙） 知母（去毛。各半两） 瓜根（七钱半）

上为末，炼蜜和捣三百杵，丸如梧桐子大。每服五十丸，清粥饮下。

肾 消

加减八味丸

治肾水枯竭，不能上润，心火上炎，不能既济，煎熬而生。心烦燥渴，小便频数，白浊，阴痿弱，饮食不多，肌肤渐渐如削，或腿肿脚先瘦小。宜降心火，生肾水，其烦渴顿止。

熟地黄（大者，洗，焙干，切，酒蒸七次，焙干，称二两） 真山药[①]（微炒） 山茱萸（去核取肉，焙干，称一两） 肉桂（去粗皮，不见火，取末，半两） 泽泻（水洗，切，酒润蒸一次） 牡丹皮（去骨） 白茯苓（去皮，为末，飞取沉者。各八钱） 真北五味（略炒，别为末，两半）

上为末，炼蜜丸梧桐子大。五更初未言语时，温酒、盐汤下三五十丸，午前及晚间空腹再服。此方用真北五味子最为得力，服此不惟止渴，亦免生痈疽。久服永除渴疾，气血加壮。

天王补心丹

宁心保神，益血固精，壮力强志，令

---

① 真山药：此下原本缺剂量。

人不忘。清三焦，化痰涎，祛烦热，除惊悸，疗咽干口燥，育养心气。

熟地黄（洗）　人参（去芦）　白茯苓（去皮）　远志（去心）　石菖蒲（去毛）　黑参　柏子仁　桔梗（去芦）　天门冬（去心）　丹参（洗）　酸枣仁（去骨[①]，炒）　甘草（炙）　麦门冬（去心）　百部（洗）　杜仲（姜汁炒断丝）　茯神（去木）　当归（去尾）　五味子（去枝梗。各等分）

上为末，炼蜜丸，每一两作十丸，金箔为衣，每服一丸。灯心、枣汤化下，食后临卧服。作梧子大丸吞服亦可。

鹿茸丸

治失志伤肾，肾虚消渴，小便无度。

鹿茸（去毛，切，酒浸炙，七钱[②]）　麦门冬（去心，二两）　熟地黄（洗净）　黄芪（去芦）　鸡膍胵（麸炒）　苁蓉（酒浸）　山茱萸（去核取肉）　破故纸（炒）　川牛膝（去芦，酒浸）　五味子（各三分）　白茯苓（去皮）　地骨皮（去骨。各半两）　人参（去芦，三分）

上为末，蜜丸如梧子大。每服三十丸至五十丸，米汤下。

双补丸

治肾虚水涸，燥渴劳倦。

鹿角胶（二两）　沉香（半两，不见火）　泽泻（截块再蒸，半两）　覆盆子　白茯苓（去皮）　人参（去芦）　宣木瓜　薏苡仁（炒）　黄芪（炙）　熟地黄（洗，再蒸）　苁蓉（酒浸，焙）　菟丝子（酒浸，蒸焙）　五味子　石斛（炒）　当归（去尾，酒浸焙，各一两）　生麝（一钱，别研）

上为末，炼蜜丸梧桐子大，朱砂为衣。每服五十丸，空心，枣汤送下。

丹石毒

瓜蒌散

治盛壮之时，不自谨惜，恣情纵欲，年长肾气虚弱，惟不能房，多服丹石，真气既尽，石气孤立，唇口干焦，精液自泄，小便赤黄，大便干实，小便昼夜百十行。须当除热补虚。

白茯苓（去皮）　天花粉　宣连　白扁豆　人参（去芦）　石膏　甘草节　寒水石　白术（去芦）　猪苓（各等分）

上为末。每服二钱，热汤调服。立效。

石膏[③]荠苨汤

治强中。多因耽嗜色欲，及快意饮食，或服丹石，真气既脱，药气阴发，致烦渴引水，饮食倍常。阴气常兴，不交精出，故中焦虚热，注于下焦。三消之中，最为难治。

荠苨　石膏（各三两）　人参（去芦）　茯神（去木）　瓜蒌根　磁石（煅碎）　知母（去毛）　干葛　黄芩（去心）　甘草（各二两）

上锉散。每服用水三盏，腰子一个去脂膜，黑豆一合，煮至一盏半，去腰子、黑豆，入药四钱，煎至七分，去滓，食后服。下焦热则夜间服，渴止勿服，次投补药。

黄连猪肚丸

治强中，消渴。服瓜蒌散、荠苨汤后，便可服此。亦能补养。

---

① 去骨：上科本作“去壳”，可参。

② 七钱：《三因方》、《永类钤方》均作“三分”，可参。

③ 膏：原作“子”，据文渊本及本方药物组成改。

猪肚（一枚，治如食法） 黄连（去芦[①]） 小麦（炒。各五两） 天花粉 茯神（去木。各四两） 麦门冬（去心，二两）

上五味为末，内猪肚中缝塞，安甑中蒸之极烂，木臼小杵，可丸如梧桐子大。每服七十丸，米饮送下，随意服之。如不能丸，入少炼蜜。

罂粟汤

治肾渴，解五石毒。

罂粟子

上煮稀粥，入蜜饮之。

加减三黄丸

治丹石毒及热渴。以意测度，须大实者方用。

春 黄芩（四两） 大黄（三两） 黄连（四两）

夏 黄芩（六两） 大黄（一两） 黄连（七两）

秋 黄芩（六两） 大黄（二两） 黄连（三两）

冬 黄芩（三两） 大黄（四两） 黄连（二两）

上为末，炼蜜丸梧桐子大。每服十丸，服一月病愈。

酣 饮

乌梅木瓜汤

治饮酒多，发积为酷热，熏蒸五脏，津液枯燥，血泣，小便并多，肌肉消铄，专嗜冷物寒浆。

木瓜干 乌梅（打破，不去仁） 麦蘖（炒） 甘草 草果（去皮。各半两）

上锉散。每服四钱，水盏半，生姜五片，煎七分，不拘时服[②]。

枳椇子丸

治同上。

枳椇子（二两） 麝香（一钱）

上为末，面糊丸，梧桐子大。每服三十丸，空心，盐汤吞下。

三神汤

治同上。

乌梅肉 远志（去心，甘草水煮过，却以姜汁拌炒。各一两） 枳实（去穰，一两）

夏加黄连五钱，春秋冬不用。

上锉散。每服四钱，水两盏，糯禾[③]根一握，煎七分，去滓，不拘时服。若无糯禾[④]根，白茅根亦可。如无白茅根，禾秆绳代之亦可。

龙凤丸

治同上。

鹿茸（火燎去毛，一两，酒浸，炙） 山药 菟丝子（酒浸炒。各二两）

上为末，炼蜜丸梧桐子大。每服三十丸，食前米饮下。浓煎人参汤亦可。

姜[⑤]连丸

治消渴，小便滑如油，频数者。

黄连（去须） 瓜蒌（连穰。各等分）

上为末，生地黄自然汁丸如梧子大。每服五十丸，食后，牛乳汁下，酪汤下，一日二服，忌冷水、猪肉。或研麦门冬自然汁为丸，热水吞下。

朱砂黄连丸

治心虚蕴热，或因饮酒过多，发为消渴。

朱砂（一两，别研） 宣连（三两） 生地黄（二两）

上为末，炼蜜丸如梧子大。每服五十

---

① 芦：文渊本、上科本同。王氏本据《三因方》改为“须”。

② 服：王氏本讹为“候”。

③ 禾：王氏本讹作“米”。

④ 禾：王氏本讹作“米”。

⑤ 姜：诸本同。王氏本据本方药物组成改为“蒌”，可参。

丸，灯心、枣汤吞下。

酒蒸黄连丸

治膈热，解酒毒，止渴，厚肠胃。(方见下痢类)

通　治

玄菟丹

治三消渴利神药。常服，禁精止白浊，延年。

菟丝子（酒浸通软，乘湿研，焙干取末，十两）　白茯苓（去皮）　干连肉（各三两）　五味子（去梗，酒浸，称七两）

上为末，别研山药末六两，将所[①]浸酒余者，添酒煮糊为丸如梧子大。每服五十丸，天花粉、北五味子煎汤下，温酒、盐汤亦可。脚膝无力，木瓜汤下。

清心莲子饮

治心中蓄热，时常烦躁，因而思虑劳心[②]，忧愁抑郁，是致小便白浊，或有沙膜，夜梦走泄，遗沥涩痛，便赤如血。或因酒色过度，上盛下虚，心火炎上，肺金受克，口舌干燥，渐成消渴，睡卧不安，四肢倦怠。男子五淋，妇人带下赤白。及病后气不收敛，阳浮于外，五心烦热。药性温平，不冷不热。常服清心养神，秘精补虚，滋润肠胃，调顺血气。

黄芩（去心，半两）　黄芪（去芦，蜜炙）　石莲肉（去心）　白茯苓（去皮）　人参（去芦。各七钱）　麦门冬（去心）　甘草　地骨皮[③]（去骨）　车前子（去沙土，半两）

上锉散。每服三钱，麦门冬十粒去心，水一盏半，煎取八分，去滓，水中沉冷，空腹服，发热，加柴胡、薄荷煎。

六神汤

治三消渴疾。

莲房　干葛　枇杷叶（去毛）　甘草（炙）　瓜蒌根　绵黄芪（去芦 蜜炙。各等分）

上锉散。每服四钱，水一盏，煎七分，去滓，温服。小便不利，加赤茯苓。

子童桑白皮汤

治三消渴病。或饮多利少，或不饮自利，肌肤瘦削，四肢倦怠。常服，补虚，止渴利。

童根桑白皮（即未多时栽者，去粗皮，晒干，不焙）　白茯苓（去皮）　人参（去芦）　麦门冬（去心）　干葛　干山药　桂心（去粗皮。各一两）　甘草（半两，生用）

上锉散，水一盏半，煎至七分，去滓，温服。

梅花汤

治三消渴利。神效。

糯谷（旋炒作爆）　桑根白皮（厚者，切细。等分）

上每用称一两许，水一大碗，煮取半碗，渴则饮，不拘时。

文蛤散

治渴欲饮水不止。

文蛤（即五倍子，最能回津）

上为末。以水饮，任调方寸匕，不拘时服。

羊乳丸

治岭南山瘴风热毒气入肾中，变寒热，脚弱，虚满而渴者。

宣连（去须，不拘多少，为末）　生瓜蒌根汁　生地黄取汁　羊乳（无羊乳，牛乳、人乳亦得）

---

① 所：诸本同。王氏本作“反”，疑非。

② 心：原本作“力”，上科本、王氏本作“心”，联系上下文义，据以改之。

③ 麦门冬、甘草、地骨皮，原本缺剂量，按《局方》均作“半两”，可参。

上以三汁搜和为丸如梧子大。每服三五十丸，米饮下。一法，浓煮小麦饮下。

益元散、白虎汤、去桂五苓散合和，大治消渴。（方见中暑、伤寒、伤暑类）

生地黄饮子

治消渴，咽干面赤，烦躁。

人参（去芦） 生干地黄（洗） 熟干地黄（洗） 黄芪（蜜炙） 天门冬（去心） 麦门冬（去心） 枳壳（去穰，麸炒） 石斛（去根，炒） 枇杷叶（去毛，炒） 泽泻 甘草（炙，各等分）

上锉散。每服三钱，水一盏，煎至六分，去滓，食后临卧温服。此方乃全用二黄丸、甘露饮料，生精补血，润燥止渴，佐以泽泻、枳壳，疏导二腑，使心火下[①]行，则小腑清利，肺经润泽，则大腑流畅，宿热既消，其渴自止。造化精深，妙无逾此。

瓜蒌粉

治大渴。

上深掘大瓜蒌根，削去粗皮，寸切，以水浸，一日夜一易，浸五日，取出，烂研细，绢绞汁，如作粉法，干之。水服方寸匕，日三四服。入牛乳一合服，尤好。

降心汤

治心火上炎，肾水不[②]济，烦渴引饮，气血日消。

人参（去芦） 远志（去骨，以甘草水煮过，去甘草，姜汁拌，炒干） 当归（去尾） 熟地黄（洗去土，蒸） 白茯苓（去皮） 黄芪（去芦，蜜炙） 北五味子（去梗） 甘草（微炙，各半两） 天花粉（一两）

上锉散。每服三钱，水一盏半，枣一枚煎，食前服。

蜡苓丸

补虚治浊，止渴润肠。妇人血海冷，白带、白淫、白浊。

黄蜡 雪白茯苓（去皮。各四两）

上茯苓为末，溶蜡和丸，弹子大。每服一丸，不饥饱细嚼下，枣汤亦可。

辰砂妙香散

治渴证，小便涩数而沥，兼有油浊。用灯心、茯苓煎汤下。（方见心恙类）

神效散

治渴疾，饮水不止。

白浮石 蛤粉 蝉壳

上为末，用鲫鱼胆七个，调七钱服，不拘时候。神效。

三消丸

治消渴，骨蒸。

宣连去须为末，不以多少，锉冬瓜肉研，捩自然汁，和成饼子阴干，再为末，再用汁浸和，如是七次，即用冬瓜汁为丸如梧桐子大。每服三四十丸，以冬瓜汁煎大麦仁汤送下。寻常渴，止[③]一服。

浮萍丸

治消渴，虚热者大佳。

干浮萍 瓜蒌根（等分）。

上为末，以人乳汁和丸。每服二十丸，空腹，米饮下，日三服，三年病者三日可。又，白芷末水调服，止。

又方

铅丹（二两） 附子（一两） 干葛 瓜蒌根（各三两）

上为末，炼蜜丸。每服十丸，米饮下，日三服。渴则服之，治日饮水至一石者。春夏去附子。

白术散

治胃虚发渴。

---

① 下：原本作“不”，据魏本、文渊本及上科本改。

② 不：王氏本讹作“下”。

③ 止：只。

白术（一两）　人参（去芦）　白茯苓　甘草（各半两）

上为末。每服七钱，水一盏半，煎至七分服。凡渴之后，多有肿疾，仍预服复元丹数服。

参芪汤

治消渴。

人参（去芦）　桔梗（去芦）　天花粉　甘草（各一两）　绵黄芪（盐汤浸，炙）　白芍药（各二两）　白茯苓（去皮）　北五味（各一两半）

上锉散。每服四大钱，水盏半，煎八分，日进四服，合滓煎。

鸡苏丸

治病后虚羸发渴。

上鸡苏丸以北五味煎汤吞下，仍服安肾丸。（方见失血、虚损类）

面饼丸

治消渴。

密陀僧（二两，别研极细）　川黄连（一两，为细末）

上用蒸饼丸如梧子大。每服五丸，煎茧空、茄根汤下，临卧服。次日加至十丸[1]，以后每日加[2]五丸，至三十丸止。服药后以见水恶心为度，即住服。不过五六服必效。若觉恶心，但每日食干物压之，旬日后自定。奇甚奇甚。茧空，是出蚕蛾了空茧壳。

忍冬丸

治渴疾愈。须预防发痈疽。

忍冬草（不以多少，根茎花朵皆可用。一名老翁须，一名蜜啜花，一名金银花，以洗净用之）

上以米曲酒于瓶内浸，以糠火[3]煨一宿，取出晒干，入甘草少许为末，即以所浸酒为糊，丸如梧子大。每服五十丸至百丸，酒、饮任下，不拘时候。此药不特[4]治痈，亦能止渴，并五痔诸漏。

牡蛎散

治不渴而小便失[5]利。以牡蛎末取患人小便煎服。

单方

治渴。糯稻秆灰，取中一尺烧，淋汁饮。或不烧，便煎服亦妙。生牛乳细呷，或生萝卜捣取汁，时饮少许。

茧丝汤

治渴，神效。煮茧缲丝汤，任意饮之，顿效。如非时，以丝或绵煎汤服。

煞虫方

治消渴有虫。苦楝根取新白皮一握切、焙，入麝少许，水二碗，煎至一碗，空心饮之。虽困顿不妨。自后下虫三四条，状如蛔虫，其色真红，而渴顿止。乃知消渴一证，有虫耗其津液。

凡消渴大忌饮酒、房事，食油面煎炙糟藏咸物，及一切热物。百日以上不可针灸，则疮中生脓水，或成痈疽。脓水不止则死。

漩　浊

心　浊

瑞莲丸

治思虑伤心，便下赤浊。

白茯苓（去皮）　石莲肉（炒，去心）　龙骨（生用）　天门冬（洗，去心）

---

① 十丸：原作“五十丸”，据下文“至三十丸止”句，删“五”字。

② 加：原脱，据前文“每服五丸”及后文“至三十丸止”句补。

③ 糠火：上科本作“煻火”。

④ 特：只。

⑤ 失：诸本同。王氏本讹作“大”。

远志（洗，去心，甘草煮[①]） 柏子仁（炒，别研） 紫石英（火煅七次，研令极细） 当归（去芦，酒浸） 酸枣仁（炒，去壳） 龙齿（以上各一两） 乳香（半两，别研）

上为末，炼蜜丸梧桐子大，朱砂为衣。每服七十丸，空心，温酒、枣汤任下。

加味清心饮

治心中客热，烦躁，赤浊肥脂。

石莲肉 白茯苓（各一两） 益智仁 麦门冬 远志（水浸，取肉，姜制炒） 人参（各半两） 石菖蒲 车前子 白术 泽泻 甘草（微炙。各二分）

上锉散。每服三钱，灯心二十茎煎服。有热，加薄荷少许。

宁志膏

治心脏亏虚，神志不守，恐怖，赤浊，常多恍惚，易于健忘，睡卧不宁，梦涉危险，一切心疾，并皆治之。

人参（去芦） 酸枣仁（微炒，去皮，各一两） 辰砂（研细水飞，半两） 乳香（一分，以乳钵坐水盆中研）

上为末，炼蜜丸如弹子大。每服一丸，温酒化下，枣汤亦可，空心临卧服。

十四友丸

补诸虚不足，益血，收敛心气。治怔忪不宁，精神昏倦，睡卧不安，赤白浊甚。

柏子仁（别研） 远志（去心） 酸枣仁（去壳，炒香） 紫石英（明亮者） 熟干地黄（洗） 川当归（洗净，去尾、芦） 白茯苓（去皮） 茯神（去皮[②]） 人参（去芦） 黄芪（蜜炙，去芦） 阿胶（蚌粉炒） 肉桂（不见火。以上各一两） 龙齿（一两半） 辰砂（半两别研）

上为末，炼蜜丸如梧子大。每服三四十丸，枣汤，食后临卧吞服。

香苓散

治男子妇人小便赤浊，诸药不效者。

五苓散 辰砂妙香散

上和匀，用天门冬、麦门冬去心煎汤，空心调服一大钱。一日三服，当顿愈。

桑螵蛸散

治小便日数十次，如稠米泔色，心神恍惚，憔悴，食减，以女劳得之，服此不终剂而愈。乃主安神魂，定心志。

桑螵蛸（盐水炙） 远志（去心[③]） 菖蒲（盐炒） 龙骨 人参（去芦） 茯神（去木） 当归（去尾） 鳖甲（醋炙）

上等分，为末。每服二钱，夜卧人参汤调服。

蜡苓丸

治同上（方见消渴类）

远志丸

治小便赤浊，如神。

远志（去心，用甘草煮，半斤） 茯神（去木） 益智仁（各二两）

上为末，酒糊丸。每服五十丸，临卧枣汤下。

心肾丸

治水火不既济，心下怔忪，夜多盗汗，便赤，梦遗。

牛膝（去苗，酒浸） 熟地黄（洗蒸） 苁蓉（酒浸。各二两） 鹿茸（火去毛，酒润炙） 附子（炮，去皮脐） 五味子（去枝） 人参（去芦） 黄芪（蜜炙，

---

① 此下《济生方》有“麦门冬去心”，可参。

② 皮：《三因方》及上科本作“木”，可参。

③ “桑螵蛸……去心”诸本皆脱，据本书遗溺类桑螵蛸散药物组成补。

去芦）　远志（去心，甘草水煮，姜汁炒）　白茯神（去木）　山药（炒）　当归（去芦尾，酒浸）　龙骨（煅，各一两）　菟丝子（酒浸，研成饼，三两）

上为末，浸药酒，煮糊丸如梧子大。每服七十丸，枣汤下。

肾　浊

秘精丸

治元气不固，遗精梦泄。

大附子（炮，去皮脐）　龙骨（煅通赤）　肉苁蓉（酒浸一夕）　牛膝（酒浸一宿，焙）　巴戟（去心。各一两）

上末，炼蜜丸如梧子大。每服三十丸，盐汤空心下。

震灵丹

治肾经虚惫，漏浊不止，用二陈汤加白茯苓煎汤送下。（方见泄泻类）

锁精丸

治小便白浊。

破故纸（炒）　青盐（各四两）　白茯苓　五倍子（各二两）

上为末，酒糊丸。空心，三十丸，盐汤，酒任意下。

芡实丸

治劳伤心肾，水火不交，漩面如油，光彩不定，漩脚澄下，凝如膏糊，频数无度。又治遗泄不禁之疾。（方见虚损类）

固精丸

治下虚，胞寒，小便白浊，或如米泔，或若凝脂，腰重少力。

牡蛎（煅）　菟丝子（酒蒸，焙干）　韭子（炒）　龙骨　五味子　白茯苓（去皮）　桑螵蛸（酒浸，炙）　白石脂（各等分）

上为末，酒糊丸如梧子大。每服七十丸丸，空心，盐汤送下。

地黄丸

治心肾水火不济，或因酒色，遂至以甚，谓之土淫。盖脾有虚热，而肾不足，故土邪干水。先贤常言，夏则土燥而水浊，冬则土坚而水清，此其理也。医者，往往峻补，其疾反甚。此方中和，补泻兼之，水火既济，而土自坚，其流清矣。

熟地黄（九蒸，十两）　菟丝子（洗，酒浸，蒸）　鹿角霜（各五两）　茯苓　柏子仁（各三两）　附子（一两）

上为末，鹿角胶煮糊丸如梧子大。每服百十丸，盐、酒下。

四精丸

治浊渴。

鹿茸　肉苁蓉　山药　茯苓（各等分）

上为末，米糊丸如梧子大。每服三十丸，枣汤下。或加沉香、木香。

蒜丸

治浊。

杜仲　川乌　破故纸　人参　巴戟（各等分）

上为末，蒜膏丸如梧子大。每服三十丸，盐汤、温酒任下。

入药灵砂丸

治诸虚，白浊，耳鸣，大效。

当归（酒洗）　鹿茸（去毛，盐、酒炙）　黄芪（盐水炙）　沉香（镑）　北五味（炒）　远志（肉）　酸枣仁（炒）　吴茱萸（去枝）　茴香（炒）　破故纸（炒）　牡蛎（煅）　熟地黄（蒸）　人参（去芦）　龙骨（煅）　附子（炮）　巴戟（各一两。净）　灵砂（二两，研）

上各煅制如法，为末，酒糊丸①。每服五十粒至七十粒，空心，温酒、盐汤任下。

---

① 丸：此下无丸之大小，疑有脱文。

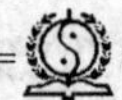

小菟丝子丸

治肾气虚损，五劳七伤，小腹拘急，四肢酸疼，面色黧黑，唇口干燥，目暗耳鸣，心忪短气，夜梦惊恐，精神困倦，喜怒无常，悲忧不乐，饮食无味，举动乏力，心腹胀满，脚膝痿缓，小便滑数，房室不举，股内湿痒，水道涩痛，小便出血，时有遗沥，并宜服之。久服，填骨髓，续绝伤，补五脏，去万病，明视听，益颜色，轻身延年，聪耳明目。

石莲肉（二两） 菟丝子（酒浸，焙，研为末，五两） 白茯苓（焙，一两） 山药（二两，七钱半打糊）

上为末，山药糊搜和为丸如梧子大。每服五十丸，空心，温酒或盐汤下。如脚膝无力，木瓜汤下。晚食前再服。

四五汤

治小儿白浊。

生料四君子汤

生料五积散

上和匀，每服二钱，灯心一握，水一盏煎服。（方见脾胃、伤暑类）

安肾丸 白丸子 山药丸

治虚劳羸瘦，浮腻白浊，三药夹和，每服七十丸，食前煎双和汤下。（方见虚损、风科通治类）

脾 浊

苍术难名丹

治元阳气衰，脾精不禁，漏浊淋沥，腰痛力疲。

苍术（杵去粗皮，半斤，米泔浸一日夜，焙干用） 舶上茴香（炒） 川楝子（蒸，去皮取肉，焙干。各一两半） 川乌（炮，去皮脐） 破故纸（炒） 白茯苓 龙骨（别研，各一两）

上为末，酒曲糊丸梧桐子大，朱砂为衣。每服五十丸，空心，缩砂煎汤下。粳米汤亦可。

七 情

四七汤

治小便浑浊，生姜煎吞青州白丸子。（方见喘急类）

茯实丸

治思虑伤心，小便赤涩，遗精白浊。（方见虚损类）

通 治

还少丹

治心肾俱虚，漏精白浊。

山药（炮） 牛膝（酒浸焙，去苗） 白茯苓 山茱萸（水洗去核） 舶上茴香（炒。各一两半） 菟丝子（酒浸，研，焙） 续断（去芦，各一两）

上为末，炼蜜丸如梧子大。每服三十丸，盐汤下。

分清饮

通心气，补漏精，治小便余沥，并赤白浊。

益智 川萆薢 石菖蒲（盐炒） 天台乌药

上等分，锉散，入盐少许煎，空心服。

蜡苓丸

治赤白浊。（方见消渴类）

玉锁固真丹

治心气不足，思虑太过，肾经虚损，真阳不固，漩有遗沥，小便经岁白浊，或淡赤，或如膏，梦寐精泄，甚则身体拘倦，骨节酸疼，饮食不进，面色黧黑，容枯肌瘦，唇口干燥，虚烦盗汗，举动力乏，多服取效。

白龙骨（半斤） 磁石（醋淬七次）

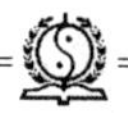

朱砂（各一两）　牡蛎（煅，一两）　紫消花（一两半）　家韭子　菟丝子（各二两半）　鹿茸（酒浸，炙）　白茯苓　川巴戟　官桂　肉苁蓉（酒浸，炙）　桑螵蛸（酒浸，切，炙）　远志（甘草水煮取皮，姜汁炒）　当归（去尾）　苍术（切，酒炒）　茴香（炒）　吴茱萸（炒）　川楝子（炒）　桑寄生（真者）　沉香（不见火）　木香（不见火）　黄芪（去芦）　绵附子（熟炮。以上各一两）

上为末，炼蜜丸如梧子大。每服五十丸，温酒汤任下。

小温金散

治心虚泛热，或触冒暑热，漩下或赤或白，或淋涩不行，时发烦郁自汗。

人参（去芦）　石莲肉（去心）　川巴戟（去心）　益智仁（去壳）　黄芪（去芦）　萆薢（切，酒浸，炒）　麦门冬（去心）　赤茯苓（去皮）　甘草（各等分）

上为散。每服三钱，水一盏半，灯心二十茎，红枣二枚煎，食前温服，以后药相兼。

子午丸

治心肾俱虚，梦寐惊悸，体常自汗，烦闷短气，悲忧不乐，消渴引饮，漩下赤白，停凝浊甚，四体无力，眼昏，形容瘦悴，耳鸣，头晕，恶风怯冷。

榧子①（去壳，二两）　莲肉（去心）　枸杞子　白龙骨　川巴戟（去心）　破故纸（炒）　真琥珀（另研）　芡实　苦楮实（去壳）　白矾（枯）　赤茯苓（去皮）　白伏苓（去皮）　文蛤　莲花须（盐蒸）　白牡蛎（煅。各一两）

上为末，酒蒸肉苁蓉一斤二两，烂研为丸，梧桐子大。朱砂一两半重，细研为衣。浓煎萆薢汤，空心吞下。忌劳力房事。专心服饵，渴止浊清，自有奇效。

漩　多

川方五子丸

治小便夜多，脚弱，老人虚人多有此证，令人卒死，大能耗人精液，头昏。

菟丝子（酒蒸）　家韭子（略炒）　益智子（去皮）　茴香子（炒）　蛇床子（去皮壳，炒）

上等分，为末，酒糊丸如梧子大。每服五七十丸，糯米饮、盐汤任下。

又方

治夜多小便。

上取纯糯米糍一片，临卧炙令软熟，啖之，仍以温酒下，不饮酒，汤下，多啖愈佳。行坐良久，待心间空，便睡。一夜十余行者，当夜便止。

又方

上用茴香不以多少，淘净，入少盐炒为末，如前炙糯米糍蘸吃。或用豮猪胞以糯米煮烂，或入椒、盐少许同煮，去糯米，只用胞切片蘸药。或更饮好酒半杯，临晚、临卧各一服，尤妙。

菟丝子丸

治小便多或不禁。

菟丝子（酒蒸，二两）　桑螵蛸（酒炙，半两）　牡蛎（煅，取粉，一两）　肉苁蓉（酒润，二两）　附子（炮，去皮脐）　五味子（各一两）　鸡膍胵②（半两，微炙）　鹿茸（酒炙，一两）

上为末，酒糊丸如梧子大。每服七十丸，食前，盐、酒任下。一方，加巴戟去心、破故纸微炒、赤石脂煅、萆薢各一两。

---

① 榧子（fěi 匪）子：榧树所结之子，入药。榧，木名，即“香榧”。

② 膍胵（pí chí 皮痴）：牲畜及鸟类的胃。

橘皮煎丸

治小便利数。每服三十丸，温酒、盐汤下。(方见虚损类)

萆薢丸

治小便频数，日夜无时。

上用川萆薢洗，不拘多少，为末，酒糊丸如梧子大。每服七十丸，空心食前，盐酒、盐汤任下。

缩泉丸

治胞气不足，小便频数。

天台乌药　益智仁（各等分）

上为末，酒煮山药末糊丸如梧子大。每服七十丸，临卧盐、酒吞下。

遗　溺[1]

家韭子丸

治少长遗溺，及男子虚剧，阳气衰败，小便白浊，夜梦泄精，此药补养元气，进美饮食。

家韭子（六两，炒）　鹿茸（四两，酥炙）　苁蓉（酒浸）　牛膝（酒浸）　熟地黄　当归（各二两）　菟丝子（酒浸）　巴戟（去心。各一两半）　杜仲（炒）　石斛（去苗）　桂心　干姜（各一两）

上为末，酒糊丸，梧桐子大。每服五十丸，加至百丸。空心食前，盐汤、温酒任下。小儿遗尿者，多因胞寒，亦禀受阳气不足故也。别作一样小丸服。

鸡内金散

治溺床失禁。

上以鸡膍胵一具，并肠净洗，烧为灰。男用雌，女用雄者。研细，每服方寸匕，酒、饮调服。

又方

用猪胞洗净，铁铲上炙香熟，嚼细，温酒下。

秘元丹

治内虚里寒，自汗时出，小便不禁。

白龙骨（三两）　诃子（十个，去核）　缩砂（一两，去皮）

上为末，糯米粥丸梧桐子大。每服五十丸，空心，盐、酒下。

桑螵蛸散

治小便日数十次，如稠米泔色，心神恍惚，瘦悴，食减。以女劳得之。

桑螵蛸（盐水炙）　远志（去心）　菖蒲（盐炒）　龙骨　人参　茯神　当归　鳖甲（醋煮）

上各等分。每服二钱，夜卧人参汤调下。

补胞饮

治妇人产后伤动胞破，终日不能小便，但漏湿不干。

黄丝绢（生者，一尺，剪碎）　白牡丹根皮末（千叶者，它无效）　白及末（一钱）

上用水一碗，煎至绢烂如饧，空心顿服。服时不得作声，作声不效。

遗　精

桑螵蛸丸

治下焦虚冷，精滑不固，遗沥不断。

附子（去皮脐）　五味子　龙骨（各半两）　桑螵蛸（七个，切，炒）

上为末，纯糯米糊丸。每服三十丸，空心，盐、酒吞下。

仙方固真丹

专治精泄不禁。

禹余粮　石中黄　赤石脂　紫石英　石燕子（五件各一两。炭火煅通红，米醋三升，淬干为度）

上以白茯苓四两，人参二两，青盐一

---

[1] 溺：同“尿”。

两同为末，入无灰酒约量多少，打糊，拌和众药为丸，以朱砂为衣，如小指头大。每服二丸至三丸，温酒或盐汤下，空心，临卧服。

锁阳丹

治脱精泄不禁。

桑螵蛸（三两，瓦上焙燥）　龙骨（别研）　白茯苓（各一两）

上为末，糊丸如梧子大。每服七十丸，煎茯苓、盐汤食前服。

辰砂妙香散

治梦中遗精。每服一匕。虚者，温酒调；热者，麦门冬去心浓煎汤调。（方见心恙类）

三仙丸

治梦泄。

益智仁（二两，用盐二两炒，去盐）　乌药（一两半，炒）

上为末，用山药一两为糊，丸如梧子大，每服五十丸，空心，临卧，盐汤下。以朱砂为衣，凡病精泄不禁，自汗头眩，虚极，或寒或热，用补涩之药不效，其脉浮软而散，盖非虚也，亦非房室过度。此无他，因有所覩[①]，心有所慕，意有所乐，欲想方兴，不遂所欲，而致斯疾。即以药补，且固不效，将何治之？缘心有所爱则神不归，意有想则志不宁，当先和荣卫，荣卫和则心安。次调其脾，脾气和则志舍定，心肾交媾，精神内守，其病自愈。其法用人参三钱，当归一钱洗焙，为末，作三服。糯米饮调下，服毕自汗止而寒热退。头眩未除，川芎三钱，人参一钱焙，为末，作三服。沸汤调服，头眩遂差[②]，精不禁者，用白芍药半两，丁香三钱，木香三钱，锉散，每服生姜五片，枣二枚煎，空心服。即心安神定，精固神悦。

清心丸

治经络热而梦泄，心怔忪[③] 恍惚。

大柏皮（一两，去粗皮）

上为末，入脑子一钱同研，炼蜜丸如梧子大。每服十五丸至十九丸，浓煎去心麦门冬汤下。

猪苓丸

治年壮气盛，情欲[④] 动中，所愿[⑤] 不得，意淫于外，致梦遗白浊。

半夏（一两）　猪苓（二两）

上用半夏锉如豆大，用猪苓为末，先将一半炒半夏黄色，不令焦，地上出火毒半日。取半夏为末，糊丸如梧子大，候干，更用猪苓末炒微裂，入不油沙瓶中养之。每服四十丸，空心，温酒、盐汤送下。如常服，于申未间冷酒下。

理脾丸

治遗泄，寻常只治心肾，缘脾虚亦有此疾。

厚朴（去粗皮，切，生姜自然汁拌炒，二两）　羊胫炭（又[⑥] 名火炭，火煅通红，别研如粉，一两）

上为末，水面糊为丸如梧子大。每服百十丸，米汤下。

失　血

风　证

桂枝瓜蒌根汤

治伤风，汗下不解，郁于经络，随气涌泄，衄出清血。或清道闭，流入胃管，

---

① 覩：“睹”的异体字。

② 差：“瘥”的古字。

③ 怔忪（zhōng）：惶惧的样子。王氏本讹作“怔怔”。

④ 情欲：王氏本作“清欲”，讹。

⑤ 所愿：王氏本作“所原”，讹。

⑥ 又：原本作“人”，据文渊本、上科本改。

出清血，遇寒泣之，血必瘀黑者。

桂心 白芍药 甘草 川芎 瓜蒌根

上等分，锉散。每服四大钱，水一盏半，姜三片，枣一枚煎服。头痛，加石膏。

胃风汤

治大人小儿风冷乘虚，入客肠胃，水谷不化，泄泻注下。及肠胃湿毒，下如豆汁，或下瘀血，日夜无度。(方见泄泻类)

寒 证

麻黄升麻汤

治伤寒发热，解利不行，血随气壅，世谓红汗者。

麻黄[1]（去节） 升麻（一两一分） 黄芩 芍药 甘草 石膏（煅） 茯苓（各一两）

上锉散，每服四大钱，水一盏，生姜三片煎，热服，微汗解。

犀角地黄汤

治伤寒及温病，应发汗而不汗，内蓄为瘀血。及鼻衄、吐血不尽，余血停留，致面黄大便黑。

犀角（一两） 生地黄（八两） 芍药（三两） 牡丹皮（二两）

上锉散，水煎。狂者，加大黄二两，黄芩三两，其人脉大来迟，腹不满自言满，为无热，不须加也。

小柴胡汤

治同上。(方见伤寒类)

暑 证

五苓散

治伏暑饮热，暑气流入经络，壅溢发衄。或胃气虚，血渗入胃，停留不散，吐出一二升许。治衄则以茅花煎汤调下。屡用得效。

枇杷叶散

治同上。(方并见伤暑类)

湿 证

除湿汤

治冒雨着湿，郁于经络，血溢作衄。或脾不和，湿着经络，流入胃[2]，吐血。

茯苓 干姜（各二两） 甘草（炙） 白术（各一两）

上锉散。每服四大钱，水煎服。头痛，加川芎二钱。最止浴室发衄。

七 情

木香匀气散

治气逆呕血、衄血。用侧柏叶、白茅花煎汤下。(方见诸疝类)

苏合香丸

治因气作衄，或吐呕血。浓煎白茅花汤化。(方见中气类)

止衄散

治气郁发衄，无比神方。

黄芪（六钱） 赤茯苓 白芍药（各三钱） 当归 生干地黄 阿胶（炙，各三钱）

上为末，煎黄芪汤调下[3]。为锉散，煎亦可。

归脾汤

治思虑伤脾，心多健忘，为脾不能统摄心血，以致妄行，或吐血、下血。

白术 茯神 黄芪 酸枣仁（炒，去壳） 龙眼肉（各一两） 人参 木香（各

---

① 麻黄：原本缺剂量，《三因方》为“二两半”，可参。

② 流入胃：此处《三因方》作“血流入胃”，可参。

③ 此下《三因方》有“二钱匕”，可参。

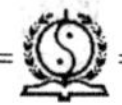

半两）　甘草（二钱半）

上锉散。每服水一盏，姜五片，枣一枚煎。不拘时候，温服。

天门冬汤

治思虑伤心，吐衄不止。

远志（去心，甘草水煮）　白芍药　天门冬（去心）　藕节　麦门冬（去心）　黄芪（去芦）　阿胶（蚌粉炒）　没药　当归（去芦）　生地黄（各一两）　人参　甘草（各半两）

上锉散。每服四钱，水一盏半，生姜五片煎。不拘时服。

虚　证

加味理中汤

治饮食过度，伤胃不化，致呕吐，其色鲜红，或心腹绞痛，自汗，名曰伤胃呕血。

人参　干姜（炮）　白术（各一两）　干葛　甘草（各半两）

上锉散。每服三钱，水一大盏煎，不拘时候，温服。去干葛，加川芎，治鼻衄。理中脘，分利阴阳，安定血脉。

又方

治暴吐血，桂末二钱，水汤各半盏调，猛吃。甚者只两服效。

桂附汤

治吐血自汗。大效。（方见痼冷类）

加味四物汤

治咯血。用毛头白纸烧灰，入麝香煎，调二钱，服之如神。（方见妇人崩漏类。四君子汤二钱，加蒲黄、藕节灰少许，人乳汁调服，效）

热　证

大蓟散

治饮啖辛热，热邪伤肺，呕吐出血一合或半升许，名曰肺疽。

大蓟根（洗）　犀角（镑）　升麻　桑白皮（炙）　蒲黄（炒）　杏仁（去皮尖）　桔梗（去芦，炒。各一两）　甘草（半两）

上锉散。每服四钱，水一盏半，生姜五片煎。不拘时，温服。

犀角地黄汤

治同上。（方见前）

茜根散

治鼻衄终日不止，心神烦闷。

茜根　黄芩　阿胶（蚌粉炒）　侧柏叶　生地黄（各一两）　甘草（半两）

上锉散。每服四钱，水一盏半，生姜三片煎。不拘时温服。

万金散

治咯血。

上用槐花不以多少，为末。每服二钱，食后，热酒调服。

龙脑鸡苏丸

治肺热咳嗽，鼻衄，吐血，血崩下血，血淋，热淋，劳淋，气淋。止渴除惊，凉上膈，解酒毒、口臭、喉腥、口甜、口苦。

柴胡（二两，锉，同木通以沸汤大半升浸一二宿，绞取汁后入[1]膏）　麦门冬（去心，四两）　黄芪（一两）　阿胶（炒，二两）　生干地黄末（六两，后入膏）　蒲黄（二两）　鸡苏（净叶，一斤）　甘草（一两半）　人参（二两）　木通（锉，二两，同柴胡浸）

上除别研药后入外，为末，用好蜜二斤，先炼一二沸，然后入生干地黄末，不住手搅，时时入柴胡、木通汁慢慢熬成膏，勿令焦，同余药和为丸如蚕豆大。每

---

① 入：原本作“取”，据《证治准绳·类方》及此后“生干地黄末”之注文文例改。

服二十丸，以去心麦门冬煎汤，食后临卧服。血崩下血，诸淋疾，并空心食前服。

三黄丸

治肛门肿痛，或下鲜血。

黄连（去须） 黄芩 大黄（各十两）

上为末，炼蜜丸如梧子大。每服四十丸，熟水吞下。

白术散

治积热吐血、咳血。若因饮食过度，负重伤胃而吐血者，最易服之，忌食热面煎煿一切发风之物。

白术（二两） 人参 白茯苓 黄芪（蜜炙。各一两） 山药 百合（去心。各三分） 甘草（半两） 前胡（去芦） 柴胡（去芦。各一分）

上锉散。每服三钱，水一钱，生姜三片，枣一枚煎，温服。

劳 伤

鸡苏散

治劳伤肺经，唾内有血，咽喉不利。

鸡苏叶 黄芪（去芦） 生地黄（洗） 阿胶（蛤粉炒） 白茅根（各一两） 桔梗（去芦） 麦门冬（去心） 蒲黄（炒） 贝母（去心） 甘草（各半两） 桑白皮（半两）

上锉散。每服四钱，生姜三片，水一盏半，枣一枚煎，温服。

莲心散

治劳心吐血

上以莲子心五十个，糯米五十粒，为末，酒调服，效。

大阿胶丸

治肺虚客热，咳嗽咽干，多唾涎沫，或有鲜血。并劳伤肺胃，吐血、呕血，并宜服之。

麦门冬（去心，半两） 干山药 熟干地黄 五味子（各一两） 远志（去心，一分） 丹参 贝母（炒） 防风（去芦。各半两） 阿胶（炒，一两） 茯神（去木） 柏子仁 百部根 杜仲（炒。各半两） 茯苓（一两） 人参（一分）

上为末，炼蜜丸如弹子大。水一盏，煎六分，和滓服。

伤 损[①]

夺命散

治金疮打损，及从高坠下，木石所压，内损瘀血，心腹疼痛，大小便不通，气绝欲死。

红蛭（用石灰慢火炒令微黄色，半两） 大黄 黑牵牛（各二两）

上为末。每服三钱，热酒调下。如人行四五里，再用热酒调牵牛末二钱，催之，须脏腑转下恶血块或片，血尽愈。

花蕊石散

治一切金疮，打扑伤损，猫犬咬伤，并于伤处掺傅[②]。或内损，血入脏腑，壅溢作衄。及妇人产后，败血不散。

花蕊石（研细一斤） 上色硫黄（研细，四两）

上和匀。入瓿瓶中，以纸筋捣黄泥固济，候干，焙令热透，以砖盛，用白炭一称，顶上发火，烧炭尽，候冷取出，再研极细。诸脏伤及妇人产后瘀血不行，并用童子小便、温酒[③] 一二钱匕。去瘀血，效。

鸡鸣散

治从高坠下，及木石所压。凡是伤损，血瘀凝积，气绝欲死，并久积瘀血，

---

① 伤损：王氏本作“损伤”，倒文。

② 傅：通“敷”，涂。

③ 酒：此下《三因方》有“调”字，可参。

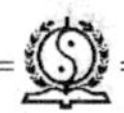

烦躁疼痛，叫呼不得，并以此药利去瘀血，即愈。推陈致新，折伤，神效。

大黄（一两，酒蒸）　杏仁（三七粒，去皮尖）

上研细，用酒一碗，煎到六分捌去滓，鸡鸣时服，次日取下瘀血，即愈。若便觉气绝，取药不及，急擘[1]开口，以热小便灌之。

加味芎䓖汤

治打扑伤损，败血流入胃脘，呕吐黑血，或如豆羹汁。

川芎　当归　白芍药　百合（水浸半日）　荆芥穗（各等分）

上锉散。每服四钱，水一盏、酒半盏同煎，不拘时候。

茯苓补心汤

治心气虚耗，不能藏血，以致面色黄瘁，五心烦热，咳嗽，唾血。及妇人怀娠恶阻，呕吐，亦宜服之。

白茯苓（去皮）　人参（去芦）　前胡（去芦须）　半夏　川芎（各三分）　陈皮　枳壳（去穰）　紫苏　桔梗（去芦）　甘草　干葛（各半两）　当归（一两三钱）　白芍药（二两）　熟地黄（酒炒，一两半）

上锉散。每服四钱，生姜五片，枣一枚煎，食前服。

通　治

立效散

治吐血。侧柏叶焙干，如仓卒难干，新瓦焙为末。每服三钱，米饮调，食后服。一方，柏叶加赤土拌匀，炼蜜为饼子服。

单方

治鼻衄不止或吐血。萝卜擂汁入盐，服一盏，立效。或萝卜汁、藕汁滴入鼻中。

麝香散

治鼻衄不止。

白矾（枯过，别研）　白龙骨（粘舌者，别研。各半两）　麝香（别研，半字）

上和匀。每用一字，先将冷水洗净鼻内血涕，然后吹药入鼻中。或以湿纸蘸药于鼻内，尤妙。

黑神散

治大吐血，及伤酒食饱，低头掬损，吐血至多，并血妄行，口鼻中俱出，但声未失，无有不效。

百草霜（村中烧草锅底煤最妙）

不拘多少，罗细为末，每服一钱，糯米饮调下，鼻衄搐一字。皮破血出，灸疮出血，掺上止。并治舌忽然肿破，干掺。

川芎三黄散

治实热衄血。

大黄（湿纸裹蒸）　川芎　黄连（净）　黄芩（等分）

上为末。每服二钱，食后，井水调服。

败毒散

加桑白皮、麦门冬，煎吞鸡苏丸，治肺热，胸中郁热衄血。兼治血淋，吐血，口臭。（方见伤寒阳证类及见前）

苏子降气汤

治虚壅鼻血。（方见诸气类）

衄血方

川郁金末，井水调下。亦治吐血。又，茆[2]花煎汤，通口服。

又方

血余散，用头发烧存性研，米汤调下。仍吹少许入鼻中。曾服烧炼药致鼻血

---

① 擘（bāi）：同“掰”。

② 茆：同“茅”。

者，山栀子煎汤解之。仍烧山栀子存性为末，入鼻。

又方

乌贼鱼骨、槐花等末入鼻。

又方

槐花半生、半炒，为末入鼻。

又方

成片人中白，烧去秽，为末，入麝香少许，入鼻，或加油发灰。

又方

大蒜煨香，取三瓣研傅[①] 脚底，鼻中有蒜气即去之。

天门冬丸

治吐血、咯血，大能润肺止咳。

天门冬（一两） 甘草 杏仁（炒） 贝母 茯苓 阿胶（各半两）

上为末，炼蜜丸弹子大。每一丸，咽津噙化。日夜可十丸。

龙骨散

治鼻衄过多。

上以龙骨不拘多少，研为末，用少许吹入鼻中。凡九窍出血皆可用。一方，用栀子如前法。

白及散

治鼻衄，呕血，咯血，肺损，或食饱负重得者，服之愈。

白及（不拘多少）

上为末，米饮调，或用井水调一匕。用纸花贴鼻窊[②] 中。一方，用阿胶末调贴。

黄芪建中汤

治汗出污衣，甚如坯[③] 染。皆由大喜伤心，喜则气散，血随气行。兼服妙香散。金银器麦子、麦门冬煎汤下。病名红汗。（方见虚损、心恙类）

葎草汁

治产妇大喜，汗出污衣赤色。及膏淋，尿血。

葎草（不以多少）

上捣取汁二升，醋二合和，空腹饮一杯。或煮浓汁饮。亦治淋沥、尿血。

侧柏散

治内损，吐血，下血。或因酒太过，劳伤于内，血气妄行，其出如涌泉，口鼻皆流，须臾不救则死，服此即安。

柏叶（一两半，蒸干） 人参 荆芥穗（烧灰。各二两）

上为末。每服三钱，入飞罗面二钱拌和，新汲水调，如稀糊相似，啜服立效。又方，用百草霜、川白芷研为末，每服三钱，浓米饮并服。

特效方

治鼻衄不止。

上以蒲黄、血竭为末，吹入鼻中。

灸法

虚劳吐血，灸胃脘三百壮，吐血，唾血，上气咳逆，灸肺腧随年壮。吐血，呕逆，灸大陵，穴在掌后两骨间是。口鼻出血不止，名脑衄，灸上星穴五十壮，入发际一寸。衄不止，灸足大指节横理三毛中十壮，剧者百壮。并治阴卵肿。

大便下血热证

酒蒸黄连丸

治酒毒积热，便下鲜红，或肛门作热。（方见消渴类）

槐角丸

治五种肠风泻血。粪前有血名外痔，粪后有血名内痔，大肠不收名脱肛，谷道四面胬肉如奶名举痔，头上有孔名瘘。并

---

① 傅：通“敷”，涂。
② 窊：同“洼”。
③ 坯：上科本作“坏”，形误。

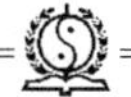

皆治之。

槐角（去枝梗，炒，一两）　地榆（八两）　当归（八两，去芦）　黄芩（半斤）　防风（八两）　枳壳（去穰，半斤）

上为末，酒糊丸如梧子大。每服五十丸，不拘时，米饮下。

人参败毒散

治同上。每服三钱，生姜三片，薄荷叶七皮，桑白皮七寸，乌梅一个煎。（方见伤寒阳证类）

防风散

治因食热物过度，风气蓄盛，销铄大肠膏脂，以致荣卫之血渗流而下，此方独效。

羌活　荆芥　防风　枳壳　僵蚕（炒去丝）　薄荷（各等分）

上锉散。白水煎，空心，温服。忌再吃热物。

黄连阿胶丸

治同上。米饮下。（方见咳嗽类）

加减四物汤

治肠风下血不止。

侧柏叶　生地黄　当归（酒浸）　川芎（各二两[①]）　枳壳（去白炒）　荆芥穗　槐花（炒）　甘草（各半两）

上锉散。每服三钱，生姜三片，乌梅一个煎，空心服。一方，加防风、乌梅各半两，效。

大便下血虚证[②]

肠风黑散

治大便鲜血，脐腹疼痛，里急后重，脱肛，酒痢。

荆芥（二两，烧）　乱发（烧）　槐花（烧）　槐角（烧。各一两）　枳壳（二两烧，一两炒）　甘草（炙）　猬皮（烧。各一两半）

上将各烧药同入瓷瓶内，黄泥固济，烧存三分性，出火气，同甘草、枳壳一两捣为末。每服二钱，白水煎，空心服，温酒调亦可。

黑玉丹

治丈夫妇人久新肠风、痔瘘，着床头痛不可忍者。服此不过三四次见效。初得此疾，发痒或疼，谷道周回多生硬核，此是痔。如破为瘘，只下血为风。皆因酒、色、气、风、食五事过度，即成此疾。人多以外医涂治，病在肠，自有虫，若不去根本，其病不除，此药的效。

刺猬皮（四两，锉研）　猪悬蹄（二十五个）　牛角䚡[③]（三两，锉碎）　雷丸（一两）　槐角（一两半）　败棕（二两，锉）　乱发（皂角水洗净，焙，二两）　芝麻（一两）　苦楝根皮（一两二钱半）

上锉碎，入瓷罐内烧存性，碾为末，入麝香二钱，乳香五钱，研令和匀，用酒打面糊为丸如梧子大。每服八粒，先细嚼胡桃一枚，空心晚食前，温酒吞，日二服，病甚日三服。切忌别药，不过三两日，可除根本。

加味双和汤

加侧柏叶每服三皮，炒过生姜三片，枣二枚，乌梅一个煎，空心服。（方见虚损类。治同上）

卷柏散

治脏毒下血。神效。

卷柏（生土石塝[④]上，高四五寸，根黄如丝，茎细，上有黄点子，只以柏枝曝干

---

① 二：王氏本作“一两”。

② 王氏本在“虚证”前有“大便下血”四字。

③ 䚡：角中骨。

④ 塝（bàng）：方言。田边土坡；沟渠或土埂的边。此指土石边上。

用）　黄芪

上等分，为末。每服二钱，米饮调下。

圣金丸

治肠风下血，溺血。

百药煎（三两，一两生，一两炒焦，一两烧存性）

上为末，炼蜜丸如梧子大。每服五十丸，空心米饮下。

神丹

治肠风痔漏。

刺猬皮（一个，铁器中炒焦黑为度）　皂角刺（烧存性）　硫黄（研）　猪牙皂角（去黑皮，蜜涂炙）　白矾　枳壳（炒）　黄芪（蜜炙）　附子（去皮，各半两）　白鸡冠花子[1]（一两）

上为末，酒糊丸如梧桐子大。每服七丸至十丸，空心，食前，温酒下，不饮，米饮下。久年漏痔，服至三四十丸，肉满平安，诸痔服之即自消。外痔，用药十丸，同朱砂细研，蜜调涂。常服，永除根本。若服药觉热，加白鸡冠花子一两半或二两，更加三五丸服之，脏腑自调。

小乌沉汤

香附子（杵去皮毛，焙，二两）　天台乌药（去心，一两）　甘草（炒，一分）

上为末。每服一钱，空心，盐汤点服，治同上。

震灵丹　玉华白丹

治脏腑虚损，大肠不收，久作肠风下血。二药夹用，每服五十丸，煎不换金正气散加川芎，空心咽下。（方并见痼冷类）

理中汤

治同上。加木香妙。（方见霍乱类）

香梅丸

治肠风脏毒下血。

乌梅（同核烧灰存性）　香白芷（不见火）　百药煎（烧存性，各等分）

上为末，米糊丸，梧桐子大。每服七十丸，空心，米饮下。

断红丸

治脏腑虚寒，下血不止，面色萎黄，日渐羸瘦。

侧柏叶（炒黄）　川续断（酒浸）　鹿茸火（去毛，醋煮）　附子（炮，去皮脐）　黄芪　阿胶（蛤粉炒）　当归（酒浸。各一两）　白矾（半两，枯）

上为末，醋煮米糊丸梧子大，每服七十丸，空心，米饮下。

冷热不调[2]

黄连香薷散

香薷　扁豆　厚朴（姜制）　黄连（去须）

上锉散。用水煎服。

香连丸

治冷热不调下血。（方见泄泻类）

芎归汤

热加茯苓、槐花，冷加白茯苓、丁香。（方见妇人科保产类，即佛手散）

真人养脏汤

治大人、小儿冷热不调，便下脓血鱼脑，里急后重。（方见泄泻类）

消风散

米饮调。热者，吞酒蒸黄连丸；冷者，吞乌荆丸。（方见风科热症通治及下痢类）

---

① 白鸡冠花子：王氏本作“白鸡冠子花”，“子花”当为倒文。

② 冷热不调：王氏本在“冷热不调”前有“大便下血”四字。

通　治①

单方

治肠风下血，百药不效。

山里枣，俗名鼻涕团②，取干者为末，米饮调，立效。

又方

柏子十四枚，捻破，纹囊贮，以好酒三盏，煎至八分服之，初服反觉加多，再服立止。非饮酒而致斯疾，以艾叶煎汤，服之神效，胜于它药。

又方

生猪脏一条，切，控干，以槐花炒干为末，填入脏内，两头线缚了，以好米醋于瓷石器内慢火煮烂，切片，沙钵内研烂为丸，梧桐子大。每服二十丸，煎当归酒下。

又方

荆芥穗、缩砂仁各等分，为末，糯米饮下。

灸法

第二十椎，随年壮。

又法

平立一杖子，比脐平，却向后脊骨当中，灸七壮。或年深，于脊骨两旁各一寸，灸七壮。余谓寸半则是肾俞，自佳。

小便出血

酒蒸黄连丸

白茅根浓煎汤，放温吞下。（方见下痢类）

五苓散

加辰砂一字，灯心一握，煎汤调下。（方见伤暑类）

茯苓调血汤

治酒面过度，房劳后小便出血。

半赤茯苓（一两）　赤芍药　川芎　半夏曲（各半两）　前胡　柴胡　青皮　枳壳　北梗　桑白皮　白茅根　灯心　甘草（各二分③半）

上锉散，每服三钱半，姜五片，蜜二匙，新水煎服。

姜蜜汤

治小便出血不止。

生姜（七片）　蜜（半盏）　白茅根（一握）

上用水同煎服，神效。

鹿角胶丸

治房室劳伤，小便尿血。

鹿角胶（半两）　没药（别研）　油头发灰（各三分④）

上为末，用白茅根汁打糊丸如梧桐子大。每服五十丸，盐汤送下。

发灰散

上用自己头发一握，洗净，烧灰，温酒调下，一服立效。

镜面散

治小便出血，镜面草取清汁，入蜜少许，同水调服，效。

单方

疗小遗出血条，淡豆豉一撮，煎汤服，效。

又方

治小便出血。竹茹一大块，水煎服，妙。

又方

川牛膝一两去芦，水一碗，煎至半

---

① 通治：王氏在“通治”前有“大便下血”四字。

② 团：王氏本讹作“圆”。

③ 分：王氏本作“钱”。

④ 分：王氏本作“钱”。

碗，顿服。

又方

生地黄取自然汁半升，生姜自然汁半合，相和服。未止，再服。

又方

当归、川白芷为末。每服二钱，温米饮下。

脱　肛

文蛤散

治大肠寒，肛门脱出不收，用力过多，及小儿叫呼久，痢后，皆使脱肛。

五倍子

上为末，水煎汁浸洗，更入白矾、蛇床子尤佳。洗后用赤石脂为末，以少许掺在芭蕉上，频用托入。或长尺余者，以两床相接，中空一尺，以瓷瓶盛药水满，架起，与床平，令病者仰卧，以其所脱浸在瓶中。换药，逐日如此浸，缩尽为度。

木贼散

上用木贼一味，为末，掺肛上。

槐花散

治脱肛。

槐花　槐角

上等分，炒香黄为末，用羊血蘸药，炙热食之，以酒送下，或以猪膏去皮，蘸药炙服。

钓肠丸

治同上。（方见诸痔类）

猬皮散

治肛门或因洞泄，或因用力太过，脱出不收。

猬皮（一个，烧存性）　磁石（煅碎）　桂心（各半两）

上为末。每服二钱，米饮，空心调下。治女人阴脱，加鳖头一枚，烧灰研入。

香荆散

治肛门脱出，大人小儿悉皆治之。

香附子（一两半，炒去毛）　荆芥穗（二两）

上为末。每服三匙，水一大碗，煎热淋洗。

灸法

病寒冷脱肛出，灸脐中，随年壮。脱肛历年不愈，灸横骨百壮。又灸脊穷骨上，七壮。

诸　痔

冷　证

钓肠丸

治久新诸痔，肛边肿痛，或生疮痒，时有脓血。

瓜蒌（二个，烧存性）　猬皮（两个，锉碎，罐内烧存性）　白矾（煅）　绿矾（枯）　胡桃仁（十五个，不油者，罐内烧存性）　白附子（生用）　半夏　天南星　鸡冠花（五两，锉，炒）　枳壳（炒）　附子（去皮脐）　诃子（去核。各二两）

上为末，醋面糊丸如梧子大。每服二十丸，空心临卧，温酒下。远年不差者，服十日见效，久服除根。

黑玉丹

治同上。（方见失血类）

橘皮汤

治气痔。

橘皮　枳壳（炒）　川芎　槐花（炒。各半两）　槟榔　木香　桃仁（浸去皮，炒）　紫苏茎叶　香附子　甘草（各二分[1]半）

---

① 分：王氏本作“钱”。

上锉散。每服三钱，水一盏半，生姜三片，红枣二枚，煎服。

立效丸

百药煎研为末。每服三钱，煮稀白粥搅匀服之，立愈。糊丸，米饮下亦可。

黑丸子

专治久年痔漏下血，用之累验。

干姜　百草霜（各一两）　木馒头（二两）　乌梅　败棕　柏叶　乱发（各五分）

上各烧灰存性，再入桂心三钱，白芷五钱，同为末，醋糊丸，梧桐子大。空心，三十丸，米饮下。

热　证

逐瘀汤

通利大小便，取下黑物。

川芎　白芷　生干地黄　赤芍药　五灵脂　枳壳（制）　阿胶（炒）　蓬莪术（煨）　茯苓　茯神　大木通　生甘草（各一分）　实大黄　桃仁（汤去皮，焙，各一分半）

上锉散。每服三钱，井[1]水一碗，生姜三片，蜜三匙，煎服，以利为度。瘀血作痛通用。

白玉丹

治久年肠痔下血，服药不效者。

寒水石（不以多少）

上煅红，研细水飞，再入银窝中煅红，用糯米糊丸，梧桐子大。每服五六十丸，陈米饮下。只一服，愈。

黄连阿胶丸

解热调血。枳壳散送下。（方见泄泻及妇人护胎类）

槐角丸

治肠风痔疮，内生虫，里急，下脓血。止痒痛，消肿聚，祛湿毒，服之除根。（方见前。）

干葛汤

专治酒痢。

白干葛　枳壳（炒）　半夏　茯苓　生干地黄　杏仁（各半两）　黄芩　甘草（炙，各一分[2]）

上锉散。每服三钱，黑豆百粒，姜五片，白梅一个，煎服。

宽肠丸

五灰膏涂痔疮之后，或脏腑秘结不通者，用此药宽肠。（五灰膏方见后）

黄连　枳壳（各等分）

上为末，面糊丸如梧子大。每服五十丸，空心，米饮下。

通　治

秘方

治诸痔捷效。

上用白矾、信石各少许，于新瓦上煅过，为末，再入朱砂末少许，以新汲井水调成膏，用旧金纸上药，随疮大小贴之。先用郁金、国丹末，以鹅翎刷于疮四畔围护，恐伤[3]好肉。凡上药，贵宦人肉理娇脆薄，少用之，愚俗人肉理粗厚，稍多少许用之。大抵上药后多疼，不可太过为妙。仍用大青根、晚蚕砂煎水，洗后再上药。兼服槐角丸、皂角丸。脏腑结热秘甚，八正散加灯心、枳壳、薄荷叶煎。再用大黄、茶、莽草、荆芥穗、防风煎水洗，效。（八正散方见积热类）

又方

用川白芷煮白苎作线，快手紧系痔

---

① 井：原本作“非”，据文渊本、上科本改。

② 分：王氏本作“两”。

③ 伤：原本作“复”，据魏本、文渊本改。

上，微疼不妨，其痔自然干痿而落，七日后安。

五灰膏

治脏腑一切蕴毒，发为痔疮，不问远年近日，形似鸡冠、莲花、核桃、牛乳，或内或外，并皆治之。

荞麦（灰，七升）　荆柴　蓟柴　山白竹　老杉枝

上以四件，柴竹截作一尺许长，以斧劈成片，各取一束[①]，晒干。于火上烧过，置坛内为炭，防为风所化。俟[②]烧尽，却以水于锅内，煮出炭汁。又用酒漏以布帛实其窍，而置荞麦灰于酒漏内，以所煮炭汁淋之。然后取汁于锅内慢火熬汁，约取一小碗，候冷，入石灰、国丹调和成膏，以瓦瓶贮之，上用石灰傅[③]面，不令走气。临用，却去石灰，以冷水调开。令病者以水洗净痔疮，仰卧，搭起一足，先以湿纸于疮四围贴护，却用。收效必矣[④]。

熏方

猬皮（方三指大）　雄黄（枣大，研[⑤]）　熟艾（如鸡子大）

为末，用瓶一个，以灰实一半，如烧香法，安高桶内，坐其上，莫令烟透，烟从口中香[⑥]出方好。三度熏，永差，勿犯冷风。

洗方

用槐花、荆芥、枳壳、艾叶以水煎，入白矾熏洗。

又方

黄连　黄芩　荆芥　蛇床子（各一两）　侧柏叶（四两）　槐条　镜面草　蚵蚾草（各一握）

上用新汲水熟煎，倾盆内熏，候[⑦]通手却洗。

莲子散

莲子（十四个）　草芽茶（十四个）　乳香（随上二药多少入）

上三味同捣，以纸里煨透，先以黄连汤洗患处，然后以药生贴之。

木鳖散

木鳖子　百药煎

上等分，为粗末。每服一掬，布裹煎汤，以桶盛之，盖上穴一窍。先以气熏蒸，后通手洗之。

敷　法

熊胆膏

傅痔极效。

熊胆（研细）　脑子（研细）

上各少许，用井花水调，以鸡羽拂痔上。

枯矾散

治五痔痛痒。

枯矾（半钱）　脑子（一字）

上并研为末，先用鱼腥草浓煎汁，放温洗，次用少许傅痔上，效。

硝石散

上用寒水石、朴硝为末，以津润手指，点药敷疮上，立效。

葱青散

上用葱青刮去涎，对停入蜜调匀，先以木鳖子煎汤熏洗，然后傅药，其冷如

---

① 束：原本作“东”，据文渊本、上科本改。

② 俟：等待。

③ 傅：通“敷”，涂。以下同此。

④ 此下至本卷完，文渊本缺。

⑤ 枣大，研：原缺，诸本同，据《三因方》补。

⑥ 香：疑是衍文。《三因方》无“香”字。

⑦ 候：当作“后”，疑音近之误。

冰。

又方

耳环草，一名碧蝉儿花，手挪软，纳患处即愈。

又方

穿山甲自尾根尽处数，除三鳞不用，取第四、第五、第六鳞，横三行，烧存性为末，用麝香少许，腊茶一匙同调，空心服。以澄下浓者傅疮上，其冷如冰，永不痛，无不效。

蜗牛散

治痔疮肿胀，作热如火。

上用蜗牛螺一个，以冰片脑子、麝香各少许，同入瓦器内盛，顿逼半日，自化成水。以少许点疮上，立愈。

灸法

平立量脊骨与脐平，椎上灸七壮。或年深，更于椎骨两旁各一寸，灸如上数，无不除根。

又法

治痔疾大如胡瓜，贯于肠头，热如煻灰火，发则僵仆。以柳枝浓煎汤洗后，以艾炷灸其上三五壮。若觉一道热气入肠中，大泻鲜红血秽恶，一时至痛楚，泻后其疾如失。久冷五痔便血，灸脊中百壮。五痔便血失屎，灸回气百壮，穴在脊穷骨上。

世医得效方　卷第八

大方脉杂医科

诸　淋

冷　证

生附汤

治冷淋，小便秘涩，数起不通，窍中疼痛，增寒凛凛。多因饮水过度，或为寒泣，心虚志耗，皆有此证。

附子（去皮脐）　滑石（各半两）　瞿麦　木通　半夏（各三分）

上锉散。每服二大钱，水二盏，生姜七片，灯心二十茎，蜜半匙煎，去滓，空心服。

八味丸

治同上。（方见脚气类）

热　证

八正散

治热淋、血淋。加灯心、车前草煎，不拘时候服。（方见积热类）

地肤子汤

治下焦有热，及诸淋闭不通。

地肤子（一两半）　知母　黄芩　猪苓（去皮）　瞿麦　枳实（去穰，切，炒）　升麻　通草　葵子　海藻（洗去腥。各一两）

上锉散。每服四钱，水一盏半煎，空心服。大便俱闭者，加大黄。女人房劳小便难，大腹满痛，脉沉细者，用猪肾半只，水二盏，煎一盏半，去肾，入药，煎七分服。

石韦散

治热淋，多因肾气不足，膀胱有热，水道不通，淋沥下[1]宣，出少起数，脐腹急痛，蓄作有时，劳倦则发。或尿如豆汁，或便出沙石，疼痛。兼治大病后余热为淋。

木通　石韦（去毛。各一两）　甘草　当归　王不留行　滑石　白术　瞿麦　赤芍药　葵子（各一两半）

上为末，每服二钱，煎小麦汤调，食前，日三服。

清心莲子饮

治上盛下虚，心火炎上，口苦咽干，烦渴微热，小便赤涩，或欲成淋，并宜服之。（方见消渴类）

火府丹

治心经热，小便涩，及治五淋。

生干地黄（二两）　木通（一两）　黄芩（一两）

---

[1] 下：王氏本讹作“不”。

上为末，炼蜜杵丸梧桐子大。每服三十粒，木通煎汤下。

膏　淋

鹿角霜丸

治膏淋，多因忧思失志，意舍不宁，浊气干清，小便淋闭，或复黄赤白黯如脂膏状。疲极筋力，或伤寒湿，多有此证。

鹿角霜　白茯苓　秋石（各等分）

上为末，糊丸梧桐子大。每服五十丸，米汤下。

海金沙散

治膏淋。

海金沙　滑石末（各一两）　甘草末（一分）

上研匀，每服一匕，用麦门冬汤下，灯心汤亦可。

气　淋

沉香散

治气淋，多因五内郁结，气不舒行，阴滞于阳，而致壅滞，小腹胀满，便尿不通。大便分泄，小便方利。

沉香　石韦（去毛）　滑石　王不留行　当归（各半两）　葵子　白芍药（各三分）　甘草　橘皮（各一分）

上为末。每服二钱，煎大麦汤调下。

血　淋

发灰散

治血淋。若单小便出血如尿，此为茎衄，此主之。

上以乱发不以多少，烧为灰，入麝香少许。每服用米醋泡汤调下。治淋以葵子末等分，用米饮调下。最治妇人胞转不尿。

柿灰散

治血淋。

上用干柿烧灰存性，为末，米饮调服。

犀角地黄汤

治血淋或血瘀。乃风冷伤肾，宜煎木通汤下菟丝子丸三十丸，不可专以血得热则淖溢为说。（方见失血、虚损类）

乳石散

治血淋及五淋等。

上拣乳香中夹石者，研细，以米饮或麦门冬汤调下。每服以饥饱适中时服，空心亦可。

小蓟饮子

治下焦结热，尿血成淋。

生地黄（洗，四两）　小蓟根　滑石　通草　蒲黄（炒）　淡竹叶　藕节　当归　山栀子仁　甘草（各半两）

上锉散。每服四钱，水煎，空心服。

导赤饮

治心虚蕴热，小便赤涩，或成淋痛。

生干地黄　木通　甘草（各等分）

上锉散。每服三钱，竹叶十皮煎，不拘时服。

白薇散

治血淋，热淋。

白薇　芍药（各等分）

上为末。每服二钱，酒调下，立效。或加槟榔。

通秘散

治血淋，痛不可忍。

陈皮　香附子　赤茯苓（各等分）

上锉散。每服三钱，水煎，空心服。

沙[1]　石淋

石燕丸

治小便渗痛不可忍，出沙石而后方

---

① 沙：文渊本作“砂”。

通。

石燕（烧红，水淬二次，研细） 滑石 石韦（去毛） 瞿麦穗

上等分，为末，糊丸梧桐子大。每服五十丸，瞿麦穗、灯心汤下，日三服。

又方

乳石散 治同上。（方见前）

瞑眩膏

治诸淋，疼痛不可忍，及沙石淋。

上以大萝卜切作一指厚四五片，用好蜜淹少时，安铁铲[1]上，慢火炙干，又蘸又炙，取尽一二两蜜。翻覆炙令香熟，不可焦。候冷细嚼，以盐汤送下。

苦杖散

治沙石淋，诸淋。每溺[2]时，器中剥剥有声，痛楚不堪。

上以杜牛膝净洗碎之，凡一合，用水五盏，煎耗其四，而留其一，去滓，以麝香、乳香少许，研，调服之。单酒浓煎亦效。

通 治

透膈散

治诸淋。

滑石（一两研细[3]）

上劳淋，劳倦虚损则发，用葵花末煎汤调二钱服。血淋、热淋，井花水调。气淋，木通汤调。石淋，将药下入铫子内，隔纸炒至纸焦，再研细，用温水调。小便不通，小麦汤下。诸淋，并冷水调亦可，空心。

地髓汤

治五淋。（方见前，苦杖散同）

猪苓汤

治五淋。

猪苓（去皮） 赤茯苓 阿胶（炙过） 泽泻 白滑石（各一两）

上锉散。每服五钱，水盏半煎，温服。

五淋散

治肾气不足，膀胱有热，水道不通，淋沥不出，或如豆汁，或如砂石，或冷淋如膏，或热沸[4]便血，并皆治之。

赤茯苓（一两） 赤芍药 山栀子仁（各[5]三两半） 当归 甘草（各一两）

上锉散，每服三钱，水一盏半煎，空心服。

通草汤

治同上。

通草 葵子 茆[6]根 桃胶 瞿麦 当归 蒲黄 滑石（各一两） 甘草（半两） 王不留行（一两）

上锉散。每服三钱，生姜五片煎，不拘时服。

单[7]方

治淋疾，数年不愈者。

上以四君子汤去甘草，每服三钱，水一盏煎服。

淡竹叶汤

淡竹叶 甘草 灯心 枣子 乌豆 车前子

上不拘多少，以水浓煎汤，代熟水服，甚妙。

---

① 铁铲：王氏本作“钱铲”，非。

② 溺：同“尿”。

③ 研细：王氏本作“细研”。

④ 沸：诸本皆作“沸”，据上下文义，疑是“淋”之讹。

⑤ 各：原脱，据《局方》补。

⑥ 茆：同“茅”。

⑦ 单：原本坏字。魏本、文渊本及上科本作“品”，王氏本据《朱氏集验医方》补作“单”，当是。

葵子汤

治小便微痛渐难，欲出不出，痛不可忍。

赤茯苓（一两）　葵子　石韦（去毛）　泽泻（各半两）　白术（二钱半）

上锉散。每服三钱，水一盏半，煎七分，温服。

虚　损

养荣汤

治积劳虚损，四肢沉滞，骨肉酸疼，吸吸少气，行动喘乏，小便拘急，腰背强痛，心虚惊悸，咽干唇燥，饮食无味，阴阳衰弱，悲忧惨戚，多卧少起。久者积年，急者百日，渐至瘦削，五脏气竭，难可振复。又治肺与大肠俱虚，咳嗽下利，喘促少气，呕吐痰涎。

黄芪　当归　桂心　甘草　橘皮　白术　人参（各一两）　白芍药（三两）　熟地黄　五味子　茯苓（各三分）
远志（去心，姜炒，半两）

上锉散。每服三钱，生姜三片，红枣二枚煎，空腹服。遗精梦泄，加龙骨一两。咳嗽，加阿胶甚妙。

参香散

治心气不宁，诸虚百损，肢体沉重，情思不乐，夜多异梦，盗汗失精，恐怖，烦悸，喜怒无时，口干咽燥，渴欲饮水，饮食减少，肌肉瘦悴，渐成劳瘵。常服，补精血，调心气，进饮食，安神守中，功效不可尽述。

人参　黄芪　白茯苓　白术　山药　莲肉（去心。各一两）　乌药　缩砂仁　橘红　干姜（炮。各半两）　甘草（炙，三分）　丁香　南木香　檀香（各一分）　沉香（二钱）

上锉散。每服三钱，姜三片，枣一枚煎，食前服。一法，有炮熟附子半两。或为末一匕，苏盐汤调亦可。

黄芪益损汤

治男子、妇人、童男、室女诸虚不足，荣卫俱弱，五劳七伤，骨蒸潮热，腰背俱急，百节酸疼，夜多盗汗，心常惊惕，咽燥唇焦，嗜卧少力，肌肤瘦瘁，咳嗽多痰，咯唾血丝，寒热往来，颊赤神昏，全不用食。服热药则烦躁，冲满上焦，进凉药则膈满而腹痛，宜服此药，极有神效。兼治大病后荣卫不调，妇人产后血气未复。

人参（去芦）　石斛（去根）　甘草　黄芪（去芦）　木香　白术　当归　正桂　茯苓　芍药　半夏　川芎　熟地黄（去土，酒炒）　山药　五味子　牡丹皮（去骨）　麦门冬（去心。各等分）

上锉散。每服三钱，水一盏半，生姜五片，枣[①]二枚，小麦五十粒，乌梅一个煎，空心，食前服。

正元散

治下元气虚，脐腹胀满，心胁刺痛，泄利呕吐，自汗，阳气渐微，手足厥冷。及伤寒阴证，霍乱转筋，久下冷利，少气羸困，一切虚寒，并宜服之。常服，助阳消阴，正元气，温脾胃，进饮食。

人参　白茯苓　白术（各二两）　黄芪（两半）　甘草　乌药　山药（姜汁浸，炒）　附子（炮，去皮脐）　川芎　干葛（各一两）　桂心　乌头（炮，去皮尖。各半两）　红豆（炒）　干姜（炮）　橘皮（各三钱）。

上锉散。每服三钱，水一盏半，生姜三片，枣二枚，盐少许煎，食前冷服。自汗，加浮麦。

---

① 枣：诸本同，王氏本作“枣子”，“子”字系衍文。

万安丸

补下经，起阴发阳，能令阳气入脑，安魂定魄，开三焦，破积聚，消五谷。益精气，安脏腑，除心中虚热，强筋骨，轻身明目，去冷除风，无所不治，补益极多，常服最妙。七十老儿[1]服之，当有非常力。

苁蓉（四两，酒浸） 干薯蓣 五味子（各二两半） 杜仲（三两半） 牛膝（酒浸） 菟丝子（酒浸） 赤石脂（煅） 白茯苓（去皮） 泽泻 山茱萸（去核） 巴戟（去心） 熟干地黄（以上各二两） 附子（炮，去皮脐） 牡丹皮（去骨） 官桂（去粗皮。各一两）

上为末，别用苁蓉末半斤，酒熬膏，和丸梧桐子大。每服五七十丸，空心，温酒下。不在将息，别无所忌，只忌酽[2]醋及陈臭之物。七日后四体光泽，口唇赤，手足热，面有光润，消食，体轻，舌厚声响，是其验也。十日长肌肉，其药通中入脑，鼻辛酸，不可怪也。又加减法，若要肥，加炖煌石膏二两。如失狂多忘，加远志一两。体少津润，加柏子仁一两。欲[3]进房事，加白马茎，若无，用鹿茸代之，二两，去毛，酥炙。阴下湿痒，加蛇床子一两（炖煌，如火色也）。

增益归茸丸

滋养肝肾，益心血，利足膝，实肌肤，悦颜色，兴男子。卫生[4]之良药也。此方专理肝心肾之血，泽泻则引诸药入肾。

熟干地黄（酒浸九蒸） 鹿茸（去毛，酥涂炙） 五味子（各四两） 山药（酒浸） 山茱萸（去核） 大附子（炮，去皮脐） 川牛膝（酒浸一宿。各二两） 白茯苓 牡丹皮（去骨） 泽泻（酒浸一宿。各一两半） 大当归（四两，去芦） 黄连（二两，去须）[5]

上为末。用真鹿角胶半斤锉细，入银石器中煮，酒丸梧桐子大。每服五十丸，空心，温酒、盐汤下。

增损乐令汤

治诸虚不足，小腹急痛，胁肋䐜胀，脐下虚满，胸中烦悸，面色萎黄，唇干口燥，手足逆冷，体常自汗，腰背强急，骨肉酸疼，咳嗽喘乏，不饮食。或因劳伤过度，远行后不复[6]。

黄芪（去芦） 人参（去芦） 橘皮（去白） 当归（去尾） 桂心 细辛 前胡（去芦） 甘草 茯苓 麦门冬（去心） 芍药（各二两） 附子（炮，去皮脐） 熟地黄（酒炒。各一两） 半夏（汤洗，二两半） 远志（三分，去心，炒）

上锉散。每服三钱，水一盏半，生姜五片，枣子二枚煎，食前服。腹满食少，去枣。下焦虚冷，不甚渴，小便数者，倍人参、当归、附子。烦渴引饮，加瓜蒌根。遗泄白浊，加龙骨、白蔹。小腹急，引心痛者，加干姜。

黄芪丸

治丈夫肾脏风虚，上攻头面虚浮，耳内蝉声，头目昏眩，项背拘急，下注腰脚，脚膝生疮，行步艰难，脚下隐疼，不能踏地，筋脉拘挛，不得屈伸，四肢少力，百节酸疼，腰腿冷重，小便滑数。及瘫缓风痹，遍身顽麻。又疗妇人血风，肢体痒痛，脚膝缓弱，起坐艰难。并宜服

---

① 老儿：对老人的昵称。

② 酽（yàn 验）：（汁液）浓；味厚。

③ 欲：诸本同，王氏本作“如”。

④ 卫生：保护生命。

⑤ 黄连（二两，去须）：此处文渊本作“黄连（二两五钱），王氏本作官桂（二两，去粗皮）。可参

⑥ 远行后不复：王氏本作“或病后不复”。

之。

黄芪（去芦）　杜蒺藜（炒，去刺）　茴香（炒）　川楝子（去核）　川乌（炮，去皮脐）　赤小豆　地龙（去土炒。各一两）　乌药（二两）　防风（去芦，一两）

上为末，酒煮面糊丸梧桐子大。每服十五丸，温洒、盐汤吞下。妇人醋汤下。空心服。

茴香丸

治丈夫元脏久虚，冷气攻冲，脐腹疞痛，腰背拘急，面色萎黄，饮食减少及膀胱、小肠气痛。并肾脏风毒，头面虚浮，目暗，耳鸣，脚膝少力，肿痛生疮。妇人血脏虚冷，食减少力，肢体疼痛，并宜服之。久服，补虚损，除风冷，壮筋骨，明耳目。

威灵仙（洗去土）　川楝子（炒）　川乌（去皮脐。各三两）　杜乌药（五两）　川椒（去目及闭口者，炒出汗，二两）　地龙（去土，七两）　赤小豆（八两）　陈皮　萆薢（各三两）　茴香（炒，八两）　防风（去苗，三两）

上为末，煮面糊丸如梧子大。空心，晚食前，温酒下二十丸，盐汤亦可。糊用酒煮。小肠气痛，炒茴香、生姜，酒下。脚转筋，木瓜汤下。妇人血脏虚冷，温醋汤下。脐腹绞痛，滑泄冷痢，浓艾汤下。

还少丹

补心肾虚损，脾胃怯弱，神志俱耗。腰脚沉重，精神昏乱，气血凝滞，饮食无味，肌体瘦倦，小便白浊，耳聋，目暗等疾。

山药　川牛膝（酒浸，各一两半）　白茯苓（去皮）　楮实子　舶上茴香　巴戟（去心，酒浸）　杜仲（去粗皮，姜、酒涂炙）　肉苁蓉（酒浸一宿，焙）　五味子　石菖蒲（微炒）　枸杞子（各一两）　远志（一两，甘草水煮，去心，姜汁拌，炒）　熟地黄（酒洗，蒸，半两）　山茱萸（去核，一两）

上为末，炼蜜，入枣子蒸熟，去皮核，同为丸，梧桐子大，朱砂末五钱为衣。每服三十丸，空心，温酒、盐汤下，日进三服。心气不宁，加麦门冬。少精神，加五味子。阳弱，加续断。久服，百病不侵。

天真丸

治男子妇人，先曾损血及脱血，肌瘦，绝不入食，行步[①]不得，手足痿弱，软遂，血气枯槁，形神不足。如滑肠不食，守死无法可治者。如咽喉窄，下食不得，只能五七粒渐渐服之，粒数多便可养起。久服，令人面色红润，无血者，使生血。并津液干大便燥者，服之自润。实中有虚，虚中有实，皆可治之。

羊肉（七斤，精者，去筋膜、脂皮，批开入药）　肉苁蓉（十两）　湿山药（去皮，十两）　当归（去芦，洗，十二两）　天门冬（泡，去心，切，焙，十两）

上四味，安在羊肉内，裹定，用麻缕扎缚。取上色糯酒四瓶，煮令尽，再入水二升又煮，直候肉如泥。再入黄芪末五两，人参末三两，白术末二两，熟糯米饭焙干为末一十两。前后药末，同剂为丸，梧桐子大。一日约服三百粒，初服百粒，加至前数。服之觉有精神，美饮食，手足添力，血脉便行，轻健。如久喑[②]不言者，服之半月，语言有声。血下，喘咳，步行不得，服之效。恐难丸，即入蒸饼五七枚，焙干为末，同搜和之。酒送下，空心食前，盐汤亦可。

地仙丹

治男子五劳七伤，肾气虚惫，行步难苦。女人血海虚冷，月经不调，脏寒少

---

① 行步：王氏本作“得步”，非。

② 喑（yīn）：音哑。

子。又治痔瘘，肠风下血，诸风诸气，并皆治之。有人得风气疾，挛结疼痹，服之顿除。

川牛膝（酒浸，四两） 肉苁蓉（酒浸，四两） 覆盆子 白附子 菟丝子（酒浸） 赤小豆 天南星 川羌活 骨碎补（去毛） 金毛狗脊（去毛） 何首乌 萆薢 防风（去芦叉） 乌药（各二两） 川椒（去目） 绵附（炮、去皮脐） 白术 甘草 白茯苓 川乌（炮，去皮，各一两） 人参 黄芪（各一两半） 木鳖子（去皮） 地龙（去土。各三两）

上为末，酒面糊为丸，梧桐子大。每服三十丸，空心，酒下。

补骨脂散

治因感卑湿致疾，久之阳气衰绝，乳石补益药不效，服此收功。常服，延年益气，悦心明目，补益筋骨。忌食芸薹[1]、羊血。

好破故纸（十两，拣，净洗，为末） 胡桃肉（去皮，二十两，研如泥）

上炼蜜，和二味均如饴，盛瓦器中。旦日以温酒化药一匙，熟水亦可。或为丸服。

宫方瑞莲丸

治湿，定心，消痰，暖肾水，匀血，去黑痣。

苍术（主脾。一斤。酒浸四两，醋浸四两，米泔浸四两，生用四两） 莲肉（主心。一斤，去皮、心，酒浸软，入猪肚内煮极烂，取出焙干研，猪肚为膏。莲肉一斤约肚二个） 枸杞子（主肝。二两，去枝梗） 北五味子（主肺。二两，去枝梗） 破故纸（主肾。二两，微炒） 熟地黄（主血。二两，酒洗蒸）

上为末，猪肚[2]膏酒煮，面为丸如梧子大。每服四十丸，空心，温酒、盐汤下。

无名丹

补虚守神，涩精固阳道。男子服之有奇功。

苍术（一斤，不浸，杵舂令稍滑，净筛去粗皮） 龙骨（一两） 赤石脂（二两） 大川乌（一两，炮，去皮脐） 破故纸（二两，微炒） 川楝子（三两，去皮） 舶上茴香（一两，微炒） 莲肉（去心） 白茯苓（去皮） 远志（捶，甘草水煮取皮，姜汁拌炒，各一两）

上为末，酒煮，面糊丸如梧子大，朱砂一两，另研为衣。三十丸渐至百丸。食前，温酒、米饮、盐汤皆可。妇人无子，服之效。

大建中汤

治诸虚不足，小腹急痛，胁肋䐜胀，骨肉酸痛，短气喘促[3]。痰多咳嗽，潮热多汗，心下惊悸，腰背强痛，多卧少起。

黄芪（去芦） 附子（炮，去皮脐） 鹿茸（酒蒸） 地骨皮（去木） 续断（去芦） 石斛（去根） 人参（去芦） 川芎 当归（去芦，酒浸） 白芍药 小草（各一两） 甘草（炙，半两）

上锉散。每服三钱，水一盏半，生姜五片煎，不以时[4]服。咳嗽，加款冬花。唾血，加阿胶。便精遗泄，加龙骨。怔忪，加茯神。

黄芪建中汤

治男子女人诸虚不足，小腹急痛，胁肋䐜胀，脐下虚满，胸中烦悸，面色萎

---

① 芸薹（tái台）：油菜的一种。

② 猪肚：诸本同，王氏本作"猪肝"，形近之误。

③ 促：原本作"咄"，据《济生方》载本方治症文句改。

④ 以时：诸本同。王氏本作"以食"，声近而讹。

黄，唇干口燥，少力身重，胸满短气，腰背强痛，骨肉酸疼，行动喘乏，不能饮食。或因劳伤过度，或因病后不复，并宜服之。

黄芪（去芦，三两）　肉桂（三两）　甘草（炙，二两）　白芍药（六两）

上锉散。每服三钱，水一盏半，生姜三片，枣一枚煎，去滓，入饧少许，再煎令溶。空心，稍热服。

人参黄芪散

治虚劳客热，肌肉消瘦，四肢倦怠，五心烦热，口燥咽干，颊赤心忪，日晚潮热，夜有盗汗，胸胁不利，减食多渴，咳唾稠粘，时有脓血。

天门冬（去心，三两）　半夏（汤洗七次，去滑，姜汁炒）　桑白皮（炒。各两半）　鳖甲（去裙，醋炙，二钱）　知母　紫菀（各一两半）　秦艽（二两）　人参（一两）　白茯苓（二两）　黄芪　赤芍药（各一两半）　柴胡　地骨皮（各二两）　甘草（一两五钱）　桔梗（一两）

上锉散。每服三大钱，水一盏半煎，食后温服。

安肾丸

治肾经久积阴寒，膀胱虚冷，下元衰惫，耳重唇焦，腰腿肿疼，脐腹撮痛，两胁刺胀，小腹坚疼，下部湿痒，夜梦遗精，恍惚多惊，皮肤干燥，面无光泽，口淡无味，不思饮食，大便溏[①]泄，小便滑数，精神不爽，事多健忘。常服，补元阳，益肾气，功效殊甚。

桃仁（麸炒，四两八钱）　肉桂（一两六钱）　白蒺藜（炒，去刺）　巴戟（去心）　肉苁蓉（酒浸、炙）　山药　破故纸　茯苓　石斛（去根，炙）　萆薢　白术（各四两八钱）　川乌（炮，去皮脐，一两六钱）

上为末，炼蜜丸梧桐子大。每服三十丸，温酒、盐汤任下，空心食前。小肠气，炒茴香盐酒下。

双和汤

治男子妇人五劳、六极、七伤，心肾俱虚，精血气少，遂成虚劳，百骸枯瘁，四肢倦怠，寒热往来，咳嗽咽干，行动喘乏，面色萎黄，略有所触，易成他疾。或伤于冷，则宿食不消，脾疼腹痛，泻痢吐逆。或伤于热，则头旋眼晕，痰涎气促，五心烦热。或因饥饱动作，喜怒惊恐，病随而至。或虚胀而不思食。或多食而不生肌肉，心烦则虚汗、盗汗。一切虚劳不敢服燥药者，并宜服之。常服，调中养气，益血育神，和胃进食，补虚损。

白芍药（三两半）　当归（洗净，酒炒）　熟地黄（洗，酒蒸）　黄芪（去芦，蜜炙。各一两半）　甘草（炙，一两一钱半）　川芎（去芦，一两五钱）　肉桂（一两一钱）

上锉散。每服三钱，生姜三片，枣二枚煎，空心，食前服。忌生冷果核等物。

十四味建中汤

治荣卫不足，腑脏俱伤，积劳虚损，形体羸瘠，短气嗜卧，寒热头痛，咳嗽喘促，呕吐痰沫，手足多冷，面白脱色，小腹拘急，百节尽疼，夜卧汗多，梦寐惊悸，小便滑利，大便频数，失血虚极，心忪面黑，脾肾久虚，饮食失亏。

当归（去芦，洗，酒浸，焙）　白芍药　白术（洗）　麦门冬（去心）　甘草　肉苁蓉（酒浸一宿，焙干）　人参（去芦）　川芎　肉桂（去粗皮）　附子（炮、去皮脐）　黄芪（炙）　半夏（汤洗）　茯苓（去皮）　熟地黄（酒浸一宿，焙干）

上等分，锉散。每服三钱，生姜三

---

① 溏：原作“涩”。形近之误，据《局方》改。

片，红枣二枚煎，食煎服。

青娥丸

治肾气虚弱，风冷乘之，或血气相搏，腰痛如折，起坐艰难，俯仰不利，转侧不能。或因劳役过度，伤于肾经。

或处卑湿，地气伤腰。或坠堕伤损，或风寒客搏，或气滞不散，皆令腰痛。或腰间似有重物系坠，起坐艰辛，悉能治之。（方见腰痛类）

十全大补汤

治男子妇人诸虚不足，五劳七伤，不进饮食，久病虚损，

时发潮热，气攻骨脊，拘急疼痛，夜梦遗精，面色萎黄，脚膝无力，一切病后气不如旧，忧愁思虑，伤动血气，喘嗽中满，脾肾气弱，五心烦闷，并皆治之。此药性温不热，平补有效，养气育神，醒脾止渴，顺正辟邪，温暖脾肾，其效不可具述。又名十补汤。

人参（去芦）　肉桂（去粗皮）　川芎　熟地黄（洗，酒蒸，焙）　茯苓（去皮）　白术　甘草　黄芪（去芦）　川当归（去尾）　白芍药（各等分）

上锉散。每服三钱，水一盏半，生姜三片，枣一枚，煎，空心服。

秦艽鳖甲散

治男子妇人气血劳伤，四肢倦怠，肌体瘦弱，骨节烦疼，头昏颊赤，肢体枯槁，面色萎黄，唇焦口干，五心烦热，痰涎咳嗽，腰背引痛，乍起乍卧，梦寐不宁，神情恍惚，时有盗汗，口苦无味，不美饮食。及治山岚瘴气，寒热往来。

荆芥（去梗）　贝母（去心。各一两）　白芷（半两）　干葛（二两）　天仙藤　前胡（各一两）　羌活　肉桂（各半两）　青皮　柴胡（去须）　甘草[1]　秦艽（去芦，洗）　鳖甲（去裙，醋炙。各[2]一两）

上锉散。每服三钱，水一盏半，生姜三片，煎，不拘时。为末，酒调亦得。常服，养气血，调荣卫，解倦怠。

沉香鳖甲散

治男子妇人五劳七伤，气血虚损，腰背拘急，手足沉重，百节酸疼，面色黑黄，肢体倦怠，行动喘乏，胸膈不快，咳嗽痰涎，夜多异梦，盗汗失精，嗜卧少力，肌肉瘦悴，不思饮食，日渐羸弱。一切劳伤，诸虚百损，并能治之。

干蝎（二钱半）　沉香　人参　木香　巴戟（去心。各半两）　附子（去皮脐，一两）　肉豆蔻（四个）　肉桂（一两）　川当归（去尾）　干熟地黄（净洗，酒洒蒸焙，七钱半）　白茯苓　牛膝（去芦）　黄芪（各半两）　羌活（七钱半）　柴胡（去芦）　荆芥（去梗）　半夏（姜汁炒，各半两）　鳖甲（去裙，醋炙，一两）　秦艽（半两，去芦）

上锉散。每服三钱，水一盏半，生姜三片，葱白二寸，枣二枚擘[3]破煎，空心，食前服。

小安肾丸

治肾气虚乏，下元冷惫，夜多漩溺，肢体倦怠，渐觉羸瘦，腰膝沉重，嗜卧少力，精神昏愦，耳作蝉鸣，面无颜色，泄泻肠鸣，眼目昏暗，牙齿蛀痛，并皆治之。

香附子　川乌　川楝子（各半斤。用盐二两，水二升同煮，候干，锉，焙）　熟干地黄（四两）　茴香（六两）　川椒（二两，去目及闭口者，炒出汗）

---

① 甘草：此下《局方》有“炙 陈皮去白”。

② 各：原脱。今据《局方》补。

③ 擘：掰。

上为末，酒糊丸如梧子大。每服二十丸至三十丸，空心，盐汤、盐酒任下。常服，补虚损，下元冷惫。

橘皮煎丸

治久虚积冷，心腹疼痛，呕吐痰水，饮食减少，胁肋虚满，脐腹弦急，大肠虚滑，小便利数，肌肤瘦悴，面色萎黄，肢体怠惰，腰膝缓弱。及治痃癖积聚，上气咳嗽，久疟久痢，肠风痔瘘。妇人血海虚冷，赤白带下，久无子息，并宜服。

荆三棱（煨熟，乘热捣碎，三两）　陈橘红（净洗，焙，十五两）　当归（洗，去芦，焙）　萆薢　厚朴（去皮，姜汁炒）　肉苁蓉（酒浸，焙干）　肉桂　附子（炮，去皮脐）　阳起石（酒浸，研焙如粉）　巴戟（去心）　石斛（去根）　鹿茸（茄子者，燎去毛，劈开，酒浸，炙干）　牛膝（去苗，酒浸，焙）　菟丝子（酒浸，焙干，炒）　杜仲（姜汁炒）　吴茱萸（洗焙）　干姜（泡。以上各三两）　甘草（炙，一两）

上为末，用酒五升，于银、石器内将橘皮末熬如饧，却入诸药末，搅和搜匀，仍以臼内捣五百杵，丸如梧子大。每服二十丸，空心，温酒或盐汤吞下。

生犀散

治骨蒸肌瘦，颊赤口干，日晚潮热，夜有盗汗，五心烦躁。及大病差后，余毒不解。

犀角（镑）　地骨皮（去骨）　秦艽（去芦）　麦门冬（去心）　枳壳（煨，去穰）　大黄（煨）　柴胡（去须）　茯苓（去皮）　赤芍药　桑白皮（去赤）　黄芪（去芦，蜜炙）　人参（去芦）　鳖甲（醋炙）　知母（各等分）

上锉散。每服三钱，陈青蒿一根煎，桃枝亦可。小儿疳病，热似骨蒸者，及久病后或虚后，时复来作潮热者，疟疾亦用。有痰，加半夏。热轻，去大黄，加黄芩。

北亭丸

治脾元气弱，久积阴冷，心腹胁肋胀满刺痛，面色青黄，肌体瘦弱，怠惰嗜卧，食少多伤，噫气吞酸，哕逆恶心，腹中虚鸣，大便泄利，胸膈痞塞，饮食不下，呕哕霍乱，体冷转筋。及五膈，五噎，痃癖瘕聚，翻胃吐食，久痛久痢，并治之。

缩砂仁　胡椒　肉桂　厚朴（去粗皮，姜汁炒）　附子（炮，去皮脐）　川芎　当归　陈皮　干姜　甘草（各四两）　阿魏（醋化去沙石，二两，别研）　白术（三两）　青盐（别研，二两）　北亭[1]（醋淘去沙石，二两，别研）　五味子（拣，一两半）

上为末，用银、石锅，内入好酒、醋五升，白沙蜜十两，先下北亭、阿魏、青盐三味，并好头面一升，同煎稠粘，便下药末半斤以来，更煎如稀面糊，渐渐入药末，煎得所，离火，取出，更以干药末和搜成剂，更捣千杵，丸如梧桐子大。每服十五丸，微嚼破，用生姜、盐汤下。温酒亦可，空心服。忌羊血、豆豉汁。

鹿茸大补汤

治男子妇人诸虚不足，产后血气耗伤，一切虚损[2]。

鹿茸（燎去毛，酒浸，炙）　黄芪（蜜炙）　当归（酒浸。各二两）　白芍药　人参　附子（炮。各两半）　肉苁蓉（酒浸，二两）　肉桂（一两半）　杜仲（炒，二两）　石斛（酒浸蒸）　五味子（各一两半）　熟地黄（酒浸蒸，三两）　白茯苓（二两）　半夏　白术（煨，各一两半）　甘

① 北亭：此下《局方》有“即硇砂也”，注文可参。

② 此下至“大补丸”之前，文渊本缺，另有异文。

草（半两）

上锉散。每服三钱，水一盏半，生姜三片，枣二枚煎，空心热服。

养肾散

治肾气虚损，腰脚筋骨疼痛，膝胫不能屈伸，久病脚膝缓弱。每服一字，空心，豆淋酒下。服讫，麻痹少时，须臾疾随药气顿愈。骨中痛，嚼胡桃肉，酒调下。甚者三五服，风寒湿悉治之。

草乌头（去皮脐，二钱）　全蝎（半两）　天麻（三钱）　附子（二钱，炮）　苍术（制，一两）

上为末。空心，温酒调下。

巴戟丸

补肾脏，暖丹田，兴阳道，减小便，填精益髓，驻颜润肌。治元气虚惫，面目黧黑，口干舌涩，梦想虚惊，眼中冷泪，耳作蝉鸣，腰胯沉重，百节痠疼，项筋紧急，背胛劳倦，阴汗盗汗，四肢无力。及治妇人子宫久冷，月脉不调，或多或少，赤白带下，并宜服之。

良姜（六两）　紫金藤（十六两）　巴戟（三两）　肉桂（四两）　青盐（二两）　吴茱萸（四两）

上为末，酒糊丸梧桐子大。每服二十丸，暖盐酒送下，盐汤亦可。日午、夜卧各一服。

十补丸

治真气虚损，下焦伤竭，脐腹强急，腰脚疼痛，亡血，盗汗，遗泄，白浊，大便自利，小便滑数。或三消渴疾，饮食倍常，肌肉消瘦，阳事不举，颜色枯槁。久服，补五脏，行荣卫，益精髓，进饮食。

附子（炮，去皮脐）　干姜　菟丝子（酒浸软，别研）　桂心　厚朴（去粗皮，姜汁炒）　巴戟（去心）　远志（去心，姜汁浸，炒）　破故纸（炒）　赤石脂（煅，各一两）　川椒（炒出汗，去子并合口者，二两）

上为末，酒糊丸梧桐子大。温酒或盐汤下三十丸，空心。

白丸

治元阳虚寒，精滑不禁，大腑滑泄，手足厥冷。

阳起石（煅）　钟乳粉

上等分，为末，酒煮附子末为丸梧桐子大。每服五十丸，空心，米饮下。

黑丸

治精血耗竭，面色黧黑，耳聋目昏，口干多渴，脚弱腰疼，小便白浊，上燥下寒，不受峻补。

鹿茸（一两，燎去毛）　当归（二两，酒浸）

上各为末，煮乌梅膏子为丸梧子大。每服五十丸，空心温酒下。

茯实丸

治思虑伤心，疲劳伤肾，心肾不交，精元不固，面少颜色，惊悸健忘，梦寐不安，小便赤涩，遗精白浊，足胫酸疼，耳聋目昏，口干脚弱。

茯实（蒸，去壳）　莲花须（各二两）　茯神（去木）　龙骨　山茱萸（去肉）　五味子　枸杞子　熟地黄（酒蒸，焙）　韭子（炒）　肉苁蓉　川牛膝（去芦，酒浸，焙）　紫石英（煅七次。各一两）

上为末，酒煮山药糊为丸，梧桐子大。每服七十丸，空心，盐酒或盐汤下。

天地煎

治心血燥少，口干咽燥，心烦喜冷，怔忡恍惚，小便黄赤，或生疮疡。

天门冬（去心，二两）　熟地黄（九蒸曝，一两）

上为末，炼蜜丸如梧子大。每服百丸，熟水、人参汤任下，不拘时候。

石刻安肾丸

治真气虚惫，脚膝缓弱，目暗耳鸣，举动倦乏，夜梦遗精，小便频数，一切虚损。久服，壮元阳，益肾气，健筋骨，生血，驻颜，扶老，资寿。

苍术（四两。一两用茴香一两炒，一两用青盐一两炒，一两用茱萸一两炒，一两用猪苓一两炒，各炒令黄色，取术用）　川乌（炮，去皮脐）　附子（同上）　川楝子（酒浸，去核）　巴戟（去心，炒）　白术（炒）　陈皮（炒。各一两）　肉苁蓉（酒浸）　破故纸（炒。各二两）　茯苓（一两，炒）　肉豆蔻（面裹煨）　木香（不见火）　当归（火焙干。各一两）　杜仲（炒去丝，二两）　熟地黄（酒浸，蒸十次，火焙）　菟丝子（酒浸，炒）　茴香　黑牵牛（半生半炒）　山药（炒。各一两）　晚蚕蛾（去头足翅，炒）　胡芦巴（酒浸，炒）　肉桂（不见火）　石斛（炒）　川牛膝（酒浸炒。各一两）

上为末，酒煮面糊丸梧桐子大。每服四十丸，空心，盐汤下。

青盐丸

补虚，益肾气，明目。治腰疼，及治精滑漩多，四体困乏，久服有效。

黑牵牛（二两①，炒，别研取头末）　山药（去皮）　杜仲（炒断丝）　川乌（炮，去皮脐）　川楝子（去核）　茴香（炒）　红椒皮（炒）　青盐（别入）　破故纸（炒）　陈皮（去白）　苍术（切，炒黄色）　附子（炮，去皮脐）

上等分，为末，入青盐同酒煮面糊丸，梧桐子大。每服三十丸，空腹，盐汤下。

无比山药丸

治丈夫诸虚百损，五劳七伤，头痛目眩，手足逆冷，或烦热有时，或冷痹骨疼。腰髋② 不生肌肉，食少胀满，阳气衰绝，阴气不行。此药补经脉，起阴阳，安魂魄，开三焦，破积聚，厚肠胃，强筋练骨，轻身明目，除风去冷，无所不治。

赤石脂　茯苓（各一两）　山药（二两）　苁蓉（酒浸，四两）　巴戟（去心，一两）　杜仲（去皮，炒，三两）　牛膝（去苗，酒浸，一两）　五味子（拣，六两）　泽泻（一两）　菟丝子（酒浸，三两）　熟干地黄（酒蒸）　山茱萸（各一两）

上为末，炼蜜丸梧桐子大。每服二十丸至三十丸，食前，温酒或米饮下。此药通中入脑，服后鼻必酸疼，勿恠③。

拱辰丹

男子方当壮年，而真气犹怯。此乃禀赋素弱，非虚而然，僭燥之药，尤宜速戒。勿谓手足厥逆，便云阴多，如斯治之，不惟不能愈疾，大病自此生矣。滋益之方，群品稍众，药力细微，难见功效。但固天元一气，使水升火降，则五脏自和，百病自去，此方主之。

鹿茸（酥炙，去皮毛）　川当归（洗去土）　山茱萸（新好有肉红润者，去核。各四两）　麝香（半两，别研）

上三件为末，入麝香拌匀，酒煮面糊为丸，梧桐子大。每服一百粒或五十粒，温酒、盐汤任下。

菟丝子丸

治肾气虚，面色黧黑，目暗，耳鸣，心忪，气短，举动乏力，脚膝缓弱，小便滑数，房室不举，股内湿痒，小便涩痛，出血遗沥。久服，补五脏，去万病，益颜色，聪耳明目。

---

① 二两：诸本同，唯王氏本作“三两”，疑误。

② 髋：此下《局方》有“不随，饮食虽多”之文，可参。

③ 恠：“怪”的异体字。

菟丝子（净洗，酒浸，炒，一两） 石斛（去根，三分） 熟地黄（去土，酒炒[①]） 白茯苓（去皮，各三分） 川牛膝（去苗，酒浸，焙干，三分） 五味子（半两） 泽泻（一两） 山茱萸（水洗，去核，三分） 鹿茸（去毛，酥炙，一两） 川续断（三分） 桑螵蛸（酒浸，炒） 覆盆子（去枝叶并萼。各半两） 防风（去苗叉） 杜仲（去粗皮，炒，各三分） 石龙芮（去土，一两） 肉苁蓉（酒浸，切，焙） 补骨脂（酒炒） 荜澄茄 黑角沉香 茴香（炒） 川巴戟（去心。各三分） 大川芎（半两） 肉桂（去粗皮） 绵附子（炮，去皮脐。各一两）

上为末，酒煮面糊为丸，梧桐子大。每服二十丸，温酒或盐汤下，空心。脚膝无力，木瓜汤下，晚食前服。

大固阳汤

治脱阳证，或因大吐、大泻之后，四肢逆冷，元气不接，不省人事，或伤寒新瘥，误行房，小腹紧痛，外肾搐缩，面黑气喘，冷汗自出，亦是脱阳证，须臾不救。

附子（一两重，炮，切作八片） 白术 干姜（各半两） 木香（一分）

上锉散。用水二碗，煎至八分，去滓，放冷灌服。须臾，又进一服。合滓并。

又方

桂枝二两，好酒二升，煎至一升，候温，分作二服，灌之。

又方

葱白[②]连须三七茎，细锉，砂盆内研细，用酒五升，煮至二升，分作三服灌之，阳气即回。又[③]生姜二七寸，切碎研，酒煎服，亦效。仍炒葱白或盐，熨脐下气海，勿令气冷。

正气补虚汤

治忧恚思虑，喜怒不常，失饥劳力，或饮食不调，肌肉减耗，荣卫虚弱，外邪所袭，入于经络，头痛昏闷，拘挛，增寒壮热，身疼腰倦，脚弱转筋。自汗，手足冷，四体麻痹，五脏诸虚百病，并皆治之。

人参 藿香叶 厚朴（去粗皮，姜汁炒） 黄芪（各二两） 交趾桂（一两） 川白芷（二两） 大当归（去尾，二两） 五味子 白术（各一两） 半夏 绵附子（炮。各一两） 熟地黄（酒洗[④]，炒） 川芎 白茯神（各二两） 丁香 南木香 干姜 甘草（各一两）

上锉散。每服三钱，水一盏半，生姜三片，枣子二枚煎，空心温服。

痼 冷

金粟黄芽丹

又名太乙紫霞丹。此丹养火不计岁年，有起死回生之功，蕴脱胎换骨之妙。昔钟吕阴三真人张柏子所炼，皆此丹也。粒至小，功甚大，应诸虚百损，五劳七伤，八风五痹，沉寒痼冷，水肿蛊气，久痢久疟，一切男女老幼困笃之疾，百药不能疗者，悉皆主之。初服觉腹中微扰，或欲吐泻，则是驱逐诸病，无病则不动，再服则不觉。经云：服丹之人，能绝嗜欲，断五腥，不食鸡、鱼、大蒜陈臭等物，当

① 酒炒：王氏本在此后加“三分”二字，误。

② 葱白：文渊本夺“葱”字。

③ 又：原脱，据文渊本补。

④ 酒洗：原作“洗酒”，据文义及上科本乙转。

为地仙矣。若未免此，服及一两，延寿一[1]纪。

大率救急扶危，卫生伐病，无出此丹之右。服时以平旦，取一粒在手内，搓令暖，置口中，可加至十粒。或用枣肉丸，面东叩齿，密念咒曰：返我常，归我乡，服之千日朝虚皇。一气七遍，以井花水或人参枣汤送下。孕妇不可服。

此丹无方，惟有丹母，不知是何药修炼得成。修炼时，以大朱砂一斤抽汞，置丹母于鼎内，以汞安于丹母上，覆以真金箔五十片，于静室养火，朝东北，暮西南，一日[2]后开鼎。如觉丹母伤火，以浓煎沉香水浴，一载后丹成，如谷芽样，或如花果样，用银剪刀剪下，入大萝卜内蒸一伏时[3]，以萝卜深黑为度，取出用玉石杵臼研为细末，以木[4]蜜为丸如粟米大。依前汤引服，大有功效。所惜者，此丹母自北而南，多为名宦巨室收藏，不入医家，抽汞修炼家另有法。

聚宝养气丹

治诸虚不足，气血怯弱，头目昏眩，肢节倦怠，心志昏愦，夜梦失精，小便滑数，脾胃气虚。又治诸风瘫痪，半身不遂，语言謇涩[5]，肢体重痛，寒湿气痹。或久寒宿冷泄泻，发疟寒热，下痢赤白。及肠风痔瘘，下血不止。妇人子脏久冷，崩漏，带下五色，月候不调，腹胁刺痛，血瘕血闭，羸瘦乏力，并皆治之。

代赭石　紫石英　赤石脂　禹余粮（以上四味各二两，醋淬，水飞过，搜作锭子，候十分干，入沙合内养火三日，罐子埋地中出火毒一宿）　阳起石（煅）　肉豆蔻（面包，煨）　鹿茸（酒炙）　破故纸（酒炒）　钟乳粉　五灵脂（酒研）　茴香（酒炒）　柏子仁　当归（酒浸，炙）　远志（去心，酒炒）　没药（别研）　白茯苓　附子（炮）　天雄（炮）　胡椒　沉香　丁香　木香　乳香　黄芪（蜜炙）　山药　苁蓉（焙）　肉桂　巴戟（各半两）　血竭　琥珀　朱砂　麝香（各三钱）

上为末，糯米糊丸梧桐子大，留朱砂、麝香为衣。每服三十丸，空心，人参汤或枣汤下，妇人醋汤。

黑锡丹

治丈夫元脏虚冷，真阳不固，三焦不和，上热下冷，耳内虚鸣，腰背疼痛，心气虚乏，饮食无味，膀胱久冷，夜多小便。妇人月事愆期，血海久冷，恶露不止，赤白带下。及阴毒伤寒，四肢厥冷，不省人事。急用枣汤吞一二百粒，即便回阳，此药大能调治荣卫，升降阴阳，补损益虚，回阳返阴。

黑锡（洗，溶了去滓，称）　硫黄（透明者。各二两）　附子（炮，去皮脐）　破故纸（酒浸，炒）　肉豆蔻（面裹煨）　茴香（炒）　金铃子（蒸，去皮核）　阳起石（酒煮，研细）　木香　沉香（各一两）　肉桂（半两）　胡芦巴（酒浸炒，一两）

上用新铁铫内如常法结黑锡、硫黄砂子，地上出火毒，自朝至暮，研令极细。余药并杵罗为细末，一处和停，入研，酒糊丸，梧桐子大，阴干，入布袋内擦令光莹。每服五七十丸，空心，姜、盐汤或枣汤下。妇人，艾、醋汤下。如一切冷疾，盐酒、盐汤，空心下三四十丸。年高时有客热，服之大效。

灵砂

性温无毒，主五脏百病，益精养神，

---

① 一：原作“二”，据魏本、文渊本改。一纪，一年。

② 一日：《普济方》引为“一月”。

③ 一伏时：一昼夜。

④ 木：诸本同，王氏本作“水”。

⑤ 謇涩：语言不顺畅。

补气明目，安魂魄，通血脉，止烦满，杀邪魅。善治荣卫不交养，阴阳不升降，上盛下虚，头旋气促，心腹冷痛，翻胃吐逆，霍乱转筋，脏腑滑泄，赤白下痢。久服通神，轻身不老，令人心灵。此丹按仙经服饵之法，会五行符合之妙，体性轻清，不随烟焰飞走，男女老幼皆可服。

水银（一斤）　硫黄（四两）

上二味，用新铁铫炒成砂子，或有烟焰，即以醋洒，候研细，入水火鼎，醋调赤石脂封口，铁线扎缚，晒干，盐泥固济。用炭二十斤煅，如鼎子裂，笔蘸赤石脂频抹其处，火尽为度。经宿取出，研为细末，糯米糊为丸如麻子大。每服三粒，空心，枣汤、米饮或井花水、人参汤服。量病轻重，增至五七粒。忌猪羊血、绿豆粉、冷滑之物。

岁丹

以前灵砂养火十二月，乃名岁丹。补诸虚用之，其功十倍。

三建汤

治真气不足，元阳久虚，寒邪攻冲，肢节烦痛，腰背痠楚，自汗厥冷，大便滑泄，小便白浊。及中风涎潮，不省人事，伤寒阴证，厥逆脉微，皆可服之。

天雄　附子　大川乌（各炮，去皮脐，净称一两）

上锉散。每服四钱，水二盏，姜十片煎，不拘时服。气不顺，加木香、沉香，加丁香、胡椒，名丁胡三建汤。

金液丹

固真气，暖丹田，坚筋骨，壮阳道，除久寒痼冷，补劳伤虚损。男子腰肾久冷，心腹积聚，胁下冷癖，腹中诸虫，失精遗溺，形羸力劣，脚膝疼弱，冷风顽痹，上气，衄血，咳逆，寒热，霍乱转筋，虚滑下痢。又治痔瘘，湿䘌[1] 生疮，下血不止。及妇人血结寒热，阴蚀疽痔。

硫黄（净，拣去沙石，十两，研细飞过，用瓦合子盛，以水和赤石脂封口，以盐泥固济，晒干。地内先埋一小罐子，盛水令满，安合子在上，用泥固济讫，慢火养七日七夜，候足，加顶火一斤煅，候冷取出，研为细末）

上药末一两，用蒸饼一两汤浸，握去水脉，为丸梧桐子大。每服三十丸，多至百丸，温米饮下，空心服之。又治伤寒阴证，身冷，脉微，手足厥逆，或吐或利，或自汗不止，或小便不禁，不拘丸数，宜并服之。得身热脉出为度。

附子理中丸

治脾胃冷弱，心腹疞痛，呕吐泄利，霍乱转筋，体冷微汗，手足厥寒，心下逆满，腹中雷鸣，呕哕不止，饮食不进及一切沉寒痼冷，并皆治之。

附子（炮，去皮脐）　人参　干姜（炮）　甘草　白术（各三两）

上为末，炼蜜丸，每两作十丸。每服一丸，以水一盏化破，煎七分，空心，稍热服。

震灵丹

此丹不犯金石飞走有性之药，不僭不燥，夺造化冲和之功。大治男子真元衰惫，五劳七伤，脐腹冷疼，肢体疼痛，上盛下虚，头目晕眩，心神恍惚，血气衰微。及中风瘫痪，手足不遂，筋骨拘挛，腰膝沉重，容枯肌瘦，目暗耳聋，口苦舌干，饮食无味，心肾不足，精滑梦遗，膀胱疝坠，小肠淋沥，夜多盗汗，久泻久痢，呕吐不食，八风五痹，一切沉寒痼冷，服之如神。及治妇人血气不足，崩漏虚损，带下久冷，胎脏无子，服之无不愈者。

禹余粮（火煅醋淬，不计遍次，以手捻得

---

① 䘌：小虫。

碎为妙）　丁头代赭石（如禹余粮制同）　紫石英　赤石脂（以上四味，并作小块，入甘锅内，盐泥固济，候干，用炭十斤煅通红，火尽为度，入地坑埋，出火毒，二宿）　滴乳香（别研）　没药（去沙，各研）　五灵脂（去沙石，研。各二两）　朱砂（水飞过，一两）

上为末。以糯米为糊，丸如小鸡头大，晒干出光，每一粒，空心，温酒下，冷水亦可。常服，镇心神，驻颜色，温脾肾，理腰膝，除尸疰蛊毒，辟鬼魅邪疠。久服轻身，渐入仙道。忌猪、羊血，恐减药力。妇人醋汤下，孕妇不可服。极有神效，不可尽述。

来复丹

此药配类二气，均调阴阳，夺天地冲和之气，乃水火既济之方，可冷可热，可缓可急。善治荣卫不交养，心肾不升降，上实下虚，气闭痰厥，心腹冷痛，脏腑虚滑。不[1]问男女老幼危急之证，但有胃气，无不获安。补损扶虚，救阴助阳，为效殊胜。

硝石（一两，同硫黄并为末，入定楪内，以微火温炒，用柳篦子不住手搅，令阴阳气相入，不可火太过，恐伤药力，再研极细）　太阴玄精石（一两，研飞）　青皮（去白，二两）　陈皮（去白，二两）　五灵脂（须择五台山者，用水澄去沙石，晒干，二两）　舶上硫黄（用透明不夹沙石者，一两）

上用五灵脂、青皮、陈皮为末，次入玄精石末及前硝石、硫黄末拌匀，以好酒醋打糊丸，豌豆大。每服三十粒，空心，粥饮吞下。甚者五十粒，小儿三五粒，新生婴儿一粒。小儿慢惊风，或吐利不止，变成虚风搐搦者，非风也，胃气欲绝故也，用五粒研碎，米饮送下。老人伏暑迷闷，紫苏汤下。妇人产后血逆，上抢闷绝，并恶露不止，及赤白带下，并用醋汤下。常服，和阴阳，益精神，散腰肾阴湿，止腹胁冷疼，立见神效。应诸疾不辨阴阳证者，并宜服之。灵异不可俱记。

养正丹

却邪辅正，助阳接真。治元气虚亏，阴邪交荡，正气乖常，上盛下虚，气不升降，呼吸不足，头旋气短，心神怯弱，梦寐惊悸，遍体盗汗，腹痛腰疼。或虚烦狂言，口干上喘，翻胃吐食，霍乱转筋，咳逆不定。又治中风涎潮，不省人事，阳气欲脱，四肢厥冷。如伤寒阴盛，自汗，唇青，脉沉，最宜服之。及妇人产后，血气身热，月候不均，带下腹痛，悉能治疗。常服，济心火，强肾水，进饮食。

水银　黑锡（去沙，净称，与水银结砂子）　硫黄（研细）　朱砂（研细。各一两）

上用黑盏一只，火上熔黑铅成汁，次下水银，以柳杖[2]子搅匀，次下朱砂，搅令不见星子，放下少时，方入硫黄末，急搅成汁，和匀，如有焰，以醋洒之，候冷取出，研如粉极细，用糯米粉煮糊丸绿豆大。每服二十粒，加至三十粒，盐汤下。此药升降阴阳，既济心肾，空心，枣汤送下。神效不可俱述。

玉华白丹

清上实下，助养根元，扶衰救危，补益脏腑。治五劳七伤，夜多盗汗，肺痿虚损。久嗽上喘，霍乱转筋，六脉沉伏，唇口青黑，腹胁刺痛，大肠不固，小便滑数，梦中遗泄，肌肉瘦瘁，目暗耳鸣，胃虚食减，久疟久痢，积寒痼冷。诸药不愈者，服之如神。

白石脂（净瓦阁起，火煅红，研细水飞，半两）　钟乳粉（炼成者，一两）　阳起石（用甘锅盛于大火中煅令通红，取出酒淬，放在

---

① 不：王氏本作“不单”，衍“单”字。
② 杖：王氏本作“枝”，形近之讹。

阴地上令干，不可晒，半两）　左顾牡蛎（七钱，洗，用韭叶捣盐泥固济，火煅，放冷，取白者，称半两）

上各细研如粉，拌和作一处，令匀，研一二日，以糯米粉煮糊丸如鸡头大，入地坑出火毒一宿。每服一粒，空心，浓煎人参汤放冷送下，熟水亦可。常服，温平，不僭不燥，泽肌悦色，祛除旧患。妇人久无妊者，以当归、熟地黄浸酒下，便有符合造化之妙。或久冷崩带虚损，脐腹撮痛，艾醋汤下，服毕以少白粥压之。忌猪羊血、绿豆粉，恐解药力。尤治久患肠风脏毒。

金锁正元丹

治真气不足，元脏虚弱，四肢倦怠，百节痠疼，头昏眩痛，目暗耳鸣，面色黄黑，鬓发脱落，头皮肿痒，精神昏困，手足多冷，心胸痞闷，绕脐切痛，膝胫痠疼，不能久立。或脚弱隐痛，步履艰难，腰背拘急，不得俛[①]仰，腹痛气刺，两胁虚胀，水谷不消，大便不调，呕逆恶心，饮食减少，恍惚多忘，气促喘[②]乏，夜多异梦，心忪盗汗，小便滑数，遗精白浊。一切元脏虚冷，皆治之。

五倍子（四两）　巴戟（去心，十三两）　茯苓（四两）　胡芦巴（炒，半斤）　补骨脂（酒炒，五两）　肉苁蓉（洗，焙，半斤）　龙骨　朱砂（别研。各一两半）

上为末，入研药令匀，酒糊丸梧桐子大。每服十五丸至二十丸，空心食前，温酒吞下，盐汤亦可。

四柱散

治丈夫元脏气虚，真阳耗散，两耳常鸣，脐腹冷痛，头旋目晕，四肢倦怠，小便滑数，泄泻不止。凡脏气虚弱者，悉宜服之。

木香（湿纸裹，煨）　茯苓　附子（炮，去皮脐）　人参（各一两）

上锉散[③]。生姜二片，枣子一枚，盐少许煎，空心，食前服。

姜附汤

治同上。（方见中寒类）

敛阳丹

治诸虚不足，心肾不安，气弱头晕，自汗力倦，阳气不敛。安神益志，顺气调荣，甚妙。

灵砂　钟乳（各研，取末二两）　金铃子（蒸熟，去皮核）　沉香（镑）　木香　附子（炮，去脐）　胡芦巴（酒浸，炒）　阳起石（研细，水飞）　破故纸（酒浸，炒）　舶上茴香（炒）　肉豆蔻（面裹煨。以上各一两）　鹿茸（酒炙）　苁蓉（酒洗）　牛膝（酒浸，去芦）　巴戟（去心。各一两）　肉桂（半两）　当归头（一两）

上为末，研和[④]令匀，酒蒸糯米糊丸梧桐子大，日干。每服三十丸，空心枣汤下，盐汤或温酒亦可。

沉附汤

治上盛下虚，气不升降，阴阳不和，胸膈痞满，饮食不进，肢节痛倦。

附子（炮，去皮脐，一两）　沉香（剉，分[⑤]半两）

上锉散，分作三服。水二盏，姜十片，煎至八分，食前温服。

芪附汤

治气虚阳弱，虚汗不止，肢体倦怠。

黄芪（去芦，蜜炙）　附子（炮，去皮脐）

---

① 俛：“俯”的异体字。

② 喘：王氏本作“顺”，疑非。

③ 散：此下《局方》有“每服二钱”，可参。

④ 和：原作“如”，据魏本、文渊本改。

⑤ 分：此处王氏本夺“分”字。

上等分，锉散。每服四钱，水二盏，姜十片煎，不拘时服。

参附汤

治真阳不足，上气喘急，自汗，盗汗，气短，头晕，但是阳虚气弱之证，并宜服之。

人参（半两）　附子（炮，去皮脐，一两）

上锉散，分作三服。水二盏，姜十片煎，食前温服。

茸附汤

治精血俱虚，荣卫耗损，潮热自汗，怔忡惊悸，肢体倦乏。但是一切虚弱之证，悉宜服之。

鹿茸（去毛，酒蒸，一两）　附子（炮，去皮脐，一两）

上锉散，分作四服。水二盏，生姜十片，煎至八分，去滓，食前温服。

桂附汤

治虚汗不止，及体虚失血，大效。

交趾桂（一两，去粗皮）　绵附子（一枚，炮，去皮脐）

上锉散。每服三钱，水二盏，姜三片，枣二枚煎，食前温服。

元阳秋石丹

治羸弱久嗽，针灸不效，头眩腹胀，喘满，积年肿满，年少色欲过度，未老眼昏，膝疼，遗泄白浊，腰背时痛。服之，真还元卫生之宝。（如竹器损，以竹器补之。金器损，以金器补之）

阴炼法：小便三五石，夏月虽腐败亦堪用。分置大盆中，以新水一半以上相和，旋转搅百匝，放令澄清，辟去清者，只留浊脚。又以新水同搅，水多为妙，又澄去清者。直候无臭气再研，以乳[①] 男子乳和如膏，烈日中暴[②] 干。如此九度。仍须待好日色乃和，盖假[③] 太阳气也。第九度即丸之，如梧桐子大，暴干。每服三十丸，温酒下。

阳炼法：小便不计多少，大约两桶为一担。先以清水挼[④] 好皂角浓汁，以布绞去滓。每小便一桶，入皂角汁一盏，用竹篦急搅百余遭乃止，直候小便澄清，白浊皆淀乃止。徐辟去清水不用，只取浊脚，并作一桶。又用竹篦子搅百余匝，更候澄清，又辟去清者不用。凡十数担，不过取得浓脚一二斗。其小便须先以布滤去滓物，取得浓汁，入净锅内熬干，刮下，捣碎。再入锅以清汤煮令化。乃于筲箕内布筋纸两重，倾入纸筲箕内丁淋过，取淋下清汁，再入锅熬干。又用汤煮化，再依前法丁淋。如熬干色未洁白，更准前丁淋，直候色如霜雪即止。乃入固济沙盒内，歇口，火煅成汁，倾出，如药生成涡，更煅一两遍，候莹白玉色即止。细研，入沙盒内，固济，顶火四两[⑤] 养七昼夜，久养火尤善。再研，每服二钱，空心温水下。或酒、枣肉为丸如梧桐子大，每服三十丸亦得，空心服。阳炼、阴炼，日午各一服。又名还元丹，咳嗽羸瘠，针灸不效，服此立愈。常病癫眩腹鼓，久之渐加喘满，经年垂困，服此有验。皆只是火炼者，又传阴炼法云。须得两法相兼，其药能洞入骨体，无所不至，非惟治疾，可以常服，有功无毒。火炼秋石，人皆能之，煎炼时大作炉鼎，煎炼数日，臭达四邻，此法极费力。只一小锅便可炼，体如金石，永不暴润，与常法功力不侔[⑥]。久

---

① 乳：生育。

② 暴：晒。

③ 假：借。

④ 挼：揉搓。

⑤ 两：上科本作“围”，《普济方》所引亦作“围”，当是。

⑥ 侔：相等。

病人只数服，极为神效，实能再生人也。

灸法

肾与膀胱俱虚，灸肾俞百壮。穴在对脐两边向后夹脊相去各一寸五分。兼治便浊失精，五脏虚劳，痼冷，小腹弦急。梦泄精，三阴交二七壮，梦断，神良。穴在内踝上大脉并四指是。

诸虚极，灸膏肓俞、气海穴，壮数愈多愈妙。

五　痿

加味四斤丸

治肾热肝虚，热淫于内，治筋骨痿[①]弱，自不胜持，起居须人，足不任地，惊恐战掉，潮热时作，饮食无味，不生气力，诸虚不足。

苁蓉（酒浸）　牛膝（酒浸）　天麻　木瓜干　鹿茸（燎去毛，切，酥炙）　熟地黄　五味子（酒浸）　菟丝子（酒浸，别研）

上为末，炼蜜丸如梧桐子大。每服五十丸，温酒、米饮，食前任下。一法，不用五味子，有杜仲。

麋角丸

治五痿，皮缓毛瘁，血脉枯槁，肌肉薄著，筋骨羸弱，饮食不滋，庶事不兴，四肢无力，爪枯发落，眼昏唇燥，疲惫不能支持。

麋角（镑，一斤重，酒浸一宿）　大附子（生，去皮脐，一两半）　熟地黄（四两）

上用大麦米二升，以一半籍底，以一半在上，以二布巾隔覆，炊一日，取出药与麦，别焙干为末，以浸药酒，添清酒煮麦粉为糊，搜和得所，杵三千下，丸如梧子大。每服五十丸，温酒或米汤下，食前服。

芎桂散

治四肢疼痛、软弱，行履不便。

川乌头（二两，切作片，水浸一宿，切作筭子条，更以米泔浸一宿，不洗，日干，麸炒微赤为度，干了称）　川芎（两半）　桂心（一两）　甘草（炙）　干姜（炮。各一分）

上为末。每服二钱，温盐酒调下，日三服。

藿香养胃汤

治胃虚不食，四肢痿弱，行立不能。皆由阳明虚，宗筋无所养，遂成痿躄[②]。

藿香　白术　白茯苓　神曲（炒）　乌药（去木）　缩砂仁　薏苡仁（炒）　半夏曲　人参（各半两）　荜澄茄　甘草（炙。各三钱半）

上锉散。每服四钱，水一盏半，生姜五片，枣一枚，同煎七分，去滓，不以时服。

积　热

三黄丸

治三焦积热，头目昏痛，肩背拘急，肢节烦疼，热气上冲，口苦唇焦，咽喉肿痛，痰涎壅滞，眼赤睛疼。及大便秘涩，或下鲜血。

大黄（酒蒸）　黄连（去须）　黄芩（各等分）

上为末，炼蜜丸梧桐子大。每服五十丸，不拘时，熟水下。脏腑壅实，可加丸数，以利为度。

荆黄汤

治风热结滞，或生疮疖。

荆芥（四两）　大黄（一两）

上锉散，每服三钱，水一盏半煎，空心服。

凉膈散

治大人小儿脏腑积热，口舌生疮，痰

---

① 痿：原本作“疾”，据魏本、文渊本改。
② 躄（bì 毙）：瘸腿。

实不利，烦躁多渴，肠胃秘涩，便溺不利，一切风热，并能治之。

连翘（四两）　甘草　川大黄　朴消（各二两）　薄荷（去梗）　黄芩　山栀子仁（各一两）

上锉散。每服三钱，竹叶七片，蜜少许煎，食后服。为末，用薄荷汤调亦可。

洗心散

治风壅涎盛，心经积热，口苦唇燥，眼涩多泪，大便秘结，小便赤涩。

白术（一两半）　麻黄（和[①]节）　当归（去苗，洗）　荆芥穗　芍药　甘草　大黄（面裹煨，去面，切，焙，各六两）

上锉散。每服三钱，水一盏半，生姜三片，薄荷叶七皮，煎服。为末，茶清调亦可。

八正散

治大人小儿心经邪热，一切蕴毒，咽干口燥，大渴引饮，心忪面热，烦躁不宁，目赤睛疼，唇焦鼻衄，口舌生疮，咽喉肿痛。又治小便赤涩[②]，或癃闭不通，及热淋、血淋。

车前子　瞿麦　萹蓄（或用薄荷代）　白滑石　甘草　栀子仁　木通（去皮节）　大黄（各半斤）

上锉散。每服三钱，水一盏半，用灯心十茎煎，食后临卧温服。小儿量力少少与之。或加麦门冬去心，尤妙。

甘露饮

治丈夫妇人小儿胃中客热，牙宣口气，齿龈肿烂，时出脓血，目睑垂重，常欲合闭。或即饥烦，不欲饮食。及赤目肿痛，不任凉药。口舌生疮，咽喉肿痛。疮疹已发未发，皆可服之。又疗脾胃受湿，瘀热在里，或醉饱房劳，湿热相搏，致生疸病，身面皆黄，肢体微肿，胸满气短，大便不调，小便黄涩，或时身热，并皆治之。

枇杷叶（去毛）　干熟地黄　天门冬（去心）　山茵陈　枳壳（去穰，炒）　石斛（去芦）　甘草　黄芩　生干地黄　麦门冬（去心）

上等分，锉散，每服二钱，水一盏煎，食后临卧温服。小儿一服作两服，仍量岁数加减。

消毒犀角饮[③]

治大人小儿内蕴邪热，咽膈不利，痰涎壅急，眼赤脸肿，腮项结核，痈肿毒聚，遍身风疹，瘴毒赤瘰[④]。及疮疹已出未出，不能快透，并皆治疗。小儿疹豆欲出，及已出未解，急进此药三四服，快透消毒，应手神效。

防风（二两）　鼠粘子（炒，一斤）　荆芥穗（八两）　甘草（半斤）

上锉散。每服三钱，水一盏煎，食后温服。

青金丹

清心，解热，除潮。治谵语，舌生白胎[⑤]，痰盛气壅，烦渴引饮。及时行热疫，发热如火，连日不愈或热极生风，大人小儿均可服。

天门冬（去心）　麦门冬（各一两）　天麻（二分）　全蝎（大者，五个）　牙硝（二钱）　天竺黄（二分）　硼砂（一钱）　雄黄（一钱）　紫粉（四钱）　白附子（二分）　辰砂（一钱）　水粉（一两）　片脑子（半钱）　生麝香（半钱）　金银箔（各十片）

上另研脑、麝、辰砂、水粉、金银

---

① 和：《三因方》作“去”，可参。

② 涩：王氏本讹作“溲”。

③ 消毒犀角饮：方中无犀角，疑有脱药。

④ 瘰（lěi）：皮肤上起的小疙瘩。

⑤ 胎：通“苔”。

箔，同前药末入白面二两，水丸，以靛花为衣，如箸头大。每丸用麦门冬、生地黄、灯心、薄荷煎汤磨化服。合时加甘草、人参尤妙。

薄荷煎

治口舌[1]生疮，痰涎壅塞，咽喉肿痛。

薄荷（一斤，取头末用，二两半）　脑子（半钱，别研）　川芎（半两，取末，二钱）　甘草（半两，取末，二钱半）　缩砂仁（半两，取末，二钱）

上和匀，炼蜜成剂，任意嚼咽。一方，无脑子，有桔梗。

玄明粉

治邪热所干，膈上气滞，五脏秘涩。

上以朴消煎过，澄滤五七遍，至夜于星月下露至天明，自然结作青白块子。用瓷罐子按实，于炭火内从慢至紧，自然成汁，煎沸，直候不响，再加顶火，一煅便取出，于净地上倒下，用盆盒盖了，以去火毒。然后研为细末，每二斤入甘草生熟二两为末，一处搅匀。临卧酌量用之，或一钱、二钱，以桃花煎汤或葱白汤下。朴消性本寒，烧过性温无毒。

天竺黄散

治脏腑积热，烦躁多渴，口、舌、颊生疮，咽喉肿痛，赤目鼻衄，丹瘤结核，痈疮肿痛，上壅痰喘，伏暑燥热疮疹。

山栀子（去壳）　连翘（各三钱）　甘草（三两二钱）　瓜蒌根（一两六钱）　雄黄（鸡冠色者，半钱）　天竺黄（五钱）　郁金（用皂角水煮，切片，焙干，三钱）

上为末。每服一钱，食后临卧，汲新水调下妙。凡积热病服之，胸次顿爽，或溏利。疮疾服之，厚痂成片自落。

神芎丸

治诸热。（方见头痛类）

四顺清凉饮

治血脉壅实，腑脏生热，颊赤多渴，五心烦躁，睡卧不宁，四肢抽掣。及因饮食不时，寒温失度，血气不理，肠胃不调。或温壮连滞，欲成伏热，不歇[2]，欲发风痫。又治风热结核，头面疮疖，目赤咽痛，疮疹余毒。一切壅滞，并宜服。

大黄（米下蒸，切，焙）　赤芍药　当归（去芦）　甘草（各等分）

上锉散。每服三钱，水一盏半煎，食后临卧温服。小儿量大小虚实加减，微溏利为度。加荆芥穗尤妙。

大三黄丸

治上焦壅热，咽喉肿闭，心膈烦躁，小便赤涩，口舌生疮，赤睛疼，燥渴心烦，齿痛。

大柏皮　黄连　山豆根　黄芩（各四钱）　滑石（二钱）　黄药（四钱）　硼砂（二钱）　脑子　麝香　甘草（各一钱）　百草霜（四钱）

上为末，新汲井花水丸如小指头大。每服一丸，入口噙化，旋旋咽下。

解毒雄黄丸

取积下热，去风毒。

雄黄（研飞）　川郁金（各一分）　巴豆（十四个，去油）

上为末，稀水面糊丸，或水丸如麻子大。每服五丸，加至七丸，热茶清下，里实用此。喉闭，以热茶清调，灌下。

牛黄凉膈丸

治上焦壅热，口干咽痛，烦躁，涎潮。

马牙消　寒水石（煅）　硬石膏（各

---

① 口舌：王氏本作“舌口”，疑是倒文。

② 不歇：上科本作“或壮热不歇”，依《局方》在前补“或壮热”三字，当是。可从之。

二两）　甘草（炙，一两）　紫石英（半两，研飞）　牛黄　脑子　麝香（各一两）　牛胆南星（三分）

上为末，炼蜜丸，每两作四十丸，每服一丸，温薄荷、人参汤调下。

防风通圣散

治一切风热郁结，气血壅滞，筋脉拘挛，手足麻痹，头痛昏眩，腰背强痛，口苦舌干，咽嗌不利，胸膈痞塞，咳嗽喘满，肠胃燥涩，大小便秘难，中风暴喑不语，风热疮疥，并酒热毒，小儿热甚惊风，并宜服之。(方见风科热证类)

灸法

治胃中热病，灸三里三十壮，穴在膝下三寸。

心　恙

热　证

朱砂丸

镇心神，化痰涎，退潮热，利咽膈，止烦渴。

铁粉　天竺黄（各一两）　金银箔（各二十片）　人参（二钱）　脑子（半钱）　生麝香（一钱）　轻粉（二钱）　真犀角（二钱）　海金沙（一两）　朱砂（五钱）

上为末，水丸，朱砂为衣，共丸作六百丸。每[①] 一丸至五丸。痰盛潮热，薄荷、砂糖、生葛自然汁、井水下。

狂言谵语，涎壅膈上，地龙三两、薄荷及砂糖水研。心神不宁，金银箔、薄荷汤化下。

洗心散

治心神烦躁，涎壅咽干，口苦多渴。(方见积热类)

泻心汤[②]

治心受积热，谵言发狂，逾墙上屋。

大黄　黄芩　黄连（各五钱）

上锉散，每服四钱，水一盏半，煎服。

甘遂散

治癫痫，及妇女心风血邪。

上以甘遂一钱为末，用猪心取三管血三条和甘遂，多少和之，将心批作两片，入在内，再合线缚定，外用皮纸裹湿，慢火煨热，不可焦过。取药细碾[③]，入辰砂末一钱和匀，分作四丸。每服一丸，将所煨猪心煎汤化下。再服，别用猪心亦可。过半日，大便下恶物后，调和胃气。凡此病乍作乍醒者苏，不食迷痴者死。

辰砂妙香散

治男子妇人心气不足，志意不定，惊悸恐怖，悲忧惨惨，虚烦少睡，喜怒不常，夜多盗汗，饮食无味，头目昏眩。

麝香（一钱，别研）　山药（姜汁炙，一两）　人参（半两）　木香（煨，一两半）　茯苓（不焙）　茯神（去皮不焙）　黄芪（各一两）　桔梗（半两）　甘草（炙，半两）　远志（去心，姜汁炒，一两）　辰砂（三钱，别研）

上为末。每服二钱，温酒调，不以时候。

虚　证

引神归舍丹

治心气，亦治心风。

大天南星（剖，去皮，取心，称一两，生用）　附子（一枚，重七钱以上者，炮，去皮脐）　朱砂（一两，水飞）

上为末，用猪心血丸梧子大。如不稠粘，入面糊少许，煎忘忧草根汤下。

---

① 每：诸本同，王氏本作“每服”。

② 泻心汤：文渊本作“澄心汤”。

③ 碾：诸本同，王氏本作“研”。

茯神丸

治心虚，或癫或疼。

附子（大者一枚，作罂，入块粒朱砂半两，依旧用元物塞之，以茯神和面作剂通里，煨）

上为末，豮猪心血为丸。人参汤下①。

惊气丸

治惊忧积气，心受风邪，发则牙关紧急，涎潮昏塞，醒则精神若痴。

附子（炮，去皮脐）　南木香　白僵蚕（炒）　花蛇（酒浸，炙，去皮骨）　橘皮　麻黄（去节。各半两）　干蝎（去毒，一分）　紫苏子（炒，一两）　天南星（洗浸，薄切片，姜汁浸一夕，半两）　朱砂（一分，留少许为衣）

上为末，入研脑子、麝香少许，同研匀，炼蜜丸如龙眼大，用少朱砂为衣。每服一丸，金银薄荷汤化下，温酒亦可。

镇心丸

治心气不足，老人虚人及用心过度者，心脉虚弱而心恙，并宜服之。

上用大附子一个，去皮脐，切作片子，疏绢袋盛，用地黄自然汁一大升，银石器中慢火熬，候地黄汁将尽，取出附子，晒干为末，再入余地黄汁研成剂，丸如绿豆大。每服三十丸，米饮下，若病二三十年者，只两个附子可效②，二三年者一个附子效矣。

通　治

铁粉散

治颠狂，谵语，乱说，神祟，不避亲疏，登高履险，或歌或笑，裸体，不饮食，数日昏不知人。及风证狂怒，或如醉如痴。

颗块大朱砂（一两，另研）　红明琥珀（一两，另研）　大南星（二两）　圆白半夏（二两）　白矾（煅，五钱）　真铁粉　白附子（各二两）　大川乌（生，去皮脐，一两半）　羌活（二两半③）　全蝎（五十个）　真金箔（三十片）　僵蚕（一两，去丝觜④）

上为末。每服四钱，生姜四两，净洗取自然汁，温暖调服。如不任辣味，加温水少许服之，立效。

十四友丸

补诸虚不足，益血，收敛心气。治怔忡不宁，精神昏倦，睡卧不安。

柏子仁（别研）　远志（去心，酒浸蒸，炒）　酸枣仁（炒香）　紫石英（明亮者）　熟干地黄（洗）　川当归（洗）　白茯苓（去皮）　茯神（去皮）　人参（去芦）　黄芪（蜜炙）　阿胶（蚌粉炒⑤）　肉桂（去粗皮，各一两）　龙齿（二两）　辰砂（半两，另研）

上为末，炼蜜丸如梧子大。每服三四十丸，枣汤食后临卧服。旧有患心疾，怔忡健忘，梦寐恍惚，多不得睡，异状无不有，心药无不服，未能收效。盖此疾本忧愁思虑，耗心血而得之，今欲安心，当用当归、地黄等滋养心血。若更服发散药，如菖蒲之类，心气愈散，必收敛之，始见功效，缘用心过而成此疾也，服之大觉有神效。

宁志丸

好朱砂一两，将熟绢一小片包裹，以线扎定。豮猪心一枚，竹刀子切破，不得

---

① 下：原方服法缺用量。
② 效：原作“较”。形近之误，据文义改。
③ 二两半：王氏本夺“半”字。
④ 觜：同“嘴”。
⑤ 炒：此下原衍“各一两”三字，据下文“各一两”文删。上科本无“各一两”三字。

犯铁，用纸拭去血，入朱砂包子于猪心内。却用麻线缚合猪心，又以甜笋壳再裹了，麻皮扎定。无灰酒二升，入砂罐子或银器内煮，酒尽为度。去线并笋壳，取朱砂别研，将猪心竹刀细切，砂盆内研令烂，却入后药末并朱砂、枣肉为丸，留少朱砂为衣。药末须隔日碾下，枣肉于煮猪心日绝早煮熟，剥去皮核，取肉四两用。患心风，服此一料，其病顿减。

人参　白茯苓　当归（洗去土及芦）　石菖蒲　乳香（别研）　酸枣仁（用五两，汤浸去皮可剥半两，用仁炒令赤，香熟为度。各半两重）

上为末，和丸如梧子大，以留下朱砂为衣。每服五十丸，人参汤下。

抱胆丸

治男子妇人一切癫痫风狂，或因惊恐怖畏所致者。及妇人产后血虚，惊气入心，并室女经脉通行，惊邪蕴结。顿服此，累曾经效。

水银（二两）　朱砂（一两，研制）　黑铅（一两半）　乳香（一两，细研）

上将黑铅入铫子内，下水银结成砂子，次下朱砂、滴乳，乘热用柳木槌研匀，丸如鸡头大。每服一丸，空心，井花水吞下。病者得睡，切莫惊动，觉来即安。再一丸可除根。

一醉散

治心恙。

无灰酒（二碗）　真麻油（四两）

上和匀，用杨柳枝二十条，逐条搅一二百下，换遍柳条，直候油、酒相入如膏，煎至七分碗。狂者强灌之，令熟睡，或吐或不吐，觉来即醒。

又方，蕊珠丸

大猪心（一枚取血）　大朱砂（二两，为末）　青靛花（一匙）

上先将青靛花同猪心血一处同研，次以朱砂末共丸如梧子大。每服二十丸，茶、酒下，不拘时。甚至不过三服。

郁矾丸

治颠狂可畏，数年不愈，多因惊忧得之，痰涎留于心窍。

蝉肚郁金（七两，真蜀川来者）　明矾（三两）

上为末，薄糊为丸如梧子大。每服五十丸，汤水任服。初服，觉心胸间有物脱去，神气洒然，再服稍苏。多服此药，大能去痰，安平必矣。

朱雀丸

治心神不定，恍惚不乐，火不下降，时复振跳。常服，消阴养火，全心气。

茯神（二两，去皮）　沉香（半两）

上为末，炼蜜丸如小豆大。每服三十丸，食后，人参汤下。

陈艾汤

治盗汗，只自心头出者，名曰心汗。

茯苓（二两半）

上为末，每服二钱，浓煎艾汤调下。

归神丹

治一切惊忧，思虑恍惚，作事多忘，心气不足，癫痫狂乱。及大病后心虚，神不守舍。久服养神思，益眼力。

颗块大朱砂（二两，入猪心内，灯心缠缚，用无灰酒蒸二炊久，取出另研）

金箔（二十片，另研）　真银箔（一十片，另研）　深红琥珀（一两，别研）　酸枣仁（去壳，二两）　大远志（取净皮，姜汁拌炒，一两）　白茯神（去木，二两）　罗参（二两）　大当归（去尾，二两）　龙齿（一两）

上为末，酒煮稀糊丸如梧子大。每服二九丸至三九丸，去心麦门冬汤下。癫痫至甚者，乳香、人参汤下。夜寝不寐或多乱梦，炒酸枣仁汤下。

平补镇心丹

治丈夫妇人心气不足，志意不定，神情恍惚，夜多异梦，忪悸烦郁。及肾气伤败，血少气多，四肢倦怠，足麻酸疼，睡卧不稳，梦寐遗精，时有白浊，渐至羸弱。

酸枣仁（去皮，隔纸微炒，二钱半） 车前子（去沙土，碾破） 白茯苓（去皮） 五味子（去枝梗。各[1] 一两二钱半） 熟地黄（洗，酒蒸） 天门冬（去心） 远志（去心，甘草水煮） 山药（洗净，姜汁制，各一两半） 茯神（去皮） 麦门冬（去心） 肉桂（不见火。各一两二钱半） 人参（五钱） 龙齿（一两半） 朱砂（细研，半两，为衣）

上为末，炼蜜丸如梧子大。每服三十丸，空心，饭饮下，温酒亦可，加至五十丸。常服，益精髓，养气血，悦颜色。

独效苦丁香散

治忽患心疾，癫狂不止，得之惊忧之极，痰气上犯心包。当伐其源。

上以苦丁香即瓜蒂半两为末。每服一钱重，井花水调满一盏投之，得大吐之后熟睡，勿令人惊起。凡吐能令人目翻，吐时令闭双目。或不省[2] 人事，则令人以手密掩之。信乎[3]。深痼之疾，必投瞑眩之药。吐不止，以生麝香少许，温汤调即解。

灸法

狂痫不识人，癫病眩乱，灸百会九壮。狂邪鬼语，灸天凭[4] 九壮，其穴在颈大筋前曲颊下扶突后，动应手陷中是。狂言恍惚，灸天枢百壮，其穴去肓俞一寸半，直脐傍二寸。狂痫哭泣，灸手逆注三十壮，穴在左右手腕后六寸。癫狂风痫吐吞，灸胃脘百壮，不针。狂邪发无常，被[5] 发大唤，欲杀人，不避水火，及狂言妄语，灸间使三十壮，穴在腕后五寸，臂上两骨间。狂走喜怒悲泣，灸臣觉穴随年壮，穴在背上夹内侧，反手所不及者，骨芒穴上捻之痛者是也。鬼魅，灸入发一寸百壮。狐魅，合手大指缚指，灸合间三七壮，当狐鸣即差。卒[6] 狂言鬼语，以带急合缚两手大指，便灸左右胁下，对屈肋头两处各七壮，须臾鬼自道姓名乞去，徐徐问之，乃解其手。卒中邪魅，恍惚振噤，灸鼻下人中及两手足大指爪甲本，令艾丸半在爪上，半在肉上，各七壮；不止，十四壮，艾炷如雀粪大。卒狂鬼语，针其足大拇指爪甲下，入少许即止。

怔 忡

益荣汤

治思虑过制，耗伤心血，心帝无辅，怔忡恍惚，善悲忧，少颜色，夜多不寐，小便或浊。

当归（去芦酒浸） 黄芪（去芦） 小草 酸枣仁（炒，去壳） 柏子仁（炒） 麦门冬（去心） 茯神（去木） 白芍药 紫石英（研，各一两） 木香（不见火） 人参 甘草（各半两）

上锉散。每服四钱，生姜五片，枣一枚煎，不以时温服[7]。

龙齿丹

治心血虚寒，怔忡不已，痰多恍惚。

---

① 各：原脱。据《局方》车前子、白茯苓二药剂量补。

② 省：王氏本作“醒”，音近之误。

③ 信：确实。

④ 天凭：据下述其穴位置，疑是“天窗”之误。

⑤ 被：“披”的古字。

⑥ 卒：通“猝”。以下同此。

⑦ 温服：王氏本夺“温”字。

龙齿　附子（炮，去皮脐，切片，姜汁浸一宿）　远志（去心，甘草水煮）　酸枣仁（炒，去壳，别研）　当归（去芦，酒浸）　官桂（不见火）　琥珀（别研）　南星（锉，姜汁浸一宿，各一两）　木香（不见火）　沉香（别研）　紫石英（煅，醋淬七次）　熟地黄（酒蒸，焙。各半两）

上为末，炼蜜丸如梧子大，朱砂为衣。每服五十丸，不拘时候，枣汤吞下。

茯苓饮子

治痰饮蓄于心胃，怔忡不已。

赤茯苓（去皮）　半夏（汤泡七次）　茯神（去木）　麦门冬（去心）　橘皮（去白，各一两）　沉香（不见火）　甘草（炙）　槟榔（各半两）

上锉散。每服三钱，姜五片煎[1]，不拘时候，温服。

排风汤

治风虚冷湿，闭塞诸经，怔忡。（方见风科通治类。加酸枣仁一撮煎）

加味寿星丸

治惊忧思虑，气结成痰，留蓄心胞，怔忡惊惕，痰逆恶心，睡卧不安。（方见风科通治类）

枣肉灵砂

专治虚人夜不得睡，梦中惊魇，自汗忪悸。

灵砂（二分，研）　人参（半分）　酸枣仁肉（一分）

上为末，枣肉丸，临卧时，枣汤吞下五七粒。

姜术汤

治虚证停饮，怔忡。

白姜（生）　白术　茯苓　半夏曲（各半两）　辣桂　甘草（炙。各一分）

上锉散。每服三钱，水一盏，生姜三片，红枣一枚煎，温服，不拘时候。

五苓散

治水气，心下怔忡。（方见伤暑类）

惊　悸

十味温胆汤

治心胆虚怯，触事易惊，梦寐不祥，异象感惑，遂致心惊胆慑，气郁生涎，涎与气搏，变生诸证。食无味，心虚烦闷，坐卧不安。或短气悸乏，或复自汗，四肢浮肿，饮食无味，心虚烦闷，坐卧不安。

半夏（汤洗七次）　枳实（去穰，切，麸炒）　陈皮（去白。各三两）　白茯苓（去皮，两半）　酸枣仁（微炒）　大远志（去心，甘草水煮，姜汁炒，一两）　北五味子　熟地黄（切，酒炒）　条参（各一两）　粉草（五钱）

上锉散。每服四钱，水盏半，姜五片，枣一枚煎，不以时服。

远志丸

治因事有所大惊，梦寐不祥，登高陟险，神魂不安，惊悸恐怯。

远志（去心，姜汁淹）　石菖蒲（各二钱）　茯神（去皮木）　茯苓　人参　龙齿（各一两）

上为末，炼蜜丸如梧子大，辰砂为衣。每服七十丸，食后临卧，熟水下。

十四友丸

治惊悸不宁。

惊气丸

治挟风惊慑。（同上方并见心恙类）

加味四七汤

治心气郁滞，豁痰散惊。

半夏（制，二两半）　茯苓　厚朴（姜汁炒。各两半）　茯神　紫苏叶（各一两）　远志（姜汁炒温[1]，取肉焙干）　甘草

---

[1] 煎：王氏本脱“煎”字。

（炙。各半两）

上锉散。每服四钱，姜七片，石菖蒲半寸，枣二枚煎服。

疰 忤

还魂汤

治精神不全，心志多恐，遂为邪鬼所击。或复附著，奄忽气绝，无复觉知。或谵言骂詈，如醉如狂。人有起心，先知其肇[②]，其状万端，不可概举。及卒心腹胀满，吐利不行，如干霍乱状，世所谓冲恶是也。或已死，口噤不开，去齿下汤。或汤入口不下者，分病人发，左右捉，踏肩引之。药下，复增，取尽二升，须臾立苏。

杏仁（去皮尖，一百五粒） 甘草 桂（去粗皮。各一两） 麻黄（去节，洗，一两半）

上锉散。每服四大钱，水一盏半煎，不以时服。

桃奴丸

治心气虚，有热，恍惚不常，言语错乱，尸疰，客忤，魇梦不祥，小儿惊痫，并宜服之。

桃奴（七枚，别研为末） 辰砂（半两，别研） 桃仁（十四枚，去皮，麸炒别研） 生玳瑁（镑末，一两） 麝香（一分，别研） 牛黄（别研，损[①]一分） 龙脑（别研，一分） 雄黄（用桃叶煮水研，飞，取二分） 黑犀（石上以水磨，澄去水，取细末，半两） 安息香（一两，以无灰酒斟酌多少研，飞，去沙土，银器中入桃仁、琥珀，熬成膏） 真琥珀（别研，三分）

上为末，和入前膏，丸如鸡头大，阴干，密封开，净室安置。煎人参汤研下一丸，食后临卧服。

苏合香丸

治卒中恶忤疰。（方见中气类）

灸法

治飞尸、遁尸、寒尸、丧尸、尸疰，其状腹痛胀急，不得息气[②]，上冲心胸，傍攻两胁，或累块踊起，或挛引腰背，灸乳后三寸，男左女右，可二七壮。不止者，多其壮数，取愈止。又灸两大拇指头七壮。一切疰无[③]新久，先仰卧，灸两乳边斜下三寸第三肋间，随年壮，可至三百壮。又治诸气，神良，一名疰市。五毒疰，不能食，灸心下三寸胃脘穴十壮。水疰，口中涌水，乃肺来乘肾，食后吐水，灸肺俞九壮。

---

①炒温：诸本同，王氏本作“蘸湿”。

②肇：始。

③ 损：《三因方》作“碎”字，可参。

④ 息气：《千金方》卷十七作“气息”，可参。

⑤ 无：王氏本脱“无”字。

世医得效方　卷第九

大方脉杂医科

健　忘

小定志丸

治心气不定，五脏不足，甚者忧忧愁愁不乐，忽忽喜忘，朝差暮剧，暮差朝发。及因事有所大惊，梦寐不祥，登高履险，致神魂不安，惊悸恐怯。

菖蒲（炒）　远志（去心，姜汁淹。各二两）　茯苓　茯神　人参（各三两）　辰砂（一两，为衣）

上为末，炼蜜丸如梧桐子大。每服五十丸，米汤下。一方，去茯神，名开心散。每服二钱匕，不以时服。

菖蒲益智丸

治喜忘恍惚，破积聚，止痛，安神定志，聪耳明目。

菖蒲（炒）　远志（去心，姜汁淹，炒）　川牛膝（酒浸）　桔梗（炒）　人参（各三两三分）　桂心（三分）　茯苓（一两三分）　附子（一两，炮，去皮脐）

上为末，炼蜜丸，梧子大。每服三十丸，食前，温酒、米汤下。

加味茯苓汤

治痰迷心包，健忘失事，言语如痴。

人参（去芦）　半夏[1]（汤洗）　陈皮（去白，一两半）　白茯苓（去皮，一两）　粉草（五钱）　益智（去壳）　香附子（炒，去毛。各一两）

上锉散。每服四钱，水一盏半，生姜三片，乌梅半个同煎，不拘时温服。

朱雀丸

治心神恍惚，举事多忘。（方见心恙类）

虚　烦

淡竹茹汤

治心虚烦闷，头疼，气短，内热不解，心中闷乱。及妇人产后，心虚，惊悸，烦闷欲绝。

麦门冬（去心）　小麦（各二两半）　甘草（炙，一两）　人参　白茯苓（各一两半）　半夏（汤洗七次，二两）

上锉散。每服四钱，水二盏，生姜七片，枣子三枚，淡竹茹一块如指大同煎，食前服。虚劳烦闷，尤宜服之。

温胆汤

治大病后虚烦不得眠，此胆寒故也，此药主之。又治惊悸，自汗，触事易惊。

半夏　竹茹　枳实（麸炒去穰。各二两）　陈皮（三两）　甘草（炙，一两）

---

① 人参、半夏：原缺剂量。

茯苓（一两半） 人参（一两）

上锉散。每服三钱，水一盏半，生姜五片，枣一枚煎，食前服。未效，加远志去心姜汁炒，北五味子，各一两，酸枣仁一两蚌粉炒入。

酸枣仁汤

治霍乱，吐下增剧，虚劳烦扰，奔气在胸中，不得眠。或发寒热，头疼，晕闷。

酸枣仁（炒，一两三分） 人参 桂心（各一分） 知母 茯苓（各三钱三字） 石膏（煅，半两） 甘草（炙，二钱）

上锉散。煎同上。

小草汤

治虚劳忧思过度，遗精白浊，虚烦不安。

小草 黄芪（去芦） 当归（去芦，酒浸） 麦门冬（去心） 石斛（去根。各一两） 酸枣仁 人参 甘草（炙。各半两）

上锉散。每服三钱，水一盏半，生姜五片煎，不以时服。

地仙散

治伤寒后、伏暑后烦热不安，及烦热虚劳。

地骨皮[1]（去木，二两） 防风（去芦，一两） 甘草（炙，半两）

上锉散。煎同上。

清心莲子饮

治心中蕴积，虚热烦躁。（方见消渴类）

自 汗

风 证

桂枝汤

治伤风、脉浮、自汗、恶风。

桂枝（不见火） 白芍药（各一两） 甘草（炙，半两）

上锉散。每服四钱，生姜五片，大枣二个煎，不拘时服。发汗汗不止者，谓之漏风，宜加炮熟附子一两。

暑 证

五苓散 消暑丸 却暑散

治伤暑自汗。（方并见伤暑类）

湿 证

术附汤

治伤湿自汗。（方见伤湿类）

防己黄芪汤

治同上。（方见四气相感类）

体 虚

牡蛎散

治诸虚不足，及新病暴虚，津液不固，体常自汗，夜卧即甚，久而不止，羸瘠枯瘦，心忪，惊惕，短气，烦倦。

牡蛎（米泔浸，煅，取粉） 麻黄根 黄芪 知母（各一两）

上为末。每服用小麦百余粒，煎汤浓调服。一方，为散，每三钱，水三盏，薤白三寸，煎一盏半，分三服。

黄芪汤

治喜怒惊恐，房室虚劳，致阴阳偏虚，或发厥自汗，或盗汗不止，悉宜服之。黄芪（去芦，蜜水炙，一两半） 白茯苓（去皮） 熟地黄（酒蒸） 肉桂（不见火） 天门冬（去心） 麻黄根 龙骨（各一两[2]） 五味子 小麦 防风（去芦） 当归（去芦，酒浸） 甘草（炙。各半两）

上锉散。每服四钱，生姜五片煎，不

---

① 地骨皮：王氏本脱“皮”字。

② 一两：诸本同，王氏本作“二两”。

拘时候。发厥自汗加熟附子。发热自汗加石斛。未效，或多吃面食则安。

抚芎汤

治自汗头眩，痰逆恶心。

抚芎　白术（去油，略炒）　橘红（各二两）　甘草（炙，半两）

上锉散。每服四钱，生姜七片煎，温服。

建中汤

治表虚自汗。

官桂（三分）　芍药（一两半）　甘草（炙，半两）

上锉散。每服四钱。姜五片，枣二枚，食前服。本方加黄芪一两，名黄芪建中汤，治虚劳自汗。加当归一两，名当归建中汤，治妇人血虚自汗。其自汗漏不止者，加桂半两、熟附子半个，名桂枝附子汤。每服四钱，生姜七片，枣子二枚，空心，煎服。

防风散

治盗汗。

川芎（一分）　人参（半分）　防风（二分）

上为末。每服一钱，临卧，米饮调下。

白术散

治盗汗极验。

白术（不拘多少，锉成小块或稍大）

上用浮麦一升，水一斗，煮干，如白术尚硬，又加水一二升煮，取出切作片，焙干，去麦不用。研为末，别用浮麦汤，每服二三钱，不以时候。

茯苓汤

治虚汗、盗汗。

上用白茯苓为末，煎乌梅陈艾汤，调下二钱，服之神妙。

大建中汤

治虚热盗汗，百节酸疼，腰痛，肢体倦怠，日渐羸弱，口苦舌涩，心怔，短气。

绵黄芪（炙）　远志（灯心煮，去心）　当归（洗）　泽泻（各三两）　白芍药　龙骨　人参（各二两）　甘草（炙，一两）

上锉散。每服四钱，水二大盏，生姜五片煎，热服。气弱，加炮附子二两，腰痛筋急，加去粗皮官桂一两。

止汗温粉

上用川芎、白芷、藁本各一分，为末，入米三分，绵裹扑于身上。

止汗红粉

麻黄根　牡蛎（火煅，各一两）　赤石脂　龙骨（各半两）

上为末，以绢袋盛，如扑粉用之。

虚　脱

正元散

治下虚手冷自汗。（方见虚损类）

三建汤

治真气不足，上盛下虚，面赤自汗，小便频数。（方见痼冷类）

芪附汤　桂附汤

治气虚阳弱，虚汗不止，四体倦怠。（方见痼冷类）

虚　劳

麦煎散

治荣卫不调，夜多盗汗，四肢烦疼，饮食进退，肌瘦面黄。

秦艽　柴胡（去苗。各二两）　大鳖甲（二两，醋煮三五十沸，去裙襕，别用醋炙黄）　干漆（炒青烟尽）　人参　茯苓　干

葛　川乌（炮，去皮尖。各一两）　玄参①

上为末。每服二钱，小麦三七粒，煎汤一盏，去麦入药煎，食后服。如久患后亦宜服此。以退其劳倦，调理经络。

青蒿散

治虚劳，盗汗，骨蒸，咳嗽，胸满，皮毛干枯，四肢懈惰，骨节疼痛，心腹惊悸，咽燥唇焦，颊赤烦躁，涕唾腥臭，困倦少力，肌体潮热，饮食减少，日渐瘦弱。

天仙藤　鳖甲（醋炙）　香附子（炒，去毛）　桔梗（去芦）　柴胡（去苗）　秦艽　青蒿（以上各一两重）　乌药（半两）　甘草（炙，一两半）　川芎（二两半）

上锉散。每服②姜三片煎，不拘时候温服。小儿骨蒸劳热，肌瘦减食者，每一钱，水盏半，小麦三十粒煎服。

阴汗

大蒜丸

治阴汗湿痒。

上用大蒜不以多少，煨，剥去皮，烂研，同淡豆豉末搜丸如梧子大，朱砂为衣。每服三十丸，枣子、灯心煎汤送下。

青蛾丸

治同上。每服五十丸，酒服大效。（方见虚损类）

治阴汗湿痒方

炉甘石（一分）　真蚌粉（半分）

为粉，扑傅③。

治阴汗不止方

小安肾丸用干旧酱煎汤，入盐少许吞下。（方见虚损类）

洗方

蛇床子酒浸炒，白矾，陈酱，煎水淋洗。

宿食

香苏散

治宿食留饮，聚积中脘，噫臭腐气，心腹疼痛，或脏腑飧泄。每服四钱，生姜、葱白、乌梅煎。（方见伤寒和解类）

卢氏感应丸

建脾进食，消化宿滞，酒食饱后宜服。（方见诸积类）

缩砂香附汤

治心膜膨满，噫宿腐气，或时冷疼。（方见诸气类。）

谷神丸

消食，健脾益气，进美饮食。

人参　缩砂　香附子（炒去毛）　三棱（煨）　莪术（煨）　青皮　陈皮　神曲（炒）　麦芽（炒）　枳壳（炒，去穰。各等分。）

上为末，粳米糊丸，梧子大。每服三十丸，空腹，米饮吞下，盐汤亦可。

红丸子

磨化宿食，止腹痛。（方见痎疟类）

三棱煎丸

治膨满、消食积气块及伤食夹脐痛甚。（方见诸气类）

痨　瘵

总说

夫骨蒸、殗殜④、复连、尸疰、痨疰、虫疰、毒疰、热疰、冷疰、食疰、鬼

---

① “玄参”后，文渊本、上科本均无剂量，王氏本作“玄参三两”。

② 每服：原本缺剂量，《永类钤方》用量为“二钱”，可参。

③ 傅：通“敷”，涂。

④ 殗殜：病名，劳瘵。

疰，皆曰传尸者，以疰者注也，病自上注下，与前人相似，故曰疰。其变有二十二种，或三十六种，或九十九种。大略令人寒热，盗汗，梦与鬼交，遗泄白浊，发干而耸。或腹中有块，或脑后两边有小结核，连复数个，或聚或散，沉沉默默，咳嗽痰涎，或咯脓血如肺痿、肺痈状，或复下痢。羸瘦困乏，不自胜持，积月累年，以至于死。死后乃疰易傍人，乃至灭门是也。凡疾始觉精神不爽，气候不调，切须戒慎酒色，调节饮食，如或不然，妄信邪师，或言鬼祟，以致不起。慎之慎之。又云，男子传尸之病，心胸满闷，背膊疼痛，两目不明，四肢无力，虽欲寝卧，卧不得寐，脊膂急痛，膝胫痠疼，多卧少起，状如佯病。每至平旦，精神尚好，日午向后，四肢微热，面无颜色。喜见人过，常怀忿怒，才不如意，又便多嗔。行立脚弱，夜卧盗汗，梦与鬼交，或见先亡。或多惊悸，有时咳嗽，虽思饮食，不能多餐，死在须臾。精神尚好，或时微利，两胁虚胀，口燥鼻干，常多粘唾，有时唇赤，有时欲睡，渐成沉羸，犹若涸鱼，不觉死矣！

尸虫游食日辰及治法

大抵六虫一旬遍游，四穴转流，周而复始，具后六代法中。自立春一日后食起，三日一食，五日一醉，归于所归穴。大醉五日，故五日虫醉，可以下药及灸。其三日虫食，切不可妄有医治。虫在人身中，一虫可占十二穴，六虫在人身中，共游七十二穴。上旬十日，从心至头游四穴。中旬，从心至脐游四穴。下旬，从脐至足游四穴。上旬可先服药，后灸所游穴，其虫头向上，若下火灸，虫如紫蚕苗出在汗中，更服药取之，以虫尽为度。便服补药，永得安耳。中旬其虫所游穴中头向内，可服药取之。下旬虫在所游穴中头向下，亦服药取之，不灸也。恐虫觉悟，永难取。盖此虫性已通灵，务在精审，勿令有悟可也！

观尸虫色知病浅深法

凡明医者，先须知毒气与虫并行，攻人脏腑，遇阳日长雄虫，阴日生雌虫。缘先食脏腑脂膏，故其虫色白。次食血肉，血肉尽，故其虫黄赤。次食精髓，故其虫紫色。精髓尽，故其虫黑色。传入肾中，病人方死。须求医士晓达病源，先取其虫，视其色理，自知轻重。其虫如白色，可三十日服药补之。其虫如黄赤色，可六十日服药补之。其虫如紫黑色，此疾已极，可百二十日服药补之，十中可保一二，虽不能为一身除害，亦可为子孙除害矣。服药仍须一载之中刻意调摄，方可痊平，如此得命，可谓再生于世。又云，虫头赤者食患人肉，其病可治。头口白者食患人髓，其病难治，只得断后，不传子孙矣。

六代传病及诸虫形状

凡治病之道，要须药病相应，效同神圣，仍在泻实补虚，调治脏腑，方得痊愈。故三尸九虫，种种灵异，莫令知之，或似蜣螂，或似红丝马尾，或似虾蟆，或似刺猬，或似鼠形，或如烂面，或有足无头，或有头无足，或化精血，归于元阳之内，种种形类，实难辨之。浅学之流，难施方剂，误医甚多，枉死不少。或则取虫不补，或则浅学忘传，皆是徒费资财，终无去病之理，遂致夭折，岂不悲哉！

第一代谓初劳病。受其病而不测病源，酒食加餐，渐觉羸瘦，治疗蹉跎，乃至病重，医人不详其故，误用汤药，枉而致死。

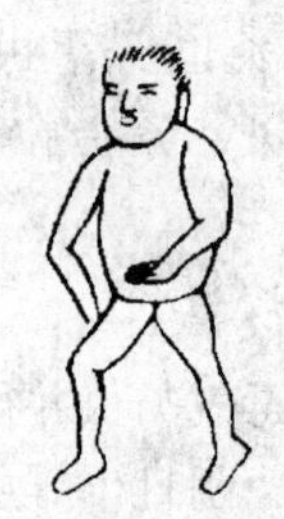
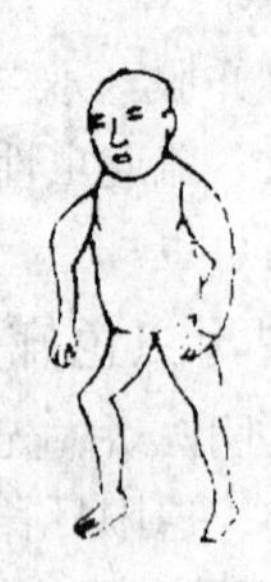

此虫在人身中如婴儿状，背上毛长二寸。

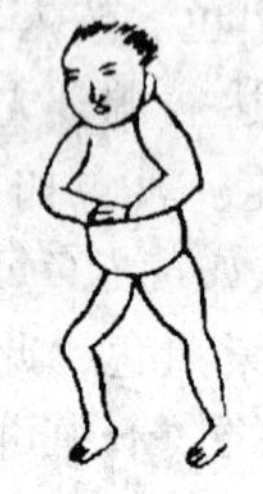
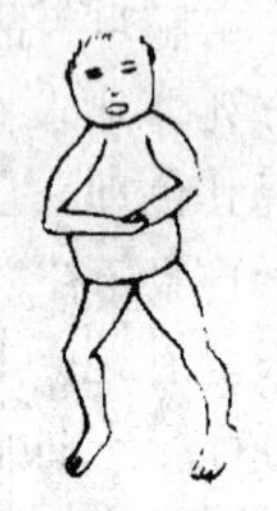

此虫变动，形如鬼，在脏腑中。

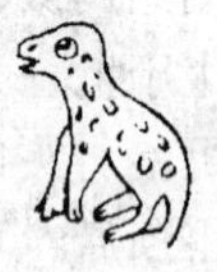
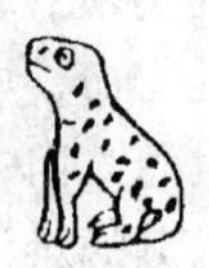

此虫形如虾蟆变动，在人脏腑中①。

上三虫在人身中，染着之后，或大或小，令人梦寐颠倒，魂魄飞扬，精神离散，饮食不减，形容渐羸，四肢酸痛，百节劳倦，增寒壮热，背膊拘急，脑与头痛，口苦舌干，面无颜色，鼻流清涕，虚汗常多，行步艰难，眼睛多痛。其虫遇丙丁日食起，醉归心俞穴中，四穴轮转，周而复②始，大醉可医矣。取虫出后，补心当差。

第二代为觉劳病。谓传受此疾，已觉得病。觉病者，患乃自知，夜梦不祥，与亡人为伴，醒后全无情思，似醉，神识不安，所嗜食味，辄成患害。或则发气动风，所加四体不和，心胸满闷，日渐羸瘦，骨节干枯，或呕酸水，或则醋心，唇焦口干，鼻塞脑痛，背膊酸疼，虚汗常出，腰膝刺痛。如此疾状，早须医治，失时致伤命。

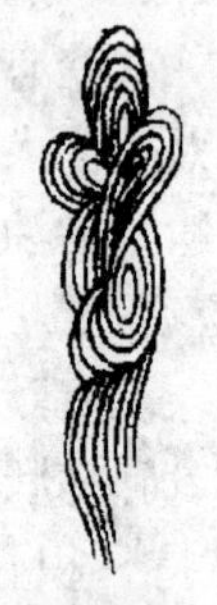
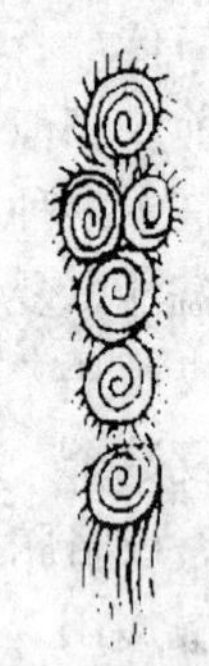

此虫如乱发，可长三寸，或似守宫。

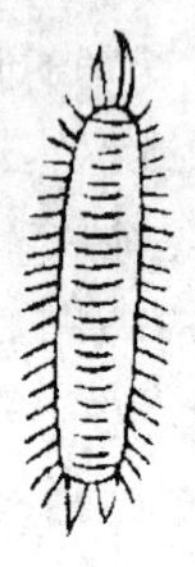
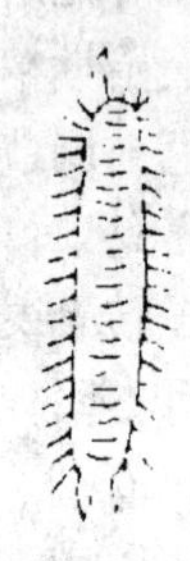

此虫形如蜈蚣，在人脏腑中③。

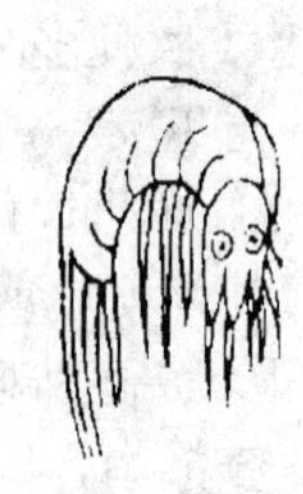
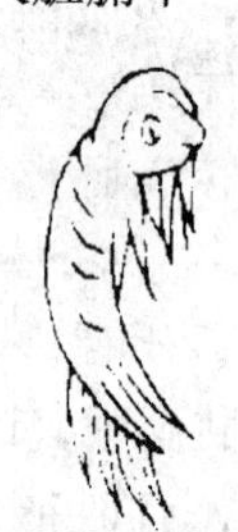

此虫形如虾，在人脏腑中。

上三虫在人身中，令人气喘，唇口干，咳嗽，增寒，心烦壅满，毛发焦落，气胀吞酸，津液渐衰。次多虚竭，鼻多清水，四肢将废，脸赤面黄，皮肤枯瘦，腰膝无力，背脊酸疼，吐血唾脓，语声不利，鼻塞脑痛，胸膈多痰，重者心闷吐血，强倒在地，不能自知。其虫遇庚辛日食起，归肺俞中，四穴轮转，周而复始，大醉可医矣。取虫后，补肺当瘥。

---

① 所用图取自文渊本及王氏本，下同。

② 复：王氏本作“得”，疑非。

③ 此下至“此虫形如鳖，在人脏腑”，文渊本缺，另有异文。

第三代为传尸痨病。传受病人，自得知之，日渐羸瘦，顿改容颜，日日忧惶，夜夜恐惧，不遇良医，就死不远。

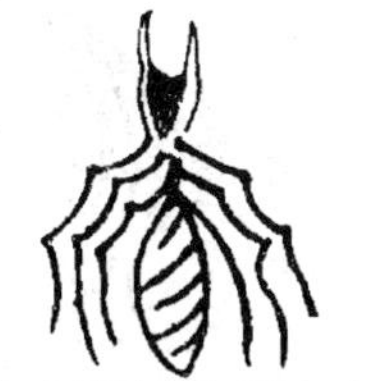
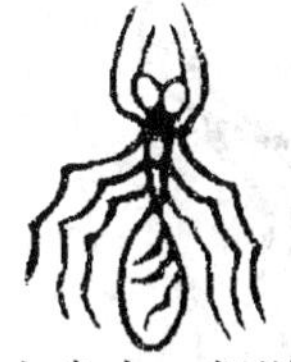

此虫形如蚊蚁，在人身中，俱游脏腑。

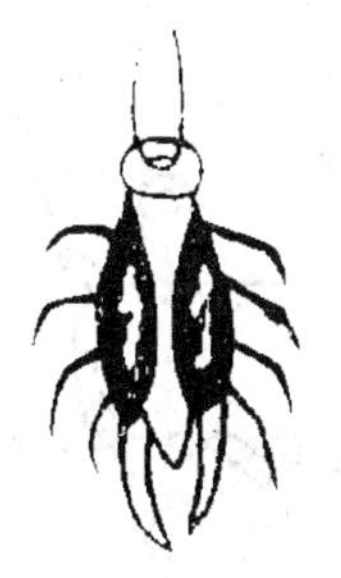
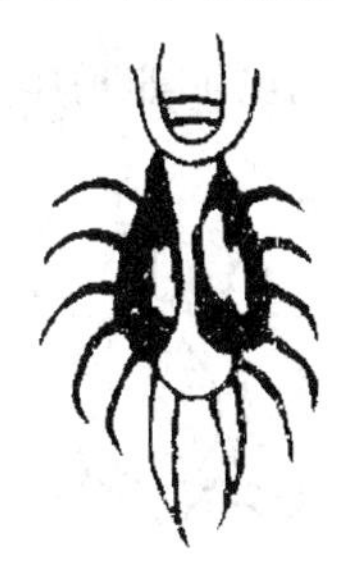

此虫形如蜣螂，在人身中，俱游脏腑。

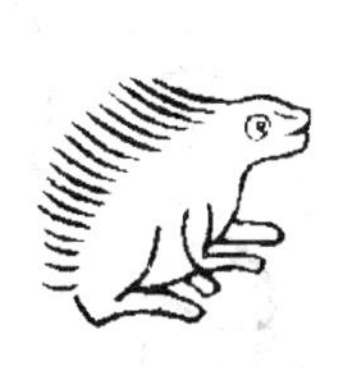
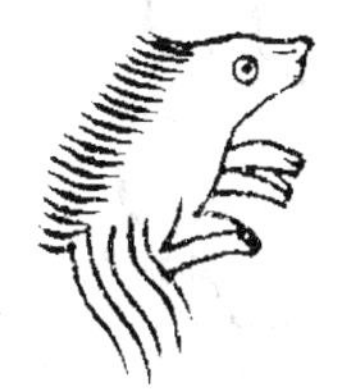

此虫形如刺猬，在人三焦。

上三虫在人身中，令人三焦多昏，日常思睡，呕吐苦汁，或吐清水粘涎，腹胀虚鸣，卧后多惊，口鼻生疮，唇黑面青，日渐消瘦，精神恍惚，魂梦飞扬，饮食不消，气咽声干，汗出如油，目昏多泪。其虫遇庚辛日食起，醉归厥阴穴中，四穴轮转，周而复始，大醉可医矣。取其虫出后，服补药当瘥。

论第四代病，并尸虫形状，游食日治法。

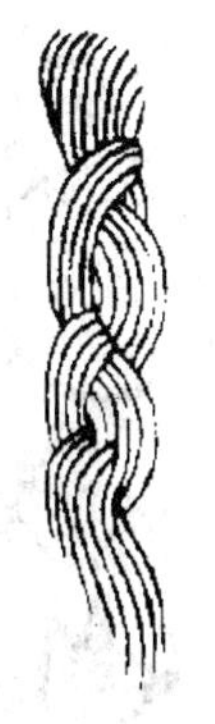
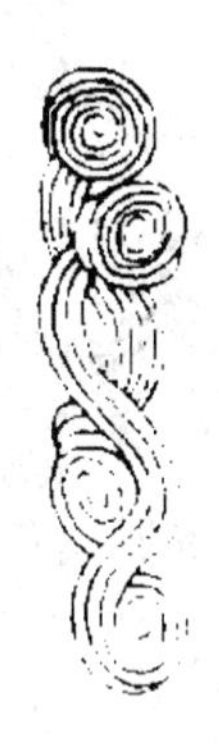

此虫形如乱丝，在人脏腑中。

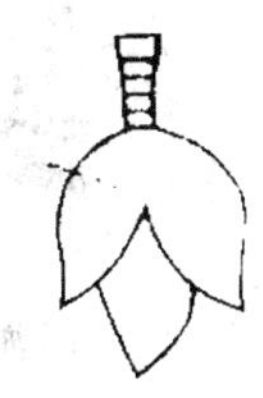
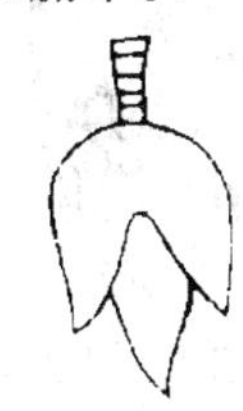

此虫形如猪肝，在人脏腑中。

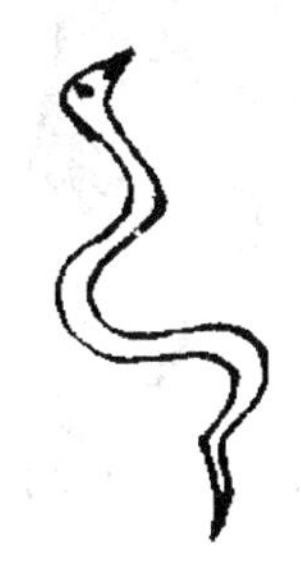
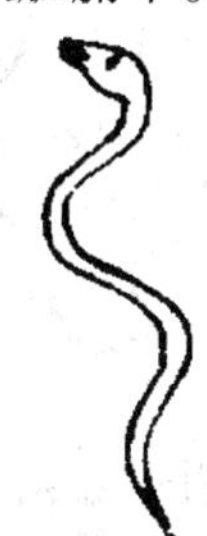

此虫形如蛇，在人腑腑中。

上三虫在人身中，令人脏腑虚鸣，呕逆，肠中痃癖气块，增寒壮热，肚大筋生，腰背疼痛，或虚或瘦，泻痢无时，行履困重，四肢憔悴，时气上喘，口苦皮干，饮食过多，要吃酸咸之物。其虫遇戊己日食起，醉归脾俞穴中，四穴轮转，周而复始。大醉可医矣。取虫出后，服补脾药当差。

论第五代病，并尸虫形状，游食日治法。

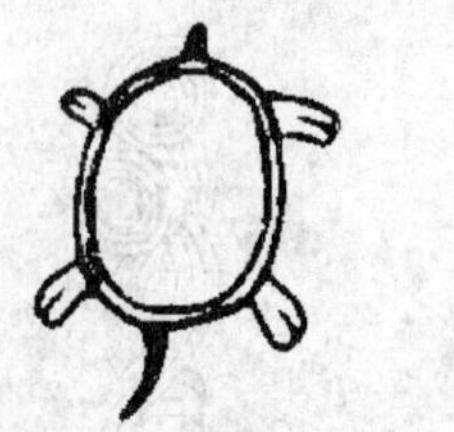

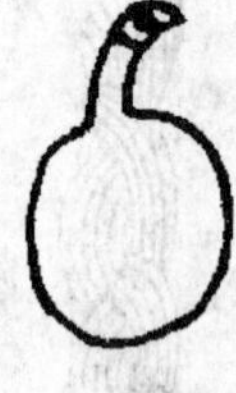

此虫形或有足无头，或有头无足。

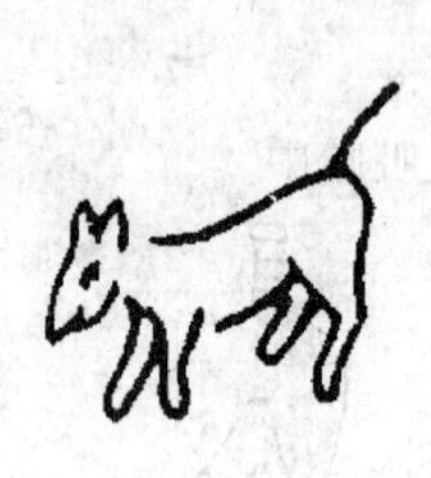

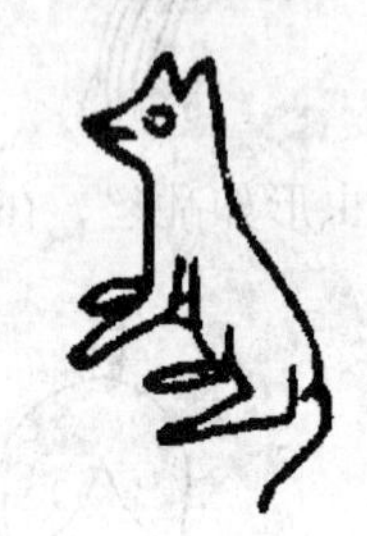

此虫形如鼠，在人身中，俱游脏腑。

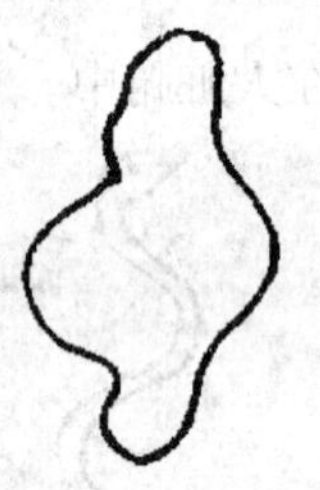

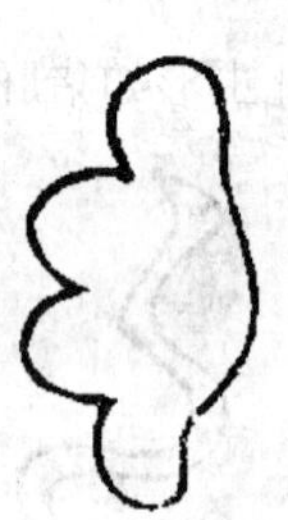

此虫形如精血变动，在人脏腑，或在阳宫。

上三虫在人身中，令人多怒气逆，筋骨拳挛，四肢解散，面黑面青，增寒壮热，腰背疼痛，起坐无力，头如斧斫，眼睛时痛，翳膜多泪，背膊刺痛，力备身羸，手足干枯，卧著床枕，不能起立，状似中风，四肢顽麻，腹内多痛，眼见黑花，忽然倒地，不省人事，梦寐不祥，觉后遍体虚汗。其虫遇甲乙日食起，醉归肝俞穴中，四穴轮转，周而复始。大醉可医矣。取虫出后，补肝当瘥。

论第六代病，并尸虫形状①，游食日治法。

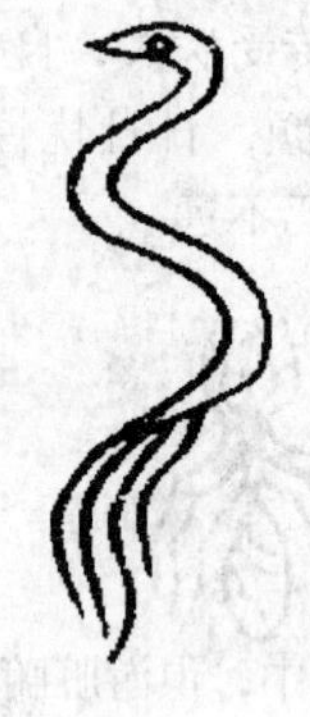

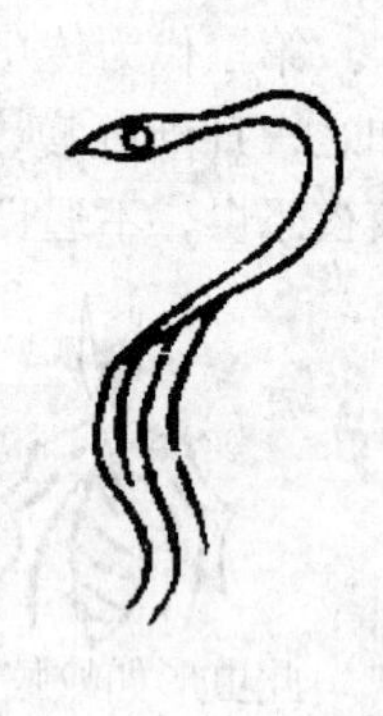

此虫形如马尾，有两条，一雌一雄。

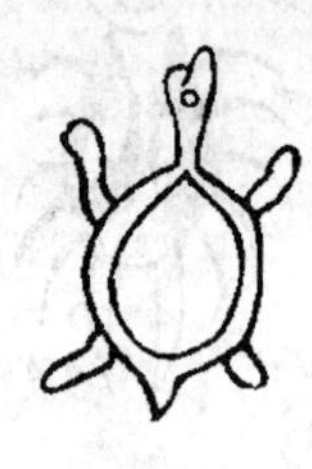

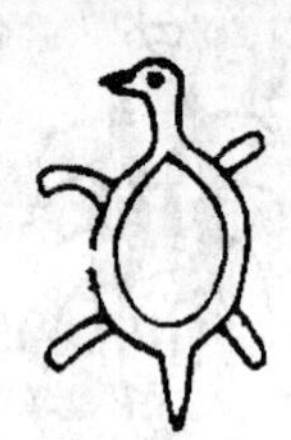

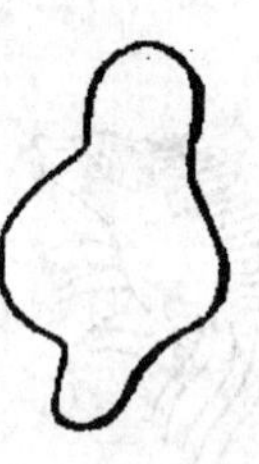

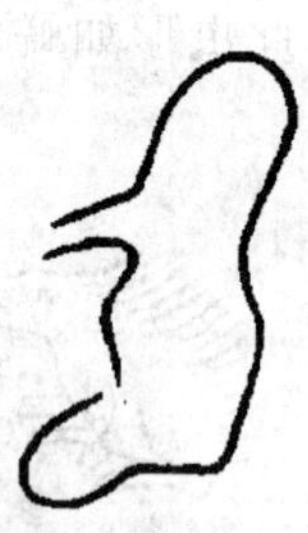

此虫形如鳖，在人脏腑。

此虫形如烂面，或长或短。

上三虫在人身中，居于肾脏，透连脊骨，令人思食，是物要餐，身体尪② 羸，腰膝无力，髓寒骨热，四肢枯干，眼见火生，或眼多黑暗，耳内虚鸣，阴汗燥痒，冷汗如油，梦与鬼交，小便赤黄，醒后昏沉，脐下结硬，或奔心胸，看物如艳，心腹闷乱，骨节疼痛。其虫遇丑亥日食起，醉归肾俞③ 穴，四穴轮转，周而复始，大醉可医矣。虫出后，补肾填精当瘥。

---

① 形状：原脱，据此上文例补。

② 尪：原作“汪”，音近之误，据文义及上科本改。

③ 俞：原作“脏”，据文义及上科本改。

取虫防护法

先令病人家用好纸糊一密室，不留些罅隙。寻一老成人过递，以安息香水洒了过递人之身，又以雄黄、雌黄，涂其鼻孔、耳、眼、唇上。安排铁钳一个，布巾一幅，用香油二斤以锅盛顿，微煎令沸，仍用高桶一个，以好石灰在桶内，生布巾盖桶口。却服取虫药，五更初一服，五更三点时一服。服药后，腹中疼痛如刀斧劈，不妨。至巳牌[①]必须下虫，或取下臭秽如胶漆，或吐泻脓血癥块，皆于灰桶中。其虫或从汗出，紫蚕苗状，或于耳鼻口中出，或小便中出，异般形状，不止一也。或青或黑，或黄红大者，急用铁钳取于油内煎，当日将油纸裹虫，入瓦罂内，石灰填实，埋弃于深山远僻处，免致再染人。患人衣服床席，并皆弃去。医人分付药后，亦须远避。

神效取虫

青桑枝饮

青桑枝　柳枝　石榴皮[②]　桃枝　梅枝（各七茎，并长四寸许）　鬼臼（五钱）　青蒿（一小握）　赤箭（五钱）

上用童子小便一升半，葱白七茎去头叶，煎及一半，去滓。别入安息香、阿魏各一分。再煎至一盏，去滓。调辰砂末半钱、槟榔末一分，麝香一字。分作二服调下。五更初一服，五更三点时一服。至巳时必取下虫。红者可救，青黑不治。见有所下，即进软粥饭，温暖将息，不可用性，及食生冷毒物。合时须择良日，不得令猫犬孝服秽恶妇人等见。一方，不用鬼臼、赤箭。

雄黄丸

雄黄（半两）　兔粪（二两）　天灵盖（一两，酥炙黄）　鳖甲　木香（各半两）　轻粉[③]

上为末。法酒一升，大黄半两，熬膏丸如弹子大，朱砂为衣。凡此疾，先烧安息香烟吸之，不嗽非传尸也，不可用此药。若烟入口咳不止，乃尸也，宜用[④]此药。五更初服，勿令人知，用童子小便同酒一盏，化一丸服之，如人行二十里正，吐出虫或如灯心，或如烂瓜李，或如虾蟆。未效，再服，以应为度。虫用红火烧之，又用油煎。

神授散

治诸传尸劳气，杀虫。

川椒（二斤，择去子并合口者，炒出汗）

上为末，每服二钱，空心米汤调下。须痹晕闷少顷。如不能禁，即以酒糊丸如梧子大，空心服三五十丸。昔人当与病劳妇人交，妇人死，遂得疾。遇一异人云，劳气已入脏，遂令急服二斤，其病当去。如其言服之，几尽，大便出一虫，状如蛇，遂安。续有人服之，获安济者，多矣！

虚　证

凝神饮子

治劳瘵增寒发热，口干咽燥，自汗烦郁，咳嗽声重，唾中血丝，瘦剧倦乏。

人参（去芦）　当归（去尾）　白芍药　白茯神（去木）　白茯苓　黄芪（去芦）　白术　半夏曲　五味子　熟地黄（洗酒，蒸）　甘草　莲肉（去心）　大麦门冬（去心）　桔梗（各等分）

---

① 巳牌：古代时辰名，相当于今9～11点。

② 皮：据此后注文“各七茎，并长四寸许”，当作“枝”。

③ 轻粉：原本脱剂量。

④ 用：王氏本作“有”，疑非。

上锉散。每服四钱，水一盏半，乌梅、红枣各一个煎服。如嗽，加阿胶。虚极胸满者，加木香湿纸裹煨，沉香亦可。不思食，加扁豆。

劫劳散

治心肾俱虚、劳嗽[1]，时复三四声，遇夜发热，热过即有盗汗，四肢倦怠，体瘦，恍惚异梦，嗽中有血，名曰肺痿。

白芍药（五两） 黄芪 甘草 人参 白茯苓 熟地黄（洗酒蒸） 当归（去尾） 五味子 半夏曲 阿胶（蚌粉炒，各二两）

上锉散。每服三钱，水一盏半，生姜三片，红枣二枚煎，与凝神饮相类。

黄芪饮子

治诸虚劳气[2]，四肢倦怠，骨节酸疼，潮热乏力，自汗怔忪，日渐黄瘦，胸膈痞塞，不思饮食，咳嗽痰多，甚则唾血。

黄芪（蜜炙，一两半） 当归（去芦，酒浸） 紫菀（洗去土） 石斛（去根） 地骨皮 人参 桑白皮（去赤） 附子（炮，去皮脐） 鹿茸（酒蒸） 款冬花（各一两） 半夏（汤泡七次） 甘草（炙。各半两）

上锉散。每服三钱，生姜七片，枣子一枚煎，不拘时服。此药温补荣卫，枯燥者不宜进此。唾血不止者，加阿胶、蒲黄各半两。

十全大补汤

治虚劳发热，加北柴胡、地骨皮煎。（方见虚损类）

养荣汤 黄芪益损汤

治同上。（方见虚损类）

热 证

生犀散

（方见虚损类[3]）

枳壳半夏汤

治嗽甚咽痛失音。（方见痰饮类）

温金散

治积劳，咳嗽，喘闷，咯痰中有血。

甘草 黄芩 桑白皮 防风（去叉。各一两） 茯神（半两） 麦门冬（一分，去心） 杏仁（去皮尖，米泔浸一宿，取出握干，略炒，一两）

上锉散。每服三钱，水一盏，入黄蜡一片如指头大同煎，食后，热服。

鳖甲地黄汤

治热劳，手足烦，心怔悸。妇人血室有干血，身体羸瘠，饮食不为肌肉。

柴胡（去芦） 当归（去芦，酒浸） 麦门冬（去心） 鳖甲（醋炙） 石斛（去根） 白术 熟地黄（酒浸，焙） 茯苓（去皮） 秦艽（去芦。各一两） 人参 肉桂（不见火） 甘草（炙。各半两）

上锉散。每服四钱，水一盏半，生姜五片，乌梅少许煎，不拘时服。此药专治热劳，其性差[4]寒，脾胃快者方可服饵。虚甚而多汗者，不宜服。

阿胶丸

治劳嗽并嗽血、唾血。

阿胶（蛤粉炒） 生地黄（洗） 卷柏叶 山药（锉炒） 大蓟根 五味子 鸡苏（各一两） 柏子仁（炒别研） 人参 防风（去芦） 麦门冬（去心。各半两）

上为末，炼蜜丸如弹子大。每服一丸，细嚼，浓煎小麦汤或麦门冬汤咽下。

地仙散

治骨蒸肌热，一切虚劳烦躁。生津

---

① 嗽：王氏本作“咳”。

② 气：诸本皆同。《济生方》作“损”，可参。

③ 方见虚损类：原脱，据文例核补。

④ 差：义相当于“颇”。

液。

地骨皮（二两）　防风（去芦，一两）　甘草（半两）　麦门冬（一两，去心）

上锉散。每服三钱，水一盏，生姜五片煎，不拘时候。

黄连饮

治骨节间热积渐黄瘦。

黄连（锉，一两）

上用童子小便一大升，浸经宿，微煮三四沸，去滓，食上分二服，如人行五里再服。

四美丸

凡骨蒸莫非是劳，脊骨尤属肾虚髓竭也。以《局方》黄芪鳖甲散、沉香鳖甲散、秦艽鳖甲散、青蒿鳖甲散，四散和合为末。以雄羊脊骨一具，斫碎炼汁，调和为丸，温酒吞下。治脊痛骨热，渐成蒸疾，一剂而效。其功全在脊骨膏，盖医者意也。

通　治

太上混元丹

河车者，天地之先，阴阳之祖，乾坤之橐籥[1]，铅汞之匡廓，胚腪[2]将兆，九九数足，我则载而成之，故谓之河车。历验篇中，名曰混沌皮。盖亦生天地阴阳之始，为七十二丹之首，高士垂慈，始开端绪。太上云：若欲长生，当修所生，实资于此。所以成功灵应，非金石、草木、夜露、晓霜之所比伦。修真之士，服之不辍，诚足以返本还元。补益之道，真[3]得其真。

紫河车（一具，用初生男子者良。带子全者，以东流水洗断血脉，入麝香二钱在内，以线缝定，用生绢裹，悬胎于砂瓶内，入好酒五升，慢火熬成膏子）　沉香　朱砂（各一两）　人参　苁蓉（酒浸）　乳香（各二两）　白茯苓（去皮）　安息香（去沙，酒熬。各二两）

上为末，入河车膏子和药末，杵千百下，丸如梧子大。每服七十丸，空心，温酒送下，沉香汤尤佳！详此丹以紫河车为主，但佐使之药太轻，无病之人久服，可以轻身延年，补损扶虚。乃若病重之人服之，却宜增添之法也。一方，有天灵盖一片，酥炙黄。

治男子真阳[4]耗竭，腰背疼痛，自汗怔忡，痰多咳喘，梦遗白浊，潮热心烦，脚膝无力，宜于内加：

鹿茸（火燎去毛，酥炙）　川巴戟（去心）　钟乳粉　阳起石（酒蒸，半日）　附子（炮裂，盐水浸）　黄芪　桑寄生　生鹿角，龙骨　紫菀　五味子（各一两）

上依法修制，和前药末，用膏子为丸。

治妇人血海虚损，荣卫不足，多致潮热心烦，口干喜冷，腹胁刺痛，腰腿疼，痰多咳嗽，惊惕怔忡，经候不调，或闭断不通，宜于内加：

当归（去尾）　石斛（去根）　柏子仁　紫石英（煅，醋淬七次）　鹿茸（去毛，酥炙）　鳖甲（醋炙。各一两）　卷柏叶（一两，去土）　川牛膝（酒浸，一两半，去苗）

上依法修制，和前药末膏子丸，虚寒者，加炮附子二两。咳嗽者，加紫菀茸二

---

① 橐籥（tuó yuè）：本指风箱。此指太虚元气。吴澄说：“冶铸所以吹风炽火之气也，为函以周置于外者，橐也；为辖以鼓扇于内者，籥也。天地间犹橐籥也，橐象太虚，包含周遍之体；籥象元气，氤氲流行之用。”

② 胚腪（pēi yùn）：胚胎。胚，生长一个月的胚胎；腪，生长两个月的胚胎。

③ 真：上科本作“乃”，可参。

④ 阳：王氏本作“阴”，误。

两。

治热劳，尤加：

河车（依前法修制） 鳖甲（醋炙，半两） 桔梗 白芍药 大黄（煨） 甘草 苦参 贝母 知母 秋石 豉心 草龙胆 黄药子 莪术（煨） 犀角（镑）[①] 硝石（各半两）

上为末，以前膏子丸。汤使如前。

苏合香丸

治传尸、骨蒸、殗殜、肺痿、疰忤、鬼气心痛、霍乱、时气、瘴疟等。（方见中气类）

青蒿散

治男子、妇人骨蒸劳，增寒壮热。

青蒿（春夏用叶，秋冬用子。用子不用叶，用根不用茎，四者相用而反以为痼疾。必用童子小便浸过，使有功无毒，一握） 大鳖甲（炙黄，醋淬五七次，去腥） 白术（湿纸裹煨熟） 地骨皮 白茯苓 粉草（炙） 拣参（去头） 瓜蒌根 北柴胡（去芦） 桑白皮（蜜炙。各半两）

上为散。每服三钱，水一盏半煎，温服，不拘时候。

加减黄芪建中汤

治男子妇人，五劳骨蒸者，世用神效。

白术 白茯苓 桔梗（各三钱） 人参（三钱半） 秦艽 北柴胡（去芦） 防风 白芍药 甘草 当归（去尾） 泽泻 生干地黄 熟地黄 地骨皮 肉豆蔻（煨） 槟榔 缩砂仁（各五钱） 猪苓（四钱） 黄芪（一两）

上为散。每服三钱，水一盏半煎，温服不拘时候。老人更加黄芪一两。或为末，蜜汤调服。临期斟酌。

清骨散

治男子、妇人、童男、童女初觉劳瘵，五心烦热，去骨热如神。

北柴胡 生地黄（各二两） 熟地黄 人参（去芦） 防风（去芦） 秦艽 赤茯苓（各一两） 胡黄连（半两） 薄荷叶（七钱半）

上锉散。每服三钱，水一盏半煎，温服。先服荆蓬煎丸一服，微泄脏腑后服此。（方见痰饮类）

团鱼散

治骨蒸潮[②]，咳嗽累效。

贝母 前胡 知母 杏仁 北柴胡（各等分） 团鱼（三个）

上用药同团鱼者，鱼熟提起，去头取肉，连汁食之。却将前药焙干为末，就用团鱼裙甲及骨，更煮汁一盏，和药为丸如梧子大。每服二十丸，煎黄芪汤空心下。病安，仍服黄芪益损汤补理。（方见虚损类。）

蛤蚧丸

治积劳，咳嗽日久不差，自汗，口中无味。

蛤蚧（一对，酥炙） 款冬花 皂角（不蛀者，酥炙，去皮子弦，二片） 木香（不见火） 熟地黄（酒蒸，焙） 杏仁（去皮尖，童子小便浸一昼夜，控干，蜜炙） 五味子（各一两）

上为末，炼蜜丸梧桐子大。每服十五二十丸，生姜汤送下，食后临睡服。

灸法

癸亥夜二更，六神皆聚之时，解去上体衣服，于腰上两傍微陷处，谓之腰眼，直身平立，用笔点定，然后上床合面而卧，每灼小艾炷七壮。虫或吐出或泻下，即安。

---

① 此处上科本有“真赤石脂（酒浸一宿）”，可参。

② 潮：据文义，此下疑脱“热”字。

又法

四花穴灸，见《苏沈良方》及《资生经》，效。

又法

膏肓、肺俞穴，每穴各灸九壮。仍依前虫醉日，各腧穴多灸为妙。灸后百日，忌煎煿[1]、生冷、热物、毒食，仍戒房事，避风寒，减喜怒，安心静处，将息若一月。尤觉未差，于初穴上再灸。

阴　㿗[2]

茱萸内消丸

治阴㿗偏大，上攻脐腹疞痛，肤囊肿胀，或生疮疡，时出黄水，腰腿沉重，足胫肿满，行步艰辛。服之内消，不动脏腑。

川楝（三两，锉，炒）　大腹皮　五味子　海藻（洗）　延胡索（各二两半）　茴香（炒）　桂心　川乌（炮，去皮脐）　吴茱萸　食茱萸　桃仁（麸炒，别研。各一两）　木香（一两半）　桔梗　青皮　山茱萸（各二两）

上为末，酒糊丸梧子大，每服三十丸，温酒送下，木香流气饮兼服效。

大戟丸

治阴㿗肿胀，或小肠气痛。

大戟（去皮，锉，炒黄，半两重）　胡芦巴（四两，炒）　木香　附子（炮，去皮脐）　舶上茴香　诃子（煨，去核）　槟榔（各一两）　川楝（五两，后入）　麝香（半钱，别研）

上八味为末，外留川楝，以好酒二升，葱白七茎长三寸，煮软去皮核，取肉和末药，丸如梧子大。五七丸至十丸，空心，温酒下，姜汤亦可。潮发疼痛，炒姜、热酒下十五丸。

炼阴丹

治阴器下坠，肿胀，卵核偏大，坚如石，痛不可忍。

延胡索（微炒，去壳）　海藻（洗）　昆布（洗）　青皮（去穰）　茴香（炒）　川楝（去核）　马蔺花（各一两）　木香（半两）　大戟（酒浸三宿，切片，焙干，一分）

上为末，别将硇砂、阿魏、安息香各一分，用酒、醋各一升，淘去沙石，熬成膏，入麝香一钱，没药一分，入前药和丸如绿豆大。用绵灰酒下十丸至十五丸，空心服。

兼金丸

治热入膀胱，脐腹上下兼胁肋疼痛，便燥，欲饮水，按之痛者。

大黄（湿纸裹煨，八钱）　硝石　桂心　甘草（炙。各四两[3]）　桃仁（四十个，去皮尖）

上为末，炼蜜丸如梧子大。每服五七丸至十丸，米饮下。妇人血闭疼痛，亦宜服之。

应痛丸

治败精恶物不去，结在阴囊成疝，疼痛不可忍，久服去病。

阿魏（二两，醋和，用荞麦面作饼，厚三指，裹阿魏，慢火煨熟）　槟榔（大者二个，刮作瓮子，满盛滴乳香。将刮下末用荞麦面拌作饼子，慢火煨熟）

上同研为末，入硇砂末一钱，赤芍药末一两，同为面糊搜和丸，梧子大。每服十丸至二十丸，食前，温酒、盐汤下。

三白散

治膀胱蕴热，风湿相乘，阴㿗肿胀，大小便不利。

白牵牛（略炒，二两）　白术　桑白

---

① 煿：王氏本作“爆”，疑非。

② 㿗（tuí 颓）：阴病，阴器连少腹急痛。

③ 炙各四两：原本脱，据《三因方》补。

皮　陈皮　木通（各半两）

上为末。每服[①]空心姜汤调下。初进一服，未觉，再进。此药不损脏气，只导利留滞。疝方大率多用热药，此方惟壅热证宜服之。

金铃子散

治膀胱疝气，闭塞下元，大小便不通，疼痛不可忍者，服之神效。分心气饮吞青木香丸亦效。（方见诸疝诸气类[②]）

金铃子（四十九个，去核，锉如豆大，不得碎细。用巴豆四十九个，去皮，亦不得碎细。同炒，以金铃子深黄色为度，去巴豆不用）　茴香（一两，炒）

上不用巴豆，将二味为末，每服二钱，食前温酒调下。

金铃丸

治膀胱肿硬，牵引疼痛，及小肠气阴囊肿，毛间水出，并能治之。

金铃子肉（五两）　茴香（炒）　马蔺花（炒）　海蛤　菟丝子　破故纸　海带（各三两）　木香　丁香（各一两）

上为末，糊丸如梧子大。每服二三十丸，空心食前，温酒、盐汤任下。

牵牛丸

治膀胱有热，服暖药功成，壅滞作痛。

黑牵牛（三钱）　大黄（二钱）　白矾（二钱）

上用巴豆去皮三十粒，先入铫炒焦干，去巴豆，入众药炒香为末，煨大蒜研细为丸。茴香汤送下。

荔核散

治肾大如斗，不过二剂除根。

舶上茴香　青皮（全者）　荔枝核

上等分，锉散炒，出火毒，为末。酒下二钱，日三服。

橘核丸

治四秽癞病。

橘核（炒）　海藻　昆布　海带　川楝肉（各一两）　桃仁（去皮尖，炒一两）　厚朴（姜炙）　木通　枳实（炒）　延胡索（炒）　桂心　木香（各半两）

上为末，酒糊丸如梧子大。每服六十丸，空心，盐汤、酒任下。虚寒者，加川乌一两。肾肿久不消，加硇砂二钱，醋煮旋入。有热气滞者，加黑牵牛、大黄各半两。

牡丹散

治小儿卵肿偏坠。

防风　牡丹皮

上等分，为末，每服二钱，温酒调服，盐汤亦可。

竹皮汤

治交接劳后，阴囊肿胀，痛入腹中。

上刮竹青皮一升，以水三升，煮一半，去滓，分三服，立愈。

灸法

关元穴在脐下三寸，灸三七壮。大敦穴在足大指甲后三毛上，灸七壮。

脚　气

阳经表散

二香散

治男子妇人初患脚气，其病寒热或头痛，忽然脚弱，有筋一条自脚胫骨至臀及腰面起作痛。皆因风寒暑湿之气相感而成，先须解散。每四钱加槟榔一个切片，木瓜二片，生姜三片，葱白二根，水二盏煎，热服，不拘时候。大便秘，加大黄，每服半钱。（方见伤寒和解类）

---

① 服：此下《三因方》有“二钱”，可参。

② 诸疝诸气：王氏本作“诸疝气”。

神秘左经汤

治风寒暑湿，流注足三阳经，手足拘挛疼痛，行步艰难，增寒发热，自汗恶风，头眩腰重，关节掣[①]痛。或卒中昏塞，大小便秘涩。或腹痛，呕吐，下利，恶闻食气，两腿顽麻，缓纵不随，热闷，惊悸，心烦，气上，脐下冷痹，喘满，肩息。

麻黄（去节）　干葛　细辛（去芦）　厚朴（姜制）　茯苓（去皮）　防己　枳壳（麸炒，去穰）　肉桂（去粗皮）　羌活　防风（去叉）　柴胡（去芦）　黄芩　小草　白姜（炮）　半夏（汤洗）　甘草　麦门冬（去心。各等分）

上锉散。每服[②]姜三片，枣一枚煎，空心服。自汗，加牡蛎、白术，去麻黄。肿满，加泽泻、木通。热甚无汗，减桂，加橘皮、前胡、升麻。腹痛吐利，去黄芩，加芍药及炮附子。大便秘，加大黄、竹沥。喘满，加杏仁、桑白皮、紫苏。所加并等分。凡有此病，详认症状，逐一加减，无不愈者。常服，下气、消痰、散风湿、退肿满。诸师固秘此方，虽父子兄弟不传，学者敬之！

加味败毒散

治三阳经脚气流注，脚踝上焮热赤肿，寒热如疟，自汗，恶风，或无汗恶寒。

羌活　独活　前胡（去芦）　柴胡（去芦）　枳壳（麸炒，去穰）　桔梗（去芦）　甘草　人参　茯苓（去皮）　川芎　大黄（蒸）　苍术（米泔浸）

上等分。锉散。每服[③]姜三片，薄荷三皮煎，热服，不过二服愈。皮肤瘙痒赤疹，加蝉蜕煎。

阴经表散

苏积散

以香苏散、五积散合和。治证与阳经同，汤使并同。未效，加金铃子、木香。（见伤寒阴证和解类。）

加味独活寄生汤

治肾经虚弱，坐卧当风着湿所得，腰痛。若不速治，流入腿膝，乃为偏枯冷痹，缓弱疼重。

或腰挛痛，脚重痹，正宜服之。

独活（三两）　桑寄生（无真者续断[④]代）　杜仲（制炒去丝）　细辛（去苗）　牛膝（去苗，酒浸）　秦艽（去心[⑤]）　茯苓（去皮）　白芍药　桂心（不见火）　芎䓖　防风（去芦）　甘草（炙）　人参　熟地黄（洗蒸）　当归（去芦。各二两）

上锉散。每服四大钱，水二盏煎，空心服。气虚下利，除地黄。并治新产腹痛，不得转动。及腰脚挛痹弱，不得屈伸。此方最除风消血。一方，有附子一个，无寄生、人参、甘草、当归。近人将治疬节风，并脚气流注甚妙。为丸，加乳香、没药，酒服效。

四蒸木瓜丸

治肝、肾、脾三经气虚，为风寒暑湿搏着，流注经络，竭日旷岁，治疗不痊。凡遇六化更变，七情不宁，必至发动。或肿满，或顽痹，增寒壮热，呕吐，自汗。

威灵仙（苦葶苈同入）　黄芪（续断同

---

① 掣：王氏本作“制”，形近之误。

② 服：此下《三因方》有“四大钱”三字，可参。

③ 服：此下《三因方》有“四大钱”三字，可参。

④ 续断：王氏本讹作“绩断”。

⑤ 心：《济生方》作“土”，可参。

入）　苍术（橘皮同入）　乌药（去木，与黄松节同入）

上各半两，以大木瓜四个，切盖去穰，入前件药，仍用盖簪定，酒洒蒸熟，三蒸三晒，取药出①，焙干为末。研木瓜为膏搜和，捣千杵，丸如梧子大。每服五十丸，空心温酒、盐汤任下。世传木瓜丸最多，惟此方有效，当敬之。黄松节，即茯苓中木。

川膝煎

治肝肾虚，为风寒湿毒所中，流注腿膝，历节疼痛，如锥刀锻刺，不可名状。

大乌头（十个，端正者，捶破，以纸袋盛，用乌豆一斗，籍覆蒸一日，取出，去豆不用，去皮尖，日干）　川牛膝（二两，去芦，怀干）

上二味，并不得见铜铁气，缘肝气恶之。木臼捣碎牛膝，同入石磨中磨为末，酒糊丸如梧子大。每服四十丸，用无灰酒一瓶，中样木瓜一个，切作片子，入瓦瓶中，浸木瓜烂为度。用此酒下，不以时服。

十全丹

治脚气上攻，心肾相击，足心隐痛，小腹不仁，烦渴，小便或秘或利，关节挛痹疼痛。神效不可具述。

苁蓉（酒浸）　石斛（酒浸）　狗脊（火去毛）　革薢　茯苓　牛膝（酒浸）　地仙子　远志（去心。炒② 各一两）　熟地黄（三两，酒炒）　杜仲（去皮，锉，炒，三两）

上为末，炼蜜丸如梧子大，每服五十丸，温酒、盐汤任下。

八味丸

治少阴肾经脚气入腹，小腹不仁，上气，喘急，呕吐，自汗，此证最急，以肾乘心，水克火，死不旋踵③。

牡丹皮　泽泻　茯苓（各三两）　附子（炮，去皮脐）　桂心（各二两）　山茱萸　山药（各四两）　熟地黄（八两）

上末，炼蜜丸如梧子大。每服五十丸，食前，温酒、米汤任下。

神应养真丹

治厥阴肝经，为四气进袭肝脏，左瘫右痪，涎潮昏塞，半身不遂，手足顽麻，语言謇涩，头旋目眩，牙关紧急，气喘，自汗，心神恍惚，肢体缓弱，上攻头目，下注脚膝，荣气凝滞，遍身疼痛。兼治妇人产后中风，角弓反张。坠车落马，打扑伤损，瘀血在内。

当归（酒浸）　天麻　川芎　羌活　白芍药　熟地黄（各等分。一法，无羌活，入木瓜、炒阿胶等分）

上为末，炼蜜丸如鸡子黄大。每服一丸，木瓜、菟丝子浸酒下。脚痹，薏苡仁浸酒下。中风，温酒、米汤下。

乳香宣经丸

治体虚，为风湿寒暑袭，四气相搏，半身不遂，手足顽麻，骨节烦疼，足胫浮肿，恶寒发热，渐成脚气。肝肾不足，四肢挛急，遍身攻注。或闪肭④ 打扑，内伤筋骨。及风邪内搏，男子疝气，妇人经脉不调。活血止痛，补虚，壮筋骨。

威灵仙（去芦，洗）　乌药（去木）　茴香（炒）　川楝子（锉，炒）　橘皮　牵牛子　革薢　防风（各二两）　五灵脂　乳香（各半两）　草乌（黑豆一合同煮，竹刀切，看透黑为度，去皮焙，半两）

上为末，酒糊丸如梧子大。每服五十丸，盐酒或盐汤下。妇人食前醋汤送下。

---

① 取药出：王氏本作“取出”，夺“药字”。

② 去心，炒：王氏本作“去心”，夺“炒”字。

③ 不旋踵：立刻，马上。

④ 肭（nǜ）：折伤。

通　治

紫苏子汤

治脚弱，上气，阴阳交错，清浊不分，上重下虚，中满喘急，呕吐，自汗，无复纪律。

苏子（炒）　半夏（洗）　前胡　厚朴（去皮，姜汁制）　甘草（炙）　当归（各二两）　桂心（不见火）　桔梗（各三钱）

上锉散。每服[①]姜七片，枣二枚煎，食后服。虚甚者，加炮附子一两，黄芪二两。

茱萸丸

治脚气入腹，胀腹不仁，喘闷欲死。

吴茱萸（洗）　木瓜（去穰，切，作干片）

上等分。为末，酒糊丸如梧子大。每服五十丸至百丸，酒或米汤任下。或以木瓜蒸烂，研膏为丸，尤妙。

蝎乌散

治经年腰脚虚弱，筋骨疼痛，难于屈伸。

全蝎（半两）　天麻（三钱）　苍术（一两，去粗皮，炒令黄色）　草乌（二钱，生用）　黑附子（二钱，炮，去皮脐称）

上为末。每服一大钱匕，用黑豆炒热，淋酒调热服。药气所致，麻痹少时，其病随安。如骨髓中痛，用胡桃去皮研烂，入酒调服。凡中风亦可服。此疾经年，累取不效，服之如神，非寻常脚气药比。

应痛丸

治寒暑风损、手脚疼痛。（方见正骨科止痛类）

二仙散

治脚[②]下注者，因久坐久立阴湿之地，当风醉脱靴鞋，皆成脚气。若暑月久立，湿热郁蒸，荣滞不和发热。冬月寒气冷麻，或发疼痛，闷乱，晴阴皆发。富贵之家，亦有此疾。

蓬术（一两半，煨）　延胡索（一两）　蛤粉（三两）　陈皮（一两）

上为末，每服二钱，炒黑豆五十粒，以汤一盏，生姜三片，煎至五分，去滓，调服，用之经验。

卷柏散

治远年脚气难治，此方特效。体虚人减半服。

卷柏（随用，先以盐水煮半日，次用冷水煮半日，焙干。东向者佳）　黑牵牛（头[③]末）　甘遂　槟榔

上各为末，不得相杂，每服每件各一钱，惟槟榔末二钱。五更初，浓煎葱白汤下，至辰巳时取下恶物如鱼冻。随吃淡粥，病安更宜服后药。

大腹皮散

治诸证脚气肿病，小便不利[④]。

大腹皮（三两）　干宣木瓜（去穰，二两半）　紫苏子（微炒）　槟榔　荆芥穗　乌药　橘红　苏叶（各一两）　萝卜子（炒，半两）　沉香（不见火三钱）　桑白皮（炙）　枳壳（去穰，麸炒。各一两半）

上锉散。每服三钱，姜五片煎，不以时温服。

秘方换腿丸

治肾经虚弱，下注腰膝，或当风取凉，冷气所乘，沉重少力，移步迟缓，筋

---

① 每服：此下《三因方》有“四钱”二字，可参。

② 脚：据文义，此下疑脱“气”字。

③ 头：文渊本作“研”，可参。

④ 大腹皮散……小便不利：此句原本脱，诸本皆同。据目录及《济生方》补。

脉挛痛，不能屈伸，脚心隐痛，有妨履地。大治干湿脚气，赤肿痛楚，发作无时，呻吟难忍，气满喘促，举动艰难，面色黧黑，传送秘涩，并皆治之。

薏苡仁　石楠叶（各一两）　干木瓜（四两）　肉桂　天麻（去苗）　当归（去芦）　附子（炮，去皮脐）　羌活（各一两）　槟榔（半两）　防风（去叉）　天南星（汤洗，姜汁炒）　石斛（去根）　萆薢（炙）　川牛膝（酒浸，焙）　黄芪　续断（各一两）　苍术（米泔浸，焙，一两半）

上为末，面糊丸梧桐子大。每服三十丸至五十丸，空心，温酒或木瓜汤吞下，日二三服。常服，舒筋轻足，永无脚气之患。昔人有此疾，服之一月，脚力顿愈，委[①] 有换腿之功。

石楠丸

治风毒，脚弱少力，脚重疼痹，脚肿生疮，脚下隐痛，不能踏地，脚膝筋挛，不能屈伸，项背腰脊拘急不快。风毒上攻，头面浮肿，或生细疮，出黄赤汗。或手臂少力。或口舌生疮，牙龂[②] 宣烂，齿摇发落。耳中蝉声，头眩气促，心腹胀闷，小便时涩，大便或难。

赤芍药（二两）　五加皮（三两）　萆薢（四两）　当归（去芦）　麻黄（去根节）　陈皮　赤小豆（各二两）　独活（去芦，四两）　薏苡仁　杏仁（去皮尖及双仁者，麸炒赤）　牵牛子（炒）　石楠叶（各二两）　木瓜（四两）　大腹皮　川芎　杜仲（锉，炒。各二两）　牛膝（去苗，三两）

上为末，以酒浸蒸饼丸梧桐子大。每服十丸至十五、二十丸，木瓜汤下，早起、日中、临卧各一服。偏风肿满，服之亦效。

槟榔汤

治脚气，顺气防壅。

槟榔　香附子（去毛）　陈皮（去白）　紫苏叶　木瓜　五加皮　粉草（各一两）

上锉散。每服四钱，生姜五片，煎八分，温服。妇人脚气，多由血虚，加当归半两。室女脚气，多因血实，加赤芍药一两半。大便秘结，虚弱者加枳实，盛者加大黄。一方，治脚气冲心，大便秘，宜服三和散加土乌药，春夏常服妙。

木瓜茱萸汤

治脚气入腹，困闷欲死，腹胀喘急。

木瓜干（大片者）　槟榔（各二两）　吴茱萸（拣净，一两，汤洗七次，炒）

上锉散。每服四钱，水一盏半煎服。食用前用木瓜大者二枚，吴茱萸五两汤洗七次，二味并用，水四碗，煎至一碗，分作二服，如人行十里久，再进一服，或汗，或吐，或泻即差，不拘时服。

三将军丸

治脚气入腹冲心，大便不通。

吴茱萸（去枝梗，汤泡）　宣木瓜（去穰）　川大黄（各等分。大黄或随其病加减）

上为末，米糊丸如绿豆大。每服五十丸，粳米、枳壳汤下。未应，加丸数再服，以通为度。

杉木节汤

治脚气入腹冲心，或心胁[③] 有块，毒胜痰逆，痞满喘急，汗流，搐搦昏闷，上视咬齿，甚至垂绝不知人，宜此药以救急。

杉木节（一大升）　橘叶（一升无叶用皮）　大腹子（七个，连皮锉碎）

上以童子小便三升，煎取一升半，分

---

① 委：确实。

② 龂（yín）：同“龈”，牙根肉。此处文渊本作“齿”，王氏本作“断”，误。

③ 胁：王氏本作“血”，非。

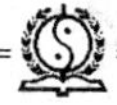

二服。若一服得快利，停后服。

木瓜牛膝丸

治寒湿脚气，冷湿下注，脚弱无力。及肾经虚弱，腰膝沉重，腿脚肿急，筋脉拘挛，或时疼痛，步履艰难，二便不利，日见倦乏。

木瓜　肉苁蓉（酒浸，炙）　石楠藤　当归（去尾）　乌药　熟地黄　杏仁（去皮尖）　川牛膝（去苗）　黑牵牛（炒）　陈皮（去白）　续断（去芦）　赤芍药（各等分）

上为末，酒糊丸梧桐子大。每服三十丸，空心，用木瓜煎汤吞下，盐汤亦可。未效，用羌活、木瓜浸酒，或加川牛膝，温暖一盏许吞下。

木通散

治脚气，服热药太过，小便不通，淋闭，脐下胀。

当归　栀子仁（炒）　赤芍药　赤茯苓　甘草（各一两）

上锉散。每服三钱，水一盏煎，温服。

苍术散

治一切风寒湿热，令足膝痛，或赤肿，脚骨间作热痛，虽一点，能令步履艰苦。及腰膝臀髀大骨疼痛，令人痿躄。一切脚气，百用百效。

苍术（米泔浸一日夜，盐炒）　黄柏（去粗皮，酒浸一日夜，炙焦。各四两）

上锉散。每服四钱，水一盏，煎七分，温服，日进三四服。

透骨丹

专治脚气。

木香（两半）　川乌（煨）　羌活（各一两[1]）　白茯苓（二两）　沉香　槟榔　木瓜　川芎　乳香（别研。各一两）

上为末，面糊丸如梧子大。每服六十丸，姜汤下。

乌药酒

治脚气发动，乡村无处问药，特效。

土乌药用干粗布巾揩净，以瓦片刮下屑，收入瓷器内，以好酒一升，浸一宿，次日空心，去药屑，止将瓷器内所浸药酒，热汤上坐温，入生麝香少许尤妙，一服即安。无麝则多服，服后溏泄，病去。

三和散

脚气稍愈常服。弱人更宜术附汤。壮盛人宜再服败毒散。（方见诸气中气伤寒阳证类）

淋洗方

治脚气，用此药熏蒸淋洗。

矮樟叶　石楠叶　西江杉片　藿香　大蓼　独活　白芷　紫苏　紫荆皮　藁本　羌活（各等分）

上锉碎，加大椒五六十粒，葱一握，用水二斗，煎七分，置盆内，令病者以足加其上，用厚衣盖覆[2]，熏蒸痛处，候温热可下手时，令他人淋洗。

脚气蒸法

先以复元通气散，一方用黄芪丸倍加甘草，酒糊丸，每服三十丸[3]，用淡酒吞下。如人行五里，又进一服，连进三服。却用甘遂细末半两，用好醋调，仍以炭三四斤生火于地上，烹至十分通红，却去火。以脱底桶子一枚或二件，围住患人足，沃其醋在地上，急用被絮裹盖其足，得脚上有汗为妙。甚者经再取，可去其病根。一方，以复元通气散并甘草，先以酒服之。却取猪腰子一只，分为两边，用甘遂末二钱，倾在腰子上，用托两脚心，以

---

① 一两：上科本作“三两”，可参。

② 盖覆：王氏本夺“盖”字。

③ 每服三十丸：王氏本脱此五字。

片帛扎定。仍浓煎甘草汤更服之。又方，主脚气流注四肢，结成肿核不散，赤热焮痛，及疗一切肿毒，以甘遂细末，醋调傅肿处，浓煎甘草汤一味服之，其肿即散。一服未安，再用。二药须两人各买[①]，亦不可同处安顿，及不许并手修合。耳聋亦可煎甘草汤服之，以甘遂块塞耳。

脚气涂法

猪牙皂角（择不蛀者） 大皂角（不蛀者） 南木香

上各等分。为末，黄子醋浓调。先于肿之上不肿处，用药围涂之，阔三四寸，若圈然。截断毒气，不使冲上。次涂下面肿处，只留脚尖不涂，仍修事脚甲，出毒气，时时用醋润之。一方，用不蛀皂角为末，入平胃散内，酽醋[②]调傅。一方，谓仓卒秖[③]用皂角火上烧存性，姜汁调傅。虽皆可用，乃不及上方为妙。

脚气洗法

每夜用盐涂擦腿膝至足甲，淹少时，却用热汤泡洗。昔有人得脚气，诸方不效，后得此，春月常用淹洗，不再发。

近效方

凡脚气初作，两足伸屈之间，或拘牵，或酸疼，或有赤肿，用香苏散、香薷散，加苍术、木瓜、大蓼、橘叶、川椒、葱白煎水，倾在盆用，衣被覆足，熏一时取汗，再淋洗，不可频用。

灸法

风市穴，可令病人起，正身平立，垂两臂直下，舒十指掩着两髀，便点当手中央指头髀大筋上是。三里穴，在膝头骨节下三寸，人长短大小，当以病人手尖度取，灸之。绝骨穴，在脚外踝上一夫，亦云四寸。以上三穴，多灸取效。凡病一脚则灸一脚，病两脚则皆灸。未效。再灸犊鼻，穴在膝头下骭上，侠解大筋中，以手按之，得窟解是。或灸肩髃，穴在肩骨骨端两骨间陷者宛宛中，举臂取之。曲池[④]穴，在肘外辅骨屈肘曲骨之中，以手拱胸取之。足十趾端，名曰气端，日灸三壮，并有神效。（遇间深处，按骨节针之[⑤]，亦效）

肿 满

虚 证

复元丹

治水肿。夫心肾真火，能生脾胃真土，今真火气亏，不能滋养真土，故土不制水，水液妄行，三焦不泻，气脉闭塞，枢机不通。喘息奔急，水气盈溢，渗漏经络，肢肤溢满，足胫尤甚，两目下肿，腿[⑥]股间冷，口苦舌干，心腹坚胀，不得正偃，偃则咳嗽，小便不通，梦中虚惊，不能安卧。

附子（炮，二两） 南木香（煨） 茴香（炒） 川椒（炒去汗） 独活 厚朴（去皮，锉，姜制，炒） 白术（略炒） 陈橘皮 吴茱萸（炒） 桂心（各一两） 泽泻（一两半） 肉豆蔻（煨） 槟榔（各半两）

上为末，糊丸梧桐子大。每服五十丸，不以时，紫苏汤下。此药世传屡验，未尝示人，其间群臣佐使，与造物同妙，

---

① 买：王氏本作“卖”，疑非。

② 酽（yàn 验）醋：液汁浓的醋。

③ 秖（zhī）：同“祗”，只，仅仅。

④ 曲池：原作“曲之”，文渊本作“曲尺”，上科本作“曲池”，据上科本改。

⑤ 遇间深处，按骨节针之：此处各版本不尽相同。文渊本作“遇间深处，按穴针之”。上科本作“遇间深处按骨节针之”，王氏本作“遇痛深处，按极酸针之”。可参。

⑥ 腿：指腿病。文渊本作“腿”，可参。

服者自知。要当屏去诸药，一日三服，先次漩利如倾，次乃肿消喘止。盖药能助真火，以养真土，运动枢机，安平必矣，法当禁欲，并绝咸[①] 半年，乃不再作。

禹余粮丸

治十种水气。凡脚膝肿，上气喘满，小便不利，但是水气，悉皆治之。

蛇黄（大者，三两，以新钱铫盛入一称，炭火中烧蛇黄与铫子一般通红，用钳取铫子出，便倾蛇黄入酸[②] 醋二升中，候冷取出，研极细则止，即含石）　禹余粮（三两）　真针砂（五两，先以水淘净控干，更以铫子炒干，入禹余粮一处，用米醋二升就铫内煮醋干为度，却用铫研药，入一称，炭火中烧通赤，倾药净砖地上，候冷，研无声即止）

以三物为主，其次量人虚实入下项药。（治水多是取转，惟此方三物既非大戟、甘遂、芫花之比，又有下项扶持，故虚老人皆可服）

羌活　木香　茯苓　川芎　牛膝（酒浸）　白豆蔻（炮）　土茴香（炒）　蓬术（炮）　桂心　干姜（炮）　青皮（去穣）　京三棱（炮）　白蒺藜　附子（炮）　当归（酒浸一宿。各半两，虚人老人用，实壮减半）

上为末，拌极匀，以汤浸蒸饼，挒去水，和药再捣极匀，丸如梧子大。食前，温酒、白汤任下三十丸至五十丸。唯忌盐，虽毫末许不得入口，若无以为味，即水病去后，且以醋少许调和食。不能忌盐，勿服，果欲去病，切须忌盐。但试服药，即于小便内旋去，不动脏腑，病去日，日三服。兼以温和调补气血药助之。真神方也，又名[③] 万金丹。

实脾散

治阴水，先实脾土。

厚朴（去皮，姜制，炒）　白术　木瓜（去穣）　木香（不见火）　草果仁　大腹子　附子（炮，去皮脐）　白茯苓（去皮）　干姜（炮。各一两）　甘草（炙，半两）

上锉散。每服四钱，水一盏半，生姜五片，枣子一枚，煎至七分，去滓，温服，不以时服。

加味肾气丸

治肾虚腰重脚肿，小便不利。

附子（炮，二两）　白茯苓（去皮）　泽泻　山茱萸（取肉）　山药（炒）　车前子（酒蒸）　牡丹皮（去木。各一两）　官桂（不见火）　川牛膝（去芦，酒浸）　熟地黄（各半两）

上为末，炼蜜丸梧桐子大。每服七十丸，空心，米饮下。

木香流气饮

治面目虚浮，四肢肿满喘急，水道涩赤。（方见诸气类）

热　证

神助散（旧名葶苈散）

治十种水气，面目四肢遍身俱肿，以手按之，随手而起，咳嗽喘急，不得安卧，腹大肿胀，口苦舌干，小便赤涩，大便不利。

泽泻（二两）　椒目（一两半）　黑牵牛（微炒，取末，二两半）　猪苓（去黑皮，二两）　葶苈（炒香，研，三两）

上锉散。每服以葱白三茎，浆水一盏，煎至半盏，入酒半盏，调药三钱，绝早面向东服。如人行十里久，以浆水、葱白煮稀粥至葱烂，入酒五合热啜，量人啜多少，须啜一升许，不得吃盐并面。自早至午，当利小便三四升，或大便利，喘定，肿减七分，隔日再服。既平之后，必

---

① 咸：文渊本作“盐”，可参。

② 酸：王氏本作“酽”。

③ 又名：王氏本夺“名”字。

须大将息，及断盐、房室等三年。

加味控涎丸

治热证，消浮，退肿，下水，大效。(方见喘急类)

疏凿饮子

治水气，通身洪肿，喘呼气急，烦躁多渴，大小便不利，服热药不得者。

泽泻 赤小豆（炒） 商陆 羌活（去芦） 大腹皮 椒目 木通 秦艽（去芦） 槟榔 茯苓皮

上等分，锉散。每服四钱，水一盏半，姜五片，煎至七分，去滓，温服，不拘时候。

通苓散

治肿满，口燥咽干，小便绝少。（方见伤暑类）

赤小豆汤

治年少血气俱热，遂生疮疥，变为肿满，或烦或渴，小便不利。

商陆 赤小豆（炒） 当归（去芦，炒） 泽泻 连翘仁 赤芍药 汉防己 木猪苓（去皮） 桑白皮（炙） 泽漆（以上各半两）

上锉散。每服四钱，水一盏半，姜五片，煎至八分，去滓，温服，不计时候。热甚者，加犀角二钱半。

三仁丸

治水肿，喘急，大小便不利。

郁李仁 杏仁（炮，去皮尖） 薏苡仁（各一两）

上为末，米糊丸如梧子大。每服四十丸，不拘时，米饮下。

分心气饮

行滞气，去浮满，利漩大效。（方见诸气类）

三和散

和畅三焦，治痞胀浮肿。加赤茯苓一两，可以和气利水。（方见诸气类）

涂脐膏

治水肿，小便绝少。

地龙 猪苓（去皮） 针砂（各一两）

上为末，擂葱涎调成膏，敷脐中约一寸高，阔绢帛束之，以小便多为度，日两易。

五皮散

治脾[1]水，四肢头面悉肿，按之没指，不恶风，其腹如故，不喘，不渴，脉不浮。

大腹皮（炙） 桑白皮（炙） 茯苓皮 生姜皮 陈橘皮（各等分）

上锉散。每服四钱，水一盏半，煎七分，去滓，热服，日二三服，效。一方，用青木香丸，每服三十五丸，黑牵牛末少许，新汲水调吞下，二便得利效。（方见诸疝类）

麻黄甘草汤

治水肿，从腰以上俱肿，以此汤发汗。

麻黄（去根节，四两） 甘草（二两）

上锉散。每服三钱，水一盏半，煮麻黄再沸，内[2]甘草煎至八分，取汁，慎风冷。有人患气促，积久不差，遂成水肿，服之有效。但此药发表，老人虚人不可轻用，更宜审察。

秘传八方

芫花丸

消水肿。

大巴豆（二七粒，去壳） 葶苈子 大黄 桂枝 芫花 杏仁（各等分）

---

① 脾：诸本皆同，《三因方》作“皮”，可参。

② 内：同“纳”。

上为末，米糊丸[1]，每服五十丸，空心，温酒吞，五更早吃，下水大效。

牵牛汤

催发。

巴豆　甘遂（各三钱）　槟榔　大戟　当归（各五钱）　青皮　黑牵牛（取头末。各一两）

上为末，用一大钱，葶苈子煎汤调下。五更初吃，下水效。

苁蓉散

用补。

木香（五钱）　肉豆蔻（煨）　肉苁蓉（酒洗，炙。各一两）

上为末。每服一大钱，米饮调下。忌生冷油面。

乌鲤鱼汤

治水肿，消[2]肿，及四肢肿。

乌鲤鱼（一个）　赤豆　桑白皮　白术　陈皮（各一两）　葱白（五根）

上用水三碗同煮，不可入盐，先吃鱼，后服药。

郁李仁散

治肿满，小便不利。

陈皮　郁李仁　槟榔　茯苓　白术（各一两）　甘遂（五钱）

上为末。每服二钱，姜、枣汤下。

川[3]活散

治水气肿。

羌活　萝卜子（炒。各一两）

上为末。用酒调下。

红豆散

紧皮[4]。

丁香　木香（各三钱）　缩砂　红豆　白姜　桂枝　陈皮　青皮　桔梗　胡椒（各五钱）

上为末。每服二钱，秋石汤调下。

紫金丸

白姜　香附子（炒去毛）　紫金皮　石菖蒲　青木香　针砂（煅红）

上各等分，为末，米糊丸。用三十丸，第一[5]茶清下，第二[6]商陆根汤下，第三[7]赤小豆汤下[8]。常吃，用好酒吞下。（秘传方止此）

防风散

治风肿皮粗，麻木不仁，或时疼痛。

麻黄（去节）　牵牛（炒，取头末）　甘草（各分半。炙）　杏仁（去皮）　防风　半夏（泡）　芍药　辣桂　白芷　防己　当归　川芎　羌活　独活　槟榔（各一分）

上锉散，每服三钱，姜四片，苏叶三皮，煎服。

茯苓散

治诸气肿等疾。

芫花（醋炒）　泽泻　郁李仁　甜葶苈　汉防己　藁本（各二钱半）　陈皮　白茯苓　白槟榔　瞿麦（各半两）　白滑石　大戟（各七钱半）

为末。每服一钱，桑白皮煎汤，空心

---

① 丸：此下无丸之大小，疑有脱文。

② 消：《普济方》卷一百九十一引本方作“腹”可参。

③ 川：王氏本据本方药物组成及《普济方》卷一百九十三改作“羌”，可参。

④ 紧皮：《普济方》卷一百九十二引作“治身肿皮紧”，可参。

⑤ 第一：此下《普济方》卷一百九十二引有“天”字，可参。

⑥ 第二：此下《普济方》卷一百九十二引有“天”字，可参。

⑦ 第三：此下《普济方》卷一百九十二引有“天”字，可参。

⑧ 汤下：原本脱，据《普济方》卷一百九十二引及上科本补。

调下。取下碧绿水如烂羊脂即差。未尽，隔日又服，肿消如故，不服。忌盐百日。

治脚肿方

小续命汤加羌活一倍煎，服之遂愈。(方见风科虚证)

背肿方

以炼石涂之，立差。

乌梅醋法

治手指甲头肿。用乌梅捶碎，去核肉，只取仁研，米醋调，入指渍之，自愈。

腮肿方

以赤小豆为末，傅之立效。

阴肿方

治男子阴肿，大如升，核痛，人所不能治者。以马鞭草捣烂涂之。

治妇人阴肿坚硬方

枳实半斤碎，炒令熟，旧帛裹熨，冷即易之。

灸法

足第二指上一寸半，随年壮。又灸两大手指缝头，七壮，治水气，通身肿满，效。太冲、肾俞各百壮，治虚劳浮肿效。

① 续：王氏本作“绩”，形近之误。

② 熟：王氏本讹作“热”。

世医得效方　卷第十

大方脉杂医科

头　痛

风　证

芎芷香苏散

治伤风，鼻中清涕，自汗，头疼，或发热。(方见伤寒和解类)

消风散

治伤风及风虚，呕恶，头痛，风疹浮满。(方见风科热证类)

寒　证

连须葱白汤

治伤寒，已发汗、未发汗，头疼如破。

生姜（二两）　连须葱白（小切，半斤）

上用水二斤，煮令减半，去滓，分三服服。不瘥者，服后汤。

葛根葱白汤

治头痛不止。

葛根　白芍药　知母（各半两）　川芎　生姜（各一两）　葱白（一握）

上锉散。水三升，煎取一升半，去滓，每服一盏半，热服。

暑　证

茵陈散

治感暑，自汗，面垢，脉微，头痛。香薷散加茵陈每服三根，葱白五寸，生姜三片同煎，热服。(香薷散方见伤暑类)

湿　证

小芎辛汤

治风寒在脑，或感湿，头重，头痛，眩晕欲倒，呕吐不定。

川芎（一两）　细辛（去芦）　白术（去芦，炒）　甘草（炙。各半钱）

上锉散。每服四钱，水一盏半，姜五片，茶芽少许，煎至七分，不拘时温服。一方以川芎一两，细辛半两，甘草二钱，防风、半夏、川白芷各半两，煎同上。寻常风湿头疼，立效。

热　证

防风散

治积热上冲，头热如火，痛入顶中。

防风（去芦）　羌活（去芦）　薄荷（去粗梗）　当归（去尾）　大黄　栀子（去须）　川芎（各一两）　蝉蜕（二十个，

去足白[①]） 粉草（五钱）

上为散。每服四钱，水一盏半，灯心二十茎，苦竹叶十皮，煎，食后服。

太阳丹

治脑寒之病，皆因邪攻于上焦，令人头疼，昼夜引痛，不能安宁。

脑子（二钱，别研） 川芎 甘草 白芷（各一两） 石膏（二两，别研） 川乌（一两重者，炮，去皮脐）

上为末，蜜同面糊丸，每两作十八丸，朱红为衣，食后以生葱、茶嚼下。或用五丸，以水磨烂涂患处。

洗心散

治风热上壅，头目痛甚。（方见积热类）

茶调散

治丈夫，妇人诸风上攻，头目昏重，偏正头疼，鼻塞声重，伤风壮热，肢体烦疼，肌肉蠕动，膈热痰盛。妇人血风攻疰，太阳穴疼。但[②]是感风气，悉皆治之。常服，清爽头目。

薄荷（去梗，不见火，四两） 羌活（一两） 川芎（二两） 甘草（爁，一两） 细辛（去芦，五钱） 防风（去芦，五钱） 白芷（一两） 荆芥（去梗，二两）

上为末。每服二钱，葱白、茶清调下。用葱涎调贴两太阳穴，除痛，甚者特效。又用朴硝末少许，吹入鼻中，立愈。左痛吹右，右痛吹左。

芎犀丸

治偏头疼，一边鼻塞，不闻香臭，常流清涕，或作臭气一阵，加芎、蝎等遍服无效，服此不十数服，或作嚏，突出一铤稠脓，即愈。

石膏（细研，四两） 生龙脑（别研） 朱砂（研飞，四两，内一两为衣） 生犀屑（一两） 人参（去芦，二两） 茯苓（去皮，二两） 川芎（四两） 阿胶（碎炒，一两半） 细辛（去苗，二两） 麦门冬（去心，三两） 甘草（炙，二两） 山栀子（去皮，一两）

上除别研药后人，并为末，炼蜜丸[③]。每服一丸至二丸，细嚼，茶、酒任下，食后服。

神芎丸

治一切头痛，昏眩。利咽膈，能令遍身结滞通畅，除痰饮，解诸热。

大黄 黄芩（各二两） 黑牵牛（炒） 白滑石（各四两） 黄连 大川芎 薄荷叶（各半两）

上为末，水丸小豆大。温水下十丸至十五丸。日三服，或炼蜜丸亦可。

莱菔汁

治偏头疼。用一蚬壳，仰卧，左痛注右，右痛注左，或两鼻皆注亦可。数十年患，皆一二注而愈。

加减辛夷散

治风热上壅，鼻流浊涕，或腥臭头昏，眉棱角痛。

上以茶调散加辛夷仁、藁本、苍耳子、木通各一两为末，淡茶清调，立效。（方见前）

虚 证

大芎辛汤

治痰厥、饮厥、肾厥、气厥等证，偏正头疼不可忍者，只以此药并如圣饼子服之，不拘，病退，但多服自能作效。气虚高年人，仍服养正丹、黑锡丹。若发热头

---

① 足白：王氏本作“足翼”，疑非。

② 但：只。

③ 丸：此下《证治准绳·类方》有“如丸子大”，可参。

疼，却不可服。

生附子（去皮尖）　生乌头（去皮尖）　天南星（泡洗）　干姜（炮）　细辛（去芦）　川芎（各一两）　甘草（三分）

上锉散。每服四钱，水二盏，姜七片，茶芽少许，煎至六分，食前服。中脘素寒者，不用茶芽。

如圣饼子

治男子妇人气厥，上盛下虚，痰饮、风寒伏留阳经，偏正头疼，痛连脑巅，吐逆恶心，目眩，耳聋。常服，清头目，消风痰，暖胃气。

川乌（炮制，去皮脐）　天南星（炮）　干姜（炮。各一两）　甘草　川芎（各二两）　天麻　防风（去芦及叉股者）　半夏（汤泡七次。各[1]半两）　一方加细辛。

上为末。汤浸蒸饼和丸如鸡头子大，捻作饼子，晒干。每服二十[2]饼。姜汤或茶任意咽下。须自合，糊少及药真易效。若伤寒得汗，尚余头痛者，浓煎葱白、生姜汤下。

消风散

治风证头痛至亟，用生柚叶、葱白研汁，调贴头上两太阳穴，立验。（方见风科热证类）

大附丸

（一名葱涎丸）　治元气虚壅上攻，偏正头疼不可忍。

大附子（一只，炮，去皮脐）

上为末，葱涎丸如梧子大。每服十五丸至二十丸，临卧，茶清送下。一方，以川乌头泡去皮尖，为末，用韭叶自然汁和丸，治风虚痰涎头疼。

四川丸

治头痛如破。

大川乌（一个，生，去皮脐）　川白芷　川细辛（去叶）　大川芎（各一两）

上为末，韭叶自然汁丸，黄丹为衣。每服一丸，细嚼葱白，淡茶清下。又名鹤顶丹。

硫黄丸

治头痛如破，每发则数日不食，百药不疗。

硫黄（二两）　硝石（一两）

上用水为丸，指头大。空心，臈[3]茶嚼下一丸。或丸如梧子大，每服十五丸。暑喝懵冒者，冷水服，下咽即豁然清爽。伤冷即以沸艾汤下。

胡芦巴散

治气攻头痛。

胡芦巴（微炒）　三棱（锉，醋浥一宿，炒干。各一两）　干姜（炮，等分）

上为末。每服二钱，温生姜汤或酒调下。凡气攻头痛，一服即瘥。万法不愈，头痛如破者，服之即愈。或瘴疟瘥后，头痛呼号，百方不效，用此一服如失去。小可头痛更捷。

又方，点头散

川芎（二两）　香附子（炒，去毛，四两）

为末[4]，淡茶清调。常服，除根。

附子汤

治头风至验。

大附子（一个，生用，去皮脐）　绿豆（一合）

上同入铫子内煮，豆熟为度，去附子，服豆即安。每个可煮五服，后为末服之。

---

① 各：原本脱，今据《局方》补。

② 二十：《局方》作“五”，可参。

③ 臈：“腊”的异体字。以下同。

④ 末：此下《证治准绳·类方》有“每服二钱”，可参。

荜茇散

治偏头痛，绝妙。

上一味为末，令患者口中含。左边疼，令左鼻吸一字，右边疼，右鼻吸一字。即效。

至灵散

治偏正头痛。

细辛 雄黄（各等分）

上为末，以少许搐鼻，左痛搐左，右痛搐右

一字轻金散

治偏正头风痛，夹脑风，眉棱骨痛，牵引两眼抽掣，疼痛迸出，或生翳膜，视物不明。

藿香叶 荆芥穗 旋覆花 香白芷 石膏末（细研，水飞） 防风（各半两） 川乌（两头尖者，去皮尖，生用，二钱半） 天南星（二钱半） 川芎（半两） 草乌头（一钱半）

上各修事，挂日中晒干，同捣为末，每服一字，食后淡茶调下。神效。

川乌散

治脑泻。

防风 白附子 北细辛 白茯苓 川乌 菖蒲 干姜 香白芷 川芎 甘草节（各等分）

上为末。每服三钱，嚼生葱，白汤调下，食后服。

天香散

治远年日近头风，才发则顽痹麻痒，不胜爬搔，或块瘰停痰，呕吐，饮食莫入，两服可断根。

天南星（汤泡七次） 半夏（制同上） 川乌（生，去皮脐） 川香白芷

上等分，为末。每服七钱或十钱，水一碗半，煎至一碗，入生姜自然汁半碗，再煎至八分，热服。药汁稍黑难服，须要勉强吃二三服。一说，满头上有块子者，切宜麻油针逐个针之。此已效之方。

白附子散

治脑逆头痛，齿亦痛。

麻黄（不去节） 天南星（泡） 乌头（炮，去皮。各半两） 白附子（炮，一两） 朱砂（研） 麝香（研） 干姜（各一分） 全蝎（去毒、足，五个，炒）

上为末。酒调半钱。服讫，去枕卧少时。

备急丸

治积聚，头疼[1]。

大黄 干姜 巴豆（去皮、心，出油）

上等分，为末，炼蜜丸如豌豆大，米饮下一丸，羸人服半丸，绿豆大。以大便利为度。

四柱散

治大病后及诸虚头痛。

上用水煎，将熟时，入腊茶一钱服之。（方见痼冷类）

二陈汤

治眉心并眉梁骨疼者，痰饮也，宜用二陈汤煎饮，吞下青州白丸子最验。（方见疟及风科通治类）

瓜蒂散

治胸中有伏痰，吐之即愈。

瓜蒂末 赤小豆末（各等分）

上研匀，热米饮调一钱匕，羸弱服半钱。得吐为度，痛即止。

都梁丸

大治诸风眩晕，妇人产前、产后，乍伤风邪，头目昏重，及血风头痛，服之令人目明。凡沐浴[2] 后服一二，并甚佳。暴寒乍暖，神思不清，头目昏晕，并宜服

---

① 疼：王氏本作“痛”。

② 沐浴：王氏本讹作“沫浴”。

之。

香白芷（大块者，以沸汤泡洗）

上为末，炼蜜和丸如弹子大。每服一丸，多用荆芥点臈茶细嚼下，食后。常服，诸无所忌，只干咽嚼亦可。

灸法

囟会穴在鼻心直上，入发际二寸，再容豆许是穴，灸七壮。真头痛者，其痛上穿风府，陷入于泥丸宫，不可以药愈。夕发旦死，旦发夕死。盖头中人之根，根气先绝也。

面　病

柏连散

治面上有热毒恶疮。

胡粉（炒）　大柏（炙）　黄连

上等分，为末。面脂调敷，猪脂亦可。

治面上肺风疮：

上用无灰酒于沙碗钵内，浓磨鹿角尖敷之。兼服治肾脏风黄芪丸即愈。

硫黄膏

治面部生疮，或鼻脸赤风刺，粉刺，百药不效者，惟此药可治，妙不可言。每临卧时洗面令净，以少许如面油用之，近眼处勿涂，数日间疮肿处自平，赤亦消。风刺、粉刺，一夕见效。

生硫黄　香白芷　瓜蒌根　腻粉（各半钱）　芫青（七个，去翅、足）　全蝎（一个）　蝉蜕（五个，洗去泥）

上为末，麻油、黄蜡约度如合面油多少，熬溶，取下离火，入诸药在内，如法涂之。一方，加雄黄、蛇床子各少许。

指爪破面：

上用生姜自然汁调轻粉傅破处，更无痕瑕。

治粉刺：

上以白矾末少许，酒调涂之。

玉盘散

洗面药。

白及　白蔹　白芷　甘松　白术　藁本　芎䓖　细辛　零陵香　白檀香（各半两）　皂角（一斤，去皮称）　干楮实（半升）　黄明胶（半斤，用牛皮胶四两亦得，炙令通起，捣筛，余者炒作珠子，又捣取尽）　糯米（一升，净捣为粉，晒令极干，若微湿则损香）

上为末，令匀，相合成澡豆，皂角末别入，看[①]澡豆紧慢添减，以洗面不炽为度，药末不可太细。

滑石散

干洗头药。

上用香白芷、零陵香、甘松、滑石四味，并不见火，等分为末，掺发上梳篦。

得法染须方

上用针砂，以井水淘净，滤干，醋浸，炒黑为末，入百药煎少许。先一日将荞麦粉、针砂[②]各一半调和，打为糊，涂在须上，以莲叶包裹，更以绢巾兜定，次早用肥皂洗净后，再用诃子五钱，好雄没石子一个，醋炒为末，百药煎少许，又以荞麦粉醋调作稠糊，依前封裹，其黑如漆。一方，加真胆矾入，或生麝香入。

又方

针砂不以多少，用水淘洗，以水清为度。用柳枝半寸长数根，于铜铫内炒过，却用好米醋浸一宿，次日再炒，以柳枝成炭为度，于地上摊冷。

另放八件打和为末：

当归　甘松　石膏　滑石（各一钱）　橡斗子（一两）　酸榴皮（三钱）

---

① 看：王氏本作“看看”，衍一“看”字。

② 针砂：原本脱，据上科本、王氏本补。

母丁香　白檀香（各一钱）

另收，各包为末。

生麝（少许）　没石子（二个）　诃子（四个，去核）　百药煎（三钱）　白及（一钱）

上用针砂一匙，白及二匙，八件末半匙，余者皆少许，一处合和，好米醋调成膏子，涂于髭须之上，以荷叶紧包定，勿宽慢，次日早洗去即黑。却用些核桃净肉研烂成油，捻放上则光软。五方中此方最胜。

又方

汉防己　绿矾（各一两）　桑椹子（一百个，须大紫黑者）　当归（去芦尾，二两）

上以瓷罐盛，用香油十二两浸，以纸数重紧扎定罐口，于饭甑上蒸，饭熟为度。取出，埋地下窨一百日用，大妙。

又方

酸石榴（一个）　水银（半两）

上先将石榴去顶，作一窍，入水银在内，仍用顶子盖定，再用黄蜡封固，放留一月，石榴内化作水为度。然后以鸡内金蘸药，染于须上，随手黑。

又方

用黑桑椹一升，蝌蚪子一升，（即虾蟆子）以瓶盛，密封于东屋角百日。尽化为黑泥，染须发如漆。又用桑椹二七枚，和胡桃研如泥，拔去白者，点孔中则生黑者。

洗面药

治面上黑皯[1] 风疮。

黑牵牛（半斤）　甘松　香附（炒，去毛。各四两）

上为末，作面药逐日洗之。

耳　病

秘传降气汤

加石菖蒲，治气壅耳聋，大有神效。（方见诸气类）

小清肺饮

治上膈有热，耳聋。（方见咳嗽类）

排风汤

治风虚耳聋。（方见风科通治类）

塞耳丹

治气道壅塞，两耳大聋聩。

石菖蒲（一寸）　巴豆（一粒）　全蝎（一个，去毒）

上为末，葱涎丸如枣核大。每用一丸，绵裹塞耳内。

治耳卒风肿毒起。

上用柳木蛀虫粪，水化取清汁，调白矾末少许，点入耳内效。

蜡弹丸

治耳虚聋。

白茯苓（二两）　山药（炒，三两）　杏仁（去皮尖，炒两半[2]）　黄蜡（二两）

上为末，熔蜡丸如弹子大。盐汤嚼下。亦有以黄蜡细切嚼，点好茶送下，亦效。

干蝎散

治耳聋，因肾虚所致，十年内一服效。

干蝎（黄色小者，并头尾用四十九个，生姜切如蝎大四十九片，二味于银石器内炒令至干，为末）

上向晚勿食，初夜以酒调作一服，至二更以来，徐徐尽量饮，五更耳中闻百十攒笙响，便自此闻声。

---

① 皯（gān）：脸上黑斑。

② 两半：王氏本作“半两”，疑是倒文。

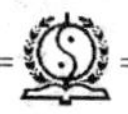

解仓饮子

治气虚热壅，或失饥冒暑，风热上壅，耳内聋闭，彻痛，脓血流出。

赤芍药　白芍药（各半两）　当归　甘草（炙）　大黄（蒸）　木鳖子（去壳。各一两）

上锉散。每服四钱，水煎，食后，临卧服。

羊肾丸

治肾虚耳聋，或劳顿伤气，中风虚损，肾气升而不降，或耳虚鸣。

山茱萸　干姜　川巴戟　芍药　泽泻　北细辛　菟丝子（酒浸）　远志（去心）　桂心　黄芪　石斛　干地黄　附子　当归　牡丹皮　蛇床子　甘草　苁蓉（酒浸）　人参（各二两）　菖蒲（一两）　防风（二两半①）　茯苓（半两）

上为末，以羊肾一双研细，以酒煮面糊丸，梧桐子大。食前，盐、酒下三十丸至五十丸，立效。

安肾丸

治虚弱耳聋。

大安肾丸（四两）　磁石（半两，醋煅）　石菖蒲　羌活（各半两）

上三件为末混合，为丸梧桐子大。每服四五十丸。盐汤、温酒任下。（方见虚损类②）

黄芪丸

治肾虚耳鸣，夜间睡着如打战鼓。耳内风吹，更四肢抽掣③痛。

黄芪（一两）　白蒺藜（炒）　羌活（各半两）　附子（一枚）　羯羊肾（一对，焙干）

上为末，酒糊丸如梧子大。每服四十丸，日午空心，煨葱、盐汤下。

清神散

治气壅于上，头目不清，耳常重听。

干菊花　白僵蚕（炒，去丝觜④）。各半两）　荆芥穗　羌活　木通　川芎　防风（各四两）　木香（一钱）　甘草　石菖蒲（各钱半）

上为末。每服三钱，食后临卧，茶清调下。

苁蓉丸

治肾虚耳聋。或风邪入于经络，耳内虚鸣。

苁蓉（切片，酒浸，焙）　山茱萸（去核）　石龙芮　石菖蒲　菟丝子（淘净，酒浸，蒸，焙）　川羌活（去芦）　石斛（去根）　鹿茸（燎去毛，切片，酒浸，蒸）　磁石（火煅，醋淬七次，水飞净⑤）　附子（炮，去皮脐。各半两）　全蝎（去毒，七个）　麝香（半字，旋入）

上为末，炼蜜为丸，梧桐子大。每服七十丸加至百丸，空心，盐、酒汤任下。

犀角饮子

治风热上壅，耳内聋闭，㬥⑥肿掣痛，脓血流出。

犀角（镑）　菖蒲　木通　玄参　赤芍药　赤小豆（炒）　甘菊花（去枝梗。各半两）　甘草（炙，二钱半）

上锉散。每服四钱，生姜五片，不拘时温服。

八味丸

治耳聩及虚鸣。

上用好全蝎四十九枚，炒微黄为末。每服三钱，以温酒调，仍下八味丸百粒，空心，只三两服见效。（方见脚气类）

---

① 二两半：王氏本作“一两半”。
② 方见虚损类：诸本皆脱，据文例补。
③ 掣：王氏本作“制”，疑非。
④ 觜：王氏本作“角”，疑非。
⑤ 净：魏本作“汀”，王氏本作“澄”。
⑥ 㬥（xìng）：肿起。

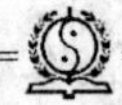

小柴胡汤

治发热耳暴聋，颊肿胁痛，则[①]不可以运。由少阳之气厥，而热留其经也。(方见伤寒阳证类)

雄黄丸

壮实人积热上攻，耳出脓水，不差，服雄黄丸，泻三五行，即效。(方见积热类)

地黄丸

治劳损耳聋。

大熟地黄（洗，焙）　当归　川芎　辣桂　菟丝子（酒浸三日，炒干，捣末）　大川椒（出汗）　故纸（炒）　白蒺藜（炒去刺）　胡芦巴（炒）　杜仲（姜汁制，炒，去丝）　白芷　石菖蒲（各一分）　磁石（火烧，醋淬七次，研细水飞，一分半）

上为末，炼蜜丸如梧子大。每服五十丸，葱白、温酒空心吞下。晚食前又服。

芷芎散

治风入耳虚鸣。

白芷　石菖蒲（炒）　苍术　陈皮　细辛　厚朴（制）　半夏（制）　辣桂　木通　紫苏茎叶　甘草（炙。各一分）　川芎（二分）

上锉散。每服三钱，姜五片，葱白二根煎，食后临卧服。

芍药散

治热壅生风，耳内痛与头相连，脓血流出。

赤芍药　白芍药　川芎　当归　甘草　大黄　木鳖子（各半两）

上锉散。每服四钱煎，食后临卧服。治耳久聩，以九节菖蒲末、蓖麻子为膏，绵包塞之。

耳鸣方

草乌头（烧，带生）　生菖蒲

上等分，为末。绵裹塞耳，一日三度。

耳热出汁方

硝石　烂石膏　天花粉　防风（各半钱）　脑子（少许）

上为末，掺耳立止。

久聋方

蓖麻子（二十一个，去油用）　远志（去心）　乳香　磁石（煅如前。各一钱）　皂角（煨，取肉，半锭）　生地龙（中者，两条）　全蝎（一个，焙）

上为末，入蜡捣，丸柱，入耳。

又方

甘遂半寸，绵裹，插放两耳中，却将甘草口中嚼，自然通听。极效。

耳痛方

上用白盐炒热，重帛包熨。

又方

上以杏仁炒焦研细，用帛裹，塞耳。

驴膏

治积年耳聋。

以驴生脂和生姜捣，帛裹塞耳，妙不可言。有人耳痒，一日一作，可畏，直挑剔出血稍愈。此乃肾脏虚，致浮毒上攻[②]，未易以常法治也。宜服透冰丹，勿饮酒，啖湿面、蔬菜、鸡、猪之属，能尽一月为佳，不戒无效。(方见风科热证类)

立效散

治聤[③]耳、底耳，有脓不止。

真陈皮（灯上烧黑，一钱，为末）　麝香（少许，别研）

上和匀，每用少许，以绵蘸耳内脓[④]

---

① 则：魏本及上科本均作“则”，从之。文渊本作“肘”，王氏本作“肚”，恐非。

② 上攻：王氏本讹作“上枚”。

③ 聤（tíng 廷）：耳病出脓。

④ 脓：王氏本讹作“浓”。

净，却[1] 上药。

麝香散

治聤耳、底耳，耳内脓出。

桑螵蛸（一个，慢火炙八分熟，存性）　麝香（一字，别研）

上为末，研令匀。每用半字，掺耳内。如有脓，先用绵捻纸[2] 以药掺之。一法，用染坯、枯矾，等分为末，以苇管吹入耳中，即愈。或入麝尤佳。

治耳内痛方

以鳝鱼血滴数点入耳内，便愈。

百虫入耳

用麻油灌之，即出。

耳中出血

以龙骨末吹入，即止。

苍蝇入耳

最害人速。皂角子虫研烂，用生鳝鱼血调，灌入耳中。

通耳法

治耳聋无所闻。

紧磁石[3]（一块，如豆大，研细）　穿山甲（一大片，烧存性，为末）

上用新绵裹了，塞所患耳内，口中衔一片生铁，以线系住，觉耳内如风雨声即愈。

透耳筒

治耳聋，及由[4] 肾气虚，耳中如风水声，或如钟鼓声。

椒目　巴豆　菖蒲　松脂

上各半钱，为末，更以蜡摊令薄，候冷，卷作筒子，塞耳内，一日一易。神效。

恶虫入耳

桃叶挼细，塞耳自出。或以蓝青研汁滴入耳。又，葱涕灌耳中，虫即出，亦治耳聋。又香油、稻秆灰汁。

又以川椒为末，法醋浸一宿滴耳。桃叶为枕，虫自鼻出。

蚁入耳

猪精肉一指许，炙令香，置耳孔边，即出。

蜈蚣入耳

生姜取汁灌耳中自出。或以韭汁灌耳中，即自出。

治耳中有物不可出

上以麻绳剪令头散，付好胶着耳内，使其物粘之，徐徐引出效。用弓弦尤妙。水入耳，薄荷汁点。经验。

鼻　病

茶调散

治伤风，鼻塞声重。兼治肺热涕浊。（方见头痛类）

辛夷散

治肺虚，风寒湿热之气加之，鼻内壅塞，涕出不已或气息不通，或不闻香臭。

辛夷仁　细辛（洗去土叶）　藁本（去芦）　升麻　川芎　木通（去节）　防风（去芦）　羌活　甘草（炙）　白芷（各等分）　苍耳子（一半）

上为末。每服二钱，食后茶清调服。热者，茶调散合和服。

川椒散

治流涕。

大红开口椒（微炒出汗）　诃子（煨，取肉）　川白姜（生者）　辣桂　川芎

---

[1] 却：王氏讹作“即”。

[2] 纸：上科本作“子”，误。

[3] 紧磁石：“紧”疑为“紫”之误。

[4] 及由：原本作“治抽”，音近之误，上科本据《普济方》卷五十九引改为“及由”。今从之。

细辛　净白术（等分）

上为末。每服二钱，温酒调下。

南星饮

治风邪入脑，宿冷不消，鼻内结硬物窒塞，脑气不宣，遂流髓涕。

上等大白南星，切成片，用沸汤荡两次，焙干。每服二钱，用枣七枚，甘草少许煎，食后服。三四服后，其硬物自出，脑气流转，髓涕自收。仍以大蒜、荜茇末，杵作饼，用纱衬炙热贴[①]囟前，熨斗火熨透。或香附末、荜茇末入鼻中。

细辛膏

治鼻塞脑冷，清涕出不已。

细辛　川椒　干姜　川芎　吴茱萸　附子（去皮脐。各三分）　皂角（屑，半两）　桂心（一两）　猪脂（六两）

上煎猪脂成油。先一宿以[②]苦酒浸前八味，取入油煎，附子黄色止，以绵惹[③]塞鼻孔。

治久患鼻脓，极臭者。

上以百草霜末，冷水调服。

芎䓖散

治鼻中清涕出，脑冷所致。

通草　辛夷仁（各半两）　北细辛（去苗）　甘遂　桂心　芎䓖　附子（各半两）

上为末，蜜丸，绵裹纳鼻中，密封塞，勿令气泄。丸如大麻子，渐稍大。微觉小痛，捣姜为丸即愈。此方治脑冷所致。然此疾亦有脑热者，亦有肺寒者。《素问》云：胆[④]移热于脑，则辛頞[⑤]鼻渊。又曰：脑渗为涕，肺之液为涕。当审详[⑥]之。

人参顺气散[⑦]

治鼻痛。（方见风科虚证类。又用通气祛风汤）

白芷散

治同上。

杏仁（水浸去皮，焙）　细辛　白芷（各一钱）　全蝎（两个，焙）

上为末，麻油调傅。

白龙丸

治酒瘔鼻，面上肺风疮。

每用白龙丸洗面。如用澡豆法，更须略罨[⑧]少时，方以汤洗去。食后用龙虎丹一贴，只作一服，不半月尽退。

大风油

治肺风，面赤，鼻赤。

草乌尖（七个）　大风油（五十文）　真麝香（五十文）

上以草乌尖为末，入麝研匀，次用大风子油，磁[⑨]合子盛，于火上调匀。先以生姜擦患处，次用药擦之，日三二[⑩]次效。

又方

兼服之，即除根本。

何首乌（一两半）　防风　黑豆（去皮）　荆芥穗　地骨皮（净洗。各一两）　桑白皮　天仙藤　苦参　赤土（各半两）

上为末，炼蜜丸如梧子大。每服三四十丸，食后，茶清下。

凌霄花散

治酒瘔鼻，不三次可去根。但药差寒，量虚实用。

---

① 贴：王氏本脱“贴“字。
② 以：王氏本脱“以“字。
③ 惹：文渊本作“蘸”，义胜可参。
④ 胆：王氏本作“胆热”，衍“热”字。
⑤ 頞（è）：鼻梁骨。
⑥ 审详：文渊本作“审治”。
⑦ 人参顺气散：从“人参顺气散”至“及妇人鼻上生黑粉刺”，文渊本另有异文。
⑧ 罨（yǎn）：覆盖。
⑨ 磁：通“瓷”。
⑩ 三二：上科本作“二三”。

凌霄花　山栀子

上等分，为末。每服二钱，食后茶调下，日进二服。

又方

南番没石子有窍者，水研成膏，手指蘸涂。甚妙。

硫黄散

治酒瘔鼻，及妇人鼻上生黑粉刺。

生硫黄（一钱）　轻粉（一钱[1]）　杏仁（二七个，去皮）

上为末，生饼药调，临卧时涂，早则洗去。

白丸散

治肺风、酒瘔等疾。

生硫黄　乳香　生白矾

上同研如粉，每用手微爪[2]动患处，以药擦之，月日必愈。

栀子仁丸

治肺热病发赤瘟[3]，即酒瘔。

上以老山栀子仁为末，熔黄蜡等分，丸如弹子大，空心，茶清嚼下。忌酒炙煿半月。立效。

治酒瘔

白盐常擦为妙。

齆[4]　鼻

细辛散

治鼻齆，不闻香臭。

瓜蒂　北细辛

等分，为末。绵裹如豆大，塞鼻中。

通草膏

治鼻塞清涕，脑冷所致。

通草　辛夷　细辛　甘遂　桂心　川芎　附子

上等分，为末，炼蜜丸。绵裹纳鼻中，密封闭，勿令气泄，丸如麻子大。稍加，微觉。捣姜汁为丸，即愈。

雄黄散

治鼻齆。

雄黄（半钱）　瓜蒂（二个）　绿矾（一钱）　麝（少许）

上为末。搐些子入鼻，亦治息肉。

鼻　疮

甘露饮　黄连阿胶丸

（方见积热类及伤寒通治类[5]）

又方敷药

上用杏仁研，乳汁傅之。或以乌牛耳垢傅。或黄柏、苦参、槟榔为末，以猪脂研傅。或青黛，槐花，杏仁研傅。

瓜丁散

治鼻齆，有息肉，不闻香臭。此药傅之，即化黄水，点滴至尽，不三四日遂愈，不复作。

瓜丁（即瓜蒂也）　细辛

上等分，为末。以绵裹，如豆许，塞鼻中，须臾即通。鼻中息肉，俗谓之鼻痔，无不效。

消鼻痔方

瓜蒂　甘遂（各二钱）　白矾（枯）　螺青　草乌尖（各二分半）

上为末，麻油搜令硬，不可烂，旋丸如鼻孔大。用药入鼻内令达痔肉上，其痔化为水，肉皆烂下。每日一次，甚妙。

---

① 一钱：王氏本作“一钱匕”，衍“匕”字。

② 爪：“抓”的古字。

③ 瘟（lěi）：同“瘟，此指鼻子上的小红疙瘩。”

④ 齆（wèng 瓮）：鼻病，鼻道堵塞。

⑤ 方见积热类及伤寒通治类：诸本皆脱，据文例核补。

灸法

囟会在鼻心直上入发际二寸，再容豆是穴，灸七壮。又灸通天，在囟会上一寸两旁各一寸，灸七壮，左臭灸左，右臭灸右，俱臭俱灸。曾用此法灸数人，皆于鼻中去臭积一块如朽骨，臭不可言，去此全愈。

凡鼻头微白者，亡血也。赤者，血热也，酒客多有之。若时行衄血，不宜断之，或出至一二升不已，即以龙骨为末吹入。凡九窍出血，皆用此法，甚良。

腋　气

蜘蛛散

治狐臭熏人，不可嚮迩[①]者。

大蜘蛛（一个，以黄泥入少赤石脂捣细，入盐少许，杵炼为一窠，蜘蛛在内以火近烧通红，冷，剖开）

上一味为末，临卧，入轻粉一字，用酸[②]醋调成膏，傅腋下，明早登厕，必泻下黑汁，臭秽不可闻，于远僻处弃埋之，免染人。神良。

六物散

治漏腋。腋下、手掌、足心、阴下、股里常如汗湿污衣。

干枸杞根　干蔷薇根　甘草（各二两）　胡粉　商陆根　滑石（各一两）

上为末。以苦酒少许和涂，当微汗出，易衣，更涂之，不过三着便愈。或一岁复发，又涂之。

中　毒

石刻方

治虫毒。无论年代近远，但煮一鸭卵，插银钗于内，并噙之，约一食顷[③]取视，钗卵俱黑，即中毒也。

五倍子（二两）　硫黄末（一钱）　甘草（三寸，半生，半炙）　丁香　木香　麝香　轻粉（各少许）　糯米（二十粒）

上用水十分，于瓶内煎取七分，候药面生皱皮为熟，绢滤去滓，通口服。病人平正仰卧，令头高，觉腹中有物冲心者三，即不得动，若出，以盆桶盛之，如鲽鱼之类，乃是恶物。吐罢，饮茶一盏。泻亦无妨。旋煮白粥补，忌生冷油腻鲊酱十日。后服解毒丸三五丸，经旬复。

解毒丸

治误食毒草并百物毒，救人于必死。

板蓝根（四两，干者，净洗，日干）　贯众（一两，锉，去土）　青黛（研）　甘草（生。各一两）

上为末，炼蜜丸如梧子大，以青黛别为衣。如稍觉精神恍惚，恶心，即是误中诸毒，急取药十五丸，烂嚼，用新水送下即解。或用水浸炊饼为丸，尤妙。如常服，可三五丸，大能解暑。

泉僧方

治金蚕虫毒，才觉中毒，先吮白矾，味甘而不涩，次嚼黑豆不腥者是也。

上以石榴根皮，煎汁饮之，即吐出活虫，无不愈者。

矾灰散

治中诸物毒。

晋矾　建茶（各等分）

上为末。每服三钱，汲新水调下，得吐即效。未吐，再服。

保灵丹

治虫毒，诸毒，一切药毒，神效。

朱砂（净，细研，一两）　大山豆根

---

① 嚮（xiàng 向）迩：靠近。同义词复用。嚮，通“向”，接近。迩，近。

② 酸：王氏本作“酽”，讹。

③ 一食倾：吃一顿饭的时间。

（半两） 雄黄 黄丹 麝香 黄药子 续随子（生杵末。各二钱半） 川巴豆（肥者，取肉不去油，二钱半） 斑蝥（二钱半，去头、翅、足） 糯米（半炒，半生） 赤蜈蚣（二条，一生，一炙）

上各修治，入乳钵研和，于端午、重阳、腊日修合，不令鸡、犬、妇人见。用糯米稀糊丸如龙眼核大，阴干，瓷合收。每一丸，好茶清吞下，不得嚼破。须臾病人自觉心头如拽断皮条声，将次毒物下，或自口出，或大便出。嫩则是血，老者成鳖，或蜣螂诸杂带命之物。药丸凝血并下，以水洗净收。可救三人。如中毒口噤，即挑开下药。或蛇、蝎、两[1]汗诸毒，以好醋磨敷患处，立解。服药已效，如知毒害之家，不必研究，若诉之，其毒再发不救。瘥后，更忌酒肉毒食一月，惟软饭可也。或急用，但择吉日，精[2]洁修合。

万病解毒丸

治虫毒、挑生毒、药毒、草毒、畜兽毒。

文蛤（即五倍子，两半） 山茨菇（即金灯花根，一两，洗焙） 全蝎（五枚） 大山豆根 续随子（取仁去油，留性。各半两） 麝香（一钱） 朱砂 雄黄（各二钱） 红牙大戟（洗，焙，七钱半）

上先以五味药，入木臼捣罗为末，次研麝、续随子、朱砂、雄黄，夹和糯米糊丸，分作三十五丸。端午、七夕、重阳、腊日，净室修合。每服一丸，生姜、蜜水磨下。井水浸研，敷所患处。解毒收疮，救病神妙。朱砂、雄黄，乃攻五毒第一用也。

青黛雄黄散

凡始觉中毒，及蛇虫咬，痈疽才作，服此即令毒气不聚。

上好青黛 雄黄（等分）

上为末，新汲水调下二钱。

丹砂丸

治蛊毒，从酒食中着者。端午日合。

辰砂（另研） 雄黄（别研，水飞） 赤脚蜈蚣 续随子（各一两） 麝香（一分）

上为末，糯米饮丸如鸡头大。若觉中毒，即以酒下一丸。蛇、蝎所螫，醋磨涂之。

单方

蚕退纸（不拘多少，以麻油纸撚[3]，炒存性）

上为末，新水调一钱频服。诸中毒，面青脉绝，昏迷如醉，口噤吐血，服之即苏。

荠苨汤

治蛊毒多因假毒药以投之，知时，宜煮大豆、甘草、荠苨汁饮之。通治诸药毒。

国老饮

治蛊毒。

白矾末 甘草末

上等分，清水调下。或吐黑涎一两碗，或泻亦验。

解诸毒

杀腹内毒虫。

上用蓝青[4]叶多研，水调服。

又方

解诸毒。

上以黄连、甘草节，浓煎服，效。

---

① 两：诸本皆作“两”，王氏本据《朱氏集验医方》改为“马”，可参。

② 精：王氏本讹作“清”。

③ 撚：“拈”的异体字。王氏作“燃”，形近之误。

④ 青：原作“毒”，据文渊本及上科本改。

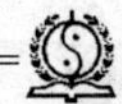

独胜散

解药毒、蛊毒、虫蛇诸毒。

大甘草节（以真麻油浸，年岁愈多愈妙）

上取甘草嚼，或以水煎服，神效。

挑生毒

升麻汤

治肋下忽肿起，如生痈疖状，顷刻间大如碗，此即中挑生毒也。俟五更，以绿豆细嚼试，若香甜则是。

川升麻（为细末）

上取冷熟水，调二大钱，连服之。若洞泄，出如葱数茎，根须皆具，肿即消缩。宜煎平胃散调补，兼进白粥。

又方

治鱼肉、瓜果、汤茶皆可挑生。初中毒，觉胸腹稍痛，明日渐加搅刺，满十日则物生能动，腾上胸痛，沉下则腹痛，积以瘦悴，此[1] 候也。

其法：在上膈则取之，用热茶一瓯，投胆矾半钱于中，候矾化尽，通口呷服，良久以鸡翎探喉，即吐出毒物。在下膈即泻之，以米饮下郁金末二钱，毒即泻下。乃择人参、白术各半两，碾末，同无灰酒半升，纳瓶内慢火熬半日许，度酒熟，取温，温服之，日一盏，五日乃止，任便饮食。

奇方

治一切毒。

白扁豆，晒，为末，新汲水下二三钱，顿服，得利则安。

解砒毒

上用绿豆半升，细擂去滓，以新汲水调，通口服。或用真靛花二钱，分作二服，以井花水浓调服。紫河车研水调服。黑铅井水磨下。浓研青蓝汁磨甘草节同服。生麻油一盏饮之，不能饮灌之，立见起死。

此毒于肉饭中得之则易治，饮酒中得之，则酒气散归百脉，难治。若在胸膈作楚[2]，则用稀涎散吐之。若在腹中作楚，急服雄黄丸泻之，徐服参苓白术散，无恙矣。仍忌鸡肉数日。

又方

用早[3] 禾秆烧灰，新汲水淋汁，绢巾滤过，冷服一碗。毒从下利，即安。

又方

用旋刺下羊血、鸡鸭血热服。兼解鼠莽毒及丹药毒。

又方，蓝饮子

解砒毒及巴豆毒，用蓝根、砂糖二味相和，擂水服之。或更入薄荷汁尤妙。

又方

白扁豆　青黛　甘草（各等分）　巴豆（一边去壳）

上为末，以砂糖一大块，水化开，调一盏饮之。毒随利去，却服五苓散之类。

解射罔毒

以生蓝汁、大小豆汁服，效。

解巴豆毒

寒水石磨水服效。黄连汁、菖蒲屑汁，亦效。

解天雄、附子、乌头毒

防风、枣肉浓煎汤服。

解丹毒

地浆服，最妙。

解一切菌毒

掘新地窟取真黄土，以冷水于内，搅

---

① 此：“此”下《朱氏集验医方》有“其”字，语顺。

② 楚：痛苦。

③ 早：王氏本讹作“旱”。

之令浊，澄少顷，取饮之，可解。亦治枫木菌食之令人笑不止。

又方

用芫花生为末，每服一钱，汲新水下，以利为准。菌之毒者，盖因蛇、虫毒气熏蒸所致。

又解诸毒

用玉簪花根，擂水服。

中诸药毒

用甘草、黑豆、淡竹叶等分，锉散，水一碗，浓煎服。

解鼠莽毒

用金线虫草根磨水服之，即愈。或用乌桕根擂水亦好。

又方

用枯过明矾同极等好茶末少许，新汲冷水调服。累有效验！

又方

用大黑豆煮汁服之。如欲试其验，先刈鼠莽苗叶，以豆汁浇其根，从此败烂，不复生矣。

治猘[1]犬伤

或经久复发，无药可疗者，用之极验。

雄黄（色黄而明者，五钱）　麝香（五分）

上各研和匀，用酒调二钱服。如不肯服者，则捻其鼻而灌之。服药后必使得睡，切勿惊起，任其自醒。候利下恶物，再进前药，即见效矣。终身禁食犬肉、蚕蛹。此毒再发，则不可救。

又方

用斑蝥大者二十一只，去头、足、翅，以糯米一勺。先将斑蝥七只，入米内，于微火上炒，不令米赤，去此斑蝥。别入七只，再于前米内炒，令斑蝥色变，复去之。又别入七只，如前法炒米出青烟为度，去斑蝥不用，以米研为粉。用冷水入清油少许，空心调服，顷又再进一服，以小便利下恶毒为度。如不利，再进一服。利后或腹肚疼痛，急用冷水调青靛服之，以解其毒，否则有伤，或煎黄连水亦可，不宜便食热物。

蜈蚣毒

用清油灯心点灯，以伤处于烟上熏之，其痛即止。或用鸡粪涂之。嚼吴茱萸擦之，立效。

又方

蜘蛛一枚，安置于伤处，饮出毒气，用冷水一碗在傍，如蜘蛛死，即投水中救活。痛未止，再换蜘蛛，痛止为度。

蜂蠆[2]毒

用野芋叶擦之。如不便，急以手就头爬垢腻傅之。或用盐擦。

斑蝥毒

泽兰叶捼汁饮之，干者为末，白汤调下。

鳝、鳖、虾蟆毒

生豉一大合，新汲水半碗，浸令豉水浓，顿服之，即瘥。此三物令人小便秘，脐下蔽痛，有至死者。

河豚鱼毒

一时困息，急以清油多灌之，使毒物尽吐出为愈。白矾为末，汤调服。河豚能杀人，服此毒自消。

蛇伤毒

贝母为末，酒调，令患者尽量饮之。顷久，酒自伤处为水流出，候水尽，却以药滓傅疮上。若所伤至垂死，但有少气，

---

① 猘：疯狂。

② 蠆（chài）：蝎子一类有毒的虫。

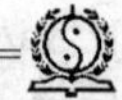

服之即活。

又方

恶蛇咬伤，颠仆不可疗者，香白芷为末，麦门冬去心浓煎汤调下，顷刻咬处出黄水尽，肿消皮合。仍用此药滓涂伤处。

又方

治毒蛇所伤，北细辛、川白芷各五钱，雄黄二钱，为末，另研麝香少许，每服二钱，温酒调下。

又方

五灵脂一两，雄黄半两，为末，酒调二钱服，仍涂伤处。

又方

冷水洗后，用茱萸二合，水一碗，研取汁服，以滓傅。

虎伤

生葛汁服，兼洗伤处。白矾为末，纳疮口中，痛止，立效。

蜘蛛咬

细嚼薤白傅，雄黄亦可。遍身肿，服蓝汁。

狗咬

杏仁研细，先以葱汤洗，然后以此涂伤处。

又方

蓖麻子五十粒去壳，井水研成膏，先以盐水洗咬处，次以此膏敷贴。或用虎膏及虎骨末敷[①]。狗咬，涎入疮，令人昏闷，浸椒水调莽草末涂之。

又方

白矾为末，掺疮内裹之，亦效。

马咬

鞭梢烧灰涂之。独颗栗子烧灰贴，亦妙。

蚯蚓咬

或于地上坐卧，不觉咬肾阴肿，盐汤温洗数次，效。

猫咬

薄荷汁涂之。蚕咬，苎汁涂之。壁虱（蜈蚣，萍晒干，烧烟薰之则去。青盐水遍洒床席上即绝）

鼠咬

猫毛烧灰，麝香少许，津唾调傅。

壁镜咬

毒人必死，烧桑柴灰，用水煎三四沸滤汁，调白矾涂疮口，兼治蛇毒。或[②]醋磨雄黄，涂之。

蝎螫

痛不可忍，白矾、半夏等分末，酽醋调贴，痛止毒出。

八脚虫伤方

其虫隐于壁间，以口水[③]射人，遍体生疮，如汤火伤。用乌鸡翎烧灰，鸡子白调涂效。

灸法

凡猘犬所啮，未尽其恶血毒者，灸上一百壮，以后灸，每日一壮。若不血出，刺出其血，百日灸乃止。禁饮酒及猪、犬肉。蛇伤亦灸伤处。

诸　虫

乌梅丸

治蛔厥。令病者静而复烦，脏寒。蛔上入膈，故烦，须臾复上[④]。得食而呕，

---

① 或用虎膏及虎骨末傅：“傅”后当断句。王氏本作“或用虎膏及虎骨末傅狗咬”，义不通。

② 或：原无“或”字，据文渊本补。

③ 口水：魏本、文渊本及上科本均作“口水”，王氏本作尿。

④ 上：魏家本、文渊本、上科本均作“上”。王氏本作“止”。

又烦者，蛔闻食臭出，其人自吐蛔。

乌梅（五十个[1]）　当归　川椒（去目汗）　细辛　附子（炮，去皮脐）　桂心　人参　黄柏（各六分[2]）　干姜（炮，一两）　黄连（一两三钱）

上为末，以苦酒渍乌梅一宿，去核，蒸之五斗米下，熟，捣成泥，和药相得，纳臼中，与蜜杵一二百下，丸如梧子大。食前，饮服十丸，稍加至二十丸。

集效丸

治因脏腑虚弱，或多食甘肥，致蛔虫动作，心腹绞痛，发则肿聚，往来上下，痛有休止，腹中烦热，口吐涎沫，是蛔咬，宜服此药。若积年不瘥，服之亦愈。又治下部有虫，生痔痒痛。

木香　鹤虱（炮）　槟榔　诃子（煨，去核）　芜荑（炒研）　附子（炮，去皮脐）　干姜（炒。各七钱半）　大黄（锉，炒，一两半）

上为末，蜜丸梧桐子大。每服三十丸，食前，橘皮汤下。妇人醋汤下。

化虫散

雷丸（二个）　鸡心槟榔（二个）　鹤虱（一钱）　使君子（七个，去壳）

上为末，入轻粉少许，分作两服。当晚用猪精肉一两，切成片，以皂角浆浸一宿，至五更微火炙熟。又用些清油拭肉，候温，取一服药末，掺于肉上，略烘过，空腹食之。至巳刻，虫自下，乃饮食。

贯众酒

取寸白诸虫，五更嚼肉一片，莫吞，俟虫寻肉，其头向上，却吐出肉，嚼使君子三个，并轻粉一字，少顷，以当晚所煎贯众酒吞解毒雄黄丸七粒，即泻下，皆虫也。

下寸白虫

东边石榴根煎汤，调槟榔末服之，即下。先将猪肉一块，含在口中，咽津下，勿食之。须臾去肉，却服。

救　急

救自缢法

凡自缢高悬者，徐徐抱住解绳，不得截断上下。安被卧，又以一人脚踏其两肩，手挽其发，常令弦急，勿使缓纵。一人以手据按胸上，数摩动之，一人摩捋臂胫，屈伸之。若已强直，但渐屈之，并按其腹。如此一时顷，虽得气从口出，呼吸眼开，仍引按不住。须臾，以少桂汤及粥清灌，令喉润，渐渐能咽，乃止。更令两人，以管吹其两耳。此法最好，无不活者。自旦至暮，虽冷亦可救，暮至旦，阴气盛为难。又法，紧用两手掩其口，勿令透气两时，气急即活。

救溺水

急解去死人衣带，炙脐中即活。令两人以笔管吹其耳中。

又法

凡人溺水者，救上岸，即将牛一头，却令溺水之人，将肚横覆在牛背上，两边用人扶策，徐徐牵牛而行，以出腹内之水。如醒，即以苏合香丸之类，或老姜擦牙。

又方

凡溺死，一宿尚可救，捣皂角，以绵裹纳下部，须臾出水即活。又将醋半盏，灌鼻中。

又法

以屈死人两脚，着生人肩上，以死人

---

①　五十个：上科本同。文渊本作“去核，十个”，王氏本作“三十个”。

②　分：文渊本、上科本均作“分”，王氏本作“钱”。

背贴生人背，担走，吐水即活。又熬热沙或炒热灰，将溺者埋于其中，从头至足，水出七孔即活。又以酒坛一个，以纸钱一把，烧放坛中，急以坛口覆溺水人面上或脐上，冷则再烧纸钱于坛内覆面上，去水即活。数方皆效，奈人不谙晓，多以为气绝，而不与救疗，可怜。从其便而用之。

救冻死

四肢强直，口噤，只有微气者，用大釜炒灰令暖，以囊盛熨心上，冷即换之。候目开，以温酒及清粥稍与之。若不先温其心，便将火炙，冷气与火争必死。

又法

用毡或藁荐裹之，以索系定，放平稳处，令两人对面轻轻滚转，往来如擀毡法，四肢温和即活。

救魇死

不得著[1]灯火照，亦不得近前急唤，多杀人。但痛咬其足跟、大母指甲边，并多唾其面即活。如不醒者，移动处些子，徐唤之。若原有灯即存，如无灯，切不可用灯照。又用笔管吹两耳。或以皂角末吹两鼻内。或以盐汤灌之。或捣韭汁半盏灌鼻中。冬月掘根研汁用。

灸法

救魇寐一切卒死，及诸暴绝证。用药或不效，急于人中穴及两脚大母指内离甲一薤叶许，各灸三五壮，即活。脐中灸百壮，亦效。

破棺散

治魇寐卒死，及为墙壁竹木所压，水溺金疮，卒致闷绝，产妇恶血冲心，诸暴绝证。

半夏（汤洗七次，去滑，不拘多少）

上为末。每一大豆许，吹入鼻中即活。但心头温者，一日可活。皂角末亦效。

又方

用葱黄心或韭黄，男左女右，鼻中刺入深四五寸，令目中出血即活。

又方

视上唇里有如黍米粒，以针挑破。

单方

治胸胁、腹内绞急切痛，如鬼击之状，不可按摩，或吐血、口中衄血，用熟艾如拳头大，水五盏，煮三盏，频服。又用盐水一盏，水二盏和服，以冷水噀之，吐即瘥。又用蓬莪术酒研，服一盏。

备急散

治卒中恶、风、气、忤，迷绝不知人。用干姜、大黄各一两，巴豆仁十五粒，各研细，以水三合灌服。

雄朱散

或到客舍官驲[2]及久无人居冷房，睡中为鬼物所魇，但闻其人吃吃作声，便令人叫唤，如不醒，不急救则死。

牛黄　雄黄（各一钱）　大朱砂（半钱）

上为末。每挑一钱，床下烧。一钱用酒调，灌之。

又方

桃柳枝取东边者，各三七寸，煎汤二盏，候温，并灌服。

又方

灶心土捶碎为末，每服二钱，新汲井花水调灌。更挑半指甲许吹入鼻中。

朱犀散

治中恶、中忤、鬼气，其证暮夜或登厕，或出郊野，或游空冷屋室，或人所不

---

① 著：同“着”。王氏本脱“著”字。

② 驲（rì）：古代驿站专用的马车。此指驿站。

至之地，忽然眼见鬼物，鼻口吸着恶气，蓦然倒地，四肢厥冷，两手握拳，鼻口出清血，性命逡巡[1]，须臾不救。此证与尸厥同，但腹不鸣，心胁俱暖。凡此，切勿移动，即令亲眷众人围绕打鼓烧火，或烧麝香、安息香、苏木、樟木之类。且候记醒，方可移归。

犀角（半两，镑屑，研末）　生麝香　大朱砂（各一分）

上为末。每服二钱，新汲井水调，灌之。

又方

雄黄为末，每服一钱，桃枝叶煎汤调，灌下。

又方

故汗衣，须用内衣，久遭汗者佳，男用女衣，女用男衣，烧灰为末。每服二钱，百沸汤调下。

又方

治客忤，中恶，多于道路在外得之，令人心腹绞痛胀满，气冲心胸，不急治，即杀人。好京墨[2]为末，调二钱服。或瓦器盛汤，用衣衬贴热汤于肚上转移，温汤冷，别换。

骨　鲠

骨鲠入喉

以缩砂、甘草等分为末，以绵裹少许噙之，旋旋咽津，久之随痰出。

又方

以野苎根净洗，捣烂如泥，每用龙眼大。如被鸡骨所伤，以鸡羹化下。鱼骨则以鱼汁化下。

又方

用金凤花子嚼烂噙下，无子用根亦可。口中骨自下，便用温水灌漱，免损齿。鸡骨尤效。

玉屑无忧散

治误吞骨鲠，哽塞不下。

玄参　贯众　滑石　缩砂仁　黄连　甘草　茯苓　山豆根　荆芥穗（各半两）　寒水石（煅）　硼砂（各三钱）

上为末。每一钱，先抄入口，以新水咽下。

蜜绵法

通治诸哽，用薤白煮令半熟，以线系定，手捉线，少嚼薤白咽之，度薤至哽处，引哽即出矣。一法，绵一小块，以蜜煮，用如前法。

又方

以朴硝研细，对入鸡苏丸，别丸如弹子大，仰卧含化，不过三四丸，自然化之。

又方

以南硼砂新汲水涤洗，噙化，其骨脱然而失。

又方

以贯众浓煎一盏半，分三服，连进，片时一咯而骨出。

神效解毒丸

收藏年深，愈见神效。

青靛花（六两）　大黄　山豆根（各四两）　朴硝（一钱）　黄药子（二两半）　白药（二两半）　自然铜（四两）　贯众　山栀子　宣连　楮实子　山慈菇（各二两半）　白滑石（一斤十二两）　铅光石　芭蕉自然汁

上为末，糯米糊和药一千杵，阴干，不可见日，不然析去。一料可作一千丸，却用铅光石打光。诸般骨鲠，井水磨下一

① 逡（qūn）巡：片刻，一会儿。

② 墨：文渊本、上科本均作“墨”。王氏本作“黑”，讹。

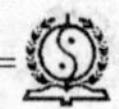

丸。作势一吞即下。颊[1]腮焮[2]肿，咽喉飞疡，清油调水磨化。酒毒肠风下血，薄荷汤。赤眼肿痛，井水。金蚕蛊毒，黄连水。蛇、犬、蜂螫、蜈蚣毒，用水磨涂伤处。误吞竹木棘刺，井水。诸般恶毒，用新汲井水。

鱼骨鲠

以橄榄食，即下。无则核捣为末，用流水调下[3]。

又方

獭爪于咽喉下外爬，自下。

兽骨鲠

象牙梳或牙笏等，磨水咽下。桑木上虫屑，米醋煎，灌漱，自下。

备急丸

疗心腹诸卒暴百病，中恶，客忤，心腹胀满，卒痛如刀所刺，气急口禁。

干姜（一两，炮） 巴豆（去皮油，二两） 大黄（二两）

上为末，炼蜜丸梧桐子大。每服三十丸[4]，不拘时，温水下。

误吞蜈蚣

以生猪血令病人吃，须臾生清油灌，口中恶心，其蜈蚣裹在血中吐出。继与雄黄细研，水服，愈。

误吞铜物

不能化者，浓煎缩砂汤服，其铜自下。又用生荸荠研烂服，其铜自化。细研坚炭为末，米饮下，于大便内泻下，如乌梅状。

怪疾

得效四十六方

项上生疮如樱桃大，有五色，疮破则项皮断。但逐日饮牛乳自消。

寒热不止，经日后四肢坚如石，以物击之，一似钟磬声，日渐瘦恶，用茱萸、木香等分，煎汤饮即愈。

大肠头出寸余，痛苦，直候干自退落。又出，名为截肠病，若肠尽，乃不治。但初觉截余可治，用芝麻油器盛之，以臀坐之，饮大麻子汁数升，愈。

口鼻中腥臭水流，以碗盛之，有铁色虾鱼如粳米大，走跃不住，以手捉之，即化为水，此肉坏矣。任意馔食鸡肉，愈。

腹上麻痹不仁，多煮葱白吃之，自愈。

妇人小便中出大粪，名交肠，服五苓散，效。如未尽愈，可用旧幞[5]头烧灰，酒服之。

两足心凸如肿，上面生黑色豆疮，硬如钉子钉了，履地不得，胫骨生碎眼，髓流出，身发寒颤，唯思饮酒，此是肝肾气冷热相吞。用炮川乌头末，敷之，煎韭子汤服，效。

凡腹胀经久，忽泻数升，昼夜不止，服药不验，乃为气脱。用益智子煎浓汤服，立愈。

四肢节脱，但有皮连，不能举动，名曰筋解。用酒浸黄芦三两，经一宿取出，焙干为末。每服二钱，酒调下，服尽安。

玉茎硬不萎，精流无歇时，时如针状，捏之则脆，乃为肾满漏疾。韭子、破故纸各一两为末。每服三钱，水一盏，煎至六分，每日三次饮之。愈则住服。

咽喉间生肉，层层相叠，渐渐肿起，不痛，多日乃有窍子，臭气自出，遂退饮食。用臭橘叶煎汤，连服愈。腹中如铁石，脐中水出，旋变作虫行之状，绕身匝

---

① 颊：原本作“答”，据文渊本改。上科本作“颌”，可参。

② 焮（xīn）：烧，灼。

③ 下：王氏本脱“下”字。

④ 三十丸：《局方》作“三丸”，可参。

⑤ 幞：头巾，也称“幞头”。王氏本作“袱”，疑非。

啄，痒痛难忍，拨扫不尽。用浓煎苍术汤浴之，以苍术末入麝香少许，水调服，痊。

眼前常见诸般禽虫飞走，以手捉之则无，乃肝胆经为疾。用酸枣仁、羌活、玄明粉、青葙子花各一两，为末。每服二钱，水一大盏，煎至七分，和滓饮，一日三服。

大肠虫出不断，断之复生，行坐不得。用鹤虱末水调五钱服之，自愈。

眼睛垂出至鼻，如黑角色，痛不可忍，或时时大便血出，其名曰肝胀。用羌活煎汁服，数盏自愈。腹中有物作声，随人语言。用板蓝汁一盏，分五服服之。又名应声虫，当服雷丸自愈。

有饮油五升以来，方始快意，长得吃则安，不尔则病。此是发入胃，被气血裹了，化为虫也。用雄黄半两为末，水调服，虫自出。如虫活者，置于油中，逡巡间连油泼之长江。

治卧于床，四肢不能动，只进得食，好大言，说吃物，谓之失说物望病。治如说食猪肉时，便云你吃猪肉一顿，病者闻之即喜，遂置肉令病人见，临要，却不与吃。此乃失他物望也，当自唾中涎出，便愈。

手十指[①]节断坏，唯有筋连，无节肉，虫出如灯心，长数尺余，遍身绿毛卷，名曰血余。以茯苓、胡黄连煎汤饮之，愈。

遍身忽皮底混混如波浪声，痒不可忍，抓之血出不能解，谓之气奔。以人参、苦杖、青盐、细辛各一两，作一服，水二碗，煎十数沸，去滓，饮尽便愈。

眼白人浑黑，见物依旧，毛发直如铁条，虽能饮食，不语如醉，名曰血溃。用五灵脂为末，二钱，酒调下。因著艾灸讫，火痂便退落，疮内鲜肉片子飞如蝶形状，腾空去了，痛不可忍，是血肉俱热。用大黄、朴硝各半两，为末，水调下，微利即愈。

临卧浑身虱出，约至五升，随至血肉俱坏，每宿渐多，痒痛不可言状，维吃水卧床，昼夜号哭，舌尖出血不止，身齿俱黑，唇动鼻开。但饮盐醋汤十数，即安。

眼赤，鼻张大喘，浑身出斑，毛发如铜铁，乃目中热毒气结于下焦。用白矾、滑石各一两为末，作一服，水三碗，煎至半，令不住饮，候尽乃安。

有虫如蟹走于皮下，作声如小儿啼，为筋肉之化。雷丸、雄黄各一两，为末，掺在猪肉片上，炙熟吃尽自安。

手足甲忽然长倒生肉刺，如锥痛不可忍。吃葵菜，自愈。

鼻中毛出，昼夜可长一二尺，渐渐粗丸如绳，痛不可忍，虽痛，摘一茎即复更生，此因食[②]猪羊血过多遂生。用乳香、朱砂各一两为末，以饭丸梧桐子大。空心，临卧各一服，水下十粒，自然退落。

面上及遍身生疮似猫儿眼，有光彩，无脓血，但痛痒不常，饮食减少，冬则遍胫，名曰寒疮。多吃鱼、鸡、韭、葱，自愈。

胁破肠出臭秽，急以香油摸肠，用手送入。煎人参、枸杞淋之，皮自合矣。吃羊肾粥十日即愈。

口鼻中气出，盘旋不散，凝如黑盖色。过十日渐渐至肩曾[③]与肉相连，坚胜金石铁，无由饮食，此多因疟后得之。煎泽泻汤，日饮三盏，连服五日，愈。

遍身忽然肉出如锥，既痒且痛，不能

① 指：王氏本脱“指”字。

② 食：王氏本脱“食”字。

③ 曾：上科本作“臂”，可参。王氏本作“胸”，疑非。

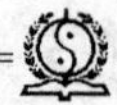

饮食，此名血臃。若不速治，溃而脓出。以赤皮葱烧灰淋洗，吃豉汤数盏自安。

眉毛摇动，目不能视，交睫，唤之不应，但能饮食，有经日不效者。用蒜三两，取汁，酒调下，即愈。

毛窍节次血出，若血不出，皮胀膨如鼓，须臾眼鼻口被气胀合，此名脉溢。饮生姜水、汁各一二盏，即安。

忽然气上喘，不能语言，口中汁流，吐逆，齿皆摇动，气出转大则闷绝，苏复如是，名曰伤寒并热霍乱。

用大黄、人参末各半两，水三盏，煎至一盏，去滓，热服，可安。

口内生肉球，臭恶，自己恶见，有根线长五寸余，如钗股，吐球出以饮食了，却吞其线，以手轻捏，痛彻于心，困不可言。用水调生麝香一钱服，三日，验。

浑身生燎泡，如甘棠梨，每个破出水，内有石一片如指甲大，泡复生，抽尽肌肤肉，不可治。急用荆三棱、蓬莪术各五两，为末，分三服，酒调连进，愈。

头① 面发热，有光色，他人手近之如火烧人。用蒜汁半两，酒调下，吐如蛇状，遂安。

人自觉自形作两人并卧，不别真假，不语，问亦无对，乃是离魂。用辰砂、人参、茯苓浓煎汤服之。真者气爽，假者化也。

男子自幼喜饮酒，至成丁后，日饮一二斗不醉，片时无酒，叫呼不绝，全不进食，日就羸弱。令其父用手巾缚住其手足，不令动摇，但扶少立，却取生辣酒一坛，就于其子口边打开，其酒气冲入口中，病者必欲取饮，坚不可与之，须臾口中忽吐物一块，直下坛中，即用纸封裹坛口，用猛火烧滚，约酒干一半，却开视之，其一块如猪肝样，约三两重，周回有小孔如针眼，不可数计。弃之于江，饮食复旧，虽滴酒不能饮矣。

夜间饮水，误吞水蛭入腹，经停月余，日必生下小蛭，能食人肝血，腹痛不可忍，面目黄瘦，全不进食，若不早治，能令人死。用田中干泥一小块，小死鱼三四个，将猪脂溶搅匀，用巴豆十粒去壳膜，研烂，入泥内为丸绿豆大，用田中冷水吞下一丸②，小儿只用三丸至五丸，须臾大小水蛭一时皆泻出。却以正方四物汤加黄芪煎服，生血补理。（方见妇人科通治类）

妇人产后忽两乳伸长，细小如肠，垂下直过小肚，痛不可忍，危亡须臾，名曰乳悬。将川芎、当归各二斤，半斤锉散，于瓦石器内用水浓煎，不拘时候多少，温服。余一斤半锉作大块，用香炉慢火逐旋烧烟，安在病人面前桌子下，要烟气直上不绝。令病人低头伏桌子上，将口鼻及病乳常吸烟气，直候用此一料药尽。看病证如何，或未全安，略缩减，再用一料，如前法煎服及烧烟熏吸，必安。如用此二料已尽，虽两乳略缩上，而不复旧，用冷水磨蓖麻子一粒，于头顶心上涂片时即洗去，则安全矣。

妇人临产，服催生药惊动太早，未尝离经，而用力太过，以致肓膜有伤，产后水道中垂出肉线一条，约三四尺长，牵引心腹，痛不可忍，以手微动之，则痛苦欲绝。先服失笑散数服，仍用老姜三斤，净洗不去皮，于石钵臼内研烂，用清油二斤拌匀，入锅内炒熟，以油干焦为度。先用熟绢一段，约五尺长，摺③ 作结方，令

---

① 头：原本作“须”，据魏本、文渊本改。

② 一丸：文渊本、上科本均作“一丸”，与下句“小儿只用三丸至五丸”相比，显然不合文理，王氏本作“十丸”，可参。

③ 摺（zhé 折）：折叠。

稳重妇人轻轻盛起肉线，使之屈曲作一团，纳在水道口。却用绢袋兜裹油姜，稍温敷在肉线上熏，觉姜渐冷，又用熨斗火熨热，使之常有姜气。如姜气已过，除去，又用新者，如此熏熨一日一夜，其肉线已缩入半。再用前法，越两日其肉线尽入腹中，其病全安。却再服失笑散、芎归汤补理。切不可使肉线断作两截，则不可医。

有人患劳瘵两年，诸药不效，一日无肉味，其腹痛不可忍。又恐传染，移在空房，候其自终。经停三日，病者腹痛，气息将绝，思忆肉味之急。忽有人惠鸡子三枚，其病人俯仰取火。低头取瓦铫煎熟，吹火屡燃屡灭，鼻中如有所碍，将熟间，忽嚏喷一声，有红线一条自鼻中出，牵抽约二尺长，趋下瓦铫中，病人知是怪物，急用碗覆，前铫中尽力烧火不住，其铫欲裂方住火。开铫视之，乃是小虫一条，头目皆具，已煅死如铁线样，即以示其家人，后弃之于江，其病即安。

居民逃避石室中，贼以烟火熏之欲死，迷闷中摸索得一束萝卜，嚼汁下咽而苏。又炭烟熏人，往往致死，含萝卜一片著口中，烟气不能毒人。或预曝干为末，备用亦可。或新水擂烂干萝卜饮之亦可。

自行被攧，穿断舌心，血出不止。以米醋用鸡翎刷所断处，其血即止。仍用真蒲黄、杏仁去皮尖，硼砂少许，研为细末，炼蜜调药稀稠得所，噙化而安。

身上及头面肉上浮肿如蛇状者，用雨滴堦[1]砖上苔痕一钱，水化开，涂蛇头，立消。

---

① 堦：同“階（阶）”。

世医得效方　卷第十一

小方科

活幼论

尝谓木有根荄，水则有源。根荄盛则枝叶畅茂，源深则其流必长。小儿禀父母元气而生成，元气盛则肌肤充实，惊、疳、积、热，无由而生，风寒暑湿，略病即愈。元气虚则体质怯弱，诸证易生，所患轻则药能调治，所患重则可治者鲜。故试晬[①]之后，或不能言，或不能行，或手拳不展，发不生，斯犹可治。甚则初生之时，脐风撮口，吊肠等证，锁肚，重舌无声，舌焦，遍体青黑，如此症状，非急疗则百无一活。若其余诸病不一，治之之道，当观形、察色、听声、切脉。观形则先观其眼，若两眼无精光，黑睛[②]无运转，目睫无锋芒，如鱼眼、猫眼者不治。或神藏于内，而外若昏困，神气不脱，则岂无再活之理。察色者，若面目俱青，眼睛窜视，此为惊邪入肝。面红眼赤，惕惕夜啼，则惊邪入心。面青恶叫，啮奶咬牙，乃惊邪入肾。面色淡白，喘息气乏，则惊邪入肺。面黄，呕吐不食，虚汗多睡，乃惊邪入脾。皆随其状而治之。若夫听声，则睡中惊啼声浮者易治，声沉不响者难痊，或声如鸦中弹者不治。至于切脉，虚则细而迟，实则洪而数。次当看纹，候男左女右手辨之，从虎口内至第一节是风关，第二节是气关，第三节是命关。第一节风关[③]，赤纹乃飞禽内外人惊，赤纹微乃火惊；黑则水惊，兼打扑惊；青色乃天雷四足惊，内隐青纹微屈，则是急风候[④]，纹弯乃停食候。第二节气关，紫色纹是惊疳，青色纹乃疳传肝经，白则疳传肺经，若黄色乃传脾经，黑色难安。第三节命关，青黑纹现三关通度，斜归指甲则不治。至于惊、疳、积、热四证，惊者虚惕怔忪，气怯神散，痰涎来去，其泻必青，积渐生风，其证有冷热虚实。冷则燥之，虚则温之，实则利之，热则凉之，是为活法。急惊之候，通关截风，定搐去痰，其热尚作，则当下之，一泄已后，又急须和胃镇心，不可过用寒凉等剂。其或口中出血，两足摆跳，腹肚搐动，摸体寻衣，神昏气促，喷药不下，通关不嚏，心中痛绝，忽大叫者难愈。慢惊之候，宜于生胃气药，和以截风定搐，不可太燥。其或四肢厥冷，吐泻加嗽，面黯唇惨，胃痛鸦声，口生白疮，发直摇头，喘急涎鸣，口眼手足一边牵引者，难愈。

---

① 试晬：抓周，婴儿周岁。

② 黑睛：文渊本作“黑精”。

③ 风关：魏本、文渊本夺“风关”二字。

④ 急风候：文渊本作“急风疾”。

慢脾十救一二，只当生胃回阳。如太冲脉在，则取百会穴多灸之。若身冷粘汗，直卧如尸，喘嗽头软，大小便不禁，虚痰上攻，呼吸气粗，脉来浮数，是谓阴盛强阳。错认阳气已复，直与峻药下痰，痰随气下，人以医杀咎之。此则覆灯将绝之证，虽不药亦无生意[①]矣。又有喉中痰涎声如曳锯，一两日间闭目不开，此为虚痰，保养其气，凌遽[②]下痰，亦未可保，苏合香、白丸子辈姑与之（男子、妇人有此证，亦当守此二药。以上惊风本证各见后）。痓病发痫天瘹，亦风之种类。举身僵仆，有汗不恶寒，手足冷，口噤，为柔痓。无汗恶寒，身反张，咬齿为刚痓。得之未易施治。诸痫八证：马痫张口摇头，马鸣反折；羊痫喜扬吐舌；犬痫手屈，两足拳挛；鸡痫摇头反折（并属阳）；猪痫口吐涎沫，振目视人；牛痫目视腹胀；乌痫唇口撮聚，手足俱摇；蛇痫身软头举，吐舌视人（并属阴）。治法，须辨其冷热，顺气平血，豁痰除风。其或目睛不转，口噤无声，唇面青黑，肚胀不乳，身热下血，厥逆吐利[③]，汗出壮热不止，体软不睡，眼生白障，不治之候。天瘹者，壮热翻眼，手足搐掣，如鱼之上钓，皆由乳母过飡热毒，遄复乳儿，兼挟风邪所致。但当解利风热，则应手而愈。惊风诸证，有不可治者。总而论之，项筋无力，鱼口气粗，啮齿咬人，泻下如瘀血，手足搐搦不停，目似开不开，身软口噤，不食，木舌干涩，反张脊强，囟陷不动，啼不作声，冷汗如雨；慢脾灸不醒，视物不转睛，眼上赤脉。虽卢、扁复生，亦无如之何。若疳候，儿童二十岁以下为疳，二十岁以上为痨。痨与疳皆气血虚惫，脏腑受伤，故有肝心脾肺肾五疳；外有蛔疳、脊疳、脑疳、干疳、疳渴、疳泻、疳痢、肿胀、疳劳、无辜疳、丁奚、哺露，治之各有方。其病多因乳哺失常，肠胃停滞，或妄服吐下药，津液内竭而得之。故其为候，头皮光急，毛发焦稀，腮缩鼻干，口淡唇白，两眼昏烂，揉鼻挦眉，脊耸体黄，斗甲咬牙，焦竭[④]自汗，漩白泻酸，肚胀肠鸣，癖结潮热。或身多疮疥，酷嗜瓜果咸酸炭米泥土，多饮水者，皆其证也。惟肾疳害人最速者，盖肾虚受邪热，疳气奔上焦，故以走马为喻。初作口气，次第齿黑，盛则龈烂，热血迸出，甚则齿脱，宜急治之，纵得全活，齿不复生。其余诸疳，如或饮水不已，滑泄不休，舌上黯黑，目睛青筋，眼角黑气，小便如乳，牙黑骨枯，脱肛，咳逆气促，身上粟生斑黑，唇白腹高，人中平满，抱着手足，垂亸无力，衬着脚心，全不知疼，身体变冷，为五绝，岂有瘳乎。积者面目浮黄，肚紧[⑤]胀痛，覆睡多困，酷啼不食，或大肠秘涩，小便如油，或便利无禁，粪白酸秽，此皆其证也。其或面黑泻黑，肚胀，泄下不止，气粗，手心有疮，瘦弱柔软，亦莫能疗。热之为病，有实有虚。实者两脸深红，唇口红紫，燥渴焦烦，大小便难，啼叫无时，时发极热。虚者面色青白恍惚，微潮，口中清冷，泄泻，虚汗，或乍冷乍温，上壅下利，水谷不分，乃冷热不调。外有十证：热者潮热如疟；风热不减乳食；积热多吐；伤寒脚手冷；耳、鼻、脚梢、手指尖冷，乃麻疹之证；唇汗口珠，乃变蒸候也；多泻多渴，疳之为热；面青脉大，惊热的矣；脾痛啼声不

① 生意：生机。

② 凌遽：迅速；急促。此句文渊本作“饱养其气，凌遽下痰，亦不可保”。

③ 吐利：文渊本作“吐痢”。

④ 焦竭：魏本、文渊本作“焦渴”。

⑤ 肚紧：魏本、文渊本作“膞朘（juān）”。义为胳膊缩小。

息；瘅毒嘹然，目闭，面如丹。胎中全不受热，诸吐乳食不化[1]，面色黑，随食随吐，通身冷则为不治。诸泻日久，不宜紧涩之药卒止，先须调气和中。若洞泻不止，乳食不进，无有愈期。汗多舌出，唇红眼闭，摇头气粗，两肋动，口生血疮，吐泻得之，名曰胃烂，夭亡转盼[2]。至于八痢，则有鱼口、噤口、五色、脱肛、脏毒、脾毒、冷积、疳痢，无非便下脓血，里急外重，脐腹急痛，日夜无度。治之当何如？须究其因，先以去积、宽肠、通气之剂，续为之断下，鲜有不愈。其或所下如鱼肠血水，壮热，烦渴，不食，自汗，小便不利，未知有瘳。疮疹一证，乃表虚里实，其根于脏腑，所患重。麻疹表实里虚，其根于皮肤，所患轻，不治亦自愈。至若痘疹，多因时令不正，气候传染，加之外感风寒，内积邪热而得，大抵与伤寒相类。发热烦躁，脸赤唇红，身痛头疼，耳、鼻、脚梢、手中指俱冷，喷嚏呵欠，喘嗽痰涎，或乍寒乍热，疑似之间，当视其耳后有红脉赤缕，及见心胸间细点如粟起为真。首尾不可汗下，宜温凉之剂，解毒和中安表。大要[3] 如疱人作灶炊样[4]，务得松耳。其或热极生风，或发惊搐，但当清心散风，切不可投冷惊之药及灼艾，盖灸则火助热炽，投冷惊药则毒气内伏，反为大害。仍忌诸般臭秽，煎炒油烟，父母行房梳头等触犯。未发而触，则毒气入心，闷乱而死。已发而触，则疮痛如割，以致黑烂，切宜禁戒。仍烧带诸香，及打醋炭，喷胡荽酒于遍房，以辟秽浊之气。却不可以田舍儿[5] 不忌无恙为常法。病此者多不服药，岂知未发、已发则合解散，正发则合活气血。若依此，非惟出疏，亦易干敛，仍免[6] 后虑。若不依此，则邪盛疮密，收亦费力。余毒为患，致生痈疽疥痨，赤眼咽喉口疮之疾。至于善恶之证，犹当细认。如善证，则乳食如常，大便或一日一次，或两日一次通者，只须用和，不冷不热之药，自保十[7] 平全。如恶证，则春夏属阳为顺，秋冬为逆。冬月寒，肾水得时，多归于肾。或先如疟，后发渴，其疮色如黯血，此肾证也，不治。春脓疱为金克木，夏黑陷为水克火，秋斑子为火克金，冬疹子为土克水，并逆。鼻有黑气，或舌黑，疮已出而谵语燥渴，小便涩，泄泻，不入食；疮成饼搭，黯惨不发，其声焦哑，两眼闭而黑睛矇昧[8]，面肿鼻陷，目闭，频啮齿，头面肿大；疮尽抓破，或臭不可近，或脚冷至膝；疮小黑而焦，风攻颐颔，唇项肿硬，胸高而突。以上症状，均不可治。外此，至于风寒暑湿之感，与大人无异治之法，特剂量差少耳。杂症则随方备治。吁，为医之道，大方脉为难，活幼尤难。以其脏腑脆嫩，皮骨软弱，血气未盛，经络如丝，脉息如毫，易虚易实，易冷易热。兼之口不能言，手不能指，疾痛之莫知，非观形、察色、听声、切脉，究其病源，详其阴阳表里虚实，而能疗之者，盖亦寡矣。若妄投药饵，即生他证，可不戒之！

初　生

拭秽法

婴儿在胎，口中有恶物，才生不候声

---

① 不化：魏本、文渊本无“不”。

② 转盼：上科本作“转盻（xì系）”。当是。

③ 大要：大致；大约。

④ 灶炊：魏本、上科本作“笼炊”。

⑤ 田舍儿：农家子。

⑥ 仍免：文渊本作“且免”。义胜。

⑦ 十：文渊本作“取”。

⑧ 矇昧：昏暗不明。

出。疾用[①]软帛或绵裹手指，蘸黄连、甘草汁，拭口恶汁。稍定，更以蜜少许调朱砂末一字，抹入口中，镇心安神，解恶物之毒，一生免疮豆之患。妊娠临月预辨之。

刺泡法

小儿才生下即死，用此法可救活。急看儿口中悬壅、前腭上有泡，以手指摘破，用帛捏[②]，拭血令净。若血入喉，即不可治。

回气法[③]

初生，气欲绝，不能啼者，必是难产，或冒寒所致。急以绵絮包裹抱怀中，未可断脐带，且将胞衣置炭火炉中烧之。仍作大纸捻，蘸清油点着，于脐带上往来遍带燎之，盖脐带连儿脐，得火气由脐入腹。更以热醋汤荡洗脐带，须臾气回，啼泣如常，方可浴，洗了，却断脐带。

通便法

初生，大小便不通，腹胀欲绝者。急令妇人以温水漱口了，吸咂儿前后心并脐下、手足心，共七处。每一处凡三五次，漱口吸咂，取红赤为度，须臾自通。不尔，无生意。有此证，遇此法，可谓再生。

贴囟药

治出胎时被风吹，鼻塞，服药不退。

上用天南星为末，生姜自然汁调，或膏贴囟上，病去除之。

奇方

治初生下遍体无皮，但是红肉，宜速以白早米粉干扑，候生皮方止。

又治生下遍身如鱼泡，又如水晶，碎则[④]成水流渗。

上用密陀僧研，绢罗内罗过，干掺。仍服苏合香丸。(见中气类)

又治七日肾缩，乃初生受寒所致。

上用硫黄、茱萸各半两，为末，研大蒜调涂其腹。仍以蛇床子微火烧熏之。

噤　风

辰砂膏

治眼闭口噤，啼声渐小，舌上聚肉如粟米状，吮乳不得，口吐白沫，大小便皆不通[⑤]。盖由胎中感受热气，流毒于心脾，故形见于喉舌，或为风邪击搏致之。

辰砂（三钱）　硼砂　马牙硝[⑥]（各一钱半）　玄明粉（二钱）　全蝎　珍珠末[⑦]（各一钱）　生麝（一字）

上为末，好油纸封裹，自然成膏。每服一豆粒许。用乳汁调敷乳头上吮下，金银、薄荷汤下亦可。有潮甘草汤服。

益脾散

和胃进乳消痰。

白茯苓　人参　草果仁　苏子（微炒）　木香（湿纸裹，热火内煨）　甘草　陈皮　厚朴（去粗皮，姜汁炒[⑧]）

上锉散。每服一钱，生姜一片，红枣一枚，未乳前服，合滓乳母服。

单方

治初生七日口噤。

上用牛黄一钱细研，用竹沥调一字灌之。更以猪乳点于口中。

---

① 疾用：魏本、文渊本作“急用”。

② 帛捏：文渊本作“帛揩”。

③ 回气法：文渊本作“暖脐法”。

④ 碎则：文渊本作“破则”。

⑤ 皆不通：魏本、文渊本夺“不”字。

⑥ 马牙蛸：上科本作“马牙消”。

⑦ 珍珠：魏本、上科本作“真珠”。

⑧ 姜汁炒：此下原本诸药缺剂量。《永类钤方》及《证治准绳·幼科》均作“各等分”，可参。

脐风

天麻丸

治因断脐后为水湿风冷所乘，入于脐，流于心脾，遂令肚胀脐肿，身体重着，四肢柔直，日夜多啼，不能吮乳，甚者发为风搐。此药利惊下痰，凡钓肠、锁肚、撮口，皆可用。

南星（炮，二钱）　白附子（炮）　牙硝　天麻　五灵脂　全蝎（焙。各一钱）　轻粉（半钱）　巴霜（一字）

上为末，稀糊丸，麻子大。每服一丸，薄荷、姜钱泡汤送下。若脐边青黑及爪甲黑者，不治。

立圣散

治同上。

蜈蚣（一条，酒洗去粪[1]，炙）　瞿麦（半钱）　蝎梢（五个，去毒）　直僵蚕（七条[2]，去丝）

上为末。每一字吹入鼻，啼则可医。仍服，薄荷调一字服。

麝香散

赤脚蜈蚣（半条，酒炙）　麝香（少许）　川乌尖（三个，生）

上为末。每服半字。金银器汤调下。

治脐肿

先用荆芥水洗了，葱叶一皮，火上炙过，地上出火毒，以手指甲刮薄，内搭放肿处，次日便消。用通心饮、小惊丸、大惊丸。（方见后）

安脐散

治脐中汁出，或赤肿臖[3]痛，或因水与乳入脐所致。

上当归为末敷。虾蟆烧灰、白石脂末、油发灰敷，皆可。

撮口

僵蚕方

治面目黄赤，气息喘急，啼声不出。盖由胎气挟热，流毒心脾，故令舌强唇青，聚口撮面，饮乳有妨。

上用直僵蚕二枚，去嘴，略炒，为末，蜜调，敷唇中，效。

天麻丸

治钓肠、锁肚等撮口，内气引痛，肠胃郁结不通，则亟宜疏利，此药特效（方见前）。若口出白沫，四肢冰冷，最为恶候，一腊[4]见之尤急。又法极验，其儿齿龈上有小泡子如粟米状，以温汤蘸帛裹手指，轻擦破，即开口，便安。脐风同用。

蝎梢散

治胎风及百日撮口脐风。

上用蝎梢四十九个，每一个用薄荷叶卷定，以绵扎，放砂铫中滚转，炒令薄荷干酥为度。再用白僵蚕四十九个，生姜汁炒干去丝嘴，同为末。更以脑子、生麝香少许研匀，紫雄鸡肝二片，煎汤调下。

不乳

奇方

治初生不饮乳，及不小便。

上用葱白一寸，四破之，以乳汁银石器煎，灌之立效。

又治初生口噤不开，不收乳。

上用赤足蜈蚣一条，去足炙令焦，细

---

① 去粪：文渊本作“去粪汁”，当是。

② 七条：文渊本作“七枚”；上科本作“七条”；王氏本作“七个”。

③ 臖（xìng 性）：肿痛。

④ 一腊：生子七日为一腊。

研如粉，每用半钱。以猪乳汁二合和匀，分三四次灌之。

茯苓丸

初生儿拭口不净[①]，恶秽入腹，腹满短气，不能饮乳。

赤茯苓（去皮）　川黄连（去须）　枳壳（炒。各等分）

上为末，炼蜜丸梧桐子大。每一丸，乳汁调灌下。

川白姜散

治产妇取冷太过，胎中受寒，令儿腹痛不饮乳。

木香　陈皮　槟榔（各一分）　官桂　川白姜　甘草（炙。各半分）

上锉，每取一捻，水一合煎，以绵蘸与之。呕加木瓜、丁香。

变　蒸

惺惺散

治变蒸。变者上气，蒸者体热。轻则发热微汗，其状似惊，重则壮热，脉乱而数，或吐或汗，或烦啼燥渴。轻者五日解，重者七八日解。其候与伤寒相似。亦有续感寒邪者。但变蒸则耳冷，骫[②]冷，上唇头白泡如鱼目珠。若寒邪搏之，则寒热交争，腹痛啼叫不已。每服一钱，麦汤调下。热甚，麦门冬、薄荷叶汤下。（方见后外感类）

紫霜丸[③]

治变蒸，发热不解，并挟伤寒温壮，汗后热不歇，及腹中有痰癖，哺乳不进，乳则吐哯[④]，先寒后热者。

代赭石（醋淬[⑤]，七遍）　赤石脂（各一两）　巴豆（三十粒，压去油）　杏仁（五十粒，去皮尖）

上以二石为末，别研巴豆、杏仁为膏相合，更捣一二千杵，当自相得。若硬，入少蜜同杵之。丸如粟米大，用密器收。每服二丸，与少乳汁令下，食顷后[⑥]，与少乳勿令多。至日中，当小利，热除。若未全除，明日更与二粒。百日儿服五粒，以此准定增减。此药兼治惊、积、痰、癖、食痫、温壮诸疾，无所不治，虽下亦不虚人。

人参散

治变蒸骨热，心烦，啼叫。

人参　甘草　麦门冬（去心）　北柴胡（各二钱）　龙胆草　防风（各一钱）

上锉散。每服三字，水一盏煎服。

当归散

治变蒸，有寒无热。

当归（二钱）　木香　官桂（辣者）　甘草　人参（各一钱）

上锉散。每一钱，水一盏，姜三片，红枣一枚煎，食前服。

调气散

治变蒸，吐泻，不乳，多啼。

木香　香附（炒，去毛）　厚朴（去粗皮，姜汁炒）　人参　橘皮　藿香（去土）　甘草（炙。各一钱）

上锉散。每服三字，水一盏，生姜二片，红枣一枚煎，温服。以上症状，治之但当以平和之剂微表，热实者微利之。或不治，亦当自愈。

---

① 不净：原作“不前”，王氏本据《证治准绳·幼科》改为“不全”，文渊本作“不早”，可参。上科本作“不净”，今从之。

② 骫（kāo 尻）：尻骨。文渊本作“骪”，非。

③ 紫霜丸：文渊本作“红霜丸”。

④ 吐哯（xiàn 县）：呕吐。

⑤ 醋淬：文渊本作“醋浸”。

⑥ 食顷：一顿饭工夫。

通　治

乳哺法

凡初乳先须捏去[①]宿乳，后与之。母欲寐，即夺其乳，恐睡困不知饱足。儿啼未定，气息未调，乳母勿遽以乳饮之，故不得下[②]，停滞胸膈，而成呕吐。乳后不与食，哺后不与乳。脾胃怯弱，乳食相并，难以克化，幼则成呕而结于腹中作疼，大则成癖、成积、成疳，皆自此始。

护养法

小儿肌肤未实，若厚衣过暖，伤皮肤，损血脉，发疮疡。汗出腠理不固[③]，风邪易人，若天气和暖，抱之使见风日，则血气坚刚，肌肉硬，可耐风寒，不致疾病。今人怀抱小儿，不着地气，致令筋骨缓弱，疾病易生，非爱护之法。

相儿命短长法

凡儿三岁以上十岁以下，视其性气高下，即可知其夭寿。儿小时识悟通敏过人者多夭，小儿骨法，成就威仪，回转迟舒，稍费人精神雕琢者寿。预知人意，回旋敏速者亦夭。初生叫声连延相属[④]者寿，声绝而复扬急者不寿。啼声散，啼声深，汗不流，头四破，小便凝如脂膏，常摇手足，头毛不周匝者，并不成人。脐中无血者好。脐小者，遍身软弱如无骨者，汗血者多厄，并不寿。鲜白长大，卵缝通达黑者并寿。目视不正，数动者大非佳。早坐早行，早齿早语，皆恶性，非佳人。发稀少者，强不听人。额上有旋毛，妨父母或早贵。初生枕骨不成，能言而死。尻骨不成，能踞而死。掌骨不成，能匍匐而死。踵骨不成，能行而死。膑骨不成，能立而死。身不收者死。股间无生肉者死。颐下破者死。阴不起者死。阴囊下白者死，赤者亦死。

四君子汤

随证加味，量儿大小用。

人参　白术　茯苓　甘草（各等分）

上为末。每服二钱。伤寒，麻黄、豆豉、北柴胡。吐泻，南木香、藿香、干葛。潮热，牛黄、郁金、朴硝、全蝎、薄荷。麻豆，牛蒡子、紫草、蝉蜕、荆芥。腹膨，枳壳、木通、苏子、姜钱。冷泻，扁豆、肉豆蔻、姜钱、枣子。咳逆，肉豆蔻、木通。大热，苦竹沥。积热上攻，茅根、淡竹叶、甘草。乳食不下，诃子[⑤]、木香。时行咳嗽，藿香、枳壳、姜钱。暴风燥痒，荆芥、牛蒡子、枳壳、高良姜、蝉蜕。鼻流清涕，羌活、麻黄、防风。泄泻，肉豆蔻、木香。滑肠，诃子、榴皮。脏毒形如白利[⑥]，或有血根如鱼脑髓，豆蔻、地榆、粟壳。赤痢，粟壳、乌梅。白痢，粟壳、白姜。大便不利，大黄、朴硝。小便不利，木通、车前子。霍乱，木瓜、藿香，夏月加香薷。腹痛，茴香、附子，或用泽泻、郁李仁、姜、枣，或只用木瓜、豆蔻。腹紧积候，三棱、槟榔、姜汤下。有淋，火麻子仁生熟皆可，车前子、海金沙、葶苈子下。溺血，生地黄、瞿麦。渴，枇杷叶炙去毛、瓜根。咳嗽，杏仁炒去皮尖、贝母、知母、姜钱、苏子。夜睡惊啼，茯苓、酸枣仁。惊邪，薄荷、朱砂、犀角、人参。癫痫，甘草、朱砂、茯苓、牛黄、乳香、犀角、人参、铅白霜。喉痹，犀角、杏仁、当归、豆豉、

---

① 捏去：文渊本作“挤去”。

② 不得下：文渊本作“不得不”。

③ 不固：魏本、上科本作“不开”。

④ 属（zhǔ主）：连接，连续。

⑤ 诃子：魏本、文渊本均作“呵子”，形误。

⑥ 白利：文渊本作“白痢”。

百合、大黄。口疮，鸡内金、脑子①、黄芩、朴硝、苦竹叶。唾血，生地黄、当归、藕节、侧柏、人参、蒲黄。血衄，蒲黄、山栀子、淡竹叶。目赤，秦皮、菊花、苦竹叶、甘草。肚虫，槟榔、使君子、枳壳、苦楝皮。头昏，石膏、川芎。癥瘕及腋下气块肚痛，此气疾也，用天雄、三棱、朴硝、大黄。五心热，犀角、脑子，磨刀水下。气不升降，沉香、苏子。养气肥儿，槟榔、木香、紫苏叶、红枣。

惊候附天瘹②

治惊

大安神丸

又名大惊丸。治心热夜啼，烦躁。常用，安神，定志，去惊。

人参（去芦） 茯苓（各半两） 甘草（一两，炙） 僵蚕（去丝，二钱半） 白术（半两，煨） 桔梗尾（二钱半） 辰砂（半两） 全蝎（五个，去毒） 金银箔（各六片） 麦门冬（去心，炒） 木香（各半两） 酸枣仁（一两，汤去皮壳，蚌粉炒） 大赭石（半两，醋煮③）

上为末，水丸或蜜丸。急惊潮热，竹青，薄荷叶。夜啼，灶心土。伤食④，荆芥汤。疹豆，蝉蜕去足、翼。搐搦，防风。常服金银、薄荷。慢惊，冬瓜子仁。凡惊风已退，神志未定，加琥珀三钱别研，远志半两去心，姜汁炒焦为度加入。

星香散

治急慢风，搐搦，窜视，涎潮。

南星（圆白者，二钱半） 木香 橘红（各一钱） 全蝎（二枚）

上锉散。水二盏，生姜四片，慢煎熟频灌。大便去涎即愈。

来复丹

治惊风昏塞，以二三丸薄荷泡汤研，灌下，得泄即愈。凡惊风，对证用药已效，若觉未甚稣省⑤，可与服。丸数酌量。（方见虚损类⑥）

又方，安神丸

定惊。

麦门冬（去心，焙） 马牙硝 白茯苓 干山药 寒水石（各半两） 朱砂（三钱，别研） 甘草（半两） 龙脑（二字，研）

上为末，炼蜜丸，鸡头大。每服半丸，砂糖水化下，不拘时。

夺命丹

治急慢惊风。

蛇含石（醋淬七次） 大赭石（淬同上⑦。各一两） 全蝎（五个，去毒） 铁孕粉（半两）

上为末。每服一钱，薄荷煎汤，入雄鸡冠血少许。潮热，入朱砂。病安，常用安神丸。

凉惊

小惊丸

郁金（皂角水浸煮，二个） 黄连 牙硝 木香（不见火） 藿香 龙胆草（各五钱） 全蝎（去毒，六个）

---

① 脑子：文渊本作“栀子”。

② 瘹（diào 吊）：狂。王氏本均讹为“钓”。

③ 此下文渊本有“南星丸白者二钱半”八字，可参。

④ 伤食：魏本、文渊本作“伤风”。

⑤ 稣省：“稣”应为“蘇（苏）”，文渊本作“蘇”。“省”：醒。

⑥ 方见虚损类：原本脱，据文渊本补。

⑦ 上：文渊本“上”后有“研”。

上为末，糊丸，用雄黄、朱砂、麝香、金银箔为衣。风瘼是惊热重，麻仁、蝉蜕、防风。白痢，白姜、罂粟壳。赤痢，甘草、乌梅。潮热，桃柳枝。镇惊，薄荷、灯心。吐，藿香。泻，木瓜、陈米。夜啼，灯心、薄荷、灶心土。精神不爽，冬瓜子仁。大便不通，枳壳、大黄、朴硝。盘肠瘹气，钩藤[1]，天瘹亦用。嗽，乌梅、桑白皮。吐不止，丁香。未效[2]，黄荆叶。常服，金银、薄荷并酌量用。

通心饮

治心气，通小便，退潮热，分水谷。又[3]治旋螺风。

木通（去皮节）　连翘　瞿麦　栀子仁　黄芩　甘草（各等分）

上锉散。每服二钱，水一盏。灯心，麦门冬去心煎。春加[4]蝉蜕、防风，夏加茯苓、车前子，秋加牛蒡、升麻，冬加山栀子、连翘。瘹气，用钩藤、川楝子，或加白茅根、竹叶。口疮，地黄、野苎根汤。旋螺风如赤肿而痛者，先用土牛膝、泽兰煎水洗。

大青膏

一岁可用，甘露饮同服。此药治急惊[5]初作，伤寒不解，终日温热，渐传风候[6]。

惊风形证不明，言其阴证，浑身又温，若作阳证，又不大搐，乃阴阳不和。宜用防风温胆汤同下，大惊丸、小惊丸均可用。（方并见前后）

利　惊

蝉蜕散

治惊风天瘹，心热，夜啼，惊痫。

蝉蜕（六十个，去土足翼）　荆芥穗（一两）　甘草（半两，蜜炙）　大黄（半两，纸裹煨）　黄芩（半两，生用）　蝎梢（五十个，去毒）

上锉散。每服二钱，水一盏，白茅根煎，温服。夜啼，蝉蜕。疹疮，紫草。得利止。

利惊丸

急惊身热，面赤引饮，口中气热，大小便黄赤，抽掣。

青黛　轻粉（各一钱）　天竺黄（二钱）　黑牵牛（末[7]，生，半两）

上同研，蜜丸如小豆大。一岁一丸，食后，薄荷水下。

人参汤

加枳壳、防风，最能利惊。即小柴胡汤。（方见大方科伤寒类）

凉肝丸

治同上。（方见后）

胎　惊

治[8]儿在胎中受惊，故生未满月而发惊。

上用朱砂研细，同牛黄少许，取猪乳汁调稀，抹入口中。入麝香当门子尤妙。

急　惊

急惊乃卒然[9]得之，初发潮热，目直视，牙关紧急，手足搐搦，面红盛，头

---

① 钩藤：上科本作“钓藤”，讹。
② 未效：文渊本作“末效”，非。
③ 又：魏本、文渊本讹作“反”
④ 加：文渊本讹作“盛”。
⑤ 急惊：文渊本作“志惊”。
⑥ 传风候：文渊本讹作“溥风候”，王氏本讹作“传风疾”。
⑦ 末：文渊本讹作“未”。
⑧ 治：文渊本讹作“方”。
⑨ 卒（cù促）然：突然。

额、遍身汗出，口中热气，大小便黄赤，其脉浮数。宜用通关，服通心饮。大凡惊风，乃心受惊，肝主风，致筋脉搐搦，肝又主筋，宜凉肝丸、大青膏。

凉肝丸

理治[①]。缘肝主风，宜先凉肝，而风自退。面色青乃肝风作，宜用。凡是肝疾者便用，眼疾属肝亦宜用。又可加减用，如眼疾加山栀子、龙胆无妨。

龙胆草（三钱）　大黄　当归（去芦）　川芎　山栀子仁　羌活　防风（去叉。各五钱）

上为末，蜜丸。砂糖、竹叶汤下。

大青膏[②]

大青叶（一钱）　天麻（一钱）　白附子（一钱半）　蝎梢（半钱，去毒）　朱砂（一字）　青黛（一钱）　天竺黄（一字）　麝香（一字[③]）　乌蛇肉（酒浸，焙，半钱）

上为末，蜜丸鸡头大。每服一钱，薄荷、斑竹叶煎汤下。

加味寿星丸

治急惊痰壅，目上视，手足抽掣，昏沉不省人事。（方见风科通治类）

芎活汤

治急惊风，角弓反张。

人参　黄芩　杏仁　石膏（各一钱）　麻黄　甘草　桂心　芎䓖　干葛　升麻　当归（去尾）　独活（各三钱）

上锉散。每服二钱，水一盏，生姜二片煎，温服。

钩藤[④] 饮

治一切惊风潮搐，眼视昏迷，但是惊风变易，皆可服之。

麻黄（去节）　粉草（各三钱）　蝉蜕（五个，去足翼）　升麻（三钱）　龙胆草（二钱）　川芎　天竺黄　钩藤[⑤]　羌活　独活　防风（各三钱）

上锉散。每服二钱，竹叶三皮，薄荷三皮煎，不拘时温服。

涂囟法

不但初生，但有风证即用。

上以麝香、蝎梢、薄荷叶、蜈蚣、牛黄、青黛共为末，研匀，用枣肉膏调，新绵上涂匀贴，火炙暖手频熨之。百日外儿更可用浴体法。

浴体法

惊风及伤风不醒，渐传风证僵仆，皆可用。

上用天麻、蝎尾、朱砂、乌蛇肉酒浸、白矾、麝香、青黛为末。每三钱，水三碗，桃枝一握并叶，煎十沸，温热浴，勿浴背。

慢　惊

慢惊风证，得于大病之余，吐泻之后，及过服寒凉之药。其证眼慢腾腾，或露睛，手足瘈疭，面色青白，浑身四肢冷，默默不声，其脉沉迟。用白术散、益黄散、防风、冬瓜仁，煎服。安神丸，冬瓜仁汤磨化。（方并见后）

南星饮

宣利过多，脾困眼慢涎盛，四肢不举，不思饮食。

天[⑥] 南星（三个，炒赤令熟）　冬瓜子仁　白扁豆（各一两）

上为末。每服一钱，生姜二片，防风

---

① 理治：文渊本作“专治”，可参。

② 此下上科本有“大青叶一钱”，当是。

③ 一字：魏本、文渊本无此二字。据上科本、王氏本补。

④ 钩藤：上科本均作“钓藤”。

⑤ 钩藤：上科本均作“钓藤”。

⑥ 天：原本作“大”，据文渊本、上科本及王氏本改。

少许，煎汤调服。

防风丸

治慢惊不省，手足微动，眼上视，昏睡。

天麻　防风　人参（各一两）　全蝎（去毒，七个）　僵蚕（炒断丝）　粉草（各五钱）　朱砂　雄黄（各三钱半）　麝香（半钱）

上炼蜜丸，小指头大。人参汤化一丸，不以时候。冬瓜仁汤尤妙。

观音散

治胃气不和，脾困，下泻过多，不思饮食，乳食不化，精神昏慢，四肢困冷。

人参　白术（纸裹煨）　扁豆（炒。各二钱半）　白茯苓　冬瓜子仁　酸枣仁（去皮，蚌粉炒）　甘草（炙。各半两）　藿香　枳壳（去穰。各二钱半）　紫苏叶（少许）　木香（不见火）　石莲肉（去心）　嫩黄芪（各半两）

上为末。每服一钱，乌梅汤、冬瓜子仁或[1]陈米汤调皆可。

五苓散

止吐泻，每服一钱。紫苏梗、陈米[2]汤调下。（方见大方科伤暑类）

小钩藤[3]饮

治吐利，脾胃虚风，慢惊。

钩藤[4]（三钱）　蝉蜕（十个）　防风　人参（各二钱）　麻黄（二钱）　僵蚕　天麻　全蝎（去毒）　甘草　川芎（各三钱）　麝香（少许）

上锉散。每服二钱，水一盏煎。寒，加附子少许，乳食前服。

南附汤

治泄泻虚脱生风，名慢惊风。及因服冷药多者。

南星[5]　生附子（二钱）　全蝎（五个，去毒）

上锉散。每服二钱，水一盏，姜三片，煎五分，量大小旋服[6]。

丁附汤

治吐泻虚脱，成慢惊风。

大附子（生，或炮，去皮脐）

上锉散。每服一钱，水一大盏，生姜五片，丁香五粒，煎五分，量大小与之。急无丁香亦可，屡收奇功。

苏合香丸

治风搐搦，必须理气，盖气下则痰下，关窍自通。（方见大方科中）

灸法

治急慢惊风，危极不可救者。

先当两乳头上，男左女右灸三壮。次灸发际眉心囟会三壮。手足大指当甲角，以物缚两手作一处，以艾骑缝[7]灸，男近左边，女近右边，半甲半肉之间灸三壮，先脚后手。亦可治阴阳诸痫病。（艾柱如麦子大）

慢　脾

黑附汤

治慢脾风，面青额汗，舌短头低，眼合不开，睡中摇头吐舌，频呕腥臭，噤口咬牙，手足微搐不收，或身冷，或身温而四肢冷，其脉沉微，阴气极盛，胃气极虚，十救一二。盖由慢惊之后，吐泻损脾，病传已极，总归虚处，惟脾所受，故曰脾风。若逐风则无风可逐，若疗惊则无

---

① 或：文渊本无“或”字。

② 梗陈米：王氏本据文义改作“陈粳米”，疑非。

③ 钩藤：上科本讹作“钓藤”。

④ 钩藤：上科本讹作“钓藤”。

⑤ 南星：原本缺剂量。

⑥ 旋：随即；立即。

⑦ 骑缝：兼跨两边。

惊可疗，但脾间痰涎，虚热往来，其眼合者，脾困气乏，神志沉迷，痰涎凝滞而然尔。世所谓慢风难疗者，慢脾风是也。

附子（炮去皮，三钱）　木香（一钱半）　白附子（一钱）　甘草（炙，半钱）

上锉散。每服三钱，水一盏，生姜五片，煎取一半，以匙送下。若手足暖而苏省即止。

川乌散

驱风回阳。

真川乌（生，一分）　全蝎（去毒）　木香（各半分）

上为末。每服三字，生姜四片，煎取其半，旋滴入口中。呕吐，加丁香。

金液丹　青州白丸子

祛风回阳理痰。二药等分为末，每服半钱，陈米饮调下。（方见大方科痼冷类。青州白丸子方见风科通治类）

生附四君子汤

助胃回阳。

上以四君子汤加生附子末四分之一，厥逆者对加。每服半钱，姜五片，慢火熟煎，以匙送下。

蝎附散

回阳气，豁风痰。

全蝎（七个，去毒）　附子（炮，二钱）　南星（炮）　白附子（炮）　木香（各一钱）

上锉散。每服半钱，水一盏，生姜四片，慢火熟煎，旋服。

灵砂

正胃回阳，能止呕吐，温利痰涎，伤泻者勿用。研为末，以少许米饮调下。或糕糍[①]丸如粟米。大儿两三丸，米饮灌下。（方见大方科痼冷类）

震灵丹

治慢脾风，吐泻不止。每服一丸研，人参、南木香煎汤，乘热调下。（方见大方科痼冷类）

灸法

同前。

截　风

蛇头丸

若见搐搦不已，惊狂迷闷，角弓反张，或昏沉啮齿，双目直视，频唤不省，变为痫证，亟宜服此药以除之。却不可多进，更须以疏风药相间调理。凡服此药，亦须先以木香、乌药、枳壳、槟榔磨[②]少许灌之却服。庶使关节通透，药力无不到。

花蛇头（酒浸，去皮、骨，五钱）　全蝎（十五个，去毒）　紫粉（五钱）　生麝香（半钱）　五灵脂（五钱）　朱砂（三钱）　真郁金　沉香　白附子（各五钱）　金银箔（各五片）　蛇含石（二两，沙窝[③]煅令赤，浓煎甘草汤淬，以手捻得酥为度，方可用）

一方，加防风、白蚕、南星、天麻各五钱，片脑子半分。

上为末，炼蜜丸，小指头大。每服大者一丸，小者半丸。随证依后大风膏汤引下。

大风膏

定诸般风搐。

花蛇（酒浸，去皮骨）　蜈蚣（酒浸，去粪，一条[④]）　全蝎（五个，去毒）　蛇含石（二两，烧红，醋淬七遍）　大赭石（一两，烧

---

① 糕糍：魏本、上科本作“糕粒”，可参。

② 磨：文渊本作“末”。

③ 蛇含石：文渊本作“蛇含玉”。沙窝：文渊本作“沙锅”，可参。

④ 一条：文渊本作“二条”。可参。

红，醋淬七遍）　天竺黄（五钱）　天麻（三钱[1]）　防风（一两）　青黛　紫粉（各三钱）　僵蚕（炒去丝，五钱）　白附子　辰砂（各五钱）　麝香（半钱）　天南星（三两，姜汁浸，焙干）

上为末，炼蜜丸。久留，用曲糊丸，如小指头大。每服大者一丸，小者半丸。慢惊，冬瓜子仁煎汤下。搐搦，鸡冠血、薄荷。急惊，斑竹叶、薄荷。化涎，桑白皮汤。退潮热，薄荷、磨刀水。止嗽，北五味子、杏仁。夜啼，灯心、灶心土、蝉蜕，浓[2] 磨灌下。

夺命散

大控风痰，不问慢惊、急惊，风痰壅塞咽间，其音如大潮，百药不能过咽，命在须臾，服此良久，药裹涎随大便过，如稠涕胶粘，乃药之神效。无此证，不可服。

真青蒙石　焰硝[3]（各一两）

上同入甘锅内，瓦片盖定，盐泥固济[4]，炭火煅通红，须待硝尽如灰[5]，药冷如金色，取出，研细为末。急惊痰壅，身热如火，浓煎薄荷汤，入蜜少许调匀，微温服之。慢惊、慢脾，加青州白丸子三粒，研为末，生姜自然汁调若稀糊，入熟蜜少许，调匀温服。

防风温胆汤

消痰，顺气，疏风。

半夏　枳壳（去穰，麸炒）　茯苓（各半两）　陈皮　防风（各二钱半）　甘草（一钱半）　人参（二钱）

上锉散。每服一钱，入生姜、紫苏叶同煎服，效。

人参羌活散

治壮热涎潮，牙关紧急。

柴胡（去苗，半两）　地骨皮（去土）　前胡（去苗。各二钱半）　天麻（酒浸，炙，二钱半）　人参（去芦）　芎䓖　独活（去芦）　羌活（去苗）　枳壳（麸炒，去穰）　茯苓（去皮）　甘草（各半两）　桔梗（二钱半）

上锉散。每服二钱，水一盏，薄荷少许煎，温服，不拘时候。

银白散

治或吐或泻，涎鸣微喘，露睛惊跳。

石莲肉　白扁豆（炒）　茯苓（各一分）　人参　天麻　白附子（炮）　全蝎（炒）　木香　甘草（炒）　藿香（各半分）　陈米（炒香，三钱）

上为末。每服一钱，姜一片，冬瓜子仁七粒同煎。或用陈米饮调下。（此药助胃祛风，作慢惊通用）

开关散

赤蜈蚣（一条，炙）　直僵蚕　南星（炮。各一钱）　麝香（一字）　猪牙皂角（三锭，略炒存性）

上为末，以手点姜汁，蘸药少许擦牙。或用物引滴，入药两三点，涎出自开。

嚏惊散

半夏（生，一钱）　皂角（半钱）

上为末，以豆许用管子吹入鼻，立惺[6]。

诸　痫

人参羌活散

治阳证风痫，身热啼叫，手足抽掣，

---

[1] 三钱：上科本无“钱”字。

[2] 浓：文渊本作“水浓”；上科本作“口浓”，缺字。

[3] 焰硝：上科本作“焰消”。

[4] 固济：粘结。

[5] 如灰：原本及魏本、文渊本皆作“如炎”。于义不通。据上科本、王氏本改。

[6] 惺：清醒。

面目牵引，口噤痰壅，腹肚紧膨，皆由血脉不敛，气骨不聚，为风邪[1]所伤，惊怪所触。（方见前）

牛黄清心丸

治躁闷，项强直，腰脊反张，时发时醒。（方见风科通治类）

蛇头丸

治阴证风痫，面色黯晦，瞪眼直视，四肢软缓，身体无热，手足清冷，不甚抽掣[2]，不啼哭。兼治诸痫阴证，则除片脑子，加绵附子炮切片为末入同丸。（方见前）

小惊丸

治阳证惊痫，心热，恍惚惊悸，四体抽掣，潮热昏迷，乍热乍醒，或为惊怪所触而致。（方见前）

南附汤

治阴证惊痫，体冷强直，手足微动，昏睡不醒，口噤涎流，或声或嘿[3]。（方见前）

紫霜丸

治食痫，肚胀身软，腰脊强直，目睛转缓。皆由乳哺失节，结癖所致。（方见前）

得效方

治小儿癫痫及妇人心风诸疾。

上用甘遂末一钱，猪心一个，取三管头血三条和甘遂[4]末，将猪心批作两片，以药入在内，用线缚定，外以皮纸包裹，水湿，入文武火内煨熟，不可过度。除纸，以药细研，辰砂末一钱和匀，分作四丸。每服一丸，猪心煎汤化下。再服，别取猪心煎汤。神效。

养正丹

治癫痫连年不瘥。浓煎人参汤下。（方见大方科痼冷类）

猪胆南星散

治痫后喑不能言。

上以大天南星湿纸裹煨，为末。每服一字，猪胆汁调下。

肥儿丸

治小儿心窍有血，喑不能言。每服五丸，木香、陈皮、甘草煎汤吞下。盖方内有黄连，能去心中恶血。（方见后）

灸法

见慢惊类。

外　感

伤寒、伤风，鼻塞，头痛，或鼻流清涕，唇红，面赤，焦啼。凡伤寒宜解表，幼者麦汤散散发[5]，额上有粘汗妙。满口生疮，频出汗，只在头上光如油，难治。

麦汤散

治夹惊、夹食伤寒，气急嗽声。

滑石　石膏　知母　贝母　麻黄　杏仁（炒，别研[6]）　甘草　甜葶苈（薄纸盛炒[7]）　人参　北地骨皮（去骨。各等分）

上为末。每服一钱，小麦二十粒煎汤下。涎盛气促，桑白皮汤下。

惺惺散

治风热疮疹，伤寒时气，头痛壮热，目涩多睡，咳嗽气粗，鼻塞清涕。兼治变蒸。

白术　桔梗　细辛　人参　甘草　茯苓　瓜蒌根（各等分）

---

① 风邪：文渊本夺“邪”字。

② 掣：王氏本讹作“制”。

③ 嘿（mò 默）：同“默”，无声。文渊本作“默”。

④ 甘遂：文渊本作“汁遂”，疑非。

⑤ 散发：文渊本作“一服发”，可参。

⑥ 别研：文渊本作“裂研”。疑误。

⑦ 薄纸盛炒：上科本作“隔纸炒”。

上锉散。每服二钱，水一盏，薄荷三叶，煎至半盏，时时与服。古方谓小儿壮热昏睡，伤风，风热，疮疹，伤食皆相似，未能辨认间但服。

香葛汤　参苏饮

治同上。（方并见大方科伤寒类）

柴胡散

治伤风，伤寒，热气壅，涎盛，胸膈不利，或时行疹痘未分，或痢疾潮热。但是一切积热温壮皆宜。

柴胡（二两）　人参　甘草　黄芩（各一两）　半夏（泡[①]七次）　麻黄（去节。各五钱）

上锉散。每服二钱，生姜三片，薄荷三片，白竹青少许煎，温服。鼻衄，加生地黄。疟疾，姜钱、桃柳枝、地骨皮。痢疾作热用。涎盛，桑白皮。

人参羌活散

治伤风，伤寒，发热头痛。（方见前）

伤　暑

香薷散

治身热恶寒，头痛，或往来寒热如疟，烦躁渴甚，呕吐，背寒，面垢，泄泻，昏闷，脉伏。每服二钱，水一盏，茵陈、车前草各二茎煎，热服。呕吐，加藿香、木瓜。泄泻，乌梅、陈米。热泻，黄连。每服并各加少许。（方见大方科伤暑类）

五苓散

治法、汤引同前。泄泻不止，平胃散合和，紫苏叶、乌梅煎汤下。（方并见大方科伤暑及脾胃类）

伤　湿

香苏散

治身重脚弱，关节疼，发热恶寒，小便涩，大便泄，自汗，或浮满。因久在卑湿[②]，或为雨露所袭。每服二钱，水一盏，加炒苍术、车前子、木瓜少许，生姜二片，煎，热服。小便多是效。（方见大方科伤寒类）

不换金正气散

治同上。

苍术（一两，米泔浸，切，炒黄色）　藿香叶　陈皮（各五钱）　半夏（三钱）　白茯苓　粉草（各五钱）

上锉散。每服一钱，生姜二片，红枣一枚煎，食前温服。

理中汤　平胃散

治伤湿腹痛泄泻，不食，每服一钱，空心苏盐汤下。（方见大方科呕吐类。平胃散大方科脾胃类）

诸　热

潮　热

通心饮

治乍来乍去潮热，心烦，面赤，口干，如疟状。（见前）

甘露饮

治同上。

寒水石　石膏　郁金　甘草　薄荷（各等分）

上为末。每服一钱，食后薄荷汤调下。

天竺黄散

退潮，理[③]急惊，解唇红面赤，烦躁，焦啼。

瓜根[④]　甘草　郁金　天竺黄　连

---

① 泡：文渊本作“炮”。

② 卑：低下。

③ 理：治。

④ 瓜根：《局方》作“瓜蒌根”，可参。

翘　防风　牙硝[1]（别研。各等分）

上为末。每服一钱。潮热，灯心、茅根煎汤下。急惊，竹叶汤下。

通苓散[2]

治伏暑潮热，及小腑不利，作渴烦热，头疼烦躁。（方见大方科泄泻类）

惊风热

面青，多乳食，脉粗大，大青膏疏风，小惊丸压惊，通心饮解热，凉肝丸疏风。（以上方并见前）

伤积热

肚紧，其粪必臭，葱汤丸、白术散。（方并见后）

卢氏感应丸

治诸积。旋丸如粟米大，每服二七丸，米饮下，姜汤亦可。（方见大方科诸积类）

麻豆热

耳、鼻、脚梢、中指冷，脸赤唇红，肌肤绷急，宜服参苏饮（方见大方科伤寒类）、惺惺散。（方见前）

变蒸热

治法并方，见前。

疳　热

渴而多泻，白术散、蟾酥丸。（方并见后）

瘅毒热

皮肤痛啼哭，人参羌活散入生姜、薄荷、紫草、麦门冬去心煎。（方见前）

胎　热

酿乳方

解胎中受热，生下面赤，眼闭不开，大小便不通，不能进乳食。

泽泻（一两二钱半）　猪苓　赤茯苓　天花粉（各七钱半）　生地黄（一两）　茵陈　甘草（各五钱）

上锉散。每服二钱，水一盏煎，食后令乳母捏去宿乳，却服。

生地黄汤

治生下遍体皆黄，状如金色，身上壮热，大小便不通，乳食不进，啼叫不止。此胎黄之候[3]，皆因母受热而传于[4]胎也。凡有此证，乳母宜服，并略与儿服之。

生干地黄　赤芍药　川芎　当归　天花粉（各等分）

上锉散。每服二钱，水一盏煎，食后服。

骨蒸热

生犀散

治骨蒸肌瘦，颊赤口干，日晚潮热，夜有盗汗，五心烦躁。大病差后[5]，余毒不解。

犀角　地骨皮　秦艽　麦门冬（去心）　枳壳（煨）　大黄（煨）　柴胡　茯苓　赤芍药　桑白皮　黄芪　人参　鳖甲（醋炙）　知母（各等分）　有痰加半夏

上锉散。每服二钱，水一盏，陈青蒿少许煎，温服。加桃枝三寸亦可。疳病热

① 牙硝：上科本作“牙消”。

② 通苓散：魏本、文渊本作“通灵散”。

③ 候：文渊本作“疾”。

④ 传：魏本、文渊本作“傅”。

⑤ 差：同“瘥”，下同。

似骨蒸者，及久病后或虚热时复来作者用，疟疾亦用。

又方

犀角　地骨皮　芍药　柴胡　干葛　甘草（各等分）

上锉散。每服二钱，水一盏，薄荷五叶煎服。

疟疾，生姜一片，薄荷五叶煎。

实　热

导赤散

赤者心也，心气热，以此宣导。如热甚，但用通心饮。此药但可治心热，或虚热或人怯不宜服，热盛者用。

生干地黄（二两）　木通（四两）　黄芩[1]　甘草（各一两）

上锉散。每服二钱，水一盏，灯心十茎，白茅根二茎，青竹叶五皮煎，温服，不拘时候。

泻白散

治肺气盛，致令鼻塞，乳食不下。或气壅喘噎，热嗽亦治。

正地骨皮　桑白皮　甘草（各等分）

上为末。每服一钱，粳米百余粒煎汤下。

泻黄散

治脾经有热，口唇生疮，偷针赘等疾。

藿香叶　栀子仁　石膏　甘草　防风（各等分）

上用蜜，酒微炒香，为末。每服一钱，温熟水调，不拘时服。

凉肝丸

解热疏风。（方见前）

寒水石散

治凡病多因惊，则心气不行，郁而生涎，遂成大疾。宜常服，利小肠，去心热，自少惊涎，亦不成疾。

寒水石　白滑石（各二两）　甘草（半两）

上为末，量大小，暑月冷水调，寒月温汤调。被惊及心热坐卧不安者，服之即安。

豆卷散

治慢惊后多服热药，以致别生热证，唇裂口疮，咽干烦躁，以此解之。兼治吐虫。

大豆黄卷（水浸黑豆生芽，取之日干）　贯众　板蓝根　甘草（各一两）

上锉散。每服一钱，水一盏煎。甚者三钱，浆水一盏，清油数点煎，不拘时服。

八正散

治蕴聚一切热毒，明心气，利二便。（方见大方科积热类）

洗心散

治遍身壮热，头目碎痛，背膊拘急，大热冲上，夜卧舌干唇焦，咽喉肿痛，涕唾稠粘，痰壅，吃食有阻，心神烦躁，眼涩睛疼，挟热伤寒，鼻塞语音不出，百节疼痛，二便不利，麸豆疮，时行瘟疫，狂语多渴。及天瘹风、夜惊，并宜服之。（方见大方科积热类）

皂角膏

泻肾气，治肾经有热，阴囊赤肿，钓痛，大腑秘涩。

大黄（五钱）　黑牵牛（半炒半生）　猪牙皂角（各一两）

上为末，炼蜜丸绿豆大。每服七粒，温水空心下。

葱涎膏

治初生肺壅鼻塞，乳食不下。

---

① 黄芩：魏本、文渊本作“黄苓”。

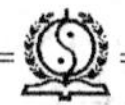

上用牙皂、草乌，取葱涎杵成膏，贴囟上。

虚　热

地骨皮散

治虚热潮作，亦治伤寒壮热。

知母　柴胡　甘草　人参　地骨皮　赤茯苓　半夏（汤泡。各等分）

上锉散，每服二钱，水一盏，姜二片，煎，温服。

甘露饮子

治胃中客热，口臭，不思饮食，或饥烦不欲食，齿龈肿疼，脓血满口，咽中有疮，赤眼，目睑重不欲开，疮疹已发未发，并宜服之。

天门冬（去心，焙）　麦门冬（去心，焙）　熟干地黄　枇杷叶（去毛）　枳壳（麸炒，去穰）　生干地黄　黄芩　石斛（去苗）　山茵陈　甘草（炙。各等分）

上锉散。每服二钱，水一盏煎，食后临卧温服。

人参黄芪散

治发热，自汗，虚烦。

人参　黄芪　杨芍药（各五钱）　粉草（三钱）

上锉散。每服二钱，水一盏，生姜二片，红枣一枚，麦子三十粒，空心温服。

痰　嗽

半夏丸

治风壅痰盛，咽膈不利。

半夏（五两）　白矾（枯过，一两二钱半）　人参（一两）

上为末，生姜自然汁糊为丸，粟米大。每服二十丸，食后临卧，生姜汤下。

荡皮丸

治肺壅咳嗽痰多（方见后）。久嗽不宜卒止，先须调气，用参苏饮（方见大方科伤寒和解类）、秘传降气汤、苏子降气汤（方并见大方科诸气类），并加人参、五味子、乌梅、桑白皮、红枣斟酌用。

金沸草散

治热嗽。

华盖散

治肺感寒邪，咳嗽声重。

人参清肺汤

治肺胃俱寒，咳嗽喘息。（方见伤寒阳证[①] 咳嗽类）

澄清饮

治痰壅，咳嗽不止。

白矾（二钱半）　南星　半夏　蚌粉　知母　贝母　甘草（各五钱）　人参（三钱）

上锉散。每服二钱，生姜二片，乌梅半个煎，澄清，徐徐吸服效。亦治因饮乳逆气，触于肺经，作嗽久不止，寿星丸兼服。（方见风科通治类）

灵白丸

治风痰上壅。

上以灵砂、青州白丸子各一十粒，姜、苏汤化开服，效。（方见大方科痼冷类及风科通治类[②]）

紫苏饮

治咳逆上气。因乳哺无度，内挟风冷，伤于肺气，或啼叫未定，与乳饮之，乳与气相逆，气不得下。

真苏子　诃子（去核）　萝卜子　杏仁（去皮尖，麸炒）　木香　人参（去芦。各一两）　青皮　甘草（各七钱半重）

上锉散。每服一钱，水一盏，姜二片

---

① 阳证：魏本、文渊本作“浸”。

② “方见大方科”等十四字诸本皆无，据文例及王氏本补。

煎，量大小减益，温服。

疹　疮

表解虚证

参苏饮

治疮疹已发未发，潮热，痰嗽，脸赤，手足微冷。每服二钱，生姜二片，葱白一根，山楂子根三寸同煎，热服，合滓乳母服。（方见大方科伤寒类）

惺惺散

治发热头痛，欲作疹疮。每服一钱，干桑白皮三寸去赤，煎汤调，不拘时服。（方见前）

热　证

如圣汤

治身热如火，头痛，颊赤面红，呵欠，鼻疮，疮疹已未出时，宜服。

白芍药　川升麻（各一两）　甘草　紫草（各五钱）　干葛（一两）　木通（五钱，去皮节）

上锉散。每服二钱，水一中盏，入生姜二片，葱白二根，山楂子根三寸同煎，热服。壮热心烦，加人参、赤茯苓、石膏、麦门冬去心。

人参羌活散

治疹豆[1]因多服热药，发而不透，身体头面两目皆肿，连日风搐，奋身[2]硬直。（方见前）

香葛汤

治时令不正，发为疹疮。解肠胃中一切热毒，皆可服之。（方见大方科伤寒类）

三豆饮

治天行疹豆，活血解毒。或觉乡井[3]有此证，预防之则不染。

赤小豆　黑豆　绿豆（各一升）　甘草（半两）

上淘净，水煮熟，逐日空心任意服。已染则轻解，未染，服之七日不发。

发　出

紫草散

治豆疮欲发未发，或未透者。

紫草　北芍药（去芦）　麻黄（去节）　当归　甘草（各等分）

上锉散。每服二钱，水一盏煎，不拘时服。

加味四圣散

治疮豆出不快，及变陷倒靥，小便赤涩，热不除，一切恶候。或被风吹复不见，入皮肤内者。

紫草茸　木通（去皮节）　南木香　黄芪（炒）　川芎　甘草　人参（各等分）　蝉蜕（去足翼，十个）

上锉散。每服二钱，水一盏煎，不拘时候，温服。大便秘，加枳壳少许。大便如常，加糯米百粒。性解毒，能酿而发之。

紫草木香汤

治疮出不快，大便泄利。

紫草　木香　茯苓　白术　甘草（炒。各等分）

上锉散。每服二钱，水一盏，糯米三十粒煎，温服。盖紫草能利大便，木香、白术所以佐之也。

紫草木通汤

治疮疹出不快。

紫草　人参（去芦）　木通（去皮

---

① 豆：通“痘”，下同。

② 奋身：挺身。

③ 乡井：文渊本作“乡中”。魏本作“乡牛”。

节）　茯苓　糯米（各等分）　甘草（减半）

上锉散。每服二钱，水一盏煎，温服。大便利者，可入南木香，去紫草。

快斑散

治豆疮出不快。

紫草　蝉蜕（去足翼及土）　人参　白芍药（各一分）　木通（一钱）　甘草（炙，半钱）

上锉散。每服二钱，水一盏煎，温服。

人参羌活散

治同上。（方见前）

活血散

治豆疮已出未出，烦躁。大人同。

北白芍药（不以多少）

上为末，白汤调下。大能活血，止豆疮胀痛。屡用屡效。

姜附汤

治四肢冷极，疹疮黯色不发，或泄泻不止。身热重者，不宜服。（方见大方科中寒类）

黄芩甘草汤

治挟热作疹疮不出，烦躁不得眠①。

黄芩（七钱半）　赤芍药　甘草（各五钱）

上锉散。每服三钱，水一盏煎，温服。若胃中虚冷，其人能食，饮水即哕，脉浮发热，口鼻中燥或衄，加大枣一枚。呕者，加半夏少许，生姜三片煎。食少者，加人参、红枣煎。量大小加减服。

万金散

治疮疹已出，未能匀遍，色不红润。

防风（三钱）　人参　蝉蜕（各二钱）

上为末，萝卜煎汤调下。服了，急用芥子末白汤调如膏，涂儿脚心，干即再敷，其毒渐渐复出，疮疹依前红活。

奇方②

治疮疹出不透，腹痛甚，或黑靥者。

上以蝉蜕二十五个，去足翼，洗净为末。每服一钱，熟水调下，腹痛立止而出透，神效！乳母亦可服一钱。

又方

用干山楂子为细末，汤点服，立见③出透红活。荔枝壳煎汤温服，亦效。

发　胀

调解散

治疮豆已发，或为风冷所折，荣④卫不和，或为宿食所伤，内气壅遏，以致冰硬，并主之。

青皮（去白）　陈皮（去白）　桔梗（去芦）　枳壳（去穰）　当归（去尾）　半夏（汤洗）　川芎　木通（去皮节）　干葛　甘草　紫苏　紫草（各等分）　人参（减半）

上锉散。每二钱，姜二片，枣一枚，煎服。未效，加楂根三寸。

藿香正气散

治疹疮根脚白色冰粗，顶淡红色而不发，加川芎。若恶寒，加官桂。（方见大方科伤寒类）

龙脑膏子

治时疾豌豆疮，及赤疮子未透，心烦狂躁，气喘妄语，或见鬼神，或已发而陷伏，皆宜速治。不尔⑤，毒入脏必死。

生龙脑（一钱）

上研细，旋滴猪心血，和丸如小指头

---

① 眠：魏本、文渊本作“服”。
② 奇方：文渊本作“又方”。
③ 见：同“现”。
④ 荣：通“营”。
⑤ 尔：这样。

大。每服一丸。心烦[1]狂躁者，用紫草汤化下。若疮子陷伏者，温酒化下，少时心神便定，得睡，疮疹发透。依常将息取安，或只用猪尾血亦可。

救　陷

加味宣风散

治肾虚证，疹疮变黑。

鸡心槟榔（二个[2]）　陈皮（去白）　青皮（去穰）　甘草（炙。各二钱半）　黑牵牛（二两，半生半炒熟）

上为末，蜜汤调下。气怯者，加南木香一钱。先下黑粪，次下褐粪[3]，后以四君子汤加厚朴、木香、陈米汤服，和胃，良久[4]粪黄，疮自微出。又以胡荽煎酒敷其身，即发起。

独圣散

治疹疮陷入不发，黑色，而气欲绝，服此渐苏，红润。

穿山甲（汤洗净，炒令焦黄）

上为末。每服半钱，入麝香少许，南木香煎汤调下。或紫草煎汤，入红酒少许服。

五福化毒丹

减毒。（方见后）

人齿散

治疮豆初出光壮，忽然黑陷，心烦性躁，气喘妄语，或见鬼神，并宜速治，不然，毒气入脏必死。

人齿（烧存性）

上为末，每个作一服，酒调下。

灵砂酒[5]

治疹疮黑陷不起，以好酒磨化三五粒服效。（方见大方科痼冷类[6]）

民望方

治疮疹渐黑，面陷，大便不固。乳母同服亦可。

人参　白术　肉豆蔻（纸[7]裹煨）　白茯苓　黄芪（各半两）　甘草（二钱半）

上锉散。每服一钱，水一盏，姜二片，枣一枚，煎五分。乳母倍之。若大泻[8]，手足厥冷，详病[9]加炮附子入。

催　干

犀角地黄汤

疮疹出大盛者，以此解之。

芍药　生地黄　牡丹　犀角屑（无，以升麻[10]代之）

上锉散。每服二钱，水一盏煎，温服。欲干，犀角饮（方见后）、小惊丸。（方见前）。

如圣汤

治疹疮毒攻，咽喉肿痛。

桔梗　甘草　牛蒡子（炒。各一分）　麦门冬（去心，一钱半）

上为末。每服一钱，沸汤点服。入竹叶煎尤妙。

护　眼

神应膏

治疹疮正发时，可用以防豆花入眼生翳。

黄柏（一两）　真绿豆粉（两半）　甘草（四两）　红花（二两）

---

① 心烦：魏本、文渊本作"心顺"。
② 二个：文渊本作"一个"。
③ 褐粪：魏本、文渊本作"楬粪"。
④ 良久：魏本、文渊本作"良冬"。
⑤ 灵砂酒：魏本、文渊本作"灵破酒"。
⑥ "方见"等八字：诸本皆脱，据文例及王氏本补。
⑦ 纸：魏本、文渊本作"面"，可参。
⑧ 大泻：上科本作"水泻"。
⑨ 详病：详察疾病。
⑩ 升麻：上科本作"苧麻"。

上为末，清油调涂两眼四畔，用之疮豆面上亦少。或但用干胭脂涂抹亦可。

加减四物汤

治斑疮入目，或疮豆收后。

当归尾　芍药　川芎　苍术　白菊花　干葛　羌活（各等分）

上锉散。每服二钱，水一盏，入生地黄少许，捶碎，同煎半盏。量儿大小服之，乳食后服。忌一切动风毒物，虽愈后忌三二月日方可。

蝉菊散

治斑疮入目，或病后生翳障。

蝉蜕（净洗去尘土）　白菊花（各等分）

上锉散。每服二钱，水一盏，入蜜少许煎。乳食后量儿大小与之，屡验。

决明散

治疹豆入眼。

决明子　赤芍药（各一钱半）　瓜根　甘草（各一钱）

上为末。每服一钱，蜜水调下。

羌菊散

治疹疮后毒气不散，生翳障。并治暴赤眼疼，翳障羞明[1]。

羌活　蝉蜕（去足、翼土）　防风　蛇蜕　菊花　谷精草　木贼　甘草　栀子　白蒺藜　大黄　黄连　沙苑蒺藜（各半两）

上为末。每服一钱，清米泔温暖调下。

奇方

治疮疹入眼。用兔屎焙干为末，茶清调下。疮疹安后方可服，多服即愈。仍治昏翳。又治豌豆疮入目痛楚，恐伤眼睛。浮萍阴干为末，每服三钱。随纪[2]大小，以羊子肝半个入盏内，以杖刺碎烂，投水半合，搅取汁调下，食后服。不甚者一钱差，已伤目者十服差。

密蒙花散

治疹痘疮，并诸毒气入眼昏暗，生翳膜。

密蒙花（一钱半）　青葙子[3]　决明子　车前子（各半钱）

上为末，白羊肝一片，破开作三片，掺药令匀，却合作一片，以湿纸裹，火煨，于地上出火毒，米泔嚼下，空心服。

决明丸

治豆疮入眼，虽赤白障翳膜遮漫黑睛，但得瞳子不陷者，可治之。

石决明（煅）　川芎　黄柏（各一两）　苍术（半两，米泔浸）

上为末，用兔肝，或[4]无以白羯羊肝代之，研烂搜和[5]，丸如绿豆大。每服三五十丸[6]，食后临卧米泔下。

又方

用谷精草煮白柿吃。仍用绿豆根烧灰淋水，以上面清者洗，下面浓者服之。

通圣散

治豆疮入眼生翳。

绿豆皮　谷精草（去根）　白菊花（各一两）

上锉散。每服二大钱，干柿一枚，生粟米泔一盏同煎，候米泔尽，只将干柿去核食之，不拘[7]时候，日三枚。浅者五七日可效，远者半月。

决明散　浮萍散

治斑疮入眼。（方见眼科通治类）

---

① 羞明：魏本、文渊本作“著明”。

② 纪：魏本、文渊本作“记”。

③ 青葙子：魏本、文渊本作“青箱子”，可参。

④ 或：魏本、文渊本作“成”，非。

⑤ 搜（shǎo少）和：搅和；拌和。

⑥ 三五十：文渊本作“二三十”，可参。

⑦ 不拘：魏本、文渊本作“不指”。

熏药

真谷精草，蛤粉各等分。每服二钱，水一盏，入猪肝二片，青竹叶十皮煎熟，先熏后服。

洗方

上以黄连去须、白滑石、铜青用绢帛包，泡汤，候温洗。

塞耳丹

治疹疮入眼。

上以水银、国丹五钱，同丸作六丸，入熔银窝中，丸瓦上盖，湿纸糊护定，用香炉盛炭火烧，一日后取出，以薄绵裹之。疹疮在右则塞右耳，在左塞左耳，立见坠下。

消毒

加味犀角饮

治毒气壅遏，壮热心烦，疮疹虽出，未能匀透，口舌生疮，不能吮乳。

牛蒡子（三两，炒[1]） 荆芥穗（五钱） 甘草（炙） 防风 川升麻（各七钱半） 犀角（三钱） 麦门冬（去心） 桔梗（各五钱）

上锉散。每服二钱，水一盏煎，去滓令温，时时令呷，或频灌之。大便利，不宜服。

射干汤

治疮疹后身壮热，大便坚，口舌生疮，咽喉肿痛，余毒未尽。

鼠粘子（一两，炒） 升麻 甘草 射干（各三钱半）

上锉散。每服三钱，水一盏煎，温服，不以时候。

连翘饮

治疮疹壮热，小便不通，余毒未解。

连翘 瞿麦 荆芥 木通 车前子 赤芍药 当归（去尾） 防风 柴胡（去须） 滑石 蝉蜕 甘草（炒。各一分） 山栀仁（去壳） 黄芩（各一钱）

上锉散。每服二钱，加紫草煎，温服。

五福化毒丹

治疮疹余毒，上攻口齿，及治蕴积毒热，惊惕狂躁，颊赤咽干，口舌生疮，夜卧不宁，谵语烦渴，头面身体多生疮疖，赤眼[2]等疾。亦名青黛丸。

人参（半两） 玄参（两半） 茯苓（一两） 青黛 甘草（各五钱） 桔梗（一两） 牙硝（枯过，半两） 麝香 脑子（各半钱。一方无脑子，有金银箔）

上为末，蜜丸，每两作十二丸。一岁儿一丸分四服，用薄荷汤下。疮疹上攻口齿，涎血臭气，生地黄自然汁化一丸，用鸡翎刷在口内。热疳肌肉黄瘦，雀目[3]夜不见物，陈粟米泔水化下，食后临睡服。

甘露饮

解毒殊效。（方见前）

疮烂[4]成片方

上用黄牛粪干敷。脓多痛甚者，干净黄土为末敷之。疮遍口中，痛不能食者，五福化毒丹。或生蜜浸渍黄柏，取汁啖之为愈。凡疮欲成痂，频以面油乳酥清蜜润之，可揭即揭，血出无害。若干硬已久，必成瘢痕。如茶醋、如猪肝猪血之属，妄与食之，则已脱之迹，必为之黯惨。然而疮痂已脱，肌肉犹嫩[5]，不可盥洗太早，

---

① 炒：文渊本无“炒”字。

② 赤眼：魏本、文渊本作“朱眼”。

③ 雀目：原本作“省目”，据文义及上科本、王氏本改。文渊本作“瘠自”，疑非。

④ 疮烂：魏本、文渊本作“疮疹”，可参。

⑤ 犹嫩：文渊本作“成靥外”。

亦不可以手加之。胡荽酒能辟[1]恶气，左右所不可无。或苍术、降真，用之亦可。曰圣疮，七日热可发，七日泡而干，又七日则平复如其[2]旧矣。大抵调顺血气，温和脾胃，均平冷热，则疮出为甚易。若实实虚虚，损不足而益有余，则疮出为甚难。调解之法，无以逾此！

活血散

治疹子出多，疼痛。及体痛，时时叫唤。（方见前）

败草散

治疮疹抓搔成疮，脓血淋漓。

上用多年盖屋烂草或盖墙草，不以多少，晒干为末，干贴无痕[3]。若浑身疮破，脓水不绝，粘沾衣服，难以坐卧，可用三二升摊于席上，令儿坐卧，少即干贴。以其草经霜雪雨露，感天地阴阳之气多，善解疮毒。或用荞麦粉、荔枝核烧灰，掺[4]疮上亦好。

掺方

治水泡、豆疮。

苦参　滑石　蚌粉　轻粉　川白芷（各等分）

上为末，干掺之，立效。

通　治

木香散

治发疮疹，身热作渴。

木香　大腹皮　人参（去芦）　桂心　赤茯苓（去皮）　青皮（去穰）　前胡（去芦）　诃黎勒[5]（去芦）　半夏（姜制）　丁香　甘草（炙，各三钱）

上锉散。每服二钱，水一盏，姜二片煎，空心温服。

异功散

治豆出欲靥未靥之间，头温手冷，腹胀，渴，泻，急服此，切不可与蜜水。

木香　当归（各三钱半）　官桂（去皮）　白术　茯苓（各三钱）　陈皮　厚朴（去粗皮，姜汁炒）　人参（去芦）　肉豆蔻　丁香（各二钱半）　附子（炮，去皮）　半夏（姜制。各一钱半）

上锉散。每服二钱，水一盏，姜二片，枣二枚煎服。

白术散

治豆已靥，身热不退。清神生津，除烦止渴。

人参　白术　藿香叶　木香　甘草　白茯苓（各一两）　干葛（二两）

上锉散。每服二钱，水一盏煎，不以时温服。

人参麦门冬散

治发热烦渴。

麦门冬（一两，去心）　人参（去芦）　甘草（炙）　陈皮　白术　厚朴（姜汁炒。各半两）

上锉散。每服二钱，水一盏煎，不拘时微温服。

消风散

治疹豆或发透或未透，忽面青暴吼，是为风邪所伤，此药主之。疹豆证以耳冷、尻冷、足下冷，及耳后有红缕验之，然须见心胸间细点如粟起，则为真是，加蝉蜕末。（方见风科热证类）

五苓散

治小便赤涩，加灯心十茎，麦门冬去心、车前子各半钱煎汤调。人参汤加枳壳去穰切少许，治大便秘结，内烦外热。未

---

[1] 辟：除去。

[2] 其：原本作“疮”，魏本、文渊本同。今据文义及上科本、王氏本改作“其”。

[3] 痕：文渊本作“毒”。

[4] 掺：文渊本作“糁”，撒。

[5] 诃黎勒：魏本、文渊本作“阿黎勒”。

效，更加四顺清凉饮少许。（方见大方科伤暑及伤寒阳证类。人参汤即小柴胡汤）

四顺清凉饮

治同下，热实者用。（方见大方科积热类）

大如圣汤

治疮疹毒攻咽喉，肿痛。

桔梗　甘草（生）　牛蒡子（炒。各一两）　麦门冬（去心，半两）

上为末。每服二钱，沸汤点，细细呷服。入竹叶五皮煎汤尤妙。

枳壳桔梗汤

治胸腹胀满。

桔梗　枳壳（麸炒，去穰，各一两）

上锉散。每服二钱，水二盏，煎至一盏，分二服。

二陈汤

治痰壅吐食，每服二钱，生姜二片，乌梅半个煎服。（方见大方科呕吐类）

理中汤

治下利呕逆，加木香、熟附子。每服各半钱①。（方见大方科泄泻类）

豆蔻丸

治疹豆滑泄不止，水谷不化。

木香　缩砂仁（各三钱）　白龙骨　诃子肉（各半两）　赤石脂　枯白矾（各七钱半）　肉豆蔻（各② 半两）

上为末，面糊丸如黍米大。每服三十丸至五十丸，煎异功散下。或泻水谷白色淡黄色，木香散下。（方见前）

苏合香丸

治疹疮为阴邪秽气所伤，亦令变坏，可用醋炭熏，后以苏汤化服解之。（方见大方科中气类）

捷效③ 化毒散

治豆疮欲发未发，便服之，此药以毒攻毒，纵然疮出亦少快④，无恶证。

上于冬月先取人、猫、猪、犬粪各等分，于高处黄土窨⑤ 五日，取出。却用沙锅盛盖，盐泥固济，日干。于腊月八日煅⑥ 令通红，取出去火毒，为末，入麝香少许。每用一字，蜜调匀，温汤化下。或挑少许于舌上，用乳汁咽之。此方多秘，不须令病家知之。

二参饮

治豆疮后余热不退。

柴胡　甘草（炙）　黑参　人参　龙胆草（各二钱半）　麦门冬（去心，三钱半）

上锉散。每服三钱，水一盏煎，稍热服，不拘时。量大小加减。

木笔花散

治豆疮出后，有余疮生塞鼻中，不能睡卧。

上用木笔研为细末，加生麝香少许，葱白蘸药入鼻中，数次即通。

减瘢散

治豆疮愈后，疮痂虽落，其瘢尤黯，或凹或凸，用此。

绍粉（即水粉，一两）　轻粉（一两）

上同研匀，猪脂油调涂。

又方

白蜜不以多少，涂于疮上，其痂易落，且无疤痕，亦不臭秽。或用升麻同蜜煎，摩痕上，并数食之。

绵茧散

治豆疮后，身体及肢节上生疳蚀疮，

---

① 各半钱：文渊本作“各一钱半”，可参。

② 各：当为衍文，王氏本无“各”。

③ 捷效：文渊本作“神妙”。

④ 少快：文渊本作“少决”，疑非。

⑤ 窨：埋藏。

⑥ 煅：文渊本作“烧”。

脓水不绝。

上以出蛾绵茧，不拘多少，用白矾捶碎，塞入茧内令满[①]，以炭火烧，候白矾汁尽[②]，取出研细。每用干贴豆疮内。若不早治，则溃筋骨，以致难治。

疟　疾

表　解[③]

香苏香薷散

治春伤风，夏伏暑作疟。其证自汗恶风，先热后寒，或但热不寒。每服三钱，生姜三片，葱白二根，水一大盏煎服。(方并见大方科伤寒、伤暑类)

十神汤

治夏伤湿、秋伤风作疟。其证寒热自汗，呕吐身疼。每服三钱，水一大盏，生姜三片，木瓜二片煎。秋末感风冷，冬又伤寒，或感温暖之气，先寒后热，亦服。(方见大方科时疫类)

五苓散

分阴阳，和荣卫。用人参少许，茵陈、车前草各一根，煎汤服。弱者，木瓜、紫苏汤。或服通苓散[④]亦可。(方并见大方科伤暑泄泻类[⑤])

人参汤

治热多寒少。每服二钱，生姜二片，麦门冬十粒去心，正地骨皮[⑥]少许煎，多服取效。(即小柴胡汤。方见大方科伤寒阳证类)

草果平胃散

治寒多热少。(方见大方科痎疟类)

争功散

治热疟多效。

知母　贝母　柴胡（去芦）　常山　甘草　山栀子　槟榔（各五钱）　蝉蜕（十个）　地骨皮（去骨，五钱）

上锉散。每服三钱，用桃柳枝各五寸煎。未效，用过路草藤[⑦]五寸煎服。

截　疟

胜金丸

(方见大方科痎疟类)

荡脾丸

化痰消积，进食驻颜。及治气喘、疳积[⑧]。

杏仁（一两，去皮尖，用蚌粉炒令黄色）　半夏（一两，生姜自然汁浸一宿，次日焙）　巴豆（五粒，去壳并心膜，以皮纸出油）

上为末，用大好北枣七枚，入灯心，水蒸，去皮核，取肉为丸。每服五丸，常服灯心、枣子煎汤下。驻颜，槟榔煎汤。消宿食，陈米汤，空心临睡服。化痰，乌梅汤。治疟，蒜汤，或薤白水[⑨]下。消痞癖，此方大效。

通神饼

截疟有功。

甘草末（三钱）　绿豆末　败荷叶（各三钱）　砒霜（半钱生）　朱砂（一钱半）　定粉（半钱）　脑子　麝香（各少许）　金银箔（十片）

上炼蜜丸，梧桐子大，作饼子。周岁[⑩]半丸或一丸，大者二丸而止，一日

---

① 满：文渊本作“满上”，上科本作“满满”，疑非。

② 尽：魏本、文渊本作“盐”，疑非。

③ 表解：王氏本作“解表”，倒文。

④ 通苓散：魏本、文渊本作“通灵散”。

⑤ 泄泻类：文渊本无“泄泻”二字。

⑥ 正地骨皮：文渊本作“净地骨皮”。

⑦ 草藤：上科本作“草藤”，当是。文渊本作“蒙藤”，王氏本作“葛藤”，疑非。

⑧ 疳积：魏本、文渊本作“府积”。

⑨ 薤白水：文渊本脱“白”字。

⑩ 周岁：原本及文渊本讹作“用岁”。

只一服，不可过多。服时用井花水或桃柳枝煎水磨化，向北服了。忌烧热饮食。亦可系于候脉处。

参苓白术散

愈后调理脾胃。（方见大方科脾胃类）

癖　气

红丸子

治血膜包水，僻侧于胁旁[1]，时时作痛，发寒热。疟家中脘多蓄黄水，日久结癖亦效。

三棱（煨）　莪术（煨）　芫花　桃仁（去皮，别研）　杏仁（去皮，别研）　朱砂　乌梅（炒）　巴豆

上为末，醋糊丸，小绿豆大，朱砂为衣。米汤空腹下。

又方

三棱　莪术　川楝[2]（去核）　陈皮（去白）　青皮（去白）　芫花

上用芫花醋浸一夕，炒渐干，入三棱、莪术同炒，又入川楝、陈皮、青皮同炒焦，取为末，等分。如各半两，杏仁亦用半两，去皮尖别研，巴豆二十粒去油膜和匀，醋糊丸，黍米大。一岁二丸，临睡米饮下。此二方稍相似，不若于方中和桃仁与乌梅则尤妙。又用蒜汤下莎脾丸，化痰涎，一日一服或两服，日用如此。服蟹水亦可。

木鳖膏

贴痞癖。

木鳖（多用，去壳）　独蒜（半钱）　雄黄（半钱）

上杵为膏，入醋少许，蜡纸贴患处。

灸法

两乳下一寸各三壮[3]。

痞　结

枳实理中丸

治虚气痞塞，胸膈留饮，聚水腹胁，或加胀满，手不可近。四君子汤加枳实去穰麸炒、干姜炮[4] 为末，炼蜜丸，绿豆大，热汤化下。渴，加瓜蒌根。下利，加牡蛎粉各等分，已用经验。

桔梗枳壳汤

治热气痞满，胸膈两胁按之则痛。

枳壳（去穰）　桔梗（去芦，各五钱）　半夏（汤洗）　黄芩　瓜蒌仁　黄连（去须。各三钱）

上锉散。生姜、麦门冬去心煎服。利黄涎沫即安。

客　忤

苏合香丸

治神气嫩弱，外邪客气兽畜异物暴触忤，口吐青黄白沫，水谷鲜杂，面色变易，喘息腹痛，反侧瘈疭，状似惊痫，但眼不上窜视，其口中悬痈左右若有小小肿核，即以竹针刺溃之，或以指爪摘破，急作醋炭降真香、皂角熏之，却服此。（方见大方科中气类）

上每服一丸，姜汤调开，频频与服。次用豉三合，水湿捏[5] 为丸如鸡子大。摩儿囟上及足心各五六遍，次摩儿心及脐上下[6] 良久，掰开自[7] 有毛即掷之。大

---

① 胁旁：魏本、上科本作“胁傍”。

② 川楝：上科本作“川练”，音近而讹。

③ 三壮：魏本、文渊本作“二壮”，可参。

④ 炮：文渊本作“泡”，非。

⑤ 捏：文渊本作“捣”，疑非。

⑥ 儿心及脐上下：文渊本作“脐心及头上下”，可参。

⑦ 自：如果。

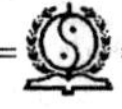

法宜辟邪正气，散惊定心，延久难为力也。

雄麝散

治客忤[①]、腹痛、危急。

雄黄（一钱）　明乳香（半钱）　生麝香（一字）

上为末。每一字，刺鸡冠血调灌之。

犀角散

治客忤，惊啼，壮热[②]。

天麻　犀角　麦门冬（去心）　钩藤[③]　朱砂（各一钱）　铁粉　雄黄（半钱）　生麝（少许）

上为末。每服半钱，金银煎汤调。但服安神丸亦可。（方见前）

黄土散

治小儿卒客忤。

灶中黄土　蚯蚓粪（各等分）

上研细，水调涂儿头上及五心良。

---

① 客忤：指侵入冒犯人体的病邪。

② 壮热：魏本、上科本作“将热”。

③ 钩藤：上科本作“钓藤”，非。

世医得效方　卷第十二

小方科

瘴　毒

平血饮

治风热积毒聚成，发于头面手足，热者如胭脂色，其热如火，轻轻着手，痛不可忍，加紫草煎，与犀角消毒饮相间服。赤瘴、火瘴、紫萍瘴并治。壮热烦渴甚，加黄芩、麦门冬去心、朴硝[①]各半钱。(方见后疮肿科诸疮类)

内托散

红内硝　当归　茄片[②]　甘草节　羌活　黄芩（各半两）　麝香（半钱）

上为末。每服一钱，茄蒂煎汤调成，或生地黄亦可。

败毒散

治瘴毒初发如白梅样，游走遍体，躁闷，腹胀，焦啼。每服二钱，水一盏，生姜二片，紫草少许煎，温服。(方见大方科伤寒类)

通　治

平血饮与败毒散

合和，生姜、薄荷、蝉蜕去足翼，防风去芦细切煎。渴[③]加天花粉少许。

又方

角瘴游走不定，焮[④]然赤肿疼痛，用药角，归手足上为妙。后取碎[⑤]：

寒水石　石膏　黄连　黄柏（各一两）

上为末，水调刷。

又方

青黛、土朱为末，井水调，入蜜敷角亦可。

又方

黄丹不拘多少，磨刀水调刷。

又方

瘴毒肿痛如火，用大黄、朴硝为末，调涂肿处，立效。水苔、生地黄、菘菜、浮萍、栀子，皆可研烂水调敷。

洗方

用防风、酸车草[⑥]、赤豆、灶心土煎水洗。

---

① 朴硝：上科本作“朴消”。下同。

② 茄片：魏本作“茹片”。上科本作“茹后”，非。

③ 渴：文渊本作“汤”，疑非。

④ 焮（xìn 信）：烧；炽盛。文渊本作“掀”，非。

⑤ 此下文渊本尚有“蜞针之”三字，可参。

⑥ 酸车草：《普济方》引作“车前”，可参。

又方

洗角后，用小惊丸压邪，大惊丸镇惊。（方见前）

蜞针法

取碎，用水蛭[①] 数条，以青苔盖覆，或湿纸亦可，去血即消，未消再用。瘴毒满身遍黑，入腹、入阴难治。

诸　疳

大安神丸

治心疳。面黄脸赤，烦满壮热，心躁口疮，虚惊。（见前）

益黄散

治脾疳。体黄，肚大，爱吃泥土，胀满，气粗，痢下酸臭。（方见后）

生熟地黄汤

治肝疳。摇头揉目，白膜遮睛，流汗，合面而卧，肉色青黄，发立，筋青，脑热，羸瘦。

生干地黄（洗）　熟地黄（洗净，蒸。各半两）　川芎　半赤茯苓　枳壳（煨，去穰）　杏仁（去皮尖）　川黄连（去须）　半夏曲　天麻　地骨皮　甘草（炙）　当归（各二钱半）

上锉散。每服二钱，生姜二片，黑豆十五粒，水煎，临卧温服。

清肺汤

治肺疳。咳嗽气逆，多啼，揉鼻，咬甲，寒热。

桑白皮（炒，半两）　紫苏　北前胡　黄芩　当归（去尾）　天门冬（去心）　连翘　防风　赤茯苓　北梗　生干地黄　甘草（炙。各一分）

上锉散。每服二钱，水一盏煎，温服，不拘时候。

地黄丸

治肾疳极瘦，身有疮疥，寒热作时，头极热，脚冷如冰[②]。

生干地黄（八钱）　干山药　山茱萸（各四钱）　泽泻　牡丹皮　白茯苓（去皮。各三钱）

上为末，炼蜜丸梧桐子大。每用一二丸。化开服。

胡黄连丸

治热疳。潮热如火，大便涩。

胡黄连　川黄连（各半两）　朱砂（一钱半，别研）

上二连为末，和朱砂入猪胆内系定，虚悬于铫[③] 中煮一炊久，取出。研芦荟、青黛干各二钱半，去足虾蟆灰二钱，麝少许，粳米饭丸，麻子大。每服十丸，食后米饮下。

五福化毒丹

治热疳。肌肉黄瘦，雀目夜不见物。陈粟米饮化下。（方见前）

至圣丸

治冷疳。时时泄泻，虚汗不止。

丁香　丁皮（各一钱）　木香　紫厚朴（制见前）　使君子肉（焙）　橘红　肉豆蔻（湿纸略煨。各二钱）

上为末，神曲糊丸，麻子大。每七丸，食前米饮下。

铜青散

治[④] 走马疳。口内生疮，牙龈溃烂，齿黑欲脱，或出血臭气。丈夫妇人同。

川白芷（半两，生）　马牙硝（一钱）　铜青（一分）　麝香（一字）

上为末，干敷口角，及擦齿上妙。仍服蟾酥丸效。（方见后）

---

① 水蛭：魏本、文渊本作“水蜞”。

② 如冰：文渊本作“如水”，非。

③ 铫：煎药或烧水的器具。有把柄，有流水口的小烹器。文渊本作“釜”，可参。

④ 治：文渊本作“丸”。

下虫丸

治蛔疳。因食肉太早，或肠胃停蓄肥腻为蛔。其证多啼，呕吐清沫，腹痛胀满，唇口紫黑，肠头及齿痒。

新白苦楝根皮[①]（酒浸，焙） 绿色贯众 木香 桃仁（浸去皮，焙） 芜荑（焙，各二钱[②]） 鸡心槟榔（二钱） 鹤虱（炒，一钱） 轻粉（半钱） 干虾蟆（炙焦，三钱） 使君子（略煨取肉，五十个）

上为末，飞罗面糊丸，麻子大。每二十丸，天明清肉汁下。内加当归、川黄连各二钱半，治脊疳兼疳劳，可择用。

大芦荟丸

治脊疳。虫蚀脊膂，身热羸黄，烦热下痢，脊骨如锯齿，十指皆疮[③]，频啮指甲。

芦荟 芜荑 木香 青黛（干） 槟榔 川黄连（净。各一分） 蝉蜕（二十一枚） 麝（少许） 胡黄连（半两）

上为末，猪胆二个，取汁浸糕丸，麻子大。每服二十丸，米饮下。

龙脑丸[④]

治脑疳。头皮光急，满头饼疮，脑热发结，身汗，腮肿腮高[⑤]。

龙胆草 川升麻 苦楝根皮（焙） 防风 赤茯苓 芦荟 油发灰 青黛（干） 黄连（净。各三钱）

上为末，猪胆汁浸糕糊丸，麻子大。每二十丸。薄荷、紫苏泡汤下。食后，仍以芦荟末入鼻。

保童丸

治干疳。瘦悴，少血，舌干，目睛不转，干啼，身热，手足清冷，皮燥，大便干结，搭口，痴眼，干渴。

黄连（去须） 白鳝头 草龙胆（去芦） 青橘皮（去穰） 五倍子 蟾头 夜明砂（炒） 苦楝根 雄黄 麝香 青黛 天浆子（炒） 熊胆 芦荟 胡黄连（以上各一分）

上为末，研令匀，糯米糊和丸，麻子大。一岁儿每服一丸。不计时候，米饮下，日进三服尤佳。一方，有干蜗牛微炒一分。

白术散

又名清宁散。治疳渴，烦躁引水，乳食不进，夜则渴甚，加乌梅、陈米；疳泻，停积宿滞，水谷不聚，频泄不效，加肉豆蔻、诃子。（方见前）

木香丸

治疳痢，冷热不调，五色杂下，里急外重。

黄连（净，三钱） 木香 紫厚朴（去粗皮，姜汁炒） 缩砂仁 夜明砂（隔纸炒。各二钱） 诃子肉（炒，一钱）

上为末，粳米饭丸，麻子大。每服十五丸，干艾叶、生姜煎汤，食前温下。

褐丸子

治疳肿胀。因虚中有积，腹肚紧胀，头面虚浮。

萝卜子（一两，炒） 陈皮 青皮 好槟榔 黑牵牛（取仁，半生半炒） 北五灵脂 赤茯苓 蓬莪术（煨。各半两） 木香（二钱半）

上为末，飞罗面糊丸，绿豆大。每服十五丸，紫苏、桑白皮煎汤下。

黄芪汤

治疳痨。嗽喘不定，虚汗骨蒸，渴而

---

① 楝根皮：上科本作“练根皮”，非。下同。

② 上科本无“各二钱”，在“鸡心槟榔”后有“各二钱”。

③ 皆疮：文渊本作“背疮”，非。

④ 龙脑丸：王氏本改作“龙胆丸”，当是。

⑤ 腮高：上科本作“囟高”。

复泻，乳食迟进。

黄芪（蜜炒[①]）　当归　川芎　白芍药　生干地黄　虾蟆（去足，炙焦）　鳖甲（醋炙焦。各三钱）　人参　白茯苓　橘皮　半夏曲　北柴胡　使君子（略煨）　甘草（各二钱。炙）

上锉散。每服二钱，水一盏，姜二片，枣一枚煎，食前服。

鳖血丸

治疳痨。

人参（半两）　川芎　芜荑　北柴胡（各一两）　使君子（二十一个）　胡黄连　川黄连（各二两）

上用鳖血一盏，吴茱萸一两，拌和二连，淹一宿。次早炒干透，出茱萸并血[②]，只用二连。夹余药杵末，粟米粉糊丸，麻子大。每服二十丸，食前，熟水下。

蚵蚾丸

治脑后项旁有核如瘰疬状，按之转动，软而不疼，名无辜疳毒。兼治诸疳。一服虚热退，二服渴止，三服泻痢住。

蟾蜍（一枚，夏月沟渠中取腹大不跳不鸣者，其身癞磊石[③]）

上取粪虫一杓，置桶中，以尿浸之，桶上要干，不与虫走。却将蟾蜍杀之，顿[④]在虫中，任与虫食一日夜。次以新布袋尽包系定，置之急流中[⑤]浸一宿。取出，瓦上焙为末，入麝一字，粳饭揉丸，麻子大。每服二三十丸。米饮下。

一方

白芜荑、黄连、胡黄连、青黛各半两，蚵蚾一个，只用酒浸炙，去骨为末，面糊丸，粟米大。每服三十丸，食后临卧米饮下，日三服。立效。

又方

治无辜疳。

上以夜明砂炒为末，入诸饮食中与之。

通　治

蟾酥丸[⑥]

治诸疳，杀虫，止腹痛，退虚热，大效。或因病后通泄太过成疳。

蟾酥（一个，酥油炙，去骨）　胡黄连　宣连（去须）　龙胆草　陈皮　川楝子（去核）　木香　使君子（去壳）　芜荑（各一两）　麝（半钱或不入）　巴豆（二七粒，去油）　茴香（一两，炒）

上为末，猪胆汁丸或糊丸，青黛为衣，常服苏汤[⑦]下。

肥儿丸

治诸疳多因缺乳，吃食太早，或因久患脏腑，胃虚虫动，日渐羸瘦，腹大不能行，发竖，发热无精神。

黄连　神曲（各一两）　大麦糵（半两，炒）　木香（二钱）　槟榔（二个，不见火）　使君子肉　肉豆蔻（面裹煨。各半两）

上为末，面糊丸，萝卜子大。每服三四十丸，量儿岁数加减，熟水吞下。

六神丸

捉疳[⑧]止泻。

丁香　木香　肉豆蔻（去壳。各半两。三味用面裹，同入漫灰火[⑨]煨，令面熟为度）　诃子　使君子　芦荟（各一两。细研

---

① 蜜炒：魏本、文渊本作“蜜炙”。

② 并血：文渊本作“鳖血”。

③ 磊石：文渊本作“磊者”。

④ 顿：放。

⑤ 流中：原本无“流中”二字，依《普济方》所引及上科本、王氏本补。

⑥ 酥：疑为“蜍”之误。下同。

⑦ 苏汤：文渊本作“紫苏汤”。

⑧ 捉疳：“捉”字疑有误。

⑨ 漫灰火：文渊本作“慢炭火”。

入）

上为末，枣肉丸，麻子大。每服五丸至七丸，温米饮下，乳食前服。

五珍丸[1]

治疳伤肚大。

青皮（不去白，炒焦黄） 干姜（烧微存性[2]） 北五灵脂 蓬莪术（各一两）

上为末搜和[3]。称药末一两，用肥巴豆肉去油称一钱，研细拌和，粳米饭丸，麻子大。每服三五丸，米汤不饥饱时下。

小黄连阿胶丸

治诸疳作热，频泻。每服二十丸，米饮下（方见大方科咳嗽类）。

疳哑不能发声方

上以肥儿丸，每服十五丸，用苏合香丸一粒，入朱砂、五灵脂末各少许，石菖蒲煎汤调开下。（方见前。苏合香丸大方科中气类）

猪肚黄连丸

治疳疮。自孩提至弱冠[4]，潮热发疮，乃疳气使然。疳虫食其肌肤空虚，疳热流注，遍身热疮，发歇无已[5]。蟾酥丸相间服尤妙。

雄猪肚（一具，净洗） 鹰爪黄连（去须净，七两）

上锉作小截，少水和，纳猪肚中，用线缝密，顿[6]在五升粳米上蒸十分烂，取放臼中，入些蒸饭，捣千余杵，粘实得所，众手捏丸，如小绿豆大。每服二十丸，米饮下。童子倍之，冠者又倍之。仍以川芎、生地黄、茯苓、茯神与之，调血清心。热多者，间服生犀散（方见前）。二十岁以上潮热发疮，是为虚劳，皆一种病也，用药同前。凡儿童诸病，不出于疳，则出于热，热者生痰，常须识此矣。

洗方

上用[7]大腹皮、苦参、川白芷为锉散，煎汤淋洗，妙。

又方

甘草、黄柏、马鞭草、带须葱、荆芥煎水洗。后却用诃子连肉核烧灰，入麝香、轻粉少许，和匀敷疮上，效。

敷药[8]

治疳后虚热，小便肿。

上以韭菜地龙[9]粪煅为末，出火毒，清油调敷。

针法

治无辜疳，脑后项旁有核如弹，按之转动，软而不疼，其间有虫如米粉，不速破之，则虫随热流散，淫蚀脏腑，以致肢体作痈疮，便利脓血，壮热羸瘦，头露骨高，皆因气血虚惫所致。用针刺破，以膏药贴则愈。或因浣濯儿衣，露于檐下，为雌鸟[10]落羽所污，儿着此衣，虫入皮毛，亦致斯疾。凡晒儿衣，须微火烘之。

丁 奚 哺 露

十全丹

治小儿手足极细，项小骨高，尻削体萎，腹大脐突，号哭胸陷，或生谷癥，是名丁奚。虚热往来，头骨分开，拌和翻食吐虫，烦渴呕哕，是为哺露。两者皆因脾

---

① 五珍丸：魏本、文渊本作“五疹丸”。

② 微存性：上科本作“带存洗”。

③ 搜（shao少）和：搅和。

④ 弱冠：男子二十岁行冠礼。

⑤ 已：止。

⑥ 顿：放。

⑦ 上用：文渊本作“按证用”。魏本作“右用”。

⑧ 敷药：文渊本作“傅药”。

⑨ 韭菜地龙：上科本作“韭菜地上地龙”，《普济方》所引也有“地上”二字，当是。

⑩ 雌鸟：文渊本作“飞鸟”。当是。

胃久虚，不能消化水谷以荣血气，致肌肉销铄；肾气不足，复为风冷所伤，柴骨枯露。亦有胎中受毒，脏腑少血致之。此皆无辜种类之疾，并难治。宜服。

青皮（去穰）　陈皮（去白）　蓬术（煨）　川芎　北五灵脂[1]　白豆蔻仁　鸡心槟榔　芦荟（各半两）　木香　使君子肉（焙）　虾蟆灰（各三钱[2]）

上为末，猪胆汁浸糕糊丸，麻子大。每服三十丸，米饮下。有热，薄荷汤下。

魃　病

龙胆汤[3]

治孕妇被恶祟导其腹中，令儿病也。其证下利，寒热去来，毫毛鬓发不悦泽。及治妇人有儿未能行时复有孕，使儿饮此乳，亦作此病。

龙胆草　北柴胡（去芦及苗）　黄芩　桔梗　钩藤皮　芍药　甘草（炙）　茯苓（各二钱半）　蜣螂（二枚）　大黄（一两，湿纸[4]裹煨）

上锉散。以水一升，煮取五合为一剂，十岁以下小儿皆可服。若儿生一日至七日，分一合为三服。八日至十五日，分一合半为三服。生十六日至二十日，分二合为三服。二十日至三十日、四十日，尽以五合为三服。皆以得下即止。此剂为出腹婴儿所作，若日月长大者，依此为例必知。客忤及有鬼气，可加人参、当归各二钱半，一百日儿加一钱一字，二百日儿加二钱半，一岁儿加半两。余准此。

积　滞

葱汤丸

治积，神效。

巴豆（二十五粒，用水浸一宿，五更初去水，后去皮壳心膜，不去油，另研）　轻粉（半钱）　滑石（五钱）　鹰粪（五钱）

上为末，研饭为丸如粟米大。周岁以下每用三丸，以上四丸。未效，再加丸数。膈上有涎，或吐亦无妨。如有虫，用苦楝皮少许，甘草二寸煎汤，五更初，先将化虫药服了，后用此取下。春季灯心汤下，夏季苏盐汤下，秋季苏汤，冬季葱白汤下。初生儿以一粒放口中，乳汁下。

消积丸

治乳积，吐乳泻乳，其气酸臭。此由啼哭未已，以乳与儿，停滞不化得之。

丁香　乌梅（五个[5]，炒）　巴豆（十四个，去油壳）　缩砂仁（各等分）

上为末，面糊丸。每服七丸，米饮下。

化铁丹[6]

治食积肚硬带热，渴泻或呕。皆因饮食无度，多飡过饱，饱后即睡得之。

乌梅（八个，取肉）　巴豆（十六粒，去壳）　青皮（五钱，去穰）　陈皮（五钱，去白）

上为末，米糊丸，粟米大。每服七丸，米饮下。化铁亦消。

卢氏感应丸　红丸子

治食积，面目肿黄，肚热胀痛，覆睡多困，酷啼不食。或大肠干涩，小便如泔。或便利无禁，粪白酸臭。服之大效。（方见大方科诸积及痃疟类）

---

① 北五灵脂：魏本、文渊本作“比五灵脂”。

② 各三钱：魏本、上科本作“各一钱”。

③ 龙胆汤：原本作“龙胆渴”，据文渊本、上科本改。

④ 湿纸：魏本、文渊本作“温纸”。

⑤ 五个：魏本、文渊本作“五钱”。

⑥ 化铁：文渊本作“消铁”。

苏感丸

治气积腹痛啼叫，利如蟹涎[①]。皆因触忤其气，荣卫不和，淹涎日久得之。苏合香丸、感应丸各等分，和丸如粟米大。紫苏汤下三十丸，立效。(方见大方科中气、秘涩类[②])

异香散

取积后调理。

石莲肉（一两） 蓬莪术 益智仁 京三棱 甘草（各六两） 青皮（去穰） 陈皮（去白。各三两） 厚朴（姜汁炒，二两）

上锉散。每服二钱，水一盏，生姜二片，枣一枚，盐少许煎，通口服。盐汤点，盐、酒调亦可，不拘时服。

缩[③] 砂香附汤、平胃散

合和，滋气和胃消积。每服一钱，苏盐汤[④] 下，多服尤妙。(方见大方科)

杀 虫

使君饼

治因吃食粗肉[⑤]，肥甘生热，肌瘦体虚，口吐清涎，唇间肿痛[⑥]，腹中绞痛，口鼻中出黑色虫，不治。

使君子（四十个，去壳） 雷丸（半两） 定粉（二分） 轻粉（半钱） 青葙子 鹤虱（各一分）

上为末，用鸡鸭卵和蒸为饼，先将此药隔日夜五更服[⑦]，将葱汤丸取下。(方见前)

四君子汤[⑧]

每服二钱。苦楝根少许，煎汤调服。近病亦效。(方见前)

化虫丸

鹤虱（去土） 胡粉 槟榔 白矾（半生半枯） 苦楝根皮（各半两） 芜荑 黄连 酸石榴皮（各一分）

上为末，以糊丸，如麻子大。一岁[⑨]儿三丸。浆水入香油三五滴下其虫，小者化为水，大者自下。加雷丸，或用猪瘦肉汤下。

碧金散

治蛔虫、寸白虫。

苦楝根（一两） 鹤虱 槟榔（各半两） 猪牙皂角（三梃[⑩] 烧灰） 使君子仁（半两。各捣细，罗为末） 好青黛（半两） 麝香（一分）

上同研匀，每服一字。用淡猪肉汤食前调。

安虫散

治因吃物粗，肌肤消瘦，虫生腹中，极痛不可忍者。

真胡粉（炒） 槟榔 川楝子（炒，去核） 鹤虱（炒。各二两） 白矾（二钱半，生用）

上为末。米饮调，痛时服，空心未洗面前服。或丸如麻子大。小儿多有诸虫，脏腑虚弱，食肥甘则动，腹痛叫哭，倒身[⑪] 扑手，呕清水涎沫，面色青黄，饮食不进，不生肌肤，或[⑫] 寒热，或沉沉

---

① 涎：文渊本、王氏本同，上科本作“渤”。

② 此句文渊本作“方科中气涩类”，脱“大”和“秘”二字。

③ 缩：文渊本作“辰”。

④ 盐汤：魏本、文渊本无“汤”字。

⑤ 粗肉：原脱“肉”字，据上科本、王氏本及《普济方》所引补之。

⑥ 肿痛：上科本作“紫色”。

⑦ 五更服：文渊本作“五更时”。

⑧ 四君子汤：文渊本作“褐丸子”。

⑨ 一岁：文渊本作“三岁”。

⑩ 三梃：魏本、文渊本、上科本均作“三钱”，可参。

⑪ 倒身：文渊本作“侧身”。

⑫ 或：文渊本作“乘”。

嘿嘿[①]。其虫不疗，相生不已，长一尺则能害[②] 人。一岁儿五丸。温浆水入清油一二点打匀，温米饮下。其虫小者化为水，大者自下。

呕　吐

惊　吐

安神丸

治因惊吐奶，面色青，藿香煎汤，化开服。(方见前)

硫黄散

治吐并惊吐。

硫黄（半两）　水银（一分）

上同研无星黑色，量大小一字至一钱匕，水小点，以指缓缓磨湿，添汤调方可服，吐立止，兼治大人反胃妙。

冷　吐

益黄散

治脾胃伤冷作吐。每服二钱。水一盏，生姜、红枣煎，温服（方见后）。白术散亦效（方见前）。

热　吐

通心饮

治壅热久伤脏腑，作渴发吐。每服二钱，灯心、藿香叶煎，温服。(方见前)

涎　吐

半夏丸

治胸膈停痰作吐（方见大方科呕吐类下)。一方，单用半夏泡七次，为末，姜汤下，效。亦能止泻。有热者，人参汤即小柴胡汤（方见大方科伤寒类)。

积　吐

益黄散

治脾胃停食不化，所吐酸臭，生姜、乌梅煎服。(方见后)

消积丸

(方见前)

风　吐

大青膏

治胃脘生风频吐，用黄荆叶一皮，煎汤化开，兼服白术散（方见前)。又方，风热吐，朴硝、白滑石为末。每服半钱，浆水半盏，清油半两调匀服，必定。

吐　乳

理中汤[③]

治吐乳，兼下痢不止。雪糕丸粟米大，米饮下二十丸。(方见大方科呕吐类)

掌中丸[④]

治吃物、吃乳便吐，下水乳不得，饮食不下者。

白豆蔻（十四个，去壳[⑤]）　甘草（半两，半生、半炙）　缩砂（十四个）

上为末，逐[⑥] 旋安掌中，与他干啖，牙儿干掺口中。

丁香散

治吐乳伤食。

---

① 嘿嘿：昏昏不语。

② 害：上科本作“客”。

③ 理中汤：文渊本作“雪糕丸”。

④ 丸：上科本作“金”，《普济方》所引作“散”。

⑤ 文渊本在“去壳”后有“盐水炒用”四字。

⑥ 逐：疑为“遂”之误。

丁香 石莲肉 枇杷叶（生姜自然汁涂炙熟。各等分）

上为末。每服一钱，米饮调下。

藿香正气散

治外感风寒湿作呕。每服二钱，水一盏，生姜二片，木瓜一片煎服效。（方见大方科伤寒类）

湿热不时暴呕

香葛汤

生姜二片、藿香少许煎。（方见大方科伤寒类）

香苏散

治生时洗上牵延[①]，或呕，加半夏汤洗，葱白、生姜各少许煎。（方见大方科伤寒类）

交精吐奶

四君子汤

加藿香、木瓜煎汤服。又治经年吐奶不停，或成片段，眼慢，粪多秽气，有筋膜，乃父母交感时吃乳所致，益黄散（方见后）、保童丸（方见前）兼用。

吐乳不止恐成脾风方

上以灵砂一粒，青州白丸子三粒，同研末，米饮调下，量大小与之。吐久虚甚者，对用灵砂，亲试有效。（灵砂，大方科痼冷[②]类。青州白丸子方见风科通治类）

又方

莲心二十一个，香附子三个，吴茱萸七个，丁香七个，一处新瓦上炒黄，研为末，以乳汁调敷乳头上，令儿吮食。屡用有验。

霍 乱

总说：吐泻起于脾胃不调，阴阳不顺，清浊相干，或感风冷之气，伤于脾胃。胃气不调，故呕不食，脾气虚弱，脏腑不调，故泄泻。有脾虚伤食，外感风冷，故先吐而后泻。有胃热呕吐发泻。夏月呕吐发泻为霍乱。因胃热引饮，停留胃气，吐泻发热，用香薷散。大凡吐泻不可便下止吐泻药，先调脾气。秋冬之间，多是伤食生冷过度，外感风寒，多泻发热，当用醒脾散。但吐不泻，因伤粘物滞脾。有胃热呕吐，喝水[③]不休。有胃冷呕吐，面青白，四肢逆冷。大凡吐泻，先调脾气，此大法也。

白术散

治胃气不和，脾气虚弱，发为吐下。每服二钱，水一盏，生姜二片，乌梅半个，红枣一枚，苏梗三寸煎，温服。（方见前）

五苓散

治阴阳不调，或感风邪暑毒，霍乱呕泻不止。每服二钱，苏叶、木瓜、食盐汤调服。未效，加生姜自然汁少许服。

又方

用生姜自然汁为丸，麻子大，量儿大小，米饮下，效。

六和汤

治夏秋冬[④]暑冷相搏，呕泄不止。每服二钱，水一盏，生姜二片，木瓜一片煎，温服。（以上方并见大方科伤暑类）

香薷丸

治伤暑伏热，躁渴瞀闷，头目昏眩，胸膈烦闷，呕哕恶心，口苦舌干，肢体困

① 洗上牵延：文渊本作“洗吐牵涎”。

② 痼冷：文渊本无“痼”字。

③ 喝水：魏本、上科本、文渊本均作“渴水”，非，据王氏本改。

④ 冬：诸本同。王氏本改为“令”。

倦，不思饮食。或发霍乱，吐利转筋，宜服。（方见大方科伤暑类。量大小与服）

来复丹[①]

治阴阳不和，脾胃虚损，吐下不止。凡吐泻，五月内九分下一分补，八月内九分补而一分下。有热者，先用补脾，后退热，竹叶石膏汤主之。次用水银、硫黄末主之，生姜水调下。但霍乱一证，吐利交作，盖由饮啖生冷，或胃热之气，中脘节闭，挥霍变乱，用此能通畅三焦，分理阴阳。兼治反胃呕吐，中暑昏乱，最为切当。（方见大方科痼冷类。竹叶石膏汤见大方科伤寒类）

金液丹与青州白丸子

等分，为末。理吐泻之后，已觉虚损。若因虚发热，必作慢脾风。用米饮调下，特效，须多服。若胃气已生，则旋减金液，却以四君子汤加陈皮，名异功散，徐徐调理。（方见大方科痼冷及风科通治类，异功散方见前）

单方

治霍乱。

上以牛涎一合灌下，立效。陈大蓼浓煎汤，洗手足上，并服浓汁一二合，自愈。

灸法

男左女右第二脚指上，如绿豆大艾炷，灸三壮，即愈。

泄　泻

惊　泻

安神丸　小惊丸　白术散

治泻下青色。（方并见前）

疳　泻

白术散　蟾酥丸　使君饼

治所泻烂如泥，肚紧。（方并见前）

积　泻

消积丸

治泻下极臭秽，腹痛（方见前）。服后，次用益黄散（方见后）、平胃散、缩砂香附汤，补脾即安。（方并见大方科诸气、脾胃类）

热　泻

五苓散

（方见大方科伤暑类）

通心饮

（方见前）

治溏利，大便热。每服二钱，并用灯心十茎，车前草二根煎服。

冷泻方

治脏腑极冷，泻出如破水，匀气散。欲变候，用白术散、观音散，冬瓜子仁汤下。或脾气虚，益黄散、五苓[②]散、苏梗、姜钱。或误服冷药，脾虚生风成慢惊，南星散，生姜、防风[③]汤下。泻极，用金液丹末，陈米饮下，立住。（方并见前）

理中汤[④]

治冷泻不止。每服一钱，枣汤或盐汤调。（方见大方科霍乱类）

豆蔻散[⑤]

治腹痛洞泻，肠胃虚冷。

---

① 来复丹：文渊本作“木复丹”，疑非。

② 五苓：魏本、文渊本作“五心”，非。

③ 防风：魏本、文渊本作“防服”，非。

④ 理中汤：魏本、文渊本作“濯中汤”。

⑤ 豆蔻散：魏本、文渊本作“虚蔻散”。

肉豆蔻（一枚，剜[1] 一小孔，内滴乳香一块，面裹煨熟[2]）

上为末。每服一钱，米饮调下。

冷热不调泻

和安散

木香 当归 川芎 北前胡 柴胡 青皮 北梗 甘草（炙） 赤茯苓（各等分）

上锉散。每服一钱，水一盏，生姜二片，枣一枚煎，空心服。

枇杷叶散 来复丹

（方见大方科伤暑及痼冷类）

养脏汤 香连丸

（方并见大方科泄泻类）

肾 泄

震灵丹

治面黧黑，齿消脱，骨力弱，小腹痛，泄多白脓。

上用三丸为末，入钟乳[3] 粉半钱，以炒破故纸一钱半，生肉豆蔻一钱，大枣二枚，煎取清汁，乘热调，空心灌下。（方见大方科痼冷类）

梅月天时行泻

香葛汤

每服生姜二片，豆豉五粒[4]，水一盏煎。（方见大方科伤寒类）

下 痢

地榆散

治赤痢。因大肠停积热毒得之，或点滴鲜红。

地榆 诃子 甘草（各等分）

上为末。每服一钱，盐米汤调，空腹服。

又方

地榆（一钱） 甘草（二钱） 芍药（一钱） 当归（二钱）

上锉散。每服一钱，水一盏煎，温服。

小黄连阿胶丸

治肠胃有热，大便秘涩，疼痛啼叫，下痢赤黄，烦躁多渴，腹痛小便不利，乃积热蕴毒为之。丸如粟米大。（方见大方科咳嗽类）

四生散

罂粟壳（去萼蒂赤须，半生半炙） 黑豆（一合生一合炒[5]） 甘草（半生半炙） 生姜（半生半炙）

上锉散。每服二钱，熟煎温服。如呕食不入，加人参少许。

大柴胡汤

治下痢，舌黄口燥，胸满作渴，身热腹胀，谵语。此必有燥屎，服此下之，后与止药。（方见大方科伤寒类）

木香散

治白痢。因肠胃虚弱，受于寒气，所下不止，腹痛不食，立效。

木香（炮，一分） 厚朴（姜汁炒，半两） 白术（一分） 龙骨 当归（洗净，炒。各半两） 干姜（炮） 诃子肉（各一分）

上锉散。每服二钱，水一盏，生姜二片，枣一枚煎，温服，量大小加减。

朴附丸

治冷滑下痢不禁。

---

① 剜：文渊本作“刺”。

② 熟：文渊本作“热”。

③ 入钟乳：魏本、文渊本作“火中乳”。

④ 五粒：文渊本作“佳粒”，讹。

⑤ 一合生一合炒：上科本作“一合半生半炙”。

厚朴　附子　干姜　陈皮（各一两）

上为末，糊丸粟米大。每服三十丸，米饮下，日三服。

香连丸

治赤白痢，皆气血不和，为寒热所伤，冷热相乘，乍赤乍白，或赤白相杂，里急后重。丸如粟米大。（方见大方科泄泻类）

养脏汤

治同下。（方见大方科泄泻类）

小驻车丸

治冷热不调，或乳哺失节，泄泻不止。或下痢鲜红，或赤多白少，腹痛后重，肠胃虚滑，便数减食，困倦。一切泻痢，并宜服之。（方见大方科下痢类）

罂粟饮[①]

治赤白痢。

木香（五钱）　黄连（去须）　粟壳（去蒂萼赤须，一两）　僵蚕（炒去丝，五钱）　甘草（一两）

上用生姜二两切，同炒为末。每服一钱，米饮下。赤痢生地黄七寸，白痢乌梅一钱，并煎汤调下。如有热，小柴胡汤解之。（方见大方科伤寒类）

石莲散

治噤口痢。因服涩住药太过，伤损胃气，闻食口闭，四肢逆冷。若谷道不闭，黄汁长流，不治。

莲肉（去心炒）

上为末。每服一钱，空腹，米饮调服。

真料参白术散

治噤口痢。和胃进食。或单用山药细炒，半生半熟为末，米饮调服。立效。（方见大方科脾胃类）

等住丸

治溏泻，并一切泻痢，立效。

当归　硫黄　牡蛎（各一分，煅[②]）　木香（半两）

上为末，面糊丸，粟米大。每服二七丸，糯米饮入姜汁一二滴送下。

小驻车丸

治休息痢。因肠胃虚弱，红白相杂两三点滴，乍发乍止。（方见大方科下痢类）

炒鸡子

治休息痢，及疳泻日久不能安者。

上用鸡子一枚，打破，用黄蜡一块如指大，铫内熔，以鸡子拌和，炒熟空心食之。

感应丸

治酿肚痢[③]，肚大，吃食不成肌肤，其下如浓粥汁，青白黑为冷，黄赤为热，皆积聚所致。（方见大方科秘涩类）

灵砂[④]丸（即蜡匮丸）

治积痢。

牛乳汤[⑤]

治气痢，下如鱼眼。（二方并见大方科下痢类）

脾　胃

白术散

又名清宁散。温脾养胃，正气，理泄泻。冒热[⑥]烦渴，不问阴阳虚实，并宜服之。或乳食不进，羸困少力，因而失治，变成风痫。（方见前）为散，紫苏梗煎。正脾，生姜、枣子。虚实热，服凉药

---

① 罂粟饮：文渊本作“香粟饮”。

② 煅：上科本作“煨”。

③ 酿肚痢：疑是“酿肚痢”之讹。上科本作“瀼肚痢”，可参。

④ 寻砂：文渊本作“缩砂”。

⑤ 牛乳汤：文渊本作“香乳汤”。

⑥ 冒热：文渊本作“胃热”，可参。

后不能食，先用此生胃中津液，后服生犀散退热（方见前）。早凉夜热，不可下，只用煎三升许，顿服。稍愈后，再服三升。候不渴，无涎，又投阿胶散，二服即安，白水煎亦可。如渴饮水多者，多服无时。盗汗，虚汗，亦用此药。止泻治痰，退热清神。渴，倍加白术。渴甚者，任意多饮。

阿胶散①

阿胶一两半麸炒，鼠粘子一分炒香，马兜铃半两，甘草一分，杏仁七个去皮尖，糯米一两，为散。每服二钱，用水煎服。

使君子丸

正脾助胃。

厚朴（去粗皮，姜汁炒） 陈皮 甘草 诃子（去核） 使君子（去壳，别研）

上为末，炼蜜丸，绿豆大。每服三七丸，疳泻、积泻，米饮下。热泻，加青黛，米饮。冷泻，姜。中暑泻，香薷。时行泻，桑叶。赤痢，蓝姑草。白利，乌梅。惊泻，蓝姑草。以上并用米饮下。（蓝姑草，竹叶菜是也）

六神汤

理脾胃虚，止吐泻，进饮食，养气。

嫩黄芪 白扁豆（炒） 人参 白术 白茯苓 粉草（各等分。或加藿香叶亦可）

上为末。每服二钱，苏、盐汤。正气，生姜、枣子汤调下。

益黄散②

治脾胃虚弱，吐泻，及治脾疳，腹大身瘦。此药补脾调气，治冷腹痛，久冷泄，效。

陈皮 青皮 诃子肉 甘草（各一两） 丁香（五钱）

上锉散。每服二钱，水一中盏，生姜二片煎，空腹服。

醒脾散

人参 白术 豆蔻 甘草 干姜 藿香（各等分）

上为末。每服一钱或半钱，姜汤下。如醒脾胃，冬瓜子仁米饮下。

匀气散③

桔梗 甘草 干姜 缩砂 益智子 茴香 藿香叶（各等分）

上为末。每服半钱。水泻，紫苏，木瓜煎汤下。调脾胃，生姜、枣子煎汤调服。

观音散

治脾胃不和。（方见前）

腹痛

四顺清凉饮

治挟热作痛，面赤壮热，四肢烦，手足俱热，加青皮，枳壳去穰切片入。（方见大方科积热类）

七气汤

治挟冷作痛，面色或白或青，四肢冷甚。

青皮 陈皮 桔梗 蓬莪术（煨） 辣桂 藿香 益智仁（各一两） 香附子（一两半） 甘草（炙，三分） 加半夏（汤洗，三分）

上锉散。每服三钱，水一盏，姜三片，枣一枚煎，不拘时候。

苏合香丸与七气汤

兼服，治证同上。（方见大方科中气类）

---

① 阿胶散：文渊本作“糯米散”。

② 益黄散：文渊本作“香黄散”。

③ 匀气散：文渊本作“调气散”。

枳壳桔梗汤

治邪正交争，冷热不调，作为腹痛，呕吐。

枳壳（去穰，麸炒[①]）　桔梗（去芦）　青皮（去穰）　陈皮（去白。各五钱）　木香（三钱）　当归　粉草（各五钱）

上锉散。每服二钱，水一盏，生姜二片煎，温服。

疝　气

金铃散

治疝气作痛时，先曲腰啼哭，眼中无泪，脚冷唇干，额上多汗。或外肾钓上，阴囊偏大。

金铃子（一两煨，去核）　缩砂（七钱半，去壳）　荜澄茄　木香（各五钱）

上为末。每服一钱，大者二钱，盐汤或好酒调服。

红丸子[②]

治同上。但小丸如粟米大。每服二七粒，金铃子煎汤下。（方见大方科痎疟[③]类）

小槟榔丸[④]

治疝气小腹痛引腰脊，挛曲身不能直。

芫花（醋浸，炒）　木香　槟榔　三棱（炒。各半两）　茯苓　青皮（去白）　全蝎　肉桂　附子（炮）　硇砂[⑤]（各一分）

上为末，将硇砂浸洗去土，顿在汤瓶上，候成膏子，和糖醋，打面糊丸如绿豆大。每服三十丸，空心温酒送下。未效，再服。

又方，金铃子丸

治疝气，小腹痛引腰脊，挛曲身不能直。

木香　槟榔　三棱　蓬术（炮）　青皮（去白）　陈皮　川楝肉　芫花（醋浸，炒。各半两）　辣桂　牵牛（生取仁。各三钱）　川巴豆肉（不去油，一钱）

上为末，面糊丸，麻子大。每三丸，空心午前各一服，姜汤下。

五苓散

治阴核气结，肿大钓痛，多因啼怒不止，伤动阴气，结聚不散得之。或胎妇啼泣过伤，令儿生下小肠气闭，加以风冷血水相聚，水气上乘于肺，故先喘而后疝痛，外肾木硬，脐下痛楚不可忍。惟利二便则安，以木通、葱白、茴香、食盐煎汤调下。得小便利为效。（方见大方科伤暑类）

当归散

治疝气大腑秘，小腹阴囊牵引，撮聚痛甚。

辣桂　牵牛（炒取仁，各半两）　当归　北大黄　桃仁（浸去皮，焙。各二钱半[⑥]）　全蝎（一钱半）

上锉散。每一钱，入蜜煎，温服，以利大便。利后以青皮、陈皮、茯苓、木香、缩砂、甘草为散，生姜煎，和胃。唇青不治。

钩藤膏[⑦]

治盘肠内钓，腹中极痛，干啼。

明乳香　没药（同上别研）　木香　姜黄（各四钱半）　木鳖子（十二个，去皮研

---

① 麸炒：魏本作“麦炒”，文渊本作“面炒”，可参。

② 红丸子：文渊本作“收气丸”。

③ 痎疟：魏本、文渊本作“痎瘧”。

④ 小槟榔：文渊本作“香槟榔”。

⑤ 硇砂：文渊本作“硼砂”。

⑥ 各二钱半：魏本、文渊本作“各二钱上”，非。

⑦ 钩藤：上科本作“钓藤”，非。

烂）

上以木鳖子搜和四味末为丸，樱桃大。煎钩藤汤化下，一岁可[1] 服半丸。次魏香散。

魏香散[2]

用蓬莪术半两，真阿魏一钱，先以温水化开阿魏，浸莪术一日夜，焙干，为末。每服一字或半钱，煎苏叶，米饮空心调下。

吐衄

蒲黄散

治吐血、咯血。

生蒲黄　油发灰（等分）

上研细。每服一钱，温生地黄汁调下，米饮亦可。

生地黄汁方

治吐血、衄血。生地黄汁取一合，发灰半钱调，分作两服，食后少顷灌下。

鼻衄方

生萝卜汁，仰头滴下鼻，仍饮其汁。

肿满

五苓散　藿香散

治伏暑感湿肿满，用生姜皮、木瓜、车前草、山茵陈煎。（方见大方科伤暑类）

分气饮

治肿胀作喘，气短而急。

北梗　赤茯苓　陈皮　桑白皮（炒）　大腹皮　枳壳　半夏曲　真苏子（炒）　紫苏　甘草（各二钱）　草果仁（一钱）

上锉散。每服一钱半，水一盏，生姜二片，枣子一枚煎服。若脐心凸起，掌心平，缺盆平，背心平，不治。大喘气粗，不食，乃肾水盈溢上行，傍浸于肺，亦不治。

五皮散　神助散

相兼服。（方见大方科肿满类）

奇方

治热毒游肿，破草鞋、人乱发烧灰，醋调，敷热毒处。

三黄散

贴肿毒。

上用大黄、黄柏、黄连各等分，为末。獍猪胆汁调，涂头心及脚心。又方，硝石[3]、白面等分研匀，井水调，睡时涂脚心，效。

单方

治脚气肿痛及虫肿。

上商陆不以多少，切碎酒煮熟，候酒温，连商陆饮吃。腹肚虫肿，同米煮粥吃。大人亦可服。

盗汗

白术散　安神丸　小惊丸

牡蛎、麻黄根煎汤下。（方并见前）

又方

治心腋汗，大人小儿皆有之，大人乃心血溢盛，面常发赤者是也。小儿因惊得之。有人常有盗汗不止，气弱体羸，久医不可，乃心血溢盛为汗，非虚也。宜用药收敛心血。

川当归　人参（各半两）

上锉散，用猪心一个[4]，可切三片，药亦分三服，每服水一碗，猪心一片煎服。

黄芪建中汤

治盗汗，入米糖煎服，效。

---

① 一岁可：上科本作“一岁者”。
② 魏香散：文渊本作“阿魏散”。
③ 消石：文渊本作“斫石”。
④ 一个：文渊本作“二个”，可参。

牡蛎散

治血虚自汗，或病后暴虚，津液不固自汗，夜卧愈甚，久① 不止则枯瘦，短气烦倦。(方见大方科自汗类)

奇方

治脚汗，白矾、干葛为散，煎水洗，效。

又方

治睡中汗出，酸枣仁、人参、茯苓为细末，米饮下半钱。

项　软

天柱丸

治风气颈垂软②，头不得正，或去前，或去后。

蛇含石（大一块，煅③ 七次，用醋淬七次）　川郁金末（少许）

上碾细，又入钵内研极细，和前药末④，入少麝香和匀，用雪白大米饭丸，龙眼大。每服一丸，荆芥汤化下。或又入生姜汁一二滴，或用金银薄荷汤，早晨不拘时下。风热项软，合用凉肝丸。(方见前)

五加皮散

治颈软。

上用五加皮为末，酒调，涂敷颈骨上。

健骨散

治久患疳疾，体虚不食，及诸病后天柱骨倒，医者不识，谓之五软。白僵蚕为末，三岁儿半钱，薄荷酒调下。后用生筋散贴。

生筋散

治如前。

木鳖子（六个，去壳）　萆麻⑤ 子（六十个，去壳）

上研细，先抱⑥ 起颅，摩颈上令热，津唾调贴之，效。

又方，用附子生用去皮脐，天南星切，各等分，生姜自然汁调贴项软处。

语　迟

菖蒲丸

治受胎，其母卒有惊怖，邪气乘心，舌本不通，四五岁长，犹不能言。

人参　石菖蒲　麦门冬（去心）　远志（取肉，姜汁渍）　川芎　当归（各二钱）　滴乳香　朱砂（各一钱。别研）

上为末，炼蜜丸，麻子大。每服十丸，粳米米饮下。

聤　耳

明矾散

治肾经有热，上冲于耳，遂使津液壅滞，为稠脓，为清汁，耳内痛。亦有沐浴水入耳中，湿气停滞为脓，但不疼。二证久不瘥，变成聋耳。

明矾（煅）　龙骨（研。各三钱）　黄丹（煅，二钱）　石脂⑦（一钱）　麝（少许）

上为末，先以绵杖⑧ 取去水，次以鹅毛管吹药入耳。本方加海螵蛸末亦好。

月蚀耳疮方

胡粉和东方壁土，为末敷。

---

① 久：文渊本作“又”。

② 垂：原本及魏本、文渊本作“起”。《普济方》卷四百一所引《仁存方》及上科本、王氏本均作“垂”，据以改之。

③ 煅：文渊本作“服”。

④ 药末：魏本、文渊本作“药米”。

⑤ 萆麻：文渊本作“黄麻”。

⑥ 抱：文渊本作“托”。

⑦ 石脂：魏本、文渊本作“胭脂”。

⑧ 绵杖：文渊本作“绵枚”，非。

又方

虾蟆烧灰存性，捣为末，和猪膏敷。

重　舌

敷药

治重舌，乃心脾俱有热也。心候于舌，所主者血，脾之脉络出于舌下。若心脾有热，则血气俱盛，附舌根而重生一物，形如舌而短小是也。有著颊里及上腭者曰重腭，有著齿断者曰重断，皆当刺去其血也。用真蒲黄敷之，或发灰敷之，或马牙硝[①]敷之，或竹沥浸黄柏点之。焰硝亦好。（余[②]并见大方科）

木　舌

紫雪

治木舌。舌乃心之候，脾之脉络于舌，脏腑壅滞，心脾积热，热气上冲，故令舌肿，渐渐胀大，塞满口中，是为木舌。若不急疗，必至害人。每用一字研细，竹沥调下。（方见《和剂局方》）

又方

黄蜀葵花研细，黄丹半之，同研，点七次。

又方

川朴硝二分，紫雪一分，白盐半分同研。每半钱，竹沥、井花水调敷。

滞　颐

冷　证

温脾丸

治滞颐，涎流出而渍[③]于颐间也。涎者脾之液，脾胃虚冷，故涎液自流，不能收约。法当温脾。

半夏　木香　丁香（各半两）　川白姜（生）　白术　青皮　陈皮（各一钱半）

上为末，糕糊丸，麻子大。一岁十丸，二岁二十丸，米汤灌下[④]。

热　证

通心饮

（方见前）

口角疮烂方

发灰为细末，猪脂和敷，燕窠泥亦好。

咽　喉

射干汤

治风热肿痛。

射干　川升麻（各一两）　马牙硝　马勃（各半两）

上为末。每服一钱，水一盏煎，食后温服。

喉痹肿痛方

蛇蜕（烧存性，为末）

上每服用半钱，乳汁调下。或用蜂房烧存性为末，每用半钱，乳汁调服。

夜　啼

导赤散

治心燥啼，面赤，小便亦赤，口中热，腹上亦热，或有汗，仰身而啼，至晓方息，加黄芩煎。未效，通心饮加麦门冬、车前子、灯心、薄荷煎。或用灯心烧灰，涂乳上与儿饮，亦效。（方并见前）

六神散

治腹痛啼哭，面青，口中冷气，四肢

---

① 硝：上科本作“消”。

② 余：原本及文渊本作“其余”。

③ 渍：原本及魏本、文渊本作“溃”。据上科本及王氏本改。

④ 此下至“拳脚不展”前约二千字，文渊本缺。

亦冷，曲腰而啼。或大便泄泻青白粪，及不吮乳。

人参　山药（炒）　白术（各半两）　甘草（三钱）　白茯苓　白扁豆（炒。各一两）

上为末。每服一钱，姜二片，枣一枚煎。一方，用当归、白芍药、人参各二钱半，甘草、桔梗、陈皮各一钱，为散。每服二钱，水煎，时时与服。

蒜丸

治冷证腹痛，夜啼，面青，手冷。

大蒜（一枚，慢火煨香熟，取出细切，烂研，日中或火上焙半干，研）　乳香（半钱，别研）

上研匀，丸如芥子大。每服七粒，乳空时服。

安神丸

治外客忤犯夜啼，金银汤化开服。（方见前）

黄土散

治小儿卒客忤。

灶中黄土　蚯蚓屎（各等分）

上研匀，和水涂儿头上及五心良。

触犯禁忌夜啼方

服苏合香丸，以醋炭熏及用方术驱之。口到乳上便啼，身额必微热，急看口内，或疮或重舌，依前口疮、重舌类治之，其啼自止。

囟　陷

单方

治因脏腑有热，渴饮水浆，致成泄利，久则血气虚弱，不能上交脑髓，故囟陷如坑，不得满平。宜用黄狗头骨炙黄，为末，鸡子清调之敷。

囟　填

集说：囟填者，囟门肿起也。脾主肌肉，乳食不常，饥饱无度，或寒或热，乘于脾家，致使脏腑不调，其气上冲，为之填胀，囟突而高，如物堆垛，毛发短黄，自汗是尔。若寒气上冲则牢硬，热气上冲则柔软。寒者温之，热者凉之，剂量轻重，兼以调气。小儿肝盛，风热交攻亦然，未易退差。

解　颅

地黄丸

治年大小儿头缝开解不合。肾主髓，脑为髓海，肾气有亏，脑髓不足，所以脑颅开而不能合。凡脑髓欠少，如木无根，不过千日，终成废人。

大熟地黄（洗焙，四钱）　山茱萸　干山药（各二钱）　泽泻（一钱）　牡丹皮　白茯苓（各一钱半）

上为末，炼蜜丸梧桐子大。每服一二丸，温水，空心送下。仍用大南星微炮，为末，米醋调敷于绯帛上，烘热贴之。

三辛散

治头骨应合不合，头骨开解，名曰解颅。

细辛　桂心（各半两）　干姜（七钱半）

上为末，以乳汁和敷颅上，干复敷之，儿面赤即愈。

又方

蛇蜕炒焦为末，用猪颊车中髓调敷顶上，日三四度。有人作头巾裹遮护之，久而自合，亦良法也。

又方

驴头骨不以多少，烧灰研细，以清油调敷头缝中。

手拳不展

薏苡丸

治所受肝气虚弱，致两脉挛缩，两手

伸展无力。

当归（焙干） 秦艽 薏苡仁 酸枣仁 防风 羌活（各一两）

上为末，炼蜜丸鸡头大。每一粒到二粒，麝香、荆芥汤化下。

脚拳不展

海桐皮散

治禀受肾气不足，血气未荣，脚指拳缩无力，不能伸展。

海桐皮 牡丹皮 当归 熟地黄 牛膝（各一两） 山茱萸 补骨脂（各半两）

上为末。每服一钱，葱白二寸煎，食前服。

行迟

地黄丸

治气血不充，骨髓不满，软弱不能行，或肝肾俱虚，肝主筋，筋弱不能束所致。一方：加川牛膝、五加皮、酒炙鹿茸，妙。（方见前）

又方，虎骨丸

虎胫骨（酒炙赤） 生干地黄 酸枣仁（酒浸，去皮，炒香） 白茯苓 辣桂 防风 当归 川芎 牛膝（等分）

上为末，炼蜜丸，麻子大。每五丸，酒吞下。或木瓜汤。

五加皮散

治三岁不能行者。

真五加皮（一分） 牛膝 酸木瓜干（各半分）

上为末。每服一钱半，粥饮调，次入好酒二点再调，食前服，日二剂。

鹤节

地黄丸

治禀受不足，血气不充，故肌肉瘦薄，骨节呈露如鹤之膝，乃肾虚得之。肾虚则精髓内耗，肤革不荣，易为邪气所袭，日就枯瘁，其殆鹤脚之节乎。本方加鹿茸酥炙、川牛膝各二钱，修合服饵并同。三岁以下与十丸，三岁以上与十五丸。（方见前）

龟胸

百合丹

胸高胀满，其状如龟，此肺经受热所致也。乳母酒曲[1]无度，或夏月热烦，热乳与儿得之。或乳母多食五辛，而亦成此疾。

川大黄（三分，焙） 天门冬（去心，焙） 杏仁（去此，炒） 百合 木通 桑白皮（炒） 甜葶苈（纸上炒） 烂石膏（各半两）

上为末，炼蜜丸绿豆大。每服五丸，食后临卧，熟水化下。

龟背

松蕊丹

治婴儿生下，不能护背，客风吹脊，入于骨髓致之。或坐太早，亦致伛偻，背高如龟，多成痼疾。

松花 枳壳 防风 独活（各一两） 麻黄 川大黄 前胡 桂心（各半两）

上为末，蜜丸，黍米大。每服十粒，粥饮下，量儿加减。

灸法

肺俞穴第三椎骨下两旁各一寸半，膈俞穴第七椎骨下两旁各一寸半，以小儿手中指中节为一寸。艾炷如小麦大，但三五壮而止。

---

① 酒曲：魏本、文渊本作“酒面”。

发不生

苁蓉丸

治禀受血气不足，不能荣于发。

当归（去尾）　生干地黄　肉苁蓉（酒洗炙）　杨芍药（各一两）　胡粉（五钱）

上为末，炼蜜丸如黍米大。每服十粒，煎黑豆汤下。兼磨化涂抹头上。

齿 不 生

芎黄散①

治齿不生。齿者，由骨之所终，髓之所养。禀气不足，则髓不能充于骨，故齿久不生。

川芎　干地黄　当归　山药　白芍药（各一两）　沉香（半两）　粉草（三钱）

上为末。温盐汤调服半钱。用少许揩齿脚，亦佳。

单方

雄鼠粪二七粒，两头尖是。每日用一粒揩齿根上，至二十一日当生。

疮 毒②

平血饮合和败毒散

治诸般疮毒，生姜、薄荷、生干地黄、麦门冬去心煎服。（方见疮肿科诸疮类及大方科伤暑类）

犀角消毒饮

治同前。（方见前）

五福化毒丹　小牛黄丸

小丸服，治同上。（方见疮肿科末，诸疮类）

角无辜疮毒

上用黄连、大柏为末，芭蕉汁调敷，角留口。搽疮，加轻粉。有汁，加黄丹煅、麝香各少许，和匀干掺。

诸般恶疮

上藜芦（取皮，焙干为末，别研入）　不夹石雄黄　轻粉　水粉　蚌粉

上和匀，先用鲫鱼一个，入真清油内煎，候熟，去鱼，以油摊冷，调药敷疮。三日后以葱汤遍身洗浴。所穿衣服并脱去洗净，乳母仍忌油腻肥汁红酒煎炙及热物等，立效。癣疮用真米醋调敷，立效。

鲫鱼方

治小儿白秃疮。

鲫鱼（一尾，重三四两者，去肠肚，以乱发填满，湿纸裹烧存性）　雄黄（二钱）

上为末，生清油调敷。先以齑水洗拭，后用药。

如圣黑膏

治头疮久不差及白秃。

豆豉（半升）　龙胆草　芜荑（各一分）

上一处用湿纸裹，盐泥固济，火煅存性，碾为末。以生清油半斤熬取四两，下药急搅匀得所，瓷合收敷，神效！凡人耳轮疮极痒，临睡时敷一遍。治白秃，剃头后敷，愈。

瘭疮方

治卒得瘭疮。

上用赤烂牛粪烧灰，研细敷。

鱼脐疮方

疮头黑深，破之黄水出，四畔浮浆。

上用蛇蜕皮烧存性，细研，鸡子清调敷。

蠼螋疮方

燕窠土研细，猪脂调敷。

---

① 芎黄散：魏本、文渊本作“地黄散”。

② 此下至“炙甲散”之前约一千字，文渊本无。

癣方

水银一分，胡粉二分，水研，入鸡冠血敷。

湿癣疮方

上用蛇床子为末，先以韭菜根煎汤洗，次用腊月猪脂调药敷之。

炙甲散

治眉丛中生疮，名曰炼银癣。

上用穿山甲前膊鳞，炙焦为末，清油、轻粉调敷。

漏疮方

炼成松脂末，并发灰、生黄丹填敷。

白蔹散

治冻耳成疮，或痒或痛。

黄柏　白蔹（各半两）

上为末，先以汤洗疮，后用生清油调涂。

三物散

治鬓旁生软疖，名发鬓，有数年不愈者，此极妙。

猪颈上毛　猫颈上毛（各一撮，烧灰）　鼠屎（一粒）

上为末，清油调敷。或[①] 轻粉尤妙。

生附散

治冻烂脚成疮。

生附子（半个，去皮脐）

上为末，面水调贴之，即愈。

阴疮方

治阴股间汁出，先痒后痛，愈后复发，及阴囊生疮。以火炙疮抓去痂令干，以蜜敷。却搜面作烧饼炙熟，以饧糖涂在饼上，乘热熨之，冷则再炙再熨，数度[②]为妙。

胎毒疮方

治一岁二岁内，满头延及遍身生疮。皆因在胎中父母恣情交合所致，名曰胎蛆，经久不差。先用化毒丹、消毒饮服，却用父小便，以鹅翎刷洗疮上，青黛为细末，干掺[③] 效。

即效方

治头上生疮及肥疳疮，猪筒骨中髓调轻粉，早敷晚愈。又用树上干桃烧灰，清水[④] 调敷，效。暑毒、软疖皆可。

疣目疮方

治遍身如鱼目，无脓，又名征虏[⑤]疮。川升麻锉散，煎百一沸，入蜜一二匙，以瓷器盛，鹅翎蘸，拭疮上。

诸恶疮生头面

南星、贝母等分，用汤泡七次，研为细末，入土朱少许，干则清油调搽，湿则干掺。

口　疮

泻心汤

治血盛将养过温，心有客热，熏发于上焦，遂成疮。

上用黄连一两去须，或加脑子、麝香、硼砂[⑥] 为末。每服一字，温水临卧服。

连翘饮

治心肺有热，疮发斑驳[⑦] 如丹，身体有热，或热煮大粟[⑧] 与食亦佳。（方见疹疮类）

---

① 或：魏本、文渊本“或”后有“加”字。当是。

② 数度：上科本作“三度”。

③ 掺：文渊本作“糁”。下同。

④ 清水：原本及魏本作“清心”，据文渊本、上科本及王氏本改。

⑤ 征虏：文渊本作“征膚（肤）”，讹。

⑥ 硼砂：上科本作“鹏砂”。

⑦ 斑驳：魏本、文渊本作“班驳”。

⑧ 粟：文渊本作“栗”。非。

洗心散

治心热烦渴，作成口疮。每用一字，干掺儿口中，咽吃亦无妨。乳母同服尤妙。（方见大方科积热类）

敷药

治满口疮烂。黄丹一两，好蜜一两，瓦盏盛，甑上蒸一炊久，取出，以鹅翎刷疮上，效。

贴药

吴茱萸末，醋调贴两脚心，移夜[1]即愈。药性虽热，能引热就下，至良。

又方

天南星、密陀僧为末。（治口疮不能吮乳，醋调贴两手心[2]，效即洗去。热加薄荷水拭口内）

又方

生硫黄为末，新汲水调贴手心、脚心，效即洗去。

软　疖

猪头散

治软疖愈而再作，用野蜂房一二个，烧灰存性，以巴豆三七粒去壳，煎清油三二沸，去巴豆，以油调药敷，立效。白矾枯为末，清油调敷，亦效。（此药有验，人以猪头为谢，遂名之）

又方

大枳壳一枚，去穰令空，地上磨令口平，以稠面糊搽四唇，沾在疖上，自破，脓溜出尽，更无瘢痕。

又方

治软疖屡安再作者。

上用桑螵蛸烧炙存性，以清油调敷。

又方

鸡抱卵壳烧灰存性，为末，入轻粉少许，清油调敷。此物难得，只以鸡子抱蜕壳，如上法用亦可。

敛疮口方

白及　赤石脂（各一钱，研）　当归（三钱，去芦）　龙骨（少许，研）

上为细末，干掺。

脱　肛

钓肠丸

治大肠虚寒，或因服凉药过度，或久痢后脏寒所致。丸如粟米大。大者细嚼胡桃酒送下，小者木香汤下。（方见大方科诸痔类）

瓜蒌丸

治初病脱肛，鼻梁青脉，唇白，齿根焦黄，久病两颊光，眉赤唇焦，多啼哭。

黄瓜蒌（一个）　白矾（半两）

上将白矾入瓜蒌内固济，火煅，为末，米糊丸。每服三十丸，米汤送下。

痢频脱肛黑色生壳方

上用巴豆壳烧灰，芭蕉自然汁煮，入朴硝少许，洗软，用真清油点三滴，放三角，白矾煅过研烂，真龙骨少许同研，掺肛头，用芭蕉叶托上，勿令便去，出入令大儿抱定。

龙骨散

治大肠虚，肛门出。

龙骨　诃子肉（炒。各二钱半）　没石子（大者，二枚）　罂粟壳（去瓤，醋炙）　赤石脂（各二钱）

上为末。每服一钱，米饮调下。

洗方

香附子、荆芥、皂角，煎水洗。

又方

以葱汤洗令软，用芭蕉叶托上。

---

① 移夜：上科本作“移时”。

② 手心：上科本作“脚心”。

又方

五倍子，朴硝，大腹皮，煎水洗，以赤石脂末掺在芭蕉叶上，托入。

贴方

蓖麻子四十九粒，研烂，水调作饼子，贴囟[1] 顶上，收上，立有效。

水圣散子

治脱肛不收。

上用浮萍草不以多少，杵为细末，干贴患处。

紫蕺膏

治脏热肛门脱出。

上用紫蕺一大握，又以[2] 鱼腥草擂烂如泥，先用朴硝水洗，糁[3] 肛门，用芭蕉托入，却用药于臀下贴坐，自然致入[4]。

又方

用新砖一片烧红，以醋烧之，气上即用脚布叠数重压定，使热气上透，不可过热，令病者以臀坐于布上，如觉布温，遂旋减之，以常得温热为度。

灸法

顶上旋毛中三壮，即入。又灸尾翠骨三壮。又灸脐中随年壮。

遗　尿

鸡肠散

治肾与膀胱俱虚，冷气乘之，不能约制，故遗尿不禁，或睡里自出。

辣桂　龙骨（各二钱半）　鸡肠（烧）　牡蛎灰　白茯苓　真桑螵蛸（炒。各半两）

上锉散。每服一钱，水一盏，姜二片，枣一枚，煎服。

又方

鸡膍胵（一具）　鸡肠（烧）　猪胞（炙焦）

上为末。每服一钱，酒调下。男用雌鸡，女用雄鸡者。

尿　白

茯苓散

治乳哺失节，有伤于脾，致使清浊色白也，久而成疳，亦心膈伏热兼而得之。

京三棱　蓬莪术（煨）　缩砂仁　赤茯苓（各半两）　青皮　陈皮　滑石　甘草（炙。各二钱半）

上为末。每服一钱，麦门冬、灯心煎汤调下。

又方

大甘草头，煎汤服。

淋　闭

葵子散

治诸淋，兼小便不通。

葵子　车前子　木通　瞿麦　桑白皮（炒）　赤茯苓　山栀子仁　甘草（炙。各等分）

上锉散。每服一钱，井水一小盏，葱白一寸煎，食前服。

导赤散

治血淋。仍以米饮调油发灰少许，空心灌下。（方见前）

尿血方

生蒲黄　生地黄　赤茯苓　甘草（炙。各等分）

上锉散。每服一钱，水一小盏煎，调油发灰少许，食前服。

---

① 囟：原本及魏本、文渊本均作“腮”，据上科本、王氏本改。

② 又以：魏本、文渊本作“又为”。

③ 糁：魏本、文渊本作“参”，王氏本作“掺”，疑非。

④ 致入：上科本作“收入”。

顺经散

治十余岁因惊之候，心气下行，小便淋沥，日夕三四十次，渐觉黄瘦，宜服。

韭子（炒）　琥珀（别研）　益智（去壳，炒）　金毛狗脊（去毛）　白茯苓（去皮）　石燕子（火煨[1]，醋淬，研细。各半两）　石韦（去毛，一钱）

上为末。每服一钱，韭汤调，日二服。

大便秘

没药散

治风与滞血留蓄上焦，胸膈高起，大便不通。

没药　大黄　枳壳　北梗（各二钱）　木香　甘草（各一钱）

上锉散。每服一钱，姜二片，水一盏煎服。煎，食前服。

阴　肿

三白散

治膀胱蕴热，风湿相乘，阴囊肿胀，大小便不利。

白牵牛（二两）　桑白皮　白术　木通（去节）　陈皮（去白。各半两）

上为末。每服二钱，姜汤调，空心服。

桃仁丸

治啼叫怒气闭击于下，结聚不散，水窦不行，发为此疾。

桃仁（浸去皮，麸微炒，三钱）　辣桂　牵牛（炒，碾，取仁）　白蒺藜（炒香，捣去刺[2]）　牡丹皮　北大黄（各二钱）

上为末，炼蜜丸如麻子大。每服五丸或七丸，青皮、木通、葱白、盐少许，煎汤灌下。或煎大流气饮，研青木香丸灌下。

蝉蜕散

治阴囊忽肿，多坐地，为风或虫蚁吹著[3]。

上用蝉蜕半两，水一碗，煎汤洗肿处，其痛立止，肿亦消，再温再洗。洗后仍与五苓散加灯心煎服。

又方

用葱园内蚯蚓粪，甘草汁调涂。

敷药地龙膏

治外肾肿硬，或疝或风热暴肿，及阴疮。

干地龙[1]不以多少，为末，先以葱椒汤于避风处洗，次用津唾调敷[2]其上。外肾热者，鸡子清调敷。或加牡蛎少许。

又方

地龙粪研生薄荷汁调敷。

牡蛎散

治外肾肿大，茎物通明。牡蛎粉研极细，先以津唾涂肿处，次用掺[3]敷。

又方

卵肿，研桃仁唾调敷。

遇仙方

治风热外肾焮赤肿痛，日夜啼叫，不数日蜕皮如鸡卵壳，愈而复作。用老杉木烧灰，入腻粉，清油调敷，效。

卒　暴

捷方

治卒然腹皮青黑而死。灸脐上下左右去脐各半寸，并鸠尾骨下一寸，凡五处，各灸三壮。仍用酒和胡粉敷其腹。又暴腹满欲死，半夏不以多少，微火炮为末，酒

---

① 煨：魏本、文渊本作“煅”。
② 刺：魏本、文渊本作“剂”。非。
③ 吹著：文渊本作“咬著”。

和为丸如粟米大。三五粒，淡姜汤或蜜汤下。又中恶暴死，葱白纳下部及鼻中，立活。或用菖蒲末着舌底，及吹入两鼻、两耳中，效。又中虫欲死，甘草浓煎汤服，立验。

断　乳

画眉膏

栀子（三个，烧存性）　雌黄　朱砂（各少许）

上为末，入生清油、轻粉少许，调匀，候儿睡着，浓抹于两眉，醒来自不吃乳。未效，再用即验。

---

① 干地龙：文渊本作“干地黄”。

② 敷：魏本、文渊本作“傅”，下同。

③ 掺：魏本、文渊本作“糁”。

世医得效方　卷第十三

风　科

论杂风状

中风大法有四，一曰偏枯，二曰风痱[①]，三曰风懿，四曰风痹。夫诸急卒[②]病，多是风，初得轻微，人所不悟，宜速治之。

偏枯者，半身不遂，肌肉偏[③]不用而痛，言不变，智不乱，病在分腠之间。温卧取汗，益其不足，损其有余，乃[④]可复也。

风痱者，身无痛，四肢不收，智乱不甚，言微可知，则可治，甚即不能言，不可治。

风懿者，奄忽[⑤]不知人，咽中塞，闭木然[⑥]，舌强不能言。病在脏腑，先入阴，后入阳。治之，先补于阴，后泻于阳。发其汗，身转软者生，汗不出身直者，七日死。

风痹、湿痹、周痹、筋痹、脉痹、肌痹、皮痹、骨痹、胞痹，各有证候，形如风状，得脉别也。脉微涩，其症身体不仁。

中风恶证

口开者，心气闭绝也。遗尿者，肾气闭绝也。手散者[⑦]，脾气闭绝。眼合者，肝气闭也。鼻鼾者，肺气闭绝。备此五症，尤不可治，五症中才见一症，犹当审余症以救疗。盖以初中则眼合者多，痰上则鼻鼾者亦多[⑧]，惟遗尿、口开俱见为恶。心为五脏主君，肾为一身根本，诚不可闭绝也。

中风要说

凡中风，脉无不大者，非热也，是风脉也。中风有冷热，阳病则热，阴病则冷，冷则用温风药，热则用凉风药，不可一概用也。凡中风皆不可吐出涎，人骨节中皆有涎，所以转动滑利，中风则涎上潮，咽喉中滚响[⑨]，以药压下涎，再归骨节可也。不可吐出涎，时间快意非久[⑩]，枯了手足，不可不戒。小儿惊风，亦不可

---

① 风痱：魏本、文渊本作“风疳”。下同。
② 卒：文渊本作“牵”，非。
③ 偏：此下疑有夺文。
④ 乃：文渊本作“庶”。
⑤ 奄忽：疾速；倏忽。魏本作“奄思”。
⑥ 咽中塞，闭木然：上科本作“咽中噫噫然”，王氏本作“咽中塞，窒窒然”。
⑦ 手散：文渊本作“手撒”。
⑧ 多：文渊本作“多痰”。
⑨ 咽喉中滚响：文渊本作“喉中作响”。
⑩ 时间快意非久：文渊本作“时闭塞既久”。

吐出涎，其患与大人同。方① 其发搐搦之时，不可捉住手足，捉住则涎不归，手足当不随，但宽抱之可也。

中风须大作汤剂，方有成效。若风归手足，名曰小中，不宜用正风② 药深治，但用平和汤剂，虽不能为全人③，亦可留连岁月。戒之戒之！

虚 证

通气驱风汤

治男子妇人血气虚弱，虚风攻注，肌体颤掉④，肩背刺痛，手足拳挛，口眼㖞斜，半身不遂，头目旋晕，痰涎壅盛，语言謇涩，行步艰难，心忪气短。客风所凑，四肢拘急，鼻塞声重，头疼。脾胃不和，心腹刺痛，胸膈不快，少力多困，精神不爽，不思饮食，呕吐恶心，霍乱吐泻。胎前产后，但是气虚百病，皆可服之。

天台乌药（五两） 桔梗（去芦⑤） 川白芷 川芎 甘草（炙） 陈皮（去白） 白术（各三两半） 麻黄（去根⑥） 枳壳（麸炒去穰。各两半） 人参（去芦，半两）

上为末。每服三钱，紫苏、木瓜煎汤调下。

去白术，加干姜、僵蚕，名乌药顺气散。卒中风，气不顺，手足偏枯，流注经络，四肢骨节疼痛，或身如板片，举动不得，筋脉拘挛，先宜多服，得手足间微汗为妙。又脚气步履艰难，脚膝软弱，妇人血风，老人冷气，上攻胸臆，两胁⑦ 刺痛，咳嗽，心腹膨胀，为散，每服四钱，生姜三片，红枣二枚煎服。或闪挫身体，不能屈伸，温酒调服。遍身搔痒抓成疮，薄荷煎服。常服，疏风，通滞气，调荣卫，进饮食，大有神效。一方，每料加天麻一两，沉香五钱，亦效。并不拘时候。

加减续命汤

治中风不省人事，渐觉半身不遂，口眼㖞斜，手足颤掉，语言謇涩，肢体萎痹，神情⑧ 昏乱，头目眩重，筋脉拘挛，不能伸屈，骨节烦疼，不得转侧。亦治脚气缓弱，久服之差。有病风人常服不可缺，以防喑哑。

麻黄（去根） 人参 黄芩 白芍药 川芎 甘草 杏仁（去皮，麸炒⑨） 防己 桂（各二两） 防风（一两半） 附子（炮，去皮脐。有热者，用白附子⑩。以上系正方）

上锉散。每服四钱，水一盏半，生姜三片，枣二枚煎，不拘时候。温服取汗，随人虚实与所中轻重也。筋急拘挛，语迟，脉弦，加薏苡仁。治筋急加人参、黄芩、芍药⑪，以避中寒，服后稍轻，再加当归全愈。脚气痹弱⑫，不能转侧，心神恍惚，加茯神、远志。骨节烦疼，有热者，去附子，倍加芍药⑬。烦躁，大便涩，去附子，倍芍药，加竹沥。脏寒，大便自利，去黄芩，加白术、附子。骨肉冷痛者，加肉桂、附子。烦躁多惊者，加犀角。呕逆腹胀，人参、半夏。自汗，去麻

---

① 方：在；当。

② 正风：文渊本作“中风”。

③ 全人：文渊本作“全功”。

④ 颤掉：抖动，摇动。

⑤ 去芦：文渊本作“去苗”。

⑥ 去根：上科本作“去根节”。

⑦ 胁：文渊本作“臂”。

⑧ 神情：文渊本作“神气”。

⑨ 去皮，麸炒：文渊本作“去皮尖，炒”。

⑩ 白附子：此下文渊本有“良一两半”四字。

⑪ 黄芩、芍药：文渊本作“黄芪白芍”。

⑫ 痹弱：文渊本作“虚弱”。

⑬ 芍药：上科本作“秦艽”。

黄。语言謇涩，手足颤掉，石菖蒲、竹沥。大便秘，胸中不快，枳壳、大黄。气塞不通，沉香。有痰，南星数片。发渴，麦门冬、干葛、瓜根。身疼，秦艽。上气，浮肿，喘急，防风、桑白皮。以上所加各一两。小儿慢惊，煎取药汁一盏，入生姜汁再煎一二沸，日三服，夜二服。夏间又有热者，减桂一半，春加麻黄一两，夏加黄芩一两，秋加当归四两，冬加附子半两。风虚，加川芎一两。一方，加木香、缩砂、独活各一两，川乌炮三分，亦效。牙关紧，用南星末半钱，龙脑一字，频擦牙上令热，即自开。

大省风汤

治诸虚风涎潮，痰厥神昏，头晕语涩，手足搐搦，半身不遂，及历节风痛，筋脉急。

川芎　半夏　防风（各一两）　甘草（炙，半两）　全蝎（去毒，三个）　附子（生，去皮脐[①]）　川乌（去皮脐）　木香　南星（各半两）

上锉散。每服四钱，水一盏半，生姜十片煎，温服，不拘时候。气虚，加沉香。气逆，紫苏。胸膈不利有痰，倍加半夏、人参。头晕头疼，加天麻半两，全蝎二钱[②]，煎熟入麝香。热风，左瘫右痪，口眼㖞斜，口噤不能言，手足顽麻，于本方中去附子、川乌。

顺元散

治卒中，昏不知人，口眼㖞斜，半身不遂，咽喉作声，痰气上壅，六脉沉伏或浮盛。兼治痰厥、饮厥及气虚眩晕。

川乌（二两）　天南星　附子（各一两。并炮）　木香（半两）

上锉散。每服三大钱，水一盏半，生姜七片煎，稍热服。感风湿卒中，五积散合和服。不省人事，细辛、皂角少许为末，或只用半夏为末，以芦管吹入鼻中，俟喷嚏[③]，少苏，然后进药。痰涎壅盛，每服加全蝎五枚，仍服养正丹，每服三七粒镇坠之，以其用硫黄、黑锡，皆有利益，则痰涎随去矣。因气中者，以沸汤化苏合香丸一粒，乘热灌下，仍用前药汁浓磨沉香汁少许，同煎一沸服之。四体冷厥，用灵砂丹、岁丹二七粒兼服。（方并见伤寒痼冷、中气[④]类）

二香三建汤

治男子妇人，中风虚极，六脉沉伏，舌强不能言语，痰涎并多，精神如痴，手足偏废，不能举动。此等症状，不可攻风，只宜扶虚。

天雄　附子　川乌（并生，去皮。各一两）　木香（不见火，半两）　沉香（浓磨水，临热旋入）

上锉散。每服四钱，水二盏，生姜十片，煎七分，空心温服。

一粒金丹

治一切风疾，气血俱虚，阴阳偏废，卒暴中风，僵卧昏塞，涎潮搐搦，不省人事，失音舌强，手足亸[⑤]曳，口眼㖞斜。或瘫痪偏枯，半身不遂，语言謇涩，举止错乱，四肢麻痹。及治颠痫倒卧，目瞑不开，涎盛作声。或角弓反张，目睛直视，口禁闷绝，牙关紧急。并治风搏于阳经，目眩头晕，牙齿疼痛，耳作蝉鸣，皮肤瞤搐[⑥]，频久喜睡，项强拘急，不能回顾。及肾脏风虚，脚膝疼痛，步履艰难。偏风流注一边，屈伸不得。无问新久，并能治

---

① 生，去皮脐：上科本作“炮，去皮脐”。

② 二钱：上科本作“一个”。

③ 俟：等待。文渊本作“候”。

④ 中气：文渊本作“中冷”，疑非。

⑤ 亸（duǒ 朵）：下垂。

⑥ 瞤（shùn 顺）搐：颤抖。原本作“润搐”，据上科本改。

之。

川乌头（炮，去皮脐） 大附子（炮，去脐） 白附子（炮，各一两） 白僵蚕（炒，去丝净） 白蒺藜（炒，去刺） 五灵脂（去石） 白矾（枯） 没药（研。各半两） 朱砂（研） 细墨（磨汁） 麝香（研。各二钱半）

上为末，用墨汁和药，每两作六丸，窨[1]干，金箔为衣。每服一丸。生姜半两，和皮擦取自然汁，化尽为度。用无灰酒半盏温热，调前药温服。量病人酒性多少，更饮酒一二升投之，以助药力。次用衣被盖覆便卧，汗出为效。势轻每服半丸，不以时候。如有风疾，常服尤佳。补益五脏，固密真元，通流关节，祛逐风邪，壮筋续骨。神效。

万金汤

治风，补虚，顺荣卫，通血脉，并腰脚膝沉重，缓弱无力。及治手足风，累验。

续断 杜仲（去粗皮，炙香，切） 防风 牛膝（酒浸，焙） 华阴细辛 白茯苓 人参 辣桂[2]（去粗皮） 当归（切，焙） 甘草（炙。各一两） 川芎 独活 秦艽（去土） 熟地黄（各半两。切，酒拌，微火炒）

上锉散。每服五钱。水二盏煎过，空腹，热服。若左臂不遂，得痊愈后，而手指不便，无力，试诸药不效者，不半剂可愈。血虚体弱，加鹿茸、肉苁蓉各半两。

八宝[3] 回春汤

治一切诸虚不足风疾，血气交攻，凝滞脉络，拘急挛拳，气不升降，膺[4] 中疼痛，痰涎壅盛，脾胃不和，饮食不进。此药去风，和气，活血，大有神效。凡治风不可专用风药，攻之愈急则愈甚。服此，轻者一月，重者二三月，自然愈矣，且无再作。夫血气和平，荣卫调顺，则风症[5] 不攻而自去。

附子（炮） 人参 麻黄（去节） 黄芩 防己 香附子（去毛） 杏仁（去皮） 川芎 当归（各一两） 茯神（两半） 陈皮 防风（各一两） 白芍药（五两） 沉香 川乌（炮。各半两） 半夏（两半） 桂（一两） 白术（二两） 天台乌药（半两） 干姜（一两） 黄芪（三两） 甘草 熟地黄（各一两） 生干地黄（一两）

上二十四味，八味去风，八味和气，八味活血，同锉散。每三钱，水一盏半，姜三片，枣一枚，煎，空心通口服。常服效。

真珠丸

治肝虚为风邪所干，卧则魂散而不守，状若惊悸。

真珠母（三分，研细） 当归 熟地黄（各一两半） 人参 酸枣仁 柏子仁（各一两） 犀角 茯神 沉香 龙齿（各半钱）

上为末，炼蜜丸梧桐子大，朱砂为衣。每服四五十丸，金银器[6]、薄荷煎汤，食后吞下。

御风膏

治口眼㖞斜。

上用蓖麻子去壳碾碎，涂在手心，以一盂子置在手心蓖麻子上，用热水置盂中，口正则急取盂子。左瘫涂右手心，右瘫涂左手心，口眼才正，急洗去药。只随

---

① 窨：封闭使冷却。

② 辣桂：文渊本作“肉桂”。

③ 八宝：文渊本作“万病”。

④ 膺：文渊本作“瘫”，上科作“膺”，王氏本改作“膻”。

⑤ 风症：魏本、上科本作“风证”。

⑥ 金银器：文渊本作“金铁器”。

病处[1] 左右贴，亦可。又治产难者，烂研涂两脚心，才生下便洗去。

又方

用桂心酒煮取汁，故纸蘸贴患处。左㖞贴右，右㖞贴左，即正。

又方

瓜蒌擂烂绞取汁，和大麦面搜[2] 作饼，炙令热熨，如正便止，不令太过。

又方

大鳝鱼一条，以针刺头上血，左斜涂右，右斜涂左，以平正即洗去，鳝放之。

虎骨酒[3]

治诸般风痹，手足疼痛，步履艰难，腿膝缓弱。久服身轻体健，行动快捷。大和气血，通行荣卫，补虚排邪，有益真气。

虎胫骨（酥炙，三两半）　川当归（酒洗，焙[4]）　川附子（炮，去皮脐）　大川乌（炮，去皮尖。各一两半）　川羌活　川芎　独活　赤芍药　白术　杜仲（去粗皮，姜炒，去丝）　萆薢　防风（去芦）　肉桂（去粗皮）　肉苁蓉（酒洗，焙）　川牛膝（酒洗，焙）　黄芪（去芦）　金毛狗脊（烧，去毛[5]）　白茯苓（去皮）　白蒺藜（炒，去刺）　人参（去芦）　天麻（以上各二两[6]）　川续断（一两）

上锉散。以生绢袋盛了，用无灰酒一斗浸之，密封瓶口，春浸三日，夏二日，秋七日，冬十日。每服一杯，温过，空心服。神效。留滓日干或焙干，为末，酒糊丸，温酒下。

热　症

金沸草散

治卒中风，痰上壅，头项强急，肢体烦疼，筋脉拘急，遍体[7] 发热，先以解之。（方见大方科伤寒阳证类[8]）

人参羌活散

治风壅痰实，头目昏晕，遍体拘挛，头项强急，肢节烦疼，壮热烦渴。

前胡　羌活　人参　防风　天麻　赤茯苓（去皮）　薄荷叶　蔓荆子　川芎　粉草　黄芩　枳壳（去穰）　桔梗　川独活（各一两）

上锉散。每服四钱，姜三片，桑白皮七寸煎，不拘时服。

星香饮[9]

治中风痰盛，服热药不得者。

南星（八钱）　木香（一钱）

上锉散。每服四钱，生姜十片，水一大盏煎，温服。

防风通圣散

治一切风热，头目昏痛，肢体烦疼，咳嗽喘满，涕唾稠粘，口苦咽干，肠胃结燥。

防风（二钱半）　川芎（半两）　石膏（一两）　滑石（三两）　当归（一两）　赤芍药　大黄（各半两）　甘草（炒）　荆芥穗（各二钱半）　薄荷叶（一两）　麻黄（去根节）　白术　连翘　黄芩　桔梗　牛膝（酒浸去芦）　人参　半夏（姜汁制。各半两）　山栀子（三钱）

上锉散。每服四钱，水一盏，生姜三片煎，温服，不以时候。

---

① 病处：文渊本作“病乎”。

② 搜（shǎo 少）：搅和。

③ 虎骨酒：文渊本作“虎胫方”。

④ 焙：文渊本无“焙”字。同方内“川牛膝”下也无“焙”字。

⑤ 烧，去毛：文渊本无此三字。

⑥ 二两：上科本缺“二”字，王氏本作“一两”，可参。

⑦ 遍体：文渊本作“偏发”，非。

⑧ 阳正类：文渊本作“阳正语”，非。

⑨ 星香饮：文渊本作“星香散”。

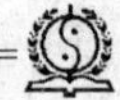

三黄汤①

治中风，手足拘挛，百节疼痛，烦热，心乱，恶寒，不欲饮食。兼治贼风，偏风，猥退风，半身不遂，失喑不言。

麻黄②　黄芪（半两）　黄芩（三分）　独活（一两③）

上锉散。每服四钱，水一盏半煎，不以时候服，取汗为效。心热，加大黄半两。气满，枳实一分。气逆，人参三分。心悸，牡蛎三分。渴，加瓜蒌根。寒，加附子一枚炮，煎熟入。

小省风汤

治左瘫右痪，口眼㖞斜，口噤全不能言，半身不遂，手足顽麻。

防风（去芦）　天南星（浸炮④。各三两）　甘草（炙一两）

上锉散。每服四钱，生姜十片，水一大盏煎，热服。

洗心散

治因食热物过度，作成中风，其状手足如火，烦躁眼赤，肌肉瞤动，筋脉拘挛，痰涎壅塞，大小便闭涩，依证用之，大效。（方见大方科积热类）

四顺清凉饮

治血热蕴结壅滞，遂成风证，烦渴喘闷，谵妄惊狂，舌强口噤。（方见大方科腹痛类）

小通圣散

治风热上攻，目赤，头痛，咽疼，齿牙两颊肿满，口干，烦躁，筋脉挛急，并解酒毒。

当归　薄荷　羌活　防风　栀子　粉草　大黄　川芎　防己⑤　桔梗（各一两）

上锉散。每服四钱，水一盏半，灯心二十茎，青竹叶七皮，煎，食后服。小儿急惊，可服二钱。

清神散

消风壅，化痰涎。治头昏目眩，心忪面热，脑痛耳鸣，鼻塞声重，口眼瞤动，精神昏愦，肢体疼倦，颈项紧急，心膈烦闷，咽嗌不下。

檀香　人参（去芦）　羌活（去苗）　防风（去芦。各一两）　薄荷（去土）　荆芥穗（去土⑥）　甘草（爁烂。各二两）　石膏（研）　细辛（去苗，洗，焙。各五钱）

上为末。每服二钱，沸汤点服。或入末茶少许，食后服。

茶调散

治同上。或加石膏亦可。（亦见大方科头痛类）

川芎石膏汤⑦

治风热上攻，头目眩痛，咽干烦渴，痰壅喘嗽，筋脉拘挛偏枯⑧。调理劳复诸病。

川芎　芍药　当归　山栀子　黄芩　大黄　菊花　荆芥穗　人参　白术（各半两）　滑石（四两）　寒水石　桔梗（各二两）　甘草（三两）　缩砂仁（三钱）　石膏　防风　连翘　薄荷叶（各一两）

上锉散。每服三钱，水一盏，食后煎服。热甚者，为末，冷水下。

消风散

治诸风上攻，头目昏痛，项背拘急，

---

① 三黄汤：文渊本作“麻黄汤”。

② 麻黄：原本脱剂量。

③ 一两：魏本、文渊本在“独活”下缺剂量。

④ 浸炮：文渊本作“汤泡”，可参。

⑤ 防己：魏本、文渊本作“防已”，讹。

⑥ 去土：文渊本作“去毛”。王氏本夺“荆芥穗（去土）”五字。

⑦ 川芎石膏汤：文渊本作“川芎芍药汤”。

⑧ 此句上科本作“喘急咳嗽，中风偏枯”，王氏本作“喘嗽，筋脉拘挛偏枯。”

肢体烦痛，肌肉蠕动，目眩晕①，耳鸣，眼涩好睡，鼻塞多嚏，皮肤顽麻，瘙痒瘾疹②。又治妇人血风，头皮肿痒，眉棱骨痛，旋晕欲倒，痰逆恶心。

荆芥穗　甘草　川芎　羌活　人参　茯苓　白僵蚕（炒，去丝嘴）　蝉蜕（去足翼。各二两）　厚朴（去粗皮，芦汁炒）　陈皮（去白。各半两）

上为末。每服二钱，茶清调下。如久病偏风，每日三服，便觉轻减。如脱者③沐浴，暴感风寒，头痛声重，寒热倦疼，用荆芥、茶清调下，温酒亦可，可并服之。小儿虚风，目涩，及急慢惊风，用乳香、荆芥汤调下半钱，并不拘时候。一方，治口眼㖞斜，半身不遂，多因下元虚弱，为风所乘，先服顺气药，次服补剂，却用茶清④调此，吞青州白丸子。

透冰丹

治一切风毒上攻，头面肿痒，痰涎壅塞，心胸不利，口舌干涩，风毒下疰⑤，腰脚沉重，肿痛生疮，大便多秘，小便赤涩。中风瘫痪，一切诸疾。

川大黄　益智仁　白茯苓　茯神　山栀仁　蔓荆子　威灵仙　天麻　白芷（各半两）　香墨（烧，醋淬，细研）　麝香（研。各一钱一字）　仙灵脾叶（洗，半两）　川乌（二两，河水浸半月，三日一换水，切片，焙干，用盐一两炒黄，去盐用）

上为末，炼蜜搜和如麦饭相似，以真酥涂杵臼，捣万杵，如干，旋入蜜令得所，和搜成剂，每服旋丸如梧桐子大。用薄荷自然汁同温酒化下两丸。卒中风，涎潮昏塞，煎皂角荚、白矾汤放温，化四丸灌下。瘫痪风，每日服三五丸，渐觉有效。常服一丸，疏痰利膈，温酒，食后下。小儿惊风，入腻粉少许，薄荷汁化下半丸，立效。治瘰疬，葱汤下一丸。忌动风毒物。

解毒雄黄丸

治中风，卒然倒仆，牙关紧急，不省人事。并解上膈壅热，痰涎不利，咽喉肿闭，一切热毒。

郁金（二钱半）　巴豆（去皮油，十四个）　雄黄（研，飞，二钱半）

上为末，醋煮面糊丸，绿豆大。每服七丸，用热茶清下。吐出顽涎立苏。未吐，再服。如牙关紧闭，灌药不下者，即以刀⑥、尺、铁匙斡开口灌下。

大秦艽⑦散

治风壅痰盛，四体重着，或软痪疼痛，或拘挛，麻痹颤掉，口干目赤，烦热，睡卧不宁。

条参（去芦）　川羌活（去芦）　枳壳（去穰）　秦艽（去芦）　赤芍药　苦梗（去芦）　前胡（去芦）　川芎　白芷　黄芩　薄荷　桑白皮（去赤）　天麻　防己　防风　粉草　荆芥穗　赤茯苓　木瓜　川牛膝（去苗。各等分⑧）

上锉散。每服四钱，水一盏半，姜三片煎，温服，不以时候。

通关散

治卒暴中风，昏塞不省，牙关紧急，药不得下咽⑨。

细辛　薄荷叶　牙皂（去子）　雄黄（各一钱）

---

① 目眩晕：文渊本无“晕”字。
② 瘾疹：文渊本作“瘟疹”。
③ 脱者：上科本作“脱著”，当是。
④ 茶清：文渊本作“清茶”，倒文。
⑤ 下疰：文渊本作“下注”。
⑥ 刀：文渊本脱。
⑦ 大秦艽：文渊本作“川牛膝”。
⑧ 文渊本作“川牛膝（去苗）、木瓜（各等分）”，可参。
⑨ 下咽：魏本、上科本作“下咽下”，疑衍“下”字。

上研为末。每用少许，铜管吹入鼻中，候喷嚏，然后进药。或用白梅擦牙，更以菖蒲末著舌下，牙关即开。仓卒可用①。

通　治

解语汤

治中风客于心脾二经，舌强不能言，半身不遂，口眼㖞斜，神气不清。一切风气，并皆治之。

附子（炮）　防风（去芦）　天麻　酸枣仁（炒。各二两）　羚羊角（屑）　官桂（各七钱半）　甘草（炙）　羌活（各半两）

上锉散。每服半两，水二盏，煎八分，去滓，入竹沥两匙，再煎三两沸②，温服，不拘时候。

加味寿星丸③

治因事惊忧，涎留心包，精神不守，事多健忘，谵言④妄语，如有所见，不得安卧。或风痰潮作，手足抽掣，或心虚烦躁。

天南星（三两）　母真珠⑤（一钱）　真琥珀（五钱）⑥　圆白半夏（六两）　枯矾（五钱）　大朱砂（一两，细研为衣）

上为末，生姜自然汁煮面糊为丸，梧桐子大。每⑦三十五丸，淡姜汤下。心气狂甚，加铁腻粉一两。气不顺，人参汤下。惊悸，金银器、灶心土汤。上热烦躁，淡竹叶、麦门冬汤。宁心定志，石菖蒲汤。痰盛喘急，桑白皮汤。小儿急惊，麦门冬、青竹叶汤。慢惊，冬瓜仁、木香汤下。

排风汤⑧

治风虚湿冷，邪气入脏，狂言妄语，精神错乱。肝风发则面青，心闷，吐逆呕沫，胁⑨满，头眩，不闻人声，偏枯筋急，曲蜷而卧。心风发则面赤，翕然而热，悲伤嗔怒，目张呼唤。脾风发则面黄，身体不仁，不能行步，饮食无味，梦寐颠倒，与亡人相随。肺风发则面白，咳逆，唾脓血，上气奄然而极。肾风发则面黑，手足不随，腰痛难以俯仰，冷痹骨疼。诸有此证，令人心惊，志意不定，恍惚多忘。服此安心定志，聪耳明目，通脏腑。诸风疾悉主之。

白鲜皮　白术　芍药　桂心　川芎　当归　杏仁（去皮尖⑩）　防风（去叉）　甘草（炙。各二两）　独活　麻黄（去节）　茯苓（各三两）

上锉散。每服四钱，水一盏半，姜七片，枣二枚煎，温服。

蝎麝白丸子⑪

治男人妇人半身不遂，手足顽麻，口眼㖞斜，痰涎壅塞，及一切风，他药不能痊者。小儿惊风，大人头风、洗脑风，妇人血风。

半夏（七两）　川乌（一两）　白附子（二两）　天南星（三两）　天麻（一两）　全蝎（五钱）　防风（一两）　生麝香（半钱）

上为末，姜汁糯米糊丸，梧桐子大。每服一二十丸，淡姜汤不以时吞下。瘫痪

---

① 文渊本无“仓促可用”四字。
② 三两沸：文渊本作“两三沸”。
③ 加味寿星丸：文渊本作“琥珀南星丸”。
④ 谵言：文渊本作“狂言”。
⑤ 母真珠：文渊本作“母珍珠”。
⑥ 五钱：文渊本作“五分”。
⑦ 文渊本“每”后有“服”。
⑧ 排风汤：文渊本作“祛风汤”。
⑨ 胁：文渊本讹作“肋”。
⑩ 去皮尖：上科本作“汤洗，去皮尖”。
⑪ 蝎麝白丸子：文渊本作“又方”，此下解说文字仅有“治一切风证、小儿惊风、妇人血风，并治之”数语。

风，温酒下，日三服，一二日后当有汗，便能舒展，经三五日，频呵欠是应。常服，除风化痰，治膈壅。小儿惊风，薄荷汤下[①]二三丸。

救急稀涎散[②]

治中风忽然若醉，形体昏闷，四肢不收，涎潮于上，膈气闭不通。

猪牙皂角（四条，肥实不蛀[③]者，去黑皮）　白矾（一两，光明者）

上为末，轻者半钱，重者三字，温水调，灌下。不至大呕吐，但微出冷涎一二升便醒，次缓调治。不可大吐，恐虚人。

苦丁香散

治风涎暴作，气塞倒卧，或有稠涎，诸药化不下者。

甜瓜蒂（亦名苦丁香，日干为末）

上每用一二钱，加轻粉一字，以水半合同调匀，灌之，良久涎自出。如涎未出，噙砂糖一块下药，涎即出，不损人。

禹功散

治卒暴昏愦，不知人事，牙关紧硬[④]，药不下咽。

黑牵牛末（一钱）　茴香（二钱半）

上用生姜自然汁调药少许，灌入鼻中，立醒。一方，用牵牛、木香，尤良。

又方

治暴患痰饮，不省人事。

上用清油一盏，灌入喉中，须臾逐出风痰，立醒，然后随症用药。

又方

治中风痰壅不能治。

猪牙皂角（肥实[⑤]者，去皮弦及子，二片）　延胡索[⑥]（七个）　青黛（二钱）

上为末，极细，用一字，以新汲水调成稀糊。令患者仰卧，男左女右，将药入病人鼻内，觉药味到喉少酸，令患人坐，却令咬笔筒一枚，涎尽为度。

神柏散

治中风，不省人事，涎潮口噤，语言不出，手足亸曳。得病之日，便进此药，可使风退气和，不成废人。卒有此症，无药去处，用之得力。

柏叶（一握，去枝）　葱白（一握，同根）

上细研如泥，用无灰酒一升，同煎一二十沸，去滓，温服，不拘时。如不饮酒，须分作四五次，方进他药。

去风丹

治瘫风、痪风、大风，一切诸风。仍治脚气，并撷扑伤折，及破伤风。服过百粒，即为全人。尤能出汗。

紫色浮萍（不以[⑦]多少）

上以七月半旬或望日采萍，择净者，先以盆盛水，以竹筛盛萍，于水盆上晒干，研为细末，炼蜜丸如弹子大。每服一粒，豆淋酒空心食前化下。

豆淋酒法

用黑豆半升，拣洗令净，炒令烟出，以无灰酒三升，浸一昼夜，去豆取酒用之。亦可常服。

枳皮酒

治中风身体强直，不得屈伸反覆。

上取枳树皮细切一升[⑧]，以酒二升浸一宿，每日温酒饮[⑨]半升，酒尽再作。

---

① 薄荷汤下：文渊本作“薄荷汤化”，疑非。

② 稀涎散：文渊本作“控涎散”。

③ 不蛀：文渊本作“不注”，非。

④ 紧硬：文渊本作“紧急”。

⑤ 肥实：文渊本作“胞实”，疑非。

⑥ 延胡索：上科本作“玄胡索”。

⑦ 不以：文渊本作“不拘”。

⑧ 一升：文渊本作“成片”。

⑨ 饮：上科本作“膳”，王氏本作“服”。

莱菔膏

治大人小儿禁口风。

皂角（不蛀[1]者，炙，去皮子） 萝卜（如无，以子代之）

上以皂角为末，以萝卜同酽醋研，鸡翎蘸药涂牙龈，即苏[2]。

一得散

治中风口噤，不知人事。产后中风同。

上用白术四两，水三升，煎一升，顿服。

又方

治中风，通身冷，口噤不知人者。

上用川独活四两，好酒一升，煎至半升，分温服。

独行散

治失音。槐花一味炒香熟，三更后床上仰卧，随意服。亦治咯血。

又方

治中风，心烦恍惚，或腹中痛满，或时绝而复苏。灶心土五升，捣为末，以冷水八升和之，取汁服。口噤者，以竹筒灌下，即愈。

趁风膏

治中风，手足偏废不举。

穿山甲（左瘫[3]用左足，右瘫用右足） 红海蛤（如棋子者） 大川乌头（生用。各二两）

上为末。每用半两，捣葱白汁和成厚饼，约径一寸半，贴在所患一边脚中心，用旧绢紧缚定。于无风密室中，椅子上坐，用汤一盆，将贴药脚于盆内浸，仍用人扶病人，恐汗出不能支持。候汗出，即急去了药，汗欲出，身麻木，得汗周遍为妙。切宜避风，自然手足可举。如病未尽除，半月二十日以后，再依此法用一次，自除其根。仍服治风补理[4]药，远欲以自养。

乳灵丸

治痛风数年不能举动，日夜呻吟，不数丸，大效。

川乌（去皮脐，生用，半两） 生干地黄（酒浸一宿，一两） 草乌头（小者，去皮脐，炒，半两，去盐） 木香（不见火，二钱半） 五灵脂（拣去沙石，微炒） 麻黄（去根节，微炒去汗[5]） 自然铜（火煅七次，米醋淬七次，另研） 虎胫骨（死虎[6]尤好。各一两。酥涂火炙存性） 干木瓜（酸明者，二两） 滴乳香（好者，和灯心研，二钱半为末，去灯心） 败龟（取市肆[7]间卜筮钻过下截龟壳者是，米醋浸三日，炙黄色，再用醋淬，七钱半）

上研细如粉，炼蜜去上白沫，为丸如龙眼大。每一两重作十二丸，以带皮生姜自然汁化开一丸，热酒服，更以酒半盏送下。病在下，空心食前服，病在上，食后停少时服。一日二服，口有少麻，勿疑。

追风独活散

治气虚感风，或惊恐相乘，肝胆受邪，使上气不守正位[8]，致头招摇，手足颤掉，渐成目昏。

独活 正地骨皮 北细辛 大川芎 菊花 防风（去叉） 甘草（各等分）

上锉散。每服三钱，水一盏半，煎取六分清汁，入少竹沥再煎，食后服。

---

① 不蛀：文渊本作“不注”。

② 即苏：文渊本作“即愈”。

③ 左瘫：文渊本作“左废”，下句“右瘫”为“右废”。

④ 治风补理：文渊本作“消风通理”。

⑤ 去汗：文渊本无“去汗”二字。

⑥ 死虎：上科本作“射死虎”，当是。

⑦ 取市肆：上科本作“乃江湖”，王氏本作“乃江浙”可参。

⑧ 正位：文渊本夺此二字。

仙桃丸

治丈夫妇人手足麻痹，时发疼痛，腰膝[①]气闭，作痛不止。或冷地冰身，血气不运，打扑闪朒[②]不可忍，及瘫痪等疾。

生川乌（三两）　五灵脂（四两）　威灵仙（五两）

上各烧焙，同研为末，醋糊丸，梧桐子大。每服六粒[③]加至九粒，盐汤吞下。妇人当归、醋汤下，空心服。病甚者，加至十五粒。忌茶，立效如神。

奇方

治中风牙已紧，无门下药。天南星末半钱，白龙脑一字，频擦令热，牙自开。又治暗风倒地，北细辛为末，每挑一字，搐鼻中。

神应方

治诸风痫，久服其涎自大便中出。生白矾一两研，好腊茶半两，炼蜜为丸，梧子大三十丸，再用[④]腊茶汤下。

乌蝎丸

治手足拳挛，痛不可忍者。

乳香[⑤]　没药（另研）　地龙（去土）　全蝎（去足[⑥]）　草乌（各五钱）　乌药（炒）　麝香（一两[⑦]）　蜈蚣（一条，去足，炒）　川乌（二只，生用，去皮尖）

上为末，面糊丸梧桐子大。每服七丸至十丸、十五丸，用麝香少许，好小酒[⑧]送下，空心服。服至七日略利，至半月或满身发风丹，经月方没。多服[⑨]其病安全。后常用生川乌、没药浸酒，日二服。通气驱风汤加乳香、没药、生川乌、麝香少许，酒调服。不饮，木瓜汤下。服此忌热食一时。

四神丸

治手足顽麻，痰涎壅盛，头目昏眩，肩背拘急。

大天麻　大南星[⑩]（各汤洗净）　防风（去芦。各一两）　薄荷叶（半两）

上为末。酒煮薄面糊丸，绿豆大。每服二十丸，荆芥、生姜煎汤送下。

肾沥汤

肾虚为厉风所伤，语言蹇吃不转，偏枯胻[⑪]脚跛蹇，缓弱不能动，口㖞，言音混浊，便利，耳聋塞，腰背相引。

羊肾（一具）　黄芪　芎䓖　桂心　当归　人参　防风　甘草　五味子（各一两）　玄参　芍药　茯苓（各一两二钱半）　磁石（一两七钱）　地骨皮（五钱）　生姜（二两）

上锉散。以水一斗煮羊肾，取五升，下诸药，取二升，分三服服。

乳香寻痛丸[⑫]

治中风瘫痪不遂，手足亸曳，口眼㖞斜，或旋运僵卧，涎潮搐搦，卒中急风，不省人事。每服二十丸，黑豆淋酒下。风虚眩冒，项筋拘急，太阳穴疼痛，亦用[⑬]生地黄汁调酒下。腰脚[⑭]疼重，行步艰

---

① 腰膝：文渊本作“腰间”。

② 闪朒（nǔ 女）：扭伤筋经或肌肉。文渊本作“闪腕”。

③ “六粒”句：文渊本作“七八九，空心白水下”。

④ 再用：文渊本无此二字。

⑤ 乳香：文渊本在“乳香”前有“蜈蚣（一条，去足，炒）”七字，可参。

⑥ 去足：此下原衍“翅”字，据王氏本删。

⑦ 一两：文渊本作“各一钱”，当是。

⑧ 好小酒：文渊本作“好酒”。

⑨ 多服：文渊本作“久服”。

⑩ 大天麻大南星：文渊本无“大”字。

⑪ 胻（héng 衡）：脚胫。文渊本作“腿”。

⑫ 乳香寻痛丸：文渊本作“神效止痛丸”。

⑬ 亦用：上科本作“宜用”。

⑭ 腰脚：上科本作“腰肢”，当是。

辛，筋脉挛促，俯仰不利，贼风所中，痛如锥刺，皮肤顽厚，麻痹不仁，或血脉不行，肌拘干瘦，生葱酒下，或生葱、茶亦可。风湿脚气，腿膝无力，或肿或疼，不能举步，两脚生疮，脓血浸渍[1]，痒痛无时，愈而又发，温盐酒下。打扑闪肭，筋骨内损，已经多年，每遇天寒，时发疼痛，没药酒下。

乳香　川乌　没药　五灵脂　白胶香　地龙　白姜　半夏　五加皮　赤小豆（各等分）

上为末，糊丸，随证汤引如前，并空心服。

牛黄清心丸

治诸风，缓纵不随[2]，语言蹇涩，痰涎壅盛，心怔健忘，或发颠狂，并皆治之。

白芍药（一两半）　柴胡（去苗）　桔梗（各一两二钱半）　甘草（锉，炒，五两）　干山药　麦门冬（去心）　黄芩[3]（各一两半）　杏仁（去皮尖，取仁，麸炒黄，一两二钱半，别研）　大枣（一百枚，蒸熟去皮核，研成膏）　神曲（研）　蒲黄（炒。各二两半）　大豆黄卷（炒）　肉桂（去皮。各一两七钱半）　白蔹（七钱半）　当归（去苗）　防风（去苗）　白术（各一两半）　羚羊角末　麝香　龙脑（研。各一两）　人参（去芦，二两半）　白茯苓（去皮）　芎䓖（各一两二钱半）　干姜（炮，七钱半）　阿胶（炒，一两七钱半）　牛黄（一两二钱，研）　犀角末（二两）　雄黄（研，飞，八钱）　金箔（一千二百箔，内四百为衣）

上除枣、杏仁、金箔、二角末及牛黄、麝香、雄黄、龙脑四味别为末，入余药和匀[4]，炼蜜、枣膏为丸，每两作十丸，以金箔为衣。每服一丸，食后，温水化下。

乌荆丸

治诸风缓纵，手足不随，口眼㖞斜，言语蹇涩，眉目瞤动，头昏脑闷，筋脉拘急，不得屈伸，遍身麻痹，百节疼痛，皮肤瘙痒，抓成疮疡。又治妇人血风，浑身[5]痒痛，头疼眼晕，及肠风脏毒下血，血下不止，服之尤效。久服，令人颜色和悦，力强轻健，须发不白。

川乌（去皮脐，炮，一两）　荆芥穗（二两）

上为末，醋面糊丸梧桐子大。每服二十丸，酒或熟水任下。有痰，食空时，日三四服，无痰，早一服。

青州白丸子

治男子妇人手足瘫痪，风痰壅盛，呕吐涎沫，及小儿惊风，并皆治之。

半夏（白好者，水浸洗过，七两，生用）　川乌头（去皮脐，半两，生用）　白附子（二两，生用）　天南星（三两，生用）

上为末，以生绢袋盛，于井花水内摆出，未出者，更以手揉[6]令出，以滓更研，再入绢袋摆尽为度。放瓷盆中，日晒夜露，每日一换新水，搅而复澄。春五日，夏三日，秋七日，冬十日，去水晒干如玉片碎研，以糯米粉煎粥清为丸如绿豆大。常服二十丸，生姜汤下，不拘时。如瘫痪风温，酒下。小儿惊风，薄荷汤[7]下三五丸。

---

①　浸渍：文渊本作“浸溃”。
②　不随：文渊本作“不收”。
③　黄芩：文渊本此后有“黄连”。
④　和匀：文渊本作“和包”，疑非。
⑤　浑身：文渊本作“浑见”，非。
⑥　揉：文渊本作“握”。
⑦　薄荷汤：文渊本作“薄苛汤”，非。

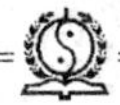

苏青丸[①]

和气宇，散风痰。亦可常服。

上以苏合香丸（方见大方科中气类），与青州白丸子（方见前）打和。姜、苏汤化下。

蛇黄散

治暗风，忽然仆地，不知人事，良久方醒。

蛇黄（不以多少，米醋烧淬七次）

上为末。每服二钱，温酒下，数服便愈。年深者亦效。

琥珀丸

治暗风，百日内者。

天南星（二两，大者，掘地坑深尺余，火煅令红，去火，安南星在内，即以醋沃之，瓦盆盖一伏时[②]，取出，洗去[③]灰土，焙干为末）　朱砂（半两，别研）　琥珀（二钱，通明者，别研）　真金箔（十片）

上锉匀，以豮猪心血为丸，梧桐子大。每服十五丸，人参或麦门冬汤下，临卧服。

辰砂丸

治暗风年深，日近发搐，不省人事。

好辰砂（半两）　好雄黄（三钱，各研极细，再同一处研）

上用乌鸡心内血和丸，梧桐子大。每服十丸，以煮豮猪心汤吞下。如不省人事则灌下。仍灸百会穴九壮。

妙应丸

治诸风挛急，遍体[④]疼痛，游走无定，百药所不效者。

穿山甲（十五片，石灰炒去灰）　全蝎（去毒，三七个）　蜈蚣（七条，生用）　麝香（一字，别研[⑤]）　草乌（生去皮[⑥]，一两）　地龙（去土，一两）　没药（别研）　乳香（别研。各二钱）　松脂（半两）　斑蝥（七个，糯米炒，去头足）　白僵蚕（姜汁炒，半两）　五灵脂（三钱，去沙石）

上为末，酒糊丸，绿豆大，青黛为衣。每服二十丸。不拘时，温酒服[⑦]下。忌食热物。

大九宝饮

治挟气中风已微，微去其痰，或非重热气实者，亦可服。

天雄（气弱者，以大附子代）　南星（炮）　薄荷叶　地龙（捶去土）　木香　全蝎　防风　沉香（各等分）　麝香（别入）

上锉散。每服四钱，水一盏半，生姜五片，煎熟入麝香[⑧]啜服，不拘时候。

乌附丸

去风疏气。

川乌（二十枚，或用草乌一斤，第功效稍劣，油炸存心一点白[⑨]）　香附子（半斤，姜汁淹一宿，炒[⑩]）

上焙干，为末，酒糊丸，量数服之。若只用草乌，当防其麻木人也。然肌体肥壮之人及有风疾人，宜常服。

威灵仙丸

治肾脏风壅积滞，腰膝沉重。

威灵仙（酒洗，酒浸七日）

---

① 苏青丸：文渊本作“苏毒丸”。

② 一伏时：一昼夜。

③ 洗去：文渊本作“先去”。

④ 遍体：文渊本作“满体”。

⑤ 别研：上科本作“别屑”。

⑥ 生去皮：上科本作“生用”。

⑦ 服下：文渊本作“送下”，可参。王氏本作“下”，夺“服”字。

⑧ 麝香：此下《永类钤方》有“少许”二字，可参。

⑨ 以上三句，文渊本作“或用草乌一斤，第功效稍劣，油爍存性”，上科本作“或用草乌十斤，第功效附劣，油爍存性点点白”，可参。

⑩ 炒：文渊本无。

上为末，炼蜜丸梧桐子大。更初[①]服，用温酒下八十丸，平明微利恶物如青脓，即是风毒积滞也。如未动，其夜再服百丸，后吃少粥补之。

茯神丸

主四肢挛缩不伸等症。曾有人自幼年酒多，长而风痰，为酒使痰注骨节，四肢不能运动，服此有效。

茯神心木 白茯苓（去皮） 姜黄 白术（炒） 黄芪 羌活 五加皮 川乌（炮，去皮脐） 薏苡仁 木瓜（去皮穰） 半夏曲 神曲（炒） 天雄（炮，去皮） 白芍药 乳香（别研） 没药（研） 防风 独活 当归 延胡索 桑寄生 海桐皮（去粗皮） 木香 陈皮（去白） 枳壳（炮，去穰） 南星（炮） 地龙（捶去土） 荆芥穗（各五钱） 麝香（一钱）

上用豮肝一具，洗净，煮存性，研烂，同酒面为糊，丸如梧桐子大。每服三十丸，温酒吞下。不饮，木瓜汤下。

皂角六一丸

疏风活血，起瘫痪，除脚疾，乌须发，注红颜[②]。肌肉不紧实人生风证，切宜此药。

川乌 草乌（各一两） 天台乌药 何首乌（各二两） 猪牙皂角（五条，汤泡去皮弦） 乌梅（鳖裙[③]者，去核，五十个） 乌豆（一升）

上锉如指面大，以冬月无灰酒、好醋各二升，浸一宿，瓦铫内慢火煎干，取出晒焦。将何首乌一味别为末煮膏，六味焙干为末。以前煮药余酒、醋及何首乌膏和丸。每服三十丸，酒吞下。

金汞灵丹

治卒暴中风奄忽，手足亸曳[④]，口面㖞斜，舌强痰盛。搐搦战掉[⑤]，或角弓反张，目睛正视[⑥]。口噤闭绝。每日三服。中风数年，不能步履，服至十丸复旧。新中风三服可无事。常服半丸，滋养五脏，补益真元，通流关节，祛逐风邪，强筋健骨。

金箔（二钱半，以火煅过，用法酒[⑦]淬五十次为度，细剪如丝） 水银（一两） 辰砂（半两） 好硫黄（一两） 自然铜（四两，捣细末，用甘锅子[⑧]一个盛之，不封，于地栌[⑨]内，以炭一斤煅之，火尽，候冷取出研细，水飞，候干，却[⑩]同四味同入乳钵研细如面，不见水银星子[⑪]为度） 生犀角（半两，镑[⑫]） 羚羊角（三分，镑） 干蝎（炒，去毒[⑬]） 白僵蚕（炒，去丝） 南星（炮，去皮） 藿香叶（各半两） 官桂（一两） 乌蛇（三两，法酒浸软，剥去皮骨） 白花蛇（同上制） 白术（炒） 白芷 川芎 破故纸（炒） 荜澄茄（去蒂[⑭]） 羌活（去芦） 当归（法酒浸[⑮]。各一两） 防风（去芦） 牛膝（酒浸一宿，焙干[⑯]） 鹿茸（火燎去毛，酥[⑰]炙。各三钱） 附子

---

① 更初：文渊本作“起初”。
② 注红颜：当为“驻红颜”。
③ 鳖裙：文渊本作“肉厚”，上科本作“蒸过”，可参。
④ 亸（duǒ朵）曳：文渊本作“拖曳”。
⑤ 战掉：同“颤掉”，抖动，摇动。
⑥ 正视：上科本作“上视”，当是。
⑦ 煅：文渊本作“烘”。酒：文渊本作“醋”，上科本作“刃”。
⑧ 甘锅子：文渊本作“银锅子”。
⑨ 栌：文渊本作“炉”。
⑩ 却：文渊本作“即”。
⑪ 水银星子：文渊本作“水无沙子”。
⑫ 镑（páng旁）：削。把犀角之类硬物削成屑。下同。
⑬ 去毒：文渊本作“去尾”。
⑭ 去蒂：文渊本无此二字。
⑮ 浸：文渊本作“洗”。
⑯ 焙干：文渊本无此二字。
⑰ 酥：文渊本无。

（炮，去皮脐）　川乌（炮，去皮脐。各一两三钱）　沉香（半两，镑）　天麻（一两五钱）　木香（三钱三分）　安息香（半两，别研）　白附子[①]（炒）

上先将二十六味为末，却连前五味拌和，入安息香膏搜和，再入臼中杵五百下，每一两作十丸。每服一丸。空心细嚼，温酒吞下。

香附汤

治十手足指疼痛麻木。

附子　木香

上等分，锉散，生姜煎服。木香随气虚实加减。如治足弱，去附子用乌头，甚妙。

正舌散

治中风，舌本强难转，语不正，神妙。

蝎梢（去毒，一分）　茯苓（一两，炒[②]）　龙脑薄荷（二两）

上为末。每服二钱，温酒下。或擦牙颊亦可。

仙茅散

治背膊、手足、头目、筋脉虚掣，一切风症，疼痛不可忍。立有效。

仙茅（无则好苍术代之，一两）　陈皮　枳壳（炮）　厚朴（制）　官桂　秦艽（各一钱）　当归　白茯苓　白芍药　白芷　川芎　半夏饼（各一钱半）　麻黄（不去节，二钱半）　没药　甘草　川乌（炮。各半两）　白姜　乳香　川独活（各二钱）　全蝎（七个）　麝香（半钱）

上除桂、芷、麝、没、乳，余并炒转色，却入不炒药，同为末。每服三大钱，炒大黑豆同木瓜荫酒[③]，旋温调服，不拘时候。

活络丹

治丈夫元脏气虚，妇人脾血久冷，诸般风邪湿毒之气，留滞经络，流注脚手，筋脉挛拳，或发赤肿，行步艰辛，腰腿沉重，脚心吊痛，及上冲腹胁膨胀，胸膈痞闷，不思饮食，冲心闷乱，及一切痛风走注，浑身疼痛。

川乌（炮，去皮脐，六两）　草乌（炮，去皮脐，六两[④]）　地龙（去土）　天南星（炮。各六两）　乳香　没药（研，各[⑤]二两二钱）

上为末，入药研和匀，酒面糊为丸，梧桐子大。每服止[⑥]十丸，空心日午冷酒送下。荆芥、茶亦可。

黑龙丸[⑦]

治诸风疾。夫风之为病，半身不遂，口眼㖞斜，手足拘挛，或生亸曳，语言蹇涩，心多惊悸，其状多端，各随所中。由气血俱虚，腠理疏弱，风邪外中，真气失守，邪正相干而生焉。

自然铜（一斤，好者，用生铁铫子内以炭火一称，渐渐二三处起，闻腥气[⑧]或似硫黄气其药乃成，放冷取出。如药有五色者，甚妙。然后安向净黄湿土上，着纸先视其药，用盆子合之不得通风，一宿出火毒。乳钵内研细，以水净淘黑汁浓者收取。次更洗淘，叉取浓者三五度。淘澄，定去清[⑨]水，用新瓦盆内，将纸衬著[⑩]令自干如黑粉，一同称六两用之。候炮制后药了，当却入）　川乌（四两，略炮）

---

① 白附子：原本缺剂量。
② 炒：文渊本无“炒”字。
③ 木瓜荫酒：上科本作“木瓜叶浸酒”。
④ 川乌、草乌后上科本均无剂量。
⑤ 各：原脱，依上科本、王氏本补。
⑥ 止：上科本作“二”。
⑦ 黑龙丸：文渊本作“黑附丹”。
⑧ 腥气：文渊本作“铜气”。
⑨ 清：原本作“酒”，依文渊本、上科本、王氏本改。
⑩ 衬：上科本同。文渊本作“盖”，可参。王氏本作“视”，非。

麻黄（三两，去节） 黑附子（炮裂） 乌蛇（酒浸一夕，去皮骨，炙） 厚朴（去粗皮，姜汁炒） 防风 苍术（麸炒） 川芎 陈皮 白芷 白术（炒黄。各二两） 芍药 吴茱萸（各两半） 南星（半两）

上为末，与自然铜粉相和匀，捣细，炼蜜丸梧桐子大。腊月[①]合甚妙。男女中风瘫痪，半身不遂，起止不能者，空心服。临卧豆淋酒下一粒，六十日内必差。男女患筋骨腰膝疼痛，走注不定，坐则刺腰，卧则刺背，行即入脚跟，亦用豆淋酒下，须臾以葱粥一盏投之，衣被盖覆出汗，然后更吃一粒必差。或患五七日间未得汗，亦如前法服，才入口，汗即出便安，依法服二十日定愈。治破伤风、顽麻风、暗风、偏风，并用豆淋酒下一粒至二粒，即见功效，丈夫元脏气虚，脐下撮痛不可忍者，以槟榔一个，酒磨一半，入生姜自然汁少许同煎五七沸，研二粒服之。须臾以小麦麸、醋拌炒，熨脐下，便止。治痃[②]癖气发时，有搐得两头相就者，用槟榔一个，中分破，半生用，半炙黄，一处为末，酒一盏，葱白一握，同一处煎葱熟，倾盏内，候酒[③]得所时，先呷两口槟榔酒。葱白和药一粒烂嚼，以煎酒咽之，但依法服，立效。须臾间下泄三二度，随即便愈。凡些小风疾，即一服差。忌动风有毒物休食。

左经丸

治左瘫右痪，手足颤掉，言语蹇涩，浑身疼痛，筋骨拘挛，不得屈伸，项背强直，下疰脚膝，行履艰难，骨节烦疼，不能转侧，跌扑闪肭[④]，外伤内损，并皆治之。

草乌（炮，四两） 川乌（炮，去皮脐，二两） 乳香（研） 没药（各一两） 生黑豆（一升，以斑蝥二十一个，去头足，同煮，候豆胀[⑤]为度，去斑蝥，取豆焙干入）

上为末，醋糊丸梧桐子大。每服三十丸，温酒下，不拘时。常服，通经络，活血脉，疏风顺气，壮骨轻身。

川芎散

治鸡爪风，手口摇动，不能举物。

五加皮 海桐皮 川乌 牡丹皮 川芎 赤芍药（各五钱） 干姜 肉桂（各一钱）

上为末。每服三钱，水一盏，将古铜钱一个入清油内浸，每煎药入钱同煎，不拘时服。

枳实酒

治遍身白疹，瘙痒不止，切不可全用风药治之。盖寒邪伏于肌肤，相搏凝滞而成疮。或天色冷则重，或因患风中，若遇天晴日暖则轻，宜用乌药顺气散[⑥]为妙，更用此酒服，累用神效。（顺气散方见前）

枳实（不拘多少，面炒黄，切片）

上锉散。每服二大钱，用酒浸少时，去枳实，但饮酒最妙[⑦]。用枳实煎水洗患处佳。

贴药[⑧] 芫花散

治臂腿间忽一两点痛著骨，不可忍。芫花根研为末，米醋调，随大小敷之。

天仙膏

治卒中风，口眼㖞斜。

南星（大者一个） 白及（一钱） 草

---

① 腊月：文渊本作“臈月”，疑非。

② 痃（xián 闲）：痃块。

③ 以上两句，文渊本作“煎葱白，倾盏内，俟酒……”

④ 肭（nà 纳）：肥胖，肥软。文渊本作“挫”，当是。

⑤ 胀：文渊本作“涨”。

⑥ 顺气散：文渊本作“顺气丸”。

⑦ 妙：文渊本作“后”。

⑧ 贴药：文渊本作“秘方”。

乌（大者一个）　僵蚕（七个）

上为末，用生鳝鱼血调成膏，敷㖞处，觉正便洗去。

洗方

治风损风肿及疮痔[①]，石楠叶、马鞭草、贴壁草煎汤洗。

烧竹沥法

新竹截尺许长，用两砖对立，相去八寸，置竹在上。每截破二片，仰安砖上，急着火，砖外两头各置碗以盛沥，沥尽，以绢滤澄清。夏秋须沉冷水中，防沥酸。大热有风人，亦可单服，冷暖随人，勿过度。荆沥亦然。

灸法

治口㖞斜，即效。耳垂下，麦粒大艾炷三壮，左灸右，右灸左。

又法

治痰涎壅塞，声如牵锯，服药不下，宜于关元、丹田二穴，多灸之良。治卒中风，口噤不开，灸颊车二穴，在耳下八分，小近前，灸五壮随愈。中风失喑，不能言语，缓纵不随，先灸天仓二穴五十壮，其穴在颈大筋前曲颊下，扶突穴后动应手陷中。息火仍移灸百会穴五十壮，其穴在顶正中心。灸毕还灸天仓五十壮。始发先灸百会，则风气不得泄，内攻五脏，喜[②]闭伏，仍失音也。所以先灸天仓，次百会佳。一灸五十壮，悉泄火势，复灸之，视病轻重，重者一处三百壮大效。凡中风服药剧者，但是风穴，悉皆灸之三壮，无不愈也，勿疑惑。不至心者，勿浪[③]尽灸。

疠　风

得效第一方[④]

治疠风，即大风恶疾，癞是也。虽名曰风，未必皆因风。大率多是嗜欲劳动气血，热发汗泄，不避邪风，使淫气与卫气相干，则肌肉不仁，劳气泣浊，则胕热不利，故色败。皮肤疡溃，鼻梁塌坏，或自作不仁，极猥[⑤]之业所致。久则或遍身白皮脱落，如蛇蜕状。

上用桑枝灰一斗，热汤淋取汁，洗头面。次用大豆及绿豆浆添熟水，三日一浴，一日一洗面。却用侧柏叶蒸曝干，白胶香各等分为末，蜜丸。温水下三七粒，日三服。

仙方

治大风恶疾，双眼昏，咫尺不辨人物，发眉自落，鼻梁崩倒，肌肤疮如苔藓，势若不可救。此方特效。

上用皂角刺三斤，炭火蒸久，晒干，为末，浓煎大黄汤下一钱匕，服旬日间，眉发再生，肌肤悦润，眼目愈明。

解毒雄黄丸

治多啖炙煿[⑥]，成此疠风。茶清下三四服，效。（方见大方科积热类）

浴法

麻黄根　地骨皮　草乌头（各[⑦]二两）

上锉散，研朴硝二两，匀和。每用药一两，水一桶，椒一合、葱三十茎，艾叶一两，同煎十沸。用米醋一中盏，又打匀，去滓，坐温室中，自用手巾搭四肢，候汤可浴即[⑧]浴。令汗透面上如珠流，更坐室中，或睡片时，尤佳。汗解方着

---

① 痔：上科本作“痒”。
② 喜：易。
③ 浪：随意，轻率。
④ 得效第一方：文渊本作“得效疠风方”。
⑤ 猥：卑贱，下流。
⑥ 煿：煎炒或烤干食物。
⑦ 各：文渊本夺“各”字。
⑧ 即：文渊本作“则”。

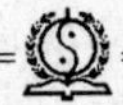

衣，避风而出。五日再浴，如此两上浴①，便服换骨丹。

换骨丹

九肋鳖甲　海蜈蚣（细锉。各二两）

上以盐泥固济，候干，火煅存性二分，为末，巴豆半两，去皮膜，顺手研，青州枣七枚去核，入巴豆膏在枣中，火烧令焦，存巴豆五分性。将枣巴豆研烂如泥，入前二味末研匀，以醋煮糊丸如绿豆大。每服七丸，虚中四五丸。用温萹汤下。候利恶物如脓血烂鱼肠，即住。三两服未利，更加三丸。次服遇仙丹。

遇仙丹

人参　紫参（各一两）　苦参（二两）　白僵蚕（去嘴，二两）

上为末，面糊丸梧桐子大。每服三十丸，温盐汤吞下，食前，日二服。次服疏风散。

疏风散

山栀子仁（半两）　大黄　白滑石　熟地黄　悬豆②（酥炙焦黄。各二两）

上为末，入朴硝半两，令匀。每服一钱，食后淡茶清调下。次以佛手膏。

佛手膏

去黑紫疮核。

斑蝥（七个，去翅足）　巴豆（七粒，去皮）　杏仁（二七粒③，去皮）　砒霜（一钱，另研）　红娘子（二七个，去翅足）　盆硝（一两）　黄蜡　韶粉（各半两）　沥青（研，一两）　硫黄　黄丹（各三钱）　腻粉（炒，一两）　绿豆（一合）　槐角（三条）　清油（四两）　乱发（一两）

上用油煎令发化，次下红娘子，次下巴豆、槐角等，逐味下，焦者漉出，方下硫黄、盆硝及丹粉等。以箪子④不住手搅，令匀，滴水成珠为度。用时先将针刺疮核，用药一粟米大，放针处，次日挤疮有黑臭脓血出，三两日血渐少。次服去毒丹。

去毒丹

赤芍药　甘草　白滑石（各半两）　朴硝　大黄（各一分）　巴豆⑤（去皮，炒，别研后入）　黑牵牛（一两，半生半炒）

上为末，面糊丸绿豆大。临卧服十五丸，金银薄荷汤下。加至三十丸。次服甘草散。

甘草散

甘草　白滑石（各半两）　山豆根（一两）　大黄（一分）

上为末。每服一钱，蜜汤调下，日二服。次服解毒丸。

解毒丸

瓜蒌根（三两）　甘草（半两，炒）　大黄（一分生）　朴硝（一分，别研）

上为末，面糊丸如绿豆大。每服二十丸至五十丸，白汤下。次服福神丹。

福神丹

诃子（四个，炒）　巴戟（炒）　黑牵牛（生。各半两）　甘遂（三钱）　赤小豆（四十九粒，生）

上为末，面糊丸绿豆大。每服十丸至十五丸，薄荷汤下。次用水膏药。

水膏药

敷贴破处及面脚上疮，令生肉。

陈皮（去灰土，半斤，炒紫色）　陈米（半斤，炒）　藿香　马蹄香（各一两）　麝香（一钱，别研）

---

① 两上浴：文渊本作“两三浴”。可参。

② 悬豆：从此二字起，往下共九字，文渊本无。据上科本、王氏本补。

③ 二七粒：文渊本作“二十粒”。

④ 箪子：文渊本作“竿子”。

⑤ 巴豆：原本缺剂量。

上为末，入麝香，用冷水调，扫敷疮上有脓处。如损破，即煎槐枝汤洗，再上药。此十方乃秘传有验。大要病人犹能如法将息[①] 理会，敬而信之。

通天再造散

治大风恶疾。

郁金（一两半）　大黄（一两，炮）　白牵牛（六钱，半生半炒）　皂角刺（一两，炮，经年者）

上为末。每服五钱，日未出，面东，以无灰酒下，尽量为度。晚则利黑头小虫，病稍轻者，止利[②] 如鱼肠臭秽物。忌毒[③] 半年，但食稠粥软饭，渐生头毛，皮肤如常。甚者，不过三两次。须将理[④]，不可妄有劳动，及终身不得食牛马驴骡等肉，犯者死，不救。

三济丸

治如前。

当归　熟地黄　川芎　荆芥穗（各二两）　防风　北细辛（各一两。去叶）　桂心（一分）

上锉散。先以醋一升浸一宿，漉出，焙干，再以生地黄一斤捣汁，浸一宿，焙干，酒一升浸一宿，焙干，旋入乳香半两，以余酒、醋、地黄汁释蒸饼为丸，梧桐子大。用好川乌头一个炮裂锉，荆芥穗半两，浸酒三升，旋温下药五十丸。

八叶汤

淋漓[⑤] 大风疮。

桑叶　荷叶　地黄叶　皂角叶　蒴叶　苍耳叶　菖蒲叶　何首乌叶

上等分，晒干，烧存性，为末，如面药，用洗手面身体。大风恶疾，疮痍荼毒，脓汁淋漓，眉鬓坠落[⑥]，手足指脱，顽痹痛痒，颜色枯瘁，鼻塌，眼烂，齿豁，唇揭，病证之恶[⑦]，无越于斯。负此病者，百无一生，犹且爱恋妻孥，复着名利，不仁之行，死而无悔，深可悲伤。凡遇此疾，切须戒盐及一切口味，公私世务，悉宜屏置。

瘓　风

排风汤

治五脏风瘓风。亦治风毒脚气肿痛。每服三钱，水一盏半，生姜四片煎，温服。（方见前）

加减续命汤

治中风诸风，迷仆涎潮，舌强语蹇，或昏聩萎陁，或厥冷拘挛，不论表里浅深，服之效。（方见前）

苏合香丸

理气，气和则风散。（方见大方科中气类[⑧]）

不换金正气散

服之则气顺血行，瘓风自解[⑨]。（方见大方科伤寒类）

一粒金丹

疏风健筋骨。（方见前）

大铁弹[⑩] 丸

治诸风瘫瘓。

川乌（炮，去皮脐，一两半）　川五灵脂（四两）　乳香　没药（各一两）　生麝

---

① 能如法将息："能如法"文渊本作"宜如法"。将息：调理。

② 止利：上科本作"止痢"。

③ 忌毒：文渊本作"忌荤"。

④ 将理：文渊本作"将息"。

⑤ 淋漓：文渊本作"淋洗"。

⑥ 坠落：上科本作"堕落"。

⑦ 恶：文渊本作"患"。

⑧ 中气类：文渊本作"中气散"。

⑨ 自解：文渊本作"自愈"。

⑩ 大铁弹：文渊本作"大铁强"。

（一钱[①]）

上乳香以干竹叶包裹，用熨斗火熨过，即研成末。余药末和匀再碾[②]，滴水丸，弹子大。每服一丸，薄荷酒磨下。

大四斤丸

治风寒湿毒与血气相搏[③]，筋骨缓弱，四肢酸疼、痒痛。

天麻　川牛膝（去苗）　宣州木瓜　肉苁蓉（洗，切，焙[④]。四味各一斤，用好酒五升浸三日）　熟附子　虎骨（酥[⑤]炙。各二两）　大当归（三分）　乳香　没药　五灵脂（各半两）　生麝香（一钱）

上为末，浸药酒煮面糊丸梧桐子大。每服三四十丸，食前温酒或豆淋酒下。未效，木瓜汤下。亦治脚气。

历节风

羌活汤

治白虎历节风，短气自汗，头眩欲吐，手指挛曲，身体魁瘰[⑥]，其肿如脱，其痛如掣。因体虚饮酒当风，汗出入水，受风寒湿毒之气，凝滞筋脉，蕴于骨节，或在四肢，肉色不变，昼静夜剧，痛彻骨，如虎啮不可忍，久不治，令人骨节蹉跌，一名疠风。须大作汤丸救治，不可以浅近之剂，则无验。

羌活（去芦，二两）　附子（炮，去皮脐）　秦艽（去芦）　桂心（不见火）　木香（不见火）　川芎　当归（去芦）　川牛膝（去芦，酒浸）　桃仁（去皮尖，麸炒）　骨碎补　防风（去芦。各一两）　甘草（炙，半两）

上锉散。每服四钱，水一盏半，生姜五片煎，不拘时温服。

趁痛丸[⑦]

治走注历节诸风软痛，卒中倒地，跌扑伤损。

草乌头（三两，去皮脐[⑧]）　熟地黄（故生者[⑨]）　南星　半夏曲　白姜蚕　乌药（各半两。并日干）

上为末，酒糊丸梧桐子大。每服五七粒[⑩]，空心，日午夜卧温酒下。如跌扑伤损痛甚，姜汁和酒，研十粒涂伤处。卒中倒，姜汁、茶清研五七粒灌下，立醒。

附子八物汤

治历节风，四肢疼痛，如捶锻不可忍。

附子（炮，去皮脐）　干姜　芍药　茯苓　甘草（炙）　桂心（各三两）　白术（各三两）　白术（四两）　人参（三两）

上锉散。每服四大钱，水二盏煎，食前服。一方，去桂心，用干地黄二两。

乌头汤

治病历节痛，不可屈伸。

乌头（五枚，锉，以蜜二升煎取[⑪]一升，去乌头）　甘草　麻黄（去节）　芍药　黄芪[⑫]。

上锉散。每服四钱，水盏半煎，去滓，投蜜再煎，空心服。或加老姜、桂心、大枣，不用麻黄、黄芪，治寒疝腹中绞痛，贼风入腹攻五脏，拘急，不得转侧，叫呼，发作有时，使人手足厥冷。

---

① 一钱：上科本作“一分”，可参。
② 碾：文渊本作“研”。
③ 相搏：上科本无“相”字。
④ 焙：文渊本作“片”。
⑤ 酥：文渊本作“酒”。
⑥ 魁瘰：大疙瘩。
⑦ 趁痛丸：文渊本作“软痛丸”。
⑧ 三两，去皮脐：文渊本无此五字。
⑨ 故生者：文渊本无此三字，王氏本作“或生者”，可参。
⑩ 五七粒：文渊本作“五十丸”。
⑪ 煎取：文渊本作“并且”。
⑫ 自此以上四味药，原缺剂量。按《金匮要略》乌头汤方为“各三两”，可参。

虎骨散

治白虎风，肢节疼痛，发则不可忍，或痒痛不得屈伸。

虎骨（炙酥，二两）　花蛇（酒浸，取肉）　天麻　防风（去芦）　川牛膝（酒浸，去芦）　白僵蚕（炒，去除嘴）　川当归（去芦，酒浸）　乳香（别研）　桂心（不见火。各一两）　甘草（炙）　全蝎（去毒。各半两）　麝香（一钱，别研）

上为末。每服一钱，温酒调，不拘时服。豆淋酒亦可。

麝香丸

治白虎历节诸风，疼痛游走无定，状如虫[1]噬，昼静夜剧，一切手足不测疼痛及脚痛。

川乌（大八角者，三个）　全蝎（二十一个）　黑豆（二十一个）　地龙（半两，并生用）

上为末，入麝香半字[2]，糯糊丸，绿豆大。每服七丸，甚者十丸[3]，夜卧令肚空，温酒下，微出冷汗一身便差。一方，加去足蜈蚣一条，以草乌代川乌，尤妙。

独活寄生汤

治历节风温，解风寒暑湿之毒，亦治脚气。（方见大方科腰痛类）

麻黄散

治历节无汗，宜发汗。

羌活（一两）　华阴细辛　黄芪（各半两）　麻黄（一两一分）

上锉散。每服五钱，水二盏煎，接续三四服，有汗慎外风。

神授丸

治白虎历节痛甚，肉理枯虚生虫，游走痒痛，兼治痹疾，半身麻木，杀传尸瘵虫，效。

正川椒（色红大者，去子并合口，以黄秆纸二重托于炉上，炒出汗，取顿地上，用沙盆盖，以灰围盆弦约时许）

上为末，老酒浸白糕为糊丸，梧桐子大。每服三四十丸[4]。食前，盐汤下。治痹，辣桂煎汤下。腰痛，茴香酒下。肾冷，盐汤下。

历节疠风方

治手足挛曲，骨节间痛甚。

蓖麻子（去皮，二两）　黄连（去须，锉如豆子，一两）

上用新水二升，于瓷瓶内浸药，密封七日后取出，逐日侵晨[5]面东，以浸药水吞蓖麻仁一粒。七日后添两粒，微利无妨。以疗大风亦效。

白虎风走注痒痛方

上用三年酽醋五升，热煎三五沸，切葱白三升，煮一沸漉出，布帛热裹，当病处熨之。

又方

鸡子揩患处，咒三遍愿，送粪堆头，盖白虎粪神，爱吃鸡子，患者下饭用黄脚鸡为妙，亦可用抱鸡来压之，其痒自止。

又方

用芥菜子为末，鸡子白敷之。

摄风酒

治白虎历节风，及诸般风湿，流注四肢，大风鹤膝，一切风疾，四肢拘挛，不能坐立，凡是骨节去处，皆尽浮肿，夜痛号哭，诸药不效，重者服至两料愈矣。

寻风藤（一两）　五加皮（一两半）　虎胫骨　乌药　石楠叶　苍术（各五钱）　三角尖（一两，石上生者佳）　骨碎

---

① 虫：上科本作“虎”。
② 半字：文渊本作“半分”。
③ 十丸：此下至本卷结束，文渊本缺。
④ 三四十丸：上科本作“五七十丸”
⑤ 侵晨：天快亮时。

补（七钱半） 青木香 威灵仙 川续断 当归 乳香 川羌活 北细辛（各二钱半） 青藤根（一两） 川牛膝（四钱） 防风（五钱） 南木香（二钱半） 石薜荔（一两，石上生者佳） 苏木 甘草节（五钱） 生姜（一两半） 大川乌（一双，分作四分，只生用一分）

上二十四味锉碎，用无灰酒一坛，将药盛于布袋内放酒坛中，油纸封缚，仍以锅盛水，将坛于锅内用慢火自辰时煮至午时，连坛取出。每时不拘时候，随意温服药酒。如夏月恐停久作酸，只半料，用小坛酒依上煮服。

癜 风

何首乌散

治肌肉顽麻，紫癜，白癜风。

荆芥穗 蔓荆子（去皮） 蚵蚾草（去土） 威灵仙（洗） 何首乌 防风（去芦） 甘草（炙。各等分）

上为末。每服二钱，食后，温酒调下。

如圣膏

治癜风。诗曰：紫癜白癜两般风，附子硫黄最有功，姜汁调匀茄蒂蘸，擦来两度更无踪。先以布擦其疮令损，却以茄蒂蘸药擦。一说，白癜风用白茄蒂，紫癜风用紫茄蒂。

又方

硫黄一两，米醋煮一日，海螵蛸二个，并为末，浴后以生姜蘸药热擦，避风少时，数度绝根。

又方

鸡子一枚，用酽醋浸一宿，以针刺小穿，滴青烊为汁，入砒霜并绿豆末少许，和匀，用石扎擦破，青布蘸擦。

又方

雄黄 硫黄 黄丹 密陀僧 大南星（各等分）

上为末，先用姜汁擦患处，次用姜蘸药末，擦后渐黑，次日再擦，黑散则无恙矣。

灸法

治白癜风，灸左右手中指节宛中三壮，未差，报之。凡有赘疵[1]诸痣，但将艾炷于上灸之，三壮即除。

---

[1] 疵：原本作“瘳”，据上科本、王氏本改。

世医得效方　卷第十四

产科兼妇人杂病科

济阴论

夫济世之道，莫先于医，论医之难，济阴犹急。何则？妇人之病，比之男子十倍难疗，或云：七癥、八瘕、九痛、十二带下，共三十六病，虽有名数，莫详症状，推原其理，无非血病。多因经脉失于将理[①]，产蓐[②]不善调护，内作七情，外感六淫，阴阳劳逸，饮食生冷，遂致荣卫不输，新陈干忤，随经致浊，淋露凝滞，为癥为瘕，流溢秽恶，痛害伤痼，以致所患不一而止。犯时微若秋毫，感病重于山岳是也。故女子十四而天癸至，天谓天真之气降，癸谓壬癸水名，故云天癸，而冲任脉主之。冲任者，血之海也。月水者，经络之余也。盖妇人以血为本，心生血，肝行血，荣卫四体，如环无端，灌注百脉，余者为月候，以时而行。若水溢自流，不自知觉，故纤疴[③]不作，而气体充盛而有子矣。其有来多不断，或过期不来，或未期而先来，参差不一而病生。当其来时，则一二[④]日之前，腰腹满痛，或头痛作热，百节挛急，甚于重患。过此则发为虚热，自汗，加以五心内热，遂为虚劳。血少水涸，燥气乘肺则为咳嗽[⑤]。宿寒留滞，血与气搏则为腹痛。败血结块，时发寒热则为癥瘕。或风寒湿滞，经血化为水，流溢四肢，谓之血分。脾不能制，血与水并，浮胀肌肉，谓之虚肿。或冲任气虚，内欲过度，风邪冷热之气，入于胞门，秽液与血兼下，冷[⑥]则多白，热则多赤，冷热不调，赤白相半，或为赤白带下。若冲任劳损，经海动伤，脾虚胃弱，不能约制，其血倏然暴下，故谓崩中漏下。所下五色，各应五脏，五脏俱虚，五色并下，以致眩晕烦闷，呕恶怔忡，迷乱多忘，发狂妄语，小便不禁，是皆血之为病也。复有生于娇贵之家，爱憎在念，而气逆于中，故气有一息不行，血有一息不运，则胸腹胀痛。眩晕呕哕，倦乏不自胜持，饮食不为肌肤，致成重患。治疗之际，调气为上，调经次之，斯可为定法。受孕之后，切宜避忌胎杀所游。如经云：刀犯者形必伤，泥犯者窍必塞，打击者色青黯，系缚者相拘挛，甚至母殒，验若返

---

① 将理：调理。

② 产蓐：文渊本作“临蓐”。

③ 纤疴：轻微之病。王氏本之“纤疴”二字前衍“线”字。

④ 一二：原本作“一上”，据文渊本、上科本及王氏本改。

⑤ 咳嗽：文渊本作“喘嗽”。

⑥ 冷：原本作“涂”，据文渊本、上科本及王氏本改。

掌，断不可忽。半产一证，非如正产，正产如果中栗熟，其壳自开，两无所损。若半产则比之采斫新栗，碎其肤壳，损其皮膜，然后取得其实，半产正类此。以其胎脏伤损，胞系断去而后胎堕下，皆因月未满足，误服药饵，忽寒邪热毒所伤，忽[1]举重打伤跌扑，或犯禁忌，或冲任脉虚漏下所致。生死形候，亦如正产察认。大抵半产须加十倍调治。或外证喘促痰壅，恍惚昏迷不语，恶露断绝，烦渴，或变痉[2]候，无复生全。其有恶露通，昏迷乍醒，不喘促，犹可治也。复有市井之家，村落之妇，恣情妄作，偷生不正，或多日女[3]，厌于养育，往往以草药[4]毒之，惊忧败血不下，冲心闷乱，喘痰虚汗交作，死者罔记，闻者可不为戒。治之者须以解毒行血药亟救，则十全二三矣。逮夫正产，有娠六七月，切忌恣情交合，入月亦忌饮酒，叫怒洗头，临产必难。产妇古以阵面健儿为喻，可谓危矣。临产之初，先脱寻常所穿衣，以笼灶头及灶口，则易产。不可喧哄，宜谨选一熟善坐婆，及得力家人扶持，无使挥霍，致令产妇忧恐。惟当餐软饭糜粥之类。若腹中痛，且令扶行，或痛或止，名曰弄痛，不可便行试水手探，听[5]产母坐卧，切须熟忍。或服催生符药，却不可曲腰眠睡。如连腰引痛，眼中如见火色，此是儿转。盖肾系于腰，胞系于肾，贴于脊，更尽脉转甚弦如急珠者，即其验矣。又须令人扶策[6]，徐徐而行，若行步艰难，即凭物立，须臾扶策再行，直至腰腹相引，阵痛频频[7]，又服催生药，勉强扶行，痛阵转甚，难于行立，认是产时将至，然后坐草。切勿太早，恐子在腹中难于转侧，及胞浆先破，子道干涩，皆至难产。务要产妇惜力，若心中热闷，以蜜一匙新汲水调下。若热闷未解，以生鸡子一个打破吞服，直待儿迫产门，头面端正，然后令人抱腰，其抱腰之人，不须倾斜，则儿顺其理，自然易产。又有卧产者，须待卧定，背平着席，体不伛曲，则儿不失其道，必无难产之理。时当盛暑，宜居深幽净室，日色远处，开启窗户，多贮清水，以防血晕，血闷，血溢妄行，血虚发热之证。如冬末春初，天色凝寒，宜密闭产室，窒塞罅隙[8]，内外生火，常令暖气如春，仍下袭衣服，不可去绵，方免胎寒血结，毋致难产矣。及至产讫，先令饮童子小便一盏，无使就睡，且令闭目而坐，顷之方可扶置于床，宜仰卧立膝，勿令伸足，睡熟亦宜频唤醒，产室无俾[9]风着其肌，致生他疾。况产下切未可以得男为喜，恐为红汗之证，得女为忧，恐致败血冲心之患。惟当频啜艾、醋等汤药，常淬醋烟，以防紫闷。逡巡进少白粥，毋令过饱。其有破水之后，经日而不产者，又当随证细辨。身重体热作寒，面黑舌青，反舌上冷，母死子活。面赤舌青，母活子死。唇口俱青，吐沫，子母俱毙。仑[10]皇之间，救治不可不审。且当预与病家言之。若胎衣不下者，停待稍久，非惟产母疲倦，又且流入胞中，为血所胀，上冲心胸，喘急疼痛，必至危笃。宜急断脐带以少物系坠，系坠之时，尤宜用心拴系，然后截断，不尔[11]

---

① 忽：文渊本作“或”。
② 痉：上科本作“痓”。当是。
③ 日：疑讹，魏本作“目”，可参。
④ 草药：文渊本作“早药”，非。
⑤ 听：任凭。
⑥ 扶策：搀扶，支撑。下同。
⑦ 频频：文渊本作“频作”。
⑧ 窒塞罅隙：文渊本作“糊塞窗隙”。
⑨ 俾：使。
⑩ 仑：疑为“仓”。
⑪ 尔：如此，这样。

则胞上掩心而死。须使其子血脉不潮入胞中，则胞衣自当萎缩而下，纵淹延数日，亦不害人。予治疗多见之，惟欲产母心怀安泰，终自下矣。未可轻信坐婆，妄用手法，因此而殂[①]。正产后中风，口眼㖞斜，角弓反张，六脉紧大。自汗过多，虚极生风，唇青肉冷。刚柔二痉[②]，项背僵硬，手足挛急，咬齿嚼舌。血虚眩晕频发，闷绝气冷，口鼻黑起，出血不止，虚热变生，名胃绝肺败[③]。喉中气急，喘促不息，烦渴殊甚，恶露断绝，名孤阳绝阴。五七日内强力下床，或忧怒太过，一月之内，或伤于房事，或乱行针艾，以致眼涩[④]口噤，肌肉瞤搐，腰脊僵直，语言不出，类皆难治[⑤]。犹宜敬谨。外此，伤寒及诸杂病与男子等，当以理血药为助。临治之际，宜以意消息而加减之。

护　胎

验胎法

妇人经脉不行，已经三月，欲验有胎。

川芎（一两半，生用，不见火）

上为末，空心，浓煎艾汤调下方寸匕[⑥]，觉腹内微动，则有胎。

参苏饮

治外感风寒，浑身壮热，眼晕头旋。或洗项背，或当风取凉，致令头目昏痛，增寒，甚至心胸烦闷。妊娠不可轻易投剂，止[⑦]宜用此以散表邪。及治痰饮，嘈烦忪悸，呕逆不食，腹满，此药至和而且平。呕，加白术。腹胀，枳实。虚烦，竹叶。烦躁大渴，麦门冬、知母。水停心下，微吐逆，茯苓。头痛，川芎。腹疼，加白芍药。（方见大方科伤寒类）

香苏散

治妊妇增寒壮热，头痛身疼，加川芎、川白芷、生姜、葱白，煎，得微汗解。（方见大方科伤寒类）

石膏汤

治妊妇伤暑。头疼恶寒，身热躁闷，四肢疼痛，背项拘急，唇口干燥。

柴胡（四两）　甘草（二两，炙）　石膏（八两）

上锉散。每服三钱，水一盏，生姜五片煎，不拘时候温服。若气虚体冷，加人参二两。

加减安胎饮

凡妇人昼眠不起，倦于梳饰，干恶心，择食，怕闻饭气，但喜咸酸，止经候，明矣。气血弱者宜服此，兼进脾药安胎温养，令母脏气平和，阴阳全备，免有损堕之患。盛者[⑧]受胎，母无疾耳，温胎保养之剂，恐非所宜。此方兼治胎动不安，腹痛漏下，或胎奔上，刺心短气，大效。漏胎下血，不可用僭[⑨]燥热药。

条参（去芦）　嫩黄芪（去芦）　杨芍药　大川芎　熟地黄（酒洗，切[⑩]，炒）　川续断（去芦）　侧柏叶（炒）　阿胶（麸炒）　粉草　当归（去尾。各等分）

上锉散。每服四钱，水一盏半，生姜三片，金银器各一件[⑪]。漏下不止，加熟

---

① 殂：死亡。

② 二痉：上科本作“二痓”，当是。

③ 肺败：魏本、文渊本作“肺贼”。

④ 眼涩：文渊本作“眼昏”。

⑤ 此二句，王氏本标点为“语言不出类，皆难治”。

⑥ 方寸匕：文渊本作“方寸巳”，非。

⑦ 止：只。

⑧ 盛者：文渊本作“成者”，非。

⑨ 僭：过分，过度。

⑩ 切：文渊本缺“切”字。

⑪ 一件：文渊本作“一半”。

艾一握。又如胎动，口噤唇青，下利不止[①]，亦用熟艾一两，酒三盏煮至二盏，去滓灌之，即安。

桑寄生散

治妊娠或因房室惊触，劳力过度，伤动胞胎。或食毒物，致令子宫虚滑，经血淋沥。若不急治，败血凑心，子母难保，日渐胎干，危亡不久。

桑寄生　当归（去芦，酒浸）　川续断（酒浸）　川芎　香附子（炒，去毛）　茯神（去木）　阿胶（锉，蚌粉炒成珠子）　白术（各一两）　人参　甘草（炙。各半两）　陈艾叶（一两）　乌梅[②]（去核，半两）

上锉散。每服四钱，水一盏半，生姜五片煎，不以时温服。

治漏胎下血，胎上[③]冲，手足逆冷欲死。

上用生艾汁二盏，阿胶、白蜜各二两，煎一盏半，稍热服之。无生艾，浓煎熟艾。一方，加竹茹一大块同煎。

治胎动出血，产门痛，黄连[④]为末，酒调一钱，日三服。

急救方

治漏胎下血不止。胞干，子母即死。生地黄汁一升，好酒五盏，煎五沸，分三服。或为末，酒服。

黄芩汤

治胎孕不安。

黄芩　白术　缩砂　当归（各等分）

上锉散。每服三钱，水一盏半煎，温服。

小安胎饮

治妊娠从高坠下，或为重物所压，触动胎气，腹痛下血。服此后觉胎动极热，胎已安矣。

缩砂（不拘多少）

上于熨斗内炒令热透，却去皮用仁[⑤]，研为末，每服二钱，热酒调服。不饮，煎艾、盐汤或米饮，不拘时候调服。

加味[⑥]二陈汤

治受胎一月或两月，呕吐，择食。缘中脘宿[⑦]有痰饮，经水止后，气滞所作[⑧]，名曰恶阻。

陈皮　白茯苓（各一两半）　半夏（一两）　白术（七钱半）　粉草（三钱）

上锉散。每服四钱，生姜三片，乌梅一个煎，食前服。未效，加生姜汁。

小紫苏饮

紫苏　厚朴　白茯苓（各五钱）　半夏　甘草（各三钱）

上锉散。每服三钱，水一盏，生姜五片，枣二枚煎，温服。客热烦渴，口生疮者，加知母、前胡。腹冷下利，加桂心炒。胃中虚热，大小便秘，加黄芩。头疼，加细辛、川芎。

木香丸[⑨]

治妊娠饮食过度。

木香（不见火）　三棱（炮）　人参　白茯苓（去皮。等分）

上为末，面糊丸，绿豆大。每服三十丸，熟水下，不拘时候。

白术散

治妊娠气不和，饮食不美。

白术（炒）　紫苏（各一两）　白芷（微炒）　人参（各三两）　诃子皮　青皮

---

① 不止：文渊本作“不入”，疑非。
② 乌梅：文渊本作“青皮”。
③ 上：原本脱，据上科本补。
④ 黄连：文渊本作“用黄连”。
⑤ 用仁：文渊本作“取仁”。
⑥ 加味：文渊本作“加减”。
⑦ 宿：向来。
⑧ 气滞所作：文渊本作“气上逆作”。
⑨ 木香丸：文渊本作“参苓丸”。

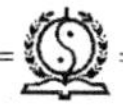

（去白）　川芎（各二分）　甘草（炙，一分）

上锉散。每服三钱，水一盏，生姜三片煎，不拘时候。

红丸子

治恶阻奇效。每服三十丸，空心，姜汤服。（方见大方科痎疟类）

保生丸

治妊娠将理失宜，或劳役胎动不安，腰腹痛重，胞阻漏胎，恶露时下。或子脏挟疾，久不成胎。或受妊不能固养，萎燥不长，过年不产，日月虽满，转动无力。或致损堕。

麻仁（去壳，一两）　当归（半两，微炒）　干姜（炮）　肉桂（去皮）　秦椒（去目、闭口者，炒出汗）　石斛（去根）　石膏（研如粉）　黄芩　糯米　知母　甘草（炙）　大黄豆卷（各一分）

上为末，炼蜜丸弹子大。每一丸，温酒、枣汤化下，空心嚼下亦可。方内用北黄芩、麻仁性寒之药，人疑不服，殊不知娠中有风，风中有热，风热既静，其胎必固。黄芩能去子热，麻仁能去子风。亦可服后参苓白术散。

参苓白术散

（方见大方科脾胃类）

杜仲丸

治妊娠二三月，胎动不安。或曾①受此苦，每遇有怀，至期损堕，可预服此，以养胎气。不尔胎堕，其危甚于至产。

杜仲（去皮，锉，姜汁炒断丝）　川续断（酒浸洗，焙。各二两）

上为末，枣肉煮烂，杵和为丸，梧子大。每服七十丸，空心，米饮送下，日三服。

归凉② 节命散

治妊娠恣情饮酒，或食生果、鱼、羊、鸡、面毒物，致令百节酸疼，大小腑秘涩，面赤，口苦，心烦，腹胀。

川芎　苎根　杨芍药　麦门冬（去心）　当归（去芦）　白术（各一两）　糯米（半合）　甘草（炙，半两）

上锉散。每服三钱，水一盏煎，温服，不拘时候。

内补丸

安胎扶虚，助阴滋血。

熟地黄（二两，洗，酒拌炒）　大当归（一两，去尾，切片，微炒）

上为末，炼蜜丸梧子大。每服三十五丸，温酒下，与枳壳散兼服。若单服枳壳散，恐有胎寒腹痛之疾，二药皆不群队为妙。仍用平胃散，苏、盐汤调，助脾进食。

竹茹汤

治妊娠呕吐，头痛，寒热往来，五心烦闷，四肢不和。

人参　陈皮（去白）　白术　麦门冬（去心。各五钱）　甘草（二钱半）　厚朴（去粗皮，切，姜炒）　茯苓　竹茹（各五钱）

上锉散。每服三钱。水一盏半，生姜三片煎，不以时温服。

竹叶汤

治妊娠苦烦闷者。以四月受少阴君火气以养精，六月受少阴相火气以养气，若母心惊胆寒，多好烦闷，名子烦。

防风（去叉）　黄芩　麦门冬（去心。各三两）　白茯苓（四两）

上锉散。每服四大钱，水一盏半，竹叶十数皮煎，温服。一方③，去黄芩，加人参半两。

---

① 或曾：文渊本作“或会”。
② 归凉：文渊本作“扫凉”。
③ 一方：文渊本脱“一”字。

知母丸

治产难，及日月未足而痛如欲产者。

知母

上为末，炼蜜丸如鸡头子。每服一丸，温酒嚼下，日三服。

榆白皮散

滑胎易产。治妊娠漏胎去血，及临产惊动太早，产时未至，秽露先下，致使胎干燥，临产艰难，并宜服之。

榆白皮　葵根　瞿麦（各一两）　大麻仁（去壳）　木通（半两）　川牛膝（三分，去苗，酒浸，切，焙）

上锉散。每服三钱，水一盏半煎，温服。

知母饮

治妊娠心脾壅热，口干渴，苦烦闷。

赤茯苓　黄芩　黄芪（各三两）　知母　麦门冬（去心）　甘草（各二两）

上锉散。每服三钱，水一盏半，桑白皮七寸，煎成入竹沥一合服，不拘时候。胎脏受热，最宜服之。一方，去黄芪、知母，加地骨皮、犀角屑、嫩葛各三分。

保气散

安胎，宽气进食，瘦胎易产，设或居处失宜，偶然顿仆①，胎痛，漏胎下血，兼服芎归汤、枳壳散。

大腹皮　紫苏　枳壳（去穰）　桔梗（去芦）　粉草　缩砂　香附子（各等分②）。

上锉散。每服三钱，水一盏半煎，食前服。

冬葵子散

治妊娠小便不利，身重恶寒，起则眩晕，及水肿。

冬葵子（三钱）　赤茯苓（二钱）

上为末。每服三钱，米饮调服，不拘时候。利则住服。如不通，恐是转胞，加发灰少许，神效。

大腹皮散

治妊娠大小便赤涩，浮肿。

枳壳（去穰，麸炒）　大腹皮　甘草（炙，各一钱）　赤茯苓（三钱）

上为末。每服二钱，浓煎，葱白汤调下，不拘时候。

鲤鱼汤

治同上。

当归（去芦，酒浸）　白芍药（各三钱）　白茯苓（四钱）　白术（五钱）

上锉散。每服四钱，用鲤鱼一尾，不拘大小，破洗鳞肠，白水煮熟，去鱼，每用鱼汁一盏半，生姜七片，橘皮少许，煎至一盏，空心服。如胎水未尽，再服。

八味丸

治妇人病，食欲如故，烦热不得卧，而反倚息，以胞系了戾不得溺，故致此病，名转胞。但利小便则愈，以此药中有茯苓故也。（方见大方科脚气类）

赤小豆汤

治妊娠手脚肿满，挛急。

赤小豆　商陆干（各等分）

上锉散。每服一两，用水一碗，煎七分盏，取清汁服。

肾着汤

治妊娠腰脚肿痛。

茯苓　白术（各四两）　干姜　甘草　杏仁（汤洗，去皮尖。各三两重）

上锉散。每服四钱，水盏半煎，食前服。

安胎和气散

治胎冷，腹胀虚痛，两胁虚鸣，脐下

---

① 顿仆：文渊本作“颠仆”。

② 等分：文渊本作“等一分”，衍“一”字。

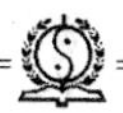

冷疼，小便数，大便滑。

诃子（面裹煨，去核）　白术（各一两）　陈皮　高良姜（炒）　木香（不见火）　白芍药　陈米（炒）　甘草（炙各半两）

上锉散。每服四钱，水一盏半，生姜五片煎，不以时温服。忌生冷。

紫苏饮子

治胎气不和，怀胎近上，胀满疼痛，谓之子悬。又治临产惊恐气结，连日不下。

紫苏（连茎，一两）　川当归（三分）　人参　川芎　白芍药　陈皮（各半两）　甘草（炙，一分）　大腹皮（半两）

上锉散。每服三钱，水一盏半，姜四片，葱六寸煎，空心服。

安荣散

治妊娠[①]小便淋沥，名曰子淋，或作转胞[②]治不愈者。

麦门冬　通草　滑石（各一钱）　当归（去芦，酒浸）　灯心　甘草（炙。各半两）　人参　细辛（洗。各一钱）

上为末。每服三钱，煎麦门冬汤调，不拘时服。一方，止用槟榔、赤芍药各等分，水煎，空心服，屡效。

桑螵蛸散

治妊娠小便不禁。

桑螵蛸（十二个，炙）

上为末。每服二钱，空心食前[③]，米饮调下。

二白散

治妊娠遗尿，不知出。

白薇　白芍药（各等分）

上为末。每服二钱，食前，酒调服。

当归芍药汤[④]

治妊娠腹中㽲[⑤]痛，下痢心下急满。

白芍药　白茯苓　当归（去芦，酒洗）　泽泻　川芎（各一两）　白术（一两半[⑥]）

上为末。每服三钱，温酒或米饮调，空心食前服。忌生冷。

蒙姜[⑦]黄连丸

治妊娠下痢赤白，肠鸣后重，谷道疼痛。

干姜（炮）　黄连（去须）　缩砂仁（炒）　芎藭　阿胶（锉，蛤粉[⑧]炒）　白术（各一两）　乳香（别研[⑨]，三钱）　枳壳（去穣，面炒，半两）

上为末，用盐梅三个，取肉，入少醋糊同杵匀，丸如梧子大。每服四十丸，白痢干姜汤下，赤痢甘草汤，赤白痢干姜、甘草汤下，不拘时服。

鸡黄散

治怀身下痢赤白，绞刺疼痛。

鸡子（一个，乌者尤妙，就[⑩]头作窍，倾出青者留黄者）　黄丹（一钱，入前鸡子壳内，打令黄匀，以厚纸裹，黄泥固济，火上煨取焙干）

上为末。每服二钱，米饮调下，一服愈者是男，两服愈者是女，奇效。

生料平胃散

治妊妇两脚浮肿，名曰脆脚[⑪]。因脾衰不能制水，血化为水所致。每服三钱，

---

① 妊娠：文渊本无此二字。
② 转胞：文渊本作“转脬”。
③ 食前：上科本无“食前”二字。
④ 汤：上科本作“散”。
⑤ 㽲（jiǎo 脚）：文渊本作“疼”。
⑥ 一两半：文渊本作“半”，夺“一两”二字。
⑦ 蒙姜：文渊本作“家姜”。
⑧ 蛤粉：文渊本作“焙粉”。
⑨ 别研：文渊本作“另研”。
⑩ 就：文渊本作“挖”。
⑪ 脆脚：上科本作“皱脚”。

姜、枣煎服。为末，苏汤调亦可。（方见大方科脾胃类）

百合散

治妊娠风壅相交，咳嗽痰多，心胸满闷。

百合（蒸） 紫菀茸（洗） 贝母（去心） 白芍药 前胡（去芦） 赤茯苓（各一两） 桔梗（去芦，炒[①] 一两） 甘草（炙，半两）

上锉散。每服四钱，水一盏半，生姜五片煎，不以时温服。

羚羊角散

治妊娠中风，头项强直，筋脉挛急，语言謇涩，痰涎不消，或发搐不省人事，名曰子痫。宜服。

羚羊角（镑） 川独活（去芦） 酸枣仁（炒，去壳） 五加皮（去木。各二钱） 薏苡仁（炒） 防风（去芦） 当归（去芦。酒浸） 川芎 茯神（去木） 杏仁（去皮尖。各四钱） 木香（不见火） 甘草（炙。各二钱半）

上锉散。每服四钱，水一盏半，生姜五片煎，不拘时温服。

人参养胃汤

治妊娠作疟，寒多不食。（方见大方科伤寒阴证类。未效，略加常山）

清脾汤

治妊娠作疟，热多者。

青皮 厚朴（去粗皮，姜汁炒） 白术 草果仁 柴胡（去芦） 茯苓 半夏（汤洗） 黄芩 甘草 人参（各等分） 常山（一半）

上锉散。每服四钱，生姜五片，正地骨皮少许煎，不拘时温服。或加麦门冬去心二十粒。未效，服胜金丸。

消风散

治妊娠头眩目晕，视物不见，腮项肿核，若加涎壅，危在须臾，急宜服之。

石膏 甘菊花（去枝梗） 防风（去芦） 荆芥穗 川羌活 羚羊角（去芦）（镑） 川芎 大黄豆[②]（炒） 当归（去芦，酒洗） 白芷（各一两） 甘草（半两）

上锉散。每服四钱，水一盏半，入好茶半钱煎，食后通口服。有一妊妇患此，服之病减七八，获安分娩，其眼带吊起，人物不辨，后服四物汤加荆芥、防风，更服天门冬饮子，但以此二药相间服，目渐稍明。大忌酒面、煎炙、烧、爆、鸡、羊、鹅、鸭、豆腐、辛辣，一切毒食，并房劳及稍温药。如不然，眼不复明矣。盖此证为怀身多居火阁，衣着裀褥厚盖，伏热在里，或服补药，因食热物太过，致令胎热，肝脏热极，风冲入脑所致。

天门冬饮子

天门冬（去心） 知母 茺蔚子（各一两） 防风（去芦，半两） 五味子 茯苓 川羌活（去芦） 人参（各七钱半重）

上锉散。每服四钱，生姜三片煎，食后温服。

治伤寒热病护胎方

干浮萍 朴硝（别研） 大黄（微炒） 蛤粉（炒） 蓝根（各一分[③]）

上为末。水调三钱，贴脐上。安胎解烦极妙。一法，伏龙肝末，水调涂脐下，干则换。或用井中泥涂心下，干即换。

罩胎散

治妊娠伤寒，大热，闷乱，燥渴，恐伤胎脏。

蚌粉（半两） 嫩卷荷叶（焙干，一两）

上为末。每服二钱，入蜜少许，新汲水调下，食前服。研家园生葛汁服，亦

---

① 炒：文渊本脱“炒”字。

② 大黄豆：上科本作“大豆黄卷”。

③ 一分：文渊本作“一两”。

安。

治妊娠咳嗽方

麦门冬（去心）　紫菀（去土。各一两）　桑白皮（炙）　杏仁（麸炒，去皮尖）　甘草（炙。各一分）　桔梗（泔浸一夕①，略炒，三分）

上锉散。每服三钱，水二盏，竹茹一块鸡子大，煎至一盏，入蜜半匙，去滓频服。

又方

治如前。

贝母（去心，锉，麸炒令黄）

上为末，研砂糖拌和令匀，丸如鸡头大。含化一丸，神效。

苦参丸

治妊娠小便难，饮食如故。

当归（去尾）　贝母（炒）

苦参（各三两）　滑石（半两）

上为末，炼蜜丸如小豆大。米饮下二十丸，不拘时候。

八味丸

治法见前。（方见大方科脚气类）

治妊娠大便秘方

防风（二两，炙）　甘草（一两，炙）　枳壳（三两，去穰，麸炒）

上为末。每服一钱，沸汤点，食前，日二三服。

治妊娠洞泄寒中方

厚朴　干姜（二味杵合，同炒至干②）

上为末，糊丸梧桐子③大。米饮下二十丸，食前服。

八正散

治妊娠心气壅，胎气八个月散坠，手足浮肿，急痛不安，难产。

瞿麦（锉）　木通（锉，去皮节）　滑石　大黄（锉，面裹煨，焙）　萹蓄（一名地扁竹）　车前子　山栀仁　甘草（炙。各等分）

上锉散。每服三钱，水一盏，茴香一撮同煎，热服。

治妊娠失音不能言方

《奇病论》曰：人有重身，九月而喑，何也？岐伯对曰：胞之络脉绝也。何以言之？胞络者，系于肾，少阴之脉贯肾，络舌本，不能言，治之奈何？曰：无治也，当十月复。

产前软胯方

甘草　生姜　乌梅（各等分）

上锉，水一大盏④煎服，便令胯骨软，产宫受气，痛不攻作。

大圣茯苓散⑤

治妊娠气闷，或为喧呼，心忪悸乱，睡里多惊，两胁膨胀，腹满连脐急痛，坐卧不安，气急逼迫，胎惊者，效⑥。

白茯苓（去皮）　川芎（各一两）　麦门冬（去心，一两）　黄芪（去芦，蜜炙，一两）　当归（去芦，酒浸，一两）　木香（不见火）　条参　甘草（各半两）

上锉散。每服四钱，水一盏半，生姜五片煎，温服，不拘时候。常服，至分娩亦无恙，安养胎气甚佳。

救生散

安胎益气，易产。令子紧小，令母无病。

---

① 一夕：文渊本作“一夜”。

② 文渊本在“干姜”下无“二味杵合，同炒至干”八字。

③ 梧桐子：文渊本夺“桐”字。

④ 上锉，水一大盏：文渊本作“上锉散，水三盏”。

⑤ 大圣茯苓散：文渊本作“木香调气散”。

⑥ 胎惊者，效：文渊本同。上科本夺“效”字，王氏本改作“胎惊者，奇效”。

人参　诃子（煨，去核）　麦糵（炒）　白术（炒）　神曲（炒）　橘红（炒。各等分）

上锉散。每服三钱，水一盏半煎，空心服。

枳壳散

瘦胎易产，抑阳降气。兼治胎中一切恶疾。

枳壳（小厚突弦者，麸炒，去穰二两重）　粉草（一两）

上为末。每服二钱，沸汤调，空心，日三服。至七月方可服。忌登高厕。大便秘涩，加防风。体弱，加大当归去尾、木香各等分。胎肥壅溢，动止艰难，临产难生，加乳香、发灰，效。枳壳能逐水，消胀满逆气，若临月多服，则当产之时，无胀满逆气，产道顺而易生，诚有补于世也。又治肠中诸疾，下气宽膈，加炒去毛香附子一两为末，姜汤调下。冷气攻刺，胁肋疼痛，葱白汤。脾寒，血气成块作痛，热酒调。大小便不通，白牵牛为末，加入热汤调服。

治儿在腹中哭方

多年空屋下鼠穴中土一块，令产母噙之即止。一方，川黄连浓煎汁，母呷之。

治鬼胎①，如抱一瓮

茱萸　川乌（去皮脐）　秦艽　柴胡　白僵蚕（好者，洗）　川巴戟（生用，去心）　巴豆（去壳不去油）　芫花（醋煮。各一两）

上为末，炼蜜丸，梧桐子大。每服七粒，蜜酒吞下，恶物即时取下愈。

转女为男法

论曰，阴施阳化所以有娠，遇二阴所会，多生女子。但怀娠三月，名曰始胎，血脉不流，象形而变，是时男女未定，故令于未满三月间服药方术，转令生男也。其法：以斧置妊妇床下系刃向下，勿令人知。恐不信者，令待鸡抱卵时，依此置窠下，一窠尽出雄鸡。此虽未试，亦不可不知。凡受胎二月，遂物②变化，故古人立胎教，能生子良善长寿，忠孝仁义，聪明无疾。盖须十月之内，常见好境象，无近邪僻，真良教也。

胎杀避忌③：月游胎杀所直，正月床，二户，三门，四灶，五母身，六灶，七碓，八厕，九门，十户，十一炉，十二床。日游胎杀④所直，甲己日门，乙庚碓磨砻，丙辛井灶，丁壬厨廨，戊癸米仓，子丑中堂，寅卯辰酉灶，巳午门，未申篱下，戌亥房。

保　产

收生法

凡横逆等证，则当以手法为治⑤。收生之人，择老成良善，临期须心平气和，施以妙手，亦宜直言叮咛，详尽其意乃可。不可用躁性之徒，恣其粗愚，因而伤命。如横产，谓儿先露手或臂者。治法当令产母安于仰卧，收生之人，徐徐先推儿下截令直上，渐通手以中指摩其肩推上而正之，渐引手攀其耳令头正。候儿身正，门路顺，却投催生药，安详上草，自然易产。若逆产，谓儿先露足者。治法亦令产母仰卧，分毫不得用力，亦不得惊恐，收生之人，徐徐推其足就一边直上，候儿自

---

① 鬼胎：文渊本作“腹胀”。下句“一瓮”，文渊本作“一瓮方”。

② 遂物：文渊本作“逐物”。

③ 胎杀避忌：文渊本、王氏本均无此四字。

④ 杀：诸本皆作“煞”，据前“月游胎杀所直”改。

⑤ 为治：文渊本作“为活”，疑非。

顺，若良久不顺，又渐渐推儿头就一边令其顺下。待儿身转顺，门路正当，却用催生之药，即产。又如偏产，谓儿头偏拄一旁，虽逼近产门，初非露正顶，止露额角者，治法亦令产母仰卧，收生之人轻轻推儿近上，以手正其头，令儿头顶端正向产门。又有儿头后骨偏拄谷道者，当以绵衣炙焙令热，裹手，急于谷道外旁徐徐推之，渐渐近上，然后上草。至如碍产，谓儿头虽正产门，而不能生下者，或因儿转，脐带攀挂其肩，致不能生者。治法令产母仰卧，收生之人轻手推儿近上，徐徐通手引中指按儿两肩，理脱脐带，儿正即产。又有坐产，谓儿将欲生，产母疲倦，不能行立，久坐椅蓐，抵儿生路，不能下生者。治法当于高处悬吊手巾或绢帛一条，令产母手攀，轻轻屈足，良久儿即顺生。更有盘肠产者，临分娩产肠先出，儿即随产，俗用冷水噀[①] 产母面，其肠自收。此法虚弱之人切不可用，恐惊怯成病，或即脱绝。旧法以蓖麻子四十九粒，研烂涂脑顶，自然收上，如收上，即以水洗去顶上蓖麻。又有久而其肠为风吹干，不能收者，以磨刀水少许，火上温过，以润其肠，煎好磁石汤一杯，令产母服下[②]，其肠自收矣。

补中汤

养新血，去瘀血，补虚扶危。治月未满半产。

干姜（炮）　阿胶（锉，蛤粉炒）　芎䓖　五味子（各一两）　白术　黄芪（去芦，蜜水炙）　当归（去芦，酒浸）　赤芍药（各一两半）　人参　木香（不见火）　杜仲（去皮，锉，炒）　甘草（炙。各半两）

上锉散。每服四钱，水一盏半煎，通口服，不拘时候。

神妙佛手散

治妊娠自四五月至七月，因而筑心，气疾欲绝，用此探之。若不损，则痛止，子母俱安，若胎已损，即便逐下[③]。

当归（去芦，酒浸）　芎䓖（各一两）

上锉散。每服四钱，酒一盏，煎令欲干，却入水一盏，再煎三二沸，温服。如口噤者，徐徐[④] 灌下，如人行五七里，再进一服，不过三服便生也。

神应黑散

最治难产。因缘自有难易，其如横逆，皆因坐草太早，努力过多，儿转未逮，或已破水，其血必干，若先露手为之横，或先露足为之逆。《养生方》云：仓皇之间，两命所系，不可不知此药之功也。人多不服，以为极贱之药。大概产难，或一日两日，未免水血先下，如舟坐滩，殊不知香白芷、百草霜再固其血，服之如鱼得水，决自转生。兼治月水不调，崩中等疾。

香白芷　百草霜（各等分）

上为末。每服二钱，童子小便，米醋各半，呷许，沸汤浇入六七分点服，见功甚速，再服即分娩矣。或用蜀葵子四十九粒，白滑石末三钱，顺流水煎汤调，空心二服，如人行五里，即下。

龙蜕散

催生秘传。

蝉蜕（一两，烧存性）　大蛇蜕（火烧存性，一条）　滑石（半两）　葵子（一两微炒）

上为末。每服一钱，顺流水微温暖调下，不可使热汤。

---

① 噀（Xùn 迅）：喷。

② 服下：文渊本无“下”字。

③ 逐下：文渊本作“坠”。

④ 徐徐：上科本作“脿脿”，王氏本作“时时”。疑非。

遇仙雄黄丹

催生。

雄黄（不夹石者） 朱砂（各一钱半） 蓖麻（十四个，去皮） 大蛇蜕（一尺）

上为末，浆水饭和丸，弹子大，临产时先用椒汤淋洗脐下，次安药于脐内，用蜡纸数重敷药上，以阔帛系之，须臾即生。急取下药，一丸可用三遍。

加味芎归汤

治产五七日不下，垂死者，及矮石[①]女子交骨不开者。

上用川芎、当归各一两，自死干龟壳一个酥炙，生男女[②]者妇人头发一握烧存性，共为散。每服三钱，水一盏半煎服，屡效。约人行五里，生胎死胎俱下。无自死龟壳，用钻龟废壳亦可。

胜金散

治难产，逐败血，即自生。若横逆则转正[③]，子死腹中则胎软膨宽即产。祖宗秘传，千金不授，用者敬之。

王不留行 酸浆（死胎倍用） 茺蔚子 白蒺藜（去刺） 五灵脂（行血宜生用）

上各等分，为散。每服三钱。取和方[④]水一盏半，入白花刘寄奴子一撮[⑤]同煎，温服，大效。

应急方[⑥]

催生。随其便而用之。

上用清油同蜜等分，少许，汤调顿服。蜀葵子炒为末，顺流水温暖调，亦下死胎。好京墨新汲水浓磨服之，墨水裹儿出，立效。败笔头二个烧，以藕节研自然汁，温酒调下，效。

催生汤

治妊娠欲产，痛阵尚疏，难产，经三两日不生，胎死腹中，或产母气乏萎顿，产道干涩，才觉痛密破水后，便可服。

苍术（二两，米泔浸洗，切，炒黄色） 小厚枳壳（去穰[⑦]，切，面炒） 白桔梗[⑧] 薄陈皮（去白） 杨芍药 川白芷 大川芎（各一两） 大当归（去尾，一两） 交趾桂（去粗皮，不见火） 半夏（汤洗） 粉草 麻黄（去节） 军姜（去皮） 厚朴（去粗皮，姜汁炒） 南木香（不见火） 杏仁（去皮尖，别研） 白茯苓（各五钱）

上为末。每服二钱，顺流水温暖调下。若觉热闷，白蜜汤下。或锉散，入真米醋一合煎。方内用杨芍药、肉桂，能开通子宫，其余药味，皆助气之盛，关窍自通。麻黄内通阳气，阳气盛则血行，即产矣。外却寒邪，去积聚，皆得其宜。寒月用之，甚为的当，隆暑之时，恐难轻服。但以五苓散，用葵子、灯心煎汤调下，却暑清魂，滑胎易产。胞浆先破，则胎干难产，用白蜜、清油或[⑨]以热酒，令得所，顿服[⑩]，胎气既润，即分娩矣。

催生丹

治产妇生理不顺，产育艰难，并宜服之。

十二月兔脑髓（去皮膜，研如泥） 通明乳香（一分，研细） 母丁香末（一钱） 麝香（一字，研细）

---

① 矮石：文渊本作“矮小”，当是。

② 生男女：文渊本作“多男女”，当是。

③ 转正：诸本作“转活”；据上科本、王氏本及《普济方》所引改。

④ 取和方：文渊本作“取坤方”，王氏本作“取利方。”

⑤ 一撮：文渊本作“一钱”。

⑥ 应急方：文渊本作“催生方”。

⑦ 去穰：文渊本作“去作”，非。

⑧ 白桔梗：文渊本作“白梧梗”，疑非。

⑨ 或：上科本作“调”，当是。

⑩ 顿服：文渊本作“滋养”。

上拌停，以兔脑髓丸如鸡头[1]穰大，阴干，用油纸密封贴。每服一丸，温水下，即产。

乌金散

治难产热病，胎死腹中。或因顿仆，或从高坠下，或房室惊搐，或临产惊动太早，触犯禁忌，产时未到，经血先下，恶露已尽，致胎干子死身冷，不能自出。但视产妇面赤舌青是其候，面青舌赤，母死子活，唇青吐沫，子母俱毙。又有双怀，或一死一活，其候犹难知，须临期观变。

熟地黄（洗，切，焙干，酒炒）　真蒲黄　大当归　交趾桂　杨芍药　军姜（去皮）　粉草（各一两）　小黑豆（四两）　百草霜（五钱）

上为末。每用二钱。米醋半合许，沸汤六七分浸起[2]，温服。疑贰之际，且进佛手散，酒、水合煎，三二服探之。若未死，子母俱安，若胎已死，立便逐下。的知其胎死进此药，后更进香桂散，须臾如手推下。常用催生，更加好滑石末半两，葵子五十粒，捶损黄柞叶七八皮、葱白二寸，顺流水煎汤调下。方内用滑石能利小便，黄柞叶行气逐血，葱白内通阳气，气盛血行即产。祖宗以来，用此药救疗，不知其几。

香桂散

下死胎。

麝香（半钱，别研）　官桂末（三钱）

上和匀，作一服，温酒调下。须臾，如手推下。真珠研末，酒调一匕服，亦效。未效，再多服。

夺命丸

专治小产，下血至多，而子死腹中。其人增寒，手指、唇口、爪甲青白，面色黄黑。若胎上抢心，则绝闷欲死，冷汗自出，喘满不食。或食毒物，误服草药，伤动胎气，下血不止。胎尚未损，服之可安，胎已死，服之即下。

牡丹皮（去骨）　白茯苓（去黑皮）　桂枝（辛辣者，刮去粗皮）　桃仁（汤浸去皮尖，麸皮炒，去麸不用）　赤芍药（各等分）

上为末，炼蜜丸如弹子大。每服一丸，细嚼，淡醋汤下。速进两丸，至胎腐烂腹中危甚者，亦出。

养正丹

治难产，子死腹中，昏沉脉微，每服一百二十粒，浓煎乳香汤服，两手更把石燕子各一枚，即当胎下人活。或只用朴硝末，每服二钱，童便好酒调下，效。（方见大方科痼冷类）

备急丸

治妊妇热而大便秘，脉实死胎，皆不知人。温水下七丸，即活。（方见大方科救急类）

蛇蜕散

治妊妇欲产时，不肯伸舒行动，多是曲腰眠卧忍痛，儿在腹中，不能得转，故脚先出，谓之逆生。须臾不救，母子俱亡。

上用乌蛇蜕一条，蝉蜕二七个[3]，血余一握，并烧为灰，分二服，温酒调，并进二服，仰卧霎时。或用小绢针于儿脚心刺三七刺，用盐少许擦刺处，即时顺生，母子俱活。

七圣散[4]

临产腰疼，方可服之。

延胡索　没药　白矾　白芷　姜黄　当归　桂心（各等分）

---

① 鸡头：上科本作“鸡豆”。
② 浸起：文渊本作“侵起”，非。
③ 二七个：文渊本作“七个”。
④ 七圣散：文渊本作“妙圣散”。

上为末，临产阵痛时，烧铧刃铁（犁头是也[①]）令通赤，淬酒，调下三钱，服一二杯，立产。

乳珠丹

上用乳香研细，以猪心血为丸，梧桐子大，朱砂为衣，日干。每服一粒。如催生，冷酒化下，良久未下，再服一粒。若大段[②]难产，以莲叶心蒂七个，水二盏，煎至一盏，放温，化下一粒。良久未下，可再服之。效验如神，无有不下者。如胞浆先下，恶水来多，胎干不得卧[③]时，须先与四物汤及通真丸，补养其血气（方见后）。次更浓煎葱汤放冷，令坐婆洗产户，须是款曲洗，令气上下通畅后，更用酥调滑石末，涂产户里。次服前催生药，则万全矣。如胎死不下者，用黑豆三合，好醋半升，煮令豆烂，取汁一盏，放温，化下药一粒，须臾下矣。万一未下，亦可再服。如胎下胞衣不下者，服此亦便下。若胎横逆不顺，即先服神应黑散，再服此药复以催之。合药时要五月五日午时极妙，或七月七日、三月三日及初上辰日亦可。

神验散

产妇坐草时，取路旁旧草马[④]一只，用鼻络小耳绳烧灰，温酒调服。如得左足者男，右足者女，覆者儿死，侧者有惊，自然理也。似非切要之药，催生极验。

如意散

临产腰疼，方可服之。

人参（为末）　乳香（各一钱）　辰砂（二钱）

上同研，临产时急用鸡子清一个调药末，再用生姜自然汁调开冷服。如横生倒生，即时端顺，子母平善。

一字神散

治子死胎不下，胞破不生，此方累效，救人几万数。鬼臼不以多少，黄色者，去毛碾为末，及细如粉，不用罗，以手指捻之。每服二钱，用无灰酒一盏，同煎至八分，通口服，立生如神。

疗难产日久

气力乏，不能生，兼恶露出尽，胞干不产。

上用赤小豆二升，以水九升，煮熟取汁，入炙了明阿胶一两，同煎少时，一服五合，未效再服，不过三四服即产。此古方，用之极验。

又方

救产难经日不生。

上用云母粉半两，温酒调服，入口当产，不顺者即产，神效。

治横逆

产理不顺[⑤]，手足先出，或子死腹中。

上以伏龙肝细研，每服一钱，酒调服，儿头戴出，妙。更用搽产母脐中，亦效。或用菟丝子末、车前子末酒调服。一方，取其父名书其足上，即顺生。

治死胎不下方

其证指甲青、舌青，胀闷甚者，口中极臭。先以平胃散一贴作两服，每服酒水各一盏，同煎至一盏，却投朴硝半两研细，再煎三五沸倾出，候微温服尽，其胎即化血水而下。（方见大方科脾胃类）

治产难胞衣不出方

儿死腹中，欲绝，半夏、白蔹各一两

---

① 犁头是也：文渊本作“烧镡刃铁（牛头是也）”。

② 大段：十分。

③ 卧：诸本同。《妇人良方》“神妙乳砂丹”方中，此字作“下”，可参。

④ 马：《妇人良方》作“鞋”，可参。

⑤ 文渊本作“治横生逆产神方”，可参。

为末，酒服一钱。若产难，只一服，横生二服，倒生三服，儿死四服。或加代赭、瞿麦各二两为佳。

单方

治难产，日月未至，而痛如欲产者。

上以知母二两为末，蜜丸鸡头大，温酒化一丸服。

如圣膏[①]

治难产胎衣不下，及生产数日，并死胎不下者，效。

上用蓖麻子一两去壳、雄黄二钱研细成膏，涂母右脚心，才下即速洗去。不洗则肠出，用此膏子涂顶上，肠自入，如圣之妙。

夺命丹

治产讫，血流入胎衣中，为血所涨不得下，治之稍缓，胀满腹中，上冲心胸，疼痛喘急。服此以逐去衣中之血，血散胀消，胎衣自下。

附子（半两，炮，去皮脐）　牡丹皮（一两）　干漆（一分捣碎炒烟尽）

上为末，酽醋一升，大黄末一两同熬成膏，和药丸如梧子大。温酒不拘时，下五七丸。

牛膝汤

治产儿已出，胞衣不下，脐腹坚胀，急痛甚，及子死腹中，不得出者。

牛膝（酒浸）　瞿麦（各一两）　滑石（二两）　赤小豆（二合半）　当归（酒浸）　木通（各一两半）　葵子（一两二钱半）

上锉散。每服三钱，水二盏煎，不拘时服。

花蕊石散

治胞衣不下及恶露不行，服之神效。（方见大方科失血类）

灸法

治横生逆产，诸药不效，灸右脚小指尖头三壮，艾炷[②]如小麦大，下火立产。

方产[③]戒忌

不可便饮酒，多以酒调药服之，酒散五脏四肢，致成百病。凡一切药，止用水煎为上。一两服后方可。

产　后

黑神散

治产后恶露不尽，或胎衣不下，攻冲心腹，胸膈痞满，或脐腹坚胀撮痛，及神昏血晕，眼花口噤，产后瘀血诸疾。（又名乌金散）

熟地（生也可用）　蒲黄　当归　干姜（炮）　桂心　芍药　甘草（炙各一两）　黑豆（半升，炒去皮）

上为末。每服二钱，酒半盏，童便半盏同煎调下。或去蒲黄用绵附，量虚实用之。

黑龙丹

治产后一切血疾，产难，胎衣不下。危急恶疾垂死者，但灌药得下，无不全活，神验不可言。因惊败血上冲，心痛、头痛欲死，大效。

当归　五灵脂　川芎　良姜　熟地黄（各一两）

上细锉，以沙合盛，赤石脂泯缝，纸筋盐泥固济，炭火十斤，煅令通赤，去火候冷，取开，看成黑糟色，取出细研，却入后药：

百草霜（五两）　硫黄　乳香（各一钱半）　花蕊石　琥珀（各一钱）

---

① 如圣膏：文渊本作“如圣方”。

② 艾炷：文渊本作“艾壮”。

③ 方产：文渊本作“方中”，非。

上细研，与前药再研，和匀，米醋煮面为丸如弹子大。每服一丸，炭火烧令通赤，投于生姜自然汁与童子小便，入酒，漉出研细，用其酒调下。

血竭散[1]

治产后败血冲心，胸满上喘，命在须臾。宜服。

真血竭（如无，以紫矿代） 没药

上等分。轻手研细，频筛再研，取尽为度。每服二钱，用童便合酒半盏，煎一沸，温调下。才产下一服，上床良久再服，其恶血自循下行，更不冲上，免生诸疾。

芸苔散

治产后血气冲心，不记人事。

芸苔子 生地黄（各等分）

上同研，入生姜七片，酒水各半盏，童便少许，煎五分服。

奇效方

治产后血上心，已死。

上用真郁金烧存性，为末，酽醋一合调，灌之立活。

半夏茯苓汤

治产前胸中宿有痰饮，产后多致眩晕。

半夏（汤洗） 白茯苓（去皮） 陈皮（去白） 白术（各一两） 丁香 缩砂（各五钱） 粉草（三钱）

上锉散。每服四钱，生姜三片，乌梅一个煎，食前温服。

牡丹散

治产后血晕，闷绝狼狈。若口噤[2]，挑开灌之，必效。

牡丹皮 大黄（蒸） 芒硝（各一两） 冬瓜子[3] 桃仁（三七粒，去皮尖）

上锉散。每服五钱，水三盏，煎至一盏半，芒硝再煎，分二服。欲产时，先煎下，以备缓急[4]。

芎归汤

治产后去血多，眩晕，顷刻害人，多服取效。心闷气绝，红花末酒调一匕服。未效，并服。（方见前）

又方

松烟墨二钱，火煅通红，窨灭火气，为末，半匕。温酒调京墨亦可。

又方

旧漆器烧微烟，逼面熏之，却不可太甚，恐虚怯人，不禁。

又方

韭菜切入藏瓶中，以热米醋浇，纸密封瓶口，勿令泄气，以瓶嘴向产妇熏，立醒。

又方

用半夏末少许吹入鼻中。

加味五积散

治产后败血不散，阴阳相胜，作为寒热，入米醋[5]半合煎。或外感寒邪，头痛体疼，发热不退，除木香、南香[6]，加生姜、枣子煎（方见后）。产后伤寒，多因血虚，以下诸方选用。至于竹叶石膏汤、单小柴胡汤，虽是伤寒退热之剂，更宜审订，似难轻用，恐致夭枉。

玉露散

治产后乳脉不行，身体壮热，头目昏痛，大便涩滞，悉能治之。凉膈压热，下乳。

---

① 从“血竭散”起至下页“增损四物汤”前，内容与文渊本迥异。与上科本同。

② 口噤：王氏本夺“口”字。

③ 冬瓜子：此下原本缺剂量。

④ 缓急：紧急。

⑤ 入米醋：王氏本夺“米”字。

⑥ 南香：王氏本作“茴香”。

人参　白茯苓　甘草（各半两）　苦梗（炒）　川芎　白芷（各一两）　当归（一分）　芍药（三分）

上锉散。每服二钱，水一盏煎，温服。如烦热甚大便秘者，加大黄二钱半。

逍遥散

治产后血虚发热，感冒热潮，身疼头重，心忪口干。（方见前）

知母汤

治产后乍寒乍热，通身温壮，心胸烦闷。

知母（三两）　芍药　黄芩（各二两）　桂心　甘草（各一两）

上锉散。以水五升，煮取半，分三服。或不用桂，用生地黄。

增损四物汤[①]

治因产劳伤血气。盖血属阴，气属阳，血气一伤[②]，阴阳不和，以致乍寒乍热。

当归　人参　芍药　川芎　干姜（炮。各一两）　甘草（四钱）

上锉散。每服四钱，水一盏，生姜三片煎，热服，不拘时候。

五苓散

治产后烦渴，潮热。枇杷叶去白毛蜜涂炙、麦门冬二十粒去心，煎汤服。（方见大方科伤暑类）

黄芪益损汤[③]

治产后血虚自汗，痰嗽寒热，口淡微泄，服燥剂不得者，宜服。（方见大方科虚损类）

竹叶防风汤

治产后伤风，发热，面赤，喘而头痛。

淡竹叶（半把）　防风　人参　桂枝　苦梗　甘草（各半两）　葛根（一两半）

上锉散。每服三钱，生姜三片，红枣一枚煎，温服，使汗出。颈项强，用附子炮去皮脐，锉如豆大，炒一钱同煎。呕，加半夏少许。

阳旦汤

治产后伤风，十数日不解，头微痛，恶寒，时时有热，心下坚，干呕汗出。

桂枝　芍药（各一两半）　甘草（炙）　黄芩（各[④]一两）

上锉散。每服三钱，水一盏，生姜三片，枣子一枚煎，不拘时候温服。自汗多，加炮熟附子一枚。渴者，去桂，加瓜蒌一两半。下痢，去芍药，加干姜一两半。心下悸，去芍药，加茯苓二两。虚劳里热者，正药主之。煎时入少胶饴为佳[⑤]。若脉浮紧，无汗，发热者，勿与服。

柴胡地黄汤[⑥]

治产后恶露方下，忽然断绝，昼日明了，暮则谵语，寒热往来，如见鬼状。此由热入血室，不即治之，诸变不测。

北柴胡（去芦，二两）　半夏（汤洗[⑦]）　条参（去芦）　黄芩（各一两）　粉草（五钱）　生干地黄（二两）

上锉散。每服四钱，水一盏半，生姜三片，红枣一枚煎服。未效，再服四物汤加北柴胡。有痰，加半夏。

神效白散子

治产后痰血结滞，发为潮热，心胸如火，烦躁口干，诸药不效。

---

① 增损四物汤：文渊本作“加减四物汤”。
② 一伤：文渊本作“两伤”。
③ 黄芪益损汤：文渊本作“黄芪金损汤”。
④ 各：文渊本夺“各”字。
⑤ 为佳：文渊本作“一匙服”。
⑥ 柴胡地黄汤：文渊本作“生干地黄汤”。
⑦ 汤洗：文渊本作“温洗”。

大川乌（去皮脐[①]） 南星 半夏 白附子（各一两） 羌活（去芦） 黄芩（各五钱）

上生用，锉散。每服三钱，生姜五片，水一盏半，煎服效。

大调经散

治产后血虚，恶露未消，气为败浊凝滞，荣卫不调，阴阳相乘，增寒发热，或自汗，或肿满。皆气血未平所致。

大豆（炒去皮，一两半） 茯神（一两） 真琥珀（一钱）

上为末。浓煎乌豆、紫苏汤下。喘急烦满，小便不利者，亦效。

枳术汤

治心下坚大如盘，边如旋盘，水饮所作，名曰气分。

枳实（麸炒，去穰，一两半） 白术（三两）

上锉散。每服四钱，水一盏半煎，温服。腹中软，即当散也。

夺魂散

治产后虚肿，喘促。利小便则愈。

生姜（三两，取汁） 半夏（汤洗去滑） 白面[②]

上用姜汁搜面，裹半夏为七饼子，炙焦熟为末。熟水调一钱。小便利为效。

小调经散[③]

治产后因惊，败血上干于心，乍见鬼神，言语颠倒，昏闷发狂，烦躁，卧起不安。

没药（别研） 琥珀（别研） 桂心 赤芍药 当归（各一两） 细辛（去叶） 麝香（半钱[④]）

上为末。每服半[⑤] 匕，加上龙脑少许，生姜自然汁、温酒少许，调匀服。服后三药亦效。

大圣散

加朱砂，酸枣仁汤下，效。（方见后）

苏合香丸

童便调服，即醒。（方见大方科中气类）

妙香散

生干地黄、当归汤调，立效。（方见大方科心恙类）

又大圣散

治产后血虚，肉理不密，故多汗，因遇风邪搏之，则变痉[⑥]，口噤不开，背强而直，如发痫状，摇头马鸣，身反折，须臾十发[⑦]，气息即绝。宜速斡开口，此药灌之，稍缓即汗出，如两手[⑧] 拭不及，不可治。宜加大川乌、细辛、防风、嫩黄芪妙。（方见后）

大豆紫汤

治产后百病，或中风痱痉，背强口噤，直视[⑨] 烦热。

独活（一两半） 大豆（半升） 酒[⑩]（二升）

上以酒先浸独活，煎一二沸，别炒大豆极焦，烟出，急投酒中，密封，候冷，去豆。每服一二合许，得少汗则愈。日数十服。此汤能去风，消血结，如妊娠折伤，胎死腹中，服此差。

---

① 去皮脐：文渊本无“脐”字。

② 原本缺剂量，《三因方》作“半夏（七个），白面（三两）”，可参。

③ 小调经散：文渊本作“大调经散”，疑非。

④ 半钱：上科本作“二钱”。

⑤ 半：此下《三因方》有“钱”字，可参。

⑥ 变痉：文渊本作“变痓”。

⑦ 十发：文渊本作“一发”。

⑧ 两手：文渊本作“雨手”，非。

⑨ 直视：文渊本作“有时”。

⑩ 酒：文渊本作“黄酒”。

独活寄生汤

治产后血虚生风，手足抽掣，筋脉挛急，时发搐搦[1]，半身不遂。或因劳役太早，风邪乘间[2]而入，服之立愈。有痰，间服[3]加味寿星丸。（方见大方科腰痛及风科通治类）

济危上丹[4]

治产后所下过多，虚极生风，唇青，肉冷，汗出，目瞑，命在须臾。却不可用正风药，亟投此。

乳香　硫黄　五灵脂　太阴玄精石　陈皮　桑寄生　阿胶　卷柏（生。各等分）

上将前四味同研匀，石器内微火炒，勿令焦了，再细研，后入余药为末，用生地黄汁丸，梧子大。温酒或当归酒下二十丸，食前服。

麻黄根散

治产后虚汗不止。

当归　黄芪　麻黄根　牡蛎（煅为粉）　人参　粉草（各等分）　小麦（二合）

上锉散。每服四钱，水一盏煎，温服，不拘时候。

立效方

凡产后忽冒闷汗出，不识人者，暴虚故也。破鸡子三枚，吞之便醒，若未醒，可与童子小便一升，甚验。丈夫小便亦得，切不得用病人者。又若久不识人，或时复发者，此为有风，因产血气暴虚，风行脉中故也。若产后去血多者，又增此疾，与鸡子不醒者，可急作竹沥汁，一服五合，须臾不定，再与五合，频与三五服，差。

七珍散

治产后虚弱，败血停积，上闭心窍，舌强不语。

人参　石菖蒲　生干地黄　川芎（各一两）　细辛（一钱）　防风　朱砂（别研，各半两）

上为末。每服一钱，薄荷汤调，不以时服[5]。

孤风散[6]

治产后闭目不语，白矾一钱，熟水调服。

愈风散[7]

疗产后中风，口噤，牙关紧急，手足瘈疭。

举卿　古拜（即荆芥也）

上略焙为末。每服二大钱，酒调下，有神圣之功。或用荆芥加当归、前胡服[8]，甚则煎一盆浓汤，坐病者其中，先熏后淋沃，名荆芥汤。角弓反张，以豆淋酒下，尤快。

交加散

治产后中风。

生地黄（五两研取汁）　生姜（五两，研取汁）

上交互以汁浸滓一夕，次日各炒黄渍[9]尽为度，干为末，酒调服。平日腹痛，酒下三钱，产后尤不可缺。女人荣卫不通，经脉不调，腹痛如撮，气多血少，结聚为瘕，及血风口噤，项强，头痛，壮热，运[10]闷，并皆治之。用少酒尤速。

---

① 搐搦：文渊本作“谵语”。

② 间：间隙。

③ 有痰，间服：文渊本作“后再服”。间：再，又。

④ 济危上丹：文渊本作“济老上丹”。

⑤ 不以时服：文渊本无此四字。

⑥ 孤风散：文渊本作“解语散”。

⑦ 愈风散：文渊本作“圣功散”。

⑧ 前胡服：文渊本作“煎顿服”，义胜可参。

⑨ 渍：此下《本事方》有“汁”字，可参。

⑩ 运：眩晕。

产后血衄，血闷筑[①]心，眼倒欲亡者，如上汤引服。噤甚，灌之立效。

趁痛散

治产后身体疼痛，不能转侧，手足不能动摇。

当归　黄芪　牛膝　肉桂　白术（各半两）　甘草（一分）　独活（二分）

上锉散。每服五钱，水五盏煎，滤作二服，或入薤白二个，生姜三片。此证产后百节开张，血脉流走，遇气弱，则经络分肉之间，血多留滞，累月不散，则骨节不利，筋脉急引，故腰背不能转侧，手足不能动摇，身弱[②]头痛。若以伤寒治之，则汗出而筋脉动摇[③]，手足厥冷，变生他疾。服此可默除之。

如神汤[④]

加桃仁、木瓜煎。治产后余血不尽，流入腰脚，疼痛至甚。（即加味五积散。方见后）

五香连翘汤

除大黄，入竹沥少许煎。治恶露方行，忽然断绝，腰痛，两股如锥刀刺痛，皮肤或有坚赤肿处，恐为痈疡，急服此散。（方见疮肿科通治[⑤]类）

抵圣汤

治产后腹胀满闷，呕吐不定。

赤芍药　半夏　泽兰叶　人参　陈皮（各一分[⑥]）　甘草（一钱）

上锉散。每服一剂。用水一碗，生姜焙干半两，煎至半碗，分三服，热服。

产后呕逆不止方

橘红（一两）　半夏曲　甘草（各半两）　藿香（三两）

上锉散。每服二钱，水一盏，生姜三片煎，不拘时温服。

产后霍乱三方

渴而饮水者五苓散，不饮水者理中丸，虚冷者加附子，来复丹亦效。（方见大方科伤暑及泄泻、痼冷类）

芎附散

治产后败血作梗，头痛，诸药[⑦]不效者。

大附子一枚，酽醋一碗，用火四面炙透，蘸醋令尽，去皮脐，川芎一两同为末。每服二钱，茶清调下。虚人最效。

川芎茶调散

治产后虚热，头痛。（方见大方科头痛类）

芎乌散

治产后挟气，头痛不可忍。

上以大川芎、天台乌药皮为末[⑧]，称锤烧淬酒调下。

二母散

治产后恶露上攻，流入于肺经，咳嗽，宜服。如伤风痰喘，却以寻常伤风药治之。

知母　贝母　白茯苓　人参（各半两[⑨]）　桃仁　杏仁（并生，去皮尖，各一分）

上锉散。每服三钱，水一盏半煎，不以时温服。如觉腹痛，并服之，立有神效。

---

① 筑：硬结。

② 弱：《三因方》、《济生方》作“热”。可参。

③ 动摇：文渊本作“摇动”。

④ 如神汤：文渊本作“又方再”。

⑤ 通治：文渊本作“痈疡”。

⑥ 一分：《三因方》作“二钱”，可参。

⑦ 诸药：文渊本夺“药”字。

⑧ 为末：原本缺剂量，《济生方》作“等分”，可参。

⑨ 各半两：文渊本作“各一两”。

旋覆花汤

治产后血风，感寒暑湿，喘满[①]，痰涎壅甚[②]，咳嗽，坐卧不宁。

旋覆花　赤芍药　前胡　半夏曲　荆芥穗　五味子　茯苓　甘草（炙）　麻黄　杏仁（各等分[③]）

上锉散。每服四钱，姜五片，枣一枚煎，食前温服。

小参苏饮[④]

治产后血入于肺，面黑，发喘欲死，名孤阳绝阴。

人参（一两，别为末）　苏木[⑤]（二两）

上用水二碗，煮取一大碗，去滓，调参末，随时加减服，神效[⑥]。

大料煮芎䓖汤[⑦]

治产后荣血暴绝，气急喘促。（方见前，即佛手散）

四物汤

治产后血干，痞闷心烦，去地黄加人参、乌梅。（方见后）

牡蛎散[⑧]

治产后恶露淋沥不绝，心闷短气，四肢乏弱，不思饮食，头目昏重，五心烦热，面黄体瘦。

牡蛎　川芎　熟地黄　白茯苓　龙骨（各一两）　续断　当归（炒）　艾叶（酒炒）　人参　五味子　地榆（各半两）　甘草（一分）

上锉散。每服二钱，生姜三片，枣一枚煎，食前温服。

延胡索散[⑨]

治产后脐下痛，名儿枕痛，不可忍。此神药也。

延胡索　桂心（各半两）　当归（一两）

上为末。每服二钱，热酒调下，或用童便温暖调，尤快。

又方

五灵脂慢火炒为末，温酒服二钱。

紫金丸[⑩]

治产后恶露不快，腰痛，小便[⑪]如刺，时作寒热，头痛，不思饮食。及久有[⑫]瘀血，月水不调，黄瘦[⑬]，悉治之。

五灵脂（酒淘去石，焙干称，炒为末）　真蒲黄末

上以好米醋调五灵脂末，慢火熬成膏子，次以蒲黄末搜和丸，如樱桃大。每服一丸，水与童便各半盏煎令化，温服，少顷再一服，恶露即下。久有瘀血成块，月信不利者，并用酒磨下。及治心腹痛欲死，百药不效。

羊肉汤

疗虚，及产妇腹中痛，虚眩不能[⑭]支持，两胁当脐急痛，气上冲，前后相引痛，治之如神。

精羊肉（四两）　当归　川芎（各半两）　生姜（一两）

上锉散。以水十盏，煎三盏，掠去沫，去滓，分四服，空心热服一日。来日

---

① 满：文渊本作“促”。
② 甚：文渊本作“盛”。
③ 各等分：文渊本作“各一分”。
④ 小参苏饮：文渊本作“人参思散”，“思”，音近之误。
⑤ 苏木：文渊本作“思木”。
⑥ 神效：文渊本无此二字。
⑦ 文渊本作“大发煮芎汤”，疑有误。
⑧ 牡蛎散：文渊本作“人参散”。
⑨ 延胡索散：文渊本作“正气子散”。
⑩ 紫金丸：文渊本作“千金丸”。
⑪ 小便：上科本作“小腹”。
⑫ 久有：文渊本无此二字。
⑬ 黄瘦：此下有“不思饮食久有”六字，疑是错简。
⑭ 不能：文渊本作“不去”。

再作，两日滓合为一日煎，当一剂服。

经效方

疗产后血气，胁肋胀满。

当归（八钱）　芍药　苦梗　槟榔　枳壳（各四钱）　桂心　青木香　柴胡（各三钱）

上锉散。水二升，煎取八合，空心，分温二服。

人参当归散

治产后阴虚[①]生内热，烦闷不安。

人参　当归（去尾）　麦门冬（去心）　干地黄　桂心（各一两）　芍药（二两）

上锉散。每服四钱，水二盏，先将粳米一合，淡竹叶十片，煎至一盏，去米、叶入药并枣三枚煎，食前服。地黄用生干者，虚甚则用熟者。

蒲黄散[②]

治产后虚烦，必效。蒲黄不以多少，纸上炒，每一钱，东流水调，不拘时服。

熟地黄汤[③]

治产后虚渴不止，少气脚弱，眼昏头眩，饮食无味。

熟干地黄（一两）　人参（三两）　麦门冬（去心，三两）　瓜蒌根（四两）　甘草（半两）

上锉散。每服四钱，水二盏，糯米一撮，生姜三片，枣三枚煎，食前服。

当归芍药散

血渴。（方见前）

草果饮子

治产后疟疾，寒热相半[④]者，或多热者。

半夏（汤洗）　赤茯苓　草果（炮[⑤]，去皮）　甘草　川芎　陈皮　白芷（各二钱）　青皮（去白）　良姜　紫苏[⑥]（各一钱）　干葛（四钱）

上锉散。每服三钱，生姜三片，枣二枚，水一盏半煎。当发日早，连进三服，无不安者。

生熟饮子

治产后疟疾多寒者。

肉豆蔻　草果仁　厚朴（生，去皮）　半夏　陈皮　甘草　大枣（去核）　生姜（各等分）

上锉散，和匀，一半生，一半以湿纸[⑦]裹，煨令香熟，去纸，与生者和匀。每服五钱[⑧]，水二盏煎，食前一服，食后一服。

石子汤[⑨]

治产后虚羸喘乏，乍寒乍热如疟，四肢疼痛，面色萎黄，名蓐劳。

猪肾（一双，去脂膜，四破）　香豉（或无，用知母）　葱白　粳米　当归　芍药（各二两）

上锉散，分作两剂[⑩]，用水三升，煮取十[⑪]小碗，分三服。或用人参无芍药。

人参鳖甲散

治产后蓐劳，皆由在产内未满百日，体中虚损，血气尚弱，失于将理，或劳动作伤，致成蓐劳。其状虚羸[⑫]，乍起乍

---

① 阴虚：上科本作“阳虚”。

② 文渊本作“麻黄散”。

③ 熟地黄汤：文渊本作“地黄汤”。

④ 半：当为“伴”。

⑤ 炮：文渊本无此字。

⑥ 紫苏：文渊本作“紫思”。

⑦ 湿纸：文渊本作“温纸”，疑非。

⑧ 每服五钱：文渊本作“每一服主”，疑有误。

⑨ 石子汤：文渊本作“床子汤”。

⑩ 两剂：此下《三因方》有“每一剂”三字，可参。

⑪ 十：上科本作“一”。

⑫ 虚羸：文渊本作“虚弱”。

卧，饮食不消，时有咳嗽，头目昏痛，发歇无常，夜有盗汗，寒热如疟，背膊拘急，沉重在床，服此大效。

人参　桂心　桑寄生　当归（去尾）　白茯苓　白芍药　桃仁（去皮尖）　熟地黄（洗蒸）　麦门冬（去心）　甘草（各半两）　续断（一分）　牛膝（三分）　鳖甲（炙）　黄芪（各一两）

上为末，每服先以猪肾一对去脂膜，用水二大盏，生姜半分，枣三枚，煎至一盏，去猪肾、姜、枣，入药末二钱，葱三寸，乌梅一个，荆芥五穗煎，空心，晚食前温服，神妙。

人参散

治产后虚羸，脾胃乏弱，四肢无力，全不思饮食，心腹胀满。

黄芪　人参　草果仁　厚朴　附子（各一两）　白术　当归　白茯苓　木香　川芎　桂心　甘草　陈皮（去白）　良姜　诃[①]　黎勒皮（各半两）

上锉散。每服四钱，生姜三片，枣一枚煎，不以时温服。

黄芪散[②]

治产后风虚，劳损[③]羸瘦，不思饮食，四肢疼痛。

黄芪　白术　木香　羚羊角屑　人参　当归（去尾）　桂心　白芍药　川芎　白茯苓（各半两[④]）　甘草（一分）

上锉散。每服三钱，生姜三片，红枣二枚煎，不以时温服。

小调经散

产后性理郁发，喘急，桑白皮、杏仁煎汤调下。（见前）

丁香散

治产后心烦，咳逆不止。

丁香　白豆蔻仁（各半两）　伏龙肝（一两）

上为末，煎桃仁、吴茱萸汤调下一钱，如人行五里，再服。

石莲散

治咳逆，呕吐，心怔，目晕，不[⑤]思饮食。

石莲肉（炒，两半）　白茯苓（一两）　丁香（半两）

上为末。每服三钱，米饮调，不以时服。

固经丸

治产后血崩不止，或因餐极酸咸物过度。

艾叶　赤石脂（煅）　补骨脂　木贼（各半两）　附子（一个，炮）

上为末。陈米饮丸，梧子大。食前，温酒下二十丸，米饮亦可。盖此证非轻病，况产后有此，是谓重伤。恐不止咸酸不节而致，多因惊忧恚怒，脏气不平，或产后服断血药太早，致恶血不消郁满作坚，亦成崩中。此药自难责效，不若大料煮芎䓖汤加芍药，候定，续次随证诸药治之[⑥]为得。小腹满痛，肝经已坏，难治。

（《局方》大顺散　除杏仁，用醋煮附子，依等分入效）

加味五积散

治产后因食动伤，腹痛至甚，水谷不化，洞泄肠鸣。除麻黄，加高良姜、熟绵附、生姜、乌梅、红枣煎。（方见后）

---

① 诃：文渊本作“阿”。

② 黄芪散：文渊本作“羚羊散”。

③ 劳损：文渊本无“损”字。

④ 各半两：文渊本作“各半”，夺“两”字。

⑤ 不：原本作“可”，据上科本、王氏本改。

⑥ 治之：文渊本作“治不”，非。

四君子汤

治产后腹微疼，泄泻不止。乌梅、陈米煎汤调服。（方见小方科通治类）

的奇散

治产后泄泻，恶露不行，此余血渗入大肠为泻，分过则愈，虽洞泄不禁，下青黑色物亦验。大荆芥四五穗，于盏内燃火烧成灰，不得犯油火，入麝香少许研，沸汤一二呷调下。此药虽微，能愈大病，勿忽。

黄连阿胶丸

治产后热证，下痢全赤，烦渴发热，小腑不利。每服三十丸，陈米、乌梅汤下。（方见大方科咳嗽类）

理中汤

治产后虚证，下痢纯白，腹痛，里急外重，手足冷，加木香、煨肉豆蔻，每服三钱，陈米、盐乌梅煎，空心服。（方见大方科泄泻类）

真人养脏汤

产后虚弱，冷热不调，下痢赤白，或有脓血，里急后重，脐腹疙痛，日夜无度，宜服。（方见大方科泄泻类）

阿胶枳壳丸

治产卧[1]水血俱下，肠胃虚竭，津液不足，大便秘涩。

阿胶（蚌粉炒）　枳壳（各等分）

上为末，炼蜜丸，梧桐子大，别研滑石为衣。温水下二十丸，半日未通，再服。又一方，蜜兑法。（见大方科秘涩类）

又方

用葱涎调好茶为丸，复以茶吞下，必通。或用葱白[2]十数茎，浓煎，点茶，连葱嚼服，神效。不动真气。

又方

四物汤[3]去熟地黄，用生地黄，加青皮去穰煎服，效。

苏麻粥[4]

治产后有三种疾，郁冒[5]则多汗，汗[6]则大便秘，难于用药，惟此方效。（方见大方科秘涩类）

木通散

治产后小便不通。

木通　大麻仁　葵子　滑石　槟榔　枳实　甘草（各半两）

上锉散。每服三钱，水一盏半煎，温服不拘时候。

灸法

治产后小便不通，腹胀如鼓，闷乱不醒。缘未产之前，内积冷气，遂致产时尿胞运功不顺。用盐于产妇脐中填，可与脐平，却[7]用葱白剥去粗皮，十余根作一束。切，作一指厚，安盐上，用大艾柱满葱饼子大小，以火灸之，觉热气直入腹内，即时[8]便通，神验不可具述。

茅根汤

治产后诸淋，无问冷、热、膏、石、气结，悉主之。

白茅根（四两）　瞿麦穗　白茯苓（各二两）　葵子　人参（各一两）　蒲黄　桃胶　滑石　甘草（各半两）　紫贝（五个烧）　石首鱼头中石（十个烧）

上锉散。每服四大钱，生姜三片，灯

---

① 卧：《妇人良方》作“后”，可参。

② 葱白：文渊本作“葱白头”。

③ 四物汤：文渊本作“活血养脏汤”。

④ 苏麻粥：文渊本作“生液方”。

⑤ 郁冒：昏冒神志不清。

⑥ 汗：《本事方》作“多汗”，义胜，可参。

⑦ 却：再。

⑧ 时：原本作“特”，形误。据魏本、文渊本、上科本改。

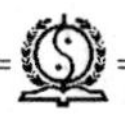

心二十茎煎，温服。或为末，木通煎汤调下二钱。如气壅，木通、橘皮煎汤调下。

桑螵蛸散

治产后小便数，及遗尿。

桑螵蛸（十五个，炒）　鹿茸（酥炙）　黄芪（各一两半）　牡蛎（煅）　人参（去芦）　厚朴（去粗皮，姜汁炒）　赤石脂（各一两）

上为末，空心，粥饮调下二钱。一方，无厚朴、石脂，有甘草①、生姜。不禁，加龙骨。

蒲黄散

治产后大小便不利，下血。

车前子　黄芩　蒲黄　生地黄　牡蛎　芍药（各一分）

上为末，空心，米饮服方寸匕。忌面、蒜。

当归散

治阴下脱。

当归　黄芩（各一两②）　芍药（半两一分）　牡蛎（煅，一两二钱半）　猬皮（烧存性，二钱半）

上为末。每服二钱，温酒或米饮调下。忌登高举重。

硫黄散

治产后劳，阴脱。

硫黄　乌贼鱼骨（各一两）　五味子（一分）

上为末，掺患处。

熨法

蛇床子炒，乘热布裹熨患处。下治产后阴痛。

桃仁膏

治产后阴肿妨闷。

桃仁（去皮尖，研膏）　枯矾（末）　五倍子（各等分。末）

上以末药桃仁膏拌匀，敷之。

硫黄汤

治产劳，玉门开而不闭。

硫黄（四两）　吴茱萸　菟丝子（各一两半③）　蛇床子

上锉散。每服四大钱。水一碗，煎数沸，去滓，洗玉门，日再④洗。

樗枝散

治产后子肠下出，不能收者，年深者皆治之。

樗枝（取皮，焙干，一两⑤）

上用水五升，连根葱五茎，汉椒一撮，煎至三升，去滓倾在盆内，乘热熏，候通手淋洗。如冷，倾入五升瓶内再煎一沸，依前用，一服可作五度用。洗了睡少时。忌盐藏鲊酱湿面发风毒物，及用心力房劳等事。

又方

枳壳去穰二两煎，候温，浸良久⑥即入。

又方

老鸦酸草一握，煎汤，用草坐不开孔，才熏可收一半，稍温下手洗，并收入而安。

当归养血丸

治产后恶血不散，发渴，疼痛，及恶露不快，脐腹坚胀。兼室女经候不匀，赤白带下，心腹腰脚疼痛。

当归　赤芍药　牡丹皮　延胡索

---

① 甘草：从此下至“人参养血丸”下之“羸瘦不复常者”句，约2千字与文渊本内容迥异。

② 一两：上科本作“二两”。

③ 各一两半：上科本剂量在“蛇床子”后，可参。

④ 再：两次。

⑤ 一两：上科本作“一握”。

⑥ 久：原本脱，据上科本、王氏本补。

（炒。各二两） 桂心（一两）

上为末，炼蜜丸，梧桐子大。温酒、米饮任下三五丸，食前服。痛甚，细嚼咽下。

四神散

治产后留血不消，积聚作块，急切疼痛，犹如遁尸[①]，及心腹绞痛，下利。

当归 芍药 川芎 干姜（炮，各等分）

上为末。每服二钱，温酒调下。

当归黄芪汤

治产后腰脚疼痛，不可转侧，自汗，壮热，身体强，气短。

黄芪 芍药（各二两） 当归（三两）

上锉散。每服四大钱，水一盏半，生姜五片煎，食前，温服。

四顺理中丸

治新产血气俱伤，五脏暴虚，肢体羸乏，少气，多汗。才产直至百晬[②]，每日常服，壮气，补虚，调养脏气，蠲除余疾，消谷嗜食。兼治产后脏虚，呕吐不止。

甘草（炙，二两） 人参 白术 干姜（炮。各一两）

上为末。炼蜜丸，梧桐子大。每服三十丸，空心，温米饮下。

当归建中汤

治产后劳伤，虚羸不足，腹中疞痛，吸吸[③]少气，小腹拘急，痛连腰背，时自汗出，不思饮食。产讫直至满月，每日三服，令人丁壮强健。

当归（四两） 桂心（三两） 白芍药（六两） 甘草（炙，二钱）

上锉散。每服四大钱，生姜三片，枣子二枚，水一盏半煎，去滓，入饴糖一块，再煎消服。崩伤内衄，加阿胶、地黄。

济阴丹

治产后百病，百日内常服，除宿血，生新血。令人有孕，生子充实。亦治男子亡血诸疾。

木香（炮） 茯苓 京墨（烧） 桃仁（去皮尖，炒。各一两） 秦艽 甘草（炙） 人参 桔梗（炒） 石斛（酒浸） 蚕布（烧） 藁[④]（各二两） 当归 桂心 干姜（炮） 细辛 牡丹皮 川芎（各半两） 川椒（炒） 山药（各三分） 泽兰 熟地黄 香附子（各四两。炒） 苍术（八两） 大豆卷（炒，半升[⑤]） 糯米（炒，一升）

上为末，炼蜜丸，每两作六丸。嚼细，食前，温酒、醋汤任下。

人参养血丸

治女人禀受怯弱，血气虚损。常服，补冲任，调血脉，宣壅破积，退邪热，除寒痹，缓中，下坚胀，安神，润颜色，通气散闷。兼治妇人怀身，腹中绞痛，口干，不食，崩伤，眩晕。及产出月，羸瘦不复常者。

人参 赤芍药 川芎 菖蒲（炒。各一两[⑥]） 当归（二两） 熟地黄（五两） 乌梅肉（三两）

上为末，蜜搜，杵数千下，丸如梧子大。每服五十丸至一百丸，温酒或米汤下，食前服。

单方

治产妇腹胀，痛不可忍，煮鼠粘根为饮，一服愈。

---

① 遁尸：流注的一种。
② 百晬：百日。
③ 吸吸：呼吸急促貌。
④ 藁：上科本作“藁本”。
⑤ 半升：上科本作“半斤”。
⑥ 一两：文渊本作“五两”。

捷径方

治用毒药攻胎。药毒冲心。外证牙关紧急，口不能言，两手强直，握拳头低，自汗身微热。外证与中风相似，但其脉浮而软[①]，十死一生。医多不识，若作中风治之，必死无疑。用白扁豆二两，生为末，新汲水调下，即效。

内灸散

治妇人产前、产后一切血疾。血崩虚惫，腹胁㽲痛，气逆呕吐，冷血、冷气凝积，块硬刺痛，泄下青白，或下五色，腹中虚鸣，气满坚胀，沥血腰疼，口吐青水。频产血衰，颜色青黄，劳伤劣弱，月经不调，下血堕胎。血迷，血运，血瘕，时发疼痛，头目眩晕，恶血上心，闷绝昏迷，恶露不干，体虚多汗，手足逆冷，并宜服之。

藿香叶　丁香皮　熟干地黄（洗焙）　肉桂（去粗皮。各一两半）　甘草（炙赤）　山药　当归（去芦，洗）　白术　白芷（各八两）　藁本（去芦，锉）　干姜（炮）　川芎　黄芪（去苗。各二两）　木香（一两）　陈皮（去白，四两）　白芍药（十两）　茴香（一两半）

上锉散。每服三钱，水一大盏，入生姜五片，艾一团，同煎至七分[②]，空心，食前热服，为末，温酒调下亦得。如产后下血过多，加蒲黄煎服。恶露不快，加当归、红花煎服。水泻，加肉豆蔻末煎服。呕吐，加霍香、生姜煎。上热下冷，加荆芥煎。但是腹中虚冷，血气不和，并宜服。产后每日一服，则百病不生。丈夫虚冷气刺，心腹疼痛，尤宜服之。

下乳汁

奇效方

麦门冬不拘多少，去心焙为末，酒磨真犀角约一钱，同麦门冬末二钱温酒调，不过二服便下，不以时候。

漏芦散

治乳妇气脉壅塞，乳汁不行。及经络凝滞，乳内胀痛，留蓄邪毒，或作痈肿，服此自然内消，乳汁通行。

漏芦（二两半）　蛇蜕（炙，十条）　瓜蒌（十个，急火烧存性）

上为末。每服二钱，温酒调，不以时服，仍吃热羹汤助之。

成炼钟乳粉

治乳妇气少血衰，脉涩不行，乳汁绝少。

上一味研细，每服抄二钱，浓煎漏芦汤调下。

母猪蹄汤

治如前。

母猪蹄（一只，治如食法）　通草（四两）

上以水一斗，浸煮得四五升，取汁饮。不下，更作。服了，用梳头木梳于乳上梳下，效。

青桑膏[③]

治乳硬作痛。

嫩桑叶，右[④]采研细，米饮调，摊纸花，贴病处。此证四十以下可治，五十以上不可治，治之则死，不治则自得终其天年[⑤]。

---

① 软：文渊本作“较”，形误。

② 以上三句，文渊本作“生姜五，艾一团，同煎至八分”，夺“片”字。

③ 青桑膏：文渊本作“青来膏”，非。

④ 右：文渊本、上科本作“左”，王氏本作“右”。

⑤ 终其天年：文渊本无此四字。

世医得效方　卷第十五

产科兼妇人杂病方

通　治

四物汤

（随证加味，宜酌量入）

当归　川芎　熟地黄（洗，焙，酒炒）　白芍药（各等分）

上锉散。每服四钱，水一盏半，煎至七分，去滓，食前热服，为末服亦可。若平常血气不调及常服，只用本方。春加当归，夏加芍药，秋加川芎，冬加地黄，各一两半，日二三服。妊妇作恶生寒，面青，不思饮食，憔悴，陈皮、枳壳、白术、茯苓、甘草。产后败血筑心，地骨皮、芍药。潮热，黄芩、地骨皮、柴胡。咳嗽，桑白皮、半夏、生姜、人参、甘草、北五味子、地骨皮。损孕下血不止，头痛，寒热，耳鸣，气血劳伤所致，黄芩、荆芥、生地黄、生姜、赤芍药。虚寒潮热，柴胡、地骨皮、白术、茯苓、甘草、秦艽、知母、黄芩、麦芽、贝母、人参、乌梅、枣子。心腹胀满，枳壳、青皮。虚汗，麻黄根。产后潮热，白术、北柴胡、甘草、牡丹皮、地骨皮。有热，黄芩。汗，加浮麦。肠风下血，槐角、槐花、枳壳、荆芥、黄芩、大腹皮、红内消、地榆、石榴皮、白鸡冠花，为散煎，一半为末，空心盐汤、旧酒调下。鼻衄吐红，竹青、蒲黄、藕节、半夏、丁香、诃子、桂花、红枣、飞罗面、白茅根、蚌粉。奶痈，连翘、慈菇子、红内消、白芷、菇片、荆芥、牛膝、山蜈蚣、乳香、没药、漏芦、生地黄。血风两胁筑疼，或盘肠成块，大黄、荜茇、乳香。胎动漏下不止，黄芪、侧柏、阿胶、甘草、续断。平常经血淋沥不断，或多或少，或赤或白，非时漏下，可多服有效。月水不通，野苎根、牛膝、红花、苏木，旧酒、水同煎。临产小腹紧痛，红花、滑石、甘草、灯心、葵子。闭经，枳壳、大黄、荆芥、黄芩、青皮、滑石、木通、瞿麦、海金沙、山栀子、车前子。安胎及胎漏下血，阿胶、大艾、甘草、蒲黄炒过。产后腹痛，血块攻肠，大艾、没药、好酒。产后病眼，北细辛、荆芥、羌活、甘草、菊花、木贼、石决明、草决明。女人赤眼头风疾，薄荷、清茶。赤眼生风，防风、黄芩。产后浮肿，气急腹大，喉中水鸡声，牡丹皮、荆芥、白术、桑白皮、赤小豆、大腹皮、杏仁、半夏、马兜铃、生姜、葱白、薄荷。月水不调，血崩，或多少或前后，呕逆心膨，陈艾、黄芪。血弱生风，四肢痹疼，行步艰难，乳香、人参、没药、麝香、甘草、五灵脂、羌活、独活、防风、荆芥、地龙、南星、白附子、泽兰，为末蜜丸，木瓜、盐汤下。血气膨胀，甘草、木香、枳壳、马兜铃、葶苈、紫苏、藿香、地黄，空心服。补血住崩，百草霜、败棕灰、月绵灰、蒲黄炒过、龙骨、白姜。血成片，地黄、藕节。黑血片，人参、白术；白血片，龙骨；青黄，木瓜；五色，生麝香、好酒；鲜红，温酒、盐汤。风疮赤肿，荆芥、牛蒡子、何首乌、甘草、防风、羌活、地黄、盐、酒。带下，肉桂、蒲黄、百草霜、甘草、黑豆、白术、延胡索、白姜、龙骨，空心，盐酒。血寒，甘草、乌梅、柴胡、桃柳枝。感风劳嗽，款冬花、知母、阿胶、半夏、麻黄、甘草、马兜铃、黄芩、杏仁、柴胡、姜钱、诃子、乌梅。月经久闭，肉桂、甘草、黄芪、姜钱、枣子、木通、红花。大便下血，四肢寒，膨胀，乃肠胃有风，槐花、枳壳、漏芦、荆芥、木香、白鸡冠花、木通、红内消、紫草、石榴皮、陈皮、黄芩、青皮、甘草、白茅根、槐角。虚泻，人参、川芎、白芷、蒲黄、炒阿胶、白术、茱萸、续断、干姜、黑附子、肉桂、黄芪、赤石脂、甘草，蜜丸，盐梅汤下。白带，用龙骨酒。胎前、产后、痢后风，乳香、龙骨、茱萸、木香、肉桂、苍术、牡丹皮、白薇、人参、甘草、泽兰、大椒、茴香，炼蜜为丸，木瓜酒下，亦治带下。赤白痢，陈米饮。心腹膨，炒姜、酒。血气，艾、醋汤。浑身劳倦，为末，炒姜、酒、陈青藁、盐，和调下。虚证四肢黄，甘草、牡丹皮、泽兰、白薇、苍术、桂心、茴香，蜜丸，盐汤、温酒下。呕逆，饮食不入，加白术、丁香、甘草、人参、缩砂、益智仁、胡椒。经行腹痛，腰背痛，芸苔、牛膝、红花、吴茱萸、庵蕳、甘草、银器、灯心，热服。虚渴，人参、干葛、乌梅、瓜蒌根。受胎，小肠气痛，木香、银器。胎前嗽，枳壳、甘草、款冬花、知母、马兜铃、半夏、木通、葶苈、人参、苦梗、麦门冬。脚肿，大腹皮、赤小豆、茯苓皮、生姜皮。产后不语，失音，诃子、人参、沙蜜[①]、百药煎。阴阳交合经脉行，赤石脂、黄芪、肉桂、百草霜、败棕灰、肉豆蔻、当归、木香、龙骨、白术、茯苓、地榆、藕节。胎气冲肝腰脚痹，行步艰难，枳壳、甘草、木通、连翘[②]、荆芥、地黄、羌活、独活、山栀子、灯心，空心服。气筑小肠痛，延胡索煎，效。常服，加茱萸，阳脏少使，阴脏多用。

莪术散

（随证加味，宜酌量入）

当归（去尾）　川芎　莪术（煨）　甘草　杨芍药　熟地黄（酒蒸洗）　茴香　白芷

上为末。每服二钱，盐、酒调下。月经不调，银器、灯心。安胎，黄芪、生地黄。补虚调气，生姜、红枣，遍身虚肿，当归、酒[③]。小便不通，滑石末。心虚发狂，朱砂研调。败血冲心，腹痛如刀刺，烧秤锤红淬酒，不退，五灵脂、酒。血闭身疼，炒姜、酒。吐酸水，丁香七粒煎汤。血风上攻，眼目浮肿，荆芥。小腹痛，木瓜。浑身浮肿，姜汤或葱汤。胃恶，藿香。头面肿，赤豆、荆芥汤。下血不止，木香汤。冷嗽，桑白皮、干柿。头痛，川芎、细辛。血风热潮，生姜、红枣。虚汗，麻黄根。吐不止，陈青蒿。血风腰疼，芸苔子槌碎。女人血结不通，手发挛急不知苦，荠菜一握，顺流水挒汁[④]。手足痹，樟柳

① 沙蜜：文渊本作“砂蜜”。

② 连翘：文渊本夺“翘”字。

③ 酒：文渊本无。

④ 挒（liè 列）汁：拧汁。文渊本作“柳汁”，疑非。

根浸酒。血海虚冷，大艾。腹胀不消，芝麻一合，炒姜、酒。月水不匀，当归浸酒。女人血气成块，筑心，银子、灯心。血崩，赤白带，真龙骨末，好红酒调。血风中心，狂言乱语，浑身壮热，桃柳枝七寸。血刺成块不散，庵蔺。女人癖气膈气，炒茴香、酒。妇人不问虚热伤风，血气潮热增寒①，一切百病，先以参服，随证汤引投之，服以他药调理，无不应验。冷嗽，猪血。心燥，猪肝、酒。催生，顺流水②、滑石、禹余粮、榆白皮坯子、乳香、葵子，酸车草汁煎汤，或黄柞叶垂下者。胎衣不下，再加莪术、地黄、竹青。行血，庵蔺、生地黄、红花、苏木、陈艾，减杨芍药加赤芍药梢。

加味五积散

厚朴（去粗皮，姜汁炒） 半夏（洗） 杨芍药 枳壳（去穰，炒） 木香 肉桂（各一两） 陈皮 白姜（一两三钱） 苍术（六两，米泔浸炒） 桔梗 香附子（炒，去毛） 茴香（炒） 粉草 人参（去芦） 茯苓（去皮） 川芎 当归（去尾） 川白芷（各一两）

上锉散。生姜、木瓜，入盐煎服。阴证伤寒，生姜、附子。血脉不匀，紫苏。气嗽，乌梅、姜钱。匀经，枣子、姜钱。补益血海，苏、盐。产后，生姜、醋炒陈艾。胃冷不纳食，陈皮、缩砂。赤白带，陈米。冷气疾，木香、茱萸。心躁，背筋急，头晕，腰脚酸，生干地黄、当归。脾虚，苏叶、粉草。月中被惊，或因争触，心头结块，五膈五噎，茴香、枣子。口苦舌干，吞酸噫气，此为胃冷，生姜、盐。腰痛，桃仁、木瓜、杜仲、川续断。身疼，秦艽。诸虚脾胃不和，羸瘦冷气，苏、盐。冷泻，炒过生姜、乌梅肉、豆蔻、陈米。

芎归汤

治产前、产后腹痛，体热，头疼，及诸疾才差了，未进别药③，即先服此。能除诸疾，逐败血，生新血。

川芎（二两） 川当归（三两）

上锉散。每服三钱，水一盏，酒二分煎，温服，为末亦可。将产，先安排两服煎，产了速进之，三日内日二服，三日外日一服。诸证失血，伤胎去血，产后去血，崩中去血，金疮去血，拔牙去血不止，及一切去血过多，心烦，眩晕闷绝，不省人事，头重目暗，举头欲倒，悉治。若产后眩晕，宜加杨芍药。产后腹疼不可忍者，加桂心、酒，与童子小便合煎，立效。临月服之，则缩胎易产，兼治产后诸疾。虚损羸乏，腹中疠痛，往来寒热，吸吸少气，不能支持，头眩自汗，腹内拘急，每服用精羊肉④一两，姜十片，水二盏煎，温服。妇人室女，心腹疠痛，经脉不匀，水煎。妊妇胎气不安，产后诸疾，酒煎。妇人血气，上喘下肿，等分为末，二钱，空心，煎艾汤服⑤。产后及损娠败血冲心⑥，腹胀气绝者，神效。难生倒横，子死腹中，先用黑豆一大合炒，熟水一盏，入童子小便一盏，药四钱，煎至一盏以上，分为二服。未效，再作。产后恶血注心，迷闷，喘急，腹痛，依前用黑豆，加生姜自然汁半合，煎服。兼治脏毒，每服一钱半，入炒槐花半钱，水一盏煎，不以时服，三日取下血块即愈。产后头痛，荆芥。吐血，亦宜服。

---

① 增寒：文渊本作“憎寒”。
② 顺流水：文渊本作“顺流子”，疑非。
③ 别药：文渊本作“药”，无“别”字。
④ 羊肉：文渊本作“猪肉”。
⑤ 服：文渊本无“服”字。
⑥ 冲心：文渊本夺“心”字。

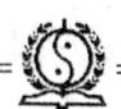

通真丸

（随证加减）

当归（去尾）　苍术（切炒）　肉桂　防风　川芎　人参　白芍药　白薇（去土）　熟地黄（酒炒）　牡丹皮　茴香　白术　白茯苓　桔梗　附子（炮）　泽兰叶（等分）

上为末，蜜丸。每服一丸。血崩经脉不匀，赤白带下，炒当归，酒下。血风瘾疹瘙痒，薄荷，蜜汤①。冷气块筑心腹，呕逆反胃，炒盐汤下。肠风泻血，赤白痢，月信不止，米饮下。血风劳倦，青蒿酒。头疼眼花，荆芥、茶下。月信不行，室女红脉不通，产后诸风，中风不语，迷闷，五丸，红花、苏木汤。胎漏下血，气刺心腹胀满，炒姜，酒下。

白薇散

（随证酌量用汤引）

白薇（去土）　川芎　熟地黄（酒炒）　桂心　牡丹皮（去骨）　甘草（炙②）　当归（去尾）　泽兰叶　苍术（切炒）　芍药（各等分）

上为末。每服三钱。气刺心胁痛，艾、醋、泽兰汤。头痛心躁，米泔、米饮。气虚，土芎汤。头痛，荆芥③汤。胎前潮热，气急心闷，生地黄、灯心。产后腹膨吐逆，藿香、胡椒。胎气不安，陈艾。下血不止，糯米、地榆、陈艾。产后血刺胁痛，艾、醋泊④。小腹疼，地黄、姜汁、好酒。产后腰腿疼，背膊痛，木瓜、白胶香、没药、好酒。月经不匀，百草霜、温酒。若过多，藕节、酒煎，又用陈艾、阿胶。月水不通，杜牛膝、野苎根、苏木、红花，酒下。赤白带，心躁腰痛⑤，没药。白带，黄芪切和盐炒，酒浸，吃十服。治胎衣不下，顺流水、酸车草。产后血气，当归盐炒、好酒。产后劳嗽，糯米、桑白皮。热嗽，生地黄、芭蕉水。产前、产后潮热⑥，桃、柳枝。临产小腹紧痛，桑白皮、葛根，立便催生⑦。产前、产后脏腑结，枳壳。下血，地榆。心神乱，银器。大小便秘，麻仁、苏子。血风，脚膝肿痛，寒热，生姜黄、水柳根。血崩，竹青、藕节、霜梅。热吐红，山栀子、竹青、藕节。奶痛，蔓荆子⑧，酒煎调服。

大乌鸡煎丸⑨

治胎前产后诸般疾患，并皆治之。

乌雄鸡　乌药（五钱）　海桐皮（一两）　草果（二钱半）　石床（五钱）　肉桂（去粗皮，一两）　熟干地黄（洗，焙，二钱半⑩）　人参（去芦⑪）　白术（各半两）　附子（去皮脐，一两）　木香（二钱半）　黄芪　牡丹皮（各半两）　白芍药　蓬莪术　川乌（炮）　陈皮　红花（各一两）　延胡索　肉豆蔻（各二钱半）　苍术（米泔浸，切，焙，七钱半）　琥珀（二钱半）

上锉散。用乌雄鸡一只，汤挦⑫去毛及肠肚，将药安置肚中，用新瓷瓶好酒一斗，同煮令干，去鸡骨，以油单盛，焙干为末，炼蜜丸梧桐子大。每服三十丸。胎前、产后伤寒，蜜、糖、酒服。胎前气

---

① 此句文渊本作“瘾疹瘙痒或痛，姜下”，可参。

② 炙：文渊本无“炙”字。

③ 荆芥：上科本作“京芥”。

④ 醋泊：上科本作“醋汤”。

⑤ 此句文渊本作“胁腰痛”，无“赤白带心躁”五字。

⑥ 潮热：文渊本作“浪热”，疑非。

⑦ 催生：文渊本作“追生”。

⑧ 蔓荆子：上科本作“蔓京子”。

⑨ 文渊本作“大乌鸡丸”。

⑩ 二钱半：文渊本作“三钱半”。

⑪ 去芦：文渊本无此二字。

⑫ 挦：扯；拔取。

闷壮热，炒姜酒。赤白带下，生姜、地黄、煮酒。产后败血攻心，童子小便、炒姜、酒。产后血块筑痛，延胡索、酒。胎前呕逆，姜汤。催生，炒蜀葵子研，入酒。安胎，盐、酒。室女红脉当通不通，四肢疼痛，煎红花研入酒。血气攻刺，心腹疼痛，煎当归酒。血晕，棕榈烧灰，入酒。血邪，研朱砂、麝香，入酒。血闷，煎乌梅汤，入朱砂末。子宫久冷[①]，温酒或枣汤，空腹，日一服。血风劳，人参、酒。小便疞痛，炒茴香、食盐，入酒。血散四肢，遍身虚浮黄肿，赤小豆研细，入酒。常服，温酒、醋汤，并空心吞服。

大效内补丸[②]

治产后虚羸，及伤血过多，虚竭少气，脐腹拘急，痛引腰面[③]，面白脱色，嗜卧不眠，唇口干燥，心忪烦倦，手足寒热，头重目眩，不思[④]饮食。或劳伤冲任，内积风冷，崩中漏下，淋沥不断，及月水将行，腰腿重疼，脐腹急痛。及治男子妇人从高坠下，内有瘀血，吐血、下血等病。

真蒲黄（微[⑤]炒，三分半） 熟干地黄（三两，洗，切[⑥]，酒炒） 阿胶（捣碎，蚌粉炒如珠[⑦]） 当归（去芦，切，微炒） 川续断（去芦） 干姜（炮） 甘草（微炙） 芎䓖（各四两） 附子（炮，去皮脐[⑧]） 白芷 白术（各三两） 肉桂（去粗皮） 白芍药（各三两） 吴茱萸（汤洗七次，焙干，微炒，三两[⑨]）

上为末，炼蜜丸如梧桐子大。每服二十丸，食前温酒下，渐加至五十丸。一方，加杜仲、鹿茸、肉苁蓉、北五味子。

小嘉禾散[⑩]

治荣卫不调，血气虚弱，面色萎黄，四肢无力，手足倦怠，盗汗并出，皮肉枯瘁，骨肉羸瘦，饮食不进，日渐卧床[⑪]，病后不能调理，变成崩漏，用之神效。

木香 丁香 丁皮（各三钱） 巴戟（去心） 紫苏叶 白茯苓 苍术（浸炒） 肉豆蔻（煨） 附子（炮，各五钱） 沉香（三钱） 苦梗（去芦） 粉草 茴香（炒） 山药 白豆蔻仁 扁豆（各五钱，炒）[⑫]

上锉散。每服三钱，水一盏半，生姜三片，红枣[⑬]煎，温服。止泻加黑豆（炒）。止痢加粟壳（蜜炒）。

胜金丹[⑭]

治月水过期不通，久无嗣息，血癖气痛，四肢浮肿，呕逆心疼，虚烦郁闷，面色萎黄，崩漏带下，寒热蒸劳，头疼齿痛，血下无度，淋沥诸疾。产前安胎，临产催生。产后胎结疼痛，伤寒烦渴，泻痢，血晕血劳，筋挛，痰盛头疼，败血上冲，血刺，泄泻，咳嗽喘急，咯血，血块起伏，气痞，气膈，血滞腰痛，小便不禁，子死腹中，伤寒汗不出，血风，脚手

---

① 久冷：文渊本作“又冷”。
② 大效内补丸：文渊本作“大效活血丸”。
③ 腰面：疑是“腰背”之误。
④ 不思：原本作“可思”，据文渊本、上科本、王氏本改。
⑤ 微：文渊本无“微”字。
⑥ 此处文渊本无“三两，洗、切”四字。
⑦ 此处文渊本作“蛤粉炒成珠”，无“捣碎”等字。
⑧ 上六味药，文渊本作“当归、川续断、干姜、甘草、芎䓖、附子”，每味药后无任何有关炮制及剂量的说明。
⑨ 文渊本无“汤洗七次，焙干，微炒，三两”十字。
⑩ 小嘉禾散：文渊本作“养荣卫汤”
⑪ 卧床：文渊本作“著床”。
⑫ 此方中，文渊本除“巴戟”一味外，其余各味药后，均无炮制法及剂量。
⑬ 上科本作“红枣二枚”，可参。
⑭ 胜金丹：文渊本作“神应丸”。

瘀顽，凡产后诸疾，并皆治之。

牡丹皮（去骨）　川藁本　人参（去芦）　川当归（去尾）　白茯苓　赤石脂　香白芷　交趾桂（去粗皮）　白薇（去土）　川芎　延胡索　白芍药　白术（米泔浸一宿。各一两）　甘草（炙）　沉香[①]（不见火）

上件并用温水洗净，药干，捣罗为末，炼蜜丸如弹子大。每服一丸，空心温酒下。凡妊娠临月，服此五六丸即易产。如久无子息，服二十丸当月有子。并治积年血风，半身不遂，种种血疾，不问年深日久，皆疗，神效。

大圣散

治血海虚冷，久无子息，及产后败血冲心，中风口噤，子死腹中，掰开口灌药，须臾生下，无恙。并治堕胎，腹中攻刺疼痛，横生逆产，胎衣不下，血运[②]，血癖，血滞，血崩，血入四肢，应[③]血脏有患，及诸种风气。或伤寒吐逆，咳嗽，寒热往来[④]，遍身生疮，头痛恶心，经脉不调，赤白带下，乳生恶气，胎脏[⑤]虚冷，数曾堕胎，崩中不定，因兹成疾，及室女经脉不通，并宜服之。常服，暖子宫，和血气，悦颜色，退风冷，消除万病[⑥]。丈夫五劳七伤，虚损，一切疾证亦治之。

泽兰叶　石膏（研。各二两）　白茯苓（去皮）　卷柏（去根）　柏子仁（炒）　防风（去芦）　厚朴（去粗皮，姜汁炙）　细辛（去苗）　人参（去苗）　藁本（去苗）　干姜（炮）　五味子　白芷　川椒（去目及闭口者，炒出汗）　白术（各三分）　当归（去芦）　芜荑（炒）　甘草（炙）　川芎（各一两三分）　生干地黄（一两半）　官桂（去皮，一两一分）　黄芪（去苗，三分）　芍药（一两三分）　白薇（半两）　桔梗（一两）　川乌（三分）　阿胶（半两）　丹参（三分）　吴茱萸（汤洗七次，焙炒，一两[⑦]）

上为末。每服二钱，空心，热酒调服。若急有患，不拘时候，日三服。

大延[⑧]胡索散

治经病，及产后腹痛，胀满喘闷，癥瘕癖块，一切心腹暴痛。

甘草（一两）　桔梗　黄芩　大黄（各半两）　当归（去尾）　三棱　莪术[⑨]（煨）　官桂（去粗皮）　延胡索　赤芍药　厚朴　木香　槟榔　川楝子（各二钱半）

上锉散。每服三钱，水一盏煎，热服，食前日三服。恶物过多，去大黄、官桂，加入黄药子、槐子、龙骨各半两。或平人心脾急痛，服，得利亦效，后常服亦可。

灸法[⑩]

治睡后忽一点疼起，遂致遍身亦痛，诸药不效。用艾炷如小指头大，以水透湿纸约五六重，缠裹其手痛处[⑪]，又用断木匙头安放湿纸上，对抵痛处，却将艾炷于木匙上灸。其发艾之人默念：大慈大悲，救苦救难，观世音菩萨摩诃萨名号，三七遍，须臾诸痛悉除，所灸处亦有脓水出，生痂瘢而后愈。

---

① 甘草、沉香：原本缺剂量。

② 血运：文渊本作“血晕”。

③ 应：文渊本作“一应”，义胜，可参。

④ 往来：文渊本作“麻木”，疑非。

⑤ 乳生恶气，胎脏：文渊本作“乳生恶疮，胎产”。

⑥ 万病：上科本作“百病”。

⑦ 一两：文渊本无“一两”二字。

⑧ 延：通“玄”。

⑨ 莪术：文渊本作“莪蒁”。

⑩ 灸法：文渊本无此二字。

⑪ 痛处：文渊本作“痛止”。

感冒

麻黄汤

发散四时伤寒，潮热，头痛，时疫。

前胡　柴胡（各去毛）　石膏　苍术（锉炒）　藁本　赤芍药　白芷　土芎　干葛　升麻（各五钱）　麻黄（三钱）

上锉散。每服四钱，生姜三片，连须葱二根[①]，煎，不拘时服。春加黄芩，夏用正方，秋加麻黄，冬加豆豉。

解肌汤

治劳伤体热，鼻血，兼退热。

柴胡　麻黄　木通　茯苓　犀角　蒲黄　黄芩　赤芍药　葛粉　生地黄　甘草（各等分）

上锉散。每服四钱，水一盏半，生姜三片，红枣二枚煎，不以时温服。

人参汤

治经水适断，热入血室，寒热如疟，日晡[②]最甚。加生干地黄。每服三钱，水一盏半，生姜三片，红枣二枚煎，温服，不拘时候。（方见大方科伤寒类，即小柴胡汤）

桂枝红花汤

治伤寒发热，恶寒，四肢拘急，口燥舌干，经脉[③]凝滞，不得往来。

桂枝　赤芍药　甘草（各一两半）　红花（一两）

上锉散。每服五钱，水一盏半，生姜四片，红枣二枚煎，温服。良久汗出而解。

海蛤散

治伤寒血结胸膈，揉而痛，不可抚近。

海蛤　滑石　甘草（各二两）　芒硝（一两）

上为末。每服二钱，鸡子清调下。小肠通利则胸膈血散，膻中血聚则小肠壅，既壅则膻中血不流行，宜服此[④]。小便利血数行，更宜桂枝红花汤，发其汗则愈。

三黄丸

治阳毒伤寒，弃衣而走，不避亲疏，妄言骂詈，以朱砂为衣，新汲水下十丸即效。未效，再服。（方见大方科积热类）

喘嗽

人参散

治血风劳嗽，乍寒乍热，伤寒咳嗽，起坐不能。

人参　知母　秦艽　款冬花　麻黄　杏仁　苦梗　马兜铃　寒水石　南星　地骨皮　粉草　半夏（各等分）

上锉散。每服三钱，水一盏半，麦门冬二十粒，去心煎，温服。喘嗽，加乌梅。气急，桑白皮。

噙化丸

治患肺热久嗽，身如炙脔[⑤]，将成肺劳。

枇杷叶（去毛）　桑白皮　款冬花　木通　紫菀　杏仁（各等分）　大黄（减半）

上为末，炼蜜丸如樱桃大。食后夜卧噙化[⑥]一丸。

贝母汤

治诸嗽久不差。

贝母（生姜汁浸半日）　北五味子　黄芩　干姜（热者减半）　陈皮（各一两）　半夏　桑白皮　桂心　北柴胡（各半两。

---

① 二根：文渊本作“三根”。
② 日晡：下午3~5时。
③ 经脉：文渊本作“经水”。
④ 文渊本在“此”后有“若”字。
⑤ 炙脔：烤肉。
⑥ 噙化：文渊本作“含化”。

热甚者加一半） 木香 甘草（各一分）

上锉散。每服五钱，水一盏半，杏仁七粒去皮尖碎之，生姜二片煎，热服。

金不换散

治男子女人肺胃虚寒，久嗽不已，喘促满闷，咳嗽涎盛，腹胁胀满，腰背倦痛。或虚劳冷嗽，咳唾红痰。及远年日近一切喘嗽，诸药不效者，并治之。

罂粟壳（半两，去膜，蜜炒干） 枳壳（四钱） 杏仁（去皮尖） 甘草（各三钱）

上锉散。每服三钱，水一盏，生姜三片，乌梅半个煎，食后临卧渐渐热服。

千缗汤

治痰喘，数服差。

齐州半夏（七枚，炮裂，四片破之） 皂角（去皮，炙，一寸） 甘草（炙，一寸） 生姜（如指头大）

上以水一碗，煮去半，顿服。

调 经

煮附丸

治妇人室女一切血气，经候不调，脐腹㽲痛，面色萎黄，心忪乏力，腹胀胁疼，头晕恶心，饮食减少，崩漏带下，大肠便血，积聚癥瘕，并皆治疗。若以其名，人人言之耗气，不喜此药，世讹之久，不肯服者甚多，殊不知获效非常。古书[①] 所载妇人仙药，不可轻忽，修制相感，岂同日而语哉。服之自[②] 显其功耳。

上以香附子不拘多少，先捣去毛净，用好醋煮半日出，焙，碾为末，醋糊丸梧桐子大。每服三四十丸，米饮吞下，不以时候。妇人数堕胎，由气不下降，所以胎气不固，此药尤妙。一方加陈艾，亦有加当归、鹿茸。

滋血汤

治血热气虚，经候涩滞不通，致使血聚，肢体麻木，肌热生疮，浑身疼倦，将成劳瘵，不可妄投他药，但宜以此滋养通经。

马鞭草 荆芥穗 牡丹皮（去骨） 赤芍药 枳壳（去穰，麸炒[③]） 肉桂 当归（去尾） 川芎（各等分）

上锉散。每服四钱，水二盏，乌梅一个，煎至一盏，空心，日四五服。有此证服至半月或一月，经脉自通，百病皆除。

凉血饮

治血热经水不调，心烦，口干烦躁。或遍体生疮。

赤芍药 黄芩 川芎 甘草 荆芥 生干地黄（去土） 麦门冬（去心） 瓜根

上锉散。每服三钱，水一盏半，灯心十茎，淡竹叶十皮[④]，煎，温服不拘时。有寒热，加秦艽、北柴胡。此济阴为第一方。

紫石英丸

治月经乍多乍少，或前或后，时发疼痛。医者一例呼为经病，不曾说得是[⑤] 阴胜阳、阳胜阴，服药所以少效。盖阴气乘阳则胞寒气冷，血不运行，经所谓天寒地冻，水凝成冰[⑥]，故令乍少而在月后。若阳乘阴则血流散溢，经[⑦] 所谓天暑地热，经水沸溢，故令乍多而在月前[⑧]。当和[⑨] 其阴阳，调其血气，使不相乘，以

---

① 古书：文渊本作“古方”。

② 自：上科本作“洵”。

③ 麸炒：文渊本无“麸”字。

④ 十皮：文渊本作“十张”。

⑤ 说得是：文渊本作“说得”，无“是”字。

⑥ 水凝成冰：文渊本作“水不成流”。

⑦ 经：文渊本无“经”字。

⑧ 而在月前：文渊本作“两在月前”。

⑨ 当和：文渊本作“当知”。

平为福。

紫石英（细研，水飞）　人参　龙骨　川乌头（炮）　桂心　禹余粮（煅，醋淬[1]）　杜仲（炒去丝）　远志（去心）　泽泻　当归　桑寄生　苁蓉（酒浸）　干姜（炮）　五味子　石斛（去根[2]。各一两）　牡蛎（煅）　甘草（炙）　川椒（去目及闭口，微炒[3]出汗，各半两）

上为末，炼蜜丸梧桐子大。每服三十到五十丸，空心，米饮下。

当归散

治天癸已过期，经脉不匀，或三四月不行，或一月再至，腰腹疼痛。《素问》云：七损七益，谓女子七七数尽，而经脉不依时者，血有余也。不可止之，但令得依时[4]，不腰痛为善。

白术（半两）　黄芩　山茱萸（汤泡取肉）　当归　川芎　杨芍药（六味一同锉碎[5]。各一两。病证若冷，去黄芩，加桂）

上为末。每二钱，酒调空心日三服，养胎益血，安和子脏。

通经丸

治妇人室女月候不通，疼痛，或成血瘕。

桂心　青皮（去白）　大黄（炮）　干姜（炮）　川椒（炒出汗）　蓬术（炮）　干漆（炒去烟）　川乌（炮）　当归（去芦）　桃仁（炒。各等分）

上为末，内[6]四分用米醋熬成膏，和余六分末成剂，臼中治之，丸如梧桐子大，略晒干。每服二十丸至三十丸，淡醋汤[7]、温酒空心下。寻常血气凝滞疼痛，数服立效。

茱萸鹿茸丸[8]

补气固血。治本脏[9]因虚生寒，月经行多，或来不及期[10]，腹痛怯风，脏腑不和。

鹿茸　五味子　苁蓉　杜仲　赤石脂（各一两[11]）　吴茱萸　附子（炮）　干姜　黑龙骨　肉豆蔻　白茯苓（各半两）　干地黄（一两半）

上为末，酒煮面糊为丸，梧桐子大。空心食前，热米饮下五七十丸。一月血气已安，去龙骨，加沉香半两。可以常服，中年以后妇人，最宜服此。

三棱丸

治红脉不通，气痛滞下。兼治血瘕，形如镰铁样。

当归（去尾）　川芎　牛膝（去苗）　芫花　三棱　莪术（煨）　蒲黄　延胡索　牡丹皮　干姜　庵蕳　白芷　地龙（去泥土，酒浸炒。各一两）　大黄（二两，为末，米醋一升，文武火熬成膏）

上为末，入大黄膏和研，杵烂为丸，每服二十丸。气痛，淡醋汤下，炒姜酒亦可。未通，红花酒下。

治经脉不利方

缘经滞即为水，水流走四肢，悉皆肿满，名曰血分。其候与水相类，医作水治之，非也，宜此。

人参　当归　大黄（湿纸裹，三斗米下蒸米熟，去纸，切，焙）　桂心　瞿麦穗　赤芍药　白茯苓（各半两）　葶苈（炒，别研，一分）

---

① 淬：文渊本无“淬”字。
② 去根：文渊本夺“根”字。
③ 微炒：文渊本无“微”字。
④ 依时：文渊本作“应时”。
⑤ 锉碎：文渊本作“研细”。
⑥ 内（nà 那）：纳入。文渊本作“取”。
⑦ 淡醋汤：文渊本作“用醋汤”。
⑧ 茱萸鹿茸丸：文渊本作“鹿茸附子丸”。
⑨ 本脏：文渊本作“木脏”。
⑩ 来不及期：文渊本作“少或及期”。
⑪ 各一两：文渊本作“各两”。

上为末，炼蜜丸梧桐子大。每服十五丸至二三十丸，空心，米饮送下。

没药散[①]

治月信退出，皆为禽兽之状，似来伤人。先将绵塞阴户，只顿服[②]。

上以没药一两，作丸散皆可，服即愈。

撞气阿魏丸[③]　大圣散

兼服。

治经行腹痛不可忍者，立效。红丸子亦效。（阿魏丸大方科心痛类。大圣散方见前。红丸子大方科痎疟类[④]）

艾煎丸

治妇人、室女经候不调，脐腹冷痛，恶心，腹常胀满，至晚则增。

食茱萸（汤洗）　当归（各七钱半）　熟地黄　白芍药（各一两半[⑤]）　石菖蒲（炒）　川芎　人参（各一两）　熟艾（四两，糯米饮调作饼，焙）

上为末，煮酒糊丸，梧桐子大。调缩砂香附汤，送下五十丸。（方见大方科诸气类）

济阴丹

治经水[⑥]不时，或崩中漏下，一切血疾。（方见前）

杜牛膝散

治妇人室女血闭不通，五心烦热。

红花（二钱半）　大当归　杜牛膝（各五钱）　桃仁（去皮尖，炒，另研，二钱半）

上为末。每服二钱，空心，温酒下。

大油煎散

治经候不调，脐腹胀，腰腿无力，烦渴潮热，身体拘倦[⑦]，日渐羸瘦。

海桐皮　五加皮　牡丹皮　地骨皮　桑白皮（各等分）

上锉散。每服四钱，生姜三片，红枣一枚，清油数点，水一盏半同煎，空心温服。

血　气

抽刀散

治血风，血气等疾。

五灵脂（炒，一两）　莪术　桂心　芸苔子（炒。各半两）

上为末。每服二大钱，酒半盏，煎八分，疾[⑧]作热服。

二神丸

治血气不和，作痛不止，及下血无时，月水不调。

真蒲黄（炒）　荜茇（盐炒）

上等分，为末。炼蜜丸梧桐子大。每服三十丸，空心温酒送下。不饮，米饮下，一二服即止。

没药散

治一切血气，脐腹撮[⑨]痛，及产后恶露不行，儿枕块痛。

血竭　没药（大熨[⑩]，细研）　桂心　当归（去尾）　蒲黄　红花　木香　玄胡索　干漆（炒）　赤芍药（各等分）

上为末。每服二钱，食前，热酒调下。

玄胡索汤

治妇人、室女七情伤感，遂使血与气并，心腹作痛，或连腰胁，或引背膂，上

---

① 没药散：文渊本作“独胜方”。
② 顿服：一次性服药。文渊本作“须服”。
③ 撞气阿魏丸：文渊本作“调气阿魏丸”。
④ 科痎疟类：文渊本无此四字。
⑤ 各一两半：文渊本此处无剂量。
⑥ 经水：上科本作“阴水”。
⑦ 拘倦：疲倦。
⑧ 疾：速。
⑨ 撮：牵引。
⑩ 大熨：上科本作“火熨”。

下攻刺，甚作搐搦，经候不匀，但是一切血气疼痛，并可服之。

当归（去芦，酒浸，锉，炒） 玄胡索（炒去毛） 蒲黄（炒） 赤芍药 官桂（不见火。各半两） 片子姜黄（洗） 乳香 没药 木香（不见火。各三钱） 甘草（炙，二钱半）

上锉散。每服四钱，水一盏半，生姜七片，煎，食前温服。吐逆，加半夏、橘红各半两。

琥珀散[①]

治妇人、室女月水凝滞，胁肋胀刺，脐腹疞痛不可忍，及恶露不下，血上攻心，迷闷不省。应有血气腹痛，并治[②]。

牡丹皮（去木） 赤芍药 蓬莪术（炒） 荆三棱（锉，各用煨[③]） 刘寄奴（去梗） 熟地黄（酒炒） 延胡索（炒） 当归（酒浸） 乌药 官桂（不见火。各一两）

上用前五味，以乌豆一升，生姜半斤切片，米醋四升同煮，豆烂为度，焙干，入后五味同为末。每服二钱，温酒调，空心，食前服。

三神丸[④]

治室女血气相搏，腹中刺痛，痛引心端，经行涩少，或经事不调，以致疼痛。

橘红（二两） 延胡索（去皮，醋煮[⑤]） 当归（去芦，酒浸，锉，略炒。各一两）

上为末，酒煮米糊为丸，梧桐子大。每服七十丸，加至一百丸，空心，艾汤或米饮送下。

失笑散

治血气心腹刺痛欲死，诸药不效，服此顿愈。

五灵脂 蒲黄（微炒。各等分）

上为末，先用二钱，醋调，熬成膏，入水一盏，煎七分，食前热服。

奇方

治血气痛游走，及腰痛。

上用莪术切片，干漆打碎，各二两，同炒令漆焦香，取出漆不用，只以莪术为末，温酒调下三钱。腰痛，胡桃、酒下。游走痛，冷水调下。

手拈散

治血气刺痛不可忍者，及诸般气痛。（方见前大方科心痛类[⑥]）

煮附丸[⑦]

治血气绞刺痛。（方见前）

三棱煎丸[⑧]

治血气痞满刺痛，大效。（方见大方科诸气类）

血瘕

桃仁煎丸[⑨]

治血瘕，血积，经候不通。

桃仁 大黄（各一两） 虻虫（半两，炒黑） 川朴硝（一两）

上并为末，以醇醋二升半，银石器中慢火煎取一升五合，下大黄、桃仁等，不住手搅，欲下手丸，下朴硝，更不住手搅，良久出之，丸如梧子大。前一日不吃

---

① 琥珀散：文渊本作“寄奴丸”（方中无“琥珀”）。

② 并治：文渊本无“治”字。

③ 各用煨：文渊本作“用”，夺“各”及“煨”字。

④ 三神丸：文渊本作“最神丸”。

⑤ 醋煮：文渊本无“煮”字。

⑥ 大方科心痛类：文渊本作“大方息痛类”，疑误。

⑦ 煮附丸：文渊本作“二神丸”。

⑧ 三棱煎丸：文渊本作“大效煎丸”。

⑨ 桃仁煎丸：文渊本作“桃仁煎”，无“丸”字。

晚食，五更初用温酒吞下五丸，取下如赤豆汁，或如鸡肝、虾蟆衣状[①]。未下，再作，如鲜血来即止。续以调血气药补之。虚人斟酌用。

琥珀丸

治血瘕，腹中有块攻刺，小腹痛重，或腰背相引为痛，久而不治，黄瘦羸乏。

琥珀（别研）　白芍药　川乌（炮，去皮）　川牛膝（去芦，酒浸）　鳖甲（醋炙[②]）　蓬莪术（炮）　当归（去芦，酒浸）梓[③]　厚朴（姜炒。各一两）　木香（不见火）　泽兰叶　官桂（不见火。各半两）麝香（另研，半钱[④]）

上为末，酒糊丸梧桐子大。每服七十丸，空心，温酒、米饮下。

通经丸

治室女月经不行，脐下坚结，大如杯[⑤]升，发热往来，此名血瘕，加红花。（方见前）

黑神丸

神曲　茴香（各四两）　木香　椒（炒出汗）　丁香（各半两）　槟榔（四枚）漆（六两，半生、半重汤[⑥]煮半日[⑦]）

上除椒、漆，余五味皆半生半炒，为末，用生熟漆和丸，如弹子大。茴香末十二两铺阴地荫干，候外干，并茴香装器中，极干，去茴香。膀胱痃癖及疝坠，五膈，血崩，产后诸血，漏下[⑧]赤白，并一丸分四服。死胎一丸，皆[⑨]绵灰酒下。难产，炒葵子四十九粒捣碎，酒煎下一丸。诸疾[⑩]不过三服，痃气十服，膈气癥癖五服，血瘕三丸，当差。

血　蛊

木香散

治脾气，血气，血蛊，气蛊，水蛊，石蛊。

木香　沉香　乳香（炮）　甘草（炙。各一分）　川芎　胡椒　陈皮　人参　晋矾（各半两）　桂心　干姜（炮）　缩砂（各一两）　茴香（炒，两半[⑪]）　大茄（五两，赤小者干称）

上洗焙，为末。每服二钱，空心陈米饮调下。忌羊油[⑫]。

温白丸[⑬]

治妇人诸疾，继续而生，带下淋沥，五邪失心，愁忧思虑，意思不乐，饮食无味，月水不调，及腹中一切疾病，有似[⑭]怀孕，连年累月，羸瘦困弊，或歌或哭，如鬼所使。但服此药，无不愈者。

吴茱萸（汤洗七次，焙，炒，半两）桔梗（半两）　柴胡　菖蒲　紫菀（去苗叶）　黄连（去须）　肉桂（去粗皮）　茯苓　蜀椒（去目及闭口者，炒出汗）　人参（去芦）　厚朴（去粗皮，姜汁炒）　巴豆（去皮心膜，出油，炒，研）　皂荚（去皮子。各半两）　川乌（炮，去皮脐，二两半）

上为末，入巴豆和匀，炼蜜丸梧桐子大。每服二丸，生姜汤下，食后临卧，渐加至五七丸。

---

① 衣状：文渊本作“水状”。
② 醋炙：文渊本无此二字。
③ 梓：上科本作“紫”，可参。
④ 另研半钱：文渊本作“另五分”。
⑤ 杯：原本作“坯”，据文渊本、上科本改。
⑥ 重（chóng 虫）汤：隔水蒸煮。
⑦ 半日：文渊本作“半两”。
⑧ 诸血，漏下：文渊本作“血虚或下”。
⑨ 皆：文渊本作“旧”。
⑩ 诸疾：文渊本作“诸疫”。
⑪ 炒，两半：文渊本无此三字。
⑫ 羊油：文渊本作“羊肉”。
⑬ 温白丸：文渊本作“茱萸丸”。
⑭ 有似：文渊本作“有以”，误。

血 癖

红丸子

治经水不调，腹中癖聚成块，流走作痛，肌肤消瘦，胀[1] 满不敢食，用乌梅浓煎汤，入盐少许服之。姜汤下亦可。(方见大方科痎疟类)

大麝香丸

治痃癖冷气，兼疰气，心腹痛不可忍。

麝香（半两别研） 阿魏（一分面裹煨，面熟取出） 五灵脂 桃仁（去皮尖） 三棱（各三分） 芫花（醋炒） 槟榔（各一两） 莪术（煨） 桂心 没药（别研） 木香 当归（各半两）

上为末，入麝香令匀，用粳米软饭为丸，梧桐子大。每服十丸，不以时，淡姜汤下。

神效方

治痃癖及血气。

上以豮猪肝一具，可[2] 及十两者，用巴豆五十粒去大皮，扎在肝内，用酽醋三碗，慢火熬令肝烂熟，去巴豆，入砂钵内研极烂，入荆三棱末和就得所，丸如梧桐子大。每服五丸，食前，热酒下。

小乌鸡煎丸[3]

治痃癖癥瘕，血气块硬，发歇刺痛，甚则欲死。或块如小盘，每作痛，要人伏定方少止，数年不愈者。与葱白散间服，即效。

吴茱萸 良姜 白姜 当归（去头） 赤芍药 延胡索 破故纸 川椒 生干地黄 刘寄奴 蓬莪术 橘红 青皮 川芎（各一两） 荷叶灰（四两） 熟艾（二两）

上为末，醋煮面糊丸，梧桐子大。每服三五十丸，热酒下。

葱白散[4]

治产前后腹痛，胎不安，或血刺痛疼[5]，兼治血脏宿冷，百节倦疼，肌体怯弱，劳伤带癖，久服[6] 尽除。妇人一切疾病，最宜服之。

川芎 当归（去尾） 枳壳（去穰[7]） 厚朴（去粗皮，姜汁炒） 桂心 干姜 芍药 舶上茴香 青皮 苦楝子 木香 熟地黄（酒炒） 麦芽 三棱 莪术（煨） 茯苓（去皮） 神曲 人参（各等分）

上为末。每服三钱，连根葱白二寸掰破，盐半钱煎服。如大便不利，入大黄煎，却不入盐。若大便自利，入诃子煎。

肠 覃

乌喙丸

治肠覃病，因寒气客于肠外，与卫气[8] 相搏，正气不荣[9]，系瘕内着，恶气乃起。其生也，始如鸡卵，久久乃成，状如怀胎[10]，按之坚，推之即移，月事时下，故曰肠覃，亦治乳余疾，大小便不利，并食有伏蛊，胪胀[11]，痈疽毒肿，久寒邪气。

乌喙（炮，去皮尖，二钱） 半夏（汤洗，四钱） 石膏（煅） 藜芦（炒） 牡蒙（即紫参） 苁蓉（酒浸。各一钱） 干姜（炮） 桂心（各一钱三字） 巴豆（六七粒，研膏）

---

① 瘦，胀：文渊本作“疚，腹”。
② 可：大约。
③ 方中未见乌鸡，疑有脱药。
④ 葱白散：文渊本作“川芎散”。
⑤ 痛疼：文渊本作“痛百”。疑讹。
⑥ 久服：上科本作“一服”。
⑦ 去穰：文渊本无此二字。
⑧ 卫气：文渊本作“胃气”。
⑨ 不荣：文渊本作“不胜”。
⑩ 怀胎：原本作“坏胎”，据文渊本、上科本改。
⑪ 胪胀：腹胀。

上为末，炼蜜丸，绿豆大。每服三五丸，食后酒或饮送下。亦治男子疝痛。

食　积

三棱煎

治血癥，血瘕，食积，痰滞。

三棱（煨）　莪术（煨。各二两）　青橘皮（去白）　半夏　麦芽（炒。各一两）

上以好醋六升煮干，焙为末，醋糊丸梧桐子大。每服三四十丸，淡醋汤下。痰积多，以姜汤送下。

红丸子

治食积作块膨痛，面黄。（方见大方科痎疟类）

膈　气

五膈宽中散　分心气饮　沉香降气汤（方并见大方科诸气类）

血　风

人参荆芥散

治血风劳气，身体疼痛，头昏目涩，心忪烦倦，寒热盗汗，颊赤口干，痰嗽胸满，精神不爽。或月水不调，脐腹疞痛，痃癖块硬，疼痛发歇。或时呕逆，饮食不进。或因产将理失节，淹延瘦瘁，乍起乍卧，甚即着床。常服除一切风虚劳冷。孕妇莫服。

荆芥穗　人参　桂心　生干地黄　北柴胡（去苗）　鳖甲（醋炙）　酸枣仁（炒）　枳壳（去穰）　羚羊角屑（别为末①）　白术（各七钱半）　川芎　当归　防风　甘草（各半两）

上锉散。每服三钱，水一盏半，生姜三片煎，热服，日二服。

单方

治血风攻头，脑旋倒地，不知人事。

上以嫩苍耳草心不拘多少，阴干为末，不以时服一钱，效。

小黑神丸

治血风走注攻刺，半身不遂，麻痹瘙痒，急风口眼㖞斜，言语蹇涩，手足拘挛。

乌头（一个）　芫花　干姜（各五钱）

上为末，醋煮令干，更杵为末，再入桂心、天麻、海桐皮②、黑豆，为末，入前药和匀，别用黑豆煮极烂，研如泥，以豆汁调和前末，研合为丸。每服七丸至十丸，以黑豆淋酒下。忌一切毒物。

大芎䓖散

治妇人血风，身体骨节疼痛，心膈壅滞，少思饮食。

川芎（一两）　赤茯苓　赤芍药　酸枣仁（炒）　桂心　当归（去尾）　木香　川牛膝（各三分）　羌活　枳壳（去穰，麸炒）　甘草（各半两）

上锉散。每服三钱，水一大盏，姜三片煎，不拘时热服。

羚羊角散

治血风身体疼痛，手足无力，心神壅闷。

羚羊角（屑）　酸枣仁（炒）　生干地黄　槟榔（各一两）　五加皮　防风（去叉）　赤芍药　当归　骨碎补（炒去毛）　海桐皮　川芎（各三分）　甘草（半两）

上为末。每服二钱，温酒调下。

骨节风③

麝香丸

治白虎历节，诸风疼痛，游走不定，

---

① 别为末：文渊本作“另为末”。

② 桂心、天麻、海桐皮：文渊本剂量分别是“二钱”、“一钱”、“一钱”。

③ 骨节风：上科本作“历节风”。

状如虫啮，昼静夜剧，及一切手足不测痛。

大八角川乌头（三个，去皮脐[①]，生） 生全蝎（二十一个） 生黑豆（二十一粒[②]） 生地龙（去土净，半两）

上为末，入麝香一字同研停匀，糯米糊丸，绿豆大。每服七丸，甚者十丸。夜卧令膈空，温酒吞下，微出冷汗便差。

血 虚

加味补虚汤[③]

治头痛，发热多汗，六脉虚细，尺脉或绝。作血虚治之，服后药见效：术附汤加川芎先服（方见大方科中湿类），十全大补汤加附子次服（大方科虚损类），又服万安丸（大方科虚损类）、神术散（大方科伤寒类）、内补丸、芎归汤（方见前）。

灵砂丹

有妇人头痛，恶风发热，六脉沉取无根，浮取却有，乃是虚证[④]。

上用人参一二两，银铫煎汤，空心下二十粒，五更又下二十粒，天明而愈。（方见大方科痼冷类）

薤白汤[⑤]

治血虚劳倦。

鹿角胶 当归（去尾） 黄芪（盐炙） 肉桂 干地黄（酒炒） 石斛 木香 白术 白茯苓 鳖甲（醋炙） 秦艽 川巴戟 柑子皮（各一两） 牡丹皮 天仙藤 甘草（各半两） 人参（二钱） 枳壳（三钱）

上锉散。每服水盏半，生姜九片，薤白三寸煎，空心温服。

桂香散[⑥]

治脾胃虚弱，并脾血久冷。

草豆蔻（去壳，炒用） 甘草 高良姜（锉，炒香熟[⑦]） 白术 缩砂仁（各一两） 青皮（去穰，炒黄） 诃子肉（各半两） 肉桂（一分） 生姜（切，炒干） 厚朴（去粗皮，姜汁炒） 枣肉（切。三味各一两，水一碗煮令干，同杵[⑧]为丸，焙干）

上为末。每服二钱，入盐少许，沸汤点，空心服。及疗腹痛，又治冷泻尤妙。腹痛最难得药，此方只是温补药耳，特工[⑨]止痛，理不可知。

癫 狂

加味逍遥散

治患癫疾，歌唱无时，逾墙上屋，乃荣血迷于心包所致。加远志去心、桃仁去皮尖、苏木、红花各一钱，水一盏半煎（方见后）。服后病退，却用平胃散内减厚朴三分之二，加生苍术二倍，川升麻等苍术一半，水一盏半，煎一盏，服之全安。须常服以绝其根。（方见大方科脾胃类）

小柴胡汤

治血热颠[⑩]狂，加生姜、生地黄同煎，日三服，须服百余服即安。凡妇人颠狂，未可顿服补心药多。（方见大方科伤寒类）

---

① 三个，去皮脐：文渊本作“二十三个，去一粒皮脐”。

② 二十一粒：文渊本无。

③ 文渊本作“大补血虚汤”。

④ 虚证：此下文渊本有“方见大方科痼冷类”八字。而在下文“天明而愈”后，上科本有此八字，文渊本则无。

⑤ 薤白散：文渊本作“鹿胶汤”，且方中无“薤白”。

⑥ 桂香散：文渊本作“性香散”。

⑦ 熟：文渊本无此字。

⑧ 杵：文渊本作“符”。

⑨ 特工：“特”，只是。“工”，擅长。

⑩ 颠：同“癫”。

烦　热

四煎散[1]

治血风劳，形憔悴，肢节困倦，喘满虚烦，吸吸少气，发热汗多，口干舌涩，不思饮食。

五加皮　牡丹皮（去骨）　赤芍药　当归（去芦。各一两）

上锉散。每服三钱，水一盏，将青铜钱一文蘸油入药同煎，温服。煎时不得搅，吃不得吹，日三服。常服能肥妇人。

逍遥散

治血虚劳倦，五心[2]烦热，肢体疼痛，头目昏重，心忪颊赤，口燥咽干，发热盗汗，减食嗜卧，及血热相搏，月水不调，脐腹胀痛，寒热如疟。又主室女血弱阴虚，营卫不和，痰嗽[3]潮热，肌体羸瘦，渐成骨蒸。

白茯苓　白术（去芦）　当归（去芦，酒浸半日，微炒）　白芍药　北柴胡（去苗[4]。各一两）　甘草（炙，两半）

上锉散。每服三钱，水盏半，姜三片，麦门冬二十粒去心煎，不拘时服。一方，加知母、地骨皮。

清心莲子饮

治同上。（方见大方科消渴[5]类）

春雪膏

凉心，退烦闷，热极壅盛。

寒水石　石膏　滑石　赭石　朴硝（各五钱）　甘草（三钱）

上为末。每服二钱，井水调下。

朱砂膏

治心脏惊热至甚[6]，不省人事。

朱砂　硼砂　焰硝（各二钱半[7]）　金银箔（各五片）　寒水石（五钱）　脑子（一字）　石膏（五钱）　粉草（三钱）

上为末。每服二钱，麦门冬二十粒去心，煎汤调。

败毒散

治但恶寒发热，烦躁，缘表中寒邪故也，服之立效。（方见大方科伤寒类）

黄芪散

治热劳羸瘦，四肢烦疼，心躁，口干不食。

人参　黄芩　黄芪　大当归（各七钱半）　北柴胡（去芦）　麦门冬（去心）　地骨皮　赤茯苓（各一两）　生地黄　赤芍药　甘草（各五钱）

上锉散。每服四钱，水一盏半，生姜五片煎，温服。

心　痛

九痛丸

治九种心痛，一蛊、二疰[8]、三风、四悸、五食、六饮、七冷、八热、九者[9]去来，此悉主之。又治连年积冷，流注心胸疼痛。并疗冷气冲上，落马坠车，瘀血等疾。

狼毒（半两）　干姜　人参（各一两）　附子（炮，去脐皮，三两[10]）　茱萸（一两，炒）　巴豆（去皮、心、膜，炒干，取一两）

上为末，炼蜜和丸，梧桐子大。每服一丸，空心，温酒下。卒中恶，心腹胀

---

① 四煎散：上科本作“油煎散”。

② 五心：文渊本作“恶心”。

③ 痰嗽：文渊本作“瘀嗽”。

④ 去苗：文渊本无“苗”字。

⑤ 消渴：上科本作“痟渴”。

⑥ 至甚：文渊本作“甚至”。

⑦ 二钱半：上科本作“一钱半”。

⑧ 疰：原本误作“产”，据文渊本、上科本及《三因方》等改之。

⑨ 九者：文渊本作“九种”。

⑩ 文渊本无“炮，去脐皮，三两”六字。

痛，口不能言者，服二丸，立安。

奇方

治血刺心痛。

上用延胡索不以多少，新瓦上炒微黄，不可焦，为末，每服三钱，酒一盏煎服，或陈米饮。不炒亦可用，酒服效速。又治急心痛，南康真蚌粉[①]为末，炒赤，以酒调，热服。

腹痛

北亭丸

治久积冷气腹痛，旁攻两胁，或上心间刺痛。发歇无时，羸弱减食，经年不愈，或加呕吐（方见大方科虚损类）。当归建中汤[②]亦效。（方见大方科腹痛类）

奇方

治脐腹刺痛，不省人事，一服立止。若因为心气痛，误矣。

白芍药　五灵脂　木通（去皮用。各五钱[③]）

上锉散。每服四钱，醋一盏，煎一二沸，再入水一盏，再煎三沸，去滓，空心温服。

胁痛

木通散

治胁肋苦痛。

木通（去皮节）　青皮（去白）　川楝子（去皮用。各一两三钱，用巴豆半两同炒黄，去巴豆不用）　萝卜子（炒）　舶上茴香（炒，一两）　莪术　木香　滑石（各半两）

上为末。煎葱白酒调三钱。一服愈，甚者再服。

赚气散[④]

治两胁刺痛攻心。（方见大方科诸气类）

风痹

三痹汤

治血气凝滞，手足拘挛，风痹、气痹等疾皆治之。

川续断（去芦）　杜仲（去皮，切，姜汁炒）　防风　桂心　华阴细辛（去叶）　人参　白茯苓　白芍药　当归　甘草（各一两）　秦艽　生地黄　川芎　川独活（各半两）　川牛膝　黄芪（各一两）

上锉散。每服五钱，水二盏，生姜三片，枣子二枚，煎一盏，不以时热服。但腹稍空服。有人左臂不随，后已痊平，而手指不便，无力，试诸药不效，服此才半而安。

臂痛

舒经汤

治臂痛，又名五痹汤。亦治腰下疾。

片子姜黄（四两）　甘草　羌活（各一两）　白术　海桐皮　当归（去尾）　赤芍药（各二两）

上锉散。每服三钱，水一盏煎，温服。如腰以下疾空心[⑤]、腰以上食后服。

交加散

乃五积散、败毒散合和。治弱者或两臂或一臂冷痹作痛，起手甚艰。每服四钱，姜三片，枣二枚，木瓜二片，水一盏半煎，不拘时服。未效，再加牛膝（方见大方科伤寒类）。仍间服通气驱风汤（方见风科）。

---

① 真蚌粉：文渊本作“直蚌粉”。

② 建中汤：文渊本作“运中汤”。

③ 各五钱：文渊本脱“钱”字。

④ 赚气散：文渊本作“肠气散”。

⑤ 文渊本作“腰以病空心”。空心：即空心服。

神保丸①

治因餐酒毒热物过度，痰饮与气蓄聚，所作臂痛。每服二七粒，柿蒂汤下，得利或不利皆效。（方见大方科诸气类）

四物汤②

治血滞作臂痛，加红花煎。（方见前）

抽　搦

白薇丸

治手足搐搦，痰涎壅盛，不省人事，多因血虚，七情所感而生。先将苏合香丸温酒化开，多服，后服此。

白薇　紫石英（火煅，醋淬七次）　琥珀（别研）　白芍药　桂心（不见火）　川续断（酒浸）　防风（去芦）　山茱萸（取肉）　当归（去芦，酒浸）　柏子仁（炒）　川乌（炮，去皮尖）　牡丹皮（去木。各一两）　木香（不见火，半两）　麝香（另研，半钱）

上为末，生姜自然汁打米糊丸，梧桐子大。每服七十丸，空心食前，温酒或米饮下。

泽兰丸

治女子血实，七情所感，卒然手足搐搦，状类痫证，却不可作痫治之。先多以苏合香丸酒服，却投此，立效。

当归（去芦，酒浸）　泽兰叶　琥珀（别研）　羚羊角（别镑，研）　牡丹皮（去木）　防风（去芦。各一两）　麝香（别研，半钱）　安息香（酒煮，去砂）　生地黄　赤芍药（各一两半）　铁粉　橘红（各半两）

上为末，炼蜜丸梧桐子大。每服七十丸，空心食前，温酒或米饮下。

湛　浊

二豆散

治耳鸣，心躁，腰脚疼重，腹内虚鸣，脐下冷痛，频下白水如泔，名湛浊证。

肉豆蔻　白豆蔻　丁香　巴戟　丁皮　白茯苓　苍术　桂心　黑附（火煨。各一两）　白术　人参　山药　桔梗　茴香　粉草（各五钱）

上锉散。每服三钱，水一盏半，生姜三片，紫苏叶三皮煎，空腹温服。

胜金丸

治浑身壮热，头疼，脐下疠痛，下淡红水。

当归（去尾）　白芍药　鹿茸（燎去毛，酒炙）　鳖甲　川芎　白术　大艾（炒）　侧柏叶　赤石脂（醋煅）　川白芷　乌贼鱼骨（各等分）

上为末，蜜丸如龙眼大。每服一丸，空心盐酒下，或败棕烧灰调酒吞下。

禹粮散

治心躁，四肢酸疼，所下五色，腰脚脐中紧痛。

禹余粮（醋煅）　地榆　阿胶　赤石脂　紫金皮　茴香　粉草　侧柏（各等分）

上为末。每服二钱，米饮调下。

乌金散

治身热，口燥，头痛如破，气块筑痛，下黄水如葵汁。

百草霜（锅内③炒烟尽为度）　紫金皮（米泔浸，煮熟，炒焦色）　粉草（炙）

上为末。每服二钱，艾汤调，或用淡醋汤空心服。

又方

加入：住红，苏根、金樱子根。心嘈，猪血入盐炒、酒。吐红，饭饮。匀月水，木瓜、当归浸酒。赤白带下，葱白连

---

① 神保丸：文渊本作“称保丸”。
② 四物汤：文渊本作“三痹汤”。
③ 锅内：文渊本作“砂内”。

根煎酒。血海虚冷，下白不止，用鲤鱼一个，去肠肚，不去鳞，将油发一块入鱼肚内，黄泥固济，炭火内烧烟淡淡留性，去泥，碾为末，后入当归头、甘草炒，为末。每服一钱，用旧酒调下。

白 浊

金锁正元丹[①]

(方见大方科虚损类)

秘精丸

(方见大方科漩浊[②] 类)

四七汤吞青州白丸子

(方见大方科喘急类及风科通治类)

崩 漏

镇宫丸

治崩漏不止，或五色，或赤白不定，或如豆汁，或状若豚肝，或下瘀血，脐腹胀痛，头晕眼花，久久不止，令人黄瘦，口干胸烦，不食。

代赭石（火煅[③]，醋淬七次） 紫石英（制同上） 禹余粮（制同上） 香附子（去毛，醋煮。各二两） 阳起石（煅红，细研） 芎䓖 鹿茸（燎去毛，醋蒸、焙） 茯神（去木） 阿胶（蛤粉炒） 当归（去芦，酒浸） 蒲黄（炒。各一两） 血竭（别研，半两）

上为末，艾醋汁打糯米糊丸，梧桐子大。每服七十丸，空心，米饮下。

柏子仁汤[④]

治忧思过度，劳伤心经。心主血，心虚不能维持诸经之血，亦能致崩中下血之患。

当归（去芦，酒浸） 芎䓖 茯神（去木） 小草 阿胶（蛤粉炒） 鹿茸（燎去毛，酒蒸，焙） 柏子仁（炒，各一两） 香附子（二两） 甘草（炙，半两） 川续断（酒浸，一两半）

上锉散。每服四钱，水盏半，生姜五片煎，空心食前，温服。

秘方龙骨丸

治半产后及下虚，数月崩漏不止。

白牡蛎 北赤石脂 大赭石（以上并煅） 白龙骨 伏龙肝 海螵蛸 五灵脂 仄[⑤] 柏叶（各等分） 棕榈（不拘多少，烧灰） 真蒲黄（多加入）

上为末，醋糊丸如梧桐子大。每服三十五丸。以十全大补汤三钱，加嫩鹿茸去毛酒炙、阿胶蚌粉炒各一钱半，姜三片，枣二枚，乌梅二个，煎，吞服，立效。

平胃散

治脾血不固崩漏，温酒调下。（方见大方科脾胃类）

滋荣丸

治劳伤过度，致伤脏腑，冲任气虚，不能约制，或暴下崩中，或下鲜血，或瘀血连日不止，淋沥不断，形羸气劣，倦怠困乏，并皆治之。

赤石脂 海螵蛸（去壳） 侧柏（去梗。各五两）

上为末，醋糊丸梧桐子大。每服三十丸，饭饮送下，空心，日三服，神效。

加味四物汤

治经断后多年，忽然再行，遂成崩漏。腹痛寒热，加人参、茱萸、生姜、红枣煎。兼用熟附丸。（四物汤方见前）

熟附丸

大川芎 当归 赤石脂（煅） 白龙

---

① 金锁正元丹：文渊本作“一气正元丹”。
② 漩浊：文渊本作“淋浊”。
③ 火煅：上科本作“火煨”。
④ 柏子仁汤：文渊本作“川续断汤”。
⑤ 仄：侧。

骨　木贼（去节）　熟附子（各等分）

上用醋、米糊丸，梧桐子大。每服五十丸，米饮吞下，渐安。

金华散

治经血得热，崩漏不止，口苦咽干，经候不通，宜服。

延胡索　瞿麦穗　川当归　牡丹皮　干葛（各一两）　石膏（二两[①]）　蒲黄（半两）　桂心　威灵仙（各三分）

上为末。每服二钱，水一盏，姜三片煎，食前温服，日二三服。

黄芩汤

治崩中下血诸药，多用止血、补血之剂。此是阳乘阴，前所云天暑地热，经水沸溢是也。

上用黄芩不以多少，为末，烧秤锤淬酒调下。

又方

黄芩　黄柏（各一钱）　黄连（三钱，去毛）

上用水四盏，煎取一半，去滓，入炒阿胶末五钱，滓再煎，温温分三服，空心。腹痛，加栀子三钱亦可。

又方

治积年血崩，一服而愈。

上以草血竭嫩者蒸，油盐姜淹吃，小酒咽下。或收为末，姜酒调服。血竭草生于砖缝井头，少在地上。

梅饮子[②]

治血崩不止。盐梅七个，烧灰为末，空心，米饮服。

又方

陈槐花一两，百草霜半两，为末，烧红称锤淬酒下。

五倍子散

治血崩带下。

大艾（一两，醋煮[③]）　五倍子（二两，炒赤）　乌梅（半两，去核）　川芎（半两）

上为末。每服二钱，空心米饮下，两服止。

奇效四物汤

治有热久患血崩。一服稍安，八服无恙。

当归（头尾用）　熟干地黄（洗焙）　白芍药　大川芎　大艾叶　阿胶（蛤粉炒如珠子）　黄芩（去烂者。各半两）

上锉散。每服四钱，水一盏半，姜五片煎，空心温服。

豆花散

治白[④]崩不止。白扁豆花焙干为末（紫者不用），炒米煮饮，入烧盐少许，空心数服，即效。

又方

棕榈[⑤]、丝瓜烧灰，等分为末，盐、酒或盐汤下。

灸法

治白崩。小腹横纹[⑥]当脐空直下，百壮。又灸内踝上三寸，左右各百壮，名三阴交[⑦]。治漏下不止，或赤或白，灸交仪，穴在内踝上五寸。

带　下

白蔹丸

治冲任虚寒，带下纯白。

鹿茸（醋蒸，焙，二两）　白蔹　金毛

---

① 二两：文渊本作“一两”。

② 梅饮子：文渊本作“活血散”。

③ 煮：文渊本作“炙”。

④ 白崩：王氏本改为“血崩”，误。

⑤ 棕榈：文渊本作“用棕榈”，义胜。

⑥ 横纹：文渊本作“横文”。疑非。

⑦ 三阴交：文渊本作“三阴”，夺“交”字。

狗脊（燎去毛。各一两）

上为末，艾煎醋汁打糯米糊丸，梧桐子大。每服五十丸，空心，温酒下。

当归煎

治赤带不止，腹内疼痛，四肢烦疼，不欲饮食，日渐羸瘦。

当归（去芦，酒浸） 赤芍药 牡蛎（火煅，取粉） 熟地黄（酒蒸，焙） 阿胶（锉，蚌粉炒） 白芍药 续断（酒浸。各一两） 地榆（半两）

上为末，醋糊丸，梧桐子大。每服五十丸，空心，米饮送下。

卷柏丸

治腹脏冷热相攻，心腹绞痛，腰腿俱疼，赤白带下，面色萎黄，四肢羸乏。

黄芪（去芦，蜜水炙） 熟地黄（洗，各两半[①]） 卷柏（醋炙） 赤石脂（煅，醋淬） 鹿茸（醋炙） 白石脂 芎䓖 代赭石（煅，醋淬） 艾叶（醋炒） 桑寄生 鳖甲（醋炙） 当归（去芦，酒洗，炒） 地榆（各一两） 木香（不见火） 龙骨（各半两） 干姜（炮，一分）

上为末，醋煮糯米糊丸，梧桐子大。每服七十丸，空心食前，米饮送下。

紫金散[②]

治冲任虚损，月水过多，崩漏带下，淋沥不断，腰腹重痛。凡是五色带疾，并皆治之。

禹余粮（煅，醋淬，细研，水飞，干，三两） 赤石脂（煅） 龙骨（煅，石器研） 白芍药 川芎 附子 熟地黄 当归（各一两） 干姜（炮） 肉桂（各半两）

上为末。每服二钱，入麝香少许，空心，米饮调，日二服。

香附散

治赤白带下。

百草霜（一两） 当归 香附子 紫金皮 乌药（八钱） 伏龙肝（一两）

上为末，以水牛膏同茴香炒，旧酒调三大钱，不拘时候通口服。忌卵鱼腥母猪等肉。

白芷丸

治妇人带下，肠有败脓，淋露不已，腥秽殊甚，遂至脐腹更增冷痛。此盖为败脓血所致，卒[③]无已期，须以此排脓。

白芷（一两） 单叶红蜀葵根（二两，即单叶[④]古梅根。无则以苏木节代之亦可） 白芍药 白矾（烧枯，别研。各半两）

上为末，蜡丸如梧桐子大。空腹米饮下十丸或十五丸。候脓尽，仍以他药补之。

白芍药散

治赤白带下，脐腹疼痛，神效。

白芍药（一两） 干姜（半两）

上为末，微炒黄色。每服二钱，空心，米饮下，晚[⑤]又服。半月效。

秋霜丹

治赤白带下。真秋石为末，北枣去皮煮烂为丸，梧桐子大。每服五十丸，空心，醋汤下。

求 嗣

温经汤

治冲任虚损，月候不调，或来多不断，或过期不来，或崩中去血过多不止。小腹有寒，久不受胎。曾经损娠，瘀血停留，小腹急痛，发热下痢，手足烦热，唇口干燥。

---

① 两半：文渊本作“半两”。

② 紫金散：文渊本作“温经汤”。

③ 卒：终究。

④ 单叶：文渊本作“争荅”，疑非。

⑤ 晚：文渊本作“脱”，疑非。

吴茱萸（三两，汤洗十次。炒）　半夏（二两半，洗七次）　当归（去芦）　人参（去芦）　白芍药　牡丹皮　桂心（去粗皮）　阿胶（捣破，蚌粉[1]炒）　川芎　甘草（炒。各二两）　麦门冬（去心，两半）

上锉散。每服四钱，水一盏半，姜五片煎，空心热服。经事来多不断，以此吞服暖宫丸，亦效。

暖宫丸

治妇人无子，暖子宫冷，服之神效。

附子（炮，去皮脐，一枚）　杜仲（炒断丝）　地榆　桔梗　白薇（去土）　川牛膝（去苗）　川白芷　黄芪　沙参　厚朴（去粗皮，姜汁炒。各四钱）　北细辛（去叶）　干姜　蜀椒（各二钱半）

上为末，炼蜜丸梧桐子大。每服二十丸，盐酒下。服之一月，自然有孕。《局方》四物汤、羊肉丸多服亦效。

抑气散

治气盛于血，所以无子，寻常头晕，膈满体痛，怔忡，皆可服之。香附子乃妇人之仙药，不可谓其耗气而勿服。

香附子（炒，杵净，四两）　茯神（去木，一两）　橘红（二两）　甘草（炙，一两）

上为末。每服二钱，食前，沸汤调服。仍兼进紫石英丸炙用。

小温经汤

治经血不调，血脏冷痛。此方甚平易，用药径捷[2]。

当归（去尾）　附子（炮，去皮脐。各等分[3]）

上锉散[4]。每服三钱，水一盏半煎，空心温服。

秦桂丸

治妇人无子，经进有效。

秦艽　桂心　杜仲（炒断丝）　防风　厚朴（各三分）　附子（生）　白茯苓（各一两半）　白薇　干姜　沙参　牛膝　半夏（各半两）　人参（一两）　细辛（二两一分）

上并生，碾为末，炼蜜丸如赤豆大。每服三十丸，空心食前，醋汤或米饮下。未效，更加丸数，次觉有孕，便不可服。

阳起石丸

治丈夫真精气不浓，不能施化，是以无子。

阳起石（火煅红，研极细）　鹿茸（燎去毛，酒煮，焙）　菟丝子（水洗净，酒浸蒸，焙，别研）　天雄（炮，去皮）　韭子（炒）　肉苁蓉（酒浸。以上各一两）　覆盆子（酒浸）　石斛（去根）　桑寄生　沉香（别研）　原蚕蛾（酒炙）　五味子（各半两）

上为末，酒煮糯米糊丸，梧桐子大。每服七十丸，空心，盐汤或盐酒下。

济阴丹

治妇人血气久冷无子，及数经堕胎，皆因冲任之脉虚损，胞内宿挟疾病，经水非时暴下不止，月内再行，或前或后，或崩中漏下，三十六疾，积聚癥瘕，脐下冷痛，小便白浊，以上疾证[5]，皆令孕育不成，以致绝嗣。（方见前）

灸法

妇人绝子。灸然谷[6]五十壮，在内踝前直下一寸。

又法

绝嗣胞门闭塞，灸关元三十壮，报

---

① 蚌粉：文渊本作“蚌粉”。

② 径捷：直接快速。文渊本作“且不多”。

③ 各等分：文渊本无此三字。

④ 上锉散：文渊本作“上为末”。

⑤ 以上疾证：上科本同。文渊本作“心上疾订”，王氏本作“以上疾诸”，疑非。

⑥ 谷：文渊本作“容”，非。

之。妇人妊子不成，数堕，腹痛漏下，灸胞门五十壮，在关元左边二寸是也，右边二寸名子户。

杂 方

厚朴丸

治妇人胃冷，呕吐不下食。

厚朴（去粗皮，切，姜汁炒，三两） 附子（去皮，锉如豆，三两）

上以生姜汁一升，水五合，煮令汁尽，焙干为末，以酒煮神曲为丸，梧桐子大。每服三十丸，不拘时温酒下。

芎归汤

治头晕痛，诸脉平和，惟肝脉独弱，可预见有崩疾来，及治血虚头晕。（方见前，即佛手散）

橄榄丸

止渴，润咽干。

川百药煎 乌梅 甘草 石膏（各等分）

上为末，炼蜜丸如弹子大。每服一丸，噙化。

橘归丸

治肌肤手足俱有血线路。此怒气伤肝，血失常经，以致如此。服之神效。

橘皮（二两） 当归（一两）

上为末，炼蜜丸梧桐子大。每服三十丸，温酒下。

八味丸

治大小便秘涩，此血弱不能营养脏腑，津液枯涩，数服即愈。（方见大方科消渴类）

鹿茸丸

治虚弱服刚剂太过，发搐，此肝血不足，为刚剂所燥，故令搐搦，服此而愈。（方见大方科消渴类）

芍药汤

治冷证胁痛，诸药不效。

香附子（四两，黄子醋[1]二升，盐一两，煮干为度） 肉桂 延胡索（炒） 白芍药

上为末。每服二钱，沸汤调，不拘时候服。

虎骨散[2]

治腰上实肉处痛不可忍。

上以麝香末半钱，用酒调服。

补心汤

治阴中生疮，名曰䘌疮，或痛或痒，如虫行状，淋沥脓汁，阴蚀几[3]尽，治之当补心养胃。

白茯苓 人参 前胡 半夏（汤洗七次，去滑） 川芎（各三分） 橘皮 枳壳（麸炒，去穰） 紫苏 桔梗 甘草（炙） 干姜（各半两） 当归（一两三分） 白芍药（二两[4]） 熟地黄（一两半）

上锉散。每服四钱，水盏半，姜五片，枣一枚同煎，食前服。

狼牙汤

治阴中蚀疮，烂溃，浓水淋漓臭秽。

狼牙锉，煎浓汁，以绵缠箸[5]头，大如茧，浸浓汁沥阴中数次。

雄黄兑散

治下部䘌疮。

雄黄（研） 青葙子 苦参 黄连（各二分） 桃仁（去皮尖，研，一分）

上为末，以生艾捣汁，和如枣核大，绵裹纳下部。未效，更加扁竹汁，无艾，

---

① 黄子醋：文渊本作“黄了醋”，疑非。
② 虎骨散：文渊本作“健骨散”。
③ 几：接近。
④ 二两：文渊本作“一两”。
⑤ 箸：筷子。

只用绵裹散子纳下部，亦可。

洗拓汤

疗[1] 阴蚀。

甘草　干漆（各一两）　黄芩　干地黄　当归　芍药（各二两[2]）　龟甲（五两）

上锉散[3]，用水七升，煮取一半，去滓，以绵帛纳汤中以拓[4] 疮处，良久即易，日二度。每拓汤可行十里许，即拭干。捻取[5] 甘湿散薄敷疮上使遍，可经半日，又以汤拓，拓讫如前敷药。（甘湿散：用五月五日虾蟆、青木香、石硫黄、铁精[6] 为末，生麝香临时加入）

藿香养胃汤

治阳明经虚，不荣[7] 肌肉，阴中生疮不愈。

藿香　白术　白茯苓　神曲（炒）　乌药（去木）　缩砂仁　薏苡仁　半夏曲　人参（各半两）　荜澄茄　甘草（炙。各三钱半）

上锉散。每服四钱，水盏半，姜五片，枣二枚同煎，不以时。

奶痈疮

黄瓜蒌一二个，连皮穰子锉碎。

上用无灰常酒一二升，于沙瓶内煮，存一升，去滓，时时温服，酒尽再煮滓服。如觉初时，便服此药，即时痛止，更不成疮。如已成疮，服之其疮自穿，而痛自止。

又方

尚[8] 未成疮，才觉肿硬作痛，以葱早[9] 熨之。其法：用中样小海味瓶口宽者，以炭火入瓶内，上以热灰填满，平瓶口[10]，用葱叶及葱白捶损，令遍覆瓶口，以手帕子裹定倒执，将瓶口向肿处，任意轻轻熨之，有验。

治茄子疾

心躁，连绵黄水易治，白水难愈。乌金二豆散，姜、枣子煎，温服。（方见前）

又方

生枳壳为散煮，熏洗，却用绢帛包枳壳滓纳入阴中，即日渐消。

又方[11]

茄皮、白矾、马榴[12] 头根、朴硝、泽兰煮水熏洗，加入炒石灰[13] 少许。

敷药

朴硝为末，黄荆[14] 柴烧沥调敷，或用浓铁浆水敷。

下疳[15] 病

心躁四肢酸，脐轮冷痛，或腹中绞刺，小嘉禾散，猪肝、蒜片煎服。（方见前）

又方

硫黄一两，大鲤鱼一个去头皮，纳入药，故纸裹，黄泥固济，火煅烟尽为末，米糊丸，梧桐子大。每二十丸，温酒下。如下疳生虫，所下如柿汁，臭秽，心中疞

---

① 疗：原本作“疮”，据文渊本、上科本改。

② 各二两：文渊本作“各两”，疑脱字。

③ 上锉散：文渊本作“上药”。

④ 拓：贴；敷。

⑤ 捻取：文渊本作“再取”。

⑥ 铁精：文渊本作“铺精”，疑非。

⑦ 荣：滋养。

⑧ 尚：原本作“尺”，据文渊本改，上科本作“凡”，可参。

⑨ 葱早：上科本作“葱白”，当是。

⑩ 填满，平瓶口：文渊本作“填之不封口”。

⑪ 又方：上科本同，文渊本作“圆方”，疑非。王氏本作“洗方”，可参。

⑫ 马榴（tāo）：文渊本作“马稻”。

⑬ 炒石灰：文渊本作“炒茄灰”。

⑭ 黄荆：文渊本作“黄瓶”，疑非。

⑮ 下疳：文渊本作“丁疳”。

痛，闷绝，虚烦甚者，不可治。

磁石丸[1]

治子宫不收，名瘣疾，有痛不可忍者

磁石（酒浸火煅）

上为末，糯米糊丸，梧子大。每服二十丸，空心，滑石汤下。

铁粉散

治同前。

当归　磁石（半两酒浸）　铁粉

上为末，米饮调下，隔夜用角药，次日服此。（角药，用铁屑、螺青为末，磨刀水调涂生门[2] 上）

熏洗方

荆芥穗、藿香叶、臭椿树皮，煎汤熏洗，即入。

托药[3]

蓖麻叶（有丫角者好）飞过白矾为末，以纸片摊药托入。

掺药

先以淡竹根煎汤洗，仍用五倍子、白矾为末，干掺，立效。治牛亦验。

敷药

用温盐水洗软，却用五灵脂烧烟熏，次用蓖麻子研烂涂上吸入，如入即洗去。

治阴肿不收

麻黄、荆芥、茄种皮、蛇床子、真杉木、刺猬皮，为末敷[4]。或煮水熏洗，小麦、朴硝、白矾、五倍子、葱白煮水淋洗，效。

膏發煎

温[5] 谷气，实胃气，下泄，阴中出血。

发灰　猪脂

上调停，绵裹如枣核大，纳阴中。

治脚赤肿

荆芥　石膏　地龙（炒）　薄荷

上锉散。姜三片，蜜少许煎服。

治阴疮

与男子妒精[6] 略同。

上用黄丹、枯白矾、萹蓄、藁本各一两，硫黄半两，白蛇皮一条烧灰，荆芥、蛇床子各半两，研为末，别以荆芥、蛇床子煎汤温洗，软帛挹[7] 干，清油调涂，湿则干掺。

又方

青黛、黄丹、水粉、五倍子，肉铺上拭肉巾烧灰为末，用小绢巾入阴中挹干。如干，用荆芥、薄荷、柏叶煎水洗。再挹干，清油调药涂上。

又方

先用黄芩、海桐皮、白矾、韭菜根煎汤洗，后用败鼓皮烧存性，细研，入轻粉在内，刮下鸡肠上膏调涂疮上。如虫吃入阴内，用鸡子一个，煮熟去壳，涂药末于上，绵子兜入阴中，用火炙患处，得痒即虫行。若身微作寒，服藿香正气散二三服。

又方

真平胃散加贯众末，每服二钱，熟煮猪肝拌药，入阴户内，数日可安。

治疳疮

月后便[8] 行房，致成湛浊，伏流阴道，疳疮遂生，瘙痒[9] 无时。先用胡椒、

---

① 文渊本作“磁石散”。

② 生门：文渊本作“产门”。

③ 托药：从此往下，至“三茱丸”一千余字，文渊本无。

④ 为末敷：上科本作“为之敷”，非。

⑤ 温：上科本作“暖”。

⑥ 妒精：上科本作“妒精疮”。

⑦ 挹：吸。

⑧ 便：上科本无“便”字。

⑨ 瘙痒：上科本作“搔痒”。

葱白作汤，一日两三度淋洗，却服后药。

赤石脂　龙骨　黑牵牛（炒）　菟丝（酒浸蒸）　黄芪（盐水炙）　沙苑蒺藜（炒）

上为末，蜜丸梧子大。每服二十丸，燕窠蒸酒，澄上清者吞下。

治阴中生疮

如虫咬痛，可生捣桃叶，绵裹纳阴中，日三四易。

黄芩散

治阴门生疮。

上用黄芩、当归、川芎、白矾、黄连锉散，煮水熏洗，即安。

治阴门肿方

上以甘菊苗研烂，百沸汤淋洗，熏后洗。

月经不行说

二七天癸至，七七天癸竭。行早性机巧，行迟鲁钝。通行则阴阳和合，始能生子。行年十四岁当时，二十岁不行，命如风烛，朝不保暮。有病发则死，间有不死，百中无一。亦令一生多病，未尝一日安裕。然有四季行亦可，又有一年一次者，亦不甚佳。或一生不循正道而行者，晚年有僻疾则难治。

洗心散

（方见前积热类）

治阴中生一物，渐大，牵引腰腹，膨痛至甚，不思[①]饮食，皆因多服热药及煎爆[②]，或犯非理房事，兼意淫不遂，名阴挺。每服二钱，生地黄汤调。仍用金毛狗、五倍子、白矾、水杨根、鱼腥草、山黄连各一两重，为散，分作四服，以有嘴瓦罐煎熟，预以银锡作一长小筒，下透罐嘴，上贯挺上，先熏后洗，立效。服白薇散，凌霄花少许煎。（方见前[③]）

又用：

三茱丸[④]

食茱萸　吴茱萸（汤洗，微炒）　桔梗（水浸一伏时[⑤]，漉出，慢火炒）　白蒺藜　青皮（去白）　山茱萸（去核取肉，微炒[⑥]）　舶上茴香（荡去砂土，焙干[⑦]。各一两）　五味子（净捡）　海藻（洗焙[⑧]）　大腹皮（酒洗过，晒干[⑨]）　川楝子（去核）　延胡索（各一两二钱半）

上为末，酒糊丸如梧桐子大。每服三十五丸，木通汤下。下虚加川乌炮去皮、肉桂去粗皮各一两。腰腹疼甚，加[⑩]桃仁去皮尖麸炒别研、青皮去白、枳实去穰各一两，真[⑪]南木香七钱半。

一捻金丸

服前药未效，却用。

延胡索　舶上茴香　吴茱萸（炒）　川楝子（去核[⑫]）　青木香（各二两）

上为末，粳米糊丸如梧桐子大。每服三十五丸[⑬]，空心，木通汤服。又用梅花脑子半钱，铁孕粉一钱，水调刷上。如阴畔生疱，以凉血饮每服三钱，加凌霄花少许煎，空心服。（见前）

---

① 不思：上科本作“了减”，误。原本作“不减”王氏本据《普济方》改“不思”，当是。

② 爆：上科本作“焯”，下同。

③ 方见前：上科本无此三字。

④ 三茱丸：文渊本作“三萸丸”。

⑤ 一伏时：一昼夜。

⑥ 微炒：文渊本无此二字。

⑦ 荡去砂土，焙干：文渊本作“汤去砂，炮”。

⑧ 洗焙：文渊本无此二字。

⑨ 酒洗过，晒干：文渊本作“酒浸过”，无“晒干”二字。

⑩ 疼甚，加：文渊本作“疼，夏用”。

⑪ 真：文渊本作“为”。

⑫ 去核：文渊本无此二字。

⑬ 三十五丸：上科本作“三五十丸”，当是。

四物汤

治产育艰难，或一岁一产，可以此少间之。每服三钱，加芸苔子一撮，于经行后空心服。

又方

用升麻[14]葛根汤二两，加瞿麦、干土牛膝、瓜蒌根、豆豉炒各半两，为散，分作八服，空心一日二服[15]，合滓。亦于每月经行后便服，每服亦加芸苔子一撮，尤妙。

---

① 升麻：文渊本作“对麻”，疑非。

② 从此往下，至本卷结束，文渊本缺22字。

世医得效方　卷第十六

眼　科

总　论

人有双眸，如天之有两曜①，乃一身之至宝，聚五脏之精华。其五轮者，应五行；八廓者，象八卦。凡所患者，或因生食五辛，多啖炙爆，热餐面食，饮酒不已，房室无节，极目远视，数看日月，频视星火，夜读细书，月下观书，抄写多年，雕镂细作，博弈不休，久处烟火，泣泪过多，刺头出血多，若此者，俱丧明之本。复有驰骋田猎，冲冒尘沙，日夜不息者，亦伤目之媒。又于少壮之时，不自保惜，逮至四十，以渐昏蒙。故善卫养者，才至中年，无事常须瞑目，勿使他视，非有要事，勿宜② 辄开，则虽老而视不衰。大抵营卫顺则斯疾无由而生，营卫衰则致病多矣。且伤风冷则泪出，虚则昏蒙，劳力则眦赤，白肿则脾家受毒，生疮则风热侵肺，黄乃酒伤于脾，血灌瞳仁③ 及赤色，俱是心家有热。羞明见红花为肝冷④，黑花则肾虚，青花胆有寒，五色花为肾虚兼热，不可一概为治。若虚不补而实不泻，亦难收效。然上虚乃肝虚，下虚乃肾虚，肝虚则头晕、耳聋、目眩，肾虚则虚壅生花，耳作蝉鸣，尤宜⑤ 补肝益肾。其有热泪交流，两睑⑥ 赤痛，乃肝之极热，迎风有泪，为肾虚客热，凉肝泻肾，必得其宜。至于五脏，各以类推。虚则生寒，实则生热，补泻之用，须在参详，毫厘之差，千里之谬。余则无非有所触动，或大病之后，所患不一。至如暴赤一证，多因泛热冲上，或眠食失时，饱食近火得之，加以劳役失于调摄，过食毒物，变成恶证。医者不原⑦ 本始，但知暴赤属阳，或以散血之剂，或以凉心之药，纵使退散，遂致脾经受寒，饮食不进，头目虚浮，五脏既虚，因成内障。亦有见其不进饮食，俾更服热药，遂致三焦暴燥，热气上攻，昏涩眵泪。或犯盛怒，辛苦重劳，遂生胬肉。心气不宁，风热交并，变为攀睛，症状不一，是为外障。又若读书、博弈等过度而致疾者，名曰肝劳。不可但投以治肝之剂，及作他证治之，卒于莫效，惟须闭目珍护，不极远视，庶乎可瘳。若夫患风疹者，必多眼暗，先攻其风，则暗自去。妇人胎前产

---

① 两曜：日月。
② 勿宜：文渊本作“忽宜”，非。
③ 瞳仁：文渊本作“瞳人”。下同。
④ 肝冷：文渊本作“午冷”，疑非。
⑤ 尤宜：文渊本作“大宜”。
⑥ 两睑：文渊本作“两脸”。
⑦ 原：探究。

后，用药亦须避忌。小儿所患，切且善治[①]，惟略加淋洗，披镰针灸，端不可施，犹须戒其用手频揉，或因兹睛破，至于莫救。以上诸证，专是科者，宜留意焉。

五轮八廓

五轮之图

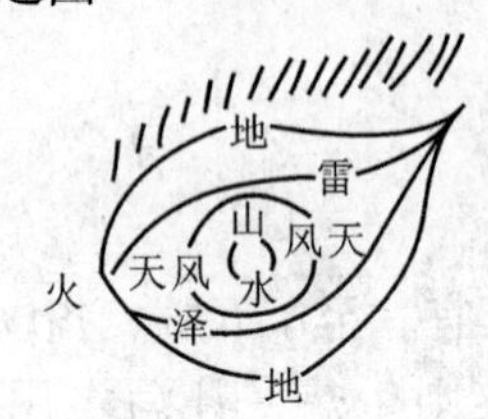

白属肺，气之精，气轮；黑属肝，筋之精，风轮；上下睑属脾胃，肉之精，肉轮；大小眦属心，血之精，血轮；瞳仁属肾，骨之精，水轮。

风轮病：因喜怒不常，作劳用心，昼凝视远物，夜勤读细书，眼力既劳，风轮内损。其候眦头尤涩，睛内偏疼，视物不明，胞眩紧急，宜去风药。

血轮病：因忧愁思虑，悲喜烦劳，内动于心，外攻于目。其候赤筋缠眦，白障侵睛，胞瞳[②]难开，昏暮多涩，日久不治，失明愈深，宜洗心凉血药。

肉轮病：因多餐热物，好吃五辛，远道奔驰，驻睛骤骑，食饱耽[③]眠，积风痰壅，其候胞眩[④]赤肿，暴赤昏蒙，眼泪常盈，倒睫涩痛，瘀血侵睛，宜疏[⑤]醒脾药。

气轮病：因凌寒冒暑，爱饮[⑥]寒浆，肌体虚疏，寒邪入内。或痛或昏，传在白睛，筋多肿赤，视日如隔雾，观物似[⑦]生烟，日久不治，变成白膜，黑暗难开。

水轮病：因劳役不止，嗜欲无厌，大惊伤神，大怒伤志，加之多食酒面，好啖咸辛，因动肾经，通于黑水，冷泪镇流于睑[⑧]上，飞蝇相趁[⑨]于睛前，积聚风虚，或涩或痒，结成翳障，多暗多昏，宜补肾药。

八廓之图

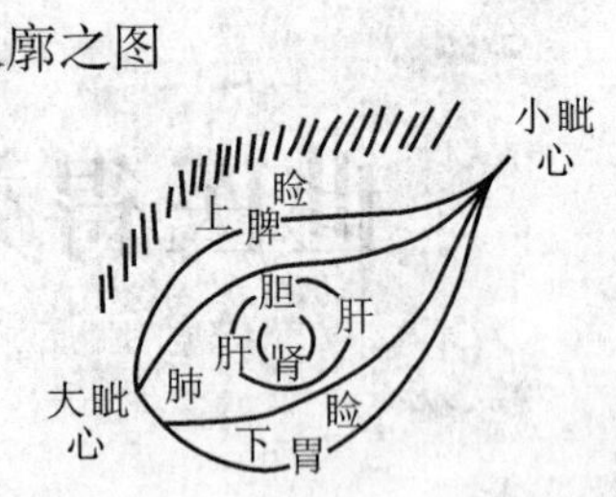

天廓传道肺、大肠，地廓水谷脾、胃，火廓抱阳心、命门，水廓会阴肾，风廓养化肝，雷廓关泉小肠，山廓清净胆，泽廓津液膀胱。

天廓病：因云中射雁，月下看书，多食腥膻，侵冒寒暑[⑩]，致天廓[⑪]有病内动。视物生烟，眦疼难开，不能辨认。

地廓病：因湿渍头上，冷灌睛眸，致令有病。眼眩紧急，瘀血生疮。

火廓病：因心神恐怖，赤脉侵眦，血灌瞳仁，热泪如倾，其证睑头红肿[⑫]，睛内偏疼，热泪难开。

水廓病：因大劳，努力争斗，击棒开弓，骤骑强力，致令生病。常多暗昏[⑬]，睛眩泪多。

风廓病：因枕边窗穴有风，不能遮

---

① 善治：文渊本作“慎治”。
② 胞瞳：文渊本作“胞肿”。
③ 耽：沉溺。
④ 眩：文渊本作“胘”，疑非。
⑤ 宜疏：文渊本作“宜服”，可参。
⑥ 爱饮：上科本作“爱饮”，文渊本作“吸饮”，可参。王氏本作“受饮”，疑非。
⑦ 似：文渊本无。
⑧ 睑：文渊本作“脸”。
⑨ 趁：追逐。
⑩ 寒暑：文渊本作“寒者”，疑非。
⑪ 天廓：文渊本作“目廓”，疑非。
⑫ 红肿：文渊本作“红肺”，疑非。
⑬ 暗昏：文渊本作“暗二”，疑非。

闭，坐卧当之，脑中邪风，攻于风廓。以致黑睛多痒，两睑常烂，或昏[①]多泪。

雷廓病：因失枕睡卧，酒后行房，血脉溢满，精宣闭滞，风虚内聚上攻。故令眦头赤肿，睑内生疮，倒睫拳毛，遮睛弩肉[②]。

山廓病：因撞刺磕损，致令肉生两睑，翳闭双睛，若不早治，永沉昏暗，瘀血侵睛。

泽廓病：因春不宣解，冬聚阳毒，多吃脂肥，过餐热物。致令脑脂凝聚，血泪攻潮，有如雾笼，复见飞蜂缭绕，黑花常满，难于瞻视。

七十二症方

内　障

丸翳第一

丸翳者，黑珠上一点丸，日中见之差小，阴处见之则大白[③]，或明或暗，视物不明。医者不晓，以冷药治之，转见黑花。此因肝肾俱虚而得也，宜服后药。

补肝散[④]

熟地黄　白茯苓（去皮）　家菊　细辛（各半两）　芍药（三分）　柏子仁（一分）　甘草（半钱，炙）　防风（一分）　北柴胡（一两，去芦）

上锉散。每服三钱，水一盏半煎，食后服。

补肾丸

巴戟（去心）　山药　破故纸（炒）　茴香　牡丹皮（各半两）　肉苁蓉（一两，洗[⑤]）　枸杞子（一两）　青盐（一分，后入）

上为末，炼蜜丸梧桐子大。每服三十丸，空心，盐汤下。

冰翳第二

冰翳者，如冰冻坚实，旁观目透于瞳仁内，阴处及日中看之，其形一同，疼而泪出。此因胆气盛，遂使攻于肝而得之，宜服后药。

通肝散

山栀子　蒺藜（炒，去尖）　枳壳（去白）　荆芥（各半两）　车前子　牛蒡子（各一分。炒）　甘草（五钱，炙）

上为末。每服二钱，苦竹叶汤调，食后服。

滑翳第三

滑翳有如水银珠子，但微含黄色，不疼不痛，无泪，遮绕瞳仁[⑥]。

涩翳第四

涩翳微如赤色，或聚或开，两旁微光，瞳仁上如凝脂色，时复涩痛，而无泪出。

散翳第五

散翳形如鳞点，或睑下起粟子而烂，日夜痛楚，瞳仁最疼，常下热泪。

前件[⑦]三证，并是肝肺相传，停留风热，宜服：

八味还睛散

白蒺藜（炒，去尖）　防风　粉草（炙）　木贼　山栀（炒，去壳。各半两）　草决明（一两，炒）　青葙子（一分，微炒）　蝉蜕（一分）

上为末，麦门冬去心煎汤，食后调下。

---

① 或昏：上科本作“昏暗”。
② 弩肉：文渊本无此二字。
③ 大白：文渊本夺“白”字。
④ 补肝散：文渊本作“地黄汤”。
⑤ 洗：文渊本作“酒浸”。
⑥ 瞳仁：文渊本无此二字。
⑦ 件：项。

横开翳第六

此证上横如剑脊，下面微微① 甚薄，不赤不痛，病此稀少。

浮翳第七

此疾上如冰② 光白色，环绕瞳仁，初生自小眦头至黑珠上，不痛不痒，无血色相潮。

沉翳第八

此病白藏在黑水下，向日细视，方见其白，或两眼相传，疼痛则早轻夜重，间或出泪。

偃月翳第九

此疾膜如凝脂，一边厚，一边薄，如缺月，其色光白无瑕疵。

前件诸证，并不可治。皆是宿生注受，当有此病，纵强用药，终无安日。

枣花翳第十

此候周回如锯齿，四五枚相合，赤色，刺痛如针，视物如烟，晨轻③ 而昼则痛楚，迎风多泪，昏暗不见。

白翳黄心十一

此候四边皆白，但中心一点黄，大小眦头微赤，时下涩泪，团团④ 在黑珠上。

前件亦是肝肺相传，停留风热。宜服前还睛散、后坠翳丸⑤。

黑花翳十二

此候其状青色，大小眦头涩痛，频频下泪，口苦，不喜饮食，盖胆受风寒，宜服：

凉胆丸

黄连（洗，不见火） 荆芥 黄芩 草龙胆（各半两） 芦荟 防风（各一两） 黄柏（去皮） 地肤子（一分）

上为末，蜜丸梧桐子大。每服三十丸，薄荷汤下。

胎患十三

此候初生二三岁，观物则近看，转睛不快，至四五岁瞳仁洁白，昏蒙不见，延至年高，无药可治。盖胎中受热，致损其目，莫能治之。

五风变十四

五风⑥ 变为内障，其候颜色相间，头疼甚，却无泪出，兼毒风脑热所致，日中如坐暗室，常自忧叹。

雷头风十五

此候热毒之气冲入眼睛，中年牵引瞳仁，或微或大或小，黑暗全不见⑦。

惊振十六

此候因病目再被撞打，变成内障，日夜疼痛，淹淹障子，赤膜绕目，不能视三光，亦如久病内障。

前件四证，设有病者，俱不可治。所谓针刀难下手，药力并无功。若强治之，不过服还睛散，然终难愈。

绿风十七

此病初患则头旋，两额角相牵瞳仁，连鼻膈皆痛，或时红白花起，或先左而后右，或先右而后左，或两眼同发，或吐逆，乃肝肺⑧ 之病。肝受热则先左，肺受热则先右，肝肺同病则齐发。先服羚羊角散，后服还睛散。（方见前）

羚羊角散

家菊 防风 川芎 羌活 车前子

① 微微：文渊本作“微白”。
② 如冰：文渊本作“如水”。
③ 晨轻：文渊本作“夜轻”。
④ 团团：文渊本作“员团”。
⑤ 翳丸：文渊本作“其风热”。疑有误。
⑥ 五风：文渊本作“五色”。疑有误。
⑦ 黑暗全不见：文渊本作“或视全不见”。
⑧ 肝肺：文渊本作“肺”，夺“肝”字。

川乌（炮，去皮尖。各半两）　半夏（泡）
羚羊角　薄荷叶（各一分）　细辛（一两）

上锉散，生姜煎。或为末，食后荆芥、茶清调下。

乌风十八

此眼虽痒痛，而头不旋，但渐渐昏暗，如物遮定，全无翳障，或时生花。此肝有实热，宜服：

泻肝散

郁李仁　荆芥（各一分）　甘草（炙）
大黄（各半两）

上锉散。每服三钱，水一盏半煎，食后温服。

黑风十九

此眼与绿风候相似，但时时黑花起。乃肾受风邪，热攻于眼，宜凉肾。

青风二十

此眼不痛不痒，瞳仁俨然如不患者，但微有头旋，及见生花，或劳则转加昏蒙。

前二件证，宜服还睛散。（方见前）

肝虚雀目二十一

雀目者，肝脏虚劳，时时花起，或时头疼，年深则双目盲。小儿患者，因疳得之。

高风雀目二十二

雀目二证，病状虽同，中有异处。盖高风才至黄昏便不见，经年瞳子如金色，所谓黄风者即此也。

前件二证，均不可治。

肝虚目暗二十三

此病远视不明，眼前花子频起，眦目皆赤，痛有时，看一成二，此乃肝虚。宜服补肝散，稍稍加凉剂与之。（方见前）

外　障

肝脏积热二十四

眼先患赤痛肿疼，怕日[1]泪涩难开，忽生翳膜肿，或初患一目不见，以致两目齐患。此因作劳用力，肝膈热劳，宜服：

大决明散

石决明（一两，炒）　草决明（炒）
羌活　山栀子（各半两）　木贼（五钱）
大黄（煨）　荆芥（各一分）　青葙子（炒）　芍药（各五钱）

上为末。每服二钱，麦门冬去心煎汤调，食后服。

伤寒热病后目昏二十五

伤寒病安后，眼目疼痛红肿，或食毒物过多，壅热上冲，热泪交流，涩痛难开，兼生翳膜，宜服前决明散，后春雪膏点之。

混睛二十六

此候白睛先赤而后痒痛，迎风有泪，闭涩难开，或时无事，不久又发，年深则睛变成碧色，满目如凝脂，赤络横赤如丝。此毒风积热，宜服：

地黄散

生地黄（一两）　芍药（半两）　土当归（半钱）　甘草（半两[2]）

上锉散。每服三钱，水一盏半煎，食后温服。

胬肉攀睛二十七

此证或先赤烂多年，肝经为风热所冲而成，或用力作劳，有伤肝气而得。或痒

---

[1] 怕日：文渊本作“痛自”。

[2] 此方后三味药剂量诸本不一：原本及文渊本“甘草”无剂量；上科本作“芍药，土当归、甘草（各半两）”；王氏本据《医方类聚》卷六十八所引本方用量补之，今依王氏本。

或痛，自两眦头努出，心气不宁，忧虑不已，遂乃攀睛，或起筋膜，宜服：

二黄散

黄芩　大黄　防风　薄荷（各半两）

上锉散。每服三钱，水一盏半，蜜少许煎，食后临睡温服。

定心丸

石菖薄　甘菊　枸杞子（各半两）　辰砂（二钱）　远志（一分，去心）　麦门冬（一两，去心）

上为末，蜜丸，梧桐子大。每三十丸，食后，熟水下。

两睑粘睛二十八

此乃烂眩风是也。双目赤烂粘滞，经年不安，或痒或痛，宜服消风散，桑白皮煎汤调下。（方见风科热证类，仍用驱风汤[1]洗）

膜入水轮二十九

此因黑珠上生疮稍安，其痕疤不没，侵入水轮，虽光未绝，终亦难治。

钉翳根深三十

此因心肝滞留偏热，致使眼疼痛生翳膜，经久其色如银钉钉入黑睛，此证不可治。

黑翳如珠三十一

此起在黑水上，如小黑豆，疼痛而泪出，不可用点药，此乃肾虚受风热而得之，宜先服羚羊角散，后服补肾丸。（方见前）

花翳白陷三十二

此白翳旋绕瞳仁点点如花白鳞砌者。乃因肝肺伏藏积热，又吃热物，遂而得之，宜膏药点，后服前羚羊角散。

水瑕深翳三十三

此乃黑水内横深瑕盘，青色沉沉深入，痛楚无时，盖五脏俱受风热。宜服：

清凉散[2]

蔓荆子　荆芥　苦竹叶　甘草（各半两）　山栀子（一分，去皮）

上锉散。每服三钱，水一盏半，薄荷七叶煎，温服。

玉翳浮满三十四

此证黑珠上浮玉色，不疼不痛，翳根不红，不宜针割，但服前还睛散，磨翳膏点之即愈。（方见后）

因他病后生翳三十五

眼内他病得时渐渐不见，初则微生翳膜，后则遍睛俱白，患此者[3]无可治矣。

顺逆生翳三十六

翳自上而生下者为逆，自下生上者为顺，逆则难治，顺则易安。宜用点药：

磨翳膏

空青（二钱）　片脑（三钱）　蕤仁（一两，口含，去皮壳）

上于乳钵内研合，盛旋点之。

鸡冠蚬肉三十七

翳生在睑内，如鸡冠蚬肉，或青或黑，须翻出看之，阻碍痛楚，怕日羞明。盖脾经先受热，后有所传，宜服决明散。（方见前）

睑生风粟三十八

两睑上下初生如粟米大，渐渐大如米粒，或赤或白，不甚疼痛，坚硬者，盖肝壅瘀血所成。宜服：

消毒饮[4]

大黄（半两，煨）　牛蒡子（一分，炒）　甘草（一分）　荆芥（半两）

---

① 驱风汤：上科本作“消风散”。
② 清凉散：文渊本作“二荆散”。
③ 患此者：上科本作“右此者”。
④ 消毒饮：文渊本作“大黄散”。

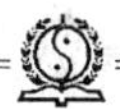

上锉散。每服三钱，水一盏半，食后温服。

胞肉胶凝三十九

眼胞皮肉有似胶凝，肿高如桃李者，时时出热泪，乃风毒所注。宜消风散及花草膏点之。（方见风科[①] 热证类及见后）

漏睛脓出四十

眦头结聚生疮，流出脓汁，或如涎水，粘睛上下，不痛，仍无翳膜。此因心气不宁，并风热停留在睑中。宜服：

白薇丸

白薇（半两）　防风　白蒺藜（去角，炒）　石榴皮　羌活（各三钱[②]）

上为末，米粉糊丸如梧桐子大。每服二十丸，白汤下。

蟹睛疼痛四十一

此证如大豆出黑珠上，疼痛不可忍，又名损翳。亦不可用点药，宜服前决明散。

突起睛高四十二

风毒流注五脏，不能消散，忽然突起，痒痛。热极所致，宜服前泻肝散。

风起㖞偏四十三

偏风牵引，双目㖞斜，泪出频频，却无翳膜，不痒不痛。宜服消风散，用荆芥汤下。（方见风科热证类）

倒睫拳毛四十四

此疾泪出涓涓，翳膜渐生，乍愈乍发，多年不安，眼皮渐急，睫倒难开，如刺刺样痛，瞳仁不安，此乃脾受风热。先服泻肝散，后服：

五退散

蝉蜕（洗）　蛇蜕（醋煮）　荆芥　猪蹄退（一分，微炒[③]）　穿山甲（烧，存性）　川乌（炮，去皮）　粉草（各半两）　蚕蜕（二钱半）

上为末，盐汤调下二钱。

风牵睑出四十五

上下睑俱赤，而或翻出一睑在外，此亦脾受风毒，宜服前五退散。若患年深，睑内俱赤，则不可治之。

神崇疼痛四十六

旧无根，因忽然疼痛，或如针刺，或如火炙，及太阳穴掣痛，早轻晚重。先宜求福，却服决明散。（方见前）

旋螺尖起四十七

目疼痛生翳膜，尖起而赤似旋螺。宜服前通肝散，次服前决明散。

鹘眼凝睛四十八

轮硬而不能转侧，此为鹘眼凝睛，此不可治。

辘轳转关四十九

此乃睛藏上下睑，不能归中，所以言之为辘轳也。其证亦难治，然当且服后药：

天门冬饮子

天门冬　茺蔚子　知母（各二两）　五味子　防风（各一两）　人参　茯苓　羌活（各两半）

上锉散。每服三钱，水一盏半，食后服。

泻肝散

麦门冬（去心，二两）　大黄　黄芩　细辛　芒硝（各一两）　黑参　桔梗（各两半）

上锉散。每服三钱，水一盏煎，食后服。

被物撞打五十

目被撞打，疼痛无时，瞳仁被惊，昏

---

① 风科：文渊本作“风利”，非。

② 各三钱：文渊本无剂量。

③ 微炒：文渊本作“烧存性”。

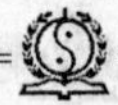

暗蒙蒙，眼眶停留瘀血。用地黄膏贴去血，次服前决明散。

地黄膏

生地黄（一合）　黄连（一两）　黄柏　寒水石（各半两）

上地黄研自然汁，和药成饼子，要用时以纸贴目上。非但是撞打可用，凡风热赤目热泪出等眼皆可用。以其性凉，能逐去热毒耳。

撞刺生翳五十一

因撞刺生翳，疼痛无时，经久不安者。复被物撞之，兼为风热所攻，转加痛楚，昏暗不见。宜服：

经效散

大黄　当归　芍药（各半两）　北柴胡（一两，去芦[1]）　粉草　连翘（各一分）　犀角（一钱后入）

上锉散。每服三钱，水一盏煎，食后服。仍用前磨翳膏点之。

血灌瞳仁五十二

瞳仁为血灌注，其痛如锥刺，皆无翳膜，睹物不明者。或因有损，或由肝气闭，血无所归而得，宜引血归肝。

通血丸

生地黄（焙）　赤芍药（各半两）　川芎（一两）　甘草（五钱）　防风　荆芥　当归尾（各一两）

上为末，炼蜜丸如弹子大。食后荆芥、薄荷、茶嚼下，血即散而归肝。又恐眼目[2]生花，须再用前还睛散服之。

昧目[3]飞尘五十三

尘埃飞扬入目，粘睛不脱，或被飞丝所侵，或被沙石所苦，疼痛引涩，揩碎不开，宜用后瞿麦散敷。

天行赤目五十四

目忽然赤肿，晨昏痛涩，此天行时疾，或长幼传染不安，虽因热气相传，方有轻重，宜服前泻肝散即安，虚人则用后五行汤洗。

暴赤眼后忽生翳五十五

此证轻则无妨，重则疼痛，而白睛红花，乃生翳膜者，是五脏积热，宜先用前地黄膏，次服前泻肝散。

胎风赤烂五十六

小儿初生下便有此证，至三四岁双目红而眩边[4]赤烂，时复[5]痒痛，经年不安。先服消风散，桑白皮煎汤调下，仍以后汤泡散洗。

风赤疮疾五十七

眼两睑[6]似朱砂涂而生疮，黑珠端然无所染。此因风热生于脾脏，若经久不治，则生翳膜。宜服前五退散，次汤泡散洗。

冲风泪出五十八

风证至冬月极甚，发作不休。此因肺虚受风，遇风冷发。宜服：

白僵蚕散

白僵蚕（直者，去丝嘴，炒）　粉草　细辛（各半两）　旋覆花（蒸熟，焙，半两）　荆芥（一分）　木贼（半两）　黄桑叶（一两，嫩者）

上锉散。每服三钱，水一盏半煎，食后温服。

暴风客热五十九

眼为暴风热所攻，白睛起障覆黑珠，睑肿痒痛，宜服前药。

---

① 去芦：文渊本无此二字。
② 眼目：文渊本作“眼自”。
③ 昧目：文渊本作“眯目”。
④ 眩边：文渊本作“肱边”，疑非。
⑤ 时复：文渊本作“晓复”，疑非。
⑥ 眼两睑：文渊本作“此症脸”。

睑硬睛疼六十

睑中红赤而坚硬，眼睛疼痛，而泪出无时，怕日羞明。宜服前通肝散。若有障膜，用后春雪膏点之。

痛如针刺六十一

睛忽然疼痛如针刺，双目根紧急，坐卧不安。此因热毒在心，服洗心散，次服前还睛散。（方见大方科积热类）

痒极难任六十二

眼痒极甚，瞳子连眦头皆痒，不能收睑。此因清净腑先受风热得之。宜服：

驱风一字散[①]

川芎（半两，炮，去皮尖）　羌活　防风（各一分）　川芎　荆芥[②]

上为末。每服二钱，食后，薄荷汤调下。

起坐生花六十三

凡起坐生花，或觉头旋而闷，耳内蝉鸣。此乃肾虚兼受客热，不节房事，宜多服补肾丸。

瞳仁干缺六十四

此证其睛干涩，全无泪液，或白或黑，始则疼痛，后来稍定，而黑不见。此证不可治疗。

黄膜上冲六十五

黑睛从下生，其黄膜上冲，疼痛至甚，闭涩难开。此乃脾经受风，食毒伤胃而得之。宜服：

犀角饮

犀角（二角）　黄芩（半两）　白附子（一分，炮，去皮尖）　麦门冬（一分，去心）　车前子　羌活（各半两）

上锉散。每服三钱，水一盏半煎，食后温服。

赤膜下垂六十六

眼中有膜，自上垂下遮黑睛，或名垂帘膜，望风泪出，怕日羞明，此乃客热上冲。用后明上膏点之，次服前通肝散。

小眦赤脉六十七

小眦中生赤脉，渐渐冲眼，急宜早治。此盖三焦积热得之，宜服前犀角饮。兼戒忌辛酸热毒等物及房事方安。

小儿通睛六十八

小儿[③]双眼睛通者，欲观东边，则见西畔。若振掉头脑，则睛方转，此肝受惊风。宜服：

牛黄膏[④]

牛黄（一钱）　犀角（二钱）　金银箔（各五片）　甘草（一分[⑤]）

上为末，蜜丸绿豆子大。每服七丸，用薄荷汤吞下。

小儿斑疮入眼六十九

眼胞患斑疮，热气冲透睛中，疼痛泪出，翳如银片，肿涩难开，宜服：

柴胡散

柴胡　黄芩　芍药（各半两）　甘草（一分）

上锉散。每服三钱，水一盏煎，大人小儿加减服。兼以药坠洗之。（余方见后）

小儿睑中生赘七十

眼睑中生赘子，初生如麻子大，日渐如豆，悬垂睑内。乃脾经风热所攻，宜加减服前五退散。

小儿疳眼七十一

小儿疳眼初生则涩痒，久而生疮，翳肿难开，怕见光明，时时出泪。此因肝风所攻，或因泻痢后虚热上冲。不可点，宜

---

① 驱风一字散：文渊本作“消风一字散”。
② 此处原本脱剂量。
③ 小儿：文渊本作“婴儿”。
④ 牛黄膏：文渊本作“地黄膏”。
⑤ 一分：文渊本作“一分二”。

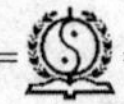

服前还睛散。(余方见小方科诸疳类)

小儿青盲七十二

胎中受风，五脏不和，呕吐黄汁，两眼一同视物不明，无药[①] 可治。

上七十二症方药条陈于前，毋谓其略。盖眼科中用药，不可太繁，或有好奇，

鸠[②] 撮众药，合为一方，不问虚实冷热[③]，悉与服之，群队争功。岂知补泻温凉之性各异，其为害也不少，可不戒之。

虚　证

加味磁朱丸[④]

丹砂之畏磁石，犹火之畏水，今合用之，砂法火入心，磁法水入肾，心肾[⑤] 各得其养，则目自然明。

盖目疾多因脾胃有痰饮渍[⑥] 侵于肝，久则昏眩。神曲倍于二味，用以健脾胃消痰饮，极有方效。

神曲（四两）　辰砂（一两）　磁石（二两，煅，醋淬七次[⑦]）

上为末，炼蜜丸梧桐子大。每服五十丸，食前，米饮日进三服。常服益眼力。一方，加夜明沙。

大补肾丸

治肾气不足，眼目昏暗，瞳仁开缩，渐成内障[⑧]。

磁石（煅，醋淬七次[⑨]）　菟丝子（酒蒸，研。各二两）　五味子　熟地黄　枸杞子　楮实　覆盆子　苁蓉　车前子（酒浸）　石斛（去根。各一两）　沉香　青盐（研。各半两）

上为末，炼蜜丸梧桐子大。每七十丸，空心，食后，盐汤下。

养肝丸

治肝血不足，眼目昏花，或生眵泪，久视无力。

当归（酒浸）　车前子（酒浸）　防风　白芍药　蕤仁　熟地黄　川芎　楮实（各等分）

上为末，炼蜜丸梧桐子大。每服七十丸，不以时温水下。

锦鸠丸

治肝经不足，风邪内乘上攻，眼暗泪出，怕日羞明，时时[⑩] 痒痛，谵视茫茫，多见黑花，或生翳膜，并治之。

草决明子（二两）　牡蛎（煅，取粉[⑪]）　黄连（去须）　杜蒺藜（炒，去尖）　防风（去芦）　甘菊花（拣净）　肉桂（去皮。各五两）　蕤仁　羌活（去芦）　瞿麦（各三两）　蔓荆子（二升，淘洗，绢袋盛饭上蒸一伏时[⑫]，取出晒干）　白茯苓（去皮，四两）　细辛（去苗，五两）　羯羊肝（一具，批，炙令焦）　斑鸠（一只，去皮毛肠嘴爪，用文武火连骨炙干）

上为末，炼蜜和杵五百下，丸如梧桐子大。每服十五至二十丸，空心，温酒或温水下，早午[⑬] 临卧日三服。

如久患外障眼，服诸药未效者，渐加

---

① 无药：文渊本作“无方”。
② 鸠：聚集。
③ 冷热：文渊本作“凉热”。
④ 加味磁朱丸：文渊本作“三味磁朱丸”。
⑤ 心肾：文渊本作“心疾”，疑非。
⑥ 渍：文渊本作“溃”。
⑦ 七次：文渊本作“柴炊”。
⑧ 内障：文渊本在此后有“可服”二字，可参。
⑨ 七次：文渊本作“染”，疑非。
⑩ 时时：文渊本作“胞眩”。
⑪ 煅，取粉：文渊本无“煅”字。
⑫ 一伏时：一昼夜。
⑬ 温水下，早午：文渊本作“得水下，日午”。

服五十丸，必效。暴赤眼[①]疼痛，食后用荆芥汤下二十丸。

驻景丸

治肝肾俱虚，眼常黑暗，多见黑花，或生障翳，视物不明[②]。

菟丝子（酒浸，炒，取末五两）　熟地黄（洗蒸，三两）　车前子（三两）

上为末，炼蜜丸，梧桐子大。每服五十丸，空心，温酒下。

青盐丸　巴戟丸

治并同上。（各见大方科虚损类）

锦鸠、驻景、青盐、巴戟四件合和，盐汤吞下二三十丸。久服[③]除昏花，增目力，大效。

花草膏

治患眼肿痛涩痒，昏泪羞明。

羯羊胆（一枚，饭上蒸熟）

上以冬蜜研和，入朱砂末少许，频研成膏，食后临卧，匙抄少许含咽，亦可点目。

椒目丸

治久年眼生黑花不可者[④]。

椒目（炒，一两）　苍术（二两，炒）

上为末，醋糊丸梧桐子大。每服二十丸，醋茶下。十日可效。

黑神散

治血壅赤肿。临卧，酒调服。（方见产科产后类）

加味参附正气散[⑤]

治男子妇人眼昏暗，不生眵粪[⑥]，此便是元气惫，肾经虚，夜间小便二三次，耗伤阳气，致生内障。脑中有风，致鼻流清涕，或脑脂流下，或瞳仁开阔[⑦]，此皆肾惫黑水散也。加炮附子、枸杞子去梗[⑧]炒，拣菊花蕊、生姜、红枣煎，食前空心服。仍以锦鸠、青盐、山药八味等丸对和，食前温酒服。及四柱散、十全大补汤去熟地黄，加附子、枸杞子、菊花蕊、藿香正气散并用，姜、枣煎服。妇人服冷药过多，或崩或白带，致令眼昏不见，亦可服此急救。（方见大方科诸气类。余方并见虚损伤寒类）

热　证

八珍散[⑨]

治心热冲眼，赤肿涩痛[⑩]，热泪羞明。每服三钱，水一盏半，灯心二十茎，苦竹叶七皮，生地黄二根，桑白皮七寸煎。食后临睡服。（方见大方科积热类，即八正散）

圣效散

治诸般风热，风痒热毒，大人小儿生翳生膜，生血筋，但是外障热眼，并可服。若内障是虚，则不宜服。

黄芩　北细辛　甘草　熟地黄　大黄　山栀子　赤芍药　当归尾（极细者）　牛蒡子　桑白皮（各二两。有翳膜加一两用）　菊花（五两，去梗）

上锉散。每服四钱，水一盏半煎，温冷服，合滓煎，早食、午食、晚食、临卧各一服。忌鸡、鱼、酒、面、糯米、咸、酸、热、油诸般毒物。眼乃一身之主，如

---

① 眼：文渊本讹作“服”。

② 视物不明：文渊本作“旋螺”。

③ 久服：文渊本作“久久服”，衍一“久”字。

④ 不可者：文渊本作“不可耐者”。

⑤ 加味参附正气散：文渊本作“神效参附正气散”。

⑥ 眼昏暗，不生眵粪：文渊本作“痛不生粪”，非。

⑦ 开阔：文渊本作“开散”。

⑧ 去梗：文渊本作“去生”，非。

⑨ 八珍散：文渊本作“清凉散”。

⑩ 涩痛：文渊本作“时流”。

不能忌，已药[①]亦无功，自陷此身也。每日丸白煮精猪肉咽饭[②]，或山药、萝卜菜、果核、枣子[③]、柿子、银杏、土瓜、榧子、生葛可吃。

地黄丸

《素问》云：久视伤血。血主肝，故勤书则伤肝而目昏，肝伤则自生风，而热气上凑，目昏益盛。不宜专服补药，当益血镇肝，而目自明。

熟地黄（两半） 黄连（去须） 决明子（各一两） 防风 甘菊花 羌活 桂心 朱砂（研） 没药（研。各半两）

上为末，炼蜜丸梧桐子大。食后，熟水下三十丸，日三服。

决明散

治风热毒气上攻，眼目肿痛，或卒生翳膜，或赤脉胬肉，或涩痒，羞明多泪，或始则昏花，渐成内障，但是一切暴风客热，并宜服之。

黄芩 甘菊花（去枝梗） 木贼 草决明子 石膏 赤芍药 川芎 川羌活 甘草 蔓荆子 石决明

上锉散。每服三钱，水一盏半，生姜五片煎，食后服。

败毒散

治热眼涩痒昏蒙。每服三钱，加薄荷、桑白皮煎。（方见大方科伤寒类）

羊肝丸

治肝经有热，目赤睛疼，视物昏涩。

羯羊肝（一具，生用） 黄连（去须[④]，别研为末）

上先将羊子肝去筋膜，于砂盆内擂烂，入黄连末，杵和为丸，梧桐子大。每服五十丸，不拘时候熟水[⑤]下。

五行汤

治眼暴赤时行，赤肿作痛。

黄柏（用刀[⑥]略去粗皮，取内皮不以多少）

上以湿纸裹，黄泥包煨，候泥干取出。每用一弹子大，纱帛包，水一盏浸，饭上蒸熟，乘热[⑦]熏洗，极效（此方有金木水火土，故以名）。一丸可用二三次。

地黄膏[⑧]

治赤眼。

上用生地黄肥者，洗净研细，绢帛包之，仰卧，以药搭在眼上，初似碍而痛，少顷清凉。小儿赤眼，黄连为末，水调贴脚心，其赤自退。

又方

治血灌瞳仁，生障膜。

上用生地黄研细，和大黄末成膏，以帛铺二寸，掩在眼上。可再易之。

黄连汤

治火眼。

鹰爪黄连（七茎，去毛节） 杏仁（七粒，去皮尖） 北枣（七枚，大者）

上用新瓦盆存贮，入水八分，以纸覆盖，慢火熬，存二三分，放在地上去火毒。候冷，存在汤瓶上蒸温，不要热。病者仰卧，令人滴药汁在眼尖角近鼻者，候口中有苦味，即是药透。如未知苦，则一面滴数次即安，其效如神。

蔓荆散

又名小洗肝散。治赤肿涩痛多泪。

瓜根 蔓荆子 荆芥 栀子 甘草

---

① 已药：已经用药。

② 丸白煮精猪肉咽饭：文渊本作"惟白煮精猪肉米饭"，义胜可参。

③ 果核、枣子：文渊本作"果山查梨"。

④ 去须：文渊本作"去项"，非。

⑤ 熟水：文渊本作"热水"。

⑥ 用刀：文渊本作"用力"，非。

⑦ 乘热：文渊本作"乘熟"。

⑧ 地黄膏：文渊本作"退赤膏"。

上锉散。每服三钱，水一盏煎，先熏后服，食后用之。

春雪膏[①]

治眼目赤肿，翳障羞明。

硼砂（三钱）　脑子（一钱）　通明朴硝（五钱）

上为末，入乳钵研，再用细绢罗过，每用一小钱。光弦者，点津液沾药末入目中，闭霎时，令药自入[②]，开眼泪出，效。

穿针散[③]

治同前。

木贼（五钱，去黑不用陈者）　香附子（去毛）　细辛（净洗，日干）　菊花（去梗蒂）　羌活（各五钱）

上为末。每服二钱，用好茶少许同点，食后服。

又方

治眼有血红，或有红线，及生粪。此是热眼，服前经效散。

又方

治眼开不得，羞明怕日。此是风热牵闭所致。芎芷香苏[④]散加前胡、连根葱白三茎煎服。若脏腑闭，加大黄。小儿翳障及疮疹不得开，加生桑白皮七寸同煎，根新能泻肺，膜不生翳便退。（方见大方科伤寒类）

石决明散

治眼生外障，不问男女小儿皆治。先服经效散不退，却进此药。

石决明（一两，火煅）　蒺藜（炒去刺，称二两[⑤]）　荆芥穗（二两）　薄荷叶（一两）　人参（蜜炙，五钱）

上各于地上出火毒，研末。每服二钱，砂糖冷水调，食后。

食治方

治眼赤肿，及治每睡起时赤，须臾又白，名血热，非肝病也。

上以生地黄自然汁，以粳米半斤三次浸，三次暴[⑥]干，用瓷瓶煎汤一升令沸，下地黄及米煮成薄粥，半饱饥饮一两盏即睡。三次立效。

贴药

治眼肿痛十分大者[⑦]。

上以生姜自然汁调飞过白矾贴眼胞上，痛即止。

又方

治风热上冲，胬肉攀睛。

上用青萍少许研烂，入片脑子少许，贴眼上。顿效。

风　证

消风散

治昏涩风痒，加荆芥煎汤服。（方见风科热证类）

菊花散[⑧]

治肝受风毒，眼目昏蒙，渐生翳膜。

蝉蜕（去足）　木贼（去节，童便浸一宿，晒[⑨]）　白蒺藜（炒，捣去刺）　羌活（各三两）　甘菊（去萼[⑩]，四两）　荆芥穗　甘草（各二两）

上为末。每服二钱，食后茶清调下。

白蒺藜散

治肾经风毒攻眼，昏泪涩痒。

① 文渊本作“点眼方”。
② 自入：文渊本作“自方”，非。
③ 穿针散：文渊本作“神针散”。
④ 香苏：文渊木作“香砂”。
⑤ 称二两：文渊本作“净二两”。
⑥ 暴：同“曝”，晒。
⑦ 眼痛十分大者：文渊本作“眼痛十分甚者”。
⑧ 菊花散：文渊本作“拨云散”。
⑨ 晒：文渊本无“晒”字。
⑩ 去萼：文渊本夺“萼”字。

白蒺藜（炒，捣[1]去刺）　防风　甘草（各一两）　甘菊（去萼[2]，一两半）　生直僵蚕（炒去丝嘴，一两）　白南星[3]（两半，用黑豆二合，青盐半两水煮透，焙，去盐豆）

上为末。每服二钱，沸汤少盐点服。

蝉花无比散

治风眼，气眼，昏泪痒翳膜，或头风牵引，眼小胞烂，并治之。

石决明（用东流水入盐煮一伏时，细研如粉）　当归　防风　羌活（各一两半）　蝉壳[4]（洗晒）　甘草（炙。各一两）　荆芥　细辛　蛇皮（皂角水洗浸，新瓦焙。各半两）　茯苓（二两）　蒺藜（炒去刺，四两）　芍药　苍术（童尿浸二宿，去皮，切，晒。各五两[5]）

上为末。每服二钱，米泔或茶清食后调下。

流气饮[6]

治风热攻眼赤肿。

荆芥穗　栀子仁　牛蒡子　蔓荆子　甘菊花　细辛　甘草（炙）　防风　白蒺藜（炒去刺[7]）　玄参　川芎　大黄　黄芩　木贼（去节，童尿浸，晒）　草决明（各半两）　苍术（米泔浸一宿，焙，一两）

上为末。每服二钱，紫苏或蜜汤调，食后临卧服。

菩萨散[8]

治风毒攻眼，昏泪飕痒。

苍术（二两，日[9]换童便浸二宿，锉，晒）　防风（二两）　白蒺藜（炒，捣去刺，二两）　荆芥穗（一两半）　甘草（盐水炙，七钱半）

上为末。每服二钱，入盐少许，沸汤点服。或用消风散夹和[10]尤佳。（方见风科热证类）

驱风散[11]

治烂眩风赤浮翳，弩肉[12]攀睛，涩痒眵泪。

防风（去芦）　龙胆草（各五钱）　铜青（三钱）　五倍子（二钱）　淡竹叶（一握[13]，去根）

上为末。每服半钱，热汤一合泡，停冷澄清洗，捷效。

圣草散[14]

治烂眩风，此眼有虫，细如丝[15]，色赤而长，滋生不已。

覆盆子叶（不以多少[16]）

上洗净，研自然汁，以皂纱帛蒙在眼上，以笔蘸药汁于上下[17]眼眶，当有细虫出于纱上。或研细著药于纱上便睡[18]亦可。此方治眼暗不见物[19]，冷泪浸淫不止，乃青盲者，其法捣取自然汁澄，阴干，入饮男子乳化开，点入目中，即仰卧，更入少许脑子尤好。三四日间视物如年少。

---

① 捣：文渊本无“捣”字。
② 去萼：文渊本作“去叶”。
③ 白南星：文渊本作“天南星”。
④ 蝉壳：文渊本作“菊花”。
⑤ 切晒各五两：文渊本作“切碎各一两”。
⑥ 流气饮：文渊本作“荆芥散”。
⑦ 炒去刺：文渊本无此三字。
⑧ 菩萨散：文渊本作“祛风散”。
⑨ 二两，日：文渊本作“八日”。
⑩ 夹和：掺和。
⑪ 驱风散：文渊本作“龙胆汤”。
⑫ 弩肉：文渊本作“努肉”，王氏本作“胬肉”。
⑬ 一握：上科本作“一皮”，文渊本作“一粒”，疑非。
⑭ 圣草散：文渊本作“取虫草”。
⑮ 细如丝：文渊本作“丝其丝”，非。
⑯ 不以多少：文渊本作“不以多用”，可参。
⑰ 于上下：文渊本作“于二下”，非。
⑱ 便睡：文渊本作“便蒙”。
⑲ 不见物：文渊本作“不见及”，非。

偶得方[①]

治烂眩风眼痒痛，泪渍两睑皆成疮，百药不效，用此点之，须臾泪下，从疮中流出，其间有小虫立愈。

黄连　淡竹叶（各一两）　柏树皮（干用半两，湿用二两）

上锉散。以二升水煎至五合，稍冷用，滴目内两眦及洗烂处，日三四次。

洗方

治烂眩风，赤眼。

五倍子（捶碎，去蛀末）　蔓荆子（拣净）

上用水煎，澄清，温热洗。或用桑枝灰淋水洗，亦效。

又方

青矾火煅研，出火毒，每用半匕，热汤一盏泡，温洗。烂筋[②] 及拳毛倒睫效。

又方

治眼痒，多因布巾拭破了眼眩，致成烂眩风，不得干好[③]。

白矾（一两，煅过）　铜青（三钱）

上同研细和匀，如色白，再加铜青，每用半钱，热汤一合泡，澄清[④]，以手蘸开眼，如法洗，必涩，不可拭干，但闭目坐待涩止，自然眼开。如药冷，将纸盖盏面，于汤瓶上坐温又洗。一日洗四五次。即效。

气　证[⑤]

木香流气饮

治因怒气，或食热物，或饮酒而致目赤，眼胞紫，内生赤脉，加大黄煎服。复加川芎，治气眼浮软，上壅朦胧[⑥]。

分心气饮

治同上。挟热者服之特效。（方并见大方科诸气类[⑦]）

石膏羌活散

治久患双目不睹光明，远年近日，内外气障，风翳[⑧] 昏暗，拳毛倒睫，一切眼疾。

羌活（治脑热[⑨] 头风）　密蒙花（治羞明见日）　木贼（退翳障）　川白芷（清利头目[⑩]）　北细辛（去热[⑪] 除风）　萝卜菜子（起倒睫）　麻子（起拳毛）　川芎（治头风）　黄芩（洗心退热）　石膏（清头目坠痰）　藁本（治头风头疼）　甘草（解诸药毒。各等分）

上为末。每服二钱，食后临卧，蜜水一盏调下，或茶清，或淘米第二遍泔水调，日进三服。至十日渐明，二十日大效。

翳　障

退翳散[⑫]

治目内翳障，兼治疮疹后余毒不散，目生翳膜。

真蛤粉（别研[⑬]，一两）　谷精草（一两，为末）

上和匀，每服二钱，用生猪肝一片，三手指大，批开，掺药在上，卷定，再用麻线外扎[⑭]，浓米泔一碗，煮肝熟为度，

---

① 偶得方：文渊本作“捷效方”。
② 温洗烂筋：文渊本作“洗烂眩筋”。
③ 好：文渊本无此字。
④ 澄清：文渊本作“汀清”。
⑤ 气证：文渊本作“气订”，非。
⑥ 朦胧：文渊本无此二字。
⑦ 诸气类：文渊本无此三字。
⑧ 风翳：文渊本作“瞳人”。
⑨ 脑热：文渊本作“内热”。
⑩ 清利头目：文渊本作“清头”。
⑪ 去热：文渊本作“去叶”，疑非。
⑫ 退翳散：文渊本作“神医散”。
⑬ 别研：文渊本作“细研”。
⑭ 麻线外扎：文渊本作“麻子一扎”。

取出稍冷，食后临卧细嚼，却用元[①]煮肝米泔送下。忌一切炙煿毒物。

搐药[②]

治目赤后暴生翳。

上以鹅不食草塞鼻中，立差。

观音梦授方

治内障及因病赤眼，食咸物[③]而得者。

夜明砂（洗净）　当归（去尾）　蝉蜕（去足翼[④]）　木贼（去节[⑤]。各三两）

上为末，用白羯羊肝四两，汤煮烂，捣如泥，入药末，丸如梧桐子大。食后温熟水[⑥]下五十丸。百日眼如故矣。

羊肝丸

治翳障青盲，服之眼可复明。（方见前）

点药[⑦]

治外障眼。（亦名猪胆方[⑧]）

上以猪胆一枚，用银石铫[⑨]煎成膏，入冰片脑子少许，点入眼中。微觉翳轻，又将猪胆白膜皮阴干，合作小绳，如钗[⑩]大小，止用一头烧作灰，待冷，点翳，数日后翳退如旧[⑪]。

吕仙翁方[⑫]

治内障有效。

生熟地黄（切焙[⑬]）　川椒（去目及闭口者，微炒）

上等分，为末，炼蜜丸梧子大。空心，盐汤、米饮下五十丸。

单方[⑭]

治疮疹入眼，及昏暗翳尤妙。

上用兔子粪焙为末，每服用好茶清调下即安。须待疹疮安后服此。

重明散

治风热内外障气眼疾。

川独活（去芦）　川羌活（去芦）　川芎　射干　仙灵脾　防风（去芦）　甘草　井泉石[⑮]　苍术（各五钱）　草决明　丹参　白术　石决明（各三分[⑯]）

上锉散。每服三钱，水一盏半煎，温服，食后临卧日三服。

小五退散

治内障眼。

蝉蜕　蛇蜕　蚕纸　乌鸡卵壳　男子发

上夹烧[⑰]存性，研为末。每用一钱，和羊肝汤吃，不以时常服。

麦门冬丸[⑱]

治内障眼。

熟地黄　麦门冬　车前子

上等分，旋[⑲]焙旋研，炼蜜丸，用酒送下二三十丸，屡效。

还睛丸[⑳]

治眼目昏翳。

---

① 元：通“原”。
② 搐药：文渊本作“名方”。
③ 咸物：文渊本作“減物”，非。
④ 翼：文渊本无此字。
⑤ 去节：文渊本作“去节净”。可参。
⑥ 熟水：文渊本作“热水”。
⑦ 点药：文渊本作“眼药方”。
⑧ 猪胆方：文渊本作“一方”。
⑨ 银石铫：文渊本作“银石器”。
⑩ 绳，如钗：文渊本作“凤头钗”。
⑪ 如旧：文渊本无此二字。
⑫ 吕仙翁方：文渊本作“葛仙翁方”。
⑬ 切焙：文渊本无。
⑭ 单方：文渊本作“又方”。
⑮ 井泉石：文渊本作“片泉石”。
⑯ 各三分：文渊本无。
⑰ 夹烧：文渊本作“火烧”。
⑱ 麦门冬丸：文渊本作“熟地黄丸”。
⑲ 旋：随即，立刻。
⑳ 还睛丸：文渊本作“退翳丸”。

蝉蜕（洗晒）　苍术（童尿换[1] 浸二宿，焙）　熟地黄（洗焙[2]）　川芎　白蒺藜（炒，杵去刺。各一两）　茺蔚子　羌活　木贼（去节，童尿浸一宿晒干）　甘菊　荆芥　石决明（煅，存半生）　杏仁（去皮尖，焙[3]）　菟丝子（研，酒浸，焙）　蛇皮（酒浸，洗净，焙[4]）　防风（各五钱）

上为末，炼蜜丸如弹子大。每一丸，食后细嚼，薄茶下。

龙胆膏[5]

治远年近日翳膜遮障，攀睛胬肉，连眶赤烂，视物昏暗，不睹光明，隐涩多泪，迎风难开，治之神效。

炉甘石（不以多少，拣粉红梅花[6] 色者为妙，用甘锅子[7] 盛，火煅七次，入黄连淬七次用）　黄连（不以多少，捶碎，水浸一宿，去滓，将焰红炉甘[8] 石淬足七次了，同黄连水细研，飞过，候澄下，去上面水，曝干，再用乳钵研[9] 极细，罗过方可用，三钱）　桑柴灰（罗过，二钱[10]）　龙胆草（不以多少，洗净，日干，不见火，细研为末，一钱）　好黄丹（罗过，半钱[11]）

上件同白蜜四两，一处入在一紫黑瓷器内，文武火慢熬，以竹篦子搅如漆色，不粘手为度。切勿犯生水，仍不用铁器熬药，药成依旧以瓷器盛顿。每服用如皂角子大，新冷水半盏化开，洗三日[12] 不用。每日洗数次无妨。药盏须用纸盖，不可犯灰尘，截赤目，极有功效。

神仙照水膏

治障翳。

黄蜡　黄丹（水飞。各一两）　蛇蜕（一分，独烧）　水银（一钱）　初生乌鸡壳（一个[13]）

上以柳木捶石开，滴蜡为饼，临卧用之，候天明，将水照眼，药堕水中，膜尽去[14]。

照水丹[15]

神验点翳。

朱砂（半钱）　海螵蛸（一钱）

上入乳钵内同研细，水飞过，澄取，又用少许黄蜡熔，旋入药，待要用时，就火旋[16] 丸如萝卜子大。临卧用一丸，点入眼角，紧合眼睡著，次日用温汤洗下。未全退者，更用一服极妙。

通　治

点眼膏子

治眼目诸疾。

上用羊胆一枚，入蜜一钱在内，线扎定，坩埚内满入水煮熟，冷水内浸，取出候干，倾入角罐[17] 内，竹箸点眼四角，效。

洗方汤泡散

治肝虚风热攻眼，赤肿羞明，渐生翳障。

当归尾　赤芍药　黄连（去须）　杏仁（各五钱）　铜青（二钱）　薄荷叶（三

---

① 童尿换：文渊本作“童子尿”。
② 洗焙：文渊本无。
③ 焙：文渊本无。
④ 净，焙：文渊本无。
⑤ 龙胆膏：文渊本作“黄连膏”。
⑥ 梅花：文渊本作“海花”。
⑦ 甘锅子：文渊本作“锅子”。
⑧ 焰红炉甘：文渊本作“粉红卢甘”。
⑨ 乳钵研：文渊本作“乳浸”。
⑩ 罗过二钱：文渊本作“烧存性研细末二钱”。
⑪ 罗过，半钱：文渊本作“不以多少水飞净”。
⑫ 洗三日：文渊本、上科本作“先三日”。
⑬ 一个：文渊本无。
⑭ 堕水中，膜尽去：文渊本作“投水中，其气上达自能退翳”。
⑮ 照水丹：文渊本作“圣水丹”。
⑯ 旋：团。
⑰ 角罐：文渊本作“瓦罐”。

钱） 防风（五钱）

上锉散。每用二钱，极沸汤泡，乘热先熏后洗，冷则再暖用①，日两三次。又方，沸汤白盐入少许，闭目沃洗。盐亦散血。

水淋法

治眼睛肿胀突出，新汲水沃眼中，数换水，睛自入②。仍以麦门冬、桑白皮、山栀仁煎汤，通口服之。

明上膏③

治远年日近，不睹光明，内外障眼，攀睛胬肉，眩眶赤烂，隐涩难开，怕日羞明，推④ 眵有泪，视物茫茫，时见黑花，或睑生风粟，或翳膜侵睛，时发痒痛，并皆治之。此药神妙，兼治口疮，涂之立愈。

白沙蜜（一斤） 黄丹（四两） 硇砂 乳香 青盐 轻粉 硼砂 脑子（各二钱。并别研） 麝香（半钱，别研） 金星石 银星石 井泉石 云母石（各一两） 黄连（去须） 乌贼鱼骨（各半两）

上件药，于净室中不得令鸡犬妇人见，用银石器慢火先炒黄丹令紫色，次下蜜，候熬得沫散，其色皆紫，次入腊月雪水三升，再熬二十余沸，将余药研成末，一处同熬，用箸滴于指甲上成珠不散为度。以厚纸三张，铺在筲箕上，倾在纸上，滤过，再用瓶子盛，放在新水内浸三昼夜，去火毒，其水日一易之。看病眼轻重，临晚用箸蘸药点大眦头，以眼涩为度。若治内障，用面水和成条，捏作圈子，临卧置眼上，倾药在内，如此用之，一月见效。

治赤眼后生翳膜方

上以兰香子净洗晒干，每用一粒，以箸点大眦头，闭目即觉药在目内团圆旋转，药力过即不转，须臾自随眵泪出，若翳膜在上如鱼眼然，再易⑤ 一粒，以病退为度。

洗眼方

韶粉 防风 马牙硝 饼子铜青

上为末。每用一字，温汤调，不拘时洗，立效。

小决明散

治斑疮入眼。

草决明 青葙子 干葛 槐花 败荷叶（水上者，一皮）

上为末。食后，米泔水调下二钱。如四五十日病，只此药，若半年日久，则眼老睛悬，宜合后药。

香白芷 香附子 连翘 甘草 蝉蜕

上锉散。每服两钱，水一盏煎，去滓，调前药服，仍忌热味。

浮萍散

治斑疮入眼，大人小儿皆可用之。

浮萍（阴干为末）

上每服二钱，以生羊子肝半个，入盏内以杖子刺碎，没水⑥ 半合，绞取肝汁调下，食后。不甚者一服差，已伤目者，十服见效。

黄连膏

治眼胬肉攀睛，风痒泪落不止。

朴硝（一升，以水半盏淘去土，阴干用） 白丁香（半升，以水半盏淘去土，搅细用） 黄连（二两，为末）

上取水，入硝、香，釜内熬至七分，淘出令经宿，水面浮牙者，取出控干。以

---

① 暖用：文渊本无“用”字。

② 自入：文渊本作“目入”。

③ 明上膏：文渊本作“明目膏”。

④ 推：文渊本作“多”。

⑤ 易：换。

⑥ 没水：文渊本作“投水”。

纸作袋盛，风中悬至风化。将黄连末熬清汁，晒干。硝用[①] 猪胆、羊胆和，加蜜妙[②]，点之效。

涤昏膏

治风眼疼痛不可忍者，洗之妙。

好崖蜜（半斤）　黄连（五钱）　没药（二钱半）　黄丹（四钱[③]，炒紫色）

上入蜜[④] 同熬黑，煎黄连成稠汁，入二味药内煎熬稠，更入没药末同熬数沸，滤去滓，洗。仍用后通天散搐鼻。

通天散

治偏正头疼，一切壅滞，明目。

赤芍药　川芎　黄连　黄芩　玄胡索　草乌头　当归　乳香（别研。各等分）

上为末，每服少许，纸捻子蘸药搐鼻，神效。

飞丝入眼肿痛方

上用清菜汁点如神。刮指甲上细屑，箸头点津液，点爪屑入眼中[⑤]，其丝自聚拔去。又方，飞丝害左目，以石菖蒲椎[⑥]破，塞右鼻中，右目即塞左鼻中，百发百中。

运墨法

治飞丝入眼，令人眼胀突出，痛不可忍。新笔两三管，濡好墨，更换频运眼上，飞丝缠笔而出，即安。

灸法

目中痛不能视，上星穴主之，其穴在直鼻上入发际一寸陷者中[⑦]，灸七壮。仍先灸譩譆穴，其穴在肩膊内廉第六椎两旁三寸，其穴抱肘取之，灸二七壮。次灸风池，其穴在颞颥发际陷中与中府[⑧] 正相当，即是侧相去各二寸。青盲无所见，远视䀮䀮[⑨]，目中淫肤白膜覆瞳子，巨窌主，其穴[⑩] 在鼻孔下侠水沟旁。眼暗，灸大椎下数节第十，当脊中安灸二百壮。惟多愈佳，至验。风翳，患右目灸右手中指本节头骨上五壮，炷如小麦大，左手亦如之。目卒生翳，灸大指节横纹三壮，在左灸右，在右灸左良。

针法

目不明，泪出，目眩瞢，瞳子痒，远视䀮䀮，昏夜无见，目瞤动，与项口参相㖞僻，口不能言，刺承泣，穴在目下七分[⑪] 直瞳子。

拾遗十六方

开明丸[⑫]

治年深日近翳障昏蒙，寂无所见，一切目疾。

熟地黄（两半，酒洗）　菟丝子（酒洗）　车前子　麦门冬（去心）　蕤仁（去皮）　决明子　地肤子　茺蔚子　枸杞子　黄芩　五味子　防风（去芦）　泽泻　细辛（去叶，不见火）　杏仁（炒，去皮尖）　北葶苈（炒）　青葙子（各一两）　桂皮（半两）　羊肝（须用白羊者，只用肝薄切，瓦上焙干了，作末，或只以肝煮研烂[⑬] 为丸，庶[⑭] 可久留，少则以蜜凑之）

上为末，丸如梧桐子大。每服三十丸，熟水下，日三服。仍戒忌生姜、糟

---

① 消用：文渊本作“稍用”。
② 妙：文渊本无。
③ 四钱：原本作“用钱”，据文渊本改。上科本改作“用火”，非。
④ 入蜜：文渊本作“以蜜”。
⑤ 入眼中：文渊本作“入眼甲”，非。
⑥ 椎：文渊本作“捣”。
⑦ 陷者中：文渊本作“陷中是”。
⑧ 中府：王氏本改作“风府”。
⑨ 䀮䀮（huāng）：同“𥆧𥆧”，视物不清。
⑩ 其穴：文渊本作“之穴”。
⑪ 目下七分：文渊本作“动十七分”，疑非。
⑫ 开明丸：文渊本作“关明丸”。
⑬ 研烂：文渊本作“捣药”。
⑭ 庶：或许。

酒、炙煿等热物。

当归丸

治头疼脑虚，眼目昏蒙。

生犀 人参 白术 当归 芍药 木香 茯苓 丁香 牛膝（酒炒） 苁蓉 天麻（各半两） 脑麝（少许）

上为末，好酒三升，生羊胆一枚，熬成膏，丸如梧桐子大。每服三十丸，麝香酒下。

明眼地黄丸

治肝肾虚热风毒，黑花眵泪。补肝益肾大效。

石斛（去苗） 防风（去芦叉。各二两） 枳壳（去穰，麸炒[1]，二两） 生干地黄[2] 熟干地黄（洗，焙。各半斤） 川牛膝（去芦，酒浸，一两半） 杏仁（去皮尖，炒，另研[3]，一两）

上为末，炼蜜丸梧桐子大。每服三十丸，食前，温酒或米饮，盐汤亦可。忌一切动风毒等物。

菊花散

治目赤肿。麻豆[4] 伤寒后，服热药并毒食，肿痛如桃李[5] 大不得开者。

黄芩 大黄 菊花 甘草 防风（各一两） 土当归（半两）

上锉散。十岁以下每服二钱，水一盏煎，空心服。

贴药

治小儿赤热肿目。

川大黄 白矾 朴硝

上为末，冷水调，作掩子[6] 贴目上。

搐鼻药

治风热，肿赤难开。

雄黄（水透过） 辰砂（各二钱） 细辛（半两） 脑麝（少许）

上为末，口含水少许，搐鼻中。

决明丸

治诸般眼患，因热病后毒气攻目，生翳膜遮障，服此渐渐消退，免使针刀。

青葙子（炒） 防风 枳壳（各一两） 茺蔚子 细辛（各半两） 枸杞子 泽泻 生干地黄 石决明（烧。各半两） 土当归（酒浸，二两） 宣连（半两，去须） 车前子（炒） 麦门冬（去心。各二两）

上为末，炼蜜丸如梧桐子大。每服三十丸，食后，麦门冬煎汤送下。

洗药

治目生翳膜，内外障。

海螵蛸 生龙胆草（少许）

上为末极细，用热汤浸起[7]，以铜箸点洗五七次。

点药

暑月行路眼昏涩者。

生龙胆草汁（一合） 黄连（三寸，切烂）

上用生绢捩出汁，点入目中。

密蒙花散

治十六般内障，多年昏暗，或近日不明，泪出眩烂，一切目疾，并皆治之。

羚羊角（一两，水煮，锉，炒干） 人参（一两） 密蒙花（二两） 覆盆子 蛴螬（醋浸。各一两） 茺蔚子 决明子[1]（各半两） 地肤子[2] 甘草 枸杞子（各一两） 菊花 槐花（各半两）

上为末，食后，用饭饮调下二钱。

---

① 麸：文渊本无此字。
② 此下文渊本有“酒洗焙”三字。
③ 另研：上科本作“方研”。
④ 麻豆：文渊本作“麻因”。
⑤ 桃李：文渊本作“桃子”。
⑥ 掩子：遮盖物。
⑦ 浸起：文渊本作“侵起”。

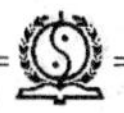

点眼药

上用大田螺一个，净养去泥，然后入瓦合中，以脑、麝少许，入田螺内厣中[3]，封起，候十日余开，即便成水，点之。

洗眼碧霞散

铜青（三钱）　滑石（一钱）　土膏[4]（半两）　轻粉　麝香（各少许）

上为末，每用少许，汤泡洗。

敷药瞿麦散

上以瞿麦炒令黄色，为末，用鹅涎调，逐时涂眦头即开。

坠翳丸

青羊胆　青鱼胆　鲤鱼胆（各七枚）　熊胆（一分）　牛胆（半两）　麝香（少许）　石决明（一两）

上为末，面糊丸梧桐子大。空心，茶下十丸。

磨翳散[5]

龙脑　曾青　水晶（各半两）　真珠末　琥珀（各一分）

上为末，夜后以少许点，立效。

空青丸

治沉翳[6]细看方见，其病最深。

空青（二钱）　五味子　车前子　细辛（各一两）　防风　生干地黄　知母（各二两）　石决明（一两）[7]

如梧桐子大。每服十丸，空心，茶送下。

---

① 决明子：文渊本作“析明子”。

② 地肤子：文渊本作“北肤子”。

③ 厣中：文渊本作“揜中”，王氏本作“掩中”，疑非。

④ 土膏：文渊本作“石膏”。

⑤ 磨翳散：文渊本作“消翳散”。

⑥ 沉翳：文渊本作“微翳”。

⑦ 一两：此下文渊本有“别研”二字。

世医得效方　卷第十七

口齿兼咽喉科

总　说

口为身之门，舌为心之官，主尝五味，以布五脏焉。心之别脉，系于舌根，脾之络脉，系于舌旁，肝脉络于舌本。三经为四气所中，则舌卷不能言，七情所郁，则舌肿不能语，至如心热则舌破生疮，肝壅则出血如涌，脾闭则白苔如雪，此舌之为病也。口则又稍不然，盖热则口苦，寒则口咸，虚则口淡，脾冷则口甜，宿食则酸，烦躁则涩，乃口之津液，通乎五脏，脏气偏胜，则味应乎口。或劳郁则口臭，凝滞则生疮，生疮者夜不可失睡，昼不可就寝，违此必甚。唇乃全属于脾，唇有病则多宜随证以治脾也。齿乃骨之余，肾主营养，呼吸之门户也。故肾衰则齿豁，精盛则齿坚。又手阳明大肠脉入于牙齿，灌于大肠，壅则齿亦浮肿，虚则宣露，挟风则上攻面目，疳䘌则龋（丘禹切，蛀虫也[1]），为脱为痔，皆当随证治之。喉者，候也。咽者，咽也。咽接三脘以通胃，故以之咽物。喉[2]通五脏以系肺，故以之候气。气喉、谷喉，皎然明白。人诸脏热则肿，寒则缩，皆使喉闭，风燥亦然。五脏久咳则声嘶，声嘶者，喉破也，非咽门病。若咽肿则不能吞，干则不能咽，多因饮啖辛热，或复呕吐咯伤，咽系干枯之所致也，自与喉病不同。又有悬壅暴肿，闭塞喉咙，亦如喉闭状，但悬壅在上腭及关下，俗谓之莺翁[3]，又谓之蛾聚，俗语声讹，须以后一十八种证辨之。

口　病

洗心散　四顺清凉饮

治心脾有热，口疮。

甘露饮

治血热，口疮。（以上方并见大方科积热类）

鸡苏丸

治胸中郁热，口臭，烦渴。（方见大方科失血类）

黄连阿胶丸

治口破生疮。米饮下。（方见大方科咳嗽类）

秘传降气汤

治虚热上壅，口疮。生姜、苏叶煎。食前吞黑锡丹，每服二十粒。（方见大方

① 丘禹切，蛀虫也：文渊本作“直禹切，牙虫也”。

② 喉：文渊本作“侯”，非。

③ 莺翁：文渊本作“罂翁”

科诸气及痼冷类)

龙石散

治上膈壅毒，口舌生疮，咽嗌肿痛。少许掺患处，咽津。

寒水石(煅，三两)　辰砂(二钱半，别研)　生脑子(半字)

上为末，日夜数次用。小儿疮疹攻口，先以五福化毒丹扫，却用此掺，立效。(方见小方科疹疮类)

绿云膏

治口疮，臭气瘀烂，久而不差。

黄柏(半两)　螺青(二钱①)

上为末，临卧置一字在舌下，不妨咽津，迟明差。一法，以铜绿易螺青。

升麻散

治上膈壅毒　口舌生疮，咽喉肿痛。

升麻　赤芍药　人参(洗)　桔梗(去芦)　干葛(各一两)　甘草(生用，半两)

上锉散。每服四钱，水一盏半，生姜五片煎，温服，不拘时候。一方，加薄荷、黄芩。

碧雪

治一切壅热，咽喉闭肿，不能咽物，口舌生疮，舌根强，言语不正，腮项肿痛。

蒲黄　青黛　硼砂　焰硝　甘草(各等分)

上为末。每用手指捻掺于喉中，津咽。或呷少冷水送下，频频用之。

换金散

治毒热口疮，或下虚邪热。

上用干姜、黄连为末，掺疮上。初若不堪，应手而愈。

赴筵散

治口疮。

黄柏(蜜涂，炙紫色)　滑石(研。各半两)　五倍子(小嫩者，一两)

上为末，和匀。每服半钱许，干掺疮上，良久可饭食，奇效。

敷方

治满口疮烂。(方见小方科口疮类)

杏粉膏

治口疮，以凉药敷之不愈者。

杏仁(十粒，去皮尖)　轻粉(一字)

上研杏仁调匀，临卧敷疮上，少顷，吐之，勿咽。

青黛散

治口疮，臭气瘀烂，久不差者。

上用黄柏半两，青黛一钱，为末，临卧安舌下。

芎芷膏

治口气热臭。

香白芷　川芎(各等分)

上为末，炼蜜丸如鸡头大。食后临卧，噙化一丸。

益智散

治心气不足，口臭。

上用益智去壳，加甘草为末，时复干咽下。或沸汤点，立效。

硼砂丸

治口臭，口干，口舌疮。

寒水石(烧红，十两)　硼砂(二两)　脑子　麝香(各二钱)　马牙硝(枯②，四分)　甘草(浸汁熬膏，二两)

上为末，甘草膏搜③为丸，麻子大。用噙咽。

又方

香附子炒去毛，为末。早晚以少许揩

① 二钱：文渊本作“二分”。

② 枯：文渊本无此字。

③ 搜(shǎo少)：搅拌。

牙上。

远志散

治口疮，立效。

五倍子　远志（去心。各半两）

上为末。掺少许于舌上。吐出而疮已效。

又方

朴硝、寒水石各一钱，为末，朱砂少许，和匀敷疮上。

又方

生姜自然汁漱口数次，涎出而效。

独胜散

治口疮。缩砂壳火煅存性，为末。掺口内疮上，即安。

立效散

治口吻[1]边生疮，浸淫不愈。槟榔火煅，为末，入轻粉，用饭甑上滴泪调敷疮上，立效。

茱萸散

治口疮及咽痛。

地龙（去土，炙）　吴茱萸（去浮者。各等分）

上为末，米醋入生曲，调涂足心，神效。

贴足方

上以茱萸为末，水调敷足心，效。最宜治小儿口疮，不肯服药者，一贴而愈。

濯足法

治下虚上壅，口舌生疮。

上以白矾为末，用汤化以濯足。

唇　病

菊花丸

治脾肺气虚，忧思过度，营卫不和，唇裂沛[2]紧，或口吻生疮，容色枯悴。男子失精，女子血衰，悉宜服之。

甘菊花　肉苁蓉（酒浸，洗切）　枸杞子　巴戟（去心。各等分）

上为末，炼蜜丸梧桐子大。每服三五十丸，米汤下。

泻黄饮子

治风热蕴于脾经，唇燥沛裂，无色。

白芷　升麻　枳壳（去瓤，麸炒[3]）　黄芩　防风（去芦）　半夏（汤泡七次）　石斛（去根。各半两）　甘草（二分半）

上锉散。每服四钱，水一盏半，生姜五片煎，不以时服。

薏苡仁汤

治风肿在脾，唇口瞤动，或生结核，或为浮肿。

薏苡仁　防己　赤小豆（炒）　甘草（炙。各三分）

上锉散。煎同上。

橄榄散

治唇紧燥裂生疮。

上以橄榄不拘多少，烧灰为末，以猪脂和涂患处。

白灰散

治口紧唇小，不能开合，饮食不得，不急治则死。此亦奇病，以此方治之得效，名曰紧唇，又名沛唇。用白布作灯炷如指大，安斧刃上。燃炷令刃上[4]汗出，拭取敷唇上，日一二度[5]。故青布亦佳，或青布灰以酒服，亦可和猪脂涂敷。又以蛇皮揩拭，为灰敷之。又以蛴螬烧灰末，猪脂调[6]。又烧乱发、蜂房、六畜毛烧灰，用脂调敷。苋实条，亦名马齿苋，煮

---

① 吻：唇。
② 沛：汁。
③ 去穰，麸炒：文渊本无此四字。
④ 刃上：文渊本作“斧上”。
⑤ 一二度：文渊本作“二三度”。
⑥ 调：文渊本作“调傅”。

汁洗紧唇。

灸法

治紧唇不能开合，灸虎口，男左女右。又灸承浆三壮，穴在颐前唇下，足阳明之会。

舌　病

升麻柴胡汤

治心脾虚热上攻，舌生疮，舌本强，颊两边肿痛。

柴胡　升麻　芍药　栀子仁　木通（各一两）　黄芩　大青　杏仁（去皮尖。各三分[①]）　石膏（煅，二两[②]）

上锉散。每服四钱，姜五片煎，食后服。（寒重者，八正散。方见大方科积热[③] 类）

金沸草散

治风寒伤于心脾，令人憎寒发热，齿浮舌肿。（方见大方科伤寒阳证类）

正舌散

治中风舌本强，难转，语音不正，神妙。

蝎梢（去毒，一分）　茯神木（锉屼[④]炒，一两）　龙脑　薄荷（焙干，二两）

上为末。每服一二钱，温酒调，食后服。

五福化毒丹

治唇舌肿破生疮，烦渴。（方见小方科疹疮类）

矾石散

治风湿寒，舌强不能语。

枯矾　桂心（各二分）

上为末。每用一钱，安舌下。或用正舌散治之。

治木舌肿满，口中气不得吐

上用腊茶、陈白梅、巴豆七粒去壳，同捣如膏，薄荷水调稀，羽刷口中，得下咽，片时泄泻三二行[⑤]，以粥补之，舌已平矣。又方，以薄荷水洗之。

又方

上以釜底黑煤研匀，内外涂舌，良久平。又方，真蒲黄、海螵蛸为末。内外皆涂之。

又方

治大人小儿重舌，肿起舌下。

上用朴硝研水敷咽喉外，其内用成块者含，涎出乃平。一方，地鳖虫和薄荷研汁，帛包蘸[⑥] 舌下肿起。重舌极证，用指去爪，先于舌下筋上擦至根，渐深深擦入，如此三次。又用指蘸水，取项后燕窠小坑中筋，自上赶下至小窟，深深捺入，亦三次。小儿若饮乳胜前，则病去矣。

黑散子

治血热，舌忽然肿破。

上以釜底煤醋调，敷舌上下，脱去更敷。能先决出血竟，敷之尤佳。一法，用盐等分调。

薄荷蜜

治舌上生白苔，干涩，语话不真。

白蜜　薄荷自然汁（各等分）

上以生姜片先蘸水揩洗，竟，用朱砂、雄黄、硼砂、脑、麝为末敷之良。未效，更加玄明粉。

文蛤散

治热壅舌上，出血如泉。

五倍子（洗）　白胶香　牡蛎粉（各

---

① 三分：文渊本作“二分”。

② 煅，二两：文渊本无。

③ 积热：文渊本作“中寒”。

④ 屼：文渊本作“殼”。

⑤ 泄泻三二行：文渊本作“即泻一二行”。

⑥ 蘸：上科本作“捻”。

等分）

上为末，每用少许擦患处。或烧铁箅热[①]烙孔上。

必胜散

治舌衄。

真蒲黄（略炒） 螺儿青（各等分）

上为末，每用少许擦患处。少待，温盐水漱之。

酣饮喉舌生疮方

治连月饮酒，咽喉烂，舌生疮。

上以水中螺蛳[②]肉，用葱、豉、姜、椒煮汁饮，三盏差。治重舌，新蒲黄为细末，数敷之，吐去又敷，凡五七次愈。亦治舌肿满，口不能声，敷之立安。

又方

五灵脂米醋一碗同煎，逐旋[③]漱口立安。

舌无故出血

名舌衄。炒槐花为末，掺之而愈。

治舌肿胀

好硼砂为末，用薄批[④]生姜蘸药揩肿处，渐退。

治舌强

肿起如猪胞，以针刺舌下两边大脉，血出即消，切勿刺着中央脉，令人血不止，则以火烧铜箸烙之，不止则杀人。或以釜下墨醋调，敷舌上下，脱去再敷，须臾而消。此患人多不识，失治则死。

烙肿法

凡舌肿，舌下必有噤虫，状如蝼蛄、卧蚕，有头有尾，头小白，可烧铁烙烙头上，即消。

治失音

槐花新瓦上炒香熟，三更后床上仰卧，随意而食。亦治咯血。

齿病

安肾丸 八味丸

治虚壅牙齿疼痛，浮肿。（方并见大方科虚损类）

嘉禾散

治齿疼朽齿者，既去[⑤]而齿之左右上下非痛非肿，不能嚼食，食后生姜煎一服，次以地骨皮煎汤漱之，空心，以羊腰一对切片不令断，以葱丝[⑥]、椒子、青盐、蒺藜末固之，再用嘉禾散二钱和匀擦腰子内，荷叶包，煨熟，食之而愈。（方见大方科脾胃类）

玉池散

治风蚛[⑦]牙痛，肿痒动摇，牙龈溃烂，宣露出血，口气等疾，悉能治之。

地骨皮 香白芷 川升麻 防风 细辛 川芎 槐花 当归 藁本 甘草（各等分）

上末。每用一字许揩牙。或痛甚，即取二钱，用水一盏半，黑豆半合，姜三片煎，温漱，候冷吐之，效[⑧]。服亦无妨。或用金沸草散熏漱[⑨]，亦佳。

蟾酥丸

治牙痛不可忍者。

蟾酥（一字） 生附子角（黄豆[⑩]大，

---

① 铁箅热：文渊本作“铁令熟”，疑非。

② 螺蛳：文渊本作“螺蚌”。

③ 逐：当为“遂”。

④ 批：斜劈；削。

⑤ 朽齿者，既去：文渊本作“坏齿者疣去”。

⑥ 葱丝：文渊本和“葱绦”。

⑦ 蚛（zhòng众）：虫咬。

⑧ 效：文渊本作“数”。

⑨ 散熏漱：文渊本作“煎汤漱”。

⑩ 黄豆：文渊本作“如豆”。

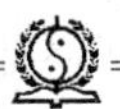

为末）　巴豆（一枚，去壳研）　麝香（少许）

上为末，研匀，蒸饼为丸如黍豆大。以新绵裹一丸噙之，有涎即吐去。

蝎附散

治同上。

蝎梢（一枚，不去毒[①]）　附子脐　蜈蚣头（去嘴[②]、毒）　川乌头尖（各二个[③]）

上为末，先用竹杖刺痛牙龈，次以纸捻纴药[④]一粟米许在痛处，甚者不过两三次效。

细辛散

治风蚛牙疼，牙龈宣烂，牙齿动摇，腮颔[⑤]肿痛。

草乌　白芷（各二两）　细辛　荆芥（各一两）　红椒　牙皂　鹤虱　荜茇　缩砂仁（各半两）

上为末。每用少许擦痛处，有涎吐出，不得咽，少时以温水漱口，频频擦用，立效。

二陈汤

加细辛、枳壳，用生姜、枣子、乌梅煎，治毒痰齿痛，仍以片子姜黄、荜茇等分，井水煎，候温，以舌浸其中，涎自流出。（方见大方科痎疟[⑥]类）

灵脂醋[⑦]

治恶血齿痛。

上用川五灵脂，米醋煎汁，含咽。

甘露饮

治毒血齿痛。加入升麻煎。（方见大方科积热类[⑧]）

荆槐散

治牙宣出血，或痛。

上用槐花、荆芥穗等分，为末，擦牙。仍前点服。

郁金散

治齿出血。

郁金　白芷　细辛（各等分）

上为末，擦牙。仍以竹叶、竹皮浓煎，入盐少许含咽。或炒盐敷。

治牙宣

鲜红者甘露饮，瘀红者双和汤。仍以盐泥炒为末，揩牙上。（方见大方科积热及[⑨]虚损类）

搐鼻方

治牙疼。

雄黄　没药（各一钱）　乳香（半钱）

上为末，若左边疼，用少药搐入左鼻，又吹入左耳。如右疼，搐右鼻，吹入右耳。

塞耳方

蒲黄末　乳香末　白芷末（各半钱）　雄黄末（一钱）

上和匀，以纸蘸药一字，紧塞耳内随左右，仍用荆芥咬在痛牙上。

揩牙方

鹤虱　细辛　白芷　甘松（各等分）

上为末，每用少许揩牙上。如有蛀孔，用药入按孔中，效。

治牙齿痛

上以芜荑仁安蛀齿上，有缝就窒之，立效。

治风蚛牙痛

马夜眼上以刀儿薄起一片子，扱[⑩]

---

① 一枚，不去毒：文渊本无。
② 去嘴：文渊本无"嘴"字。
③ 各二个：文渊本作"各二钱"。
④ 纴药：文渊本作"上药"。
⑤ 腮颔：文渊本作"腮颊"。
⑥ 痎疟：文渊本作"疾症"。
⑦ 灵脂醋：文渊本作"煎脂醋"。
⑧ 积热：文渊本作"头热"。
⑨ 积热及：文渊本无。
⑩ 扱（chā）：插。

在所患牙缝中，或咬在痛处，沥出风涎即止，不可咽。

乳香膏

治蚛[1]牙痛。

光明白矾（枯过）　滴乳香（各等分）

上为末，熔蜡量多少和成膏，旋圆看蚛牙孔子大小填之，其痛立止，神效。又方，入胭脂少许，和令深桃红色，只作散，遇牙疼痛，用一字以揩擦，良久，温盐汤漱口。

治牙痛

白僵蚕直者不以多少，用生姜片切同炒，候赤黄色为度，去姜不用，为末，每用取不蚛皂角剥去黑皮，以手指蘸汤于皂角黄上擦取汁，调僵蚕末揩痛处，即止。

逡巡散

治风牙疼肿，不拘新久，一服立效。

高良姜（一块，约二寸）　全蝎（一枚，瓦上焙干）

上为末，以手指点药，如齿药用[2]，须擦令热彻，须臾吐出少涎，以盐汤漱口大妙。亦治腮颊肿痛。

牢牙散

治一切齿痛，不问久新风疼痛，立效。

全蝎（七枚，去毒）　细辛（洗净，三钱）　草乌（二个，去皮）　乳香（二钱，别研）

上为末，每用少许擦患处，须臾以温盐水灌漱。

荠草散

治风壅热气上攻，齿龈浮肿，或连颊车[3]疼痛，或宣露血出。

荠草　川升麻　柳枝　槐角子　鹤虱　地骨皮　藁本（去芦）　槐白皮

上锉散。每服一两，水一碗，入盐少许煎，热含，冷吐之。

防风散

治牙疼。

防风　鹤虱（各等分）

上锉散，浓煎，噙漱立效，老鹤虱草研烂，塞痛处亦可。

消风散

治齿热痛，龈肿有汁，先敷以消风散，又以朴硝敷其上。

又法

用川升麻煎汤漱咽，解毒。（方见风科[4]热证类）

香椒散

治冷证齿痛。

香附子　红川椒　故纸（炒。各二钱）　荜茇（一钱）

上为末，和炒盐二钱擦敷。

川芎散

治面肿牙疼不可忍。

川芎　白芷　细辛（各等分）

上为末，擦两三次，盐汤漱立止。

秘方揩牙散

治牙疼，遇吃冷热独甚。

良姜　细辛　大椒　草乌尖

上为末，以指蘸少许揩牙上，噙少时，开口流出涎妙。

牙痛有四证

热者怕冷水，用牙硝、姜黄、雄黄、荆芥。冷者怕热汤，用干姜、荜茇、细辛。不怕冷热乃风牙，用猪牙皂角、僵蚕、蜂房、草乌。有窍者蛀牙，用雄黄、石灰、砂糖。用药了，并用温水灌漱之为

---

①　蚛：虫牙。

②　如齿药用：文渊本作“搽齿上仍”。

③　颊车：车床骨。

④　风科：文渊本作“风利”，非。

佳。

取虫方

治牙有虫而痛。韭菜头连根洗净烂擂，同人家檞枝上泥和匀，搽痛处腮上，用纸贴之，一时顷取下，细细虫在泥上，可以绝根。

揩漱方

治无故牙动，牙宣出血。香附子去皮毛，锉碎，用姜汁浸一宿，曝干为末，漱口揩齿。齿坚，无动无血矣。

已验方

治牙疼。

露蜂房　瓜蒌皮

上等分，烧灰，去火毒，擦牙。或以乌桕根、韭菜根、荆柴根、葱根四味煎汤，温荡①。

甘松香散

治一切牙疼。

甘松香　莽草　川乌（去皮，炮。各二钱②）　北细辛（去叶，二分）　硫黄（半钱）　香附子（炒，去毛，二钱）

上为末，以手指蘸少许揩牙上，立效。后用盐汤灌漱妙。

秘方

治经岁牙疼。枫香脂为末，入每③焚香炉内灰，再筛过，常日洗面时用揩牙上，永无斯疾。更临睡以温水净漱为佳。

小蓟散

治牙齿宣露出血。

百草霜　小蓟　香附子（炒，去毛）　真蒲黄（各五钱）

上为末，揩牙齿上，立愈。

芫花散

治牙疼。陈芫花一握，甘草节五钱，细锉，各煎。先用芫花汤噙，唾去，次用甘草水噙少时，效。

治蛀牙疼

莽草为末擦三五次，虫即无。

治风蛀牙痛

霜杀老丝瓜烧存性，为末，擦痛处立止。

治血风蛀牙

雄黄　乳香（各一钱。研如粉）　麻黄（半钱）　白芷（一字）

上为末，研匀，痛时先以荆芥穗咬在痛处，口凉去之。次用皮纸捻津湿之，点药少许，随痛边塞耳内。

又方

露蜂房、炒川椒一钱，为末，每二钱煎，入少盐，乘热漱之。

又方

风蛀痛牙，用针刺杏仁，清油灯上烟熏，乘热认定病牙，以杏仁搭之。又复熏搭七次，绝不痛，但其病牙遂时落去断根。

治虫蛀牙痛

红川椒④（三钱）　明乳香（一钱）

上同研细，熔蜡丸如麻子大。每用一丸，塞孔中。

敷药

退肿。

天花粉⑤　白芷　赤小豆　郁金　荆芥　薄荷（各等分）

上件晒干，为末，蜜水调涂痛处。

常用齿药

牢牙，去风冷，蚛龋宣露，不问老

---

① 温荡：文渊本作“温漱”。

② 炮各二钱：文渊本作“各三钱”，无“炮”字。

③ 入每：文渊本作“入些”。

④ 红川椒：文渊本作“细川椒”。

⑤ 天花粉：文渊本作“大花粉”，非。

少，用之甚效。

槐枝　柳枝（各长四寸一握。切碎）　皂角（不蛀者，七茎）　盐（四两）　降真香　白胶香（各两半）

上同入瓷瓶内，黄泥固济，糠火烧一夜，候冷，取出研细，用如常法。

牙齿日长方

牙齿逐日长，渐渐胀开口，难为饮食，盖髓溢[1]所致。只服白术愈，及煮水灌漱。

齿间肉壅方

多因食咸热物而得。生地黄汁一碗，猪牙皂角数铤[2]，火上灸[3]热，蘸冷汁尽为度。或为末，敷壅肉上，随即消缩。或朴硝末敷上即消。

灸法

以线量手中指至掌后横纹，折为四分，去三分，将一分于横纹后臂中，灸三壮，随左右。又以[4]两手交叉以中指头尽处是穴，灸七壮，永不疼（手背上）。又灸肩颙[5]七壮，随左右。又法，灸耳垂下牙尽骨上三壮，未效，加壮数。

又法

治口齿蚀生疮者。承浆一穴，在颐前唇下宛宛[6]中，可灸。

又方

治唇吻强，齿龈痛。兑端[7]一穴，在唇上端，针入二分，可灸三壮。

导引方

治牙齿痛。东向坐，不息四通，上下琢[8]齿三十六下。

辅车开不可合

饮令大醉，睡中搐鼻，嚏则自正。又南星末、生姜汁调敷，帛缚合，一宿愈，去风也。

又法

一人以手指牵其颐，以渐推之，则复入矣。当疾[9]出其指，恐啮伤。

灸法

治失音颊车蹉[10]，灸背第五椎一日二七壮。又灸足内踝上三寸宛宛中，或二寸五分，名三阴交穴。

喉　病

秘传咽喉科一十八种喉风证

一、单蛾风，其形圆如小箸头大，生于咽喉关上，或左或右，若关[11]下难治。

二、双蛾风，有两枚在喉关两边，亦圆如小箸头大，关下难治。

三、蝉舌风，自舌下再生重舌者是。

四、牙蜞风，牙龈上聚成疖毒者。

五、木舌风，其舌渐渐长大[12]，相似煮熟猪舌，不能转动者。

六、舌黄风，自舌上肿痛，黄色者是。

七、咬牙噤口风，近牙穷头作瞖[13]，口噤不开者。

八、鱼口风，如鱼吸水者不治。

九、聚毒塞喉风，喉关聚毒，涎唾稠

---

①　髓溢：文渊本作“髓液”。

②　铤（dǐng 定）：量词，用于块状物，今“锭”字。

③　灸：文渊本作“炙”，疑非。

④　又以：文渊本作“一方以”。

⑤　肩颙：文渊本作“眉颙”，王氏本作“肩髃”。

⑥　宛宛：凹窝处。

⑦　兑端：文渊本作“尤端”。

⑧　琢：疑为“啄”。

⑨　当疾：文渊本作“推当疾”。疾，急。

⑩　蹉：交错。

⑪　若关：文渊本作“舌关”。

⑫　渐渐长大：文渊本无此四字。

⑬　瞖（xìng 性）：肿痛。

实，发寒热，仍分上下三关[①]破毒，下关难治。

十、玄蜞蛊毒风上眶，食而不能咽水[②]，外做形如鸡卵者。

十一、抢食[③]风，一名飞丝毒，口中或食腥恶[④]发泡者。

十二、猎颊风，腮脸结肿者是，从牙穷头碎，此毒若成，须要半月调理。

十三、缠喉风，风自耳边过颐下赤色[⑤]者是也。亦有寒热，如甚者伤人命。

十四、松子风，口内满喉赤如猪肝，逆张，吞则关闭塞，饮食不能者是。用药后，口内散点松子样，肿则喉关响如雷，则不治。

十五、崩砂甘口风，自舌上、牙龈上下肿赤[⑥]，口内作臖如汤热，牙龈渐烂，甚者亦能脱齿。

十六、连珠风，自舌上作毒，或初成一个，碎而又作一个，以致三五七九个者是。

十七、蜂子毒，或在腮脸痒烂[⑦]，或在喉关舌下作臖，如黄荆蜂者是。

十八、走疰瘰疬风，颈项结核五七个，皮肤赤肿，作寒热者。

针灸法

第一穴风府穴，脑后入发际一寸。治咽喉诸证，及毒气归心等项恶证，并皆治之，无有不效。针入四分。（穴高主晕，恐伤人，不可不知。须令人扶护乃针）

第二穴少商穴，在手大指表近虎口一边指甲与根齐，离爪如韭叶许。针入二分，病甚则入五分。咽喉诸证皆治。

第三穴合谷穴，穴法口授。治牙关不开，则阳灵穴应针，各刺一刺出血，入二分，关窍即开。又有一证潮热者，有作寒者，于合谷穴用针，左转发寒，右转发热。

第四穴是上星穴，在顶前入发际一寸。治颊肿及缠喉风等证。又气急者，实热针足三里，虚热灸足三里，以手约膝取中指梢[⑧]尽处是穴。

根脚咽喉常发者，耳垂珠下半寸近腮骨，灸七壮，二七尤妙。及灸足三里，穴在膝下三寸䯒骨外。赤眼，挑耳后红筋，针钻竹穴[⑨]即安，穴在两眉头陷中。

实　热

一、用败毒散加黄芩、半夏、连翘，倍用桔梗，用生姜、薄荷煎。痰盛者，加石膏同煎，即效。凡服此药，早晨服则午时攻作[⑩]，午后则子时攻作，天明退，用针则无此攻作。若服此药后自利，即换作虚热医，后药不可用。服败毒散后失声[⑪]，即服加减秘传降气汤。（方见大方伤寒阳证及诸气类）

二、用生料消风散加玄参、全蝎、薄荷，白水煎服。

三、用前二药不退，用生料洗心散，更加一二味去风毒药为妙。（方见风科热证及大方科积热类）

四、用前三药不退，用防风通圣散立效。（方见风科热证类）

---

① 三关：文渊本作“三十关”，疑非。

② 此句文渊本作“食掩水外溢”，上科本作“腫，食而不能掩水”，其中“咽”原均作“掩”，依王氏本改为“咽”，当是。而王氏本却将“蛊毒”误作“虫毒”。

③ 抢食：上科本作“呛食”，当是。

④ 食腥恶：文渊本作“作秽恶”。

⑤ 颐下赤色：文渊本作“顺下赤兔”，非。

⑥ 肿赤：文渊本作“腮赤”。

⑦ 痒烂：文渊本作“洋烂”，非。

⑧ 指梢：文渊本作“指稍”，误。

⑨ 钻竹穴：文渊本作“攒竹穴”。

⑩ 攻作：发作。

⑪ 失声：上科本作“大声”。

虚 热

一、用双解散，乃升麻葛根汤、消风散加玄参、黄芩、薄荷煎。

二、用秘传降气汤加生姜、黄芩。(以上方见大方科伤寒阳证及风科热证、诸气类)

三、如痰盛，用桑白皮汤磨沉香吞①养正丹，仍用枳梗半夏汤、冷术附汤等药调理。(方见大方科痼冷及痎疟、中湿类)

又一证，上秘下泻，用秘传降气汤吞碧雪衣附子理中丸。如无，用桑白皮汤亦可。(方见诸气类及见前，并痼冷类)

虚实灌② 漱药，用消毒饮水煎，时时灌漱。(方见小方科疮毒类)

咽喉生疮，冷闭声不出者，秘传降气汤去陈皮，加黄芩煎。仍于喉下咽管口灸三壮即愈。(方见大方科诸气类)

胜金散

治咽喉肿痛，气急诸项等证，于内麝香旋入。有孕者不可用麝。不问冷热虚实，并皆通用。若痰盛者，如煎药内所用不应，于中略加胆矾少许，立效，或吐无妨。

郁金（三两） 大朱砂 南雄黄（其色胜如③ 朱砂者妙。各五钱） 麝香 干胭脂 绿豆粉（各二钱半） 白矾（半生，半枯） 光粉（各五钱）

上为末研，薄荷汁同研少许，调服。

防风散

虚者少用，实者多用。

防风（去芦，一两） 羌活 黄药子 白药子（蜜炙） 僵蚕（炒） 硼砂 大黄（纸裹，煨令香熟） 荆芥 细辛 川芎 红内消 郁金 山豆根 甘草（以上各五钱） 牙硝（三钱） 薄荷叶

上为末研，薄荷汁同蜜少许调药。

玄明粉

用朴硝十斤，防风一斤，煎水泡溶，却用布荷花叶纸澄滤七遍，却于霜下露天露一夜，却取内牙硝，再用防风水淋漕净，用瓦钵熬煎成盐，却再入鼎内，用盐泥固济，炭火烧一时，通红为度，出火去毒，研为末。每一斤用甘草三两。每服一茶匙，温熟水调，如热④，烦渴，口干燥，作烦者，可略加硼砂、脑子，入口噙化，干喉风立效。

追风散

黄丹 朴硝 猪牙皂角（烧灰） 缩砂壳（灰⑤。各五钱）

上为末，每服少许，以鹅毛，蘸入口中、舌上下及肿处，用水灌漱。如喉间毒已破，疮口痛者，用猪脑髓蒸熟，淡姜、醋吃立效。如病将可，有身体痛，于所服药内加川秦艽同煎，效。

死候

毒气归心，胸前肿满，气烦促，下部洞泄不止。

重舌 木舌

川乌尖、巴豆为末，米醋调刷患处即效。木舌须先服胜金散开关窍。(方见舌病类)

帝钟风，即喉间帝钟长肿，有长数寸者，虚实用前药，外以食盐煅过，鸦毛蘸下即消。不须挂破，破则伤人。

煮针法

乌豆（一两，去尖） 巴豆（一两）

---

① 吞：加；合并。
② 灌：文渊本作“盥”。
③ 胜如：文渊本作“胜于”。
④ 如热：文渊本作“如实热”，可参。
⑤ 灰：《医方类聚》卷七十四作“炙”，可参。

硫黄（半两）　麻黄（五钱）　木鳖子（十个）　乌梅[1]

上用药，同入瓷、石器内，水煎[2]一日，洗择之，再用止痛药，没药、乳香、当归、花蕊石各半两，又如前水煮一日，取出，用皂角水洗，再于犬肉内煮一日，仍用瓦屑打磨净端直，菘子油涂，常近人气为妙。合疮口，白矾、黄丹、麝香为末，以铜箸点疮口上。

又方

滑石、黄丹为末，点疮口效。仍用黄丹一两二钱，甘草二钱，为散，煎服，尤妙。

破毒妙方

白矾　巴豆（去壳）　红内消　草乌尖　猪牙皂角　薄荷（各二钱）

上为末，好酸醋调，鹅毛刷入口内，勿吞，仍以盐汤灌漱。

雄黄散

治缠喉风喉闭，先两日胸膈气紧，取气短促，忽然咽喉肿痛，手足厥，气闭不通，顷刻不治。

巴豆（七粒，三生四熟。生者，去壳生研，熟者，去壳灯上烧存性）　干桑黄茹（二片[3]）　雄黄（一块，皂角子大，透明者，细研）　郁金（一枚，蝉肚者，研为末）

上再研匀。每服半字，茶清少许下。如口噤咽塞，用小竹管纳药，吹入喉中，须臾吐利即效。

又方

川升麻四两，锉碎，水四碗，煎至一碗，灌下。

又方

皂角三根，捶碎，挼[4]，水一盏灌下，或吐或不吐，即安。

取喉中涎

草乌尖　僵蚕　紫贝根　啾唧虫[5]　红椒　白矾　山豆根　皂角（各等分）

上为末，用霜梅拌药为丸如指头大，含化一丸，取下涎。然后用盐汤灌漱，吐出不可吞。

开关润喉蓬来[6]雪

梅花脑子　生麝香（各一字）　硼砂（三钱）　朴硝（五钱。以上另研）　薄荷叶　百药煎　全蝎（去毒）　防风（去叉）　粉草（各五钱。以上并碾）　明乳香　没药（各三钱。蒻叶或芦叶盛，火熨，另研）

上为末。每服少许，以小匙挑干掺咽间及疮上。如在关下掺舌上，并旋旋咽下，仍用薄荷、桔梗、甘草煎水噙漱，或用生薄荷研自然汁调成膏，入口噙化亦妙。

开喉关

薄荷　山豆根（各五钱）　麝香　脑子（各半钱）　朱砂（三钱）　甘草　青盐　川乌（各五钱）

上为末，每用半钱，腊月内菘菜汁，夏月黄麦挼水，或葛水调。如涕唾稠粘，用芭蕉水调下。或蜜丸指头大，含化。

去涎方（并碎法）

草乌尖、鸭嘴青胆矾为末，先用酽醋煮皂角调，鹅翎刷敷赤肿处，开口流去涎，即将棉球一指头大，以布线系定，蘸前药末，吞咽至肿毒处，即抽出。凡如此一二次，其毒即破，开口流出，去尽涎血。却以前合疮口药点上，停久，温盐水灌漱后，进食亦可。

---

① 乌梅：原本缺剂量。
② 煎：文渊本作“煮”。
③ 二片：文渊本无。
④ 挼（ruo若）：揉搓。
⑤ 虫：文渊本无“虫”字。
⑥ 蓬来：文渊本作“蓬莱”。

又开喉关

南星　半夏　川乌　草乌　甘草（各五钱）

上为末，用米醋煎成膏，敷毒上。

宣利方

巴豆（三七粒，去壳）　雄黄　郁金　猪牙皂角　大黄（各五钱）

上为末，饭丸如绿豆大。每服七丸，五更三点，以冷茶清吞下。如未利，再下四五丸。

通后补助

紫苏　藿香　甘草

上锉散。每服四钱，水煎，空心服。

干喉风

朴硝　川乌　当归　牛膝（各五钱）　麝香　脑子（各半钱）　硼砂（三钱）　荆芥　薄荷　甘草　葛粉（各五钱）　全蝎（七个，去毒）

上为末，用清米泔调，春用菘菜汁调，夏黄麦汁调。如不能吞，用豆腐切如棋子块，蘸药入口含化，或新艾汁调下，立效。

抢食风

桔梗　川乌　草乌　防风　甘草　大青根（各五钱）　全蝎（七个，去毒）　紫河车（五钱）

上为末。每服用酒一盏，连根葱一茎，红椒七粒，灯心七茎，同煎三四沸，食后热服。如不安，再用酒一盏，入茱萸五粒，同煎少时，热服之。未效，用蕉汤调下。如落心肺间刺痛，用宣药利下。如久不治，则变为飞丝劳毒，能伤人命。

润关住痛

生薄荷研，蜜调成膏，送入喉，咽下，立效。如涎多未退，再用。如更不开，可通顶。又用葱头两个捶碎，安牙穷头处，立开，妙。治误吞铜铁、金石、竹木刺，鸡、鹅、鱼诸骨哽。

川山豆根　山蜈蚣　山慈菇　威灵仙（铁脚者）　滑石　马牙硝　金星凤尾草（各一两）　急性子（二两）　苎麻根（五钱）　绿豆粉（五钱）　甘草节（三钱，酒浸三宿）　砖（五两，厕中制一年）

上为末，白及五两，与糯米糊一处，和剂成铤子如梧桐子。每用一铤，冷水磨化，即下骨哽。若金石铜铁，则以生姜汁磨化下。

---

① 三七粒：文渊本作“三笨粒”，疑非。

② 服：上科本缺，据文渊本补。

③ 酒浸：文渊本作“佃侵”，疑非。

世医得效方　卷第十八

正骨兼金镞科

秘　论

骨节损折，肘、臂、腰、膝出臼蹉跌，须用法整顿归元①。先用麻药与服，使不知痛，然后可用手。

凡脚手各有六出臼、四折骨，每手有三处出臼，脚亦三处出臼。

手掌根出臼，其骨交互相锁，或出臼，则是挫出锁骨之外，须是搦骨，须锁骨下归窠。或出外，则须搦入内；或出内，则须搦②入外，方入窠臼。若③只用手拽，断难入窠，十有八九成痼疾也。

手六出臼四折骨④，凡手臂出臼，此骨上段骨是臼，下段骨是杵，四边筋脉锁定。或出臼，亦挫损筋。所以，出臼此骨，须拽手直。一人拽，须用手把定此间骨，搦教归窠。看骨出那边，用竹一片夹定一边，一边不用夹。须在屈直处夹。才服药后，不可放定，或时，又用拽屈拽直。此处筋多，吃药后若不屈直，则恐成疾，日后曲直不得。

肩胛上出臼，只是手骨出臼，归下，身骨出臼，归上。或出左，或出右。须用舂杵一枚，小凳一个，令患者立凳上，用杵撑在下出臼之处。或低，用物垫⑤起，杵长则垫凳起，令一人把住手尾拽去⑥，一人把住舂杵。令一人助患人放身从上坐落，骨节归窠矣。神效。若不用小凳，则两小梯相对，木棒穿从两梯股中过，用手把住木棒，正棱在出臼腋下骨节蹉跌之处，放身从上坠下，骨节自然归臼矣。

脚六出臼四折骨，或脚板上交叉处出臼，须用一人拽去，自用手摸其骨节，或骨突出在内，用手正从此骨头拽归外，或骨突向外，须用力拽归内，则归窠。若只拽不用手整入窠内，误人成疾。

脚膝出臼，与手臂肘出臼同。或出内、出外，不用一边夹定。此处筋脉最多，服药后时时用屈直，不可放定。又恐再出窠，时时看顾，不可疏慢。

脚大腿根出臼，此处身上骨是臼，腿骨是杵。或出前，或出后，须用一人把住患人身，一人拽脚，用手尽力搦归窠。或是挫开，又可用软绵绳从脚缚，倒吊起，用手整骨节，从上坠下，自然归窠。

背脊骨折法：凡挫脊骨，不可用手整顿，须用软绳从脚吊起，坠下身直，其骨

---

① 归元：病体康复。

② 搦：按。

③ 若：原作“其”，据文渊本、上科本改。

④ 手六生臼四折骨：此七字王氏本移至上一段之首，欠妥。

⑤ 垫：上科本作“簟”，竹席。

⑥ 拽去：上科本作“拽去凳”。

使自归窠。未直，则未归窠，须要坠下，待其骨直归窠，然后用大桑皮一片，放在背皮上，杉树[①] 皮两三片，安在桑皮上，用软物缠，夹定，莫令屈。用药治之。

脚手骨被压碎者，须用麻药与服。或用刀割开，甚者用剪剪去骨锋，便不冲破肉。或有粉碎者，与去细骨，免脓血之祸。然后用大片桑白皮，以二十五味药和调糊药，糊在桑白皮上，夹在骨肉上，莫令差错。三日一洗，莫令臭秽。用药治之。又，切不可轻易自恃有药，便割、便剪、便弄，须要详细审视，当行则行，尤宜仔细。或头上有伤，或打破，或刀伤骨碎，用药糊角缚，不使伤风。切须记之。用药治伤，则用糊药封角。切不可使风入之，浮肿，其恶血自消散，不攻疮口。

正骨金疮脉候

正骨金疮，须看脉候。如伤脏腑致命处，一观其脉虚促，危矣。伤处浅，命脉虚促，亦为后虑。伤至重，命脉和缓，永无虑也。脉有虚有实，有去来，有疏密，或被伤，脏脉不死者，必关脉实，重则无虑。或伤至死处，其关脉无，别脉洪大，则难医。如用两件药后，脉不转动，急急住药。若脉渐渐随药转，此则可治无虑。或出血甚者，脉不要洪大，只要平正重实。其血不曾出者，亦无恶血在内者，其脉欲洪大，不要疏密，亦不要进退来去，恐其变凶。看伤脉每与内科脉不同，或伤内，或致命，或难医处被伤者，命脉便已去矣，此等切勿治之。

十不治证

攧扑损伤，或被伤入于肺者，纵未即死，二七难过。左胁下伤透内者。肠伤断一半可医，全断不可治。小腹下伤内者，证候繁多者，脉不实重者，老人左股压碎者，伤破阴子者，血出尽者，肩内耳后伤透于内者，皆不必用药。

用药加减法

伤有浅深，随其吉凶用药。如折骨者，则用后二十五味接骨方治之，再加自然铜、白芷、没药、川芎各五钱，立效。

若伤脏腑，用清心药加川芎、当归、赤芍药各三钱。或肚肠伤破，加白及五钱，同后清心药服。或被伤浮肿不退，加皂角、黄柏皮各半两，入紫金皮散内敷之。或头破伤风，亦用紫金皮散加皂角、黄柏皮敷之，立退。或筋断接筋者，用二十五味加续断半两。或诸处伤痛不止者，仍用二十五味加川芎五钱。或恶血污心不下，用后清心药加大黄、枳壳各五钱。或气触痛，加木通、丁香、藿香各三钱，同二十五味服之。凡加减，末者加末，散者加散，其余只依本方，不用加减。孕妇攧扑伤损，先用安胎药，后服二十五味接骨，去草乌、川乌[②]。余依本方。

肠肚伤治法

肚上被伤，肚皮俱破，肠出在外，只肠全断难医。伤破而不断者，皆可治疗。肠及肚皮破者，用花蕊石散敷线上，轻用手从上缝之，莫待粪出。用清油捻活，放入肚内。肚皮裂开者，用麻缕为线，或捶桑白皮为线，亦用花蕊石散敷线上。须用从里重缝肚皮，不可缝外重皮，留外皮开，用药掺，待生肉。

又用药加减法

凡损，若不折骨，不碎骨，则不可用

---

① 杉树：文渊本作“榆树”。

② 川乌：原本皆作“川芎”，按二十五味方注，“芎”应作“乌”。今据上科本改为“川乌”。

自然铜，于药内除去。无疮处①，则不用半夏。老人有伤者，骨脉冷，每用加当归、川芎、川乌、木香、丁香、人参各五钱，去白芍药、生地黄。此亦是二十五味内加减，老人即服此。或伤脏腑者，不问老少，如有血并痰从口中出者，用清心药加丁皮、川芎、半夏，入二十五味内同服。退肿角血或皮冷，加干姜五钱，入退肿② 药内糊肿上，肿及血自然退散。或皮肤热者，加黄柏皮、皂角各五钱。入退肿药③ 内，角肿处自然退。

用麻药法

攧扑损伤，骨肉疼痛，整顿不得，先用麻药服，待其不识痛处，方可下手。或服后麻不倒，可加曼陀罗花及草乌各五钱，用好酒调些少与服。若其人如酒醉，即不可加药。被伤有老有幼，有无力，有血出甚者，此药逐时相度入用，不可过多。亦有重者，若见麻不倒者，又旋添些。更未倒，又添酒调服少许，已倒便住药，切不可过多。

用掺药法

疮口血出不止，则用方中止血药敷之。如洗开后，疮孔大甚，且先用降真香、龙骨、没药掺之，肉即生上。疮孔上须用油单贴，待脓血汁出，莫待蔽塞。如夏月用药，以薄荷叶贴疮孔，一日一度汤洗，又用药掺。如肉上满疮口，用手搦不痛，如好肉一般，即用收疮口药敷上。却莫贴，待风稍疮口④，立收。若未生实肉，切不可先收疮口，里面恐为患也。

伤破肚皮用药法

如伤孔大，肚肠与脂膏俱出，放入内则用缝。如孔小，只有膏出，先用清心药与服，用手掰去膏，不用缝。此膏出者已无用了，不可复入肚中反成祸，只须掰去不妨。此是闲肉，但放心去之。肚肉被伤者，专用⑤ 退利大小肠，不可待秘，恐成重患。

打攧及树木压遍身痛者

打攧，树木压，或自高处攧下者，此等伤皆惊动四肢五脏，必有恶血在内，专怕恶心。先用清心药、打血药及通大小肠药，次第先服。临服，加童子小便入药内，立效。专用大小肠洗⑥ 利，恐作隘塞，利害之甚。清心药加前方通利大小肠药服之，自然俱通。无闷烦，无恶血污心，以次用止痛药，服之即止。

去恶血法

攧扑伤、刀石伤、诸般伤扑至重者，皆先服清心药，次服清小便药，三服去血药。或被伤者，血未结，打从疮口中出，或结在内，用药打入大肠时，即泄出。或被打、被攧、被木压，恶血未积者，用药打散四肢。或归脏腑者，或归上膈者，打从口中吐出，或归中膈，打入大肠泄出。先用此急救，次服止痛药。止痛药，即二十五味药中加减用。

用药汤使法

凡药皆凭汤使，所使方，先但用清心药煎，后用童便一盏同服。或止痛，重伤

---

① 无疮处：上科本作“无痰”，可参。王氏本作“无疾”，疑非。

② 退肿：文渊本作“退重”，非。

③ 退肿药：原本及文渊本、上科本均作“肿药”，于义不符，今依王氏本补。

④ 稍疮口：上科本作“稍着疮口”，义胜可参。

⑤ 专用：文渊本作“重用”。

⑥ 洗：《普济方》引作“喜”。

者则用姜汤、灯心汤[①]调二十五味药服之，薄荷汤亦可。凡伤，或刀伤及损内脏腑，恐作烦闷崩血之患。如折骨者，用姜酒服，接骨药敷之。如骨碎，被重打、重攧、重木及石压者，皆用先服汤使法，并末用酒服。如轻攧扑损伤，则用姜酒调下二十五味药，立效。

通　治

攧扑刀伤接骨方（服敷）

腊月猪脂（五两）　黄蜡（半斤，以上洗煎[②]）　铅丹（罗）　自然铜（四两，研）　密陀僧（四两，研）　朱砂（一两，研）

上用新铛[③]鼎，先熔脂，次下蜡，于冷处下密陀僧、铅丹、自然铜，缓火再煎。入水中不散，更出鼎于冷处，下诸药，用柳篦搅匀，泻入瓷器内，不住手搅至凝，丸如弹子大，且用笋皮之类衬之，极冷方收。凡伤碎骨者，木石压碎骨者，先用此药火化开，糊骨上，然后夹定。用此药服之，须作小丸如梧桐子大。每服十丸，葱酒调下。或伤损深者，捻成条入孔中，浅者用油单为膏药贴之，甚者灯心裹木夹之。如药力散，再觉痛，更一服，痛即止，又痛甚者，贴之即止。

又方二十五味（服）

治攧扑损伤，骨碎骨折，筋断刺痛，不问轻重，悉能治之，大效。

香白芷（醋炒，加减）　紫金皮（醋炒）　刘寄奴　川当归（煨，盐水炒）　赤芍药　白芍药（米水浸炒）　黑牵牛　生地黄（盐水浸炒）　川芎（米水浸）　川牛膝（茶水炒）　乳香（可加减）　没药（可加减）　破故纸（醋炒）　木通（去节）　自然铜（骨不碎析不用，盐好时用）　木香（茶水炒）　藿香　木贼　官桂（可加减）　羌活　独活　半夏（各五钱，水炒，无痰不用）　骨碎补　草乌（醋炒，孕妇不用）　川乌（大煨，孕妇则不用，各一两）

或加土当归、熟地黄（盐水炒）、杜牛膝（茶水炒）、土芎（米水浸[④]），尤妙。金刃[⑤]伤锉出臼者，去自然铜，骨碎、骨折者用之。然须于此方内且去自然铜，临欲好时却入用之，早服成他疾。上先择出自然铜、官桂、没药、乳香不炒者，其余药或炒或火焙，或日晒干皆可，然后入不炒四味，同研为末，用蜜糊丸如弹子大，用黄丹为衣。或被攧扑伤损，金刃箭镞，不问轻重，每服一丸。如被刃伤全断内重者，以薄荷汤或木瓜汤、姜汤、灯心汤吞下皆可。或碎骨攧及折骨，用自然铜，其他不用。如骨折碎，刺痛不止，加乳香、没药、白芷、川芎各五钱，入诸药中，生姜酒下。或不作丸，为末亦可。功效如神。

又方（服敷）

治攧扑接骨刀伤。

川当归（半两，洗净别捣）　铅粉（半两，洛粉为上）　硼砂（二钱）

上为末。每服二钱，浓煎苏木汁调下。若损在腰上，先吃淡面半碗了[⑥]，服药。若在腰以下，先服药后吃淡面，仍不住呷苏木汁。更以糯米为粥，入药末三钱拌和[⑦]，摊在纸上或绢上，封裹损处。如骨碎，更须用竹木夹定，以纸或衣包之。

清心药方（服）

降真香　香白芷（醋炒）　苏木（盐

---

① 灯心汤：文渊本作“灯心药”。

② 洗煎：原本及文渊本、上科本均同。王氏本改为“先煎”，可参。

③ 铛（chēng 撑）：平底锅。

④ 米水浸：文渊本作“米水炒”。

⑤ 金刃：文渊本讹作“金刀”。

⑥ 半碗了：文渊本作“半碗后”。

⑦ 拌和：文渊本作“半和”，非。

水炒）　枳壳（水浸去心）　藿香（清油炒）　丁皮（盐水炒）　紫金皮　木香（茶水炒）　丁香（米泔水炒）　木通（去节）　山栀子　大黄　莲子肉（酒煮）　沉香　人参　当归（温纸煨）　川芎（煨）　羌活　独活　花蕊石（醋淬[①]）　乌豆　灯心（少许）　赤芍药（各等分）

上为末。或大小肠不通，服此。亦可用五膈宽中散同服，立效。或恶血污心，或烦闷暴死，每服二钱，薄荷汤或灯心汤调下，或童子小便尤好。为散，水煎服亦可。如痰血口中出，加半夏。

自然铜散

治打攧折骨损断。正骨科中经验方也。

乳香　没药　苏木　降真香　川乌（去皮尖）　松明节　自然铜（火煅，米醋淬七次。各一两）　地龙（去土，清油炒，半两[②]）　真血竭（三钱）　龙骨（生用，半两）　土狗（十枚，油浸焙为末。本草名蝼蛄）

上为末。每服五钱，用无灰酒调下。如病在上，食后服，病在下，空心服。服之自顶心寻病至下两手，再周遍一身，下及两足。遇病处则飒飒[③]有声，患人自觉药力习习[④]往来。

又方

自然铜（累累[⑤]然相缀如乱丝者最佳，一两重）

上研细，水飞过，同当归、没药各半钱，和匀。每服三钱，酒调频服[⑥]，仍以手摩痛处。

导滞散

治重物压迮[⑦]，或从高坠下，作热，吐血下血，血出不能禁止。或瘀血在内，胸腹胀满，喘粗气短，兼能打去恶血。

当归　大黄（各等分。炒过）

上为末。每服二钱，不以时温酒调下。

鸡鸣散

凡坠压死者，急安好处，以手袖掩其口鼻上一食顷[⑧]，眼开，先与热小便，若初觉气绝不能言，急掰开口以热小便灌之。打扑闷绝亦用，先以此利去瘀血。（方见大方科失血类[⑨]）

活血丹

治患者血脉不和，筋急，行步不可。服之宽筋。

干地黄（酒煮，二两）　当归（煨）　白芍药　续断（面水炒）　白术（煨）　川芎（醋炒。各一两）

上为末，面糊丸，梧子大。每服三十丸，温酒下。

大岳活血丹

治男子妇人外伤内损，狗伤虫咬，车马扑坠，手足折伤，一切疼痛，腹中瘀血刺胁筑心，左瘫右痪，走注[⑩]疼痛，痈疽痔漏，及妇人冷气入腹，血脉不通，产后败血灌注四肢，及吹奶肿痛。

花桑枝（如臂大者，烧烟淬米醋中，焙干）　栗楔（栗蒲中心扁薄者，薄切晒干。各一斤）　细墨（半斤。一半用萆麻[⑪]三两，研细，涂墨上，涂尽纸包，黄泥固济，干，炭火

---

① 醋淬：文渊本作“醋炮”。

② 半两：文渊本作“半”，夺“两”字。

③ 飒飒：象声词。

④ 习习：形容辛辣、痛痒等感觉。

⑤ 累累：连续不断，连接成串。

⑥ 频服：文渊本作“服”，无“频”字。

⑦ 迮（zé 则）：迫。

⑧ 食顷：一顿饭工夫。

⑨ 方见大方科失血类：此八字，原本及文渊本均无，今据上科本补。

⑩ 走注：文渊本作“走住”，形误。

⑪ 萆麻：文渊本作“车麻”，疑非。

约七斤①，烧赤，冷地上出火两时。一半用醋化硇砂，涂墨上，火炙② 令干） 皂角刺（一斤，烧赤，淬醋中，炙干③） 大黑豆（一斤，湿布揩去垢黑皮，焙干称） 乱发（二斤，皂角水净洗，用清油二斤炒，频捻看焦④即止，为末⑤） 乳香（四两，通明滴乳者，细研，入米醋一碗，熬熟）

上和为末，杵三千下，丸如弹子大。如膏干，更入醋糊丸。痛甚一丸，轻者半丸。以无灰酒一盏，乳香一豆大，先磨乳香，次磨药尽，煎三五沸，临卧温服。以痛处就床，欲汗则被覆，仍用药涂伤处。切忌一切动风物。妇人服，入当归末一钱。孕妇勿服。

当归散

救急。疗坠马落车，被打伤腕折臂，呼叫不绝。服此，呼吸之间，不复大痛，三日筋骨相连。

当归（炒令香） 桂心 甘草（炙） 蜀椒（去汗⑥。各三分） 芎䓖（六分，炒） 附子（炮，去皮脐⑦） 泽兰（炒。各一两）

上为末，酒服二三钱，日三服。如小儿被奔车马所损，伤其膝，皮肉决⑧，见骨节，绝死少苏，啼不可听闻，服之便睡，十数日便行走。其神验如此。忌海藻、菘菜、生葱、猪肉、冷水。

花蕊石散

治一切金刃斫伤，箭镞及打扑伤损身体，猫犬咬伤，或至死者。急于伤处掺药，其血化为黄水，再掺药便差，更不痛疼。如内损，血入脏腑，热煎童子小便，入酒少许，调一大钱⑨，服之立效。若牛抵肠出，不损者，急内入，细丝桑白皮尖茸尝⑩ 线，缝合肚皮，缝上掺药，血止立活。如无桑白皮，用生麻线⑪ 亦得。并不得封裹疮口，恐生脓血。如疮干，以津润之，然后掺药。（方见大方科失血类）

内 损

大紫金皮散

治打扑伤折，内损肺肝，呕血不止，或瘀血停积于内，心腹胀闷。

紫金藤皮 降真香 续断 补骨脂 无名异（烧红，酒淬七次） 琥珀（别研） 蒲黄 牛膝（酒浸一夕） 当归（洗净） 桃仁（去皮，炒。各一两） 大黄（纸里⑫煨） 朴硝（别研。各一两半）

上为末。每服二钱，浓煎苏木、当归，酒调，并进三服，利即安。

没药丸⑬

治打扑内损，筋骨疼痛。

没药 孔香 芍药 川芎 川椒（去子及合口⑭ 者） 当归（各半两） 自然铜（二两半，炭火烧）

上为末，用黄蜡二两溶开，入药末不住手搅匀，丸如弹子大。每服一丸，用好酒煎开，乘热服之。随痛处卧霎时，连进⑮ 有效。

---

① 约七斤：文渊本作“用七斤”，可参。王氏本改作“五七斤”，疑非。

② 炙：文渊本作“炎”，非。

③ 炙干：文渊本作“灸干”，非。

④ 焦：上科本作“揥”，义不通，疑非。王氏本作“脆”。

⑤ 为末：王氏本作“这末”，非。

⑥ 去汗：本卷后之救急方，蜀椒注文作“炒出汗”，可参。

⑦ 去皮脐：文渊本作“去皮”。

⑧ 决：通“缺”，破裂。

⑨ 大钱：文渊本作“大盏”。

⑩ 尝：疑是“当”之误。

⑪ 线：上科本作“缕”。

⑫ 里：疑为“裹”。

⑬ 没药丸：文渊本作“没药散”。

⑭ 合口：文渊本作“合目”。

⑮ 连进：文渊本作“运进”。

打扑伤损

加味芎䓖汤

治打扑伤损，败血流入胃脘，呕黑血如豆汁。

芎䓖　当归　白芍药　百合（水浸一日[①]）　荆芥穗（各等分）

上锉散。每服四钱，水一盏，酒半盏煎，不以时服。

木香匀气散

治从高坠下，或打扑伤损腰胁，心腹作痛，加红曲末少许，童子小便同酒调，空心热服。如无红曲，红酒亦可。（方见大方科诸疝类）

麝香散

治从高坠下，及打扑损伤。

麝香　水蛭（各一两）

上用水蛭锉碎，炒至烟出，研为末，入麝再研匀。每服，酒调一钱[②]，自当下蓄血。未效再服，其应如神。又治折伤，用水蛭热酒调服一钱，食顷知痛，更进一服，痛止。便将折骨药封，直到平安方去。

平胃散

治打扑伤损，不问爪[③]破与暗伤，悉能治之。用冷水调涂则愈。（方见大方科脾胃类）

双乌散

治诸伤百损。如被打破伤损，久后时时疼痛。虽新被伤，纵不破皮而内损者，尤宜服此。

川乌　草乌（略炮。各三钱）　当归　白芍药　苏木　大黄　生干地黄　红曲（炒。各半两）　麝香（少许）

上为末。用酒煮一瓦瓶，放冷服。如觉痹麻，无害。但二乌头生用有力，恐太猛，所以用温火略炮。

救急方

疗坠马落车，伤腕折臂。

当归（炒）　桂心　甘草（炙）　蜀椒（炒出汗。各七钱半）　川芎（一两半）　附子（炮）　泽兰（炒。各一两）

上为末。每用酒服二钱，立效。忌海藻、菘菜、生葱、冷水等[④]。

洗心散

治伤损瘀血凝滞，大痛，大便亦痛。（方见大方科积热类）

黑神散

治伤损大吐血，或因酒食饱，低头掬损[⑤]，吐血至多，并血妄行，鼻口俱出，但声未失，无不效者。

百草霜　蚌粉（各等分）

上为末。每一二钱，糯米饮调下。侧柏枝研汁尤效速[⑥]。鼻衄搐一字。皮破灸疮出血，舌上出血，并干掺，立止。

坠马方

细研铜末服之，顿[⑦]愈。

苏合香丸

治从高坠下，兼挟惊悸，血气错乱，昏迷不省，急服大效。（方见大方科中气类）

接骨散

治打扑伤损，折骨。半两古文钱，不拘多少，以铁线贯之，用铁匣盛，以炭火

---

① 水浸一日：文渊本同。上科本作“水浸半日”。王氏本改作“水浸白”，非。

② 一钱：上科本作“一钱匕”。

③ 爪：同“抓”。

④ 等：文渊本作“等物”。

⑤ 掬损：抓伤。文渊本作“胸损”。

⑥ 尤效速：文渊作“尤妙速”。

⑦ 顿：立刻。

煅通红。碗盛好酒、米醋各半升，铗钳①开匣取钱，于酒醋中淬尽，澄去酒醋，以温水淘洗，如此三次。淘洗数多，尤妙。火毒不尽，令人患哑。即净，焙干研细，入乳香、没药、水蛭等分，同为末。每服半字或一字，生姜自然汁先调药，次用温酒浸平服②。若不伤折，即时呕出。若损折，则药径下，如金丝缠弓上之力③，神效。初服忌酒三日。

刀斧棒杖伤

禁声饮子

治棒杖刀斧伤，疼痛不可忍者。

防风（去芦）　南星（汤洗）

上锉散。每服三大钱，水酒各半盏，生姜捶碎同煎，通口服。甚者不过三服，立效。

龙骨膏

治金疮。

真龙骨　海螵蛸　五倍子　赤石脂　黄丹（煅过，或不用，只使血竭尤佳）　石亭脂（一方不用，只用麝）

上斟酌，或等分用。如伤大，先以冷盐水洗净，却用黄桑生浆涂四围，待水者④皮敛，即干敷，百发百中。若小伤，只以冷盐水略洗便敷，此直截⑤妙甚。

夺香散⑥

治刀刃所伤，及从高坠下，木石压损，瘀血凝积，心腹疼痛，大小便不通。

红蛭（用石灰慢火炒令干黄色，半两用）　大黄　黑牵牛（各三两⑦）

上为末。每服二钱，用热酒调，约人行四五里，再用热酒调牵牛末二钱催之。须下恶血成块，以尽为愈。

单方

治打扑伤，金疮闷绝。

上用蒲黄不以多少，为末。热酒灌下。

取箭镞

天牛散⑧

天水牛（一个，独角者尤妙⑨，以小瓶盛之，用硇砂一钱，细研，水少许化开，浸天水牛，自然成水）

上以药水滴箭镞伤处，当自出。

神仙刀箭药

妙不可言。

上以桑叶阴干为末，干贴。如无，旋⑩熨干贴之。

又方

土狗数个，捣取汁滴上，三五度，箭头自出。

治箭镞入骨不可拔

巴豆（半粒）　蜣螂（大者一个，去足翅）

上各去壳，同微熬，研匀涂伤处。斯须痛定，必微痒，且忍之，候不可忍，便撼动，拔之立出。以黄连、贯众温汤洗了，用牛胆制风化石灰敷之。

针灸伤

内托黄芪丸

治针灸伤经络，脓流不止。

---

① 铗钳：文渊本作“铁冷”，疑非。王氏本改作“铗钳”。
② 浸平服：文渊本作“浸过服”。
③ 缠弓上之力：文渊本作“如弓上筋”。
④ 水者：水处。上科本作“水干”。
⑤ 直截：文渊本作“且绝”。
⑥ 夺香散：王氏本作“夺命散”，可参。
⑦ 各三两：文渊本作“各二两”。
⑧ 天牛散：文渊本作“灰牛散”。
⑨ 尤妙：上科本作“尤紧”。
⑩ 旋：随即。

黄芪（八两）　当归（三两，洗）　肉桂　木香　乳香　（别研）　沉香[①]（各一两）

上为末，用绿豆粉四两，姜汁煮糊丸，梧桐子大。每服五十丸，不拘时候，热水下。

消　烦

四圣散

治伤重烦闷欲死者，用此打血，利大小便。

花蕊石散　黑神散（二方见前）　大圣散　蒲黄散（以上二方并见妇人科）　当归（煨）　牛膝　川芎（米水炒）　白芷（醋炒）　苏木　大黄（各半两）　莲子肉（酒煮，半两）

上为末，和丸。童子小便调服，或木通汤亦可，恶血立下。

敷　药

活血散

治打扑伤损手足。

上用绿豆粉，新铁铫内炒令真紫色，新汲水调令成膏[②]，厚敷损处，须教遍满，贴以纸花，将杉木皮一片缚定。其效如神。

治刀伤磕损

血不止，痛难禁，用葱白一大握，炒熟捣烂，乘热缚定，痛与血随止。葱冷再易，立效。

治伤损

用生骨碎补研烂取汁，以酒煎服。滓敷伤处，数日平复。及被笞捶，身无全肤，用之大效。

治折骨伤筋痛不可忍

生地黄一斤切，藏瓜姜糟一斤，生姜四两，炒令匀熟，以布裹罨[③]伤处。冷则易之，奇效。肿重加赤小豆半升。

地黄膏

治打扑伤损，臂臼脱出，及一切痛肿未破，令内消。用生地黄研如膏，木香为末，以地黄摊纸上，掺木香末一层，又再摊地黄贴上。明旦痛即止，效。

单方

治刀伤血出不止欲死，用花蕊石散无效，则用纯好降真香一片，用瓷瓦片刮下，石碾碾细，敷之大效。

又方

以白滑石二两，黄丹五钱，为末，干掺。

敛金疮

止疼痛。上以刘寄奴为末，掺之，立效。

又方

以门扉后尘敷之。

铅粉散

治手足折伤，可服可敷，半日后痛止，手足坚牢，立愈。

上以川当归，铅粉各半两，硼砂二钱，同研细。苏木煎汁，调化一大钱。损若在上，先吃淡粥却服；损在下，先服药，后食。仍频呷苏木汁。别作糯米饮拌和药，摊贴损处，以绢帛裹之。骨碎，用竹木同夹，甚妙。

白灰散

治恶疮，刀斧伤见血。白石灰末不以多少，韭菜汁调，阴干为末。少许敷上，擦少时，血止便安。如肠溃出，桑白皮线缝合，罨之，帛系定，效。

---

① 沉香：文渊本无“沉香”。

② 成膏：文渊本同，上科本在“膏”前加空，王氏本补作“成稠膏”，可参。

③ 罨（yǎn 眼）：覆盖。

又方

晚蚕砂生用为末，掺匀绵裹之，随手疮愈血止。

黄丹散

治金疮，并一切恶疮。

上等黄丹　软石膏（不以多少，火煅通红）

上研细和匀，如桃花色，掺伤处，甚妙。

又方

胡孙头草，黄花，子如蒺藜骨朵者，村人谓之草血竭，以其能止血也。用其子烂研，或烂嚼，敷伤处，血立止。

又方

黄柏（半斤）　半夏（四两）

上为末。每用半两生姜、半两[①]生地黄，取自然汁调涂擷处。如折断，用绢帛封缚，次用杉木皮扎定。干则频上姜、地黄汁润。

又方

治金刃或打伤，及碎首血出不止。

降真香、五倍子、镜面上削下铜青各等分，为末敷伤处，效。

又方

治刀斧伤。隔年四月苎麻，揉令极软，覆在伤处，缚定血止。用野苎叶亦可。

又方

水龙骨（即船上多年油灰）为末，敷伤处，用帛片扎定。皮裂开，以桑白皮线缝合，用苏木、五倍子末封之。

又方

治伤至重，但不得透膜者，海味中碱白鳔，拣大片色白而有红丝者，成片铺在伤处，以帛子扎之血止。如膏脂出，不伤内膜者，即剃去伤人顶心发，以热熨斗不令其知，于新剃顶上一荡[②]，膏脂即入。以桑白皮线缝合，用血竭草、木蜡叶、磁石为末，干敷疮上，即合。

又方

五月五日采马鞭草、缺盆草、血见愁（即草血竭）。擂烂，同风化灰为末，涂之即愈。

治血聚皮不破方

萝卜研细，罨伤处，以帛缚之。

灭痕方

治打扑有痕伤，瘀血流注。半夏为末，调涂伤处，一宿不见痕。

又方

治瘀血流注紫黑，或伤眼上血紫黑。大黄为末，用姜汁调涂。一夜一次上药，一宿黑者紫，二宿紫者即白矣。

洗　方

荆叶散

治从高坠下，及一切伤折筋骨，瘀血结痛。

顽荆叶（一两半）　蔓荆子　白芷　细辛（去苗）　防风（去芦）　桂心　川芎　丁皮　羌活（各一两）

上为末。每用一两，盐半匙，连根葱白五茎，浆水五升，煎五七沸，去滓，通手淋洗痛处，冷即再换。宜避风。

破伤风

玉真散

治风自诸疮口入，为破伤风。强项，牙关紧，欲死者。

---

① 半两：文渊本、上科本同，王氏本认为是衍文而删之。

② 荡：文渊本作“烫”。

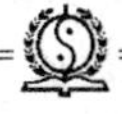

防风（去叉[①]）　天南星（汤泡。各等分）

上为末。每用三钱，童子小便一[②]大盏煎，热服。

香胶散

治破伤风，口噤强直。

鱼胶（烧，七分[③]，留性）　麝香（少许）

上研匀。每服二钱，酒调，不饮米饮下。一方，苏木煎酒下。

急风散

治久新诸疮，破伤[④]中风，项强背直，腰反折，口噤不语，手足抽掣，眼目上视，喉中锯声。及取箭头。

麝香（研，一字[⑤]）　丹砂（一两）　生黑豆（一分。同草乌为末）　草乌（三两，半生用，半烧存性，米醋[⑥]同淬）

上为末，和匀。破伤风以酒一盏，调半钱服，神效。如出箭头，先用酒一盏，调服半钱，却以药贴箭疮上。

破伤湿

牡蛎散

治破伤湿，口噤强直。牡蛎取末粉，敷疮口。仍以末二钱，煎甘草汤调下。

舒筋法

治破伤后，筋挛缩不能伸，他病筋缩亦可用大竹管，长尺余，钻一窍，系以绳，挂于腰间，平坐贴[⑦]举足搓滚[⑧]之。勿计工程[⑨]，久当有效。

退　肿

苍术散

治打扑损伤，皮不破，浮肿者。及角血，用此退之。

紫金皮　苍术　猪牙皂角（盐醋炒）　鸡脚风叶　骨碎补（各等分）

上为末，水调[⑩]糊肿处。

紫金皮散

治一切打扑损伤，金刃箭镞浮肿，用此效。

紫金皮（醋炒）　天南星　半夏　黄柏（盐炒）　草乌（炮）　川乌[⑪]　川芎（茶水炒）　川当归（煨）　杜当归　乌药　川白芷（盐水炒）　破故纸　刘寄奴　川牛膝　桑白皮（各等分）

上为末。生姜、薄荷汁兼水调，糊肿处或伤处。皮热甚，加黄柏皮、生地黄各五钱。有疮口者，勿封其口，四畔[⑫]用此糊之。

麻　药

草乌散

治损伤骨节不归窠者，用此麻之。然后用手整顿。

猪牙皂角　木鳖子　紫金皮　白芷　半夏　乌药　川芎　杜当归　川芎（各五两）　舶上茴香　坐拿草（酒煎熟）　草乌（各一两）　木香（三钱。伤重刺痛，手近不得者，更加坐拿、草乌各五钱，及曼陀罗花五

---

① 去叉：文渊本作“去芦”。

② 一：上科本空缺。

③ 七分：文渊本作“十分”。

④ 破伤：文渊本作“被伤”。

⑤ 一字：文渊本无。

⑥ 米醋：文渊本作“米泔”。

⑦ 平坐贴：原本及文渊本、上科本均同。王氏本改作“每坐则”，疑非。

⑧ 搓滚：文渊本作“搓衮”。

⑨ 工程：各项劳作。

⑩ 水调：文渊本作“糊水调”，衍“糊”字。

⑪ 川乌：上科本作“川乌炮”，可参。

⑫ 畔：边。

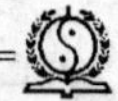

钱入药）

上并无煅制，为末。诸骨碎、骨折、出臼者，每服二钱，好红酒调下，麻倒① 不识痛处。或用刀割开，或用剪去骨锋者，以手整顿骨节归元，端正，用夹夹定，然后医治。或箭镞入骨不出，亦可用此麻之。或用铁钳拽出，或用凿凿开取出。后用盐汤或盐水与服，立醒。

合疮口

松皮散

治金刃箭镞，敷疮口，兼能生肉。

老龙皮（二分，末）　生石灰（二停矿② 者，用瓦盛上，用瓦盖，炭火四畔上下炼一夜，至晓，取研细）

上为末，敷之止血收疮口，立效。

又方

合疮口，黄丹、白滑石研细，敷之。

又方

黄连、木香、槟榔为末，敷之。

又方

降真香　牛膝　石灰　人骨（醋炒）　真龙骨　老松皮（各一两）

上用黄牛胆一枚，将小竹管插胆中，以石灰末从管中入胆内，挂高处日干。要用刀破开，同诸药为末，敷疮肚中，不痛自愈。

太乙膏

治金疮箭镞，不问轻重用此敷之。并治痈疽疖毒。

白芷　乳香（火制）　没药　苍术　白胶香　石膏（醋炒）　黄丹（各五钱）

上为末，用真清油四两，桐油真者亦可。以黄蜡一两，先煎油，柳枝搅，次入白芷等四味，煎少顷，却入胶香、石膏等③ 同煎。试欲成珠，却入蜡同煎片时。用生布滤过，瓦器盛藏④。用油单摊之，损伤敷疮口，自然肉不痛，速愈。

止血收疮口方

藏血用此。疮大者以灯心蘸入孔中。

白胶香（主接筋⑤）　老松皮　白芷　龙骨　血竭（各一两）

为末敷之。

又方

土朱（二两，用瓦盛，瓦上火炼一日）　人骨（火炼者）　老松皮　龙骨（各等分）

上为末，敷之妙。

又方

鸡内金焙为末，敷之立止。

乳香膏

老金疮、杖疮，神效。

乳香（七钱）　没药（七钱）　白芷　当归　羌活　独活　川牛膝　川芎　自然铜　石膏　刘寄奴　黑牵牛　黄柏皮　破故纸　白胶香　生地黄　熟地黄　赤芍药　白芍药　黄丹　紫金皮（各五钱）　黄蜡（一两）

上为末，用真清油四两煎沸，却入药同煎。留胶香、黄蜡、黄丹末入，用柳枝不住手搅。试将欲成膏，却入三味。更试成膏，生布滤净，用瓦器盛水，倾在水中，用篦⑥ 摊开，贴敷疮口。孔深者，捻成膏条，穿入孔中。不问浅深，放疮上作热。加轻粉、梅花脑子、朴硝入膏内贴（久留⑦ 可再用瓦器盛，须封裹⑧）。

---

① 麻倒：文渊本作“麻到”，疑非。

② 二停矿：文渊本作“取右圹”；王氏本作“二停，生者”，疑非。

③ 石膏等：文渊本作“石膏得”，疑非。

④ 盛藏：文渊本作“收藏”。

⑤ 主接筋：文渊本无。

⑥ 用篦：文渊本作“用油单”。

⑦ 久留：文渊本作“又留”。

⑧ 裹：王氏本作“里”，非。

断　筋

小香胶散

白胶香末敷之。又方，金沸草根擂汁涂筋，封之可相续。

止　痛

乳香散

治打扑伤损，痛不可忍者。

白术（炒）　当归（炒）　粉草　川白芷　没药（另研）　交趾桂　明乳香（另研）

上为末，入别研药令匀。每服二钱，酒调，不以时服。

应痛丸

治折伤后，为血气所侵，手足疼痛。

生苍术（半斤）　破故纸（半斤，半生半炒）　舶上茴香（六两，炒）　骨碎补（半斤，去毛）　穿山甲（去腹，桑灰炒胀为度，柴灰亦可）　生草乌（半斤，锉如麦大）

上用草乌半斤，用生葱一斤，连皮生姜一斤，擂烂，草乌一处淹两宿，焙干。连前药同焙为末，酒煮面糊丸，梧桐子大。每服五十丸，酒或米饮下。忌热物。片时少麻无妨。

寻痛丸

止痛清心，行气活血如神。

草乌（去皮尖，生用）　乳香（火熨）　没药（火熨）　五灵脂（各三两）　生麝香（少许）

上为末，酒糊丸如指头大，朱砂五钱研为衣。每服一丸，薄荷、生姜研汁磨化，痛止。

---

① 小香胶散：原本、文渊本、上科本均同。王氏本改作“小胶香散”。

② 令匀：文渊本作“令服”。

③ 血气：原本及文渊本均为“四气”，今据上科本改。

④ 用：上科本作“除”。

⑤ 生葱：原本及文渊本皆误作“生姜”，今据上科本改。

⑥ 草乌：原本及文渊本、上科本均同。王氏本在“草乌”前补“将”字。

⑦ 面糊丸：文渊本作“下糊丸”，疑非。

⑧ 寻痛丸：文渊本作“止痛丸”。

⑨ 去皮尖：文渊本作“去皮”，无“尖”字。

⑩ 少许：文渊本作“炒”。

⑪ 每服一丸：文渊本作“每服用”。

世医得效方 卷第十九

疮肿科

总说

人之一身，血气周流则平。若冷热不调，喜怒不常，饮食不节，稍有壅聚，则随所发现。痈疖属表易治，疽、癌、瘰、瘤、发属脏腑，发于脑、背、颐上，最为难治。径一寸二寸为疖，三寸五寸肿圆赤为痈，八寸为疽、癌、瘤、瘰，名各不同，其色亦异，有图见之。凡初觉詈聚结热，疼痛肿赤，痕瘢阔硬，或见或不见，治之如拯溺救焚，不可缓也。若按而后痛者，其脓深，小按即痛者，其脓浅。按之软而复者有脓，按之强而不复者无脓。焮赤肿高者为实，软慢冷肿者为虚，初作宜宣热拔毒，外以洗涤、角敷，以敛其痕瘢，是大要法也。已溃则排脓止痛，朝夕亦洗涤，以舒其毒气，脓尽则生肌敷痂。次第施治，不可怆惶失序，亦不可拘一，酌量轻重形证逆顺，寒则温之，热则清之，虚则补之，实则泄之。导以针石，灼以艾炷，破毒攻坚，以平为期。其有五善证者：饮食如常，一善；实热而小便涩，二善；肌肉好恶分明，三善；用药如所科[1]，四善；外无杂证，五善。七恶证者：渴而喘，大小便滑，一恶；内未溃，肉黑而陷，二恶；已溃，青腐筋骨黑，三恶；发背透膜，四恶；未溃，肉先溃，面青，五恶；发痰，六恶；发吐，七恶。所谓五善见三必瘥，七恶见四必危。外证形候不治者亦五：缺盆平满，背脊平满，掌心平满，脚心平满，脐头凸出。逆证者有五：大渴痛不止，一逆；声细色脱，二逆；服药呕吐，三逆；睛细白大，四逆；肩胛全身转不得，五逆。难治者亦有六证：两脸红似坯染[2]，心病深；得之久，全不肿起，亦不觉痛，乃脏腑受病深；病处硬如牛领之皮，又如石榴之状，用药三五日不软者，病深；病人无时喜笑，乃神气脱，痞[3] 深；口小内阔，常出青白脓汁，不疼痛，内坏，病深；病处贴膏药后，出鲜血黑血间杂血，病深。又云：初发疽时，一粒如麻豆大，身体便发热，生疽处肉亦热，肿大而高，多生疼痛，破后肉色红紫，此为外发，虽大若盆碗，如用药有理，则全活必矣。初发疽时，不拘大小，身体无热，自觉倦怠，生疽处亦不热，数日之间，渐渐开大，不肿不高，不疼不痛，低陷而坏烂，破后肉紫色黑，此

① 所科：原本及文渊本、上科本均同，王氏本据魏本改为“所料”，可参。

② 坯染：上科本作“坏染”，非。

③ 痞：原本及文渊本均作“痞”，上科本、王氏本改为“病”，可参。

为内发，未作之先，脏腑已溃烂，则不治矣。复有心肾肺痈、肠痈、附骨疽证。心痈者，乃心经有热，或好饮酒，或嗜热物，积聚成热，久而不散，熏发于皮肤之外，气血不流，凝滞而生，虽曰原道[①]颇险，而实可治。宜用托里活血之剂，攻出外来，肿高不陷，可保无虞。若陷入里，亦不可恃。如不饮食，急须扶脾；能食，疮已[②]破穿见肉膜，亦未为害，但要洗涤净洁，以生肉药掺四畔，自然而愈。肾痈乃与内肾相对，皆由肾气衰败而成。突起皮赤者易安，陷入皮黑者难瘥。如精神清爽，颜色红润，饮食不减，多起少卧，此为善美也。颜色黑黄，饮食全减，斯[③]为可忧，惟须详审速疗。肺痈乃将理失宜，劳伤气血，风寒之气乘间而入，内舍于肺，及挟邪热，其气结聚，或作寒热，脉数而实是也。肠痈乃荣卫相干[④]，气为败浊，小腹如肿，大小便或涩，或复汗出，或复寒热是也。若腹皮急，按之濡，身无热，乃阴冷所成；小腹坚痞，按之痛，身有热，乃结热所成。脉数，脓已成，不可下；脉迟紧，脓未成，或下瘀血而愈。附骨疽痛深，按之无益[⑤]，着[⑥]骨而生，脓水腐溃，碎骨出尽方愈。治之宣热去毒，又当温肾，未可专用凉剂。更在针烙其病，务详浅深，刺拔其根则易愈。不尔，则顺脉流走，遍体洪肿，卒致不救，惜哉！至于所患之时，犹或多于外证，未溃以前发渴，乃脏腑焦燥；痢下乃引饮无度；已溃而渴，则脓血去多，津液中干；或复肠胃暴虚，遂成下痢；体虚受寒，则嗽声不息；气逆挟热，则痰盛于胸；热毒不泄，为二便秘涩；毒气迫心，为呕哕惊悸；阴阳交争，血气不和，寒热并作；脏腑伤败，便血迸出；毒气攻外，烦躁异常，惟须大方科药同治可也。至于诸疮，犹当举其大略：丁疮，含蓄毒气，疮头黑硬如钉，四畔带赤如火，瘢痕突起，痛痒异常，随变焦黑，未几肿大而光，转为湿烂，深孔透肌，如大穿针之状；外证心惊，头疼，拘急，恶寒，四肢痛强，或寒热交作，颊舌间赤黑，点点如珠；若毒入腹心，则烦闷呕逆，恍惚痴眠，其毙可立而待。治之当清心行血，破毒拔疔，则或愈矣。瘰疬生于项腋之间，凡人少小以来，动即[⑦]蓄怒，或忧思惊恐，抑郁不伸，遂致结核，日积月累，风热毒气聚焉[⑧]，于是肿湿开疮，起伏无已，甚则牵连腋下，延蔓心胸；外证寒热往来，或痛或不痛。治之须用斑蝥[⑨]、地胆，使其根从小便中出，或如粉片，或如块血，或如烂肉，皆其验也。治疗不早，则无及矣。漏疮之由，多发于项腋阴僻肛门之间，治之失时，即生寒热。凡痈疽诸发，随所在处，苟有宿脓、败肉、朽骨停蓄其间，皆为之[⑩]漏。治法，温散风冷，收水生肌，用窒[⑪]寒之药，必得痊平，惟须戒房事耳。瘾疹为病，风热在表，天时炎暄，而燥气乘之，则为赤疹；天时寒凉，冷气折之，则为白疹。治之须疏风行气，气行则消矣。其有疥癣等疮，各自不同，浸淫不已，皆由脾肺风热，或心肾久虚所致。热则平血解毒，冷则清心温肾，又何患其不瘳矣。

---

① 原道：原来的情况。
② 疮已：文渊本无“已”字。
③ 斯：才。
④ 相干：文渊本作“相乖”。
⑤ 无益：文渊本作“无疼”。
⑥ 着：附着。
⑦ 动即：文渊本作“动辄”。
⑧ 焉：文渊本讹作“马”。
⑨ 斑蝥：上科本作“班猫”。
⑩ 为之：文渊本作“谓之”。
⑪ 窒：抑制；遏止。

五发形图

肿赤高起或长或大

痈　发

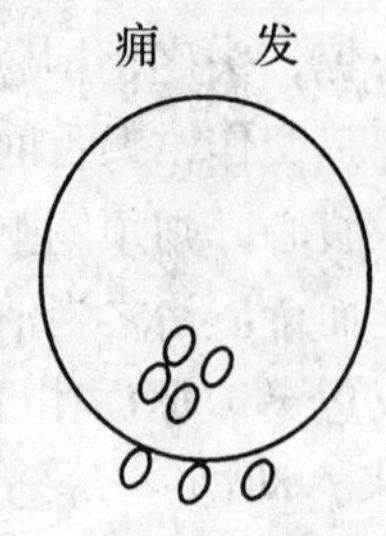

此疾或在妇人乳房上，为血宫积滞，气壅血涩而成也。内有脓血，其病易治，内有白脓，其病难治。

肿赤坚硬

疽　发

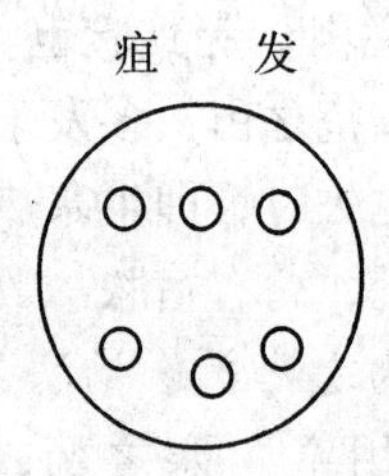

此疾之初发之时，毒气在皮，作热坚硬，百节疼痛，虚渴不已，昏沉不省人事。破后疽出血如蚕，多口出脓汁，七日之后，急用药。有鲜血难治。

内阔大色不变

癌　发

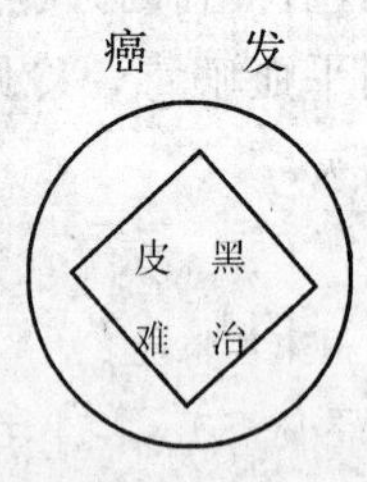

此疾初发之时，不寒不热，肿处疼痛，紫黑色，不破，里面坏烂。二十以前者积热所生，四十以后皆血气衰也。须早为治，十可全一二也。

四畔生牛唇黑硬

瘭　发

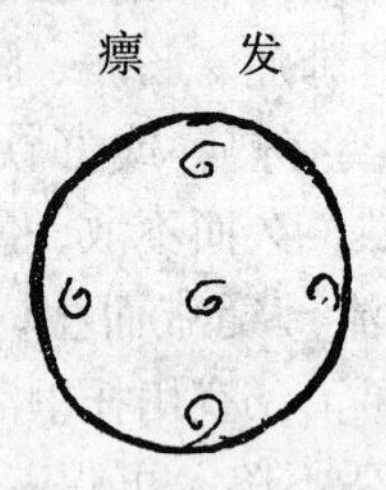

此疾初发之时，疼痛。二十以后四十以前者，皆积伤之毒，入胃壅聚而成；四十以后六十以前者，乃血闭不能行，壅热积血得之。如出清水汁，难治。

痼　发

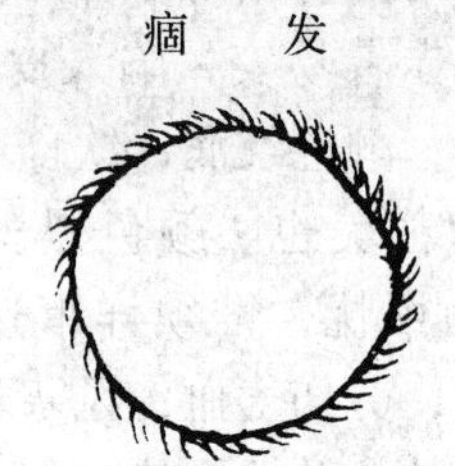

此疾发时，浑身壮热，手足不遂，增寒头痛，虚渴多汗，呕逆，四肢沉重，五脏烦闷是其候。若出米泔滓者，难治。

秘传十方

治一切痈疽

不问发肩发背，作臖疼痛，并宜服此，即便消散，其效如神。是名前锋正将。

荆芥　薄荷　山蜈蚣　老公须　天花粉　芜荑　茹片　败荷心　川白芷　猪牙皂角（切，炒）　赤芍药（以上各等分）
淮乌（大者一个，煨）　红内消（倍其数）
甘草（每十五文入一文[1]，喜甜加用）

上为末。每服二钱，薄荷、茶清调下。欲快利，用酒调效。若服经日未见效，恐是凉药涩血，可加当归、羌活。如

---

① 每十五文入一文：文渊本作“每十五分入一分”。

热重，雄黄酒调。乳痈，加萱草根研汁[1]调。其余候，只用酒下。不饮，麦门冬去心煎汤亦可，但较缓耳。

凡用内消

先用此药退潮止渴解热，是名引兵先锋。以升麻葛根汤表散，后服此。

木通 瞿麦 荆芥 薄荷 白芷 天花粉 甘草 赤芍药 麦门冬（去心） 生干地黄 山栀子 车前子 连翘（各等分）

上锉散。每服二钱，灯心、生地黄煎。热潮，加淡竹叶煎，温服。上膈食前，下膈空心。老人气虚者，宜加当归、羌活。

敷药

诸般疽发肿赤，痛不可忍，未成角散，已成角破，用至疮口合而止。是名四面楚歌。

荆芥（和根锉碎） 赤芍药 大柏皮 土当归 山大黄 土白芷 天南星 赤小豆 商陆干（即中榕根，锉片子，焙） 白及 赤蔹 白蔹 草乌 寒水石（煨或炒。各等分）

上为末。生地黄自然汁调敷四畔，或苦齑根汁，肿用商陆根研汁，未溃则满体涂上，或有尖起处，则留出疮口。

洗方

诸发已破未破皆洗。如成脓溃烂，最要洗净，去故肉，生新肉，洗后净干，再用角贴掺药，一日一次，名水师晶明。

大柏皮 泽兰 莽草 荆芥 赤芍药 山大黄 土白芷 上当归 独活（各等分）

上锉粗散。用水一斗，入葱白、大椒、橘叶同煎，熏洗。如已烂，入猪蹄下膝爪骨肉煎，可免干痛，净洗为度。

替针丁香丸

草乌尖 硇砂 白丁香（坚者）

上为末。酸醋调点，将破者令速溃，但有急，则无如刀为快。蜞针一法亦妙，见后。

内护

治痈发已成未成，服内消三五日不效，或年四十以上，气血衰弱，成者速溃，未成者速散，服至疮口合而止。内能固济，去旧生新。是名固垒元帅，又名加味十奇散。

当归（酒浸） 桂心（不见火） 人参 土芎 香白芷 防风（去芦） 桔梗 厚朴（去粗皮，姜汁炒） 甘草（五文） 乳香（别研） 没药（另研）

上前八味，各等分，同为末。每服二钱，酒调，日三服，病愈而止。不饮者，麦门冬去心煎汤，或木香汤。

治诸发已溃

去旧生新，老人气血虚弱，宜补之。此溃后服至愈而止，是名护壁都尉。

防风（去芦） 厚朴（制同上） 苦梗 白芷 黄芪（炙。各半两） 川芎 甘草 柳桂 当归（各三钱） 人参（二钱）

上为末。每服二钱，空心温盐酒调服，至疮口合后，更服为佳。不饮酒，木香汤。兼服降气汤尤妙。（方见前）

生肉神异膏

治痈疽坏烂，及诸疮发毒。

雄黄（五钱） 滑石（倍用）

上为末，洗后掺疮上，外用绵子覆盖相护。凡洗后破烂者，用此贴之。

止痛拔毒膏

治一切疮发，臭烂不可近，未破则贴破，已破则生肉，杖疮、疔疮皆用之。

斑蝥（四十九个） 柳根（四十九条） 木鳖子（七个） 乳香 没药 麝香（少

---

[1] 研汁：文渊本作“研汁”。

许）　松脂（三钱）

上用真清油十四两，煎黑柳条焦枯，滤去滓，入黄丹五两，滴入水中成珠为度。却入诸药搅及匀，入瓷器中收了后用①。神妙。

敛疮口黄丹散

黄丹（煅）　白矾（枯）　龙骨　寒水石　乳香　木香（不见火）　黄连　黄芩　槟榔　腻粉（各三钱）　脑子（少许）

上为末，随疮干湿用之。干则用温盐汤② 洗湿，净干，却掺其上。用不可太早，须脓血去净③，临好方用。不然，则又胥作。

通　治

车螯散

治痈疽初发肿痛，或少年热盛发背等，急宜宣毒利下，热退为度。大人小儿，四季皆可服之。

紫背车螯（一双，盐泥固济，火煅④ 通红，地上出火毒用）　轻粉　甘草（各二钱）　大黄（五钱）　黄芩　漏芦（去须）　瓜根（各半两）

上为末。每服二钱，薄荷汤下，速利，酒亦可。

单煮大黄汤

治同上。气血衰者，不可用。

大黄　甘草

上锉散。每服三钱，水一盏半煎，空心服，利下热毒。

五香散

升降诸气，宣利三焦，疏导壅滞，发散邪热。治阴阳之气郁结不消，诸热蕴毒，肿痛结核，或似痈疖而非，使人头痛恶心，寒热气急。

木香　丁香　沉香　乳香　藿香（各等分）

上锉散。每服三钱，水一盏半煎，食后温服。

五香连翘汤

治一切恶核、瘰疬、痈疽、恶肿等病。

青木香（即舶⑤ 上木香）　沉香　薰木香（即乳香）　丁香　麝香　升麻　桑寄生　独活　连翘　射干　木通（各二两）　大黄（蒸，三两）

上锉散。每服四大钱⑥，水二盏，煎一盏，空心热服。半日以上未利，再服，利下恶物为度。未生肉前服，不妨，以折去热毒之气。本方有竹沥⑦、芒硝，恐泥者不能斟酌，故缺之，知者自当量入。

平补散

利后不止，手足冷，此药补之，温脾正气。

白术　甘草　白姜　陈皮（各二钱）　茯苓　木香（各一钱）　肉豆蔻（二个，煨）

上为末。服前药后则可服，盐汤调二钱，日三四服。利止手足温食进，却住服。

加味十全汤

治老人虚极疮疾，临愈宜服。

黄芪　生干地黄　当归（并用酒浸）　川芎　人参　白茯苓　粉草　白芍药　桂心（不见火）　乌药　白术（米泔浸，麸炒）　陈皮　北五味子（微炒。以上各五钱）

上锉散。每用一两，水一碗，姜五

---

① 后用：上科本作“候用”。
② 温盐汤：文渊本作“湿盐汤”，非。
③ 去净：文渊本作“去尽”。
④ 火煅：文渊本作“文煨”。
⑤ 舶：文渊本作“船”。
⑥ 四大钱：文渊本作“四钱”。
⑦ 竹沥：文渊本作“首深”。

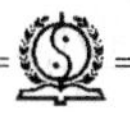

片，北枣一枚同煎，分作二服。滓[①] 可晒干，再为末服。

真方不换金正气散

治疽疮未安之间，遍身寒热，或先寒后热，先热后寒，或连日作，或间日作，必先呕痰而后寒热，大汗出然后止。服此祛[②] 寒邪，正脾气，痰饮自消，寒热不作。

苍术（米泔浸半日，炒令黄色）　大厚朴（紫色者，去粗皮，切[③]，姜汁炒。各二两）　粉草（炙，一两）　真橘红（水洗净，去白，两半。以上四味并入锅内炒，去火毒）　半夏（汤洗七次）　藿香叶　人参（去芦）　木香（去芦）　白茯苓（去皮。各一两）

上锉散。每服三钱，水一盏半，生姜三片，红枣二枚，煎八分，入盐少许，温服，不拘时候。

阿胶饮子

治一切痈疽发背，挟瘼瘖瘼，奶痈疖毒，并治之。

明阿胶（锉，蚌粉炒如珠子，出火毒，一两）　真橘皮（半两）　粉草（一两）

上锉散。分作三服，水一碗煎，候温，病在上食后服，病在下空心服。累效。

忍冬酒

治痈疽发背，初发时便当服此。不问疽发何处，妇人乳痈，若乡村或贫乏，无得药材者，虔心服之，大有神效。

忍冬藤（五两，捶，不犯铁）　大甘草节（一两）

上各生用，水二碗，慢火煎一碗，入无灰酒一大碗，再煎十数沸，去滓，分三次，温服。如无生者，用干者，终力浅。更生取叶一把，擂烂，入饼子酒少许，生饼酒尤佳，调和稀稠得所，敷疮四面，中心大，留一口，泄毒。

蜡矾丸

治痈疽、发背、瘰疬、漏疮、恶疮，卫护内膜，驱解诸毒，自然内消。

通明白矾（生用，二两）

上为末，以黄蜡一两二钱熔汁，就炉上入矾拌和，众手丸如梧桐子大。每服十五丸，熟水或冷酒下，常服之。漏疮用油发灰和鸡内金末，外塞。

粉乳托里散

痈疽初发便服，或毒气入里，冲心烦闷，吃呕喘嗽，以至泄泻，急用频服托里，返出毒气。自内发起丹外[④] 又能消。已发未发，皆可服之，神效。

真绿豆粉心（二两）　明乳香（半两，以蒻叶或芦叶盛盖，火熨，摊冷，研）

上为末。每服二钱，新熟水调下，或生甘草煎汤调，食后少时细呷，常要药味在胸膈间，则毒气不能攻心。或疮已沉晦，用当归一钱，辣桂二钱，煎汤调下，仍以加味不换金正气散为佐。小儿豆疮陷入，亦能救之。瘰疬攻心呕闷，亦用。

五味子汤

治肾水枯竭，运用不上，致令口中干燥，舌上坚硬，或如鸡内金。

北五味子　绵黄芪（去芦）　条参（去芦）　麦门冬（去心。各两半）　粉草（半两）

上锉散。每服半两，水盏半煎，不以时温服，日夜五七次。

神白膏

贴五发未破。

南星　大黄　草乌　白蔹（各半两）

---

① 滓：文渊本作“渣”。
② 祛：文渊本作“却”。
③ 切：文渊本作“用”。
④ 丹外：文渊本作“达外”，当是。

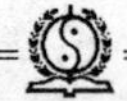

蚌粉　大柏皮（各一两）　小赤豆（一合）

上为末，取芭蕉头研取油，调角四畔。加乳香、没药尤妙。

乳香膏

止痛。

木鳖子（去壳，细削）　当归（各一两）　柳枝（二十八寸[①]，寸锉之。同以清油四两，慢火煎令黑色，次用后）　乳香　没药（各半两）　白胶香（明净者，四两，同研细，入油煎化，用棉子滤之）

上再事治之，炼药铁铫[②]令极净，再倾煎药油蜡在内，候温，入黄丹一两半，以两柳枝搅极得所，再上火煎，不住手搅，候油沸起，住搅，注在水中成珠不散为度。秋冬欲软，春夏欲坚，倾在水中出火毒，搜成剂收之。

追毒丹

治疮疽黑陷者。用针刀开疮，内追毒丹，使之溃，然后去败肉排脓，随证治之。痈疽、疔疮、附骨疽，并皆治之。

巴豆（七粒，去皮心，不去油，研似泥）　白丁香　轻粉（各一钱）　雄黄　黄丹（各二钱）

上件研和，加白面三钱，滴水为丸如麦状。针破疮内之，覆以乳香膏，追出脓血毒物。漏疮四壁死肌不去，不可治，亦以此追毒去死肌，乃养肉令愈。疾小者用一粒，大者加粒数用之。

太乙膏

治五发痈疽，一切恶疾软疖，年深日远，已成脓未成脓，贴之即效，蛇、虎、蝎、犬[③]、刀斧所伤，并可内服外贴。发背，先以温葱汤水洗疮，拭干，用帛子摊药贴，仍用水下。血气不通，酒下。赤白带下，当归酒下。咳嗽、喉闭、缠喉风，并棉[④]裹含化。一切风赤眼，贴太阳穴，后用山栀子汤下。打扑伤损，贴药，仍以橘皮汤下。腰膝痛，贴之，盐汤下。唾血，桑白皮汤下。诸漏，先以盐汤洗，若诸疮疖，并量大小，以纸摊药贴之，并每服一粒。旋丸如樱桃大，以蛤粉为衣，其药可收十年不坏，愈久愈烈。神效。

玄参　川白芷　川当归（去芦）　官桂（去粗皮）　赤芍药　大黄　生干地黄（各一两）

上锉如大豆大，用清油二斤浸，春五、夏三、秋七、冬十日，滤去滓。油敖得所，次下黄丹一斤，滴油入水中不散为度。

善应膏

治诸般恶疮肿毒，发背脑疽，痄子牙肿，打扑接骨，闪肭[⑤]，刀斧伤，杖疮，蛇虫毒，狗马咬，汤火漆疮，疥癣，贴之即愈。又治妇人吹乳，以药丸如梧子[⑥]大，新汲水下二十丸。肺痈、肠痈，亦可为丸吞服，温酒、米饮，或北梗、甘草煎汤皆可，不可犯荤辛及火焙。

上等黄丹（八两，研极细）　白胶香　明没药　滴乳香（并别研）　大当归　川白芷　杏仁（去皮尖）　大黄　草乌　川乌　赤芍药　槟榔　生干地黄　土芎　滴青（别研入）　乱发（净洗。以上各一两）

上除乳香、没药外，将磁石铫盛香油一斤，浸药一宿，慢火煎熬诸药黑色，再入葱白、乱发，煎少时，用生绢帛滤去滓，留下一两药油，复将所滤油于慢火上熬，却将黄丹入油内，用长柳条、槐条不住手搅，候有微烟起，提起药铫，将柳条

---

① 二十八寸：文渊本作“二尺寸”，非。王氏本作“二八寸”，夺“十”字。

② 再事治之，炼药铁铫：文渊本作“先事治办，炼药铫铫”。

③ 犬：文渊本作“大”，讹。

④ 棉：文渊本作“绵”。

⑤ 闪肭（nǜ 女）：扭伤筋经或肌肉。

⑥ 梧子：文渊本作“梧桐子”。

点滴在水面上，凝结成珠不散方成膏。如不成珠再熬，直待成膏。提起药铫搅，无烟出，却入乳香、没药、白胶末搅匀，倾出瓷器内。将元① 留下浸药铫油一并收拾② 器内，用新汲水一日一换，将药器坐放水内三日，出火毒，方可用之。如膏药硬，约量加黄蜡、清油，入膏内搅匀得所。（熬膏极难于火候，须耐烦，看火紧慢，火猛则药中火发，不特失药性，又燎伤制药人面目）

玄武膏

治痈疽，发背，疔肿，内外臁疮，阴疰下诸恶疮，及头项痈肿，不问已溃未溃，皆可用。大能排脓散毒，止疼生肌，累有神验。若丁③ 肿，先用银篦或鹿角，针于疔疮中间及四畔针破，令恶血出，以追毒饼如小麦大，擦入孔中，却以此膏贴之。如疮坏烂至甚，难以④ 药贴，则将皂角二三片煎油，调匀此膏如稠糊，薄敷之。脓水或转多，不数次敷之干愈妙。

大巴豆（去壳膜）　木鳖子（去壳。各二两，净）　黄丹（四两，研细）　真清油（十两）　槐柳嫩枝（各七寸长，七条，锉细）

上依前法煎熬成膏，贴用。

金丝膏⑤

治伤筋动骨，损痛闪肭，风毒恶疮，风湿筋寒诸病。

当归尾　川白芷　杏仁（去皮尖）　玄参　猪牙皂角（去皮弦）　草乌（生锉用。各三钱）　连须叶葱（肥者十根）　滴青（明者，半斤）　白胶香（明者，八两）　乳香　没药（别研，为末。各半两）　黄蜡（明者，一两）　男子乱发（洗净援⑥ 如鸡子大）

上用清油半斤，将八味⑦ 依前法熬滤，却入胶香、滴青搅匀，下黄蜡，又搅无烟，方下乳香、没药。

贴膏法

如疮有脓血不净，痂瘢闭碍，须用药水洗净，拭干，候水气干，却用膏贴。贴后有黄水脓血出流，用纸揩从侧畔出，一日一换。黄水脓血止，两日三日一换，贴至愈。

蜞针正法

治痈疖不问老少，初发肿作，觉见稍大，便以纸一片，冷水浸搭疮上，视其上一点先干者即是正顶。先以大笔管一个，安于正顶上，却用大马蜞一条⑧（本草名水蛭）安其中，频以冷水灌之。马蜞当吮其正穴脓血出，毒散是效。如毒大蜞小，须用三四条方见功效。若吮着正穴，蜞必死，用水救活，其疮即愈，累试奇效，乃去毒之一端也。血不止，以藕节上泥止之，白茅花亦效。

追毒饼

治诸般恶疮，因针开了口后又闭合，生脓胀痛不可忍。用此捻成小麦子大，入放疮中，永不闭，脓水自出，疮自干好。

极好信石（半钱）　雄黄　雌黄　大朱砂（各一钱）　轻粉（少许）

上研为细末，糯米糊丸如麦子大。若疮口闭合生脓，将药入内，仍以膏药贴之。

---

① 元：通“原”。

② 铫油一并收拾：文渊本作“铫一并收入”。

③ 丁：同“疔”。

④ 难以：文渊本作“难”，无“以”字。

⑤ 金丝膏：文渊本作“金不换”。

⑥ 援：上科本作“握”，王氏本改作“挼”，可参。

⑦ 八味：文渊本作“七味”。

⑧ 条：原本作“以”，据文渊本、上科本改。

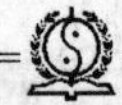

内追毒丹

清心，解毒，散潮。

大朱砂　雄黄（各五钱）　生麝香（一钱）　犀牛角　琥珀（以上并别研细）黑角沉香（各五钱）

上为末，炼蜜丸梧桐子大。每服二十丸，灯心、薄荷汤下。

杂　证

干葛饮

治发背作渴。

黄芩　朴硝（各五钱）　干葛（一两）

上锉散。每服三钱，用枇杷叶去背上白毛，净洗同煎，不拘时服。

苏子降气汤　缩砂香附汤

（各见大方科诸气类）

人参败毒散　参苓白术散

（方见大方科伤寒阳证及脾胃类）

以上诸药，升降散毒，理脾和气。凡诸发临愈，皆可投数服。痈疽缘气凝血滞，气闻香则行，初发亦宜缩砂香附汤。

六一汤

诸发愈后宜服。

黄芪（六两，炙）　甘草（一两）

上锉散。每服三钱，水一盏半，姜三片，枣二枚煎，空心服。

八味丸

老人气血① 衰弱，发背作渴不止，宜服。（方见大方科虚损类）

嘉禾散

治疽后气弱不食。（方见大方科脾胃类）

乳香丸

治发背及一切疽疮溃烂，痛不可忍者。

当归　川芎　交趾桂　川香芷　真绿豆粉（各五钱）　羌活　独活　五灵脂　乳香（别研）　没药（别研②。各三钱）白胶香（五钱）

上为末，炼蜜为丸如弹子大。每服一丸，用薄荷汤嚼下。手足诸般损痛不能起者，加大草乌一味，用木瓜、盐汤细嚼下。

黑附丸

治气虚血弱，老人疽发后，四肢倦怠无力，或燥渴好饮水不止者。

黑附子（一个，九钱，煨，盐水浸）白茯苓（五钱，去皮）　川楝子（一两，去皮核）　茴香（一两，炒）　破故纸（一两，炒）　熟地黄（净洗，切，酒炒，一两）交趾桂（五钱，去粗皮）　大当归（一两，去尾）

上为末，炼蜜丸如梧桐子大。每服三十丸，空心盐汤或盐酒下。如觉脾虚食减，亦用参苓白术散兼服。

禁肿法③

凡春初雷始发声时，急以两手指雷声，声止乃止。后七日勿洗手。此后有一切肿及蝎螯恶注肿疮，摩之随手即消。

乳　痈

瓜蒌散

如不愈者，并依前方治之。

瓜蒌　明乳香

上为末。每服二钱，温酒调下。热者，加石膏末少许。

又方

草乌（七个）　小赤豆（七粒）拒霜叶（一两，阴干）

① 气血：文渊本作“血气”。
② 别研：上科本无此二字。
③ 禁肿法：文渊本作“消肿法”。

上为末。井花水调涂角四畔留顶[①]。用前敷药亦妙。

又方

仙人掌草一握，小酒糟一块，生姜一大块，擂烂，入桂末少许炒，酒服。留滓罨肿处即止，更不成疮。

乳劳痈

火杴草[②] 草、皂角刺、穿山甲、黄蜂窠。

上各烧存性为末，入轻粉，生清油调匀，敷疮上。

又方

赤小豆一升，酒研烂，去滓，温酒服。留滓敷患处。

又方

蔓荆子擂烂炒，酒服，滓贴患处。

又方

乳劳痈烂见心者，猫儿腹下毛，坩埚内煅，存性为末，干掺或清油调，入轻粉少许。

吹乳结实疼痛

陈皮一两，甘草一钱，水二碗，煎一碗，分二次服。次用荆芥、羌活、独活煎汤熏之，温则洗之安。

又方

消毒饮加连翘三钱，黄瓜蒌仁三十粒捶损。每服四钱，水一盏半煎，食后温服。（方见小方科）

又方

皂角刺烧灰，蛤粉、明乳香少许为末，热酒下，揉散亦可。

奶头裂

取秋后冷露茄子花裂开者，阴干烧存性，灰水调敷。未秋时但裂开者亦可用。

灸法

痈疽高[③] 肿坚硬不破，名曰石痈，当上灸百壮。诸痈疽毒，开阔不止，疼楚殊甚，以灸炷四枚，围着所作处，同时下火，各灸七壮，多至十一壮，佳。大蒜头横切如钱，贴其中心，顿小艾炷灸之五壮而止[④]。若形状稍大，以黄秆纸蘸酒敷贴，认先干处为筋脚，于先干处灸之。或两处先干皆灸，但五七壮而止。又法屈指从四围寻按，遇痛处是根，就此重按，探入自觉轻快，即此灸之。凡痈疽展大如龟形，且看头向上下，先灸其前两脚，次灸其尾，或红[⑤] 筋走紧而长，须尽处灸之，须留头并后两脚勿灸。若尽灸之，不惟火气壅聚，彼毒无所走散，又攻入里也。或辨认不明，以白芷三分，汉椒、桑白皮各一分，葱白十茎，水一碗煎，入酸醋半盏淋洗。少顷其筋自现，可以辨认。

心　痈

凉血饮

即引兵先锋方。治心肺有热，或作寒热，口干好饮水，浑身疼，腹内作热，头面赤色。

次用内托散

即前锋正将方，治同上。兼用敷角洗贴，已溃多服加味十奇散。（以上二方并见前）

肾　痈

八味丸

治肾虚嗜欲过度，外挟寒邪，发为痈

---

① 留顶：文渊本作“黄顶”。

② 火杴：文渊本作“火炊草”，王氏本作“火锨草”。

③ 高：原本脱，据文渊本补。上科本作“发”。

④ 止：文渊本作“上”。

⑤ 红：王氏本改作“经”。

肿，不可施以凉剂，宜服。（方见大方科虚损类）

加味十奇散

治同上。兼用葱白、橘叶、椒叶、猪蹄汤淋洗，仍贴金丝膏。（方并见前）

肺 痈

桔梗汤

治男子妇人，咳而胸膈稳痛，两脚肿满，咽干口燥，烦闷多渴，时出浊唾腥臭，名肺痈，小便赤黄，大便多涩。实者先投参苏饮四服，虚者先投小青龙汤四服，并用生姜、枣子煎，却服此。（二方见大方科伤寒和解类及通治类）

桔梗（去芦） 贝母（去心） 大当归（酒浸） 瓜蒌仁 枳壳（去穰，炒） 薏苡仁（微炒） 桑白皮（炒） 甘草节 防己（去粗皮。各一两） 百合（蒸，半两） 黄芪（一两半） 正地骨皮（去骨） 知母 杏仁 北五味子 甜葶苈（各半两）

上锉散。每服四钱，水一盏半，生姜五片煎，不以时温服，咳不渴[①]，加百药煎。热，加黄芩。大便不利，加煨大黄少许。小便涩甚，加木通、车前子煎。烦躁，加白茅根。咳而疼甚，加人参、白芷。

葶苈散

治肺痈，咳嗽气急，卧睡不安，心胸胀满。

甜葶苈（二两半，隔纸炒赤色） 百合（炒） 白附子 北五味子（炒） 甘草节 罗参 款冬花 百药煎（各一两） 大朱砂（五钱，入研[②]） 紫菀（去木，一两）

上为末。每服二钱，灯心汤调下。

牡丹散

治肺痈胸乳间皆痛，口吐脓血，气作腥臭。

川升麻 苦梗 薏苡仁 地榆 黄芩 赤芍药 牡丹皮 生甘草（各等分）

上锉散。每一两，水一升半，煎五合[③]，温温日三服。

补肺散

治肺痈已吐出脓血，以此润护。

真钟乳粉（一两） 白滑石（二两）

上为末。每服三钱，米饮调下。

理肺膏

治肺痈正作，咳唾不利，胸膈迫塞。

诃子（去核） 百药煎 五味子（微炒） 条参（去芦） 款冬花蕊 杏仁 知母 贝母 甜葶苈子 紫菀 百合 甘草节（各五钱[④]）

上为末，用白茅根净洗，称三斤，研取自然汁，入瓷石器中熬成膏，更添入好蜜二两，再熬匀，候冷，调和前药为丸如梧桐子大，温水吞下。

加味败毒散

治上膈壅热而成肺痈，兼感风寒。重者，加入黄芩、栝蒌仁、薄荷、当归、川白芷、半夏、乌梅、桑白皮，每半料各五钱，生姜、生地黄、灯心、白茅根煎。热甚，加大黄。

内 护

排脓散

理肺痈。叶[⑤]脓后宜服，排脓补肺。

嫩黄芪（二两） 川白芷 北五味子（炒） 人参（各一两）

上为末，炼蜜丸如小指头大。偃仰[⑥]

---

① 不渴：文渊本作“不利”。
② 入研：文渊本讹为“八研”。
③ 煎五合：文渊本无“煎”字。
④ 各五钱：文渊本作“以上各五钱”。
⑤ 叶：当为“吐”。
⑥ 偃仰：俯仰。

入口噙化，旋旋[1]咽下，食后服，临卧服。

苇叶汤

薏苡仁　瓜瓣[2]仁　桃仁（去皮尖。各一两）

右锉散。每服四大钱，水二盏，先以苇叶一握煎取一盏，去滓，入药煎六分，食后服。或吐脓血勿怪。

五香白术散

宽中和气，滋益脾土，生肺金，进美饮食。

沉香　木香　明乳香　丁香　藿香叶（各半两）　白术　罗参　白茯苓　薏苡仁　山药　扁豆　桔梗　缩砂　白豆蔻　粉草　莲肉（各一两）

上为末。苏盐汤调，空心服，枣汤亦可。有汗，加浮麦煎。

云母膏

治一切内外痈疮，依《和剂方》修合，煎北梗、甘草汤吞服，服毕，便就枕。有热者，善应膏亦可丸服，汤引同上。（方见前）

加味十奇散

治肺痈已散，不咳不疼，服此去旧生新，内能固济。（方见前）

肺痈证

治萌[3]易治，脓成难治。诊其脉数而实已成，微而涩渐愈，面色白，呕脓而止者自愈。有脓而呕食，面色赤，吐脓如糯米粥者，不治。男子以气为主，得之十救二三，妇女以血为主，得之十全七八，历试屡验。

灸法

治肺痈正作，吐脓血不已，肺俞灸二七壮，在二椎下三椎上，各去脊一寸半。及灸譩譆二穴二七壮，其穴在肩膊内肷[4]第六椎两旁三寸，抱肘取之。

肠　痈

败酱散

治脉数身无热，腹无积聚，按之濡，此为肠痈。久积阴冷所成，宜服。

薏苡仁（二两半）　附子（炮[5]，半两）　败酱（一两一分）

上锉散，每服四钱，水一盏半煎，空心服。小便利为效。

牡丹汤

治肠痈小腹肿痞，按之即痛如淋，小便自调，时时发热，自汗出，复恶寒。其脉迟紧者，脓未成，可下之，当有血；洪数者，脓已成，不可下。

大黄（蒸）　桃仁（去皮尖。各半两）　牡丹皮（一钱一字）　瓜蒌子（三分）　芒硝（二钱）

上锉散，作一服。水三盏，煎八分，去滓，入芒硝再煎沸，顿服，不拘时候。未效，用败毒散。（方见大方科伤寒类）

薏苡汤

治肠痈，腹中疞痛，烦毒不安，或胀满不食，小便涩。妇人产后虚热，多有此病。纵非痈，但疑似间便可服，就有差互[6]，亦无害。

薏苡仁（五两）　牡丹皮　桃仁（各三两）　瓜瓣仁（四两）

上锉散。每服四钱，水一盏半煎，不拘时服。

蜡矾丸

治肠痈内托神妙。（方见前）

---

① 旋旋：慢慢。
② 瓜瓣：文渊本讹作“瓜辨”。
③ 萌：初得。
④ 肷：当为“臁”。
⑤ 炮：文渊本作“炒”。
⑥ 差互：差错。

附骨疽

蟾蜍膏

治附骨疽久不差，脓汁败坏，或骨从疮孔出。

大虾蟆（一枚） 乱发（一握，如鸡子大） 猪脂油（四两）

上以猪脂油煎前项药，滤去滓，凝如膏，贴之。凡贴，先以桑白皮、乌豆煎汤淋洗，拭干，煅龙骨为粉掺疮口四畔，令易收敛，却用贴之。

黑鲫膏[①]

治附骨疽未破已破，或脓出不尽者。

上用黑色鲫鱼一个，去肠，入白盐令腹满，用线缚定。用水一盏，铜石器中煮，水尽、干焦为末，用猪油调敷。已破者干掺，少痛勿怪。

赤术丸[②]

治附骨疽脓汁淋漓，久而不差。已破未破皆可用。

赤术（一斤，泔浸去油，用川椒、葱白煮令黑色，焙干） 舶上茴香 破故纸（炒） 川楝子（锉，炒） 茯苓 土茴香 川白芷 桃仁（去皮尖，炒。各一两）

上为末。老人加黑附子。炼蜜丸梧桐子大。每服五十丸，温酒或盐汤吞下。

便毒

双解散

治便毒内蕴热气，外挟寒邪，精血交滞，肿绞[③]疼痛。

辣桂 川大黄 白芍药 泽泻 牵牛（炒，取末） 桃仁（去皮炒。各一分） 甘草（半分）

上锉散，每服三钱，水一盏半，生姜五片煎，食前，日二服。先小便快，热从小便出，后大便利，皆是稠毒。

五香连翘汤

治便毒肿结，因败精搏血留聚而成。立效。（方见前）

复元通气散

便毒初发用此[④]。

穿山甲（酒浸，炙焦，二两） 天花粉（酒浸一宿，焙） 白芷 当归 甘草 舶上茴香（炒） 白牵牛（炒） 延胡索（擦去皮） 南木香（各一两） 青木香（半两）

上为末。每服二钱，温酒调，食前服。不饮，南木香煎汤服。

五苓散

疏利小便，以泄败精。葱二根煎汤调下。（方见大方科伤暑类）

蜡矾丸

治便毒肿聚，内消神妙。（方见前）

四顺清凉饮

治便毒热证，大便不通。（方见大方科积热类）

木香流气饮

治便毒，体虚气闭，大便不通，加大黄少许煎，食前服。（方见大方科诸气类）

护壁都尉方

治便毒已消，内托，可常服。（方见前）

敷药

治毒溃时，用白及、没药、乳香、血竭为末掺，效。

又方

治便肿痛。

雄黄

---

① 黑鲫膏：文渊本作“焦鲫膏”。

② 赤术丸：文渊本作“赤木丸”，讹。

③ 肿绞：文渊本作“肿结”。

④ 文渊本在此有“方见前”三字。从此往后，到“曲术散”前，一千余字，文渊本缺。

乳香（各二分半）　黄柏（一分）

上为末。分作两服，以新水调敷，自平。

又方

治便毒初发，以生姜一大块，米醋一合，姜蘸醋磨取千步峰泥，敷臖作处，即效。（千步峰，即人家行步地上有高块者是）

灸便毒法

用细草或软篾，随所患左右手量中指，自手掌尽处横文[1]量起，通三节至指尽则住不量，指爪掩[2]断。却将此草于手腕横纹量起，引草向臂当中，草尽处即是穴。艾炷如麦大，灸二三壮。肿散痛止即安。

偏　痈

秘方

治偏痈，俗名瘖瘨，欲作未作之时，服之即愈。

猪牙皂角七片，灰火煨黄色，去皮弦，地上出火毒。研如末，用酒调服。

又方

一服即散。

牛蒡子　破故纸　黑牵牛　大黄（切，各微炒）

上等分，为末，酒调下。

瘾　疹

清肌散

治风寒暑湿外搏，肌肤发为瘾疹，遍身瘙痒，或赤或白，口苦咽干，或作寒热。败毒散一两半，加天麻、薄荷各三钱，蝉蜕二七个去足翼，分作六服。每服水一盏半，生姜三片煎，温服取效。（方见大方科伤寒阳证类）

加味羌活散

治风寒暑湿外搏肌肤，发为瘾疹。增寒壮热，遍体搔痒，随脏气虚实，或赤或白，心神闷乱，口苦咽干。

羌活　前胡（各一两）　人参　桔梗　甘草（炙）　枳壳（麸炒）　川芎　天麻　茯苓（各半两）　蝉蜕（去头足）　薄荷（各三分）

上锉散。每服二大钱，水一盏半，生姜三片，煎，不以时服。

加味乌荆丸

治瘾疹，上攻头面，赤肿瘙痒，搔之皮便脱落，作疮作痒而痛，淫液走注，有如虫行。

川乌（汤洗三五次，去皮尖，焙干称）　荆芥穗（各半斤）　薄荷（五两）　杜当归（洗浸三日，焙干称，一斤）

上为末，好醋煮米粉糊丸，梧桐子大。每五十丸，温酒下。

曲术散[3]

治因浴出腠风冷，遍身瘾疹，搔之随手肿突，及眩晕[4]呕哕。

白术（一两）　神曲（二两，炒）　甘草（一分）

上为末。每服二钱，米饮调下。一方，以土朱研炒，冷酒调下二钱。不饮，以茶调下。

消风散

治瘾疹瘙痒，神效。（方见风科热证类）

茶调散

治风热瘾疹。（方见大方科头痛类）

---

① 文：同“纹”。

② 掩：同“绝”，断。王氏本作“拒”，讹。

③ 曲术散：文渊本作“神术散”。

④ 眩晕：文渊本作“昏晕”。

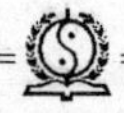

胡麻散

治风气挟热，瘾疹瘙痒。

胡麻子（五两）　苦参　荆芥穗　何首乌（各二两）　威灵仙　防风　石菖蒲　牛蒡子（炒）　菊花　蔓荆子　蒺藜（炒，去刺）　甘草（炙。各两半）

上为末。每服二钱，食后，薄荷汤或好茶清下。

治遍身瘾疹

疼痛成疮。白僵蚕一两，炒黄色，为末，分四抄[①] 酒调服。

敷药

明矾、朴硝为末，井水调，鸡羽扫敷。

又方

赤小豆、荆芥穗晒[②]，为末，鸡子清调，薄敷。

洗方

蚕砂，以新水煎，密室温洗。

诸　疮

热　证

平血饮

治遍身生疮，脓血焮肿，极痛且痒。

干葛　赤芍药　升麻（各一两）　粉草（五钱）　加天麻、蝉蜕。

上锉散，与人参败毒散合和，生姜、薄荷、生地黄、麦门冬去心煎，不拘时候，大效。(败毒散见伤寒阳证类)

小牛黄丸

治心肺积热，肾脏风毒，攻于皮肤，时生疥癞，瘙痒难忍，时出黄水。及大风手足坏烂，眉毛脱落，一切风疾。

玄参　荆芥穗（各四两）　苦参（半斤）　大川乌　宣连（各一两）　真牛黄（二钱）

上为末，水糊丸梧桐子大。每服三十丸，熟水或茶清下。一方，加麻黄、防风、皂角末为膏，入炼熟蜜为丸妙。

牛黄清心丸

(方见风科通治类)

天麻煎[③]

治风毒入胃，及心肾经络攻注，百节疼痛，头目虚肿，痰涎不利，下注腰脚，弱缓生疮。妇人血风，男子癞风。乃[④]风湿脚气攻注皮肤，瘙痒瘾疹，偏正头风。

川乌头（净洗，灰炒裂，去皮脐）　草乌头（水浸三日，洗去皮。各二两）　荆芥穗（四两）　干薄荷（二两半）　杜当归（水浸三日，干，八两切）

上为末，醋糊丸如梧桐子大。茶清下三十丸。

酒蒸黄连丸

治同上。(方见大方科诸气类。米饮下三十丸)

荆黄汤

治恶疮生背、胁、头脑、四肢要害处，连进一二服。得利即效，未利再服。(方见大方科积热类)

当归饮

治心血凝滞，内蕴风热，发于皮肤，遍身疮疥，或肿或痒，或脓水浸淫，或发赤疹瘖瘟。

当归（去芦）　白芍药　川芎　生地黄（洗）　白蒺藜（炒去尖）　防风（去芦）

---

① 抄：量词，十撮为一抄。

② 晒：文渊本作“碾”。

③ 天麻煎：方中未见天麻，疑有脱。

④ 乃：原本、文渊本、上科本均同。王氏本改为“及”。

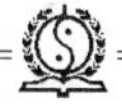

荆芥穗（各一两）　何首乌　黄芪（去芦）　甘草（炙。各半两）

上锉散[①]。每服四钱，水一盏半，生姜五片煎，不以时温服。

连翘饮

治诸恶疮红赤，痛痒不定，心烦口干。及妇人血风，红斑圆点，开烂成疮，痒痛流黄水汁。

连翘　赤芍药　当归　荆芥　防风　牛蒡子（炒）　川芎　栀子　黄芩　瞿麦　木通　生干地黄　瓜根　麦门冬　粉草（各等分）

上锉散。每服四钱。水一盏半，灯心二十茎煎，不以时服。

赤小豆汤

治少年气血俱热，遂生疮疥。变为肿满，或烦或渴，小便不利。

赤小豆（炒）　当归（去芦，炒）　商陆　连翘仁　赤芍药　汉防己　木猪苓（去皮）　桑白皮（炙）　泽泻（各半两）

上锉散。每服四钱，水一盏半，生姜五片煎，不拘时候温服。热甚者，加犀角二钱半。

蝉蜕散

治饮酒后遍身痒如风疮，抓至血出，其痒止后痛。

蝉蜕（去头足翼土，二十个）　薄荷叶（一两）

上为末。每服二钱，小酒调服，不拘时候立效。

虚　证

四生散

治上攻下注，耳鸣目痒，鼻赤齿浮，或作口疮，下注阴湿，四肢瘙痒，遍体生疮。及妇人血风疮。

黄芪丸

治肾脏风虚下注，腰脚生疮，行步艰难。（方见大方科虚损类）

增益四物汤

治一切恶疮。

川芎　当归　地黄　甘草　芍药（各等分）　防风　荆芥　凤尾草（酌量加入）

上锉散，每服三大钱，水一盏半煎服。经验。

五香连翘汤

治风气风疬疮，除升麻、大黄、独活、木通、乳香五味。忌食冷物，服后小水必通。（方见前）

五苓散

加瞿麦，大略[②]治同上。此方得之艰，用之取效。

敷药合掌散

治遍身生疮，百药不效。

槟榔（五个，为末）　硫黄（五钱，生者研细末）　腻粉（半钱）

上和匀。每服一钱，安于手心内，油调，夜卧时涂外肾，不得洗手，但擦手令干可也。一二日疮即愈。

通　治

多年恶疮不差

烂捣马齿苋敷之。亦治反花疮，其形如花开之状，烧灰以猪脂涂敷。又方，鸡肠草研细取汁，拂其疮，以滓盖之。或为末，猪脂调敷。极效。

赤小豆方

治善恶疮疥或赤肿，无不愈者。

上用赤小豆七七粒，为末，敷之愈。或以水调敷疮，及四旁赤肿处，落则再敷。

---

① 从此往下至“增益四物汤，治一切恶疮”，文渊本缺。

② 大略：原本作“大退”，据文渊本改，上科本作“人退”，更误。

又方，锉散，每服二钱，水一盏煎服。仍用新汲水调药敷。缘赤豆粉粘物，既干难揭，则用苎根为末和之，便不粘。此法尤佳。

杀虫方

鸡心槟榔（一两）　黄连[1]　穿山甲（十个，烧存性）　麝香（半钱）

上为末，用腊茶末调涂，三五日后用葱汤洗。

恶疮方[2]

白胶（用赤色者，一钱）　明白矾（三钱）　黄色黄丹（三钱）

上为末，先暖过酸浆水洗，拭干，用清油调敷。

又方

贝母为末，入雄黄少许掺上。

菖蒲末

治遍身热毒疮，痛而不痒，手足尤甚，粘着衣被，夜不得睡。多取菖蒲为末，布[3]于席上，使病者恣[4]卧其间，仍以衣被覆之，五七日疮愈。疹疮烂用艾毡亦可。

葵花散

治一切疮。

郁金　黄连　黄柏　栀子仁　葵花（各等分）

上为末，冷水调成膏，贴疮痛处，神效。

松脂散

治一切恶疮，医所不识者。

水银　甘草　黄柏　黄连　松脂（黄明者）　腻粉　蜂窠（以沼故著壁上者）

上取水银放在掌心，以唾擦为泥，入瓷器中，用清油和匀，生绢滤如稀饧。先以温水洗疮，帛拭干涂之。一切无名疮，或痛或痒，并有黄水者，涂之愈。治疥尤妙。

一扫散

治一切疮疥，但相对而生者便是，不问干湿焮痛，日近年深，用之立效。

藜蒌皮[5]（二两）　真轻粉（十贴）　好蚌粉（一两）　通明雄黄并水粉（一两）

上为末，用大鲫鱼一个，入香油煎，候熟，去鱼，摊冷，调药搽疮。未效，可加信石末少许，研杏仁十粒，近阴处勿用。

杀疥药

水银滓研细，腊猪脂膏蘸，遍身擦上，立效。

真平胃散

治肿满后作疮，或发水疱成疮，是脾土崩坏。及一切疮，用清油调敷，湿则用掺。立愈。（方见大方科脾胃类）

二黄膏

治一切疮痏。清油三两，煎巴豆二十粒微黑，去巴入黄蜡一两化讫，研雄黄、硫黄各一钱，温入成膏。净洗，抹敷二三次，神效。疹痘后疮亦用。

神异膏

治一切疮疥。

全蝎（七个，去毒）　皂角（一挺，锉碎）　巴豆（七粒，去壳）　蛇床子（三钱）　清油（一两）　黄蜡（半两）　轻粉（半字）　雄黄（另研，三钱）

上先用皂角、全蝎、巴豆煎油变色。去了三味，入黄蜡化开，取出冷处入雄黄、蛇床末、轻粉，和匀成膏。先用苦参

---

[1] 黄连：原本此药缺剂量。

[2] 从此下至“苦楝膏”之“苦楝皮烧灰”约一千余字，文渊本缺。

[3] 布：铺。

[4] 恣：随意。

[5] 藜蒌皮：王氏本作“藜芦皮”。

汤温洗，后以药擦疮疥上。神效。

净肌散

治一切恶疮。

雄黄　海螵蛸　大柏皮　宣连　水粉　轻粉　蚌粉　杏仁

上为末，用真清油调敷。

又方

治大风离[1]。枫木子烧存性，为末，加真轻粉，香油调敷。

乌梅膏

治诸疮胬肉，如蛇出数寸，用硫黄细研，于肉上薄敷，即便缩。诸疮中新胬出肉，以乌梅肉、蜜和捻作饼子，如钱厚，以贴疮上。

苦楝膏

治大人小儿疮秃及恶疮。苦楝皮烧灰，以猪脂调敷。

青黛散

治中部[2]生湿疮，热痒而痛，寒热，大小便涩，食亦减，身面微肿，多食鱼虾发风热物得之。马齿苋四两研烂，入青黛一两，再研匀涂上，立有神效。仍服八正散，日三服。（方见大方科积热类）

洗方苦参汤

苦参　蛇床子　白矾　荆芥穗

上等分，用水煎，放温洗。

驱风散

红椒（开口者七粒）　连根葱头（七个）

上同煮水，净洗。用绢衣浥干[3]即愈。

指缝瘙痒成疮

有窍出血不止，多年粪桶箍篾[4]干烧灰，敷之即安。火气入疮，黄柏皮为末，掺之立愈。薄荷煎涂亦可。（方见积热类[5]）

漆毒成疮

磨铁槽中泥涂之即愈。又方，蟹黄涂之效。

瘑　疮

神降散

治走皮瘑。用桑寄生一小把，本�桑根取皮一握，白芷、黄连煎汤，温和以帛蘸洗，候露出尽拭干，敷之。

满尺皂角（去弦核，烧存性）　麻竹大蘀（燃存性）　厚黄柏　鹰爪黄连　爪樟叶（干）　白芷

上等分为末，清油调敷，神效。慎勿吃醋。

冻疮

以茄子根浓煎汤洗，并以雀儿脑髓涂之。

又方

治足上冻烂生疮，黄丹为末，用猪脂调敷。

人面疮

用贝母为末，小苇筒灌其疮口，数日成痂而愈。

白癞疮

每旦疮上退白皮一升许，如蛇蜕，宜服解毒雄黄丸，三四服即安。（方见风科热证类）

甲疽疮

绿矾散

绿矾（半两，炒熟）　芦荟（一钱半）　麝（一字）

---

① 大风离：疑有误。

② 中部：上科本作“下部”，当是。

③ 浥干：以干布敷湿处吸干。

④ 箍篾：文渊本作“箍篾”，疑非。

⑤ 方见积热类：文渊本作“方见大方科积热类”。

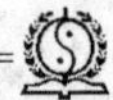

上研如粉，以绢袋盛药，纳指于袋中，线扎定，差为度。

月蚀疮

胡粉散

胡粉（炒微黄） 白矾（煅） 黄丹（煅） 黄连（净） 轻粉（各二钱） 胭脂（一钱） 麝香（少许）

上为末，先以温浆水入盐洗拭，后掺药。干则用清油调。

癞头疮

先用本人小便烧秤锤令红，投于小便中，方与洗疮皮皆去。然后以帛拭干，用滴青[①]五文，细研，用油鱼三个，以盏烧成油，调滴青涂之。三日效。

头上风屑极痒

用藜芦根不拘多少，为末，先洗头，须避风，候稍干时，用药柊定[②]。须安药入发至皮方可，紧缚两日夜。

肾脏风痒疮十方[③]

活血驱风散

治肝肾虚为风毒所入，湿痒生疮。

当归（去尾） 川芎 白芷 华阴细辛 白蒺藜（炒，去刺） 桃仁（浸去皮尖，焙） 白芍药 半夏（洗） 五灵脂 甘草（各三钱） 苍术（炒） 杜仲（去粗皮，姜汁炒断丝） 辣桂 天麻 薏苡仁 橘红 槟榔 厚朴（去粗皮，姜汁炒） 枳壳（去穰切炒。各四钱）

上锉散。每服三钱，水一盏半，生姜五片，枣二枚煎，去滓，入乳香末少许，以佐心气，使心肾相交。挟热，去桂、乳香，加黑豆煎服。

青木香丸

疏导肾经风水，肾虚挟邪浮肿，多用安肾丸，少用青木香丸夹和，盐汤下，屡效。（方见大方科诸疝及虚损类）

小牛黄丸

治肾虚挟热，阴囊痒痛多疮。（方见前）

乌荆丸

治肝肾风痒。（方见风科通治类）

神授丸[④]

治外肾湿痒。（方见风科历节风类）

不换金正气散

疏导脾肾湿气。（方见大方科时疫类）

茎物肿烂淫汁方

大腹皮一升，苦参、荆芥各二两，煎汤温洗，拭干，以津液涂润。次用油发烧存性，入白及末少许敷。逐日煎汤密室洗换。或加乳香末，仍服蜡矾丸，以发灰末米饮调吞下。（方见前）

肾脏风发疮疥

鸡心槟榔（二个，破开，以黄丹三钱合在内，用湿纸裹煨） 全蝎（六个） 明硫黄（四钱）

上为末，入轻粉半钱，麝香少许，青黛末半钱，于瓷器内收。每用少许，清油调抹两掌掩外肾，女以两掌掩两乳，各睡至醒，次日又用。经验。

又方

大红川椒去目，水蘸湿半日，夹生杏仁研膏擦手如上法。亦效。

外肾疳疮

用抱鸡卵壳、鹰爪黄连、轻粉各等分

---

① 滴青：文渊本作“滴清”。

② 柊定：裹定。柊（zhōng 终），即柊叶，草本，形如芭蕉，可裹粽。王氏本改作“掺定”。

③ 肾脏风痒疮十方：文渊本作“肾脏”，无“风痒疮十方”五字。

④ 神授丸：文渊本作“神妙丸”。

为末，煎过清油调涂[①]。香附子、白芷、五倍子煎水洗。

阴茎疮

豆粉（一分）　蚯蚓（二分）

上用水研涂上，干又敷之。

阴囊上疮，甘草煎汤温洗，却用腊茶末就敷贴。

阴头生疮

上用溪螺壳，溪港中螺，旧者为妙。坩锅[②]中煅过为末，先以盐水洗五七次，后以捋[③]药敷之。

妒精疮

上用大田螺两个，和壳煅过，存性为末，入轻粉，搽所患处。即可安。

又方

治年少阳道兴起，当泄不泄，不泄强泄，胀断嫩皮，初如针眼大。畏疼不敢洗刮，日久攻入皮肉，连茎溃烂一二寸许。用荆芥、黄柏皮、马鞭草、甘草、生葱，煎汤洗去脓靥，以诃子烧灰，入麝香少许，干掺患处。仍断房事数月，临睡吃冷水两三口，勿令阳道兴起胀断疮靥，靥坚后即安矣。

津调散

治妒精疮，脓汁淋漓臭烂。

黄连　款冬花（各等分）

上为末，以地骨皮、蛇床子煎汤，用软帛浥干，津调药涂之。最忌不得用生汤洗。诸疮皆然。

痱子滑石粉

绿豆粉（二两，焙透）　软滑石（一两，研）

上为末，和匀，以绵扑子蘸扑，仍以腻粉佐之。

蛇缠疮

用雄黄为末，醋调涂。仍用酒服。凡为蛇伤及蜂虿[④]、蜈蚣、毒虫、颠[⑤]犬所伤，皆可用。（又方，用镜面草[⑥]入盐捶烂，敷疮头上，立效）

痱子痒痛方

新汲井水挪[⑦]青蒿汁调蛤粉敷之，雪水尤妙。

洗方

治诸般恶疮。黄柏、茵陈、荆芥、葱白、藿香煎水，温温淋洗。

癣　疮

胡粉散

治一切癣。神效。

胡粉（一分）　砒霜（半分）　大草乌（一个生用）　硫黄（一分别研）　蝎梢（七枚）　雄黄（一分另研）　斑蝥（一个）　麝香（少许）

上为末，先以羊蹄根蘸醋擦动，次用药少许擦患处。

乌头丸

治宿患风癣，遍身黑色，肌体麻木，痹痛不常。草乌头[⑧]一斤，刮洗去皮，令极净，摊干。用清油四两、盐四两，同药入铫内，炒令深黄色，慎出[⑨]剩油。只留盐并药，再炒令黑色，烟出为度。取一枚劈破，心内如米一点白者恰好，白多再炒。趁热罗为末，醋糊丸如梧桐子大。

---

① 调涂：文渊本作“调敷”。
② 坩锅：文渊本作“干锅”。
③ 捋：文渊本作“前”。
④ 虿（chài）：毒虫，蝎子一类。
⑤ 颠：疑为“癫”。
⑥ 镜面草：文渊本作“镜面草”。
⑦ 挪：同“挼”，搓揉。
⑧ 草乌头：文渊本作“生乌头”。
⑨ 慎出：文渊本作“取出”。

每服三十丸，空心，温酒下。然草乌性差[1] 热，难制，五七日间以乌豆煮粥解毒。

遍身牛皮癣方

川乌 草乌（去皮尖） 何首乌 白芷 苏木（各等分）

上截小片，腊月猪脂油煮焦，候冷，入盐少许，瓷器收。时常挑一匙，空心酒调下。

又方

雌黄末入轻粉，猪脂调抹。

又方

斑蝥（灯上烧，米醋内淬，再烧再淬，凡三两次，就烧为灰存性）

上用红枣一枚汤泡，剥去皮核，与药同研烂。先以手抓破癣，然后搽药。不可犯好肉，恐有毒。

昨叶荷草散

治一切癣，无问风湿气血，与夫相染而生者。

昨叶荷草（一两，瓦上晒干） 枯矾（一钱） 雄黄（半钱）

上为末，以羊蹄菜根先蘸醋揩癣上令痒破，即以药末乘湿涂敷，不过三两次而愈。更服《局方》何首乌散，虚者消风散合和服。（方见风科）

灸法

八月八日日出时，令病人正当东向户[2] 长跪，平举两手，持户[3] 两边，取肩头小垂际骨解宛宛中灸之，两火俱下，各三壮，若七壮，十日愈。

臁 疮

牛黄金虎丹

治足面生疮，下连大指，上延外踝臁骨，每发兼旬，昏暮痒甚，爬搔出血如泉，痛楚不可忍。夜分渐已，明日复然。每服一丸，新汲水下。脏腑[4] 有所下即愈。

天雄（炮，去皮脐[5] 一两） 白矾（枯过） 天南星（汤洗） 天竺黄（研。各二两一钱） 腻粉（研） 牛黄（研，二钱） 雄黄（研飞，十二两半） 生龙脑（四钱） 金箔（六十五片为衣）

上为末，炼蜜搜和，每一两半作十丸，金箔为衣。

得效三圣散[6]

花蕊石散（方见[7] 产科保产类） 复元通气散（方见前） 追风独活散（方见风科通治类）

上各一贴合和，酒调，空心服。

又方

治生疮于脚胻，名下疰疮[8]，俗谓之裤口疮，或因物打扑而成者。其疮口狭，皮内极阔，皮薄如竹膜，极痒痛，终日黄水流，延蔓而生，甚者数年不愈。又易于染过他人。患此者须忌房室则易愈。内外臁疮皆治之。韭菜地上地龙粪，干为末，入轻粉，清油调敷。白犬血亦可。

又方

治脚肚上生疮，初则如粟渐大，爪搔不已，成片包脚相挎[9]，黄水出，痒不可忍，久成痼疾，最难愈。百药煎研细，津

---

① 差：疑有误，《医方类聚》卷一百六十九引《袖珍方》作“毒”，可参。

② 向户：文渊本作“向日”。

③ 持户：文渊本作“时度”。

④ 脏腑：文渊本作“膈膊”。

⑤ 皮脐：文渊本作“皮挤”，讹。

⑥ 得效三圣散：文渊本及上科本同，王氏本作“应效三圣散”。

⑦ 方见：文渊本无“见”字。

⑧ 疰疮：文渊本作“注疮”。

⑨ 相挎：文渊本作“相交”。

唾调，逐运[①]涂敷，自外而入。先以贯众煎汤淋洗，后用药。

又方

石榴皮煎取浓汁，稍冷拂疮上，冷如冰雪，即成痂。

又方

用鳝鱼数条，黄色者尤妙，打死，先用清油涂其腹上，置疮上，盘屈[②]令遍，帛子系定，食顷觉疮痛不可忍，然后取鳝鱼看腹下有针眼大窍子，皆虫也，如未尽，再以数条依上再缚。虫去尽，却用死人脚胫骨烧灰，清油调敷。或以骨灰一两，入好茶末二钱同调亦可。

又方

亦可治打扑脚胫上成疮，此最难愈。

槟榔（半两）　龙骨（一分）　轻粉（半钱）　干猪屎（半两，烧存性）

上为末，先以甘草、盐汤净洗疮口，软绵拭干，清油调敷，一日一换，五日定瘥。忌无鳞鱼鱼鲊热面。

又方

治冷臁疮，鹿角灰、发灰、乳香为末，清油调敷。

又方

治足上生疮，臭秽溃烂，漏蓝子一枚，烧为末，入腻粉少许，井水调涂效。

槟榔散

治同上。

全蝎（七个）　斑蝥（十四个）　巴豆（十四粒）　槟榔（一个）

先用清油两半，慢火煎，先入全蝎，次斑蝥，次巴豆，随下槟榔，见黑色，方入黄蜡一两，候熔，去药滓不用，只用蜡油，入后药：

黄柏皮（炙）　蛇床子（研。各二钱）　雄黄（研）　硫黄（研，生者）　黄丹（火飞）　海螵蛸（各一钱）　白胶香[③]　黄连　杏仁　轻粉　清油（胶香与油先熔）

上为末，同入清油中调，敷疮上立效。

单方

治臁疮成旧[④]，累月不干。上等好砂糖，先用盐汤淋洗，后绵帛拭干，以津唾涂，却以此敷上，三日愈。神效。

粉麝散

治外臁疮臭烂，数十年不愈者。

生龟（一个，乌者，打死去肉取壳，酸醋一碗炙，醋尽为度，仍煅令白烟尽，存性，用瓦[⑤]盖地上，出火毒）

上为末，轻粉、麝香拌匀。临用，先以葱水洗干，方用药。

牡蛎散

收敛疮口令干。

牡蛎（一块，用破草生[⑥]包缚，入火内煅令通红，去火候冷，取出研）

上随用时，旋入枯飞过白矾少许拌和，敷疮口上。

秘方

治脚胫骨上作疮久，烂黑或发孔，或臭秽不可近，用蜒蚰[⑦]十数条，小竹签穿定，瓦上焙干为末，真清油调敷。划时[⑧]取效。

秘方隔壁膏

用多年老杉木节烧灰，真清油调，箬

---

① 逐运：文渊本作“逐连”。

② 盘屈：文渊本、上科本皆作“盘屈”，王氏本讹作“般屈”。

③ 白胶香：以下五味药，原本无剂量。

④ 旧：原本作“田”，据文渊本、上科本改。

⑤ 用瓦：文渊本作“用盘”。

⑥ 破草生：文渊本作“破草席”。

⑦ 蜒蚰（yányòu 言右）：俗称“鼻涕虫”。文渊本作“地龙”。

⑧ 划时：计时。

叶盛隔，贴在疮上，以绢帛系定，不数贴而愈。

洗药

用海桐皮、石榴皮等分，煎汤淋洗令净，然后用熏药。

熏药

用牛蒡子半两，研为末，入纸捻子内烧熏之，然后涂药。

手足裂肿

白及膏

治断跟皲，用头发一大握，桐油一碗，于瓦器内熬，候油沸，头发溶烂，入川白芷、白及、松脂末，出火摊冷，以瓦器收贮，不容灰入。每用百沸汤泡洗皲裂令软，拭干，敷其上即安，或加少水粉。

秘方

五倍子为末，用牛骨髓填缝内即愈。

又方

手足皲裂。春夏不愈者。

生姜汁　红糟　盐　猪膏（腊月者佳）

上同研烂炒热，擦入缝内，一时虽痛，少顷皮软缝合，仍再用之即安。

治久行脚心肿痛

蚯蚓粪涂肿处，高阁[①]起脚，一夕即愈。

又方

行路脚跟肿痛，草乌、甘遂各等分为末，新汲水调敷，露出脚爪甲。

黄蜡膏

治冬月手足拆裂，清油半两，盏内慢火煎沸，入黄蜡一块同煎，候熔，入光粉五倍子末少许，熬令稠，紫色为度。先以热汤洗，火上烘干，即用药敷，薄纸贴之。

敷药

治远行脚肿，用之可行千里，轻便甚妙。

防风　北细辛　草乌（各等分）

上为末，掺鞋底内。如着草鞋，即以水微湿过[②]，然后掺药。

漏　疮

蜡矾丸

治痈疽发背，瘰疬漏疮，恶疮，卫内膜，驱解诸毒，自然内消。神妙。（方见前）

温解散[③]

温散漏疮风冷。

藿香叶　厚朴（去粗皮，姜汁炒）　半夏曲　橘皮　苍术（炒）　细辛　川芎　白芷（各一分）　辣桂　川白姜（生）　甘草（炙。各半分）

上锉散。每服三钱，水一盏，生姜、枣子煎服。

猪肾酒

通行漏疮，恶水自大肠出。黑牵牛碾细[④]去皮，取末一分，入猪肾中，以线扎，青箬叶包，慢火煨熟，细嚼温盐酒下。

食治方

治漏疮肛门周匝有孔十数，诸药不效。用熟犬肉蘸浓蓝汁[⑤]，空心食之，不食犬肉，驴肉代之。七日自安。

桂附丸

治气漏冷漏诸疮。

桂心　附子（炮裂，米醋浸，再炮淬三

---

① 高阁：文渊本作“高搁”，是。

② 湿过：文渊本作“温过”。

③ 温解散：文渊本作“解温散”。

④ 碾细：文渊本作“研细”。

⑤ 蓝汁：疑为“盐汁”。

五次，去皮尖）　厚朴（去粗皮，姜汁炒）　甘草（炙）　白术（各一两）　木香（一分）　乳香（二钱，别研）

上为末，炼蜜丸梧桐子大。空腹米饮下三五十丸。

乳香云母膏

治漏疮效。

穿山甲（浸一宿，去肉，用一百片）　真蚌粉（同炒，候香熟起泡，去粉，以甲为末细研）

上入乳香末一钱，麝香半钱夹和云母膏十五贴为丸，梧桐子大。每服三十丸，温酒下。仍以鹿角胶调盐、酒服神授散。（方见大方科痨瘵类）

安肾丸　山药丸

二药多服调养。（方并见大方科虚损类）

代赭石丸

治痔变为瘘，脓血不止。

代赭石（煅，醋淬研）　磁石（煮米醋数沸，蘸茶细研[①]）　白矾（煅）　牡蛎灰　龙骨（研）　猬皮（炙焦）　皂荚刺（烧）　猪后蹄垂甲（烧，各存性）　赤石脂　川椒（焙）　木贼（焙）　蜂房（炒。各等分）

上为末，神曲糊丸如小豆大。每服五十丸，食前，艾并生姜煎汤下。漏血处，以熟艾揉和[②]血竭塞，日三换。

雄黄膏

治积年冷漏，黄水不止。

雄黄　硫黄（研细。各一分）　头发　黄蜡（各半两）

上用清油二两，煎熬头发，熔尽去滓，次入雄黄、硫黄、碎片黄蜡，慢火上用柳枝[③]频搅为膏，摊生绢贴。用药先以赤甘草头煎汤洗。或露蜂房、白芷煎汤，常洗常贴。

黑灵散

漏疮通用。

露蜂房（锉，二分）　牡蛎粉　黄丹　硫黄（各一分，研细）

上同炒令烟尽，为末，入发灰一分、麝少许拌和，敷患处。麝能引药透达，亦杀虫。

又捷效方

用信石新瓦上火煅过为末，以津液润纸捻子，蘸少许推入疮孔内，如疮孔多，不可齐上药，免使害人。

血竭散

治痔漏痛不可忍。

血竭　牡蛎粉　发灰（各等分）

上为末，入麝香少许，自以津唾调敷。如更痛，研杏仁膏调药敷之。

洗漏疮方

漏疮孔中多有恶秽，常须避风洗净，每用白芷及露蜂房煎汤洗，或大腹皮、苦参汤洗，洗毕候水出拭干，用向东石榴皮晒，为末干掺。

久冷漏疮

用活鳝鱼五六条，掷地，以竹针贯之，覆疮良久，当有虫出如线，复之使尽，用槟榔、黄连末敷。明日以干艾作汤，投白矾三二钱洗，不一月全愈。

瘰　疬

白花蛇散

治九漏瘰疬，发于项腋之间，增寒发热，或痛或不痛。

白花蛇（酒浸软，去皮骨，焙干称二两）　生犀角（镑，半钱）　青皮（半两）　黑牵牛（半两，半生半炒）

上为末。每服一钱，入腻粉半钱，研

---

① 细研：文渊本同。上科本作“次研”。
② 揉和：文渊本作“搜和”。
③ 柳枝：文渊本作“枝”。

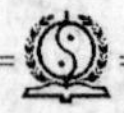

匀，五更糯米饮调下。巳时，利下恶物，乃疮之根也。更候十余日，再进一服。忌发风壅热物。如已成疮，一月可效。用之神灵。

四圣散

治瘰疬，用花蛇散取转，后用此补之，永去根本。

海藻（洗） 石决明（煅） 羌活 瞿麦穗（各等分）

上为末。每服二钱，米汤调下，日三服。下清水尽为妙。

牵牛丸

立效。

荆芥穗 僵蚕（各五钱） 斑蝥（二十八个，去头翅足，用糯米炒） 黑牵牛（五钱）

上为末，皂角末熬膏为丸，绿豆大。临睡时先用米饮调滑石末一钱服，半夜时再一服，五更初却用温酒吞二十丸[①]。服讫，如小便无恶物行，次日早再进一服。又不行，第三日五更初先进白糯米稀粥汤，却再进前药一服，更以灯心汤调琥珀末一钱服之，以小便内利去恶毒，是其应也。

连翘丸

治瘰疬结核，或破未破者。

薄荷（新者二斤，捩取汁） 皂角（二挺，水浸，去皮，捩取汁。以上二味于银石器内熬成膏，次入） 青皮 陈皮（各一两） 连翘（半两） 黑牵牛（半炒） 皂角子（慢火炮，去皮，取仁，捣罗为末。各两半）

上为末，用前膏为丸，梧桐子大。煎连翘汤食前下三十丸。

三圣丸[②]

治瘰疬。

丁香（五十个） 斑蝥（十个） 麝香（一分，另研）

上为末，用盐豉五十粒，汤浸烂如泥。和药令匀，丸如绿豆大。每服五七丸。食前，温酒送下，日三服。至五七日外，觉小便淋漓是效，即加服。或便下如青筋膜之状，是病之根。忌湿面毒食。

必胜丸

治瘰疬。不以年深日近，及脑后两边有小结核连复数个，兼痨瘵腹内有块。

鲫鱼（一个，去肠肚并子，入雄黄一粒鸡子大、硇砂[③]一钱于腹内，仰安鱼于炭火上，烧烟尽取出。以全蜈蚣一条，蓬术半两，栀子五个，皂角二挺并烧，蓖麻子五个，去皮灯上烧，黄明胶三文，皂角二挺，去皮炙酥）

上为末，别用皂角二挺，去皮捶碎，以水三碗揉汁，去滓，煮精羊肉四钱，烂软，入轻粉五匣，男子乳汁半两，同研成膏，和药末丸如绿豆大，朱砂为衣。温酒侵晨十丸，日一服。至晚下肉疙瘩子。若项有五个，则以五服药取之，视其所生多少，以为服数，即可更进数服。如热毒疮疖未有头顶者，亦用消散。一方，加巴豆三七粒烧存性入。

旱莲子丸

治少长脏气不平，忧怒惊恐，诸气抑郁，结聚瘰疬，滞留项腋。及外伤风寒燥湿，饮食百毒，结成诸漏，发作寒热，遍于项腋，无问久近，悉验。

旱莲子 连翘子 威灵仙 何首乌 蔓荆子 三棱（醋湿纸裹，熟煨） 赤芍药（以上各一两） 南木香（二两，不见火） 大皂角（三挺，刮去皮，酥炙，无则用羊脂）

上为末。米糊丸梧桐子大。茶清下三十丸至五十丸，日三服。小儿量与之，食

---

① 二十丸：文渊本作“二七丸”，疑有误。

② 三圣丸：文渊本作“圣丸”，夺“三”字。

③ 硇砂：文渊本作“硼砂”。

后服。

破毒雄黄丸

治瘰疬久作不愈，寒热往来，项筋挛急，已破未破皆可服之，立见逐下恶物，自小便中来。

通明雄黄　颗块大朱砂（各三钱）　水银（二钱）　斑蝥（二十八个，去足翼，用糯米炒黄）

上先以斑蝥为末，续以雄黄、朱砂，另研为末，再入水银细研，合和。用鸡子清和糯米稠糊为丸，绿豆大。每服二七丸，米饮或温酒下。如恶物未见，半朝再一服。

已验方

治瘰疬已作者。

乌鸡子（七枚）　斑蝥（四十九个，去头翅足）

上每鸡子一个，去顶，用箸搅匀，入斑蝥七粒，以纸糊盖，于饭上蒸熟，取开，去斑蝥食鸡子，每食一个，煎生料五积散咽下，服不过四五，已破者生肌，未破者消散。

海菜丸

治疬生于头项上交接，名蛇盘疬者，宜早治之。

海藻菜（荞麦炒，去壳）　白僵蚕（炒断丝）

上为末，取白梅肉泡汤为丸，梧桐子大。每服六七十丸，临卧米饮送下，其毒当自大便泄去。忌豆心① 鸡羊酒面，日五六服。

经效方

治瘰疬久年不愈者，不蛀皂角子一百枚，用米醋一升，硇砂二钱，同煮醋尽，炒令酥，看数疬子多少，如生一个，服一枚，生十个，服十枚，细嚼，米汤下。酒浸煮服亦可。

立应散

治瘰疬神效，已破未破皆可服。

连翘　赤芍药　川芎　当归　甘草（炙）　滑石（研。各半两）　黄芩（三钱）　白牵牛（生取末）　土蜂房（蜜水洗，饭上蒸，晒干②。各二钱半）　地胆（去头翅足，糯米③ 炒黄为度，称三钱）　川乌尖（七个）

上为末。每服一大钱，浓煎木通汤调下，临卧服。毒气从小便中出，涩痛不妨，如粉片块血烂肉是也。如未效，后再服，继以薄荷汤解其风热。且地胆性带毒，济以乌尖，或冲上麻闷，不能强制，嚼葱白一寸，茶清下，以解之。如小便涩，灯心煎汤调五苓散服。疮处用好膏药贴。若疔痈疽，用此宜导恶毒，本方去黄芩不用。

皂角散

不蛀皂角，不以多少，每三十条作一束，以棕榈裹之，缚定，于溷缸内④ 浸一月，取出，却于长流水内再浸一月，死水不能浣洗，不可用。去棕榈，晒干，不得焙，捣罗为末，每一两入麝香半钱、全蝎七个，研细拌匀。每服一二钱，温酒或汤饮调下，一两服愈。

粉乳托里散

治瘰疬攻心呕吐，发出其毒。（方见前）

蜡矾丸

治瘰疬，神效。（方见前）

蜗牛散

治瘰疬已溃未溃，皆可贴。

---

① 豆心：文渊本作“豆粉”。
② 晒干：文渊本作“日干”。
③ 糯米：文渊本作“和米”。
④ 溷（hùn 混）缸：粪缸。

蜗牛（不拘多少，以竹索[①]串尾上晒干，烧存性）

上为末，入轻粉少许，和[②]猪骨髓调，用纸花量病大小贴之。一法，以带壳蜗牛七个，生取肉，入丁香七粒于七壳内[③]，烧存性，与肉同研成膏，用纸花贴之。

烧灰散

大田螺并壳肉烧存性灰，破者干贴，未破者清油调敷。

洗敷方

白芷煎汤，泡荆芥候温，软帛蘸洗，拭干，好膏药贴[④]，脓汁恶肉出尽，用后药敷。

半夏　南星[⑤]　血竭（一钱）　轻粉（少许）

上为末，以津唾调敷。一方，用五倍子、海螵蛸、槟榔、乳香[⑥]、五灵脂、麝香为末，干用清油调搽，湿则干掺。

又傅方[⑦]

治瘰疬初作，未破，作寒热。木鳖子二个、草乌半两，以米醋磨，入擂烂葱白连根、蚯蚓粪少许，调匀，敷疬上，以纸条贴，令通气孔尤妙。

敛疮口

血竭（一字）　枣子（烧灰，半钱）　麝香（少许）

上灰研津唾调敷。

灸法

以手抑置肩上，微举肘取之，肘骨尖上是穴。随患处左即灸左，右即灸右。艾炷如小箸头大，再灸如前，不过三次，永无恙。如患四五年者，如或用药靥不退，辰时着灸[⑧]，申时即落。所感稍深，若三作即三灸，平安。又法，只以蒜片贴有疬上，七壮一易蒜，多灸取效。

瘤　赘

南星膏

治皮肤头面上疮瘤，大者如拳，小者如粟，或软或硬，不疼不痛，宜服，可以辄用[⑨]。

上用大南星[⑩]一枚，细研稠粘[⑪]，用米醋五七滴为膏。如无生者，用干者为末，醋调如膏。先将小针刺病处[⑫]，令气透，却以药膏摊纸上，象瘤大小贴之。

治小瘤方

先用甘草煎膏，笔蘸妆[⑬]瘤旁四围，干后复妆，凡三次，然后以药[⑭]。

大戟　芫花　甘遂

上为末，米醋调，别笔妆敷[⑮]其中，不得近著甘草处。次日缩小，又以甘草膏妆小晕[⑯]三次。中间仍用大戟、芫花、甘遂如前法，自然焦缩。凡骨瘤、肉瘤、脓瘤、血瘤、石瘤皆不可决[⑰]，惟脂瘤决去其脂粉则愈。（盖六种瘤疮，肉瘤尤不可治，治杀人）

---

① 竹索：文渊本作“竹篦”。
② 和：文渊本无。
③ 壳内：文渊本作“壳肉”，误。
④ 贴：文渊本作“敷贴”。
⑤ 半夏、南星：原本无剂量。
⑥ 乳香：文渊本作“雷丸”。
⑦ 又傅方：即“又敷方”。文渊本作“天传方”，讹。
⑧ 着灸：文渊本作“着火”。
⑨ 可以辄用：文渊本无此四字。
⑩ 大南星：文渊本作“天南星”。
⑪ 稠粘：文渊本作“稠糊”。
⑫ 病处：文渊本作“痛处”。
⑬ 妆：文渊本作“糊”，下同。
⑭ 以药：文渊本作“以药敷”。
⑮ 妆敷：文渊本作“醮敷”。
⑯ 妆小晕：文渊本作“再小晕”。
⑰ 决：通“抉”，剜去。

蜡矾丸

治同上。(方见前)

系瘤法

兼去鼠奶痔，奇药[1]也。芫花根净洗带湿，不得犯铁器，于木石器中捣取汁。用线一条，浸半日或一宿，以线系瘤，经宿即落。如未落，再换线，不过两次自落。后以龙骨、诃子末敷，疮口即合。系鼠奶痔，依上法，累用立效。如无根，只用花泡浓水[2]浸线。

黄丹末

治鼻渣赘子，及面上雀儿斑。

黄丹　硇砂　巴豆(去油)　饼药(各二钱)

上为末，入生矿石灰末一匕[3]，鸡子清调匀。酒渣用鹅翎刷上，雀儿斑竹针刺破，挑药点之，才觉痛及微肿，可洗去。

疔　疮

秘方

治疔疮。

防风　细辛　甘草节　白僵蚕　青皮　黄连　羌活　独活　蝉蜕　赤芍药(各平两分)

上锉微末[4]，服五钱。先将一服入泽兰叶少许，姜一两，同擂烂，热酒和服[5]。后用酒水各半盏，生姜三片，煎服。病势退减后，再入大黄少许煎服下一两，洗汤去余毒。更用白梅、苍耳子研烂，贴疮上，拔去根脚。此方以药味观之，甚若不疾，然有效验速，累试之。

秘方

治鱼脐疔疮。

丝瓜叶(即虞刺叶)　连须葱　韭菜

上同入石钵内，捣烂如泥，以酒和服。滓贴[6]腋下，如病在左手贴左腋下，右手贴右腋。在左足贴左胯，右足贴右胯。如在中间，贴心脐。并用布帛包住，候肉下红丝处皆白，则可为安。如有潮热，亦用此法，却令人抱住，恐其颤倒，倒则难救矣。

酒煎散[7]

治疔疮。

赤乌桕根　水柳根　水杨梅根　葱头根[8]　红内消　香白芷(各等分)

上各[9]为锉散，酒煎，旋入通明雄黄，研烂同服。如泻时，疮势略退时，只吃此药。若不泻，再服通利药。

通利药

黑牵牛(炒，一两)　巴豆(十五个，去油)　大黄(五钱，生用)

上为末，米糊丸如绿豆大。初服七丸，次五丸，第三服三丸。如泻不止，吃白米粥，及冷水洗五心。如一服即泻，住服。量人虚实与服，如人盛，服前二药通，再服后药，人十分实者。

大通药[10]

芫花　巴豆　大黄　荆芥(各等分。生用)

上锉散，白水煎一沸，便滤过，空心服。可留药滓，再煎效[11]。若要泻住，再服一服便住。

---

① 奇药：文渊本作“真奇药”。

② 泡浓水：文渊本作“炮浓水”。

③ 一匕：文渊本作“一钱”。

④ 微末：文渊本作“散每”。

⑤ 同擂烂，热酒和服：文渊本作“捣极烂，热酒冲服”。

⑥ 滓贴：文渊本作“并贴”。

⑦ 酒煎散：文渊本作“酒煎方”。

⑧ 葱头根：上科本作“葱头根”。

⑨ 各：文渊本作“多”。

⑩ 大通药：文渊本作“通药”。

⑪ 再煎效：文渊本作“再煎服”。

连翘散

泻后用此。

连翘　当归尾　羌活　独活　防风　赤芍药　小赤豆（各五钱）　大黄（二钱）　木香　芜荑　慈菇　薄荷　红内消　杜白芷　升麻　甘草　忍冬草（各三钱）

若潮不退，加黄芩、栀子仁[①] 各三钱，朴硝四钱。

上为末，酒调服，不拘时候，薄荷汤亦可。喘，加人参。大病，三四服愈。如烦呕，甘草半两，豆粉一两，为末，酸齏水下。如割疮去了疔子，止血用毛铁甲为末敷[②]。

角疮口方

霜梅（十个）　大黄（五钱）

上为块子，用石灰炒过，石灰，入黄丹三钱，为末，干掺疮口上。

蝉蜕散

治疔疮最有功效。用蝉蜕、僵蚕为末，酸醋调涂四畔，留疮口，俟根出稍长，然后拔去。再用药涂疮。

蟾蜍膏

治疔疮。取蟾酥，以白面、黄丹搜作剂丸，如麦颗状。用指甲爬[③] 动疮上插入，重者针破患处，以一粒内之，仍以水沉膏贴之。取蟾酥法，用癞蚵蚾于眉棱上，以手拔出[④] 酥，于油纸上或桑叶上，用新瓦盛下，然后插在背阴[⑤] 处，经宿则自干白。于鹅翎筒内盛之。

水沉膏

白及末半钱，水盏内沉下，澄去水，却于皮纸上摊开，贴疮上。

灸法

掌后横文后五指，男左女右，灸七壮即差。屡效。

签刺疮

单方

治竹草签刺疮，以象牙屑敷之，立出。

又方

嚼白梅敷之，立出。

敷药

治竹草刺疮，发肿作疼，缘[⑥] 伤时不曾出血尽，被恶毒气注痛不止。夜卧不安，初破时其疮紫赤黑色，较时起三五重皮是也。

绿矾（半两，小便烧热，放矾于内候取出晒干）　丹参（二钱半）　麝香（一字）　马兜铃根（一钱半）

上为末，浆水洗净疮口，上敷贴立效。

汤火疮

敷方

刘寄奴不以多少，为末，先以糯米浆鸡羽扫伤处，然后掺药，并不痛，亦无痕。大凡汤者，急以醋调茶、盐末涂之，护肉不坏，然后用别药敷之，至妙。

又方

黄连　黄柏　轻粉（各等分）　朴硝（少许）

上为末，入清油用合子合住[①]，饭上蒸，调涂，立愈。

汤泼火烧

细研山栀子，浓调鸡子清，鹅毛轻拂

---

① 栀子仁：文渊本作“葩子仁”。
② 敷：文渊本作“敷之立效”。
③ 爬：搔。
④ 拔出：文渊本作“按出”。
⑤ 此下至本卷末段“灸法”，文渊本无。
⑥ 缘：因为。

上，立冷愈。

又方

侧柏叶烧灰存性，为末，鸡子清调敷，如干再上。

黄柏散

治汤火伤。

鸡子壳　黄柏树皮　朴硝　大黄　寒水石

上等分，为末，白水调涂，极效。

至圣膏

上用鸡子黄，于银石器内熬自然油，调好粉敷之。

近效方

山枇杷柴取皮，焙干为末，生蜜、鸡子清调敷。

四黄散

治汤泼火烧，热疮疼痛。

大黄　黄连　黄柏　黄芩　白及（各等分）

上为末，水调成膏，以鸡翎时刷。

掺药

治向[2]火多，生火斑疮，有汁。

黄柏皮、薄荷叶为末，掺之即愈。

项　瘿

破结散

治五瘿。坚硬不可移，名石瘿；皮色不变，名肉瘿；筋络露结，名筋瘿；赤脉交络，名血瘿；随忧愁消长，名气瘿。五瘿皆不可妄决破，破则脓血崩溃，多致夭枉。服此十日知[3]，二十日愈。

海藻（洗）　龙胆草　海蛤　通草　昆布（洗）　矾石（枯）　松萝（各三分）　麦曲（四两）　半夏　海带（各二分）

上为末。每服方寸匕，酒调，日三服。忌鸡、鱼、猪肉、五辛、生菜及诸毒物。

灸法

治诸瘿。灸大空穴三七壮。又灸肩髃左右相当宛宛处。男左十八壮，右十七壮；女右十八壮，左十七壮。穴在肩端两骨间陷者宛宛中，举臂取之。又灸两耳后发际，共百壮。

---

① 用合子合住：王氏本作“用合子住”，夺一“合”字。

② 向：从前；向来。

③ 知：有效。

世医得效方　卷第二十

孙真人养生书

养性序[1]

夫养性者，欲所习以成性，性自为善，不习无不利也。性既自善，内外百病自然不生，祸乱灾害亦无由作，此养性之大经也。善养性者，则治未病之病是其义也。故养性者，不但饵药餐霞，其在兼于百行，百行周备，虽绝药饵，足以遐年，德行不充[2]，虽服玉液金丹，未能延寿，故老子曰：善摄生者，陆行不遇虎兕。此则道德之祜[3]也，岂假服饵而祈遐年[4]哉！圣人所以制药饵者，以救过行[5]之人也。故愚者抱病历年而不修一行，缠痾[6]没齿终无悔心。嵇康曰：养性有五难，名利不去为一难，喜怒不除为二难，声色不去为三难，滋[7]味不绝为四难，神虑精散为五难。五者必存，虽心希难老，口诵至言，咀嚼英华，呼吸太阳，不能不回其操，不夭其年也。五者无于胸中，则信顺日跻[8]，道德日全，不祈善而有福，不求寿而自延，此养生之大旨也。

黄帝问于岐伯曰：余闻上古之人，春秋皆度百岁而动作不衰，今时之人，年至半百而动作皆衰者，时代异耶，将[9]人失之耶？岐伯曰：上古之人，其知道者，法于阴阳，和于术数，饮食有常节，起居有常度，不妄作劳，故能形与神俱，而尽终其天年，度百岁乃去。今时之人则不然，以酒为浆，以妄为常，醉以入房，以欲竭其精，以耗散其真，不知持满，不时御神，务快其心，逆于生乐，起居无节，故半百而衰也。夫上古圣人之教下也，皆为之虚邪贼风避之有时，恬淡虚无，真气从之，精神内守，病安从来。是以人之寿夭，在于撙节[10]，若消息[11]得所，则长生不死，恣其情欲，则命同朝露也。人年四十而阴气自半也，起居衰矣。年五十，体重，耳目不聪明也。年六十而阴痿，气力大衰，九窍不利，下虚上实，涕泣俱出，故曰，知之则强，不知则老。仲长统曰：王侯之宫，美女兼千，卿士之家，侍妾数百，昼则以醇酒淋其骨髓，夜则房室输其

---

① 此篇文字与孙思邈原文有出入。

② 充：足。

③ 祜：福。

④ 遐年：长寿。

⑤ 过行：错误的言行。

⑥ 缠痾：经久不愈之症。

⑦ 滋：诸本作“依”。今依《千金方》卷二十七改为“滋”。

⑧ 跻：到达。

⑨ 将：还是。

⑩ 撙节：抑制；克制。

⑪ 消息：斟酌。

血气，耳听淫声，目乐邪色，燕[①]内不出，游外不返，王公得之于上，豪家驰之于下。及至生产不时，子[②]育太早，或童孺而擅气，或疾病而构精，精气薄[③]恶，血脉不充。既出脏，养护无法，又蒸之以绵纩[④]，烁[⑤]之以五味，胎伤孩病而脆，未及坚刚，复纵情欲，重重相生，病病相孕，国无良医，医无审[⑥]术，奸佐其间，过谬常有，会不一疾，莫能自免，今少百岁之人者，岂非所习不纯正也。

抱朴子曰[⑦]：或问所谓伤之者，岂色欲之门乎？答曰：亦何独斯哉。然长生之要，其在房中。上士知之，可以延年除病，其次不以自伐。若年当少壮，而知还阴丹以补髓，采七益于长俗（一作谷）者，不服药物，不失一二百岁也，但不得仙耳。不得其术，古人方[⑧]之于凌杯以盛汤，羽苞[⑨]之蓄火，又且才所不逮而强思之伤也，力所不胜而强举之伤也，深忧重恚伤也，悲哀憔悴伤也，喜乐过度伤也，久谈言笑伤也，寝息失时伤也，挽弓引弩伤也，沈醉呕吐伤也，饱食即卧伤也，跳走喘乏伤也，欢呼哭泣伤也，阴阳不交伤也。积伤至尽，尽则早亡，尽则非道也。是以养性之士，唾不至远，行不疾步，耳不极听，目不极视，坐不久处，立不至疲，卧不至懔[⑩]。先寒而衣，先热而解。不欲极饥而食，食不可过饱。不欲极渴而饮，饮不欲过多。饱食过多则结积聚，渴饮过多则成痰癖。不欲甚劳，不欲甚佚[⑪]。不欲流汗，不欲多唾，不欲奔走车马，不欲极目远望。不欲多啖生冷，不欲饮酒当风，不欲数数沐浴，不欲广志远愿，不得规造异巧。冬不欲极温，夏不欲穷凉。不欲露卧星月，不欲眠中用扇。大寒、大热、大风、大雾，皆不欲冒之。五味不欲偏多，故酸多则伤脾，苦多则伤肺，辛多则伤肝，咸多则伤心，甘多则伤肾，此五味克五脏，五行自然之理也。凡言伤者，亦不即觉也，谓久则损寿耳。是以善摄生者，卧起有四时之早晚，兴居有至和之常制，调利筋骨有偃仰之方，祛疾闲邪[⑫]有吐纳之术，流行荣卫有补泻之法，节宣劳佚有与夺[⑬]之要。忍怒以全阴，抑喜以养阳。然后先服草木以救亏缺，后服金丹以定无穷，养性之理尽于此矣。

皇甫隆令曰：常闻道人蒯京，已年一百七十八而甚丁壮，言人当朝朝服食玉泉琢齿，使人丁壮有颜色，去三虫而坚齿。玉泉者，口中唾也。朝旦未起，早漱津令满口乃吞之，琢齿二七遍，如此者名曰练精。

嵇康曰：穰岁[⑭]多病，饥年少疾。信[⑮]哉不虚。是以关中土地，俗好俭啬，厨膳肴馐，不过菹酱[⑯]而已，其人少病而寿。江南岭表，其处饶足，海陆鲑肴，无所不备，土俗多疾而人早夭。北方仕子，游宦至彼，遇其丰赡以为福佑所臻，是以尊卑长幼恣口食啖，夜长醉饱，四体

---

① 燕：安乐。
② 子：当为“字”，生育。《千金方》、文渊本均作“字”
③ 薄：少。
④ 纩（kuang 矿）：丝绵。
⑤ 烁：通“铄”，耗损，削弱。
⑥ 审：详细；周密。
⑦ 以下与原文有出入。
⑧ 方：比方。
⑨ 羽苞：羽毛做的包。苞，通“包”。
⑩ 懔：强直。
⑪ 佚：通“逸”。
⑫ 闲邪：防御病邪。
⑬ 与夺：增减。
⑭ 穰岁：丰年。
⑮ 信：确实；的确。
⑯ 菹酱：酱菜。

热闷，赤露眠卧，宿食不消，未逾期月[①]，大小皆病。或患脚气、胀满、霍乱，或寒热、疟痢、恶核、疔肿，或痈疽、痔漏，或偏风、猥退，不知医疗，以至于死，凡如此者，比肩皆是，惟云不习水土，都不知病之所由，静言思之，可为太息也。学者先须识此，以自诫慎。

抱朴子曰：一人之身，一国之象也。胸腹之位，犹宫室也。四肢之别，犹郊境也。骨节之分，犹百官也。神犹君也，血犹臣也，气犹民也。知治身则能治国也。夫爱其民所以安其国，惜其气所以全其身。民散则国亡，气竭则身死。死者不可生也，亡者不可全也，是以至人消未起之患，治未病之疾，医之于无事之前，不追于既逝之后，夫人难养而易危也，气难清而易浊也。故能审威德所以保社稷，割嗜欲所以固血气。然后真一存焉，三一守焉，百病却焉，年寿延焉。

道林养性

真人曰：虽常服饵，而不知养性之术，亦难以长生也。养性之道常欲小劳，但莫大疲及强所不能堪耳。且流水不腐，户枢不蠹，以其运动故也。养性之道，莫久行、久立、久坐、久卧、久视、久听。盖以久视伤血，久卧伤气，久立伤骨，久坐伤肉，久行伤筋也，勿汲汲[②]于所欲，勿悁悁[③]于怀忿恨，皆折寿命。若能不犯，则得长生也。故善摄生者，常少思、少念、少欲、少事、少语、少笑、少愁、少乐、少喜、少怒、少好、少恶行。此十二少者，养性之都契[④]也。多思则神殆，多念则志散，多欲则志昏，多事则形劳，多语则气乏，多笑则脏伤，多愁则心慑，多乐则意溢，多喜则忘错昏乱，多怒则百脉不定，多好则专迷不理，多恶则憔悴无欢。此十二多不除，则荣卫失度，血气妄行，丧生之本也。惟无多无少者，几[⑤]于道矣。是知勿外缘者，真人初学道之法也。若能如此者，可居瘟疫之中无忧疑矣。既屏外缘，会须守五神（肝心脾肺肾），从四正（言行坐立），言最不得浮思妄念。想欲事，恶邪大起，故孔子曰：思无邪也。了了分明，勿辍也。仍于每旦初起，面向午，展两手于膝上，心眼观气上入顶，下达涌泉，旦旦如此，名曰迎气[⑥]。常以鼻引气，口吐气，小微吐之，不得开口，复欲得气少出入气多。每欲食送气入腹，每欲食气为主人也。凡心有所爱，不用深爱，心有所憎，不用深憎，并[⑦]皆损性伤神。亦不用深赞，亦不用深毁，常须运心于物平等，如觉偏颇，寻[⑧]改正之。居贫勿谓常贫，居富莫谓常富，居贫富之中，常须守道，勿以贫富易志改性。识达道理，似不能言。有大功德，勿自矜伐。美乐勿离手，善言勿离口，乱想勿经[⑨]心。常以深心至诚恭敬于物，慎勿诈善以悦于人。终身为善，人所嫌勿得起恨。事君尽礼，人以为谄，当以道自平其心。道之所在，其德不孤。勿言行善不得善报，以自怨仇。居处勿令心有不足，若有不足，则自抑之，勿令得起，人知止足，天遗其禄。所至之处，勿得多求，则心自疲而志自苦。若夫人之所以多病，当由不能养性。平康之日，谓言常然，纵情恣欲，心所欲得，则便为之，

---

① 期月：一月。
② 汲汲：急切，急迫。
③ 悁悁：忧闷貌。
④ 都契：要义；要领。
⑤ 几：近乎；接近。
⑥ 迎气：文渊本作"迩气"。
⑦ 并：文渊本作"率"。
⑧ 寻：随即。
⑨ 经：过。

不拘禁忌，欺罔幽明，无所不作，自言适性，不知过后一一皆为病本。及两手摸空，白汗流出，口唱皇天，无所逮及。皆以平生粗心不能自察，一至于此。但能少时内省身心，则自知见行之中皆畏诸痾。将知四百四病，身手自造，本非由天，及一朝病发，和、缓不救，方更诽谤医药无效，神仙无灵。故有智之人，爱惜性命者，常[①]自思念，深生愧耻，诫敕[②]身心，常修善事也。至于居处，不得绮[③]靡华丽，令人贪婪无厌，乃患害之源。但令雅素净洁，无风雨暑湿为佳。衣服器械，勿用珍玉金宝，增长过失，使人烦恼根深。厨膳勿用脯肉[④]，常令俭约为佳，然后行作鹅王步，语作含钟声，眠作狮子卧（右胠[⑤]胁着地坐脚也）。每日自咏歌云：美食须熟嚼，生食不粗吞。问我居止处，大宅总[⑥]林村。胎息守五脏，气至骨成仙。又歌曰：日食三个毒，不嚼而自消。锦绣为五脏，身着粪扫袍。修心既平，又须慎言语。凡言语读诵，常想声在气海中（脐下是也）。每日初入后，勿言语读诵，宁待平旦也。旦起欲专言善事，不欲先计较钱财。又食上不得语，语而食者常患胸背痛。亦不用寝卧多言笑，寝不得语言者，言五脏如钟磬，不悬则不可发声。行不得语，若欲语须住脚乃语，行语则令人失气。冬至日，止可语不可言。自言曰言，答人曰语。言有人来问，不可不答，自不可废言也，仍勿触冷开口大语为佳。言语既慎，仍节饮食。是以善养性者，先饥而食，先渴而饮。食欲数而少，不欲顿[⑦]而多，则难消也。常欲令如饱中饥，饥中饱耳。凡饱则伤肺，饥则伤气，咸则伤筋，酸则伤骨。故后学淡食，但当熟嚼，使米脂入腹，勿使酒脂入肠。人之当食，须去烦恼（暴数为烦，侵触为恼），如食五味，必不得暴嗔，多令人神惊，夜梦邪怪。每食不用重[⑧]肉，喜[⑨]生百病，常须少食肉，多食饭，及少菹菜，并勿食生菜、生米、小豆、陈臭物，勿饮浊酒，食面使塞气孔。勿食生肉，伤胃。一切肉惟须煮烂，停冷食之，食毕当漱口数过，令人牙齿不败，口香。热食讫，令冷酢浆漱口者，令人口气常臭，作䘌齿病。又诸热食咸物后，不得食冷酢浆水，喜失声成尸咽。风热食汗出，勿当风，发痓疼痛，令人目涩多睡。每食讫，以手摩面及腹，令津液通流。食毕当行步踌躇，计使中数里来，行毕使人以粉摩腹上数百遍，则食易消，大益人，令人能饮食，无百病，然后所修为真快也。饱食即卧，乃生百病，不消或积聚。饱食仰卧，成气痞，作头昏。寒热来者，寒未解，食热食，成刺风。人不得夜食。又云：夜勿过醉饱，食勿精思，为劳苦事，有损余。虚损人，常须忌。在巳时食讫，则不须饮酒，终身无干呕。勿食父母本命所属肉，令人命不长。勿食自己本命肉，令人魂魄飞扬。勿食一切脑，大损人。茅屋漏水堕诸脯肉上，食之成瘕约[⑩]。暴[⑪]肉作脯不肯干者，害人。祭神肉无故自动，食之害人。饮食上蜂行住，食之必有毒，害人。腹内有宿病，勿食鲮鲤鱼肉，害人。湿食

---

① 常：应作“当”。《千金方》及文渊本均作“当”。

② 诫敕：约束。

③ 绮：文渊本作“纷”。

④ 脯肉：干肉。

⑤ 胠：文渊本作“膀”

⑥ 总：皆；都。

⑦ 顿：文渊本作“烦”。

⑧ 重：多。

⑨ 喜：易。

⑩ 约：当为“结”。《千金方》作“结”。

⑪ 暴：同“曝”，晒。

及酒浆临上看视，不见人物影者，勿食之，成卒注。若已食，腹胀者，急以药下之。每十日一食葵，葵滑所以通五脏壅气。又是菜之主，不用合心食之。又饮酒不欲使多，多则速吐之为佳，勿令至醉，即终身百病皆除。久饮酒者，腑脏积毒致令蒸筋，伤神损寿。醉不可以当风卧，不可令人扇凉，皆即得病也。醉不可露卧湿地，当风取凉。凡人醉不可强食，或发痈疽，或发喑，或生疮。醉饱不可以走车马及跳踯。醉不可接房，醉饱交接，小者面憔咳嗽，大者伤绝脏脉损命。凡人饥，欲坐小便，若饱则立小便，慎之无病。又忍尿不便，膝冷成痹。忍大便不出，成气痔。小便勿努，令两足及膝冷。大便不用呼气及强努，令人腰脊自涩，宜任之佳。凡遇山水坞中出泉者，不可久居，常食作瘿病。又深阴地冷，水不可饮，必作痎疟。饮食以调，时慎脱着。凡人旦起着衣，反者便着之吉，衣光者三振之曰，殃去，吉。湿衣、汗衣皆不可久着，令人发疮及风瘙。大汗能易衣佳，不易者急洗之，不尔令人小便不利。凡大汗勿遍脱衣，喜得偏风半身不遂。春天不可薄衣，令人伤寒霍乱，食不消，头痛。脱着既时，须调处。凡人卧，春夏向东，秋冬向西，头勿北卧，及墙北亦勿安床。凡欲眠，勿歌咏，不祥。睡起下床，先须左足。卧勿当舍脊下。卧讫勿留灯，令魂魄六神不安，多愁怨。人头边勿安火炉，日久引火气，头重目赤及鼻干。夜卧当耳勿有孔，吹入[①] 即耳聋。夏不欲露面，致令人面皮厚，喜成癣，或作面风。冬夜勿覆头，得长寿。凡人眠勿以脚上悬高处，久成肾水及损尻。足冷人每见十步直墙，勿顺墙面[②]，风利吹人发癫。及体重人汗勿跂床悬脚，久成血痹，两足背腰疼，又不得昼眠，令人失气。卧勿大语，损人气力。暮卧常习闭口，口开，即失气，且邪恶从口入，久而成消渴及失血色。屈膝侧卧，益人气力，胜正偃仰，按孔子不尸卧，故曰睡不厌蹴[③]，觉不厌舒。凡人尸睡则有鬼痛魔邪。凡眠，先卧心后卧眼。人卧一夜，常作五度反覆，逐更转。凡人夜魇，勿燃灯唤之，定死无疑，暗唤之吉，亦不得近前急唤。夜梦恶不须说，旦以水面东持刀噀[④] 之，咒曰：恶梦着草木，好梦成珠玉，即无咎矣。又梦之善恶并勿说为吉，衣食寝处皆能顺时者吉，始尽养生之道。

故善摄生者，无犯日月之忌，无失岁时之和。须知一日之忌，暮无饮食[⑤]；一月之忌，晦无大醉；一岁之忌，暮无远行；终身之忌，暮无燃烛行房，暮常护气也。凡气冬至起于涌泉，十一月至膝，十二月至股，正月至腰，名三阳成。二月至膊，三月至项，四月至顶，纯阳用事之月也。每冬至日，于北壁下厚堆草而卧，云受元气。每八月一日以后，即微火暖足，勿令下冷无生意，常欲使气在下，不欲泄于上。春冻未泮[⑥]，衣欲下厚上薄。养阳收阴，继世长生；养阴收阳，祸则灭门。故云，冬时天气闭，血气伏藏，人不可作劳出汗，发泄阳气，有损于人也。又云，冬日冻脑，春秋脑足俱冻，此圣人之常法也。春欲晏[⑦] 卧早起，夏及秋欲侵[⑧] 夜乃卧早起，冬欲早卧而晏起，皆益人。虽

---

① 吹入：《千金方》及文渊本作“吹人”。
② 面：当作“卧”，《千金方》作“卧”。
③ 蹴（dí 敌）：平坦貌。
④ 噀（xùn 迅）：喷水。
⑤ 饮食：当作“饱食”。《千金方》及文渊本作“饱食”。
⑥ 泮：解。
⑦ 晏：晚。
⑧ 侵：接近。

云早起，莫在鸡鸣前，晏起莫在日出后，凡冬月忽有大热之时，夏日忽有大凉之时，皆勿受之。人有患天行时气者，皆由犯此也，即须调气息使寒热平和，即免患也，每当腊月[①]，勿歌舞，犯者必凶。常于正月寅日，烧白发，吉。凡寅日剪手甲，午日剪足甲，又烧白发，吉。

居处法

凡人居止之室，心须周密，勿令有细隙，致有风气得人。小觉有风，勿强忍，久坐必须急急避之，久居不觉，使人中风。古[②]来忽得偏风，四肢不随，或如角弓反张，或失音不语者，皆由忽此耳。身既中风，诸病总集，邪气得便，遭此致卒者，十中有九，是以大须周密，无得轻之，慎焉慎焉。所居之室，必基[③]井及水渎，令安龙神。

凡在家及外行，卒逢大飘风暴雨震电昏暗大雾，此能会[④]诸龙鬼神行动经过所致，宜入室闭户，烧香静坐，安心以敬避之，待过后乃出，不尔损人。或当时虽未苦，于后不佳矣。又阴雾中，不可远行。

凡家中有经像，行来先拜之，然后拜尊长，每行至则安坐焉。

凡居家不必数沐浴，若沐浴必须密室，不得大热，亦不得大冷，皆生百病。冬浴不必汗出霡霂，沐浴后不得触风冷，新沐发讫，勿当风，勿湿萦髻，勿湿头卧，使人头风眩闷，发秃面黑，齿痛耳聋，头生白屑。饥忌浴，饱忌沐。沐讫，须进少许食饮，乃出。夜沐发，不食即卧，令人心虚，饶汗多梦。又夫妻不用同室沐浴，常以晦日浴，朔日沐，吉。凡炊汤经宿，用洗体成癣，洗面无光，洗脚即疼痛，作甑畦疮。热泔洗头，冷水濯之，作头风。饮水沐头，亦作头风时行病。新汗解，勿冷水洗浴，损心包不能复。

凡居家常戒约内外长幼，不快即须早道，勿使隐忍以为无苦，过时不知，便为重病，遂成不救。小有不好，即按摩挼擦[⑤]令百节通利，泄其邪气。凡人无问有事无事，常须日别蹋脊背四肢一度，头项苦令热[⑥]蹋，即风气时行不能着人。此大要妙不可具论。

凡人居家及远行，随身常有热艾一升，备急丸、辟鬼丸药、生肌药、甘湿药、疔肿药、水银、大黄、芒硝、甘草、干姜、桂心、蜀椒，不能更蓄余药，此等常不可缺，及。一两卷备急药方，并带辟毒蛇、蜂、蝎等药随身。

凡人自觉十日以上康健，即须灸三数穴，以泄风气。每用必须调气补泻，按摩导引为佳。勿以康健便为常然，须常安不忘危，预防诸病也。灸法常须避人神。凡畜手力细累[⑦]，春秋皆须与转泻药一度，则不中天行时气也。

按摩法

天竺国按摩，此是婆罗门法。

两手相捉细捩[⑧]，如洗手法。两手浅相叉，翻覆向胸。两手相捉，共按髀，左右同。以手如挽五石力弓，左右同。两手相重按髀，徐徐捩身，左右同。作拳向前

---

① 月：当作“日”，《千金方》及文渊本作“日”。

② 古：文渊本作“立”。

③ 基：本；以……为基础。

④ 能会：文渊本作“乃会”，《千金方》作“皆是”。

⑤ 挼擦：文渊本作“按擦”，《千金方》作“挼捺”。

⑥ 热：《千金方》作“熟”。

⑦ 手力细累：文渊本作“牛马驴骡”。

⑧ 捩（liè 列）：揉搓。

筑，左右同。作拳却顿，此是开胸，左右同。如拓石法，左右同。以手反捶背上，左右同。两手据地，缩身曲脊，身[1]上三举，两手气[2]抱头，宛转髀上，此是抽胁。大坐斜身偏攲[3]如排山，左右同。大坐伸两脚，即以一脚向前虚制，左右同。两手拒地回顾，此是虎视法，左右同。立地反拗身三举。两手急相叉，以脚踏手中，左右同。起立以脚前后虚踏，左右同。大坐伸两脚，用相手勾所伸脚着膝中，以手按之，左右同。

上十八势，但是老人，每日能依此三遍者，一月后百病除，行及[4]奔马。补益延年，能食，明眼，轻健，不复疲乏。

老子按摩法

两手擦腮，左右捩身一七遍。两手捻腮，左右纽肩，二七遍。两手抱头，左右纽腰，二七遍。左右挑头，一七遍，两手托头，三举之。一手抱头，一手托膝三折，左右同。一手托头，一手托膝，从下向上三遍，左右同。两手攀头，下向三顿足。两手相捉，头上过，左右三遍。两手相叉，托心前，推却挽三遍。两手相叉，着心三遍。曲腕筑肋挽肘，左右三遍。左右挽，前后拔，各三遍。舒手挽项，左右三遍。反手着膝，手挽肘，覆手着膝上，左右亦三遍。手摸肩，从上至下使遍，左右同。两手空拳筑三遍。两手相叉，反覆搅，各七遍。外振手三遍，内振三遍，覆手振亦三遍。摩纽指三遍。两手反摇三遍。两手反叉，上下纽肘无数。单用十呼。两手上耸三遍。两手下顿三遍。两手相叉头上过，左右申肋[5]十遍。两手拳反背上，掘脊上下亦三遍（掘，揩之也）。两手反捉，上下直脊三遍。覆掌搦腕，内外振三遍。覆掌前耸三遍，覆掌两手相叉交横三遍。覆手横直，即耸三遍。若有手患冷，从上打至下，得热便休。舒左脚，右手承之，左手擦脚耸上至下，直脚三遍，右手擦脚亦尔，前后捩足三遍。左捩足，右捩足，各三遍。前后却捩足三遍。直脚三遍。纽髀三遍。内外振脚三遍。若有脚患冷者，打热便休。纽臂以意多少。顿脚三遍，却直脚三遍，虎据左右纽肩三遍。推天托地，左右三遍。左右排山，负山拔木，各三遍。舒手直前顿伸手三遍。舒两手、两膝亦各三遍。舒脚直反顿伸手三遍。捩内脊外脊各三遍。

调气法

彭祖曰：道不在烦，但能不思衣食，不思声色，不思胜负，不思曲直，不思得失，不思荣辱；心无烦，形勿极，而兼之以导引行气不已，亦可得长年，千岁不死。凡人不可无思，当以渐遣除之。彭祖曰：和神导气之道，当得密室，闭户，安床暖席，枕高二寸半，正身偃卧，瞑目闭气于胸膈中，以鸿毛着鼻上而不动，经三百息，耳无所闻，目无所见，心无所思，如此寒暑不能侵，蜂虿不能毒，寿三百六十岁，此邻[6]于真人也（旦夕者，是阴阳转换之时。凡旦五更初暖气至，频频眼闭，是上生气至，名曰阳息而阴消，暮日入后冷气至，凛凛然时，乃至床坐睡倒，是下生气至，名曰阳消而阴息。旦五更初暖流至，暮日入后冷气至，常出入天地日月、山川河海、人畜草木，一切万物体中代谢往来无一时休息，一进一退，如昼夜之更迭，如海水之潮汐，是天地消息之道也）。面向午，展两手于脚膝上，徐徐

---

① 身：当作“向”。《千金方》及文渊本作“向”。

② 气：文渊本无此字，当是。

③ 攲（qī）：倾斜。

④ 及：追；赶上。

⑤ 申肋：文渊本作“伸筋”。

⑥ 邻：接近。

按擦肢节，口吐浊气，鼻引清气（凡吐者出故气，亦名死气。吞者取新气，亦名生气。故老子经云：玄牝之门，天地之根，绵绵若存，用之不勤。言口鼻天地之门①，可以出纳阴阳死生之气也）。良久，徐徐乃以手左托、右托、上托、下托、前托、后托，瞋目张口，叩齿摩眼，押头拔耳，挽发放腰，咳嗽发扬振动也。双作只作，反手为之。然后掣足抑振，数八十九十而止。仰下徐徐定心，作禅观之法，闭目存思，想见空中太和元气，如紫云成盖，五色分明，下入毛际，渐渐入顶如雨初晴，云入山，透皮入肉，至骨至脑，渐渐下入腹中，四肢五脏皆受其润，如水渗入地。若彻，则觉腹中有声汩汩然。意转思存，不得外缘，斯须即觉元气达于气海，须臾则自达于涌泉，则觉身体振动，两脚蜷曲，亦令床坐有声拉拉然，则名一通。二通乃至日别得三通五通，则身体悦怿，面色光辉，鬓毛润泽，耳目精明，令人食美，气力强健，百病皆去，五年十岁，长存不亡。得满千② 万通，去仙不远矣。人身虚无，但有游气，气息得理，即百病不生。若消息失宜，即诸疴竞起。善摄养者，须知调气方焉，调气方疗万病大患，百日生眉须，自余者不足言也。

凡调气之法，夜半后日中前，气生得调，日中后夜半前，气死不得调，调气之时则仰卧，床铺厚软，枕高下共身平，舒手展脚，两手握大拇指节，去身四五寸，两脚相去四五寸，数数叩齿，饮玉浆。引气从鼻入腹，足则停止。有力更取，久住气闷，从口细细吐出尽远。鼻细细引入，出气一准前法。闭口以心中数数，令耳不闻，恐有误乱，兼以手下筹，能至千则去仙不远矣。若天阴雾，恶风猛寒，勿取气也，但闭之。

若患寒热及患痈疽，不问日中，疾患未发前一食间即调，如其不得好瘥，明日依式更调之。

若患心冷病气即呼出，若热病即吹出，若肺病则嘘出，若肝病则呵出，若脾病则唏出，若肾病则呬出，夜半后八十一，鸡鸣七十二，平旦六十一，日出五十四，辰时四十五，巳时三十六。欲作此法，先左右导引三百六十遍。

病有四种，一冷痹，二气疾，三邪风，四热毒。若有患者，安心调气，此法无有不瘥也。

凡百病不离五脏，五脏各有八十一种疾，冷热风气计成四百四病，事须识其相类善以知之。

心脏病者，体冷热，相法，心色赤，患者梦中见人着赤衣，持赤刀杖火来怖人。疗法，用呼吹二气，呼疗冷，吹治热。

肺脏病者，胸背满胀，四肢烦闷。相法，肺色白，患者喜梦见美女美男，诈亲附人，共相抱持，或作父母兄弟妻子。疗法，用嘘气出。

肝脏病者，忧愁不乐，悲思，喜头眼疼痛。相法，肝色青，梦见人着青衣，捉青刀杖，或狮子虎狼来恐怖人。疗法，用呵气出。

脾脏病者，体上游风习习，遍身痛烦闷，相法，脾色黄，通土色，梦或作小儿击历人，邪犹③ 人或如旋风团栾转。治法，用唏气出。

肾脏病者，体冷阴衰，面目恶痿。相法，肾色黑，梦见黑衣及兽物捉刀杖相怖。用呬气出。

冷病者，用大呼三十遍，细呼十遍。

---

① 门：文渊本作“间”。

② 千：文渊本作“十”，疑非。

③ 邪犹：文渊本作“揶揄”。

呼法，鼻中引气入，口中吐气出，当令声相逐呼字而吐之。热病者，用大吹五十遍。细吹十遍。吹如吹物之吹，当使字气声似字。

肺病者，用大嘘三十遍，细嘘十遍。肝病者，用大呵三十遍，细呵十遍。脾病者，用大唏三十遍，细唏十遍。肾病者，用大呬五十遍，细呬三十遍。

此十二种调气法，若有病依此法恭敬用心，无有不瘥，皆须左右导引三百六十遍，然后乃为之。

服食法

论曰：凡人春服小续命汤五剂，及诸补散各一剂。夏大热，则服肾沥汤三剂。秋服黄芪等丸一两剂。冬服药酒两三剂。立春日则止。此法终身常尔，则百病不生矣。俗人见浅，但知钩吻之杀人，不信黄精之益寿；但识五谷之疗饥，不知百药之济命；但解施泄以生育，不知固秘以颐养，故有服饵方焉。郗愔曰：夫欲服食，当寻性理所宜，审冷暖之适，不可见彼得力，我便服之。初御药，皆先草木，次石，是为将药[1]之大较也。所谓精粗相代，阶粗以至精者也。夫人从少至长，体习五谷，卒不可一朝顿[2]遗之。凡服药物，为益迟微，即无充饥之验。然积年不已，方能骨髓填实，五谷居然而自断。今人多望朝夕之效，求目下之应，腑脏未充，便欲绝粒，谷气如除，药未有用，又将御女，形神与俗无别，以此致弊，胡不怪哉？服饵大体皆有次第，不知其术者，非止交有所损，卒亦不得其力。故服饵大法，必先去三虫，三虫既去，次服草药，好得药力，次服木药，好得力讫，次服石药，依此次第乃得遂其药性，庶可安稳，可以延龄矣。

去三尸虫丸方

生地黄汁三斗，东向灶苇火煎三沸，内清漆二升，以荆匕搅之，日移一尺，内黄丹三两，复移一尺，内瓜子汁三升，复移一尺，内大黄末三两，微火勿令焦，候可丸如梧桐子大。先食服一丸，日三。浊血下鼻中，三十日诸虫皆下，五十日百病愈，面色有光泽。

又方

漆（二升）　芫菁子（三升末）

大黄（六两末）　酒（二升半）

上以微火合煎，令可丸如梧桐子大，先食服三丸。十日浊血下出鼻中，三十日虫皆烂下，五十日身光泽，一年行及奔马，消息四体安稳，乃可服草药。

服天门冬方

天门冬曝干，捣下筛，食后服方寸匕，日三，可至十服。小儿服尤良。与松脂炼密[3]丸，服之益善，惟多弥佳。

又方

捣取汁，微火煎，取五斗，下白蜜一斗，胡麻炒末二升，合煎，搅勿息手，可丸即止火，下大豆黄末和为饼，径三寸，厚半寸。一服一枚，日三，百日以上得益。此方最上，妙包众方。一法，酿酒服，始伤多无苦，多即吐去病也。

天门冬酒酿法

取天门冬净洗，去心皮，令人利捣，压取汁二升，渍面二升，曲发，以糯米二升，准家酿法造酒。春夏宜极冷下饭，秋冬温如人肌。此酒初熟味酸，仍作臭泔腥气，但服之，久停则香美，余酒皆不及。封四七日佳。凡八月、九月即少少合，至

① 将药：服药。大较：大要。
② 顿：文渊本作“而”。
③ 密：应为“蜜”。

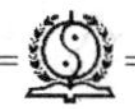

十月多，拟到来年五月三十日以来，相续服之。春三月亦得合，入四月不得合。服酒时，若再得天门冬去心皮，曝干，为细末，以上件酒服方寸匕，日三，加至三匕。久服长生，补中益气，愈百病也。治虚劳等伤，年老衰损羸瘦，偏枯不随，风湿不仁，冷痹心腹积聚，恶疮痈疽，肿癞疾重，周身脓坏，鼻柱败烂，服之皮脱虫出，颜色肥白发黑，齿落再生，入水不濡[1]。二百日后恬泰，疾损拘急者缓，羸劣者强。三百日身轻，三年走及奔马。至十年，心腹痼疾皆去。

服地黄法

生地黄五十斤熟捣之，绞取汁，澄去滓，微火上煎，减过半，内白蜜五升，枣脂一升，搅令相得，可丸乃止。每服如鸡子一枚，日三。令人肥白。

又方

地黄十斤，细切，以醇酒二斗渍三宿，出，曝干，反覆内渍，取酒尽止。与甘草、巴戟天、厚朴、干漆、覆盆子各一斤，捣下筛，食后酒服方寸匕，日三，加至二匕。使人老者还少，强力，无病延年。

作熟地黄法

采地黄，去其须叶及细根，捣绞取汁以渍肥者，着甑中，蒸之熟时，出，曝燥，更浸汁中，又蒸，汁尽止，便干之。亦可直切蒸之半日，数以酒洒之，使周匝，至夕出，曝干，可捣为末，炼蜜丸服之。

种地黄法

先择好地黄赤色虚软者，深耕之，腊月逆耕冻地弥好。择肥大好地黄根，切长四五分至三寸许，一斛可种一亩，二三月种之，作畦畔相去一尺，生后随锄壅，数芸[2]之。

黄精膏方

黄精用一石，去须毛，洗令净洁，打碎蒸，令好熟，压得汁，复煎，去上游水，得一斗，内干姜三两，桂心末一两，微火煎，看色郁郁然欲黄，使去火待冷，盛不津器中，酒五合，和服二合，常未食前，日二服。旧皮脱，颜色变光，花色有异，鬓发更改，欲长服者，不须和酒，内生大豆黄，绝谷食之，不饥渴，长生不老。

服乌麻法

取黑皮真檀色者，乌麻随多少，水拌令润，勿过湿，蒸令气遍即出，曝干，如此九蒸九捣，去上皮，未食前和水若酒，服二方寸匕，日三，渐渐不饥绝谷。久服百病不生，常服延年不老。

饵柏实方

柏子仁二升，捣令细，醇酒四升渍，搅如泥，下白蜜二升，枣膏三升，捣令可丸，入干地黄末、白术末各一升，搅和丸如梧桐子大，每服三十丸，日二服，二十日万病皆愈。

饵松子方

七月七日采松子，过时即落不可得。治服方寸匕，日三四。一云，一服三合。百日身轻，二百日行五百里，绝谷服升仙，渴饮水，亦可和脂服之。若丸如梧桐子大，服十丸。

服松脂方

百炼松脂下筛，以蜜和内筒中，勿令中风，日服如博棋子大（博棋长二寸，方一寸），日三，渐渐月别服一斤，不饥延年。亦可醇酒和白蜜如饧，日服一二两至半斤。凡取松脂，老松皮自有聚脂者最第

---

① 濡：湿。

② 芸：通“耘”，除草。

一，其根下有伤折处不见日月者得之，名曰阴脂，弥良。惟衡山东行五百里，有大松，皆三四十围，乃多脂。又法，五月刻大松阳面使向下，二十四株，一株可得半斤，亦取其老节根处有脂得用。仙经云：常以三月入衡山之阴，取不见日月松脂，炼而饵之，即不召而自来，服之百日，耐寒暑，二百日，五脏补益，服之五年，即见西王母。仙经又云：诸石所生三百六十五山，其可食者满谷阴怀中松脂耳，其谷正从衡山岭直东四百八十里当横健，正在横岭东北行过其南入谷五十里，穷穴有石城白鹤，其东方有大石四十余丈，状如白松，松下二丈有小穴，东入山有丹砂可食。其南方阴中有大松，大三十围，有三十余株不见日月，皆可取服之。

采松脂法

以日入时，破其阴以取其膏，破其阳以取其脂，脂膏等分，食之可以通神灵，凿其阴阳为孔，令方五寸，深五寸，还以皮掩其孔，无令风入，风入则不可服。以春夏时取之，取讫封塞勿泄，以泥涂之。东北行丹砂穴，有阴泉水可饮，此弘农车君以元封元年入此山食松脂，十六年复下居长安东市，在上谷牛头谷时往来至秦岭上，年常如三十者。

炼松脂法

松脂七斤，以桑灰一石煮脂三沸，接置冷水中凝，复煮之，凡十遍，脂白矣可服。今谷在衡州东南攸县界，此松脂与天下松脂不同。

饵茯苓方

茯苓十斤去皮，酒渍密封下，十五日出之，取服如博棋，日三，亦可屑服方寸匕。凡饵茯苓皆阳煮四五沸，或以水渍六七日。

茯苓酥方

茯苓（五升，灰汁煮十遍，浆水煮十遍，清水煮十遍） 松脂（五斤，煮如茯苓法，每次煮四十遍） 生天门冬（五斤，去心皮，曝干，作末） 蜡 牛酥（各三斤。炼三十遍） 白蜜（三斤，煎令沫尽）

上各捣节[1]，以铜器重汤[2]上，先内酥，次蜡，次蜜，消讫内[3]药，急搅勿住手，务令大均，内瓷器中，密封勿令泄气。先一日不食，欲不食先须吃好美食极饱，然后绝食，即服二两，二十日后服四两，又二十六日后八两，以丸之，以咽中下为度。

第二度以四两为初，二十日后八两，又二十日二两。第三度服以八两为初，二十日二两，二十日四两。合一百八十日，药成自后服三丸将补，不服亦得，恒以酥蜜消息之，美酒服一升为佳。合药须取四时旺相日，特忌刑杀厌及四激休废等日，大凶。此彭祖法。

茯苓膏方

茯苓（净，去皮） 松脂（二十四斤） 松子仁 柏子仁（各十二斤）

上皆依法炼之，松柏仁不炼，捣筛，白蜜二斗四升内铜器中汤上，微火煎一日一夕，次第下药，搅令相得，微火煎七日七夜上，丸如小枣。每服七丸，日三。欲绝谷顿服取饱，即得轻身明目不老。

服枸杞根方（主养性遐龄）

枸杞根切一石，水一石二斗煮，取六斗，澄清，煎取三升，以小麦一斗干净，择内汁中渍一宿，曝二，往返令汁尽，曝干捣末，酒服方寸匕，日二。一年之中以二月、八月各合一剂，终身不老。

---

① 捣节：《千金方》及文渊本作“捣筛”，当是。

② 重（chóng 虫）汤：隔水蒸煮。

③ 内：同“纳”。

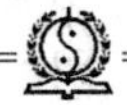

枸杞酒方

枸杞根一百二十斤切，以东流水四石煮一日一夜，取清汁一石，渍曲一如家酝法，熟取清，贮不津器中，内干地黄末二斤半，桂心、干姜、泽泻、蜀椒末各一斤，商陆末二升，以绢袋贮，内酒底，紧塞口，埋入地三尺，坚覆上，三七日沐浴整衣冠，再拜，平晓向甲寅地日出处开之，其酒赤如金色。旦空腹服半升，十日万病皆愈，三十日瘢痕灭。恶疾人以水一升和酒半升分五服愈。

饵云母水方（疗万病）

上白云母二十斤薄擗，以露水八斗作汤，分半洮洗云母，如此再过，又取二斗作汤，内芒硝十斤，以云母木器中渍之，二十日出，绢袋盛，悬屋上，勿使见风日，令燥。以水渍，鹿皮为囊，揉挻[①]之，从旦至日中，乃以细绢下筛滓，复揉挻令得好粉五斗，余者弃之。取粉一斗，内崖蜜二斤，搅令如粥，内生竹筒中薄削之，漆固口，埋北垣南崖下，入地六尺，覆土，春夏四十日，秋冬三十日，出之，当如泽为成。若洞洞不消者，更埋三十日，出之。先取水一合，内药一合，搅和尽服之，日三。水寒温尽自在，服十日，小便当变黄，此先疗劳气风疹也。二十日腹中寒癖消。三十日龋齿除，更新生，四十日不畏风寒。五十日诸病皆愈。颜色日少，长生神仙。吾自验之，所以述录。

炼钟乳粉法

钟乳一斤不问厚薄，但取匀净十分好者即任用，非此者不堪用。先泥铁铛可受四五斗者为灶，贮水令满，去口三寸，内乳着金银瓷盎内任有用之，乃下铛中令水没盎上一寸余即得，常令如此，勿使出水也。微火烧，日夜不绝，水欲竭即添成暖水，每一周时，辄易水洗铛并洮乳，七日七夜出之。净洮干，内瓷钵中玉椎缚格，少着水浸之，一日一夜，急着水搅令大浊，灯[②]取浊汁，其乳粗者自然着底，作末者即自浊水出，即经宿澄取其粗着底者，准前法研之。凡五日五夜，皆细逐粉[③]作粉，好用澄炼，取曝干，即更于银钵中研之一日，候入肉水洗不落者佳。

钟乳散

钟乳粉（成炼者三两）　上党人参　石斛　干姜（各三分）

上四味捣下筛，三味与乳合和相得，均分作九贴，平旦空腹温淳酒服一贴，日午后服一贴，黄昏后服一贴，三日后准此服之。凡服此药法，皆三日一剂，三日内止食一升半饭，一升肉，肉及饭惟烂，不得服葱、豉。问曰：何故三日少食勿得饱也？答曰：三夜乳在腹中，熏补脏腑，若此饱食，反推药出腹，所以不得饱食也。何故不得生食？由食生故即损伤药力，药力既损，脂肪亦伤，所以不得食生食也。何故不得食葱、豉？葱、豉杀药，故不得食也。三日服药既尽，三日内须作羹食补之，任意所便，仍不用葱、豉及硬食也。三日补讫，还须准二服药如前，尽此一斤乳讫，其气力当自知耳，不能具述。一得此法，其后服十斤、二十斤任意方便可知也。

西岳真人灵飞散方

云母粉（一斤）　茯苓（八两）　钟乳粉　柏子仁　人参　续断　桂心（各七两）　菊花（十五两）　干地黄（十二两）

上九味为末，生天门冬十九斤取汁溲药，内铜器中蒸一石二斗黍米下，米熟，

---

① 挻：当为“梴”，揉和。下同。

② 灯：当为“澄”。《千金方》作“澄”，可参。

③ 逐粉：《千金方》作“逐水”，可参。

曝干为末，先食饮服方寸匕，日一。三日力倍，五日血脉充盛，七日身轻，十日面色悦泽，十五日行及奔马，三十日夜视有光，七十日白发尽落，故齿皆去。更取二十一匕白蜜和捣二百杵，丸如梧桐子大，作八十一枚，曝干，丸皆映彻如水晶珠。欲令发齿时生者吞七枚，日三，服即出。发未白齿未落者，但服散五百年乃白，如前法服，已白者饵药至七百年乃落。入山日吞七丸，绝谷不饥。余得此方以来，将逾三纪，顷者但美而悦之，疑而未敢措手，积年询访，屡有好名人曾饵得力，遂服之一如方说，但能业之不已，功不徒弃耳。

黄帝杂忌法

旦起勿开目洗面，令人目涩失明饶泪[①]。清旦常言善事，勿恶言，闻恶事即向所来方唾之，吉。又勿嗔怒，勿叱咤咄呼，勿嗟叹，勿唱奈何，名曰请祸。勿立膝坐而交臂膝上，勿令发覆面，皆不祥。勿举足向火，勿对灶骂詈。凡行立坐，勿背日，吉。勿面北坐久思，不祥起。凡欲行来，常存魁罡在头上，所向皆吉。若欲征战，存斗柄在前以指敌，吉。勿面北冠带，凶。勿向西北唾，犯魁罡神，凶。勿咳唾，唾不欲远，成肺病，令人手足重及背痛咳嗽。亦勿向西北大小便。勿杀龟蛇。勿怒目视日月，喜令人失明。行及乘马不用回顾，则神去人不用鬼行踖粟。凡遇神庙，慎勿辄入，入必恭敬，不得举目怒意顾瞻，当如对严君焉，乃享其福耳，不尔速获其祸。亦不得返首顾神庙。忽兴[②]龙蛇，勿兴心惊怪，亦勿注意瞻视。忽有鬼怪变异之物，即强抑之，勿怪，咒曰：见怪不怪，其怪自坏。又路行及从中见殊妙美女，慎勿熟视而爱之，此当魑魅之物，使人深爱。无问深山旷野稠人广众之中，皆亦如之。凡山水有沙虱[③]处，勿在中浴，害人。欲渡者，随驴马后急渡不伤人。有水弩处射人影即死，欲渡水者以物打水，其弩即散，急渡不伤人。诸山有孔云人采宝者，惟三月、九月，余月山闭气交死也。凡人空腹有[④]用见尸臭气入鼻，舌上白起口常臭，欲见尸者皆须饮酒见之，有[⑤]辟毒。远行触热，涂[⑥]中逢河，勿洗面，生乌点。

房中补益法

论曰：人年四十以下，多有放恣，四十以上，即顿觉气力一时衰退，衰退既至，众病蜂起，久而不治，遂至不救。凡人气力自有盛而过人者，亦不可抑忍久而不泄，致生痈疽。若年过六十，强有数旬不得交合，意中平平者，自可闭固也。昔正观初有一野老，年七十余，诣余云：数日来阳气益盛，思与家妪昼寝，春事皆成，未知垂老有此，为善恶耶？余答之曰：是大不祥。子独不闻膏火乎？夫膏火之将竭也，必先暗而后明，明止则灭，今足下年迈桑榆，久当闭精息欲，兹忽春情猛发，岂非反常耶。窃为足下忧之，子其勉欤。后四旬，发病而死，此其不慎之效也。如斯之辈非一，且疏一人以勖[⑦]将来耳。所以善摄生者，凡觉阳事辄盛，必谨而抑之，不可纵心竭意以自贼也。若一

---

① 饶泪：多泪。

② 兴：《千金方》及文渊本作“见”，当是。

③ 虱：原作“风”，据《千金方》改。

④ 有：《千金方》及文渊本均作“不”，当是。

⑤ 有：《千金方》及文渊本作“能”，当是。

⑥ 涂：通“途”。

⑦ 勖（xù序）：勉励。

度制得，则一度火灭，一度增油。若不能制，纵情施泻，即是膏火将灭，更去其油，可不深自防。所患人少年时不知道，知道亦不能信行之，至老乃知道便以晚矣，病难养也。或曰：年未六十，当闭精守一为可尔否？曰：不然。男子不可无女，女不可无男。无女则意动，意动则神劳，神劳则损寿，若念真正无可思者，则大佳长生也。然而万无一有，强抑郁闭之，难持易失，使人漏精尿浊，以致鬼交之病，损一而当百也。交会者当避丙丁日，及弦望晦朔，大风、大雨、大雾、大寒、大暑、大雷电、大霹雳，天地晦冥，日月薄蚀，虹霓地动，则损人神，不吉。损男有倍，令女得病，有子必癫痴、顽愚、喑痖、聋聩、挛跛、盲眇，多病短寿，不孝不仁。又避日月星辰，火光之下，神庙佛寺之中，井栏圊厕之侧，冢墓尸柩之旁，皆所不可。夫交合如法，则有积德，大智善人降托胎中，仍令性行调顺，所作和合，家道日隆，祥瑞竞集。若不如法，则有薄福愚痴恶人来托胎中，仍令父母性行凶险，所作不成，家道日否[1]，殃咎屡至，虽生成长，家国灭亡。夫祸福之应有如影响[2]，此乃必然之理，可不再思之！若欲求子者，但待妇人月经绝后一日三日五日，择其王相日，如春甲乙、夏丙丁、秋庚辛、冬壬癸，以生气时夜半后乃施泻，有子皆男，必寿而肾[3]明高爵也。以月经绝后二日四日六日施泻，有子必女。过六日后勿得施泻，既不得子也不成人。

人有所怒，血气未定，因以交合，令人发痈疽。又不可忍小便交合，使人淋茎中痛，面失血色，及远行疲乏来入房，为五劳虚损，少子。妇人月事未绝而与交合，令人成病得白驳[4]也。

---

① 否（pī 匹）：坏；恶。

② 影响：影随形响应声。

③ 肾：当为“贤”，《千金方》作“贤”。

④ 白驳：指肤色驳杂。

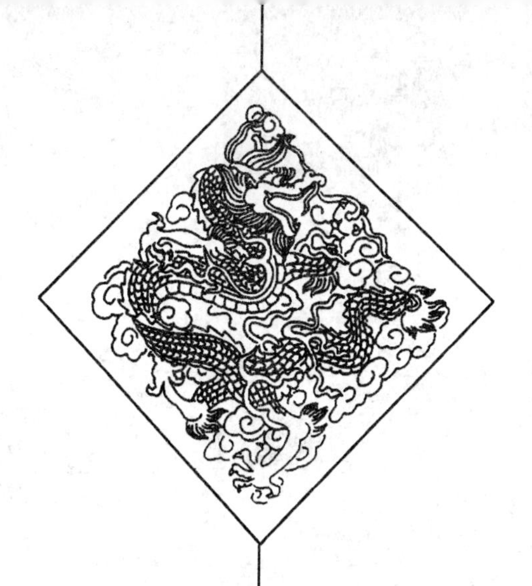

危亦林医学学术思想研究

生平与著作

危亦林，字达斋，生于公元1277年，卒于1347年。享年71岁。江西南丰（今江西省南丰县）人，元代著名医家。

危亦林出生于世医家庭，其高祖专大方脉（内科），伯祖专妇科、正骨兼金镞科，祖父专小方脉（儿科），伯父专眼科并疗瘵疾。可谓家学渊源。受家庭熏陶，危氏自幼开始学习医学，20岁正式行医，精通临床内、外、妇、儿、五官等科疾病的治疗。50岁时曾任南丰州医学教授，是一位很有影响的医学家。

在长期的临床实践中，危氏有感于“方浩若沧海，卒由所索，目不能周”，遂“依按古方，参之家传”，将历代的著名方剂和五世积累的经验良方，参考元代所定医学十三科目分门别类，进行编纂，前后历时十载，编成《世医得效方》一书。对我国内科、儿科、眼科、骨伤科及方剂学的发展均有一定的影响，《四库全书总目提要》谓“是编集其高祖以下五世所集医方，合而成书……所载古方至多，皆可以资考据”。其书编成后经太医院审阅，于1345年刊行。现存主要版本有元至正五年（1345年）建宁路官医提领陈志刻本，目前国内该书留存较全而未散佚的版本有明正德元年（1506年）书林魏家复刻本、《四库全书》本，1964年上海科学技术出版社铅印本。

学术思想与临床经验

危亦林知识渊博，医术全面，注重辨证论治，精通临床诸科，特别是在骨伤科诊断、治疗方面尤为擅长，对我国骨伤科以及眼科、针灸等科的发展作出了重大贡献。

一、骨伤整复，系统全面且多有创建与发明

其主体学术思想是继承了唐、宋的医学理论，在治疗方面不仅在方药的运用上采纳蔺道人之经验，而对骨折的整复技术也是在蔺氏骨折整复手法的基础上发展而来的，并较蔺氏有进步。

（一）注重骨折整复

危氏继蔺道人“靠背椅复位法”之后又发明了二种方法，即“杵撑法”和“架梯法”。“杵撑法”是“用舂杵一枚，小凳一个，令患者立凳上，用杵撑在下出臼之处……令一人把住手尾，拽去凳，一人把住舂杵，令一人助患人放身从上坐落，骨节已归窠矣”。此法是利用自身的重力与助手的相对牵引力，沿伤肢纵轴方向，有力地牵引，再利用舂杵上端为支点的杠杆作用，将肱骨头顶入关节盂内。“架梯法”是用“两小梯相对，木棒从两梯股中过，用手把住木棒，正棱在出臼腋下骨节蹉跌之处，放身从上坠下，骨节自然归臼矣。”此法原理也是利用自身重力与助手相反牵引力沿伤肢纵轴方向进行牵引，再利用木棒为支点的杠杆作用，将肱骨头复位。20世纪50年代葛云彬所用的“梯上牵引法”与此法相似。现在中医伤科教材上介绍的“立位杠杆整复法”也是由此法发展而来。

以上二法的复位原理都是正确的，但是，“杵撑法”暴力较大，易致肱骨颈骨折或腋神经损伤。所以，现在多不采用。

对肘部骨折的复位，危氏《世医得效方》对“手臂出臼”的论述和复位方法，与肱骨髁上骨折很相似，而并非肘关节脱臼。在600年前的元代，由于没有X线技术的协助，将近关节骨折误认为脱臼是有可能的。危氏已认识到“手臂出臼”容易挫损筋脉，这一点与肱骨髁上骨折易合并血管神经损伤的病理认识是相吻合的。所

以，可以认为，《世医得效方》的“手臂肘出臼”，即是肱骨髁上骨折。他的复位方法是：“须拽手直，一人拽，须用手把定此间骨，搦教归窠”。与现在使用的“卧位牵引复位法”是相似的。危亦林还非常重视复位固定后的功能锻炼，他说：“才服药后，不可放定。或时又用拽屈拽直，此处筋多，吃药后若不屈直，则恐成疾，日后屈直不得。”已认识到此种损伤易遗留关节强直的后遗症，看来，他有丰富的临床经验。不过，复位后，应以主动锻炼为主，用“拽屈拽直”的方法进行被动活动是不恰当的。

对桡骨下端骨折的复位，《世医得效方》载有“手掌根出臼”，其实是桡骨下端骨折，他的复位方法是:“须是搦骨，须锁骨下归窠；或出外则须搦入内，或出内则须搦入外，方入窠臼”。这是一种端提挤按的反向复位法，复位原理是正确的，对临床有一定的指导意义。他还指出：“只用手拽，断难入窠，十有八九成痼疾也。”因为桡骨下端骨折，多向桡侧、背侧或掌侧移动，只用牵引，不用端提是很难矫正的。危氏之说，不失为经验之谈。

创造髋关节前脱位的复位。唐代蔺道人曾发明“手牵足蹬法”整复髋关节后脱位，但对前脱位，认为“不可整矣”。危亦林敢于打破前人定论，创造出髋关节前脱位复位法（悬吊法）。具体方法是：“用软绵绳从脚缚倒吊起，用手整骨节，从上坠下，自然归窠”。这是利用自身重力沿肢体纵轴进行牵引的复位法。由于这种方法改变了人体正常生理情况下的直立姿势，可能会引起不适反应，所以现在多不采用，不过，这种用牵引力复位的原理，对后人有所启发，如《骨科手册》上介绍的髋关节前脱位复位方法即单独采用牵引法复位。

重视膝关节脱位后的功能锻炼。膝关节是比较稳定的关节，正像《世医得效方》说的“此处筋脉最多”，脱位很少见。但是在强大暴力下或特殊的扭转暴力作用下，亦可发生脱位。危亦林认为膝关节脱位“与手臂肘出臼同”，复位后，要经常活动，不加固定，但必须防止再脱位（恐再出窠），这与现代 Geor Perkins 的主张是相似的。

对踝部骨折脱位危氏称作“脚板上交叉处出臼”，已认识到有内翻和外翻两种类型，并用“牵引反向复位法”进行整复，其方法是：“或骨突出在内，用手正从此骨头拽归外；或骨突向外，须用力拽归内，则归窠。”现代临床上使用的踝部骨折脱位复位法是由此法发展而来。

对于髌骨骨折后，关节内形成血肿，其治疗“需用针刀去血”，以免碎骨在有血肿的关节囊内浮动。贴药后用“竹箍箍住”，这是后世“抱漆器”的前身。髋关节脱臼用“脚大腿根出臼……或出前，或出后，须用一人把住患者身，一人拽脚，用手尽力搦归窠。”

在中国医学史上危氏第一次描述脊椎骨折，并发明悬吊法进行整复。脊椎骨折分屈曲型和伸直型两种类型，屈曲型占脊椎骨折的 90%强，其中 70%以上发生在胸腰段，而以胸 11、胸 12，腰 1、腰 2 为最多。悬吊法就是针对胸腰段的屈曲型脊椎骨折而设。治疗方法是：“用软绳从脚吊起，坠下身直，其骨使自归窠，未直则未归窠，须要坠下，待其骨直归窠。”此法也是利用自身重力，再加背伸（身直），将屈曲型骨折处牵开伸直而复位，其中“未有则未归窠”蕴含着过伸复位法的原理。现在有人利用这个原理制成腰椎自动牵引机治疗腰椎间盘突出症。危氏悬吊复位法不仅在我国医学史上是先例，在世界医学史上也是创举。Hippocrates 虽曾描写过脊柱骨折，但直至公元 1927 年 Davis 始用与危氏相同的悬吊复位法，这比危氏要晚 600 年。

以上简单论述了《世医得效方》对骨伤科正骨手法的贡献。可见，此书记载的正骨手法，有些是对前人正骨手法的发展，有些是作者首创，有不少复位原理都是正确的，对后世骨伤科正骨手法的发展具有重大影响，尤其是作者在本书中首次将力学中的重力知识运用于正骨手法，此举有着重要意义。

（二）主张骨折复位前，先给予麻醉

危氏在实施金疮和正骨手术时，先行麻醉，“先用麻药与服，使不知痛，然后可用手”。其所用麻醉药方“草乌散”主要药物是曼陀罗、川乌、草乌、皂角、木鳖子、当归、川芎等，方中川草乌主要含乌头碱，小剂量提高大脑皮层的兴奋水平，大剂量则产生抑制作用，合理使用乌头碱或乌头可减慢麻醉期间的心率。曼陀罗花又叫洋金花，主要含东莨菪碱，其药理作用主要通过中枢抗胆碱作用，优先阻断了大脑皮层的感觉运动区，干扰了皮层清醒状态的维持，另外，对网状结构上行激活系统也有一定的抑制作用，从而呈现嗜睡。川草乌、洋金花在中枢抑制镇痛作用上有协同作用。可见，危氏发明的麻醉处方是可行的。

危氏还专列“用麻药法”一节，阐述麻醉药的应用方法，如果服了“草乌散”，麻醉深度不够，可以再加曼陀罗花及草乌各五钱，用好酒调服，须逐渐加量。已经达到麻醉效果者，应立即停止给药。另外，还要根据病情、年龄、体质掌握麻醉剂量。以“麻倒”为度，适可而止，不能过量。他告诫人们：“被伤有老有幼，有无力，有血出甚者，此药逐时相度入用，不可过多……若见麻不倒者，又旋添些，更未倒，又添酒调服少许。已倒便住药，切不可过多。”“若其人如酒醉，即不可加药。”手术完毕，应即用“盐汤或盐水与服，立醒。”这些观点与见解，曾对我国麻醉法的进一步发展和完善起了促进作用。这些原则与现代麻醉术的原则基本相吻合。

（三）倡“十不治症”，开骨科创伤预后诊断之先河

危氏在《世医得效方》卷十八中提出十不治症：“攧扑损伤，或被伤入于肺者，纵未即死，二七难过。左胁下伤透内者，肠伤断一半可医，全断不可治。小腹下伤内者，证候繁多者，脉不实重者，老人左股压碎者，伤破阴子者，血出尽者，肩内耳后伤透于内者，皆不必用药。”开骨科创伤预后诊断之先河。总观危氏提出的“十不治症”说，有以下几个特点：

1. 重视脉候，强调脉症相符

“十不治症”之一有“脉不实重者”，何为“脉不实重者”？该著中正骨金疮脉候所述较为明确：“正骨金疮，须看脉候。如伤脏腑致命处，一观其脉虚促，危矣。伤处浅，命脉虚促，亦为后虑。伤至重，命脉和缓，永无虑也。……或血出甚者，脉不要洪大，只要平正重实。”由此可见，脉搏虚实及脉搏与伤情是否相符直接与患者的伤情预后有关，不管伤情轻重，都以脉搏不虚促、不浮洪为佳，从现代医学角度看，脉搏直接反映心脏和全身循环机能，是客观的生命体征之一。

2. 重视脏腑组织器官的实质损伤程度

“十不治症”中有 4 个不治是直接提及脏腑、组织器官受到损伤，其受伤的程度也较为严重。如：①“攧扑损伤，或被伤入于肺者，纵未即死，二七难过”。明确指出伤入肺，相当于现代医学的肺创伤，气血胸之类，实为临床凶险之证，条文中的“二七”应视为一个大约数字。②“肠伤断一半可医，全断不可治”。在当时的医学条件下，全肠断吻合术仍未出现，该书中仅有“肠及肚皮破者，用花蕊石散敷线上，轻用手从上缝之，莫待粪出……”的记载。③“老人左股压碎者”。从临床角度看，股骨的粉碎性骨折，出血量一般都较大，加之为“老人”，预后相对要差些，至于左右之分不必拘泥。④“伤破阴子者”。这里“阴子”指男子睾丸，在当时医疗条件下，睾丸破裂确系难治，当然列为不治，有一部分原因可能受到封建思想影响。

3. 重视身体某些特殊部位的损伤

“十不治症”中论及受伤部位不治的有三：①“左胁下伤透内者”；②“小腹下伤内者”；③“肩内耳后伤透于内者”。以上3条均明确提出了“伤透内”或“伤内”，这些部位之内皆为重要的组织器官位居，左胁下有脾脏，小腹下有盆腔脏器，肩内为胸腔，而耳后处为颅底部，该处骨折极易伤损脑干。实际上，这和上面提到的重视脏腑组织器官损伤含义相同，只不过在临床上既要重视明显的脏腑组织器官损伤，也要重视不明显的“伤透内”，对其进行必要的诊断估计。

4. 重视复合创伤及并发症

“十不治症”中提到了“证候繁多者”。由于创伤的病因繁多，临床上往往表现复杂，复合性损伤及并发症也较为常见，有时处理起来，还很为棘手，有的直接可危及生命，由此可见危氏诊断预后重视复合创伤及并发症。

5. 重视有效血容量

“十不治症”之一还有就是“血出尽者”。毫无疑问，血液丢失过多可导致创伤性、失血性休克，它是导致创伤患者死亡的最常见、最主要的原因之一，而维持创伤病人的有效血液循环量为抢救生命的关键措施。

总之，危氏“十不治症”随着当今医学技术的发展已并非不治之症，但作为一种预后诊断，对我们当今的骨科临床仍然具有启发思维的作用。

（四）骨折治疗倡多种方法并用

对于一些复杂的骨伤疾病，如开放性骨折、粉碎性骨折、肚肠皮肉破损等，危亦林主张进行手术治疗。他创造了各式各样的刀、剪、钳、凿、针等手术器械，以麻缕或桑白皮线作为外伤科缝合线。提出施行手术应该遵守指征，谨慎小心，“须要详细审视，当行则行，尤宜仔细”。在《正骨兼金镞科》中，危氏具体记载了一些外伤疾病的手术方法、步骤和过程，今天看来，这些记载还是比较科学、比较合理的。例如，治“脚手骨被压碎”的粉碎性骨折，“须用麻药与服，或用刀割开，甚者用剪剪去骨锋，使不冲破肉，或有粉碎者，与去细骨，免脓血之祸，然后用大片桑白皮，以二十五味药和调糊药，糊在桑白皮上，夹在骨肉上，莫令差错”。再如，治“肠及肚皮破者”，“用花蕊石散敷线上，轻用手从上缝之，莫待粪出，用清油捻活，放入肚内”；“肚皮裂开者，用麻缕为线，或捶桑白皮为线，亦用花蕊石散敷线上，须用从里重缝肚皮，不可缝外重皮”。危氏的外伤手术法，可谓已经达到了11世纪的最高水平。更为可贵的是，危氏还清楚地认识到预防感染在外伤手术的重要作用。他指出，手术之后，必须“三日一洗，莫令臭秽”。伤口须“用糊药封角，切不可使风入之浮肿”；缝合线应以“花蕊石散敷之”以止血消炎；在“缝合肚皮”之后，“并不得封裹疮口，恐生脓血”，这些论述确属经验之谈。

危亦林对于骨伤科的用药颇有心得，他根据骨伤疾病筋断骨损，气滞血瘀，内外俱伤的病机特点，采用内服外敷相结合的方法。将活血养血、行气止痛、祛瘀退肿、接筋续骨之药融为一炉，共成一剂，治疗效果“妙不可言”。危氏虽然在《世医得效方》一书中列述骨伤科方剂数十则，但审察各方的药物组成，皆不外在“二十五味方”和“清心药方”两方基础上化裁而成。可以说这两个方是内服方药基本方。二十五味方：香白芷、紫金皮、刘寄奴、川当归、赤芍药、白芍药、黑牵牛、生地黄、川芎、川牛膝、乳香、没药、破故纸、木通、自然铜、木香、藿香、木贼、官桂、羌活、独活、半夏、骨碎补、草乌、川乌。本方“治攧扑损伤，骨碎骨折，筋断刺痛，不问轻重，悉能治之，大效”。清心药方：降真香、香白芷、苏木、枳壳、藿香、丁皮、紫金皮、木香、丁香、木通、山栀子、大黄、莲子肉、沉香、人参、当归、川芎、羌活、独活、花蕊石、乌豆、灯心、赤芍药。凡外伤疾病所致“大小肠不通”，“或恶血污心，或烦闷暴死”，均可服此。另外，危氏还创有一张自然铜散方，此方虽然也是在“二十五味方”基础上化裁，但由于本方药简效专，“治打攧折骨损断，正骨科中经验方也”，故为后世骨伤医家所喜用。本方的组成是：乳香、没药、苏木、降真香、川乌、松明节、自然铜、地龙、真血竭、龙骨、土狗。在基础方的基础上加减，例如“伤有深浅”，体有强弱，因此应“随其吉凶用药”，不能机械地固守一方。比如，“折骨者，则用后二十五味接骨方治之，再加自然铜、白芷、乳香、没药、川芎各五钱，立效”。“若伤脏腑，用清心药加川芎、当归、赤芍药各三钱”，“被伤浮肿不退，用清心药加皂角、黄柏皮半两”。“或筋断接筋者，用二十五味加续断半两”，“或恶血污心不下，用后清心药加大黄、枳壳五钱”，“凡损若不折骨不碎骨，则不可用自然铜，于药内除去，无痰则不用半夏”；“老人有伤者骨脉冷，每用加当归、川芎、川乌、木香、丁香、人参各五钱，去白芍药、生地黄，此亦是二十五味内加减”等等。对于伴有内损脏腑的折伤，提出用大紫金皮散和没药丸治疗内伤。危氏阐发的这些骨伤用药加减方法，切合实际，充分显示了他精深的临床造诣，可为今日所采撷。

除用内服方药外还用掺药、敷药。掺药，就是将药物研成粉末，直接撒入疮（创）口之内以助新肉生长，疮（创）口收敛。危氏指出，如疮孔大甚，可用药物洗净消毒，然后“用降真香、龙骨、没药掺之，肉即生上”；“疮孔上须用油单贴，待脓血汁出，莫待蔽塞。如夏月用药，以薄荷叶贴疮孔，一日一度汤洗，又用药掺，如肉上满疮口，用手搦不痛，如好肉一般，即用收疮口药敷上”。敷药，就是将药物制膏、研末、捣泥或炒热外敷、外贴于伤处。敷药因其药力直接作用于伤处，故往往“傅（即敷）之大效”。危氏运用敷药，独具匠心。例如：治打扑损伤，臂臼脱出，及一切痈肿未破者，“用生地黄研如膏，木香为末，以地黄摊纸上，掺木香末一层，又再摊地黄贴上，明旦痛即止效”；治刀伤血出不止，“用葱白一大握，炒熟捣烂，乘热敷定，痛与血随止，葱冷再易，立效”；疮口不合者，可“用黄丹、白滑石研细敷之”，等等。危氏的敷药与上述的掺药，弥补了骨伤科内服药之不足，内外用药，更能提高疗效。

危氏所采用治骨折损伤之方主要是历代名方及家传诸方，不仅数量较多，且多源于自己经验，有一定的临床价值。例如在“正骨兼金镞科”中，他列“用药加减法”和“通治”的方剂，特别是筛选历代治伤的方药，总结为“二十五味”，附以随证加减，对后世影响较大。

危氏不但用药，而且强调对骨折和复位经整复后要经常进行关节功能锻炼，以防关节强直，功能丧失，尤其是膝关节损伤更容易发生关节僵硬，应引起注意。例如，他治疗“破伤后筋挛缩不能伸”，即“用大竹管，长尺余，钻一窍，系以绳，挂于腰间，每坐则举足搓滚之，勿计工程，久当有效”。又如，臼关节脱位整复之后，当于“服药后时时用屈立，不可定放”，“若不屈直，则恐成疾，日后屈直不得”。这些重视锻炼以利肢体功能活动恢复的方法，不但丰富了我国古代骨伤科治疗的内容，而且为后来骨伤科学的全面发展开创了一条新路。

二、诊治眼疾，首绘八廓

危亦林在继承宋代葆光道人的八廓学说基础上，结合自己的临床实践经验，对八廓学说做了多方面的改进。危氏应用八廓学说对常见眼病作了病因病机的发挥，在治疗上使病位更趋于明确和具体，并使八廓与八卦逐步联在一起，具体论治经验现概述如下：雷廓在腑属命门，如《内经》所述：太阳结于命门，命门者目也。实属太阳经脉之命门。若雷廓血畿较粗，浮而易见，为太阳伤风；赤脉浮而色红为风热为患；赤脉浮而色淡红，兼鼻塞流涕，为风寒为患。乾廓在腑属大肠，坤廓在腑属胃，其病变与大肠和胃有关。若白睛血丝细碎，或乾坤二廓血丝较多，色红者，为风热为患。若乾坤两廓血丝虬曲色红而紫暗，兼大便干结者，多为肠胃热郁血瘀。此外，危氏还论述其他各廓的病证，并从每一廓上配上天、水、山、雷、风、火、地、泽八卦的副名，来阐述病证，这是危氏的论治特色之一。

（一）首绘八廓之图

葆光道人虽首载八廓学说之具体内容，但由于其书中没有定位图和和定位之词，故无法确定八廓所指的具体部位，更无法确定当时定位的情况。危氏对八廓不仅首次配上天、地、火、水、风、雷、山、泽八卦副名，而且还将每一廓配属眼位“天廓传道肺、大肠，地廓水谷脾、胃，火廓抱阳心、命门，水廓会阴肾，风廓养化肝，雷廓关泉小肠，山廓清净胆，泽廓津液膀胱”。这种配位方法，使八廓与八卦逐步联在一起了。使人们就能更具体、详尽地了解和掌握八廓学说的理论，更好地运用于临床眼科疾病的诊断与治疗。

（二）补充病因病症

危氏在葆光道人八廓眼疾之病因病症的基础上做了相应的补充，从而使定位辨病趋于明确和具体，辨治更加完善。如天廓（传送）之病多为“云中射雁，月下看书，多食腥膻，侵冒寒暑”所致；症见“视物生烟，眦疼难开，不能辨认”。地廓（水谷）之病多为“湿渍头上，冷灌睛眸”所致，症见“眼弦紧急，瘀血生疮”。火廓（胞阳）之病多为“心神恐怖，赤脉侵眦，血灌瞳仁，热泪如倾”所致，症见“睑头红肿，睛内偏疼，热泪难开”。水廓（会阴）之病多为“大劳，努力争斗，击捧开弓，骤骑强力”而致，症见“常多暗昏，睛弦泪多”。风廓（养化）之病多为“枕边窗穴有风，不能遮闭，坐卧当之，脑中邪风，攻于风廓”所致，症见“黑睛多痒，两睑常烂，或昏多泪”。雷廓（关泉）之病多为“失枕睡卧，酒后行房，血脉溢满，精宣闭滞，风虚内聚上攻”所致，症见“眦头赤肿，睑内生疮，倒睫拳毛，遮眼睛胬肉”。山廓（清净）之病多为“因撞刺磕损，致令肉生两睑，翳闭双睛，若不早治，永沉昏暗，瘀血侵睛”。泽廓（津液）之病因“春不宣解，冬聚阳毒，多吃脂肥，过飧热物”所致，症见“脑脂凝聚，血泪攻潮，有如雾笼，复见飞蜂缭绕，黑花常满，难于瞻视”。危亦林所论之病因、病症较之以前诸家都要详细。其论治选用了许多新的药、方。可知，危氏对八廓学说完善做了不少的补充与发挥。

（三）治眼疾倡调理脏腑为要

在眼病的分类论治上，危亦林之书同葆光道人的《秘传眼科龙木论》一样，采用了内、外障为归纳大纲。但危氏在辨证论治上提出了新的见解，尤其从内施治外障眼病更具特色，如“倒睫拳毛”多发生于椒疮后期，睑内结瘢，内急外弛所致，因拳毛触刺黑睛，遂见“泪出涓涓，翳膜渐生”，因此危氏指出，“此乃脾受风热”，当用五退散清脾祛风散热；而有“黑睛生翳”，又宜先服泻肝散（《世医得效方·眼科》）。阐明了本病病变在胞睑、黑睛，由脾肝所主。而《秘传眼科龙木论》只言“肝家受热，膈内风虚”，以细辛散直攻其翳，更立补肾丸一方与本病相去甚远。再如“漏睛”，《秘传眼科龙木论》谓其为“五脏多积风气壅毒，致令疮出眼中”，强调“切宜补治”。危亦林则认为，“此因心气不宁，并风热停留睑中”所致。遂予白薇丸疏风清热解毒（《世医得效方·眼科》）。本病位于两眦，由心所主，常惧风热，至于补治之法，只宜晚期之候。由上可见，亦林虽承前人分类辨证，但不墨守成规，独抒己见，丰富了辨证从内论治体系。

眼科治病方药，早期以《千金要方》、《外台秘要》影响较大，但两书所用之方，多系单方、验方、秘方，因而药物组方无明显规律。《秘传眼科龙木论》虽在制方用药上开始出现有规律趋向，但由于病机论述较为含糊，以致组方与临床实际不符之处甚多。危氏之书虽有不少方剂取自前贤所用，然总是先明病因病机，再处方药，使药证相合，其突出特点在于从调理脏腑入手。危氏在《世医得效方》中明言：“凡治病之道，要须药病相应，效同神圣，仍在泻实补虚，调治脏腑，方得痊愈。”因此，危氏虽在书中立虚、热、风、气诸证，但最终皆落实到脏腑上。如在论治眼病虚证时指出：“眼目昏花，或生眵泪，久视无力”为“肝血不足”，以养肝丸（当归、车前子、防风、白芍药、蕤仁、熟地黄、川芎、代赭石）治之；而肾气不足，可致眼目昏暗，瞳仁开缩，渐成内障，取大补肾丸（磁石、菟丝子、五味子、熟地黄、枸杞子，楮实、覆盆子、苁蓉、车前子、石斛、沉香、青盐）进治（《世医得效方·眼科》）。危氏还在书中强调，肝肾常同时为病，“肝肾俱虚”则有“眼常黑暗，多见黑花，或生障翳，视物不明”，用驻景丸（菟丝子、熟地黄、车前子）主之。纵观危氏描述之症状，多为内障眼病之征象，但用滋补肝肾之法，为后世治疗内障眼病开辟了道路。

眼病之虚证，责之脏腑，而眼病热、风、气之证，危氏辨证，亦不离脏腑。危氏在《世医得效方·眼科》中提出：眼“赤肿涩痛，热泪羞明”为“心热上冲”所成，治以分心气饮。方中有木通、赤茯苓等导心热下行之品；而“眼目昏朦，渐生翳膜”是“肝受风毒”所致，方用菊花散治之，主药菊花、蝉蜕、木贼草、白蒺藜等入肝经，以祛风清热。若怒气伤肝，肝气不舒，或食热物，饮酒伤脾，脾气不运，可致“目赤，眼胞紫，内生赤脉”，

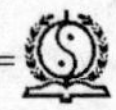

以木香流气饮主治，此方聚青皮、陈皮、香附、厚朴等大队调理胃脾之药。由上可知，危亦林将眼病的治疗与疏理脏腑结合起来，既体现了中医整体观和辨证论治的特色，又使方剂有一定的法度和规律，便于掌握和应用。

另外，危氏治疗眼疾还总结了七十二症方和通治方，更加方便临床运用。其中包括贴药、搐鼻药、洗药、点药、针法、灸法等治疗眼疾方法。

总之，危亦林在其所著的《世医得效方》中对八廓学说在继承前人学术经验的基础上，加以改进，首次绘有八廓之图，并将八廓具体地配在眼的相应部位上，同时对每一廓的病因病证做了相应的补充，从而使定位的辨病趋于明确和具体。另外，首次在每一廓上配上八卦的副名，使八廓与八卦逐步联系在一起了。这些成就与经验，对八廓学说的理论发挥和临床实践更具价值，推动了八廓学说的发展。

三、结合针灸，加强疗效

《世医得效方》中，所载采用刺灸法的56个病证中，灸法约占五分之四，综观危氏在针灸方面的医疗实践经验，可以看出，其学术观点和灸治疗法有着鲜明的特色。

（一）阳证宜针，阴证宜灸

危氏对阴证伤阴毒、痼冷等虚寒属阴寒之证，大多以灸治为为主。他认为“阳毒之为病，乃阳气独盛，阴气暴绝。阴毒之为病，本因肾气虚寒，或因冷物伤脾胃，内伏既阴，外又感寒所致”。“阴毒疾势困重，面黑，四肢厥冷，则理中汤、四逆汤投之，未效，则灼艾法惟良，复以葱熨法佐之，厥阴同此法治之。”凡此虚寒诸证，大多取用气海、关元、神阙、百会、肾俞、膏肓俞等振奋阳气，祛寒、提升以挽阴回阳。乃宗“针所不为，灸之所宜，阴阳皆虚，火自当之”之经旨。

（二）灸补针泻，虚实相应

针灸之补泻，其作用在于调理机体之阴阳。《内经》中已有火温治虚寒而灸补针泻之概念。危氏宗《内经》、《千金》有关针灸的理论，主张“治颊肿及缠喉风等，又气急者，实热针足三里，虚热灸足三里”。其他如疟疾、腰痛、脚气等湿热实邪之症，也都用针法或刺络泻血法取效。

在施灸方式上，除了艾炷直接灸以外，还应用隔盐灸、隔蒜灸和隔药灸，对直接灸与间接灸的不同要求注意区分。

（三）针灸取穴少而精

承宋代用穴，取穴少而精。综观危氏《世医得效方》应用针灸治疗的56个病症，用穴104个，其中经外奇穴6个，随症用阿是穴27个。每个病症大多仅用1～2个穴位，每一穴名后附述其位置和取穴法。随症1～2个加减穴，且配伍精当。

在施灸取穴方面，则不采用晋唐时期动辄百壮的做法，常因病症、病因部位而用竹筋大、麦粒大、绿豆大、雀粪大，或灵活地“大小以意斟量”，以定艾炷之大小。且多数用七壮、二七壮、三五壮等。

（四）灸治疗法有特色

《世医得效方》中有不少灸治的经验，是一部论治灸法较多的方书。全书共有50多种病症选用灸法，散附于内、外、妇、儿及五官等各科之中。

该书所载灸法不仅用于虚证、寒证的慢性疾患，而且也用于实热性病症，为“灸有补泻，实证可灸”提供了宝贵经验。如“治胃中热病，灸三里三十壮，穴在膝下三寸”；“治肺痈正作，吐脓血不已，肺俞灸二七壮”；灸法截疟，危氏云，“凡灸疟，必先问其病所发之处，先寻穴灸之亦可”；治取“大椎在第一椎下陷中宛宛中，灸三七壮至四十九，不止，或灸第三骨节亦可”；“大陵穴在掌后两骨间，灸三状立效”。此外，是书还记载有灸治脏腑实热所致的五毒疰、衄血、呕吐吞酸；因热毒蕴结而生的痈疽；由重阳发狂的狂痫不识人；上盛下虚的卒中等症。凡此种种，仍对目前临床有着很好的指导作用。

具体实施灸治疗法时，讲究灸治先后，灸疗壮数视病情而定。并且特别强调施灸先后程序的重要性。如灸治“中风失音，不能言语，缓纵不随，先灸天仓二穴五十状，……熄火仍移灸百会五十壮，……灸毕还灸天仓五十状。始发先灸百会，则风气不得泄，内攻五脏，喜闭伏，仍失音也，所以先灸天仓，次百会佳。一灸五十壮，悉泄火势，复灸之，视病轻重，重者一处三百壮大效。凡中风服药剧者，但是风穴，悉皆灸之三壮，无不愈者，勿疑惑，不至心者，勿浪尽灸。”有时还需数个灸点同时起火，如灸治“石痈”之痈疽发肿坚硬不破一症，言“诸痈疽毒开阔不止，疼楚殊甚，以灸炷四枚围著所作处，同时下火，各灸七壮，多至十一壮佳”。

所灸壮数也以病情轻重缓急而定。重病多灸，轻病少灸；虚证慢灸以补，实证猛灸以泻。对于重病、慢性病倡用小艾炷、多壮数治之，艾炷以麦粒大为标准，或如“小筋头大”、“绿豆大”、“雀粪大”。如“风翳，患右目灸右手中指本节头骨上五壮，炷如小麦大，左手亦如之”，壮数从数壮到数百壮不等。对病患初起，病症较轻的则用大艾炷（如小指头大）以猛火攻之，如“治伤寒初得一二日，但烈火灸心下三处……各灸五十壮”。

在施灸方式上，除了艾炷直接灸以外，还应用了隔盐灸、隔蒜灸和隔药灸。对直接灸与间接灸的不同要求也很注意区分。特别对于灸后护理，“以温汤浸手帕试之”，“以柳枝煎汤洗后灸之”，以防感染，都是值得学习的经验。

为增强疗效，对某些疾病提出了“先外治，后施灸”的方法。如灸法“治痔疾大如胡瓜，贯于肠头，热如煻灰火，发则僵仆，以柳枝浓煎汤，洗后以艾炷灸其上三五壮。若觉一道热气入肠中，大泻鲜红血秽恶，一时至甚痛楚，泻后其疾如失”。治奔豚气，“先急作汤，以浸两手足，频频易之，后灸气海百壮，……又灸关元百壮，……又灸期门百壮”。奔豚气病是一种发作性疾患，因其发作时气从小腹上冲胸咽，故本法先用汤浸手足，有引气下归、温经通阳之作用，再予艾灸，功效更佳，显示了本病灸疗的一大特色。

本书介绍了施灸奇穴。全书所述施灸部位115处，列穴名70多个，并记载了“臣觉”穴（背上夹内侧，反手所不及者，骨芒穴上捻之，痛者是也），“手逆”穴（在手腕后六寸），二穴均治狂痫；“天凭”穴（颈大筋前、曲颊下扶突穴后动应手掐中是）治狂痫及卒中等奇穴，为他书所不载，临床可参考应用。

四、时疫证治，颇有心得

（一）时疫流行，皆六气愆和、瘴疠之气所致

危氏认为，“时疫流行，则当审其春合暖而寒，夏合热而冷，秋当凉而热，冬当寒而暖，是皆六气愆和，而生斯疾”（《集病说》）。显然，危氏的这种时疫病因学说源于王叔和的“非其时而有其气”的观点，但仔细推敲，却又未必尽然。因为，在危氏的学说中“六气愆和”，气候异常，只是“时疫流行”的外部条件，结合危氏论述的“痎疟”病因，“未有不由隔季所感风寒暑湿，及饮食劳役瘴疠之气为之”（《集病说》）。我们便可以发现时疫

流行，尚有一个关键的因素，那就是“饮食劳役瘴疠之气”。这一点很重要，它对于后世吴又可“戾气”学说的产生具有直接的启发意义，并进而告诉人们，“六气衍和”，“饮食劳役”，“瘴疠之气”之间存在着密切的关系，共同构成时疫的流行。

（二）时疫具有流行性和传染性

对于疫病的传染性和流行性，危氏的认识与明末吴又可毫无二致，却早于吴氏三百多年提出。他说：时疫“大则流毒天下，小则蔓延一乡一家，必辨其各季所因，不可以寻常微病目之。故重则祸至灭门，轻则病至危笃”（《集证说》）。这种见解实际上已将伤寒病与瘟疫病严格地区分开来；对瘟疫学说的发展很有影响。值得注意的是，危氏在当时还认识到时疫多是经空气由呼吸道传染所致，故当净化空气，并于鼻窍之中涂抹散疫消毒之品以预防感染，如瘟疫家宜用“大锅盛水二斗于堂中心”，以苏合香丸二十丸煎汤，“其香能散疫气”；“雄黄研细水调，以笔浓蘸，涂鼻窍中，与病人同床，亦不相染”（《时疫》）。这些认识在当时来说，已经达到了较高的科学水平。

（三）时疫证治，当因其时而详辨

现代流行病学告诉我们，每一传染病的流行，都有其特定的时间，即好发期。对此危亦林也有比较明确的认识。他根据疫病的不同症状表现和发病季节，将时疫区分为温疫、燥疫、寒疫、湿疫等不同类型。“发热腰痛强急，脚缩不伸，腑中欲折，目中生花，或啬啬憎寒复热，名曰温疫”；“身体颤掉，不能自禁，或肉热口干舌破，咽塞声嘶，名曰燥疫”；“头重颈直，皮肉强痹，或蕴而结核，起于咽喉颈项之侧，布热毒于皮肤分肉中，名曰寒疫”；“乍寒乍热，损伤肺气，暴嗽呕逆，或体热发斑，喘咳引气，名曰湿疫”（《集证说》）。其证虽然百端，但辨证时，当抓住主症，参照季节，“因其时而详辨则得之”。在治疗方面，危氏善用人参养胃汤、十神汤、不换金正气散、柴胡石膏散等方剂。方中灵活地运用藿香、草果、厚朴、苍术、半夏、陈皮、黄芩、柴胡、茯苓等芳香化浊辟秽祛邪，清热解毒。

诚然，危氏论时疫，不及后来吴又可等医家阐述之系统，在治疗上，也未制订时疫专方，但他能够发微创新，早于《温疫论》三百多年提出疫病的病因、流行特点、证治分类及预防措施，却也开人耳目，其承前启后之功仍不可泯。

五、据因辨证，按证谴方

在《世医得效方》一书中，危氏运用当时已经成熟的各种辨证纲领，对临床各科疾病进行了条理和分类，并在前人辨证施治的原则和方法指导下，提出了不少新见解。

（一）提出识病当先明因

危氏认为，辨证首先应该认识其病，而病之区分，则必须以致病因素为其基础。他说：“名不正则言不顺，病之名状，其类至多，原其所由，似是而非者尤多，若体认之，明辨其所因之的，则何患其多也”（《集病说》）。从总体上说，危氏认为，导致疾病的因素主要有外感之因，七情之乱，虚损之由，风土之殊等几个方面，其中尤以外感之因为重点。

外感之因包括外感四季之邪、疫毒、瘴疠、饮食、丹石药毒等等。危氏认为：“伤风之病在表，在经络中循经流注，以日传变，中之者，非正顺长养万物之风，乃八方偏邪之风，肥伟之人多得之。盖风性紧暴，善行数变，其中人也卒，其眩人也晕，激人涎浮，昏人神乱，所以推为百病长。”

“伤暑乃三伏时月，炎热大行，草萎

河涸。血消气沮之人，偶或伤之，病在顷刻，中之则名中暍，轻则为伤，重则为中。”

“伤湿乃坐卧卑湿，或为雨露所袭，或汗出衣里，渐渍染之。其有中者，乃脾元久虚或为泄疾，土不制水，因兹而得。”

伤寒之病，“皆因下虚气弱，凌犯霜露，及冒风雪中行所致”，当依仲景六经之病而详辨之。

外感四季之邪，有着而即病者，比较容易识辨，也有“伏于人身，隐微而不知觉，作为百端之病，绵延岁月不已，必须深思，求其所以为病之因”（《集病说》）。

饮食失调，丹石积毒，用药不当，也会导致人体发生病理变化，故危氏指出：“内伤生硬冷热之食，不能克化”，或“饵丹石酒醢炙煿，致肠胃蕴毒”（《集病说》），或医“以意臆度，攻寒以寒，疗热以热，妄施一二”（《集治说》），如是都可产生疾病。

七情之乱同样可以致病。人非草木，孰能无情？说的是人之有情感，乃天经地义之事。然人之情感的限度，或变乱异常，便可致病。故危氏曰：“人之平居，神静则宁，情动则乱，故喜则气缓，怒则气上，悲则气下，忧则气沉，思则气结，恐则气怯，惊则气乱，故有所谓七情之病也”（《集病说》）。

人体外感、内伤、呼叫、房劳等，可令气血蕴结，精液亏耗，进而导致气血虚损，精液匮乏。虚损之形成，又致“精血既衰，脏腑多燥”等病迭起。危氏说：“若真气既微，胃气不实，复陷生冷冰雪之属，致肠胃虚寒，或大病未复，便合阴阳，或疲极筋力，饥饱失节，或刻意苦思，尽神度量，叫呼走气，而虚损病所由生也。”（《集病说》）

疾病的发生、发展和变化还有其地域、个体的差异，因此，审病之时，为求得辨证的准确度，还必须注意患者的个别差异。对于这一点，危氏归纳为“南北风土之殊，人物厚薄之异”。他说：“北方土厚水深，水性沉下，人体多实而少虚，且所食无非肉面，寒则衣重裘，坐暖炕，若有所治，则宜多以清凉之剂”；“南方属火，火性轻炎，人体多虚而少实，况所食不过蔬食而已，必须投以温和之药以调之。其有习尚北方之风，置酒终日，非至醉不以，烧搏肥鲜，恣其厌饫，偶有所患，亦须以平昔所禀，施以凉剂。”至于“劳役致虚者或官吏阔人”，“治之者须辨其所因”，切切不可妄循常法。（《集治说》）

总之，危氏的审因识病观，对当时中医学的病因学说作了较为系统的概括，而且在阐述过程中每每发挥了个人的见解，尤其是他将病因的详明辨析与临床病证紧密结合，更是令人耳目一新。

（二）施治据因遣方治病

治病当先识病，病名之下，据因设证，按证遣方，这是危氏临床治疗的一大特色。综观《世医得效方》一书，列述各科疾病约二百种，每病之下，多按病因所殊，类别病证，然后随证处方施药。如“心痛”一病，前代医家多按其病机类别分为气滞血瘀、胸阳闭阻、痰热壅肺等证型，危氏在继承前人的基础上，据因辨证，具体分为风证、寒证、七情、食伤、热证、虚证、卒痛、虫痛等不同种类，按照不同的病因、不同的证型，再熟练地运用贯彻理法方药有机结合的原则，分别处以蜜附汤、加味麻黄汤、七气汤、香苏散、却痛散、鸡舌香散、芜荑散等 40 余方治疗；又如“呕吐”一病，危氏也是根据风、寒、暑、湿、七情、痰、食、血、气、热、冷等致呕之因辨为十一个证型，然后随因设证，按证立法，循法处方，依方遣药，分别用藿香散、理中汤、加味香薷散、加味治中汤、大藿香散、大半夏汤、二陈汤、茯苓汤、茱萸人参汤、竹茹汤、四逆汤等30余方治之。“眩晕”一病，风证用川芎散，感寒用三五七散、伤暑用消暑丸，中湿用芎术散，七情所致用茯神汤，痰证用加味二陈汤，失血用芎归汤，下虚用增损黑锡丹。又如“臂痛”，风证用乌药顺气散，寒证用五积散，湿证用活络汤，七情用白芥子散，痰证用茯苓丸，气滞用神保丸，血气滞用舒经汤，热证用防风通圣散。危氏善于从审因识病入手，通过析“因”进行精确辨证，以求得因、证、理、法、方、药的一线贯通，于此便可窥见一斑。

（三）善于灵活运用、化裁古方

危亦林运用古方，强调通晓其要领，融会贯通，灵活运用，反对墨守成规。正如危氏在序言中说：“一证而百方，其将焉所适从哉，夫病者悬命医师，方必对脉，药必疗病，譬之抽观启钥，应手而决，斯善之善者矣，若中无定见，姑徐徐焉。……虽非有心杀人，而人之死于其手者多矣！”向我们道明了对待古方、成方的正确态度。必须深明医理，详审病情，做到脉证相应，方药相符，才能符合效果。如对小柴胡汤，认为主半表半里证固不待言，抑不知此方非特为表里和解而设，其于解血热、清恶血也可获效。若表发热，里又有燥渴便结者，为内外俱热，小柴胡加大黄则屡建奇功。

六、辨治杂病，不拘一格

《世医得效方》中，危氏运用当时比较成熟的各种辨证纲领，对临床杂病成功地进行了分门别类。方证内容丰富多彩，治疗方法不拘一格。诸多见解颇具新意。

（一）治眩晕、风、痰、虚诸证并举

眩晕是一种头晕眼花并见的临床常见疾病，对于眩晕发生的原因及其治疗，历代医家皆有论述。早在《内经》中，就有“诸风掉眩，皆属于肝”和“髓海不足”、“上气不足”等记载。危氏根据自己长期的临床观察结果，在《内经》眩晕病机理论的基础上提出了治疗方药，并在朱丹溪“无痰不作眩”、“治痰为先”和张景岳“无虚不作眩”、“当以治虚为主”等理论问世之前就提出了“痰虚作眩”说。

危氏认为，致眩晕者，不外乎风、寒、暑、湿、七情、痰、虚等诸种因素的相互作用。这种观点无所偏倚，比较全面，也更符合临床实际。内外风并作者，“眩晕恶风自汗，或身体不仁，气上冲胸，战摇如在舟船之上”，治以川芎散（川芎、细辛、茯苓、白术、甘草、桂枝、生姜）；阳虚感寒者，“眩晕头痛，恶寒，耳鸣或耳聋”，治以三五七散（人参、附子、细辛、甘草、干姜、山茱萸、防风、山药）或姜附汤（干姜、附子）；伤暑者，“眩晕，烦闷不苏，用香薷散生姜煎吞下”（香薷、厚朴、白扁豆、生姜）；“冒雨中湿，眩晕，呕吐涎沫，头重不食，经久不瘥者”，治以芎术散（川芎、半夏、白术、甘草）；七情所伤，“脏气不行，郁而生涎，结为饮，随气上厥，伏留阳经。心中忪悸，四肢缓弱，翕然面热，头目眩冒，如欲摇动”，治以茯神汤（人参、麦门冬、山药、前胡、熟地、枳壳、远志、茯苓、茯神、半夏、黄芪、甘草）；痰证眩晕或因冷食损伤脾胃，治以加味二陈汤（陈皮、半夏、茯苓、甘草、丁香、胡椒）。体虚痰甚者宜用顺元散治之（川乌、天南星、附子、木香）；失血过多，气血亏虚者，“头重目昏眩晕不省，举头欲倒”，治以芎归汤（大川芎、当归）；下元虚弱，

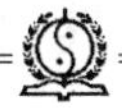

阴阳不得升降者，“上热下冷，头目眩晕”，其病至为危笃，当用人参茯苓姜枣煎吞服增损黑锡丹（黑锡丹头、川楝子、阳起石、木香、沉香、青皮、肉豆蔻、茴香、官桂、胡芦巴，香附、破故纸、乌药、磁石）。

（二）治消渴，肺、脾、肾三脏并重

消渴，《金匮要略》曾立专篇论述，提出消渴的病因病机主要是胃热、肾虚及肺胃津虚等几个方面，但治疗疑有脱简。金·刘完素《三消论》对消渴一病加以阐发，“若饮水多而小便多者，名曰消渴；若饮食多而不甚饥，小便数而渐瘦者，名曰消中；若渴而饮水不绝，脚消瘦而小便有脂液者，名曰肾消”。遂成为后来将消渴区分为上、中、下三消之宗本。而论及消渴之具体治疗，刘氏又未免偏于“三消当从火断”之一端。

危氏结合临床，融历代诸说，将消渴一病与三焦之脏对应汇交，分为肺消、脾消、肾消三类。在对消渴的辨证治疗方面，他兼顾肺、脾、肾三脏，具有以下两个特点。

1. 用药不宜偏热偏凉

消渴多得之“饮啖炙煿”，“酣饮过多”，或“思虑劳心，忧愁抑郁”，或“不自谨惜，恣情纵欲”，致体内“发积为酷热，熏蒸五脏，津液枯燥，血泣（涩）”，“日就羸瘦，咽喉唇口焦燥，吸吸少气，不能多语，两脚酸，食倍于常，不为气力”，“引饮无度”，“小便频数”。本病虚实挟杂，寒热互见，治疗上肺、脾、肾三消均应从滋润着眼，从平淡之品救阴助阳，而不应见热即寒凉下之，见虚即温热补之，此为大忌。故危氏指出，消渴“用热药则热愈甚，用凉药则愈见虚羸”。具体用药方面，他多选择天花粉、麦门冬、天门冬、石斛、干葛、扁豆、生干地黄、茯神、知母、小麦等甘润清灵、微寒微温之品以清热泻火、养阴生津、滋涵肺脾肾三脏。即使如肾命火衰之消渴者，危氏也是多用肉苁蓉、破故纸、菟丝子、杜仲等平补药物。必用附子者，也应佐以龙胆草之类苦寒以制其辛热。虑其损伤阴津，耗竭肾阴，加剧病情，消渴多患中焦，脾胃之生机须时时顾护，故当慎用寒凉之品。如“丹石毒及热渴”而非用三黄丸之苦寒泻火药物者，当炼蜜为丸，“以意测度，须大实者方用”，并依据四季变化，将黄芩、大黄、黄连三药分为大小不等的四种用药剂量。如在阳气初升之春天或阳气蛰伏之冬季，拟选小剂，恐苦寒太过而败脾胃，大凉之后而戮伤中阳。

2. 视病情上下同治

消渴尽管可以按照病机之侧重区分为肺、脾、肾三消，但由于脏腑的整体联系，经络的上下沟通，各脏之间又往往相互影响，使消渴出现较为复杂的临床病情，如肺燥阴虚，津液失于敷布，则中焦失运，肾失滋源；脾胃热炽，则又灼伤肺津，耗损肾阴；而肾阴不足，水火不济，则使肺脾受累，终致肺、脾、肾数脏俱损，上、中、下三焦之症同时并见。因此，辨证治疗时根据消渴的标本轻重，在判别主次的基础上，应兼顾上下而灵活施药，不能偏治一脏，不顾其余。

对于消渴的治疗用药，危氏正是贯彻消渴上下同治的思想。注重协调肺、脾、肾三脏之关系，药物配伍极为恰当。譬如，他在治疗肺消的真珠丸中，即以麦门冬、天花粉、栝楼根汁为主药滋肺养阴，生津止渴。另配白扁豆健脾助运，知母、苦参、玄参益肾除热。脾消证用“茯神丸治消中烦热，消谷，小便数”。方中除运用人参、茯神、莲肉、黄芪等健脾养胃药物之外，还配伍生干地黄、麦门冬、知母等滋养肺肾，分治上下。同样，他用双补丸治“肾虚水涸、燥渴劳倦”之肾消，熟地、肉苁蓉、菟丝子、鹿角胶等平补肾中阴阳之药为君臣，再分别佐以黄芪、薏苡仁、五味子、石斛等药同治肺、脾。危氏对消渴上下同治，肺、脾、肾并重的用药方法及其见解确有实际意义。

（三）治漩浊，安神志收敛心气

漩浊，即尿浊。在危亦林的“漩浊”中，还包括部分遗精和淋证内容。对于漩浊的发生，一般认为与脾肾两脏关系最为密切，因此，治疗多从脾肾入手，辨证用药不外补益脾肾、清利湿热、分清别浊几个方面。然而，危氏却在“脾浊”、“肾浊”之外，独具匠心，深刻认识到漩浊与心神情志的关系，用较大的篇幅，附以较多的方剂，从心神方面治疗。从而开拓了漩浊治疗的新途径。

危氏认为，尿中之“浊”，乃精血所化，为心神所固。若“七情不安”，“思虑太过”，致心脏亏虚，神志不守，“心气不足”；或“触冒暑热”，致“心虚泛热”，终使“心脾失养，元阳气衰，脾精不禁”；或“水火不交”，“肾精虚损，真阳不固”，等等。从而出现“漩有遗沥，小便经岁白浊，或淡赤，或如膏”，并兼有“惊悸怔忡”、“身体拘倦”、“举动力乏”、“虚劳羸瘦”诸症。很显然，漩浊虽与心、脾、肾有关。但其本却在于心，故治疗过程中的处方用药应以心经为关键。养心神，敛心气，随证加减配伍。

在《世医得效方》中，危氏列述了数个养心安神、收敛心气的方剂治疗漩浊。充分反映了关于漩浊从心治疗的学术特点。例如：宁志膏（人参、酸枣仁、辰砂、乳香），“治心脏亏虚，神志不守，恐怖，赤浊，常多恍惚，易于健忘，唾卧不宁，梦涉危险”；远志丸（远志、茯神、益智仁），“治小便赤浊如神”；小温金散（人参、石莲肉、川巴戟、益智仁、黄芪、萆薢、麦门冬、赤茯苓、甘草），“治心虚泛热，或触冒暑热，漩下或赤或白，或淋涩不行，时发烦郁，自汗”；瑞莲丸（白茯苓、石莲肉、龙骨、天门冬、远志、柏子仁、紫石英、当归、酸枣仁、龙齿、乳香），“治思虑伤心，便下赤浊”。危氏紧扣心神病机治疗漩浊的学术思想和临床用药经验，精辟独到，讲求实际效果，具有进一步研究的必要。

危亦林在整理、研究前人经验时，不为某种传统理论和治疗模式所禁锢，而是每有自己的心得和发挥，对后世的启迪意义颇大。

七、收集方剂，实用有效

由于宋、元时期方剂学的空前发展，经方、验方比较丰富，危亦林认为，这些均是前人临床经验的总结。正如其所言：“方书浩若沧海，卒有所索，目不能周。”故对宋元时期繁多的方剂，下了一番功夫进行筛选，“分门析类，一开卷间，纲举而目张，由博以见约。”（《世医得效方·序》）

《世医得效方》共载有方剂三千余首，其中既有危氏五代家传的经验方、单方和秘方，又收集了《伤寒论》、《金匮要略》、《千金方》、《肘后方》，以及《局方》等名典医籍中的大部分方剂，还搜集了很多行之有效的民间单方，对方剂学做出了很大的贡献。

（一）不保守，秘方公开

秘方又称禁方，是指临床确有疗效又兼有保密性质的药方。《史记·扁鹊仓公列传》载，长桑君授禁方于扁鹊时说：“我有禁方，年老，欲传于公，公勿泄。”可见秘方是不肯轻易公开授人的。我国过去在私有制观念的支配下，大多数掌握有秘方的人，抱着宁可失传，不可泄密的保守思想，致使大量具有特殊疗效的方药不传于世，极大地妨碍了我国医药学发展。危氏大胆地冲破保守思想的束缚，在《世医得效方》中毫无保留地公开了不少秘方。例如：在大方脉杂病科下痢门记有治疗五色痢的秘方。如养脏汤：陈皮、枳壳、黄连、南木香、乌梅、罂粟壳、厚朴、杏仁、甘草，共为散。五色，黑豆枣子煎。红痢，生地、春茶、甘草节煎服。五色久不效，加龙骨、赤石脂、人参、芍药各一两，为末蜜丸，乌梅甘草汤下，粟米饮亦可，立效。卷九治疗水肿的秘传八方，卷十九治疗痈疽的十个秘方，是在丰富的临床经验基础上，根据各个方剂在临床中的疗效总结出来的。

对咽喉科 18 种喉风证，在药物治疗上除了列举一般通用方以外，还创制了不少外用有效方。例如用于口内灌漱的破毒妙方以治疗双蛾风；用于口内噙化的开喉关方以润喉开闭。治疗喉风一证中，提出了一系列理法俱全的内服方药，具有独到之处。

（二）民间方，广泛收集

我国历史悠久，幅员辽阔，广大劳动人民在长期与疾病作斗争的过程中，积累了丰富的医疗经验，发现了大量行之有效的单方验方，而且大部分流传在民间，所以称之为“民间单方”。它具有简（药味简单）、便（取材方便）、验（疗效好）、廉（不花钱或少花钱）等四大特点，深受群众欢迎。俗话说：“一味单方，气煞名医。”有不少经过名医或者大医院治疗效果不满意的疾病，服用对症的单方验方后霍然而愈者屡见不鲜。危亦林继承家学，勤求博采，对民间单方验方极为重视，在《世医得效方》，各科门中都有介绍。例如：在大方脉杂医科痰厥门介绍了治疗暴患痰厥，不省人事的单方（用生清油一盏，灌入喉中，须臾，逐出风痰，立愈）。在痧证门介绍了治疗痧证的单方（用盐半钱许，以热汤数碗泡盐，令患人尽服，连服数碗，不得住手方可，却以鸡羽扫咽喉间，即时吐所吃盐汤尽出，其证即愈）。诸疸门介绍了治疗黄疸身眼黄如金色的单方（用东引桃根一握，水煎，适温空腹顿服）。秘涩门介绍了治疗小便难、小腹胀的单方（用葱白三斤，细挫，炒令熟，以帕子裹，分作两处，更替熨脐下即通）。漩多门介绍了治疗夜多小便的单方（取纯糯米糍一片，临卧，炙令软熟啖之……多啖愈佳，行坐良久，待心间空便睡，一夜十余行者，当夜便止）。失血门介绍了治疗鼻衄不止的单方（用萝卜汁、藕汁滴入鼻中）。肿满门介绍了治疗腮肿的单方（以赤小豆为末，敷之立效）。头痛门介绍了治疗偏头痛的单方（莱菔汁一蚬壳，仰卧，左痛注右鼻孔，右痛注左鼻孔，或两鼻皆注亦可）等等。

（三）重效用，世医得效

《世医得效方》所录的各科疾病治疗方剂绝大多数是临床常用，屡用屡验之方。故以“世医得效”题之。例如“诸痹”病，风寒湿合痹用附子汤，寒证麻痹用五积散，痰饮用茯苓汤，血气滞用三痹汤，筋痹用羚羊角汤，热证用升麻汤。“五积”病，肝积用肥气丸，心积用伏梁丸，脾积用痞气丸，肺积用息贲丸，肾积用奔豚汤等等。以上所举均属于“同病异治”。至于“异病同治”，如五积散一方，功能调中顺气，除风冷，化痰饮。在伤寒阴证、食积、时疫、腰痛、臂痛、腹痛、诸痹、诸积、下痢各门中，凡出现风寒痰湿证，均可用此方治疗。

历史评价与当代研究

（一）历史评价

危亦林是元代一位医疗技术较为全面且有着丰富实践经验的名医。对骨伤、针灸、口齿、眼等科经验丰富，而且中医理论水平高，能结合临床，发展中医理论。如用八廓学说对眼科常见病作了病因病机的发挥，体现了既有继承性，又有创新性，是我国古代较有影响的医家。

危氏《世医得效方》所录方剂，一是古方，《四库全书提要》称："本所载古方至多，皆可以资考据"，且所纂古方，都经危氏斟酌损益，并阐述危氏本人的运用体会；二是危氏前代五世所集医方及当时名医验方；三是危氏自订的验方。

在元以前的医书中，对正骨一科，虽然有些记载，但是东鳞西爪，尚缺乏完整内容。到了1337年，危亦林著《世医得效方》，专辟"正骨兼金镞科"，又吸取阿拉伯的正骨术，使正骨科成为独立的学科，为此后的正骨科学，打下了牢固的基础，危亦林不愧为中国第一位正骨科学家。

脊柱骨折：危氏是世界上第一个采用悬吊复位法医治脊柱骨折者。Hippoerates虽曾描写过脊柱骨折，但直到1927年Davis始用与危氏相同的悬吊复位法，可是比危氏要晚六百年，危氏反对用手法去整复凸起棘突，复位后要用夹板固定，并要避免脊柱前曲。现代Watson Tones和Bohis等对于治疗脊柱骨折所主张的原理，在六百年前，早已由危氏指出了。

对八廓学说的看法，至今仍存在着肯定与否定之争。否定八廓学说的理由有以下儿点：①认为历代著述在八廓的分属和外候部位上相当杂乱，各家学派看法不一，很难统一观点，存在着不可调和的矛盾。②认为历代著述关于八廓的病因与主病，也是杂乱无章，互相矛盾。③有些人认为可以用五轮学说否定和代替八廓学说的论证方怯。④认为历代著作对八廓学说缺乏系统的理论，只是死搬硬套地将眼部分为八个方位，牵强附会，形而上学。⑤认为八廓学说没有临床价值，缺乏临床实践，历代著述中找不出八廓学说应用于临床的实际的病例。

八廓学说绝不是凭空产生出来的，有它一定的实践基础，而且随着社会的发展逐渐成长，逐渐地丰富起来，经历了由不完善到完善的这样一个发展过程。理论上来讲，从《黄帝内经》到明朝《审视瑶函》，八廓学说理论已经基本形成，只是临床实例较少。

对历代有关八廓分位论述进行比较，是同多异少，其实并不杂乱无章，主要的分歧是在配位上存在着八方配位法和五轮重叠配位法。只要从理论上进行系统整理是不难统一的。用五轮学说否定八廓学说是不对的，在中医眼科中五轮学说与八廓学说是互为补充的，在实际临床运用上，可根据具体情况灵活运用，从分位法上来说八廓学说较五轮学说更细密，更为完善。我们要用八廓学说来补充五轮学说的不足，使中医眼科的辨证理论更加完善。中医理论中有多种学说，但绝不能用一种学说代替另一种学说，或一种学说否定另一种学说。

（二）当代研究

今日研究多集中在骨伤整复手法、麻醉方法、刺炙经验、灸疗特色、所载古方应用，以及十九畏药物并用的探讨等方面，后世医家用《世医得效方》中的一些方法取得了满意的疗效。

1. 关于自然铜治骨伤

危氏《世医得效方》记载的方药，疗

效大都可靠，例如内服自然铜散，外用活血散等，至今仍被应用。危氏在骨伤科临床实践中积累了丰富的经验，例如对自然铜的运用，提出骨折早期要禁用，要“临欲好时”用之，确实是宝贵的经验。早期内服自然铜无助于骨折的愈合，骨折、特别是软组织损伤，早用自然铜可造成局部瘀血很难吸收，且极易机化而形成“硬结”。

2. 关于麻醉药

川乌：本品含生物碱，主要为次乌头碱，其次为乌头碱、新乌头碱、川乌头碱甲及乙等。乌头碱具局麻（先刺激，后麻醉）、镇痛及抗炎作用。

草乌：含乌头碱、新乌头碱等生物碱。

洋金花（曼陀罗花）：含天仙子碱（东莨菪碱）和去甲天仙子胺。天仙子碱有中枢镇静作用，与其他药配伍，可用作全身麻醉药；并有抗晕，抗震颤性麻痹的作用。

白芷：白芷根含白当归素、白当归脑、白芷毒素等，白当归素对冠状血管有明显的扩张作用，少量白芷毒素对动物中枢神经系统有兴奋作用，大量可致惊厥，继以麻痹。

3. 关于方剂疗效

危氏将五世祖传秘方，尽行公诸于世。例如卷九治水肿的秘传八方，卷十九治痈疽的秘传十方等。临床曾用治水肿秘方乌鲤鱼汤（乌鲤鱼、赤豆、桑白皮、白术、陈皮、葱白）加减治疗慢性肾炎高度浮肿病人，证明确有消肿作用，并可使血清白蛋白含量稍有增加。其次如治疗风肿的防风散也经实践证明是有效的验方。

4. 关于玉屏风散防治哮喘

玉屏风散出自《世医得效方》，由黄芪、白术、防风三药组成，是治表虚易感风寒或自汗的名方。有人在此方的基础上加入蝉蜕、丹参。丹参能改善微循环，具有良好的抗哮喘作用；蝉蜕能抗过敏，又可缓解支气管平滑肌痉挛。玉屏风散各药的量，黄芪、白术、防风，按4:2:1配比效果较佳。在剂型上，采用研末煮散方法，虽疗程较长，但改变哮喘体质，绝非一般汤剂可以取代。

5. 关于十九畏药物并用

据尚志钧考证，十九畏歌诀最早见于《宝庆本草折衷》，并指出：十九畏中的畏药不同于七情中的“相畏”，而是和属于配伍禁忌的“相恶”一致。考《宝庆本草折衷》一书，系陈衍所著，成书于宋绍定年间，而100多年以后，危亦林所编的《世医得效方》(1345年）却完全无视“十九畏”，而编入了众多的畏药并用的方剂。主要有官桂与石脂、巴豆与牵牛、人参与五灵脂、乌头与犀角、朴硝与硫黄。《世医得效方》中，有很多是“十九畏”药物并用的方子，如《卷八·虚损》门中的万安丸、十补丸，官桂与石脂同用；《卷五·喘急》的加味控涎丸，《卷五·脚气》中的牵牛丸，方中巴豆与牵牛同用。虽然这些药物均含在复方之中，但它们所带来的功效是肯定的。值得注意的是，这些畏药并用的方子，大多是丸剂、散剂，和今天常用的汤剂并不相同。

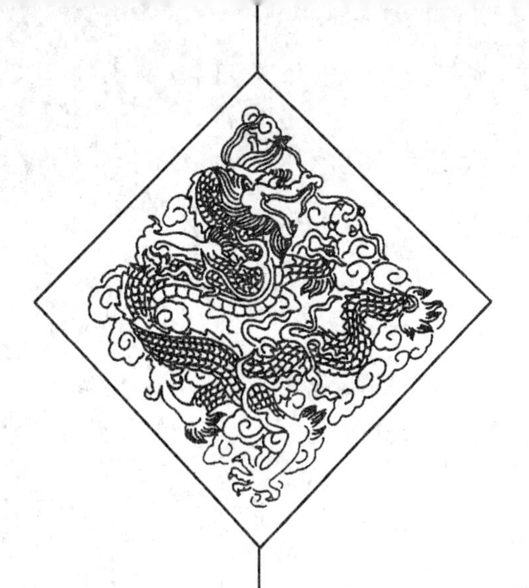

危亦林医学研究论文题录

1. 宋大仁．伟大的正骨科学家危亦林．江西中医药．1956；(8)：44
2. 叶衍庆．祖国正骨科学的科学成就．中华外科杂志．1957；(2)：81
3. 危北海．危亦林与《世医得效方》．江苏中医杂志．1982；(3)：46
4. 危北海．关于十九畏药物并用．江苏中医杂志．1982；(5)：46
5. 王育学．《世医得效方》在骨科学术上的贡献．北京中医学院学报．1983；(3)：47
6. 盛燮荪等．危亦林刺灸经验述要．江西中医药．1985；(5)：36
7. 杨卓寅．江西十大名医谱．江西中医药．1985；(3)：50
8. 危北海．对危亦林《世医得效方》的学术探讨．云南中医杂志．1987；(8)：29
9. 黄世福等．谈《世医得效方》的灸疗特色．江苏中医杂志．1987；(4)：42
10. 常敏毅．《世医得效方》中十九畏药物并用的探讨．浙江中医杂志．1988；(10)：464
11. 黄俊卿．《世医得效方》对骨伤科正骨手法的贡献．广西中医药．1990；(5)：33
12. 肖家翔．《世医得效方》眼科学术成就举要．黑龙江中医药．1991；(3)：50
13. 刘晓庄．危亦林《世医得效方》骨伤科学术内容探讨．江西中医药．1993；(2)：15
14. 龚继明．玉屏风散防治哮喘验案两则．四川中医．1994；(10)：35
15. 徐集民．补心丹异病同治治验举隅．甘肃中医．1994；05：20
16. 陈馥馨，高晓山．玉屏风散组成考查及联想．中成药．1995；17（4)：45
17. 胡立敏．危亦林创伤“十不治症”刍议．江西中医学院学报．1995；7（4)：8
18. 刘晓庄．危亦林杂病治疗经验举隅．江西中医药．1996；27（2)：2
19. 王秋兰．谢昌仁运用温胆汤经验．黑龙江中医药．1997；(4)：1
20. 季　远．玉屏风膏按摩预防小儿感冒疗效观察．中医外治杂志．1999；8（3)：7
21. 王保锁．中医眼科八廓学说探讨．卫生职业教育．2001；19（6)：92